# 中医高效偏方验方 4000 首

主编 王良信

U0285463

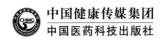

中国健康传媒集团
中国医药科技出版社

# 内容提要

"偏方，验方"是中医药宝库中的一个重要组成部分，是我国劳动人民千百年来同疾病做斗争的经验总结，在治疗疾病中起着重要的作用。本书本着"撷取精华，重在实效，操作简单"的原则，共收集古今名家和民间偏方、验方约 4000 首。全书共分八章，包括内科、外科、骨伤科、妇科、儿科、皮肤科、五官科、常见急症。每方下皆含组成、用法、主治，出处。极便于家庭查阅和中医药工作者学习参考、对证施治，是一部较为实用的中医临床用书。

## 图书在版编目（CIP）数据

中医高效偏方验方 4000 首／王良信主编. —北京：中国医药科技出版社，2015.6

ISBN 978-7-5067-7341-6

Ⅰ.①中… Ⅱ.①王… Ⅲ.①土方-汇编 ②验方-汇编 Ⅳ.①R289.5

中国版本图书馆 CIP 数据核字（2015）第 051604 号

**美术编辑** 陈君杞

**版式设计** 郭小平

出版 **中国健康传媒集团** | 中国医药科技出版社

地址 北京市海淀区文慧园北路甲 22 号

邮编 100082

电话 发行：010-62227427 邮购：010-62236938

网址 www.cmstp.com

规格 880×1230mm $^1/_{32}$

印张 32

字数 938 千字

版次 2015 年 6 月第 1 版

印次 2022 年 7 月第 4 次印刷

印刷 三河市百盛印装有限公司

经销 全国各地新华书店

书号 ISBN 978-7-5067-7341-6

定价 **65.00** 元

获取新书信息、投稿、为图书纠错，请扫码联系我们。

# 编写说明

俗话说："偏方治大病"、"单方一味，气煞名医"。数千年来，秘方、单方、偏方、验方不仅对常见病、多发病的治疗有良好效果，且每起沉疴痼疾，并在奇难怪症等疾病的治疗中，显示了一定的特色与优势。

中医药学从神农尝百草迄今，经数千年，良方妙法，蔚然大观。从刘向著《七略》录经方十一家，到张仲景博采众方，撰《伤寒杂病论》；从《千金要方》到《圣济总录》，其间无不蕴藏着丰富的秘、单、偏、验良方；至于民间广为延习、不见经传的偏方、验方则更是难以数计。但这些宝贵的经验散见于浩如烟海的古今医籍中，不便寻觅，致使许多行之有效的秘、单、偏、验方未被开发利用。有鉴于此，编者系统发掘、整理此类良方妙法，编纂成书，具有新颖实用，查阅方便，综合性强的特点。

为了便于检索，对原方无方名者，根据其组成和功效，另取方名，并在右上角标注"Δ"以示区别。此外，原方中有部分中药材名称为老中医习用名称或开方时简化用名，为了使读者，特别是不熟悉老中医药方的医师能了解这些药材的现代药典规定名称，编者均做了修改，如生军为大黄的别称，二花为金银花，仙灵脾为淫羊藿等。

由于编者水平所限，书中不足之处在所难免，希望读者批评指正。

编者
2015 年 2 月

# 目录

# 第一章
# 内科疾病

## 感　冒

感冒是因风邪侵袭人体而引起的疾病，亦称伤风、冒风。以头痛、鼻塞、流涕、喷嚏、恶寒、发热等为主症。一般病程3~7天。如果病情较重，并在一个时期内广泛流行，症状又多相似者，称为时行感冒，分别与西医学的感冒和流行性感冒相类似。

### 方一　感冒速愈散△

【组成】二花（金银花）30克　连翘30克　荆芥穗18克　薄荷18克　黄芩30克　川贝15克　石菖蒲18克　藿香18克　神曲12克　白豆蔻12克　木通15克　滑石30克　大黄30克　菊花30克

【用法】上药共为粗末，贮瓶备用。病发时取药末15~18克，重感冒可用20~30克，放在带盖的碗内，冲入开水后盖好，浸至适口时温服，1日2次（小儿用量酌减）。

【主治】流行性感冒、感冒。

【出处】《祖传秘方大全》

### 方二　葱姜红糖饮

【组成】葱白2根　生姜15克　红糖30克

【用法】前2味切碎，入锅内加水适量煎煮10分钟，再入红糖，乘热饮服后上床盖被取汗，每日2次，病愈为止。

【主治】风寒感冒轻症或老年体虚者，尤宜于幼儿。

【出处】经验方

### 方三　流感初期方

【组成】葛根12克　苏子3克　杏仁3克　芍药3克　川芎3克　干姜2克　甘草2克

【用法】加水煎煮2次，将药汁混匀，分为1日3次饮服。

【主治】流行性感冒初期。

【出处】《大众方》

### 方四　流感后期方<sup>△</sup>

【组成】柴胡10克　桂枝3克　黄芩3克　半夏6克　甘草2克　大枣4.5克　生姜2克　芍药3克　沙参2克

【用法】上药加水煎煮2次，取药汁混合，分1日3次饮服。

【主治】流行性感冒后期。

【出处】《大众方》

### 方五　消食解表汤

【组成】防风9克　荆芥6克　枯黄芩6克　知母9克　焦山楂9克　神曲9克　白芍9克　金铃炭9克　银花炭9克　木香6克　甘草3克

【用法】水煎服，每日1剂。

【主治】风热感冒伴饮食不慎史者。

【出处】《现代著名老中医临床诊治荟萃》

### 方六　辛凉清热汤

【组成】银花20克　连翘15克　薄荷10克　荆芥穗7克　菊花10克　黄芩10克　知母10克　甘草5克　霜桑叶10克

【用法】水煎服，每日1剂。若大渴者加生石膏25克、大青叶15克。

【主治】感冒发热重，恶寒轻者。

【出处】《当代中国名医高效验方1000首》

### 方七　敷脐方

【组成】银花4克　连翘4克　桔梗2.4克　荆芥1.6克　薄荷2.4

克　牛蒡子 2.4 克　淡豆豉 2 克　甘草 2 克　竹叶 1.6 克

【用法】共为细末，过筛，取药粉适量，纱布包裹，敷神阙穴，包扎固定，每次贴药 4~6 小时，每日 2 次，连用 3~4 天为 1 疗程。

【主治】风热型感冒。

【出处】《百病奇效良方妙法精选》

### 方八　薄荷茶

【组成】薄荷 6 克　党参 9 克　生石膏 30 克　麻黄 3 克　生姜 4.5 克

【用法】先将麻黄去根节，上药共研粗末，加水适量，煎取药汁，过滤去渣。1 日 1 剂，分 2 次温服。

【主治】感冒、发热头痛，咽红肿痛、咳嗽不爽，且素体虚弱。

【出处】《太平圣惠方》

### 方九　川芎芥穗露

【组成】川芎 100 克　荆芥穗 200 克

【用法】上药共研粗末，加水共煮，蒸馏，收集饱和芳香水 1000 毫升即成。每服 20 毫升，1 日 3 次。

【主治】风寒感冒。

【出处】《中药制剂汇编》

### 方十　姜糖苏叶饮

【组成】紫苏叶 30 克　生姜 30 克　红砂糖 15 克

【用法】将苏叶、生姜洗净、切碎后，装茶杯中，以 200~300 毫升沸水注入，加盖浸泡 5~10 分钟，再入红糖搅匀，趁温热饮之。

【主治】风寒感冒见头痛，发热伴恶心呕吐，以及哮喘者，也可用于鱼虾中毒见上症者。

【出处】《本草汇言》

### 方十一　葱豉糊

【组成】生姜 60 克　豆豉 30 克　食盐 30 克　葱白适量

【用法】上药共捣为糊，贴脐部，用消毒纱布或净布覆盖，并用热水袋敷其上，每天 2 次。头痛甚者，加用葱汁涂双侧太阳穴。

**【主治】**流行性感冒。

**【出处】**《针灸医学验集》

### 方十二  五虎茶

**【组成】**生姜、葱白、核桃仁、细茶、黑豆各等分

**【用法】**煎汤熏头面，得汗即解。

**【主治】**感冒。

**【出处】**《理瀹骈文》

### 方十三  固表防感冲剂

**【组成】**黄芪15克  大枣10克

**【用法】**按上药剂量比例制成冲剂，每包含生药12.5克，成人每次1包，每日2次，8岁以内小儿减半，连服2月为1疗程。

**【主治】**虚证感冒。

**【出处】**《实用专病专方临床大全》

# 咳  嗽

咳嗽是指肺气上逆作声，咯吐痰液而言，为肺系疾病的主要症状之一。西医学的急、慢性支气管炎，支气管扩张，常以咳嗽为主要症状，与中医内科学中的咳嗽相合。

### 方一  止嗽丸

**【组成】**炙紫菀1000克  炙百部1000克  白前1000克  桔梗1000克  荆芥1000克  陈皮500克  甘草500克

**【用法】**制浓缩丸。每次服20粒，每日服3次。

**【主治】**新老咳嗽，咯痰不爽，咳呛不止等症。

**【出处】**《南京中药厂经验方》

### 方二  川贝丸

**【组成】**川贝母180克  法半夏120克  生姜汁30克

**【用法】**制药汁丸。每日2次，每次服6克。

**【主治】**咳嗽痰多，胸脘痞闷，饮食无味。

【出处】《中医学大辞典》

### 方三 玄麦甘桔茶

【组成】玄参、麦冬、桔梗各9克 甘草3克

【用法】上药共制为细末，和匀过筛，分作2包。1次1包，开水泡饮。

【主治】肺阴不足的咳嗽。

【出处】《疡医大全》

### 方四 外感咳嗽方

【组成】麻黄3克 杏仁6克 生石膏15克 五味子5克 干姜5克 薄荷6克 瓜蒌仁6克 炙甘草3克 山药18克 钩藤9克

【用法】日1剂，水煎2次，午晚分2次温服。上方药量为5岁左右儿童剂量，成人用时酌加量。

【主治】外感咳嗽，发热恶寒。

【出处】《刘惠民医案》

### 方五 青白止咳方

【组成】青果5枚 白萝卜半个

【用法】每日1剂，水煎服。

【主治】咳嗽，咽部红肿。

【出处】《当代中国名医高效验方1000首》

### 方六 玉兰露

【组成】白玉兰叶500克

【用法】加水1000克，经2次蒸馏取回蒸馏液250克即成，每服20毫升，频服，10天为1疗程。

【主治】慢性气管炎痰多者。

【出处】《新医学通讯》

### 方七 清燥润肺饮

【组成】石膏15克 杏仁5克 枇杷叶2片 雪梨2个 蜂蜜30克

【用法】将杏仁研泥，布包枇杷叶与石膏同煎，去渣取汁。将雪梨去皮，捣烂绞取汁液，兑入药液中，共取药汁约 500 毫升，然后分次调入蜂蜜饮用。

【主治】燥热咳嗽。

【出处】《百病饮食自疗》

### 方八　沙参百合饮

【组成】沙参 10 克　百合 15 克

【用法】上药以水适量煎煮后，取药液代茶频频饮用。

【主治】阴虚咳嗽。

【出处】《百病饮食自疗》

### 方九　橘皮粥

【组成】鲜橘皮 30 克　粳米 50~100 克

【用法】先把橘皮煎取药汁，去渣，然后加入粳米煮粥。

【主治】脾虚痰湿阻滞之咳嗽痰多。

【出处】《饮食辨录》

### 方十　百合粥

【组成】鲜百合 30~50 克　粳米 50 克　冰糖适量

【用法】将洗净之鲜百合与粳米共煮成粥，趁热放入冰糖调匀即可。

【主治】肺阴不足，脾气虚弱引起咳嗽。

【出处】《饮食辨录》

### 方十一　百合枇杷藕羹

【组成】鲜百合 30 克　枇杷（去核）30 克　鲜藕 30 克　淀粉　白糖适量

【用法】把鲜藕洗净去皮切片，与鲜百合、枇杷果肉一并放入锅内合煮，将熟时放入适量淀粉调匀成羹，服时加少许白糖。

【主治】燥热伤肺之咳嗽。

【出处】《习用方》

### 方十二　温阳止咳方△

【组成】肉桂粉 3 克（吞服）　制附片 3 克　炮姜 3 克　炒潞党参 6

克　炒白术 9 克　炙黄芪 12 克　炙远志 4.5 克　炒熟地 6 克　炒山药
12 克　米炒南沙参 9 克　夏枯草 3 克　炒子芩 1.5 克　熟枣仁 18 克
煅龙齿 15 克　法半夏 6 克　炒秫米 30 克（煎汤代水煎药）

【用法】每日 1 剂，水煎服。

【主治】脾肾阳虚之咳嗽，痰多，口干不欲多饮，便溏，舌苔灰黑
而润，脉象重取沉细无力。

【出处】《现代名中医类案选》

### 方十三　紫麻凤凰衣

【组成】麻黄 3 克　紫菀 6 克　凤凰衣 14 枚

【用法】3 味焙干，共研为末。每次服 6~9 克，开水送服。

【主治】久咳气结。

【出处】《本草纲目》

### 方十四　前胡止咳方△

【组成】款冬花 12 克　紫菀 10 克　前胡 6 克　苏叶 10 克　陈皮 9
克　旋覆花 12 克　姜半夏　6 克　北五味子 10 克　麻黄 6 克

【用法】用水 2 碗半，煎至 1 碗，饭前服。

【主治】风寒咳嗽，冬季老年人咳嗽。

【出处】《偏方妙用》

### 方十五　宣肺化痰方△

【组成】桑叶皮各 9 克　前胡 9 克　桔梗 4.5 克　白前 9 克　炙麻
黄 3 克　杏仁 9 克　炙百部 12 克　炙紫菀 15 克　甘草 4.5 克

【用法】水煎服，每日 1 剂。

【主治】肺气失宣，邪从热化之久咳。

【出处】《现代著名老中医临床诊治荟萃》

### 方十六　四佛合剂

【组成】四季青 15 克　佛耳草 30 克　黄芪 30 克　党参 45 克

【用法】上药制成 500 毫升糖浆，为 1 周量，每日 3 次，每次 20 毫
升，开水送服，1 个月为 1 个疗程。

【主治】咳嗽。

【出处】上海市第九人民医院郭一钦方

### 方十七　痰饮丸

【组成】苏子9克　白芥子9克　莱菔子9克　苍术9克　肉桂3克　附子6克　甘草6克

【用法】研末，泛丸。每日2次，每次14丸　（相当于原生药量6克），1个月为1疗程。

【主治】慢性支气管炎。

【出处】陕西省痰饮丸临床协作组

# 支气管哮喘

支气管哮喘俗称"吼病"，中医学称"哮证"，主要由于中小型支气管平滑肌痉挛、黏膜充血、水肿，管腔内黏稠分泌物增多，使管腔狭窄，空气进出不畅，而表现为阵发性带有哮鸣音的呼吸困难。本病好发于冬秋季节，并常反复发作，不少病人自幼年即得病，延续多年，屡发不愈。目前认为哮喘发作的原因是：

1. 机体对某些动物、尘埃、食物、花草、药物等过敏而发生。即中医学认为平素肺肾阴虚所致。

2. 大部分病人是由于呼吸系统的感染而诱发哮喘，可因受寒、热气候变化，情绪波动而诱发，即中医学所指肺有伏痰。

### 方一　复方石英冲剂

【组成】蚤休15克　旋覆花梗15克　麻黄9克　紫石英30克　白石英30克　皂荚3克　生甘草6克

【用法】将上药浓煎成膏后和入珍珠层粉3克，制成冲剂，分成4包。1日服2~3次，每次1包，哮喘发作时加服1包，连服2周为1个疗程。

【主治】哮喘，对寒喘型及过敏型疗效显著。

【出处】上海中医药杂志，1989，（6）：36.

### 方二　龙胆截喘方

【组成】地龙20克　胆南星15克　北杏仁15克　桔梗15克　防

风 15 克 瓜蒌 10 克 枇杷叶 12 克 川贝 12 克 甘草 8 克 寒痰加款冬花 12 克、细辛 10 克；气喘重加葶苈子 15 克、苏子 15 克；热痰加连翘 15 克、制南星 15 克、甘草 8 克寒痰加款冬花 12 克、制南星 15 克

【用法】每日 1 剂，水煎服。

【主治】哮喘。

【出处】中西医结合杂志，1989，9（1）：22.

### 方三 咳喘外熨散

【组成】白芥子 40 克 紫苏子 40 克 莱菔子 40 克 生姜 5 片 食盐 250 克

【用法】将上药焙干，混合并共研细末，炒热至 50℃左右，装入薄纱布袋，扎紧袋口，在患儿背部两侧肺区及腋下来回熨烫，30~40 分钟/次，日 2~3 次。1 剂药可连续使用 2 日。每次治疗前，药末必须经过再加热。

【主治】小儿顽固性咳喘。

【出处】广西中医药，1990，13（2）：6.

### 方四 虫草芪枣汤

【组成】冬虫夏草 10 克 黄芪 12 克 大枣 10 枚 猪肺 1 具

【用法】取猪肺（不落水）与诸药清水炖烂，饮其汤食其肺。每于哮喘发作先兆时用。

【主治】哮喘。

【出处】经验方。

### 方五 仙百合剂

【组成】仙茅 10 克 百部 15 克 百合 15 克 生黄芪 15 克 北沙参 15 克 麻黄 5 克 杏仁 10 克 桂枝 10 克 炒赤白芍各 10 克 白芥子 10 克 紫苏子 10 克 化橘红 10 克 枇杷叶 15 克 鱼腥草 15 克 制僵蚕 15 克 生军（后下）2 克 六一散 5 克

【用法】哮喘发作期每日 1 剂，每剂煎 2 次，于上午 9 时、下午 3 时各服 1 次，连服 15 剂为 1 个疗程；哮喘缓解后巩固疗效或于好发季节作预防发作治疗，隔日服 1 剂，连服 15 剂为 1 个巩固疗程。

【主治】哮喘。

【出处】经验方

## 方六　冰醋饮

【组成】冰糖 500 克　陈醋 500 毫升

【用法】将冰糖置入锅内，倒入陈醋加热煮沸，待糖全部溶解，候凉灌瓶备用，每次服 10 毫升，每日 2 次。

【主治】咳嗽哮喘。

【出处】浙江中医杂志，1989，24（10）：477.

## 方七　加味止喘灵

【组成】炙麻黄（发热者用生麻黄）3 克　杏仁 3 克　白果 3 克　半夏 3 克　地龙 3 克　甘草 3 克　射干 2 克　五味子 2 克　茶叶 1 克　生姜 1 片　葱白半支

【用法】每日 1 剂，水煎代茶频服。此为 3~5 岁小儿用量，视年龄大小适当调整剂量。

【主治】小儿支气管哮喘。

【出处】黑龙江中医药，1990，（3）：17.

## 方八　二黄二子汤

【组成】炙麻黄 2 克　生大黄（后下）10 克　浙贝母 10 克　杏仁 10 克　葶苈子（布包）15 克　橘红 5 克

【用法】每日 1 剂，水煎服。便溏去大黄；腹胀加焦楂曲、莱菔子；咽红肿加桔梗、甘草、山豆；发热去麻黄，加连翘、薄荷、山栀。

【主治】小儿热哮。

【出处】湖北中医杂志，1989，（4）：21.

## 方九　五味鸡蛋方<sup>△</sup>

【组成】五味子 3 克　红皮鸡蛋 7 个

【用法】五味子加水，浸泡鸡蛋 10 天，待蛋壳变软为度，再将五味子去渣，加白糖 50 克，连汤 1 次服下，如感到恶心，可分 2~3 次服用，小儿酌减。

【主治】气管炎及哮喘。

【出处】《常见病单方验方选》

### 方十　蚯蛋方<sup>△</sup>

【组成】鸡蛋 1 只　蚯蚓 1 条

【用法】将鸡蛋打 1 小孔，将蚯蚓装入，1 天后烧熟服，每日服 1 次，不愈再服。

【主治】哮喘。

【出处】《常见病单方验方选》

### 方十一　哮平丹

【组成】活蟾蜍 10 只　白胡椒 60 克　法半夏末 50 克　陈皮末 20 克　蛤蚧 2 条　田七末 12 克

【用法】将活蟾蜍去皮及内脏，每只腹中纳入白胡椒 6 克，法半夏末 5 克，陈皮末 2 克，用线缝好，黄泥包裹，置炭火中煅存性，取出，去黄泥，研末；另将蛤蚧置瓦上焙黄脆（勿焦）研末；将上两药末与田七末混合和匀。分成 30 包，瓶装密封备用。哮喘发作时，每天晨及晚睡前各服 1 包，待病情稳定后，则每晨 1 包。

【主治】哮喘。

【出处】中医杂志，1984，(11)：10.

### 方十二　治哮灵

【组成】地龙 5 克　麻黄 2.5 克　苏子、僵蚕各 1.5 克　射干、侧柏叶、黄芩、贝母各 2 克　白鲜皮、刘寄奴、甘草、苦参、细辛、桔红、冰片各 0.5 克

【用法】上药浓缩制成糖衣片，每片含生药 0.25 克。日 3 次，3 岁以内每次 2～4 片，4～6 岁 4～6 片，6～12 岁 6～8 片，12 岁以上 8～10 片，10 日为 1 疗程，一般服 1 疗程。

【主治】小儿哮喘。

【出处】中西医结合杂志，1987，7 (6)：365.

### 方十三　蛴螬油

【组成】蛴螬（鸡窝内生者佳）适量

【用法】每岁用蛴螬 2 只，香油或棉油 6 克。将蛴螬洗净开尾，挤出粪便。香油放入锅内烧开后，放入蛴螬，炸至焦黄，与油 1 次服完，

每日 2~3 次。一般 2~3 天即痊愈。

【主治】小儿哮喘。

【出处】赤脚医生杂志，1987，(2)：33.

### 方十四　麻杏平喘汤

【组成】麻黄（实证生用，虚证灸用）8 克　杏仁 12 克　苏子 8 克　地龙 10 克　川芎 10 克　生田七 3 克（研，分吞）　全虫 2 克（研，分吞）

【用法】每日 1 剂，水煎服。

【主治】哮喘。

【出处】四川中医，1987，(4)：26.

### 方十五　宣肺化痰定喘方<sup>△</sup>

【组成】灸麻黄 10 克　杏仁 10 克　甘草 10 克　蔓荆子 15 克　地龙 15 克　黄芪 20 克　灸半夏 15 克　知贝母各 10 克　仙灵脾 15 克　补骨脂 15 克

【用法】每日 1 剂，水煎服。

【主治】哮喘，证属肺肾两虚，宿痰伏肺，肺失宣降，肾不纳气。

【出处】《陈树森医疗经验集粹》

### 方十六　新拟麻黄顺气汤

【组成】麻黄 3~6 克　杏仁、山萸肉、焦楂曲各 10 克　熟地、灵磁石各 12~20 克　茯苓 9~15 克　泽泻 6~9 克　丹皮 3~9 克　五味子 5~10 克　蛤蚧尾粉 1 克（分冲）

【用法】每日 1 剂，水煎服。若面红，足寒，冷汗，吸气困难，烦躁不宁，舌苔变黑而润，脉沉细而欲绝者，加肉桂、黑锡丹（分吞）。

【主治】肾虚喘病。

【出处】《全国名老中医验方选集》

### 方十七　益气定喘汤

【组成】党参 9 克　黄芪 9 克　茯苓 9 克　白术 9 克　灸紫菀 9 克　银杏仁 9 克　桔仁 9 克　甘草 6 克

【用法】每日 1 剂，水煎服。

【主治】脾虚哮喘。

【出处】《中医儿科临床浅解》

### 方十八　肺肾同治方△

【组成】麻黄9克　桂枝9克　细辛3克　茯苓30克　炙甘草6克　当归12克　熟地12克　地龙12克

【用法】每日1剂，水煎服。

【主治】肺实肾虚之哮喘。

【出处】《上海老中医经验选编》

### 方十九　哮喘外敷方

【组成】白芥子21克　细辛21克　延胡索12克　甘遂12克

【用法】上药研末，分3次外用。用时取生姜75克捣汁调药末成稠糊状，摊在6块油纸上，贴在肺俞、心俞、膈俞上，用胶布固定，贴4~6小时取下，每10天贴1次，共贴3次，多在暑伏天贴用。

【主治】支气管哮喘、慢性支气管炎。

【出处】《常见病单方验方选》

### 方二十　五海咳喘片

【组成】麻黄24克　海浮石24克　炒杏仁1.5克　生石膏4.5克　海螵蛸0.9克　五味子1.2克　甘草1.2克

【用法】上药共制成片剂，以上系4片量，每日3次，每次4片。小儿酌减。

【主治】支气管哮喘。

【出处】《常见病单方验方选》

### 方二十一　金花丸

【组成】洋金花250克　石膏7500克　硼砂1250克　甘草2500克　黄芩1000克　枣仁500克

【用法】共研细末，水泛为丸。早晚各服1.5~3克（约10~20粒）。

【主治】支气管哮喘。

【出处】《常见病单方验方选》

### 方二十二　喘哮平

【组成】炙麻黄 90 克　桑皮 45 克　苏子 60 克　白果 1200 克　冬花 90 克　黄芩 45 克　甘草 30 克

【用法】混合轧粉，每日 2 次，每次 4.5 克，开水冲泡，温服。

【主治】哮喘。

【出处】《常见病单方验方选》

### 方二十三　麻杏豆腐汤

【组成】麻黄 30 克　豆腐 120 克　杏仁 15 克

【用法】共煮半小时，去药渣，吃豆腐喝汤，分 2 次服完。

【主治】支气管哮喘，受凉发作。

【出处】《常见病单方验方选》

# 大叶性肺炎

大叶性肺炎是由肺炎双球菌引起的急性肺部炎症。少数病人也可由溶血性链球菌、金黄色葡萄球菌或病毒所引起。病变常侵犯肺的一叶或一叶的大部分，病变严重时可累及 2~3 个肺叶，一般以右下肺叶最为常见。青壮年患者多见，好发于冬春两季。临床上以高热、寒战、咳嗽、胸痛、咯铁锈色痰及肺实变体征为主要表现。在中医学中属"温热病"或"肺热喘咳"等范畴。

### 方一　寒解汤

【组成】生石膏 30 克　蝉衣 6 克　知母 24 克　连翘 10 克

【用法】水煎服，每日 3 次。

【主治】大叶性肺炎。

【出处】《百治百验效方集》

### 方二　前胡汤

【组成】前胡 12 克　桑叶 12 克　知母 12 克　麦冬 9 克　黄芩 10克　金银花 12 克　杏仁 6 克

【用法】水煎服，每日 3 次，饭后服。

【主治】大叶性肺炎，证见痰黄，难以咯出，舌苔黄而胸背痛。

【出处】《百治百验效方集》

### 方三 润燥养阴汤

【组成】南北沙参各 15 克 天冬 12 克 知母 12 克 玄参 12 克 生地 15 克 枸杞子 10 克 百部 24 克 甘草 6 克

【用法】水煎服，每日 2 次，早晚各 1 次。

【主治】大叶性肺炎中期。

【出处】《百治百验效方集》

### 方四 抗菌汤

【组成】金银花 15 克 紫花地丁 10 克 野菊花 10 克 蒲公英 15 克 大青叶 10 克 金钱草 10 克 连翘 20 克 栀子 10 克

【用法】水煎服。

【主治】大叶性肺炎，支气管肺炎。

【出处】黑龙江省哈尔滨市医学院附属医院于长义方

### 方五 石知银翘汤

【组成】薄荷 6 克 瓜蒌霜 15 克 象贝母 10 克 杏仁 10 克 桔梗 10 克 银花 12 克 连翘 12 克 知母 12 克 黄芩 12 克 紫菀 10 克 马兜铃 6 克 甘草 6 克

【用法】水煎服。

【加减法】口渴者加玄参 15 克、麦冬 15 克；痰血不净者加侧柏炭 12 克、藕节 12 克；发热渐退，脉渐缓和去知母、石膏。

【主治】大叶性肺炎。

【出处】云南省昭通地区医院方

### 方六 麻杏肺炎汤

【组成】麻黄 6 克 杏仁 6 克 石膏 30 克 知母 12 克 荆芥 9 克 远志 9 克 前胡 12 克 橘红 12 克 半夏 9 克 甘草 12 克 黄芩 9 克

【用法】水煎服。

【加减法】肺热咳喘加金银花、连翘、蒲公英、紫菀、款冬花；邪热入里灼伤脉络重用金银花、鱼腥草、茅根、丹皮、生地、黄芩等。

【主治】大叶性肺炎。

【出处】山东省泰安地区医院内科方

### 方七　清热解毒复方汤

【组成】银花 24 克　连翘 15 克　黄芩 15 克　七叶一枝花 12 克　牛蒡子 12 克　杏仁 9 克　鲜芦根 30 克　生石膏 30 克　虎杖根 30 克　野荞麦根 30 克　麻黄 4.5 克　生甘草 6 克

【用法】日 1~2 剂，水煎服。

【主治】急性肺炎。

【出处】浙江中医学院学报，1983，（2）：25.

### 方八　参芪桔梗汤△

【组成】黄芪 18 克　知母 9 克　柴胡 5 克　桔梗 6 克　升麻 6 克　人参 9 克（另煎服）　山萸肉 15 克　桂枝 6 克

【用法】日 1 剂，水煎服。

【主治】休克性肺炎。症见咳嗽声低、少痰、气短、肢凉、汗出、苔薄白、脉沉细而弱。

【出处】《全国名老中医验方选集》

### 方九　清肺解毒汤△

【组成】炙麻黄 3 克　生甘草 3 克　生石膏 30 克（先煎）　杏仁 12 克　炙葶苈子 4.5 克　象贝母 9 克　生大黄 9 克（后下）　川朴 9 克　玄参粉 9 克（分冲）　鲜竹沥 1 支　枳实 6 克

【用法】日 1 剂，水煎服。

【主治】中毒性肺炎之阳厥。症见高热不退，咳嗽气喘，痰黄色绿，鼻翼煽动，面青，神志时清时昧，汗出淋漓，四肢厥冷，溲赤，便秘，舌红，苔厚腻。

【出处】《全国名老中医验方选集》

### 方十　养阴清肺汤△

【组成】北沙参 12 克　元参 15 克　麻黄 6 克　生石膏 30 克　枇杷叶 10 克　杏仁 10 克　百部 12 克　紫菀 12 克　前胡 10 克　陈皮 12

克　黄芩 12 克　地骨皮 15 克　瓜蒌皮 15 克

【用法】每日 1 剂，水煎服。

【主治】大叶性肺炎。高热，咳嗽痰少，胸痛，气喘，口干，尿黄，舌淡红，苔薄黄，脉数。

【出处】《郭士魁临床经验选集》

### 方十一　银麻汤△

【组成】银花、连翘各 9 克　鲜芦根 30 克　杏仁 9 克　桃仁 9 克桔梗 4.5 克　生麻黄 12 克　冬瓜子 12 克　淡豆豉 9 克　生薏仁 12 克生石膏 30 克　竹叶 9 克　生甘草 4.5 克　牛蒡子 9 克　鱼腥草 30 克

【用法】每日 1 剂，水煎服。

【主治】大叶性肺炎。症见恶寒发热，咳嗽，咽红肿痛，胸痛，舌苔黄腻，质红而干，脉浮滑散。

【出处】《上海老中医经验选编》

# 肺 脓 疡

肺脓疡是由多种病原菌所引起的肺组织化脓性病变。早期为化脓性肺炎，继而形成脓肿。本病起病急骤，以高热、咳嗽和咳吐大量脓臭痰为主要症状。体温可高达 39℃～40℃，常伴有出汗、畏寒胸痛、气急，其他还有精神萎顿，周身无力，食欲减退。有时痰中带血或中等量咯血。约 1 周左右，脓肿自行破溃，痰量骤增，往往每日可咳出 300～500毫升的脓性臭痰。此外，有一少部分人还可出现胸膜炎，支气管不同程度的扩张，脓气胸或脑脓肿。

西医学认为本病的病因与细菌，原虫或免疫功能降低等因素有关。中医学则认为本病多由外感风热，或疮疡热毒客于营血，内传肺脏，热壅血瘀，郁结而成。本病属"肺痈"范畴。

### 方一　清热解毒汤

【组成】金银花 30 克　蒲公英 30 克　芦根 30 克　败酱草 30 克紫花地丁 30 克　薏苡仁 30 克　鱼腥草 30 克。桔梗 20 克　知母 15 克连翘 15 克　甘草 6 克

【用法】水煎服。

【加减法】有发热、畏寒表证者加荆芥 10 克、牛蒡子 10 克；热毒炽盛，体温高达 39℃以上者加生石膏（先煎）30 克、黄芩 15 克、栀子 10 克；胸胁疼痛者加乳香 10 克、没药 10 克、合欢皮 15 克；咯血、痰中带血者加三七粉（冲服）3 克、白及 10 克、血余炭 10 克、藕节炭 10 克；气虚多汗者加黄芪 30 克、麻黄根 20 克、党参 15 克。

【主治】急性肺脓肿。

【出处】山东省昌潍结核病防治院赵永兴方

### 方二　肺痈方

【组成】金荞麦根茎 250 克

【用法】加清水或黄酒 1250 毫升，密封蒸煮 3 小时，得净汁 1000 毫升，另需加防腐剂备用。分水剂与酒剂 2 种。

一般脓疡采用水剂。当肺脓疡病情迁移，脓包不易破溃时。临床表现高热持续，臭脓痰排不出或排不尽，则以酒剂为佳。每次 40 毫升，每日 3 次。小儿酌减。

【主治】肺脓疡。

【出处】江苏省南通市第三人民医院方

### 方三　张一士验方

【组成】苇根 15 克　生石膏 12 克　知母 9 克　甘草 4.5 克　金银花 15 克　全瓜蒌 9 克　牛蒡子 9 克　黄芩 9 克

【用法】水煎服。

【主治】肺痈（肺脓疡），热壅于肺，蕴毒化脓型。

【出处】《全国名老中医验方选集》

### 方四　张濂卿验方

【组成】苇茎 50 克　柴胡 15 克　黄芩 15 克　川贝 15 克　瓜蒌皮 15 克　款冬花 15 克　连翘 15 克　青蒿 15 克　杏仁 15 克　苏子 15 克　白芥子 15 克

【用法】水煎服。

【主治】包裹性脓胸、饮证，热邪与痰水互结者。

【出处】《全国名老中医验方选集》

### 方五　李鸣皋验方

【组成】苇茎、冬瓜仁、薏苡仁各 20 克　桃仁 9 克　贝母、鱼腥草各 15 克　黄芩 10 克

【用法】水煎服。

【主治】肺脓疡，肺痈，咳嗽，发热胸痛者。

【出处】《全国名老中医验方选集》

### 方六　桔梗前胡汤△

【组成】桔梗 15 克　前胡 15 克　甘草 6 克　鱼腥草 30 克　鸭跖草 30 克　半枝莲 30 克

【用法】水煎服。

【主治】肺脓疡，咳吐脓痰。

【出处】《百病良方》

### 方七　青紫竺黄汤△

【组成】青黛 3 克　乳香 6 克　寒水石 10 克　紫草 10 克　牙皂 6 克　天竺黄 10 克

【用法】水煎服，每日 1 剂。

【主治】小儿早、中期肺脓疡。

【出处】《百病良方》

### 方八　涤痰疗痈汤△

【组成】鲜芦茅根各 24 克　生薏苡仁 18 克　旋覆花 6 克（布包）代赭石 12 克　冬瓜子 18 克　桃杏仁各 6 克（炒研）　苦桔梗 6 克　粉甘草 4.5 克　仙鹤草 18 克（炒）　西洋参 4.5 克　桑白皮、地骨皮各 6 克　陈橘红、橘络各 4.5 克

【用法】每日 1 剂，水煎服。

【主治】肺脓疡成脓期或溃脓期，症见寒热，咳嗽，痰浊味臭带血，尿黄便干，脉滑数。

【出处】《现代名中医类案选》

### 方九　解毒消痈汤△

【组成】芦根、石韦、金银花、连翘、鱼腥草各 30 克　桃仁、杏

仁、冬瓜仁、桔梗、桑皮各 12 克

【用法】每日 1 剂，水煎服。消散期加用黄芪、白及、海蛤壳，促进炎症吸收与消散。

【主治】肺脓肿。

【出处】中西医结合杂志，1984，（4）：238.

### 方十　白及辰砂散<sup>△</sup>

【组成】炙白及 15 克　辰砂 15 克

【用法】研末，吹入鼻孔内。

【主治】肺痈咳吐脓血。

【出处】《灵验便方》

### 方十一　石榴汤<sup>△</sup>

【组成】白石榴花 7 枚　夏枯草 9 克

【用法】水煎服，日服 3 次。

【主治】肺痈咳吐脓血。

【出处】《灵验便方》

### 方十二　消痈方<sup>△</sup>

【组成】马齿苋汁 100 克　真蜂蜜 120 克（去蜡质）

【用法】将马齿苋去根洗净，勿带水捣烂取汁 1000 克。如无鲜品，可用干马齿苋 1000 克，洗净，煎沸拧取汁 1000 克滤净。将蜂蜜煮沸，去掉上层蜡质，将以上 2 味用微火熬成膏状。每服 6 克，日服 3 次，饭前以开水冲服。服药 1 周内，可能生红色丘疹，1~2 日即消退，无妨。肺痈症服后常咳嗽加剧，但至第 2 周，逐渐轻快，饮食增加。

【主治】肺脓疡。

【注意事项】忌食韭菜、花生、羊肉；孕妇忌服。

【出处】《灵验便方》

# 肺 结 核

肺结核是由结核杆菌引起的一种慢性肺部感染性疾病。常见的全身症状有周身不适，精神萎靡，疲倦乏力，性情烦躁，心悸、食欲减退，体重减轻，盗汗，不规则低热，两颧潮红，妇女月经不调等。本病中医学属"痨瘵"范畴，亦称"肺痨"。

### 方一　抗痨擦脊方△

**【组成】**雄精3克　朱砂3克　硫黄3克　麝香0.3克

**【用法】**各研极细末，瓷罐收贮。于端午日午时，用烧酒调和，用独头大蒜去蒂蘸药，从尾闾脊骨，徐徐逐节往上擦。

**【主治】**肺结核。

**【出处】**《惠直堂经验方》

### 方二　蜜茶蛋△

**【组成】**鸡蛋1~2只　绿茶1克　蜂蜜25克

**【用法】**加水300毫升，煮沸，加入绿茶、鸡蛋、蜂蜜，至蛋熟。每日早餐后服1次，45天为1疗程。

**【主治】**肺结核。

**【出处】**《醋蛋治百病》

### 方三　虎石粉△

**【组成】**守宫（壁虎）10条　滑石5克

**【用法】**将壁虎洗净，去内脏，炒黄，加入滑石粉后共研，每服末0.5~1克，每日2次。

**【主治】**肺结核。

**【出处】**《家庭实用偏方精选》

### 方四　抗痨丸

**【组成】**百部500克　白及500克　紫菀500克　天冬500克　百合500克　平贝500克　牡蛎250克　胆星250克

**【用法】**共为细面，每500克药面加卤碱粉100克，炼蜜为丸，每丸9克重，每服1丸，日服2次，2~3个月为1疗程。

**【主治】**肺结核。

**【出处】**《常见病单方验方选》

### 方五　白及散

**【组成】**白及　百部　牡蛎　炮山甲各等分

【用法】研粉，如病灶有活动，百部加倍，每服 3~5 克，1 日服 2~3 次

【主治】肺结核。

【出处】南京中医学院附院方

### 方六　参芩抗痨方<sup>△</sup>

【组成】北沙参 12 克　黄芩炭 9 克　生牡蛎 12 克　生龙骨 12 克　阿胶珠 6 克　仙鹤草 9 克　炙紫菀 9 克　灵百部 9 克　橘红 3 克　生地黄 9 克　当归身 9 克　百合 10 克　生山药 9 克　山萸肉 9 克　丹皮 6 克　炙甘草 3 克

【用法】每剂药煎 2 次，药汁合一，分 2 次空腹服下。

【主治】肺结核早期，浸润型肺结核。

【注意事项】服药时，忌烟酒及辛辣食物，忌食甘肥油腻。

【出处】《偏方妙用》

### 方七　抗痨扶正方<sup>△</sup>

【组成】猪肺 1 个　生白及 30 克　百部 15 克　麦冬 15 克　川贝母 15 克　黄芪 15 克　甜杏仁 15 克

【用法】将药研为末，以蜜调成稀糊灌入猪肺内，将肺气管扎住，煮熟食之，加少许食盐，分 2 次服完，日食 2 次。

【主治】肺结核各期。

【出处】《偏方妙用》

### 方八　紫沙方<sup>△</sup>

【组成】沙参 9 克　紫菀 15 克　桔梗 10 克　炙甘草 6 克　炒杏仁 10 克　百部 10 克　夏枯草 15 克　陈皮 10 克　半夏 10 克　白及 15 克　山药 25 克　白术 10 克　鸡内金 15 克　白豆蔻 10 克　当归 9 克　炒酸枣仁 10 克　炙桑皮 10 克

【用法】水煎 2 次，混合分 2 次服，每日 1 剂。

【主治】浸润性肺结核。

【出处】《古今偏方精选 520 例》

### 方九　抗痨八味片

【组成】炙鳖甲 2750 克　百部 2750 克　海藻 2750 克　藕节 2750

克 黄柏 1375 克 紫菀 1375 克 阿胶 1375 克 胎盘 220 个 鸡蛋清 660 个 卤水 2800 毫升

【用法】先将前 8 味药打成粗末，另取卤水 2800 毫升，加入适量生石灰浸 24 小时搅拌数次，再澄清，取上清液，再加入蛋清 660 个搅匀后，将粗末浸入，待药末将卤水蛋清混合液吸掉，然后烘干磨细粉，用 70% 酒精作颗粒，压成片剂，每片 0.5 克，每日服 3 次，每次 6 片（小儿酌减），3 个月为 1 疗程。

【主治】肺结核、淋巴腺结核、骨关节结核、结核性脑膜炎，结核性瘘管等。

【出处】《常见病单方验方选》

### 方十 茜茅方

【组成】白茅根 10 克 茜草根 10 克 大黄 6 克 侧柏叶 6 克

【用法】各药烧灰，研极细末，用纸包好放地上，过 1 夜，去火毒。用时将白藕捣汁或用萝卜捣汁调服 15 克。

【主治】肺结核咯血。

【出处】《简易中医疗法》

### 方十一 倍砂散△

【组成】五倍子粉 2~3 克 飞辰砂 1~1.5 克

【用法】将上药加水调成糊状，涂在塑料薄膜上敷于脐窝，用脐布固定，24 小时为 1 次。

【主治】肺结核盗汗。

【出处】浙江中医学院学报，1989，13（3）：18.

### 方十二 结核灵△

【组成】焙干之壁虎 500 克 川贝 50 克 百部 100 克 白及 100 克 百合 100 克

【用法】分别研极细末，混合拌匀后装入胶囊，每个成人每次 3~4 粒，小儿 1~2 粒，均每日 3 次口服，连服 3 个月。

【主治】肺结核。

【出处】经验方

### 方十三　肺宁汤

【组成】马齿苋 12 克　忍冬藤 12 克　连翘 12 克　白茅根 12 克
瞿麦 12 克　紫石英 12 克　蒲公英 12 克　茺蔚子 12 克　百部 9 克　大
黄 2 克　木通 3 克

【用法】每日 1 剂水煎服。

【主治】肺结核之结核中毒症状。

【出处】内蒙古中医，1987，（1）：4.

### 方十四　养阴固肺汤

【组成】百部 15 克　白及 30 克　百合 30 克　黄芩 9 克　栀子 9
克　北沙参 15 克　麦冬 15 克　玉竹 15 克　山药 15 克　生地 12 克　玄
参 12 克　丹参 15 克　丹皮 12 克　酒军（酒大黄）9 克　花蕊石 15
克　三七 3 克（另外，研粉分 3 包，冲服）

【用法】每日 1 剂，水煎服，连服 3 剂。咳甚加炙枇杷叶 12 克，咳
痰不利加川贝 6 克，脓痰腥臭加鱼腥草 30 克。

【主治】肺结核咯血，可兼形体消瘦，颧红午后潮热，盗汗，口干，
咽燥，舌红少津，脉细数等阴虚火旺之症。

【出处】实用中医内科杂志，1990，4（4）：39.

### 方十五　培土生金膏△

【组成】太子参、北沙参、明玉竹、怀山药、白茯苓、天门冬、甜
杏仁、生地、熟地各 120 克　生甘草、紫菀、百合各 60 克　五味子、
川贝母各 30 克　白茅根 240 克

【用法】上药加水浓煎 2 次，过滤去渣。另用冰糖 1500 克，先烊化
熬至滴水成珠，后加入药汁收成膏，瓷瓶密贮，埋入土中 7 日后取出。
每次服 1 大匙，滚水化下，日服 3 次。

【主治】肺结核。经常咳嗽，痰中带血，胸中隐痛，每日午后潮热，
两颊常赤，盗汗食少，形瘦，脉象细数，舌红苔少，神疲乏力。

【出处】《临证会要》

### 方十六　益肺健脾汤

【组成】炙黄芪 9 克　炒白术 9 克　炙甘草 3 克　杏仁 9 克　陈皮

4.5 克 半夏 4.5 克 蒸百部 9 克 知母 9 克 青蒿子 4.5 克 炙鸡内
金 4.5 克

【用法】每日 1 剂，水煎服。

【出处】《当代中国名医高效验方 1000 首》

# 呃 逆

呃逆是从气逆上冲，喉间呃呃连声，声短而频，令人不能自制为特
征的病症。呃逆，有持续性发作者，亦有偶然性发作者，有单纯性的呃
逆，亦有在其他疾病中出现呃逆之症。如西医学中的胃肠神经官能症，
胃炎，胃扩张，胃溃疡，肝硬变晚期，脑血管疾患，尿毒症，严重感染
等均可诱发。多因横膈膜神经发生痉挛性收缩而引起。

### 方一 制呃方[△]

【组成】附片（先煎 1 小时）10 克 葛根 10 克 白豆蔻 10 克 旋
覆花 10 克 法半夏 10 克 茯苓 10 克 党参 12 克 丁香 6 克 枳实 6
克 甘草 6 克 炮姜 3 片

【用法】水煎服。每日 1 剂。

【主治】手术后顽固性呃逆。

【出处】《百病良方》

### 方二 三根煎[△]

【组成】茅根 18 克 葛根 30 克 芦根 30 克

【用法】上药煎汁，频服。

【主治】呃逆，内有伏火者。

【出处】《家庭常用偏方精选》

### 方三 郁金香方

【组成】丁香 5 克 柿蒂 5 克 郁金 10 克 旋覆花 10 克 半夏 10
克 陈皮 10 克 代赭石 15 克

【用法】水煎服。

【主治】呃逆。

【出处】上海中医药杂志，1990，（2）：37.

### 方四　柿蒂汤

【组成】丁香、柿蒂适量

【用法】水煎服。

【主治】胃寒胸满，呃逆不止者。

【出处】《济生方》

### 方五　翘心汤<sup>△</sup>

【组成】连翘心 60 克

【用法】炒焦煎水服；或服药末，每次 10 克，每日 3 次。

【主治】不同原因所致的呃逆。

【出处】《百病奇效良方妙法精选》

### 方六　姜氏止呃方

【组成】旋覆花、代赭石、芒硝各 9 克　公丁香 3 克　大黄 6 克
柿蒂 5 只

【用法】每日 1 剂，水煎服。

【主治】呃逆连声，便秘。

【出处】《现代名医中医类案选》

### 方七　蛋羹止呃汤<sup>△</sup>

【组成】何首乌 30 克　柿蒂 20 克　鸡蛋 2 个

【用法】将首乌、柿蒂放入砂锅内加水 500 毫升，煎至 250 毫升，
去渣后打入鸡蛋。每日 2 次，用药吃鸡蛋，连服 3 日。

【主治】顽固性膈肌痉挛。因肿瘤，结核引起的膈肌痉挛无效。

【出处】《偏方妙用》

### 方八　芦根柿蒂汤

【组成】鲜芦根、柿蒂适量

【用法】将鲜芦根切碎，与柿蒂同煎为汤，酌量服用。

【主治】胃火上逆之呃逆。

【出处】《百病饮食自疗》

# 呕　吐

　　呕吐是指胃失和降，气逆于上，迫使胃中之物从口中吐出的一种病症。呕吐既可单独发生，亦是临床常见的一个症状，可伴见于急性热病、伤食、暑湿、霍乱、关格、反胃、妊娠恶阻等病中。西医学的多种疾病，如：神经性呕吐、急性肠胃炎、幽门梗阻、急慢性胆道疾病，以及多种传染性疾病伴有脑部损伤时，均可出现呕吐。

## 方一　生姜止呕茶△

　　【组成】生姜3片　醋250克　红糖1匙　茶叶1小撮

　　【用法】生姜若干洗净切片，用醋250毫升　浸腌1昼夜。用时取生姜3片，加红糖1匙，茶叶1小撮，用沸水冲泡5分钟，代茶频频服用。

　　【主治】水土不服、翻胃呕吐、食欲不振。

　　【出处】《偏方妙用》

## 方二　姜椒猪肚止吐方△

　　【组成】川椒500克（炒出汗为度）　生鲜姜250克　猪肚子1个

　　【用法】第1次将川椒、生姜纳入猪肚缝合，用微火慢慢将猪肚炖烂，取出川椒晒干备用，服食生姜、猪肚及汤。第2次再用1个猪肚子，把前次晒干的川椒和新加生姜纳入猪肚内，炖烂，仍把川椒取出晒干备用，照前服食姜、猪肚及汤，以后每天将炖过晒干备用的川椒早晚各服6克，开水送服。

　　【主治】朝食暮吐、暮食朝吐，或食后1~2小时后吐，宿谷不化。

　　【出处】《偏方妙用》

　　【提示】食道癌晚期引起阻塞性呕吐无效。

## 方三　加味旋覆代赭汤△

　　【组成】旋覆花10克（包）　煅赭石12克　北沙参10克　麦冬10克　金铃子10克　半夏10克　陈皮6克　姜竹茹10克　谷芽12克　枳壳4.5克

　　【用法】每日1剂，水煎服。

【主治】脾胃俱虚，气阴两伤之呕吐。

【出处】新中医，1978，（5）：7.

### 方四　加味六君子汤△

【组成】太子参、云茯苓各 12 克　炒白术、姜半夏、炒枳壳、刀豆壳各 10 克　炒陈皮 6 克　沉香 4 克　炙甘草 3 克

【用法】每日 1 剂，水煎服。

【主治】脾胃虚弱，湿浊中阻，胃气上逆之　呕吐。

【出处】中医杂志，1984，（1）：25.

### 方五　温胃通阳方

【组成】代赭石 12 克　橘红 3 克　薤白 9 克　半夏 9 克　旋覆花 9 克（包）　茯苓 12 克　金铃子 9 克　石斛 10 克　瓜蒌 12 克　生姜 5 片　竹茹 10 克　左金丸 6 克

【用法】水煎服，以药汁送服左金丸。每日 1 剂，每剂分 2 次服。

【主治】肝气犯胃、脘痞冷酸、呕吐嗳气之症。

【出处】《百治百验效方集》

### 方六　柴胡细辛汤

【组成】柴胡 10 克　细辛 5 克　薄荷 5 克　地鳖虫 10 克　丹参 10 克　制半夏 10 克　川芎 5 克　泽兰 10 克　黄连 3 克

【用法】水煎服。

【主治】脑震荡或脑挫伤，头痛头晕，恶心呕吐者。

【出处】《中医伤科学讲义》

### 方七　丁蔻理中丸

【组成】人参或党参、白术、干姜、炙甘草、丁香、白蔻仁各等份

【用法】水煎服

【主治】脾胃虚寒，呕恶反胃者。

【出处】《全国中药成药处方集》

### 方八　姜夏灵砂丹

【组成】灵砂 30 克　蚌粉 30 克　丁香 49 克（研末）　胡椒 49 粒

（研末）　姜汁 30 克　半夏 30 克

【用法】将前 2 药同炒赤，然后用余药共制糊丸，如梧桐子大，日服 1 次，用姜汤送服 20 丸。

【主治】反胃呕吐、肚腹冷痛、呃逆上气、口吐清涎、大便泄泻。

【出处】《本草纲目》

### 方九　六和茶

【组成】藿香 45 克　杏仁 45 克　木瓜 45 克　苍术 45 克　川朴 30 克　党参 30 克　半夏 60 克　茯苓 60 克　扁豆 50 克　砂仁 15 克　甘草 15 克　茶叶 120 克

【用法】上药去杂质，杏仁去皮尖，苍术土炒，共研粗末。每服 9 克，1 日 2 次，加姜末煎汤饮服。

【主治】脾胃久虚、恶心呕吐、渴欲饮水、咳嗽痰多等。

【出处】《全国中药成药处方集》

### 方十　和降止呕方△

【组成】半夏、黄芩、党参、藿香、厚朴、炙甘草各 10 克　干姜 6 克　生姜 3 克

【用法】每日 1 剂，水煎服。

【主治】呕吐伴头晕、胸闷、咳喘。

【出处】《当代中国名医高效验方 1000 首》

### 方十一　清热养阴茶

【组成】甘菊 9 克　霜桑叶 9 克　带心麦冬 9 克　羚羊角 1.5 克　云茯苓 12 克　广陈皮 4.5 克　炒枳壳 4.5 克　鲜芦根 2 支

【用法】将芦根切碎，上药共研为粗末。1 日 1 剂，水煎代茶饮，温服。

【主治】肝旺胃弱之干呕恶心、嗳气吞酸、口苦咽干等症。

【出处】《慈禧光绪医方选议》

### 方十二　明矾贴法

【组成】明矾适量

【用法】把明矾为细末，和米饭做饼，贴 2 足心，待呕止后去药。

【主治】小儿急性呕吐。

【出处】《中医外治法》

### 方十三　姜橘饮

【组成】橘皮 10 克　生姜 6 克

【用法】水煎取汁，去渣，趁温频频少饮。

【主治】胃寒呕吐、腹胀食少。

【出处】《家庭食疗手册》

### 方十四　柿蒂芦根饮

【组成】柿蒂 10 克　芦根 10 克

【用法】水煎取汁，频频温服。

【主治】胃热呕吐、呃逆。

【出处】《实用食疗方精选》

### 方十五　百合蛋羹

【组成】百合 75 克　鸡蛋 1 枚

【用法】将百合用清水浸 1 夜，然后洗净放入锅内加水煮熟，再将鸡蛋打入碗内去清留黄，倒入百合汤中作羹，加少许冰糖温服即可。

【主治】胃阳不足之呕吐。

【出处】《常见药用食物》

### 方十六　参姜饼

【组成】人参 15 克　半夏 15 克　干姜 5 克　生姜汁 10 毫升　鲜生地汁 30 毫升　面粉适量

【用法】先将半夏用温水清洗数次，与人参、干姜一起焙干，共为细面，加入面粉，生姜汁、鲜生地汁调匀，做成小圆饼，上笼蒸熟即可。每日吃饭时佐餐。

【主治】脾胃虚弱之呕吐。

【出处】《卫生简易方》

### 方十七　五香肚粥

【组成】猪肚或狗肚 1 具　丁香、肉桂、茴香各适量

【用法】将猪肚（狗肚更佳）洗净，加入丁香、肉桂、茴香、姜、葱、盐、酒、酱等煨煮极烂，另用粳米煮粥，加入同煮。空腹口服3次。

【主治】反胃吐食。

【出处】《中国药膳学》

### 方十八　葱白芍椒膏△

【组成】酒炒白芍9克　胡椒15克　葱白10克

【用法】将白芍、胡椒共研为末，葱白与上药共捣成膏，贴于心窝（剑突下）处，每日1次。

【主治】感受寒温所致的呕吐。

【出处】《理瀹骈文》

### 方十九　葱椒茶酒糊△

【组成】胡椒10克　绿茶3克　酒曲2个　葱白20克

【用法】将上药共捣烂成糊状，分别摊于4块直径3厘米的圆形塑料布或油纸，敷贴于中脘、膻中、期门（双）穴处，外以胶布固定，每次敷贴6~12小时，每日1次。本品对皮肤有刺激性，敷贴后个别患者局部可出现皮疹，瘙痒，重复敷贴时可有轻微灼痛，停止敷贴可消失。

【主治】肝气犯胃所致之呕吐。

【出处】《百病奇效良方妙法精选》

### 方二十　伤湿膏敷脐△

【组成】伤湿膏1贴

【用法】将伤湿膏于乘车前贴脐部。

【主治】因乘车晕车所致呕吐。

【出处】中成药研究，1976，（12）：19.

### 方二十一　呕吐散

【组成】大黄、丁香、甘草各等份

【用法】将上药共研为末过筛。每取10克撮于黑膏药中间，敷脐部，或配胃俞，中脘穴。1日1换。

【主治】胃中有热、食后即吐。

【出处】《穴位贴药疗法》

## 方二十二　一颗珠

【组成】雄黄 30 克　五倍子 30 克　枯矾 15 克　葱头 5 个　肉桂 3 克　麝香 0.3 克

【用法】共捣碎成饼，贴脐窝，用热物熨其上。

【主治】呕吐、泄泻、不思饮食者。

【出处】《中医外治法类编》

# 噎　膈

噎膈是指吞咽梗阻，饮食难下或纳即复出的疾病。常见于西医学的食道癌，贲门癌，其他如食道憩室，食道炎，贲门痉挛等。

## 方一　养阴止噎方

【组成】天冬 9 克　麦冬 9 克　生地 9 克　熟地 9 克　玉竹 15 克　石斛 9 克　当归 9 克　杭芍 9 克　柿蒂 3 个　玄参 9 个　甘草 3 克

【用法】每日 1 剂，水煎服。

【主治】老年气结津亏之噎膈，症见食不能下，大便干，溲短，消瘦，皮肤干涩，舌质淡红，苔少而干，脉沉数无力。

【出处】《当代中国名医高效验方 1000 首》

## 方二　运中涤痰饮△

【组成】炙党参、北条参、焦白术、骧半夏、广陈皮、炙甘草各 15 克　西砂仁、广木香各 6 克　杭寸冬、白茯苓各 15 克

【用法】用水浓煎，分 3 次温服，每日 1 剂。

【主治】中阳不运，痰饮中阻，津液衰竭之噎膈。

【出处】《当代中国名医高效验方 1000 首》

## 方三　沙参旋覆代赭汤△

【组成】北沙参 12 克　广郁金 10 克　砂仁粉 2.1 克（吞）　生白芍 10 克　旋覆花 9 克（包）　代赭石 12 克（先煎）　甘草 3 克

【用法】水煎服。

【加减法】呕吐恶心多痰者加半夏 9 克、陈皮 6 克；胸痛明显者加制香附 12 克、路路通 9 克；大便干结者加炒枳实 9 克、制大黄 9 克；津少舌红者加生地 12 克、麦冬 10 克；咯血者加生侧柏叶 12 克、生地榆 9 克；呃逆者加刀豆子 12 克、柿蒂 9 克。

【主治】贲门痉挛。

【出处】《袖珍中医处方》

### 方四　桃红丹参饮△

【组成】生地 12 克　当归 9 克　桃仁 9 克　丹参 12 克　郁金 10 克　红花 9 克　石见穿 15 克

【用法】水煎服。

【加减法】胸痛者加八月扎 9 克；便血者加生地榆 12 克；呕吐者加制半夏 9 克、陈皮 6 克；津少时用竹茹 6 克、代赭石 18 克。

【主治】食道憩室症。

【出处】《袖珍中医处方》

### 方五　桃仁丹参煎△

【组成】石见穿 30 克　急性子 12 克　干蟾皮 9 克　桃仁 10 克　丹参 18 克　橘皮 9 克　橘叶 9 克　硇砂丸 2 粒（含化咽下）

【用法】水煎服。

【加减法】胸痛者加郁金 10 克，炒五灵脂 9 克；呕吐者加姜半夏 9 克，代赭石 12 克；呕血者加三七粉 3 克（分吞），或云南白药 2 克（分吞）；呃感者加公丁香 4.5 克，柿蒂 9 克。

【主治】食道癌。

【出处】《袖珍中医处方》

### 方六　通幽汤

【组成】桃仁 6~9 克　红花 3~6 克　生地 9~15 克　熟地 9~15 克　当归 9~12 克　升麻 3~4.5 克　炙甘草 3~4.5 克

【用法】水煎服。

【主治】瘀阻阴虚的噎膈，便秘，现临床常用于食道狭窄，幽门梗阻，以及胃癌，食道癌等病症。

【出处】《脾胃论》

### 方七　五膈方

【组成】杏仁（去皮尖）　香豉　干姜　吴萸　川椒各等分

【用法】上药分炒去汗，共研为末，炼蜜为丸，用以擦胸，每日数次。

【主治】噎膈反胃。

【出处】《当代中药外治临床大全》

### 方八　灭癌汤

【组成】水蛭 2 克　硇砂 0.5 克　夏枯草 15 克　党参 15 克　木香 3克　白矾 3 克　月石（硼砂）3 克　紫贝齿 10 克　槟榔 10 克　玄参 10克　代赭石 10 克　川军 6 克　丹参 30 克　陈皮 6 克

【用法】水煎服。

【主治】胃癌、食道癌。

【出处】陕西中医，1986，7（3）：112.

### 方九　砂仁藕粉

【组成】砂仁 1.5 克　木香 1 克　藕粉、白糖各适量

【用法】将前 2 药研面与后 2 种混合冲服。

【主治】气阻中焦，脾胃失和之呕吐，胃痛，噎膈，痛经和妊娠呕吐。

【出处】《北京卫生职工学院资料》

### 方十　八角金盘汤

【组成】八角金盘 10 克　八月扎 30 克　急性子 15 克　半枝莲 15克　丹参 12 克　青木香 10 克　生山楂 12 克

【用法】水煎服。

【主治】食道癌，贲门癌。

【出处】安徽省安庆市第一人民医院马吉福方

### 方十一　冬凌草方

【组成】冬凌草适量

【用法】水煎后去渣浓缩，制成糖浆，每日服 90 毫升

【主治】食道癌。

【出处】河南省鲁山县人民医院陈绍棠方

### 方十二　二生蛇黄汤

【组成】生半夏 30 克　生南星 30 克　蛇衣 30 克　党参 15 克　蜣螂虫 12 克　黄附块 15 克　枸杞叶 30 克　黄药子 12 克

【用法】水煎服。

【主治】食道癌。

【出处】上海市徐汇区天平路地段医院王佑民方

### 方十三　软坚降气汤

【组成】夏枯草 15 克　煅牡蛎 30 克　海带 15 克　急性子 30 克　蜣螂虫 9 克　川楝子 12 克　姜半夏 12 克　姜竹茹 12 克　旋覆花 9 克　代赭石 10 克　广木香 9 克　公丁香 6 克　川朴 9 克　南沙参 30 克　北沙参 30 克　当归 9 克　石斛 15 克

【用法】水煎服。

【加减法】胃气上逆加降香 12 克，蔻仁 6 克，炙九香虫 9 克，刀豆子 15 克，青皮 9 克，藿香 12 克；吐黏痰加生南星 24 克，山豆根 12 克，青礞石 30 克，板蓝根 30 克；胸部疼痛加延胡索 15 克，乳香 9 克，没药 9 克，郁金 12 克，丹参 30 克，桃仁 9 克；呕吐便血加白及 12 克，蒲黄 9 克，仙鹤草 30 克，藕节 15 克；体虚乏力加太子参 15 克，黄芪 15 克，白术 9 克；软坚消症加石见穿 30 克，黄药子 12 克，七叶一枝花 30 克。

【主治】食道癌。

【出处】上海中医学院附属曙光医院雷永仲方。

# 胃　痛

　　凡是从胃脘部临近心窝处，经常发生疼痛为主症的病症，称为胃痛，一般又叫作"心口痛"。多由受凉、饮食没有节制、精神过度紧张所致。常可见于西医学中的急、慢性胃炎和胃、十二指肠溃疡病以及胃神经官能症等病。

### 方一　制酸定痛散△

【组成】生黄芪 250 克　延胡索 250 克　广木香 150 克　海螵蛸 100

克　甘草 100 克　高良姜 200 克　白及 150 克　鸡蛋壳粉 15 克　附子
50 克

【用法】将上药洗净晒干，粉碎过筛备用。每次 6 克，日服 3 次，
姜汤冲服。

【主治】胃脘痛，吐酸水、烧心（胃十二指肠溃疡）。

【注意事项】缺酸性溃疡、萎缩性胃炎不宜用。

【出处】《偏方妙用》

### 方二　行气止痛方△

【组成】草果仁 15 克　元胡 12 克　乳香 3 克　没药 3 克　酒炒五
灵脂 6 克　广木香 3 克　肉桂 3 克　良姜 6 克

【用法】取水 2 碗，煎至 1 碗，分 2 次饭前温服。如制散剂即原方
剂量加大 10 倍，每次冲服 10 克，每日 3 次饭前服。无论汤剂或散剂，
均以黄酒 1 匙为引。

【主治】遇寒胃脘部疼痛，或食生冷食物后胃肠痉挛不止。

【出处】《偏方妙用》

### 方三　瓦甘散

【组成】瓦楞子 20 克　炙甘草 20 克　炒白术 20 克　延胡索 15 克

【用法】研末。每日 3 次，每次 3 克。饭前 30 分钟温开水送服，儿
童酌减。7 日为 1 疗程。

【主治】胃脘痛。

【出处】浙江中医杂志，1989，24（5）：198.

### 方四　胃复散

【组成】白术 10 克　陈皮 10 克　川楝子 10 克　五灵脂 10 克　蒲
黄 10 克　元胡 15 克　黄连 15 克　吴茱萸 9 克　乌贼骨 30 克　瓦楞子
20 克。

【用法】共研细末，每日 3~5 克，分 3 次口服。寒凝气滞加荜澄茄，
香附；饮食停滞加砂仁，焦三仙；肝郁气滞加柴胡，木香；瘀血阻络加
丹参，桃仁，红花；脾胃虚寒加黄芪，生姜，大枣。

【主治】胃脘痛。

【出处】天津中医，1990，（1）：2.

### 方五 行气活血止痛方△

【组成】党参 12 克 厚朴 6 克 大黄 5 克 广木香 5 克 火麻仁 15 克 当归 12 克 藿香 10 克 槟榔 10 克 枳实 10 克 桃仁 6 克 甘草 3 克

【用法】每日 1 剂，水煎服。

【主治】胃脘疼痛拒按，不能进食，大便燥结，2、3 日一次，面色黑，头晕乏力。

【出处】《湖南省老中医医案选》

### 方六 步氏和胃方△

【组成】连皮茯苓、冬瓜皮、干百合、浮小麦各 30 克 法半夏 12 克 青竹茹 24 克 生姜、陈皮、炙甘草、炒枳壳各 10 克 台乌药 15 克 大枣 8 克

【用法】每日 1 剂，水煎服。

【主治】胃脘胀痛，发无定时，大便秘结，苔白腻或黄腻，脉沉弦。

【出处】《全国名老中医验方选集》

### 方七 解痉止痛方△

【组成】柴胡 6 克 川楝子 9 克 炒元胡 9 克 制香附 12 克 佛手片 9 克 生白芍 9 克 甘草 2 克

【用法】水煎服，每日 1 剂，如受寒加紫苏 9 克，生姜 3 克；内寒加木香 6 克，吴茱萸 2 克；郁火如丹皮 9 克，炒山栀 9 克；胸闷加炒枳壳 9 克，砂仁粉 2 克（吞服）；呕吐去柴胡，加制半夏 9 克，炒黄连 1.5 克；嗳酸加煅瓦楞子 15 克；便秘加瓜蒌仁 9 克，枳实 9 克；肠虚便秘者加麻仁丸 9 克（吞服）；食滞加炒麦芽 9 克，焦山楂 9 克；胃阴虚加沙参 9 克，麦冬 9 克；久痛入络加路路通 9 克，或炒九香虫 4.5 克，炒刺猬皮 9 克，甚者用失笑散 9 克（包煎）；脾胃虚加炒党参 9 克，炒白术 9 克。

【主治】胃神经痛。

【出处】《袖珍中医处方》

### 方八 调胃止痛方△

【组成】苏梗 9 克 广郁金 10 克 制香附 12 克 路路通 9 克 煅

瓦楞子 12 克　佛手片 9 克

【用法】水煎服，每日 1 剂。胁胀加柴胡 6 克；食滞加炒谷麦芽各 10 克；腹胀加广木香 9 克；内寒加高良姜 9 克；内热加炒山栀 9 克。

【主治】消化性溃疡（以疼痛为主症）。

【出处】《袖珍中医处方》

### 方九　安胃止痛方<sup>△</sup>

【组成】大党参 15 克　吴萸 5 克　黄连炭 5 克　法半夏 10 克　陈皮 10 克　乌梅炭 10 克　白芍 10 克　炙甘草 10 克　白茯苓 10 克　厚朴 10 克　生姜 3 片

【用法】水煎，每剂分数次服，每次服半杯。2 日服 1 剂，可继服 10 剂为 1 疗程。

【主治】胃脘部疼痛，每于食后发作，痛处拒按，有痛剧发呕者，有时止时发，多年不愈者。

【出处】《当代中国名医高效验方 1000 首》

### 方十　滋胃饮

【组成】乌梅肉 6 克　炒白芍 10 克　炙甘草 3 克　北沙参 10 克　大麦冬 10 克　金钗石斛 10 克　丹参 10 克　炙鸡内金 5 克　生麦芽 10 克　玫瑰花 3 克

【用法】将上药放入容器内，加冷水浸过药面，15 分钟后即行煎煮，煮沸后改用微火，再煎 20 分钟，滤取药液约 300 毫升服之。

【主治】阴虚胃痛。症见胃脘部痞胀隐痛或灼热而痛，食少乏味或嘈杂如饥而不欲食，甚至厌食不饥，或以进食酸味、甜味为舒，干呕泛恶，口干渴，大便干燥，舌干质红，苔薄欠润或苔少无津，脉细无力。

【出处】《当代中国名医高效验方 1000 首》

### 方十一　抑癌散

【组成】白术、半夏、瓦楞子各 30 克　木香、血竭各 9 克　雄黄 6 克

【用法】将上药研极细末和匀，分成 30 份，每次 1 份，用开水冲服，每日 3 次，每次并同时服蛋白斑蝥素 1 剂。其制备方法是：取鲜鸡蛋 1 个，将蛋一端打 1 个直径约 0.5 厘米的小洞，用 1 只筷子插入洞内，

把蛋内容物搅散后，放入 7 只去足斑蝥虫。再用潮湿的草纸包裹蛋，并涂上 1 层黄土浆，置炭火上烘烤，烘到黄土干裂蛋熟为度。服用时打开蛋，去掉斑蝥虫，服蛋之内容物，每日 3 次，每次 1 个。

【主治】晚期胃癌疼痛。

【出处】《急难重症新方解》

### 方十二　胃气痛片

【组成】良姜、香附、乌药、青皮、木香、郁金、肉桂、公丁香、大茴香、乳香、没药、白芍、五灵脂各等量

【用法】制成片剂，每次 5 片，日服 2 次。

【主治】胃寒疼痛，心胸郁闷，呕吐酸水者。

【出处】《上海市药品标准》

### 方十三　九气拈痛丸

【组成】良姜、香附、延胡索、木香、陈皮、郁金、槟榔、莪术、五灵脂、甘草各等量

【用法】制成丸剂，每服 6 克，每日服 2 次。

【主治】胃脘疼痛、两胁胀满者。

【出处】《全国中药成药处方集》

### 方十四　舒肝和胃散

【组成】海螵蛸、浙贝母、红豆蔻、郁金、鸡内金、甘草、莨菪粉各等量

【用法】上方制成散剂，每服 3 克，日服 2 次。

【主治】肝胃不和之胃脘痛伴吞酸者。

【出处】《实用中医学》

### 方十五　舒胃片

【组成】鸡蛋壳、延胡索、枯矾、橙皮油、蜂蜜各等量

【用法】上药制成片剂。每服 4~6 片，日服 3 次。

【主治】胃痛、胃酸过多者。

【出处】《上海市药品标准》

### 方十六　参砂舒胃方<sup>△</sup>

【组成】丹参 15 克　赤芍 12 克　炒枳壳 9 克　制半夏 9 克　姜竹茹 9 克　陈皮 9 克　砂仁壳 4.5 克（后入）

【用法】水煎服，每日 1 剂。津伤去陈皮，加北沙参 12 克，麦冬 10 克；呕吐较频者加旋覆花 9 克（包煎），代赭石 12 克；疼痛较甚加九香虫 4.5 克，炒刺猬皮 9 克，或失笑散 9 克（包煎）；大便秘结者枳壳改用枳实，加制大黄 9 克。

【主治】消化性溃疡（以疼痛和食入即吐为主症）。

【出处】《上海市药品标准》

### 方十七　安胃散

【组成】乌贼骨、乳香、没药、陈皮、花椒、甘草、川贝各适量

【用法】将上药制成散剂。每服 3 克，日服 2～3 次。

【主治】胃脘疼痛，呕恶泛酸者。

【出处】《中医外科学》

# 胃　下　垂

　　胃下垂是指胃全部（包括胃大弯和胃小弯）下降至不正常的位置。这种病多由腹壁的紧张度发生变化，腹壁脂肪缺乏和肌肉松弛，腹压减低所引起，临床以消瘦，乏力、胃口不好，食油减少，胸脘胀闷不适，且在饭后更加明显，也有在吃东西后产生腹下坠的感觉以及腰痛，或者呕吐，嗳气，大便不正常为特征。中医认为胃下垂多由脾胃虚弱，中气下陷所造成。

### 方一　外用二子饼<sup>△</sup>

【组成】蓖麻子仁 98%　五倍子 2%

【用法】将蓖麻子去外壳，与五倍子一同研成细粉，混匀，打成烂糊，形成每颗重约 12 克，直径 1.5 厘米的药饼，备用。在头顶部（百会穴）剃去 1 块头发，将药饼紧贴在百会穴上，外用纱布绷带固定。每日早晚各贴 1 个药饼（换药 1 次），药饼贴上后，立刻用搪瓷杯盛开水在药饼上面热熨 10 分钟。

【主治】胃下垂。

【出处】《百病良方》

### 方二　山药薏苡粥

【组成】芡实9克　生山药9克　茯苓9克　莲子肉9克　薏苡米12克　白扁豆12克　党参12克　白术9克　黄芪20克

【用法】将党参、白术、黄芪用白净纱布另包，加水适量，同其他药味煎煮40分钟，捞出党参、白术和黄芪药渣，再加入淘净的江米150克，继续煮烂成粥，分顿调白糖食用，连吃数日。

【主治】身体消瘦，体虚乏力，胃下垂。

【出处】《偏方妙用》

### 方三　参芪提升方△

【组成】黄芪15克　焦白术9克　党参9克　升麻6克　炒山药15克　炒莱菔子10克　砂仁10克　干姜3克　枳壳9克

【用法】水煎服，每日1剂，分早晚服。

【主治】胃下垂，脘腹坠痛，饮食不振，食后腹胀，疲乏无力。

【出处】《偏方妙用》

### 方四　温中化饮汤

【组成】吴茱萸12克　党参12克　桂枝12克　白术10克　茯苓10克　陈皮10克　制半夏10克　干姜20克　旋覆花15克　炙甘草6克　大枣6枚

【用法】水煎服，1日1剂，15日为1疗程。

【主治】胃下垂。

【出处】山西中医，1990，6（2）：21.

### 方五　加减乌龙丸

【组成】人参30克　砂仁30克　苍术60克　陈皮20克　九香虫30克

【用法】共研细末装入胶囊，每次2克，日服3次。

【主治】胃下垂。

【出处】山东中医杂志，1989，8（3）：12.

### 方六　参芪食疗方

【组成】红参 15 克　黄芪 30 克　未生过蛋的母鸡 1 只

【用法】将上 2 药与母鸡共炖，放少量食盐，每星期服 1 次，连服 4~5 次有显效。

【主治】胃下垂。

【出处】经验方

### 方七　牛肚补胃汤

【组成】牛肚 1000 克　新鲜荷叶 2 张　茴香、桂皮、生姜、胡椒各适量

【用法】将新鲜茶叶垫置于砂锅底，把牛肚放入，加水浸没。旺火烧沸后，改用中火烧半小时，取出，切成条状或小块。再倒入砂锅内，加黄酒 3 匙，茴香，桂皮少许，小火慢煨 2 小时。然后，加细盐 1 匙。生姜，胡椒粉少量，继续慢煨 2~3 小时，至牛肚酥烂为佳。服法：牛肚汤每日 2 次。每次 1 小碗：牛肚可蘸酱油和醋吃。

【主治】胃下垂。

【出处】《常见慢性病食物疗养法》

### 方八　提胃膏

【组成】蓖麻仁 2 份　五倍子 1 份

【用法】上药共捣如膏敷脐部，外用关节镇痛膏 6~8 张固定，每天早中晚各热熨 1 次，第 4 天去掉，通常 6 次为度。孕妇，吐血者忌用。

【主治】胃下垂。

【出处】河北中医，1983，（1）：60.

### 方九　马钱枳术丸△

【组成】制马钱子 60 克　枳实 180 克　白术 360 克

【用法】三药各研细末，炼蜜为丸，每丸重 3 克，早晚饭后各服 1 丸，温开水送下。

【主治】因身体素亏，气血不足，中气下陷所致的胃下垂，以及肾、子宫下垂之证。

【出处】《龚志贤临床经验集》

## 方十　补胃散

【组成】鲜猪肚 1 个　白术片 250 克

【用法】猪肚洗净，正面朝外，白术片用水浸透后填入猪肚内，两端用线扎紧，放入大瓦罐内（罐内须用洗净碎瓦片垫在底上，以免猪肚粘在罐底上），加水令满，置火上煮 1 日。将猪肚内白术取出晒干，焙枯，研成极细末，每次服 3 克，每日 3 次，空腹时用米汤送下（开水亦可）；猪肚可切细烩食。服完之后，可继续按法配制，以 5 剂为 1 疗程。轻症 1 疗程可愈，重症可连用 3 个疗程。

【主治】胃下垂，平时神倦体乏者。

【出处】《临证会要》

## 方十一　疏肝益气方

【组成】柴胡 3 克　炙升麻 3 克　炙甘草 3 克　枳壳 20 克　白芍 10 克　玄胡 10 克　炒川楝 10 克　白术 10 克　炒神曲 10 克　山楂 10 克　黄芪 10 克　鸡内金 10 克

【用法】每剂煎 2 次，首次加水约 500 毫升，同法再煎 1 次，将 2 药液混合，分 2 次饭后服用。

【加减法】上腹剑突下疼痛明显者加檀香 5 克；进而食后腹胀加重者去党参，加太子参 20 克；喜热食恶寒食者，加桂枝 3 克，干姜 5 克，饴糖 15 毫升；常叹气觉舒者加橘叶 5 片，生麦芽 10 克；合并慢性胃炎、泛酸者加白及 10 克，黄连 3 克，吴萸 3 克；伴肠鸣者加泽泻 5 克；肝下垂者加醋制鳖甲 30 克；病程长，上腹痛甚，频嗳气者加沉香 5 克。

【主治】胃下垂。

【出处】湖北省蕲春县横车区卫生院王荫龙方

## 方十二　升清降浊汤△

【组成】沙参、麦冬、紫菀、杏仁、瓜蒌、麻仁、首乌、枳壳、厚朴、生军（大黄）各 10 克

【用法】每日 1 剂，水煎服。

【主治】用于浊气不降（大便燥结）清气不升（胸脘胀满）的胃下垂。

【出处】《百病奇效良方妙法精选》

### 方十三　益气举陷汤

【组成】炙黄芪 120 克　防风 3 克　炒白术 9 克　炒枳实 15 克　煨葛根 12 克　山茱萸 15 克

【用法】水煎服。

【加减法】病重加柴胡 6 克　升麻 6 克；脾虚泄泻加煨肉蔻 6 克，罂粟壳 6 克；便秘加淡苁蓉 15 克；属中气下陷，脾胃不和加木香 6 克，砂仁（后入）9 克，鸡内金 9 克；属中气下陷，脾胃虚寒加炮姜 9 克，川附子 12 克；属中气下陷，肝脾不和方中枳实 3 倍于白术，柴胡改为 9 克，加麦芽 15 克。

【主治】胃下垂。

【出处】山东省长岛县人民医院袁大仲方

### 方十四　调气益胃汤

【组成】柴胡 9 克　白术 12 克　白芍 12 克　茯苓 12 克　枳实 15 克　党参 15 克　山药 30 克　黄芪 30 克　生麦芽 20 克　炒葛根 18 克　桂枝 6 克　炙甘草 6 克

【用法】水煎服。

【加减法】脾胃湿热加藿香，黄连；脾肾阳虚者加制附片，并加重桂枝剂量；胃疼痛者加高良姜，玄胡；大便秘结者加槟榔，麻子仁；腹泻者加肉豆蔻，五味子；泛恶口苦者加左金丸；伴有血瘀者加失笑散；泛酸者加乌贼骨，煅瓦楞子；神经衰弱者加炒枣仁，合欢皮。

【主治】胃下垂。

【出处】山东省潍坊市五井煤矿职工医院许永顺方

# 腹　痛

　　腹痛是泛指胃脘以下，耻骨以上范围内发生的疼痛。腹痛之病，所涉及的范围极为广泛，内科、外科及妇科的多种疾病，皆可出现腹痛。本病的发生，主要因外邪、饮食、情志或阳虚脏寒等因素，使腹部的脏腑经脉受病，导致气机郁滞，络脉痹阻，或络脉失于温养，气血运动无力，形成各种类型的腹痛。

### 方一　止痛散

【组成】沉香9克　良姜9克　元胡（醋制）9克　肉桂3克　炒乳香3克　炒没药3克　北细辛3克　制吴萸3克　黄连6克

【用法】共烘干研末，过丝箩筛，装胶囊每粒0.25克，5粒/次，日3~4次口服。

【主治】急性腹痛（急性胆囊炎，痛经，疝气，胆石症，肠蛔虫症，肠粘连，胆道蛔虫症）。

【出处】四川中医，1990，8（3）：20.

### 方二　硝丹散△

【组成】火硝10克　章丹（铅丹）5克　枯矾10克　白胡椒5克

【用法】共为细末，以醋调之，握于手心按脐上，令其汗出。一般1次即愈。

【主治】阴寒腹痛。

【出处】经验方

### 方三　姜附酒

【组成】干姜60克　制诃子40克

【用法】将药共研细，置净瓶中，同黄酒500克渍之，封口，经7日后开放。1日3次，每次食前温饮1~2杯。

【主治】心腹冷痛，呃逆呕吐，寒饮喘咳，肢冷汗出等症。

【出处】《药酒验方选》

### 方四　红兰花酒

【组成】红兰花30克　白酒200毫升

【用法】将酒、药共煎至100毫升，去渣候温。1次服50毫升，不效再服。

【主治】妇人受风，风寒客于胞宫，血凝气滞所致腹中刺痛。

【出处】《金匮要略》

### 方五　茴香酒

【组成】小茴香（炒黄）120克　黄酒500克

【用法】将药浸于酒内，煮数沸候凉，入瓶备用。1日3次，每次食前温饮1~2杯。

【主治】寒疝，少腹疼痛，睾丸偏坠，妇人带下，脘腹胀痛，呕吐，不思饮食等。

【出处】《本草纲目》

### 方六　高良姜粥

【组成】高良姜10克　粳米适量

【用法】取高良姜水煎，去渣，取汁加入粳米共煮，米熟粥成，即可服用。

【主治】虚寒型腹痛。

【出处】《食医镜鉴》

### 方七　甘松粥

【组成】甘松5克　粳米50~100克

【用法】将甘松洗净水煎，另将粳米煮粥，粥将成时兑入甘松药液，再煮10分钟即可。

【主治】气郁腹痛。

【出处】《饮食辨录》

### 方八　桃仁止痛饼

【组成】桃仁10克　红花6克　赤芍20克　木香6克　元胡12克　香附6克　官桂6克　乌药6克　生姜3克

【用法】将上9味中药共研细末，或者是煮熬药物取汁，调拌面粉或凡士林等，制成药饼，加热后贴敷肚脐和两侧腹腰部。

【主治】腹痛。

【出处】《中国民间敷药疗法》

### 方九　温运中宫汤

【组成】台党参12克　干姜4.5克　炙甘草4.5克　广木香6克　炒砂仁6克　法半夏9克　陈皮9克　茯苓9克　台乌药15克

【用法】水煎服，每日2次，早晚分服。

【主治】虚寒性腹痛。

【出处】《百治百验效方集》

### 方十　运脾温肾汤△

【组成】生黄芪 12 克　防风 3 克　柴胡 0.3 克　北细辛 0.45 克
台乌药 9 克　焦白芍 9 克　淡干姜 2.4 克　炒当归 3 克　广陈皮 3 克
干荷叶边 4.5 克　云茯苓 9 克　鹿衔草 9 克

【用法】每日 1 剂，水煎服。另用附子理中丸、纯阳正气丸各 4.5
克，分 3 次吞下。

【主治】脾肾两阳不足之虚寒腹痛。

【出处】《邹云翔医案选》

### 方十一　荷叶温血汤

【组成】荷叶 30 克　丹参 15 克　红花 12 克　赤芍 18 克　川芎 7
克　沉香 4 克　槟榔 9 克　三棱 9 克　党参 15 克

【用法】水煎服，每日 1 剂，疗程约 30 天。

【主治】十二指肠壅滞症，症见顽固性腹痛，进食呕吐，伴有恶心，
嗳气，腹胀，肠鸣。

【出处】《急难重症新方解》

### 方十二　天台乌药散

【组成】乌药、木香、小茴香、青皮、高良姜、槟榔、川楝子、巴
豆各适量

【用法】先把巴豆打破，同川楝子用麸皮炒黑，去巴豆及麸皮。

【主治】小肠疝气，小腹痛引起睾丸。

【出处】《医学发明》

### 方十三　乌药汤

【组成】乌药、香附、当归、木香、甘草各适量

【用法】水煎服。

【主治】妇女产后营血虚弱，小腹绞痛，喜得热按者，以及中焦虚
寒，营血不足等证候。

【出处】《千金翼方》

## 方十四　清胰 1 号

【组成】龙胆草、生大黄、木香、延胡索、白芍各适量

【用法】水煎服。

【主治】急性胰腺炎上腹部急痛拒按、口苦、舌苔黄腻、大便秘、尿黄赤者。

【出处】《中西医结合治疗急腹症》

## 方十五　清胰 2 号

【组成】大黄、芒硝、厚朴、延胡索、白芍各适量

【用法】水煎服。

【主治】急性胰腺炎有出血，坏死等倾向，腹满痛而坚实，大便秘结者。

【出处】《中西医结合治疗急腹症》

## 方十六　蒲黄煎△

【组成】五灵脂 9 克　炒蒲黄 9 克　元胡 6 克　制香附 9 克　吴茱萸 6 克　炮姜 6 克　桃仁 6 克　川楝子 9 克　炒茴香 6 克　炙甘草 3 克

【用法】水煎服。经行前 5 日开始服，每日 1 剂，分早晚空腹服。

【主治】行经小腹疼痛而冷，按之痛甚，经水量少，色暗有块，寒凝气滞。

【出处】《偏方妙用》

## 方十七　加味四逆散△

【组成】柴胡、枳壳、竹茹、制香附各 9 克　木香、玄胡各 12 克　莱菔子、白芍各 15 克　甘草 6 克

【用法】水煎，每日 1 剂，分 2 次服。病重者 1 日 2 剂，水煎分 4~5 次服。郁热型加黄连 6~9 克，栀子、郁金各 12 克；气郁兼湿型加茵陈 12 克，金钱草 30 克；气滞郁阻型加赤芍、川芎、郁金各 12 克；腑实型加生大黄 9~15 克；食滞型加楂曲各 15 克；郁热伤阴型加生地 20 克，麦冬 15 克。

【主治】急性上腹痛。

【出处】《百病奇效良方妙法精选》

### 方十八 豆豉姜葱膏

【组成】淡豆豉 20 粒　食盐 10 克　葱白 2 根　生姜 5 片

【用法】上药同捣烂如泥，入锅内炒热，用细纱布包裹，温敷脐腹部，凉则炒热再敷。

【主治】小儿腹痛。

【出处】中医杂志，1983，24（6）：35.

### 方十九 复方五香散

【组成】木香、丁香、沉香、香附、小茴香、陈皮、芍药各 12 克生姜 6 克

【用法】将上药共为细末，炒热后贴敷痛处，每日 2 次。

【主治】小儿腹痛。

【出处】《中国民间敷药疗法》

### 方二十 椒姜黄萸膏

【组成】胡椒 10 克　干姜 8 克　雄黄 3 克　吴茱萸 12 克

【用法】上药共为细末，调拌姜汁成膏状，外敷腹部两侧。

【主治】腹痛。

【出处】《中国民间敷药疗法》

### 方二十一 荜茇散

【组成】荜茇 50 克

【用法】研细末，酒水各半煎干，搓成饼状数个，外敷神阙穴。

【主治】虚寒性腹痛。

【出处】湖北中医杂志，1985，（6）：32.

### 方二十二 二姜熨方

【组成】鲜生姜 1 块（如枣大小）　良姜 1.5 克　盐 500 克

【用法】除盐外共捣烂，放在口内含热，置于脐部，再用炒盐布包熨脐中，凉时再换，不痛为止。

【主治】腹痛。

【出处】《民间灵验便方》

# 腹　胀

　　腹胀，是以腹部胀大如鼓，皮色萎黄，脉络暴露，或胸腹胀满不适，按之似觉柔软，伴有气逆，嗳气或腹大，肤色苍黄，四肢消瘦等为特征的病症。多由于情志郁结，气失调达，肝脾受伤；或饮食不节，嗜酒过度，脾胃受伤，运化失职；或因虫积或其他传染病损伤肝脾，阻碍气血运行所致。本病相当于西医学血吸虫，肝癌等所致的肝硬化腹水，以及其他多种原因引起的胃肠道气阻疾患。

## 方一　附桂茯苓煎△

　　【组成】熟地 24 克　山药 12 克　山萸肉 12 克　丹皮 12 克　肉桂 12 克　茯苓 30 克　车前子 30 克（包）　泽泻 15 克　附子 15 克　牛膝 15 克

　　【用法】水煎服。日服 1 剂。

　　【主治】产后臌胀。见神疲形瘦，腹胀，脐外突，下肢肿，舌淡苔白，脉细弱。

　　【出处】《全国名老中医验方选集》

## 方二　麝白散

　　【组成】白芥子 30 粒　白胡椒 15 粒　麝香 0.9 克

　　【用法】先将白芥子 10 粒和白胡椒 5 粒研细，与麝香 0.3 克混匀。用蒸馏水调成膏状，放入患者洗净的肚脐中，用纱布敷盖；胶布贴 2 层固定之。10 天后重新洗换药，方法同前。3 次为 1 疗程，间歇 1 周再行 1 疗程，一般 2 个疗程即可。

　　【主治】各种原因引起的腹水、腹胀均有效。尤其对肝性腹水和肾性腹水疗效显著，对结核性和癌性腹水有利水作用。

　　【出处】《全国名老中医验方选集》

## 方三　鲤鱼赤小豆汤

　　【组成】鲤鱼 500 克（去鳞及内脏）　赤小豆 50 克

　　【用法】水煎服。

　　【主治】臌胀的虚证。

【出处】《中医内科学》

### 方四　健脾消胀汤

【组成】生谷芽 15 克　生稻芽 15 克　荷叶 6 克　香橼皮 6 克　佛手 6 克　白芍 15 克　甘草 3 克　使君子 15 克　冬瓜子 12 克

【用法】上方水煎去渣，浓缩晾干，加 1 倍糖粉，打成颗粒。1 克冲剂相当于 7 克生药，每日 20 克，分早、晚 2 次服，开水送下，共服 14 天。

【主治】小儿脾胃虚弱之腹胀症。

【出处】中医杂志，1981，(3)：19.

### 方五　枳实厚朴汤△

【组成】黄芪 15～30 克　枳实 15 克　厚朴 15 克　炒莱菔子 15 克丹参 15 克　元胡 12 克　川楝子 12 克　乌药 12 克　木香 6 克　甘草 3 克

【用法】水煎服。

【主治】腹部手术肛门排气、排便后出现腹胀疼痛者。

【出处】四川中医，1987，5 (1)：19.

### 方六　愈癃启闭汤

【组成】黄芪 9～30 克　肉桂（后入）3～9 克　熟军（熟大黄）（后入）5～9 克　桃仁 9 克　川牛膝 9～15 克　炮山甲 9～15 克　王不留行 15 克　虎杖 15 克　夏枯草 30 克　沉香（后下）3 克　橘核 9 克

【用法】水煎服。

【主治】老人癃闭腹胀（因前列腺肥大而致者）。

【出处】中国中医药报　1990 年 9 月 14 日第 3 版

### 方七　消胀汤△

【组成】马鞭草、半边莲、陈葫芦、河白草、石打穿、六月雪各适量

【用法】上药任选 1～3 种，每味用量 50 克煎汤服。

【主治】臌胀腹水症。

【出处】《中医内科学》

### 方八　鲫鱼冬瓜汤

【组成】鲫鱼 200 克　冬瓜皮 100~200 克

【用法】鲫鱼去鳞剖去肠脏，放入锅内，冬瓜皮同时放入。加适量的水，炖煮 2 小时，俟鱼烂为度。鲫鱼无处找到时，他鱼亦可代用。空腹时 1 次服之，1 次不能服完时，两次服用亦可。服药后小便次数增多，皮中有虫行感，呼吸缓和，四肢舒畅。

【主治】气郁不适的腹胀，实证而有虚象，脉沉而弦数者宜。

【出处】《中医验方汇选》

### 方九　妇科术后方<sup>△</sup>

【组成】大黄 9 克（后下）　枳壳 9 克　延胡索 15 克　甘草 5 克

【用法】上药浓煎成 100 毫升，术后 6 小时始服，每次 20 毫升，2 小时 1 次。连服 2 剂，服后均能排气，如 48 小时尚未排气，宜再服 2 剂。

【主治】妇科手术后肠胀气。

【出处】上海中医药杂志，1989，（4）：25.

### 方十　六和中饮

【组成】枳实 3 克　厚朴 5 克　麦芽、楂炭各 6 克　陈皮 3 克　砂仁 3 克　泽泻 3 克

【用法】每日 1 剂，水煎分 2 次服。

【主治】食积腹胀。

【出处】《笔花医镜》

### 方十一　萝卜子煎<sup>△</sup>

【组成】萝卜子 50 克

【用法】微炒，加水 1 碗，煎 3 滚服。

【主治】肚腹肿胀。

【出处】《家用良方》

### 方十二　消胀方<sup>△</sup>

【组成】西瓜 1 个　蒜适量

【用法】将西瓜切去顶 1 片，挖去穰 3 成，入蒜瓣以满为度。将原顶盖之，盛新砂锅内，再用新锅覆之，蒸熟，瓜蒜汤，尽食之。3 日之内尽消。

【主治】臌胀。

【注意事项】不忌盐酱。

【出处】《家用良方》

# 腹　泻

腹泻，又称泄泻。即指大便次数增多，质清稀，甚至大便如水样为特征的病症。本病一年四季均可发生，但以春秋两季发病较多，主要是由于内伤生冷，外受寒邪，饮食过饱或湿热积聚影响脾胃正常运化功能所致。中医学认为本病与脾虚的关系最为密切，故张景岳说："泄泻之本，无不由于脾胃"。

## 方一　二香葛根汤

【组成】广藿香 10 克　广木香 6 克　煨葛根 10 克　桔皮 10 克　大腹皮 10 克　炒厚朴 4 克　焦山楂 10 克　炒神曲 12 克　茯苓 10 克　六一散 10 克　通草 5 克　生姜 3 片　荷叶 1 角　扁豆叶 14 片

【用法】每日 1 剂，水煎分 2 次服。

【主治】暑湿泄泻，胸闷欲呕。

【出处】《全国名老中医验方选集》

## 方二　止泻散△

【组成】白术 50 克　丁香 10 克　肉桂 10 克

【用法】晒干，共为细末，装瓶备用。食积腹胀者加砂仁；发热者加黄连。用法：先将患儿肚脐部用温水洗净擦干，取药粉适量，以填满肚脐为度，用胶布固定，每 1~2 日换药 1 次，并用热水袋敷脐部，每日 1~2 次，每次 10~20 分钟，但不可过热，以免烫伤。

【主治】小儿腹泻。

【出处】经验方

## 方三　硫黄茶

【组成】硫黄、诃子皮、紫笋茶各 9 克

【用法】将硫黄研细，与其他药和匀。水煎代茶饮，每日 1 剂，稍热服。

【主治】五更泻。

【出处】《太平圣惠方》

### 方四　木鳖贴法

【组成】木鳖仁 5 个　丁香 5 个　麝香 0.3 克

【用法】共为末，米汤调作膏，敷脐中，外以膏药贴紧。

【主治】急性胃肠炎，幼儿腹泻，又治噤口痢。

【出处】《中医外治简编》

### 方五　苹果止泻方

【组成】苹果 1~2 个

【用法】烤熟，去皮，蘸红糖少许食之。每次服 1~2 个，每日 2 次。

【主治】慢性肠炎、过敏性结肠炎以及其他原因引起的慢性腹泻，大便稀溏等症。

【出处】《刘惠民医案》

### 方六　举陷升清汤

【组成】党参 9 克　羌独活各 9 克　前柴胡各 9 克　枳壳 6 克　桔梗 6 克　水炙甘草 3 克　川芎 3 克　赤茯苓 9 克　生姜 3 克　陈米 9 克（包）

【用法】每日 1 剂，水煎分 2 次服。

【主治】清气下陷之久泻。

【出处】《当代中国名医高效验方 1000 首》

### 方七　麦芽山楂饮

【组成】炒麦芽 10 克　炒山楂片 3 克

【用法】水煎取汁，加红糖适量冲服。

【主治】饮食停滞引起的泄泻。

【出处】《百病饮食自疗》

## 方八 姜茶饮

【组成】绿茶、干姜丝各 3 克

【用法】以沸水加盖浸泡 15 分钟，代茶频饮。

【主治】寒湿所致泄泻。

【出处】《圣济总录》

## 方九 荔枝粥

【组成】干荔枝肉 50 克　山药 10 克　莲子 10 克

【用法】上药水煎煮至熟烂时，加入大米适量，煮至米熟粥成。

【主治】肾阳虚弱之五更泻。

【出处】《泉州本草》

## 方十 山楂神曲汤

【组成】山楂 15 克　神曲 15 克

【用法】上 2 味水煎为汤，每日服 2~4 次。

【主治】饮食所伤之泄泻。

【出处】《百病饮食自疗》

## 方十一 附片羊肉汤

【组成】附片 30 克　羊肉 2000 克　生姜 50 克　胡椒 6 克　食盐 10 克

【用法】将羊肉切成小块，以沸水烧至无血红色，去血水，将肉及洗净之葱、姜、附子以武火煮沸 30 分钟，再用文火炖至羊肉熟烂，吃肉喝汤。

【主治】脾肾阳虚之腹泻。

【出处】《中国药膳学》

## 方十二 益脾饼

【组成】生白术 120 克　生鸡内金 60 克　干姜 60 克　熟枣肉 250 克

【用法】先将白术、鸡内金研为细面，然后入锅焙热，再将干姜研细面，共合枣肉捣如泥状，做成小圆饼，放炭火上炙干，晨起空腹起，当点心服用即可。

　　【主治】脾胃虚寒，中阳不振所致泄泻，不欲饮食者。

　　【出处】《医学衷中参西录》

### 方十三　疏邪化浊法

　　【组成】大豆黄卷 15 克　生苡仁 15 克　扁豆衣 6 克　山栀 6 克　神曲 15 克　茯苓 15 克　佩兰叶 9 克　枳壳 6 克　桔梗 6 克　车前子 10 克（研炒另服）　荷叶 1 张

　　【用法】水煎服，每日 1 剂，每剂分 2 次服。

　　【主治】腹泻。

　　【出处】《百治百验效方集》

### 方十四　易黄散

　　【组成】陈皮、青皮、丁香、诃子、甘草各适量

　　【用法】制成散剂。

　　【主治】小儿脾胃不和，腹大形瘦，呕吐泄泻者。

　　【出处】《小儿药证直决》

### 方十五　浆水散

　　【组成】干姜、炙甘草、肉桂、半夏、附子、良姜各适量

　　【用法】制散剂，加浆水煎服（浆水，为炊粟米熟，投冷水中，浸 5~6 天；待酢生白花，色类浆者，故名）

　　【主治】暴泻如水，周身汗出，身上尽冷，脉微而弱，气少不能语，甚则呕吐等证候。

　　【出处】《保命集》

### 方十六　鬼针草洗方△

　　【组成】鬼针草 3~5 株

　　【用法】上药加水煎取浓汁，连渣放入桶内，熏洗患儿双脚，每次约 5 分钟，1 日 1 次，连续 3~4 次。1~5 岁患儿熏洗脚心，5~15 岁熏洗到脚面，腹泻严重的熏洗位置可适当提高。

　　【主治】小儿单纯性腹泻。

　　【出处】《中医外治方药手册》

### 方十七　牛脾白矾方<sup>△</sup>

【组成】牛脾 1 具　五倍子 9 克　白矾 5 克　红糖适量

【用法】牛脾放瓦上焙干，同五倍子一起研末，加红糖 1 匙，每日 3 次，每次 10 克。

【主治】妇女产后腹泻或小儿消化不良性水泻。

【出处】《偏方妙用》

### 方十八　秦艽萆薢汤

【组成】秦艽 12 克　萆薢 12 克　补骨脂 12 克　煨诃子 12 克　党参 12 克　茯苓 15 克　焦白术 15 克　山药 15 克　砂仁 3 克　陈皮 10 克

【用法】水煎服。加减法：若气虚甚或气虚下陷者加黄芪 15 克，升麻 10 克，柴胡 10 克；阳虚盛者加附片 6 克，肉桂 4 克，炮姜 6 克；血虚者加当归 10 克，枸杞子 10 克；腹痛甚者重用白芍 30 克；湿热者加秦皮 12 克，厚朴 10 克，黄连 4 克；滑泻者加乌梅 11 克，石榴皮 15 克。

【主治】结肠预激综合征。

【出处】江苏省连云港市人民医院王淑波方

### 方十九　消食止泻散

【组成】六曲 10 克　焦楂 30 克　制半夏 10 克　茯苓 20 克　猪苓 10 克　陈皮 6 克　莱菔子 6 克　鸡内金 6 克　炒白术 10 克　泽泻 15 克

【用法】上药研细末，过 120 目筛，备用。每日 3 次，每次 2 克，3 日为 1 疗程。

【主治】婴幼儿腹泻，或伴发热、呕吐、咳嗽等症。

【出处】《急难重症新方解》

# 便　秘

便秘，即大便秘结不通，粪便在肠内停留过久，水分被吸收过多，粪质干燥而坚硬，以致排便困难，经常 3～5 天或 6～7 天，甚至更长时间才解大便一次。引起便秘的原因很多，大多由于热邪壅积，食物停滞或过食辛热厚味而引起，或因年老、病后气血虚弱，津液不足所致。

### 方一　轻松开塞汤

【组成】熟地15克　当归15克　火麻仁12克　玄明粉（后下）12克　白蜂蜜（冲）30克　燥实甚者加番泻叶2克

【用法】水煎服。日1剂，7天为1疗程，大便通后，每日用炒决明子20克，开水冲泡代茶。

【主治】顽固性便秘。

【出处】安徽中医学院学报，1989，8（2）：27.

### 方二　冰甘贴灸方

【组成】生甘遂3克　冰片1克　食盐4克　此用于热秘；若为寒秘者，另加附子1.5克，并减生甘遂为2克；若为虚秘者，则去生甘遂，加生大黄3克。

【用法】取神阙穴，每日1次。将上药研为细末，和匀。将药末撒入穴内，取纯艾绒约0.1克做成圆锥状，置于药末上灸之。每次约5壮。若症状较轻者，亦可以药末散入穴内，外盖纱布，胶布固定。

【主治】便秘。

【出处】江苏中医，1989，（9）：24.

### 方三　便乐Ⅱ号

【组成】黄芪、肉苁蓉、牛膝、川朴、阿胶、枳实、薏苡、白芍、郁李仁各适量

【用法】将上药炼蜜为丸，每丸相当于生药12克，每晚服2丸。

【主治】虚型便秘。

【出处】上海中医药杂志，1989，（7）：27.

### 方四　通便饮

【组成】熟地黄30克　当归30克　玄参30克　白芍30克　丹参18克　桃仁9克　红花9克　甘草9克　苏子6克　杏仁6克

【用法】1日1剂，水煎服。

【主治】习惯性便秘。

【出处】广西中西药，1989，12（6）：43.

### 方五　养阴清热润燥汤

【组成】生熟地各 12 克　天冬 8 克　麦冬 9 克　肉苁蓉 15 克　黑芝麻 20 克　牛乳 1 杯　梨汁 1 杯

【用法】诸药水煎，牛乳、梨汁兑入药液，每日分 3 次，饭前服。

【主治】便秘。

【出处】《百治百验效方集》

### 方六　导腑通幽汤

【组成】当归 15 克　麻仁 9 克　郁李仁 9 克　瓜蒌仁 12 克　制大黄 6 克　黑芝麻 9 克　松子仁 10 克　冬瓜仁 9 克　炒枳壳 9 克　桃杏仁各 9 克　焦谷芽 10 克

【用法】水煎服。每日 1 剂，分 2 次服。

【主治】便秘（老年性便秘尤适）。

【出处】《百治百验效方集》

### 方七　增水行舟法

【组成】肉苁蓉 16 克　熟地黄 12 克　当归 9 克　郁李仁 9 克　黑芝麻（炒）9 克　胡桃仁（炒去脂皮）6 克　炒枳壳 4.5 克　玉竹 9 克　知母 6 克　砂仁（捣）3 克

【用法】诸药加水约 200 毫升，浸泡半小时，以文火煎取 100 毫升。药渣再加水约 150 毫升，煎取 100 毫升，两煎混合，分 2 次于午、晚饭前温服。忌辛辣食物。

【主治】老年便秘。

【出处】《百治百验效方集》

### 方八　桃麻地黄汤△

【组成】全当归 20 克　生地黄 12 克　火麻仁 15 克　桃仁 9 克　全瓜蒌 30 克　玄明粉 10 克　生首乌 30 克　蜂蜜适量

【用法】用水 500 毫升，微火煎取 200 毫升，每日 2 次，分早晚饭前服。

【主治】妇女产后阴血不足或老年体弱，大便秘结。

【出处】《偏方妙用》

### 方九　润肠通便丸

【组成】羊蹄根 30 克　芝麻仁 60 克　香油适量

【用法】将前 2 药研末，用香油适量调丸，分 3 日服完。

【主治】习惯性便秘。

【出处】《偏方妙用》

### 方十　通幽灵汤

【组成】当归 20 克　莱菔子 20 克　蜂蜜 200 克

【用法】先将当归、莱菔子加 6 倍量水，煎熬 2 小时，共煮 2 次，沉淀、纱布过滤、去渣、然后将蜂蜜混匀，煮沸后装瓶备用，每日 1 ~ 2 次。

【主治】习惯性便秘。

【出处】《当代中医实用临床效验方》

### 方十一　润肠饮

【组成】番泻叶 10 克　蜂蜜适量

【用法】上药加沸水 150 毫升，浸泡 30 分钟，滤液加适量蜂蜜即可饮用。

【主治】老年人便秘。

【出处】《百病奇效良方妙法精选》

### 方十二　通便灵

【组成】细辛 12 克　皂角刺 12 克　蜂蜜 120 克

【用法】取蜜文火煎至滴水成珠状，将上药粉加入，搅拌均匀，趁热制成 5 厘米，宽 1 厘米栓形。用玻璃纸（或聚乙烯薄膜）包装，备用。每次 1 ~ 2 条塞入肛门内。使用次数视病情而定。肠套叠，肠扭转禁用。

【主治】便秘。

【出处】《中草药通读》

### 方十三　热秘贴法

【组成】皮硝 9 克　皂角粉末 1.5 克

【用法】将皮硝水中溶解，再加入皂角末，调敷贴脐。

【主治】热结便秘。

【出处】《中医外治法》

### 方十四 冷秘贴法

【组成】附子15克 苦丁香9克 炮川乌9克 白芷9克 胡椒3克 大蒜10克

【用法】上药共研为末捣成饼，敷贴脐部。

【主治】寒结便秘。

【出处】《中医外治法》

### 方十五 虚秘贴法

【组成】连须葱头3个 姜1块 盐3克 淡豆豉12粒

【用法】上药共捣作饼，烘热贴脐。

【主治】虚性便秘。

【出处】《中医外治法》

### 方十六 柏子仁粥

【组成】柏子仁15克 蜂蜜适量 粳米50~100克

【用法】将柏子仁去皮壳杂质，捣碎如粉，与粳米共煮，待粥将成时放入蜂蜜，继煮10分钟即可食用。

【主治】便秘，心悸，失眠，健忘。

【出处】《粥谱》

### 方十七 雪羹汤

【组成】荸荠30克 海蜇头30克

【用法】将荸荠洗净去皮切片，海蜇头洗净切碎，两者同放入锅内加水烧开，煮10分钟左右即可食之。

【主治】阴虚痰热之便秘。

【出处】《古方选注》

### 方十八 秘结散

【组成】甘遂3克 元寸0.3克 食盐5克（炒）

【**用法**】上药混研细末，填脐窝，以艾炷放药物上灸之，一般 5~7
壮即通。症轻者可不灸。

【**主治**】各种便秘。

【**出处**】《中医外治法》

### 方十九　竹叶绿矾汤

【**组成**】竹叶适量　绿矾 1 把

【**用法**】烈火煮竹叶 1 锅，趁热倾桶内，撒绿矾 1 把，令病人坐上
熏之。

【**主治**】便秘。

【**出处**】《理瀹骈文》

### 方二十　四味散

【**组成**】生大黄 15 克　火麻仁 50 克　陈皮 15 克　郁李仁 35 克

【**用法**】上药共研细末，炼蜜调和诸药，冷却后搓成条状，粗如手
指，长约 2 厘米左右，纳入肛门内，每次 1 枚。

【**主治**】热秘。

【**出处**】《医部全录》

### 方二十一　橘杏丸

【**组成**】橘皮 30 克　杏仁 30 克

【**用法**】2 药共为细末，炼蜜调和诸药，冷却后搓成条状，粗如手
指，长 3 厘米，每日 1 枚，纳入肛门内。

【**主治**】气秘。

【**出处**】《杂病源流犀烛》

### 方二十二　通导散

【**组成**】黄芪 30 克　皂角 10 克　红糖 30 克　葱白 50 克

【**用法**】将黄芪、皂角研末，葱白捣汁，再将红糖熬煎浓缩倒出，
冷却后搓成条状。最后将糖条浸葱白汁再蘸上药末纳肛门内。

【**主治**】虚秘。

【**出处**】《理瀹骈文》

### 方二十三　榔香饮

【组成】槟榔4克　沉香4克　炒乌药4克　陈皮4克　厚朴花4克　枳壳4克　木香4克　生大黄3克（另包泡服）

【用法】上药每日1剂，水浓煎，多次喂服。

【主治】新生儿便秘。

【出处】《中国中医秘方大全》

### 方二十四　银菊饮

【组成】银花18克　菊花18克　甘草8克

【用法】每日1剂，轻煎2次，取汁为茶频饮。2岁以下100~200毫升，2岁以上服300毫升。

【主治】饮食不当，胃肠积热的大便干燥，排便困难。

【出处】《中国中医秘方大全》

# 脱　肛

脱肛，又叫直肠脱垂，是指肛管、直肠甚至乙状结肠下段的黏膜层或全层肠壁从肛门向外脱出。这种病症多见于儿童，老年人和多次孕产的妇女。发病的主要原因是直肠黏膜下层组织和肛门括约肌松弛，或直肠的发育缺陷和支持松弛无力，加上用力大便等促使腹腔内压增高而引起脱肛。中医学认为脱肛多由禀赋不足、久泄久痢，或老年人长期便秘，慢性咳嗽，妇女分娩过多或产程用力等原因而致。

### 方一　益气升提汤△

【组成】黄芪30克　党参30克　炙甘草10克　白术10克　升麻6克　柴胡6克　五味子10克　诃子10克　石榴皮10克

【用法】水煎服，每日1剂。

【主治】气虚脱肛。

【出处】《百病良方》

### 方二　蜗牛液（新鲜）

【组成】蜗牛（新鲜）

【用法】将蜗牛洗净，用冰片撒在蜗牛的贴地肉上，放洗净的瓦钵中，让其分泌黏液，加盖盖好。用时先用盐水洗净患处，将蜗牛黏液涂在脱出的直肠周围，顷刻后将直肠压进，贴胶布作丁字形固定。

【主治】脱肛。

【出处】《百病良方》

### 方三　倍蛛散△

【组成】五倍子10克　大蜘蛛1个　冰片少许　香油适量

【用法】将五倍子和大蜘蛛（去头足）放置瓦上焙枯，研末，再加冰片少许，香油调匀外用。1日3~5次调搽。

【主治】脱肛不收。

【出处】《偏方妙用》

### 方四　五醋丸

【组成】醋炒苦参15克　醋炒黄连15克　醋炒槐花15克　醋炒白芍15克　醋炒椿根皮15克

【用法】共为细末，炼蜜为丸，如梧桐子大。每日2次，开水送下，每次5~7克。

【主治】习惯性脱肛。

【出处】《偏方妙用》

### 方五　蝉蜕散△

【组成】蝉蜕50~100克

【用法】将蝉蜕烘干研极细末装瓶备用，先用1%的白矾水洗净脱肛部分，涂以香油，再涂本品，缓缓脱肛还纳，每日1次，至愈止。

【主治】小儿脱肛。

【出处】中医药研究，1989，（1）：20.

### 方六　鳖头散△

【组成】鳖头适量

【用法】将鳖头洗净焙干研极细末过筛，高压消毒装瓶封闭备用。用时应让患儿便毕坐浴，取适量（约1枚鳖头的量）调和油制成糊状敷于肛门上，用纱布敷盖，胶布简单固定，严重者应以手托送回或用提肛带托起，每日 1 次，10～15 日为 1 疗程。同时也可以用本品 0.5～1 克做，每日 3 次，15 天为 1 疗程。

【主治】小儿脱肛。

【出处】中西医结合杂志，1989，9（4）246.

### 方七　柿饼乌梅丸△

【组成】柿饼 15 克　乌梅 15 克

【用法】将上 2 味药共捣为丸，白开水送下。

【主治】脱肛。

【出处】《灵验便方》

### 方八　磁石散△

【组成】磁石 15 克

【用法】将上药研为细末，空腹用米汤送下。

【主治】肛门瘙痒及脱肛。

【出处】《灵验便方》

### 方九　升提散△

【组成】刺猬皮 9 克　鳖甲 9 克　肉桂 6 克　磁石 3 克

【用法】压成细末，1 日 2 次，每次服 1 克。

【主治】脱肛。

【出处】《常见病单方验方选》

### 方十　三草汤△

【组成】长穗腹水草 9 克　马鞭草 9 克　十大功劳草 4.5 克

【用法】将上药洗净切片，用淘米水煮开放凉泡服，每天 1 剂，分3～5 次服。每次 30 毫升，连服 2～3 日。

【主治】脱肛。

【出处】《常见病单方验方选》

### 方十一　参龙汤△

【组成】党参、防风、地龙、肉苁蓉各 12 克

【用法】水煎服，连服 5～6 剂。

【主治】脱肛。

【出处】《常见病简易防治手册》

## 方十二　倍冰散<sup>△</sup>

【组成】炙五倍子 9 克　冰片 0.3 克

【用法】上药共研细面调匀，先用葱汤熏洗肛门，然后将药面敷在脱出部位轻轻揉回。

【主治】脱肛。

【出处】《常见病简易防治手册》

## 方十三　葱头煎

【组成】葱头（或韭菜）适量

【用法】煮浓汤洗患处，并用手托回肛门，再用毛巾放在葱汤中浸湿敷患处。

【主治】脱肛。

【出处】《简易中医疗法》

## 方十四　提肛汤<sup>△</sup>

【组成】党参 15 克　升麻 10 克　黄芪 15 克　甘草 6 克

【用法】水煎服，每日 1 剂（小儿用量减半）。

【主治】脱肛。

【出处】《简易中医疗法》

## 方十五　蜘蛛糊<sup>△</sup>

【组成】带白点的蜘蛛 7 个

【用法】将蜘蛛捣如糊，贴脐部，约半小时后见效。

【主治】脱肛。

【出处】《民间灵验便方》

## 方十六　石榴皮熏洗剂

【组成】石榴皮 100 克　五倍子 30 克　明矾 15 克

【用法】加水 1000 毫升，将上药用文火煎煮 30 分钟，滤去药渣，趁热熏洗，然后将脱出部分托回。早晚各熏洗 1 次，直至治愈。

【主治】小儿脱肛。

【出处】新医药学杂志，1976，（1）：47.

### 方十七 艾叶提肛煎

【组成】艾叶、苏叶、朴硝、白矾、蛇床子各 12 克

【用法】煎汤坐浴后以棉花浸液塞肛门坐紧，乘吸气时肛门向上升提，每日如法行数次。

【主治】脱肛。

【出处】《证治概要》

### 方十八 三味提肛煎

【组成】石榴皮 30 克　五倍子 30 克　明矾 15 克

【用法】加水 1000 毫升，煮沸去药渣，坐浴后将脱肛部轻轻揉上，每日早、晚各 1 次。

【主治】脱肛。

【出处】《新编中医学》

### 方十九 托肛散

【组成】党参、黄芪、茯苓、白术、当归、熟地、菟丝子、升麻、枣皮、肉桂、附子、黑豆等分

【用法】以煨姜捣烂或熬膏，贴百会穴。

【主治】产妇脱肛。

【出处】《中医外治法简编》

# 非特异性溃疡性结肠炎

非特异性溃疡性结肠炎是一种病因不明的以结肠的溃疡性炎症为特征的慢性疾病，简称"溃疡性结肠炎"。起病多缓慢，病情轻重不一，腹泻是主要症状，排出脓血便，黏液血便或血便，常伴有里急后重，有腹痛→便意→排便→缓解的特点。其他胃肠表现如食欲不振、腹胀、恶心、呕吐及肝肿大等，左下腹可有压痛，有时能触及痉挛的结肠，常见的全身症状有消瘦，乏力，发热，贫血等。有少部分病人在慢性的病程中，病情突然恶化或初次发病就呈暴发性，如不及时治疗可造成死亡。

本病在中医临床中多属于"泄泻"，"痢疾"的范畴。

## 方一　理肠丸

【组成】柴胡9克　白芍15克　枳实9克　木香6克　黄柏9克 苦参9克　乌梅8克　甘草3克

【用法】每日1剂，水煎2次分服。

【加减法】腹痛剧烈加玄明粉、木瓜、五灵脂；腹泻甚者加诃子，赤石脂，石榴皮；腹胀加川朴，莱菔子；湿胜加藿香，草豆蔻；热重加黄连，白头翁，黄芩；纳呆加山楂，神曲；便血加地榆，槐花；挟瘀加丹参，桃仁；便秘加大黄；脾虚去黄柏、苦参，加党参，白术，扁豆，茯苓；肾虚加补骨脂，吴萸，肉蔻，五味子。同时配合灌肠疗法；党参9克，黄柏9克，乌梅6克，马齿苋15克，浓煎至30毫升保留灌肠，隔日1次，4周为1疗程。

【主治】慢性非特异性结肠炎。

【出处】福建中医药，1986，17（4）：21.

## 方二　砂榆白蓟汤

【组成】朱砂莲15克　蜈蚣22.5克　血见愁30克　补血草30 克　白及15克　炒地榆30克　小蓟30克　索骨丹15克

【用法】上药加水浓煎至150毫升，分2次灌肠用，1日1次，每1 次70~100毫升。1个月为1疗程。如1疗程见效不著者，休息1周左右，可继续第2疗程治疗。

【主治】非特异性溃疡性结肠炎。

【出处】《中国中医秘方大全》

## 方三　溃结消方

【组成】麝香、牛黄、红花、珍珠、血竭、桔矾、白芷、青黛各适量

【用法】上药研末备用。用时取12克加开水100毫升，调成稀糊状，待温后保留灌肠，每晚睡前1次，20天为1疗程。

【主治】非特异性溃疡性结肠炎。

【出处】《中国中医秘方大全》

### 方四 赤芍归尾汤

【组成】党参 15 克 炒白术 15 克 生地 12 克 归尾 10 克 川芎 10 克 甘草 6 克 赤芍 10 克

【用法】每日 1 剂，水煎 300 毫升分 2 次温服，30 天后复查。

【主治】慢性非特异性溃疡性结肠炎。

【注意事项】同时用锡类散 2 管，冰硼散 1/2 袋，云南白药 1 克，0.25% ~ 1% 普鲁卡因 20 毫升，加温水至 120 毫升混匀后行保留灌肠，每晚 1 次，15 次为 1 疗程，可连续 2 疗程。

【出处】经验方

### 方五 姜春华验方

【组成】乌梅、炮附块、黄柏、当归各 9 克 诃子 6 克 干姜 5 克 黄连 3 克 党参、铁苋菜各 15 克

【用法】水煎服。

【主治】溃疡性结肠炎，症见腹痛，便溏，日 3 ~ 4 次。

【出处】《全国名老中医验方选集》

### 方六 胡建华验方

【组成】党参、苍术各 12 克 阿胶 6 克（另烊化冲） 罂粟壳、煨诃子、木香、白芍各 9 克 黄连、肉桂各 3 克（后下）

【用法】水煎服，另白及粉 9 克，分 3 次调服。

【主治】溃疡性结肠炎。症见腹胀腹泻，大便夹脓血黏液等。

【出处】《全国名老中医验方选集》

### 方七 方药中验方

【组成】黄芪 30 克 党参 30 克 苍白术各 10 克 陈皮 10 克 柴胡 10 克 升麻 10 克 甘草 6 克 当归 12 克 麦冬 15 克 五味子 10 克 伏龙肝 60 克（先煎，取上清液煎药）

【用法】水煎服。

【主治】溃疡性结肠炎并出血。

【出处】《全国名老中医验方选集》

### 方八　黄秉良验方

【组成】党参9克　炒白术3克　炮姜3克　炙甘草6克　当归6克　赤白芍各9克　陈皮9克　生地榆12克　焦山楂9克　木香9克　白头翁（炒）15克　秦皮12克　槐花9克

【用法】水煎服。

【加减法】脓血多加川连3克，黄芩9克；里急后重加桔梗4.5克，或升麻9克。

【主治】脾胃虚弱，肠中热毒重症溃疡性结肠炎。

【出处】《中国名老中医验方选集》

### 方九　林夏泉验方

【组成】党参15克　糯稻根15克　云苓15克　蚕沙15克　春砂仁4.5克（后入）　白芍12克　蛇舌草15克　火炭母15克

【用法】水煎服。

【主治】慢性结肠炎，脾虚湿困，气滞腹泻者。

【出处】《全国名老中医验方选集》

### 方十　黄文东验方

【组成】党参、白术、焦神曲、大腹皮、木香、炒扁豆、夏枯草各10克　失笑散（包煎）、茯苓、海藻、秦皮各12克　柴胡5克

【用法】水煎服。

【主治】慢性结肠炎，脾虚失运，肝气乘脾，血凝气滞蕴结于曲肠之症。见慢性腹泻，腹痛等。

【出处】《全国老中医验方选集》

## 痢　疾

痢疾是以腹痛、里急后重、痢下赤白脓血为特征的疾病，四季均可发病，而以夏秋季节多见。多有夏季溽暑、湿热内郁；深秋初凉，暑湿内闭，加之饮食生冷不洁，感受风寒，阻滞胃肠变化传导功能所致。

### 方一　山楂酒

【组成】山楂60克　红糖60克　白酒30毫升

【用法】文火将山楂炒至略焦时，离火加酒搅拌，再置火炉上炒至酒干即可。服时将焦楂加水　200毫升煎15分钟，去楂加入红糖再煎至沸，趁温1次服下，1日1剂。

【主治】急性菌痢。

【出处】《百病良方》

### 方二　缓绝神方

【组成】白芍60克　当归60克　枳壳6克　槟榔6克　甘草6克　滑石粉9克　木香3克　萝卜子3克

【用法】水煎服。

【主治】痢疾。

【出处】《串雅外编》

### 方三　六神汤

【组成】炒黄连60克　车前子60克　地榆15克　栀子仁15克　炙甘草15克　陈皮30克

【用法】共为粗末，每次15克，以浆水煎，空腹服。

【主治】赤痢腹痛或下纯血。

【出处】《奇效良方》

### 方四　葛根地榆汤

【组成】葛根15克　丹皮15克　川黄连10克　黄芩10克　赤芍10克　地榆20克　槐花20克　木香9克　甘草6克

【用法】每日1剂，水煎分2次服。必要时配合输液、输血。

【主治】志贺氏Ⅰ型细菌性痢疾。

【出处】新中医，1981，（7）：20.

### 方五　仙花汤

【组成】仙鹤草20克　木棉花12克　厚朴花、木香、马蹄金、炒山药、神曲、白头翁各9克　甘草3克

【用法】每日1剂，水煎分2次服，10日为1疗程。

【主治】阿米巴性痢疾。

【出处】《百病奇效良方妙法精选》

### 方六　芩连止痢汤△

【组成】炒白芍 15 克　川黄连 10 克　当归尾 10 克　广木香 10 克　白头翁 20 克　桃仁 10 克　黄芩 6 克　大麻 3 克　炒槟榔 9 克　青皮 6 克　焦山楂 10 克　炙甘草 3 克

【用法】用适量水煎 2 次，药汁合一，每日 2 次，早晚饭前半小时温服。

【主治】急性细菌性痢疾，腹痛、里急后重，便夹脓血，消化不良。

【提示】身体虚弱和大便频繁者慎用大黄。

【出处】《偏方妙用》

### 方七　一凤方

【组成】一见喜（穿心莲）30 克　地锦草 30 克　凤尾草 30 克　野麻黄 30 克　马齿苋干品 30 克

【用法】加水 1000 毫升，浓煎至 60 毫升，每日 1 剂，分 2 次保留灌肠；或将上方后 4 药煎成 60 毫升，20 毫升/日，分 3 次口服。

【主治】小儿细菌性痢疾。

【出处】福建中医药，1989，20（3）：6.

### 方八　戊己丸

【组成】炒黄连 120 克　白芍 120 克　吴茱萸 120 克

【用法】制水丸，日服 2 次，每次 1~2 克。

【主治】下痢脓血，或脾胃湿热所致的腹痛腹泻，纳少呕吐，吞酸嘈杂。

【出处】《太平惠民和剂局方》

### 方九　复方地锦止痢片

【组成】地锦草 30 克　水辣蓼 30 克　紫金皮（昆明山海棠）3 克

【用法】上药共制为 18 片，口服，1 次 6 片，1 日 3 次。

【主治】腹痛泄泻，下痢赤白。

【出处】浙江科技简报，1976，(5)：23.

### 方十　止痢茶

【组成】鲜马齿苋 750 克

【用法】将马齿苋洗净，干蒸 5 分钟，捣烂取汁，加适量冷开水，再捣取汁，合并药汁，1 日 1 剂，代茶频饮。

【主治】菌痢。

【出处】《验方》

### 方十一　归芍九味汤

【组成】当归　白芍各 30 克　大白 9 克　车前子 12 克　炒莱菔子 15 克　川黄连　炒枳壳各 6 克　广木香 5 克　清甘草 3 克

【用法】每日 1 剂，水煎分 2 次服。

【主治】急性菌痢。

【出处】《百病奇效良方妙法精选》

### 方十二　清热救阴方

【组成】白头翁 9 克　青蒿梗 4.5 克　薄荷梗 1.5 克　黄连　苦参各 4.5 克　厚朴 6 克　广木香 3 克　炒地榆 9 克　白芍 13 克　甘草 3 克

【用法】每日 1 剂水煎服

【主治】赤痢迁延日久，中气败坏，干呕，舌绛津涸，脉沉细而数。

【出处】《当代中国名医高效验方 1000 首》

### 方十三　秘传香连丸

【组成】黄连 150 克　木香 45 克　白豆蔻 45 克　乳香 24 克　没药 24 克

【用法】上药共为末，面糊作丸，每丸重 6 克，以甘草煎汤送下，每日 2 次，每次 1 丸，或减量改汤剂服。

【主治】痢疾。

【出处】《百治百验效方集》

### 方十四　王太史治痢奇方

【组成】黄连 9 克　白芍 24 克　桃仁 9 克　枳壳 9 克　木香 9 克　地榆 10 克　黄芩 6 克　当归 15 克　红花 3 克　青皮 6 克　山楂 10 克　槟榔 10 克　甘草 6 克

【用法】水煎服，每日 1 剂，每剂分 2 次服完。

【主治】痢疾。

【出处】《百治百验效方集》

### 方十五　消食利湿汤

【组成】煨肉豆蔻 10 克　广木香 9 克　槟榔 9 克　山楂炭 12 克　建神曲 12 克　秦皮 12 克　高良姜 12 克　黄芩 10 克　石菖蒲 15 克　水灯芯 30 克

【用法】每日 1 剂水煎服。积食甚者去肉豆蔻，加苹果仁 9 克；水湿甚小便不利者加茯苓 12 克，苍术 9 克。

【主治】积食与湿热兼杂之痢疾。

【出处】《龚志贤临床经验集》

### 方十六　阴虚血痢汤<sup>△</sup>

【组成】金银花 30 克　生地榆 10 克　干生地 15 克　枯黄芩 10 克　杭白芍 15 克　生首乌 24 克　生甘草 10 克　寸冬 10 克　南沙参 15 克　明玉竹 15 克　旱莲草 15 克　茜草根 10 克　阿胶 15 克（另烊冲）

【用法】每日 1 剂，水煎分 3 次温服。

【主治】阴虚血痢。痢下多日不愈，全为血便，有时赤白相兼，脉沉细数，舌红苔少。口干不欲饮，不欲食，小便短赤。

【出处】《当代中国名医高效验方 1000 首》

### 方十七　解毒宽肠汤<sup>△</sup>

【组成】当归 12 克　杭芍 12 克　黄连 9 克　（酒炒）莱菔子 9 克　木香 4.5 克　薤白 15 克

【用法】每日 1 剂水煎服。

【主治】猝发痢疾，日夜数十行，里急后重，腹中绞痛，壮热烦渴，舌红苔黄，脉沉细而弦。

【出处】《李继昌医案》

### 方十八　敷脐止痢方<sup>△</sup>

【组成】滑石 50 克　车前子 50 克　黄连 10 克

【用法】上药研为末，每次取 1~2 克填脐中，敷上 3 厘米×3 厘米左右大小胶布。1 日换药 1 次，重者 1 日 2 次。

【主治】急性菌痢。

【出处】四川中医，1989，（9）：22.

### 方十九　清肠饮

【组成】葛根9克　黄芩9克　焦槟榔12克　白芍15克　藿香9克　黄连6克　木香9克　生甘草6克　车前草15克　炮姜3克

【用法】水煎服。

【主治】急性细菌性痢疾。

【出处】北京中医学院董建华方

### 方二十　白头翁加阿胶甘草汤

【组成】白头翁、秦皮、黄连、黄柏、阿胶、甘草各适量

【用法】水煎服。

【主治】妇女产后热痢，以及血虚而患热痢或痢久而伤阴血者。

【出处】《金匮要略》

### 方二十一　加味白头翁汤

【组成】白头翁、黄柏、黄连、秦皮、白芍、黄芩、鲜贯众、鲜茉莉花各适量

【用法】水煎服。

【主治】赤痢腹痛，里急后重者。

【出处】《通谷伤寒论》

### 方二十二　马齿苋汤

【组成】马齿苋、铁苋菜、辣蓼各适量

【用法】水煎服。

【主治】菌痢，肠炎，腹痛下痢热移者。

【出处】《方剂学》

### 方二十三　菌痢草药方

【组成】铁苋菜、地锦草、凤尾草各适量

【用法】水煎服。

【主治】菌痢，肠炎，腹痛下痢热移者。

【出处】《中医方剂临床手册》

### 方二十四　参连开噤汤

【组成】人参、黄连、石莲子各适量
【用法】水煎服。
【主治】噤口痢，呕不能食、身热、口渴喜饮凉，舌红，脉大者。
【出处】《医宗金鉴》

### 方二十五　止痢汤

【组成】穿心莲 12 克　鱼腥草 12 克　黄柏 6 克
【用法】水煎服。
【主治】急性细菌性痢疾。
【出处】解放军 5379 部队医院方

### 方二十六　香参丸

【组成】苦参 1000 克　广木香 600 克　生甘草 150 克
【用法】上药共研成细末，水泛为丸。口服 3 次，每次 6.5 克。
【主治】血痢，热痢。
【出处】上海市公费医院第四门诊部张若帆方

### 方二十七　解毒生化丹

【组成】金银花 20 克　抗白芍 15 克　甘草 6 克　三七末 3 克　鸦胆子（龙眼肉包）10 粒
【用法】先将鸦胆子用温开水送服，次将余药煎汤温服。
【主治】急性阿米巴痢疾。
【出处】湖南省道县人民医院陈勇方

### 方二十八　清肠解毒汤

【组成】白头翁 30 克　黄芩 15 克　黄连 9 克　鸦胆子 9 克　厚朴 9 克　藿香 9 克
【用法】水煎服。
【加减法】恶寒发热者加葛根 12 克，金银花 15 克；下痢赤多者加生地榆 15 克；恶心呕吐者加半夏 9 克；腹痛者加白芍 10 克。
【主治】阿米巴痢疾。

【出处】湖北省黄冈县人民医院方原超方

# 奔　豚

　　奔豚为古病名。豚即小猪。奔豚一由于肾脏气寒上冲，一由于脏气火上逆。临床特点为发作性下腹气上冲胸，直达咽喉，腹部绞痛，胸闷气急，头昏目眩，心悸易惊，烦躁不安，发作过后如常，有的夹杂寒热往来或吐脓症状。因其发作时胸腹如有小豚奔闯，故名。

　　本症相当于西医学的胃肠神经官能症，而出现肠道积气和蠕动亢进或痉挛状态。

## 方一　平豚汤

　　【组成】代赭石（重用）　旋覆花　甘草川芎　当归　半夏　生葛根　芍药　生姜

　　【用法】水煎服。

　　【主治】肝气郁结，气从少腹上冲咽喉，胸中气塞，腹中痛，胁肋痛，脉弦，苔白。

　　【出处】《实用金匮教学参考资料》

## 方二　镇豚汤

　　【组成】龙骨　牡蛎　茯苓　桂枝　白术　甘草

　　【用法】水煎服。

　　【加减法】虚寒重者加附子。

　　【主治】肾阳不足，冲气上逆，气从少腹上冲胸，脐下悸，心悸，少腹拘急，小便不利，腰膝酸软。

　　【出处】《实用金匮教学参考资料》

## 方三　桂附白术汤△

　　【组成】熟附片9克（先煎）　生白术90克　泽泻15克　桂枝4.5克　茯苓12克　葛根9克　制半夏9克　陈胆星9克　石菖蒲9克　炒当归12克　生白芍12克　白金丸3克（分吞）

　　【用法】水煎服。

　　【主治】气从少腹上冲至口，头晕目眩，甚至昏倒，足筋拘紧，脉小弦滑，苔厚白腻。

【出处】《张伯臾医案》

### 方四　双花当归汤<sup>△</sup>

【组成】夏枯草 9 克　茜草炭 10 克　石斛 9 克　白茅根 12 克　当归 9 克　炒杭芍 9 克　炒苏子 9 克　竹茹 4.5 克　通草 4.5 克　双花 9 克　牛膝 6 克

【用法】水煎服

【主治】久病脐下悸，少腹拘急，气冲上逆，甚则鼻衄面赤。

【出处】《吴少怀医案》

### 方五　枳实散<sup>△</sup>

【组成】枳实

【用法】上药研末，每服 1 匙，日三次，夜 1 次。

【主治】奔豚气疼痛。

【出处】《万病单方大全》

### 方六　茯苓茴香散<sup>△</sup>

【组成】茯苓 120 克　小茴香 120 克

【用法】上药研末，水为丸，开水下 9 克。

【主治】奔豚上气疼痛。

【出处】《万病单方大全》

### 方七　二香丹参饮<sup>△</sup>

【组成】当归 9 克　醋炒柴胡 4.5 克　酒炒白芍 6 克　珍珠母 30 克（先煎）　丹参 9 克　八月扎 9 克　白蒺藜 9 克　茯神 15 克　金铃子 9 克　降香膏 1.8 克（后入）　沉香片 1.5 克（后入）　橘叶络各 4.5 克

【用法】水煎服。

【主治】营血不足，肝气横逆，风阳蠢动，中脘痞满。气从胁痛上冲喉间之肝气郁结上冲症。

【出处】《内科临证录》

### 方八　附子干姜汤<sup>△</sup>

【组成】炒白芍 10 克　焦白术 10 克　干姜 10 克　党参 9 克　炮附

子 10 克　茯苓 10 克　炙甘草 5 克

【用法】水煎服。

【主治】自觉腹部脐周有一积块，顶冲跳痛，腹痛畏冷，手足不温，苔白，脉沉迟。

【出处】《现代名中医验案选》

### 方九　温肾镇逆方<sup>△</sup>

【组成】肉桂 1.3 克　紫石英 15 克（先煎）　煅龙骨 12 克　煅牡蛎 30 克　旋复梗 9 克　煅代赭石 12 克　降香末 1.5 克　生白芍 12 克　炙甘草 9 克

【用法】每日 1 剂水煎服。

【主治】奔豚气，发则冲咽，剧则欲死，舌赤，脉沉细。

【出处】《上海老中医经验选编》

### 方十　苓桂术芍汤<sup>△</sup>

【组成】桂枝 10 克　茯苓 30 克　吴萸 10 克　炒白芍 15 克　炙甘草 10 克　白术 10 克　炒炽实 10 克　陈皮 10 克　法半夏 10 克　薏苡仁 25 克　生姜 3 片　大枣 5 枚

【用法】水煎服。

【主治】脐周阵发性作痛，拒按。痛时觉有物从脐下向上攻冲，发作欲死，脉沉弦而滑，舌苔白滑。

【出处】《上海老中医经验选编》

### 方十一　奔豚丸

【组成】干姜 6 克　白芍 12 克　半夏 9 克　黄芩 9 克　甘草 6 克　川芎 9 克　当归 9 克

【用法】用姜、枣汤泛丸。每服 6 克，1 日 2 次。

【主治】肾之积在少腹，如奔豚之状。或上或下，发作无时，久而不愈。

【出处】《历代名医良方注释》

### 方十二　逐豚丸

【组成】人参 5 克　黄连 20 克　厚朴 24 克　炒干姜 5 克　茯苓 9

克　吴茱萸 9 克　黄芩 7 克　砂仁 9 克　泽泻 9 克　川楝子 9 克　茵陈
9 克　川椒 3 克　炒玄胡 9 克　全蝎 3 克　川附子 6 克　独活 5 克　菖
蒲 9 克　紫油肉桂 3 克　公丁香 3 克　巴豆霜 2.4 克

【**用法**】上药共为细末，炼蜜为丸如桐子大。初服 2 丸，1 日 2 次。
继每日加 1 丸，服至大便微溏后，再由 2 丸开始服起。逐日增加，每次
增 1 丸。如大便溏泻较重，即每日服 1 丸。

【**主治**】自觉有气从少腹逆行上乘，冲击胸腹及背部。发作时心慌
气短、疼痛　用奔豚汤和大七气汤疗效不佳者。

【**出处**】《河北中医验案选》

# 狐　惑　病

　　中医学的"狐惑病"，相当于眼、口、生殖器综合征，又称白塞氏
病。病因至今尚未清楚。其症状多表现为慢性结肠炎，两目干涩灼赤，视
力减退；口腔内多处溃疡，唇颊黏膜剥脱糜烂，舌体肿胀疼痛；下肢起多
形性红斑，生殖器或会阴部有溃疡。平时伴见低热，烦躁，失眠，多汗，
手足心热，咳嗽，口苦咽干等证。部分病人还可累及大血管，中枢神经系
统和胃肠道。是一种病情复杂，久治难愈，而又非常痛苦的疾病。

### 方一　狐惑内外治疗方△

【**组成**】①太子参、北沙参、玄参、知母各 16 克　首乌、银花、土
茯苓各 20 克　生黄芪 30 克　黄柏 10 克　丹皮、栀子各 9 克　②青吹口
散（煅石膏、煅人中白各 9 克　青黛 0.9 克　黄柏 2.1 克　川连 1.5
克　煅月石 18 克　冰片 3 克）（③青黛散（青黛 60 克　石膏 120 克
滑石 120 克　黄柏 60 克）

【**用法**】　①方水煎服;②方、③方外用。青吹口散敷口腔溃疡；青
黛散敷阴部溃疡。

【**加减法**】内服方内若心经郁热于小肠加生地、竹叶、木通、甘草
梢；胃火炽热加生地、生石膏、大黄；肝肾阴虚加熟地、山萸肉、山
药；脾胃阴虚加熟地、山药、山萸肉、菟丝子、枸杞子。

【**主治**】白塞氏综合征。

【**出处**】辽宁中医杂志，1990，14（1）：17.

### 方二 加减清瘟败毒饮△

【组成】生石膏 20 克 生地 20 克 玄参 20 克 黄连、黄芩、知母、赤芍、丹皮、栀子、竹叶、桔梗、甘草各 10 克 连翘、银花、板蓝根各 30 克 犀角粉 0.5 克（另冲）

【用法】日 1 剂，水煎服。

【加减法】湿盛减生地，加白鲜皮、生薏仁各 30 克；便秘加大黄 10 克；气虚减石膏，加黄芪 30 克。

【主治】白塞氏综合征。

【出处】经验方

### 方三 当归地黄汤△

【组成】生熟地各 12 克 丹参、元参各 10 克 大青叶 30 克 黄柏 12 克 泽泻、川朴、菊花、黄芩、陈皮、当归各 10 克 大黄、薄荷、甘草各 6 克

【用法】水煎服。

【加减法】外阴用 0.5% 黄连素液洗涤，外上月白散。口腔外抹柳花散（黄柏面 30 克 青黛 10 克 肉桂 3 克 冰片 1.5 克）

【主治】口、眼、外阴黏膜皮肤溃疡。

【出处】辽宁中医杂志，1987，11（9）：23.

### 方四 治惑丸

【组成】槐实、苦参各 60 克 芦荟 30 克 干漆（炒令烟尽）1.8 克 广木香、桃仁（炒微黄）各 60 克 青箱子、明雄黄（飞）、广犀角各 30 克

【用法】上九味共研极细末，泛水为小丸，滑石为衣。每服 3~6 克，每日 2~3 次。

【注意事项】忌食大蒜、猪头肉、无鳞鱼。

【主治】口腔、前后阴、皮肤黏膜溃疡等。

【出处】中医杂志，1963，（11）：409.

### 方五 狐惑病验方

【组成】生地、木通、竹叶、土茯苓、黄芩、黄连、甘草各适量

【用法】水煎服。

【加减法】便秘加大黄；咽痛加桔梗；气虚加参芪；血虚加归芍；阴虚加麦冬、玉竹。

【注意事项】①本病反复发作，上方久服有效。②发作时服汤剂，不发作时服丸剂，预防反复。③常用土茯苓与甘草有解毒消疮作用。④口舌、咽破烂外用锡类散，下部用苦参汤熏洗。

【主治】三联综合征（白塞病）。症见上部口舌、咽溃烂；下部前阴溃烂（小溃疡反复发作），或后阴破溃。

【出处】《实用金匮教学参考资料》

### 方六　养阴解毒汤△

【组成】生地　当归　赤芍　川芎　川连　莲子芯　生黄芪　石楠叶　生甘草

【用法】常规量每日 1 剂，水煎服。另外可用野菊花、地肤子煎汤熏洗外服。

【主治】用于外阴、口、舌、眼睑溃疡作痒，心烦失眠，面色萎黄，精神不振，咽喉疼痛，腰酸乏力，纳谷不香，且饮食时因舌部溃疡作痛而不敢多食，苔腻舌质偏暗，舌尖暗红有溃疡，脉细数。

【出处】《当代中国名医高效验方 1000 首》

### 方七　地丹菊花饮△

【组成】野菊花、竹叶、竹茹各 10 克　生地 18 克　麦冬、玄参、丹皮、赤芍、地骨皮、黄芩各 15 克　生甘草 4 克

【用法】日服 1 剂，水煎服。

【主治】狐惑病。证见前后阴疱疹溃疡、口腔牙龈红肿疼痛化脓、眼结膜充血、口腔黏膜疱疹。

【出处】浙江中医学院学报，1985，9（1）：39.

### 方八　解毒清热除湿汤

【组成】当归 12 克　土茯苓 30 克　赤小豆 25 克　守宫 4~8 条　蜂房 15 克　生甘草 12 克　板蓝根 25 克　鹿角 25 克　连翘 15 克　薏苡仁 15 克　泽泻 9 克

【用法】水煎服。

【主治】口腔、眼、前后阴的顽固性溃疡，皮肤出现结节性红斑等。

【出处】吉林中医药，1981，（3）：21.

### 方九　百合知柏汤

【组成】百合12克　知母9克　盐炒黄柏9克　沙参15克　麦冬15克　茯苓12克　泽泻9克　丹皮9克　苍术9克　甘草6克

【用法】每日1剂，每次煎服药汁300毫升内服，早、晚各1次。

【主治】口、咽、眼、皮肤黏膜溃疡。

【出处】湖南医药杂志，1982，（2）：29.

### 方十　栀芩汤

【组成】栀子、黄芩、黄柏、当归各15克　地黄、白芍各20克川芎、黄连、生炙甘草各10克

【用法】水煎服。

【主治】血虚型白塞病。

【出处】山东医药，1987，（5）：27.

### 方十一　苦参煎

【组成】生地30克　丹皮12克　地骨皮12克　莲子心6克　竹叶9克　沙参30克　苦参30克　马兰子9克　车前子9克　丹参30克

【用法】水煎服。

【主治】白塞病，症见低热、关节疼痛、口腔溃疡、阴部及龟头溃疡。

【出处】中医杂志，1984，（4）：296.

# 黄疸性肝炎

黄疸性肝炎是由肝炎病毒所引起的消化道传染病。其主要病变为肝细胞变性、坏死及肝脏间质炎性浸润。临床特点：发热、怕冷、周身无力。伴有食欲不振，恶心，呕吐，上腹部胀满，右胁痛，尿如浓茶色。两眼巩膜及皮肤发黄。肝功能异常等。

本病属中医学"黄疸"、"胁痛"范畴。其病机为湿热郁蒸，脾胃运化失常，影响肝胆疏泄，以致湿困中焦，热留不去，胆液不循常道，

外溢肌肤，下注膀胱。

### 方一　赤芍茵黄汤

【组成】赤芍 60 克　大黄 30 克　金钱草 30 克　茵陈 15 克　川朴 12 克　枳壳 12 克　当归 9 克　甘草 9 克

【用法】以上药加水 500 毫升，煎至一半，大黄后下，每日 1 剂，饭后顿服。

【主治】黄疸性肝炎。

【出处】广西中医药，1989，12（4）：48.

### 方二　甲肝方

【组成】茵陈 15 克　青蒿 15 克　虎杖 15 克　龙胆草 3 克　黄芩 9 克　半夏 9 克　金钱草 30 克　丹皮 12 克　茯苓 12 克　炙甘草 6 克

【用法】每日煎服 1 剂。同时配合应用黄芩甙、三黄片、丹参注射液及维生素类药。

【主治】黄疸性肝炎。

【出处】上海中医药杂志，1989，（2）：8.

### 方三　活血解毒汤

【组成】泽兰 15 克　郁金 15 克　丹参 15 克　桃仁 15 克　虎杖 20 克　白茅根 20 克　栀子 12 克　贯众 12 克　生大黄 9 克

【用法】水煎服。

【加减法】黄疸重加茵陈、金钱草；纳差甚加草蔻、焦楂、神曲、麦芽；恶心较重加藿香、竹茹；腹胀明显加莱菔子、佛手、厚朴；肝脾肿大加三棱、莪术、鳖甲、牡蛎等。

【主治】急性黄疸型肝炎。

【出处】浙江中医学院学报，1989，13（3）：20.

### 方四　茵虎汤

【组成】茵陈 30 克　虎杖 30 克　六一散 30 克

【用法】水煎服，日 1 剂。

【主治】急性黄疸型肝炎。

【出处】实用中西医结合杂志，1990，3（2）：41.

## 方五 苦艽汤

【组成】秦艽 15 克 丹参 15 克 苦参 12 克 六月雪 30 克

【用法】水煎服,日 1 剂。

【加减法】黄疸色深,中焦湿热较重者加山栀、泽泻、猪苓、茯苓、六一散、大黄;恶寒发热明显者加柴胡、黄芩、葛根;恶心呕吐者加藿香、半夏、蔻仁、干姜;热毒内炽加龙胆草、鸭跖草、虎杖、板蓝根、白茅根;脘腹痞胀加山楂、六曲、莪术、枳实、川朴、鸡内金、木香;肝区疼痛加当归、白芍、乳香、川楝子、川郁金;脾胃虚弱,神倦,畏寒加太子参、白术、红枣、砂仁、桂枝、陈皮。

【主治】病毒性肝炎。

【出处】浙江中医杂志,1989,24(9):19.

## 方六 茵陈四苓汤

【组成】茵陈 40 克 茯苓 30 克 生山楂 30 克 泽泻 10 克 白术 10 克 砂仁 10 克 陈皮 10 克 鸡内金 12 克

【用法】水煎服。

【加减法】热象偏重加黄芩、鱼腥草;黄疸深加金钱草、水牛角;呕吐严重加生姜汁。

【主治】急性病毒性肝炎。

【出处】陕西中医学院学报,1990,13(1):12.

## 方七 肝炎 1 号

【组成】茵陈 30 克 败酱草 30 克 金钱草 30 克 白茅根 30 克 大黄 12 克 栀子 12 克 黄柏 12 克 龙胆草 12 克 郁金 12 克 甘草 9 克

【用法】水煎服,日 1 剂。<15 岁服 2/3 量,<10 岁 1/2 量,<5 岁 1/3 量。

【加减法】寒热往来加柴胡、黄芩;恶心呕吐加半夏、竹茹;纳呆腹胀加焦三仙、鸡内金;大便不实去大黄,加黄连;黄疸指数特高或持续不退倍增茵陈用量;谷丙转氨酶经治不降加红花、五味子。

【主治】急性传染性黄疸型肝炎。

【出处】国医论坛,1989,26(2):28.

## 方八　茜茵糖浆

【组成】茜草 20 克　茵陈 20 克　淮山药 20 克　甘草 15 克

【用法】水煎服。亦可加少量白糖，每日 1 剂，分 2 次服。10 天为 1 疗程。

【主治】急性黄疸型病毒性肝炎。证见发热、食少疲乏、厌油、胁痛、巩膜及皮肤黄染、肝脾肿大、尿黄便秘、舌红苔黄、脉弦滑。

【出处】福建中医药，1986，17（4）：24.

## 方九　虎杖煎

【组成】虎杖 30 克　茵陈 30 克　板蓝根 30 克　蒲公英 30 克　陈皮 10 克

【用法】加水煎成 100 毫升。每日 1 剂，分 2 次服。小儿剂量酌减。30 天为 1 疗程。

【主治】急性病毒性肝炎。症见纳差乏力、恶心厌油、黄疸或无黄疸、肝区叩痛、肝大或腹胀、脾肿大、肝功能检查阳性。

【出处】福建中医药，1987，18（4）：27.

## 方十　虎黄合剂

【组成】虎杖、大黄各 30 克　苦参 15 克　茵陈、白茅根各 60 克　黄芩、郁金、丹皮各 10 克

【用法】水煎服，每日 1 剂，昏迷者可鼻饲药液。

【主治】重型病毒性肝炎。症见发病迅速、黄疸急速加深、高热口渴、恶心呕吐、烦躁不安或神昏谵语，或呕血、便血、身发斑疹、或腹水、嗜睡昏迷。

【出处】中西医结合杂志，1986，（2）：105.

## 方十一　黄疸茵陈冲剂

【组成】茵陈蒿　大黄　黄芩　甘草

【用法】制成冲剂。每服 1 包，日服 2 次。

【主治】湿热黄疸，急性黄疸型传染性肝炎及新生儿高胆红素血症。

【出处】《方剂学》

### 方十二　孕肝宁

【组成】茵陈 30 克　青蒿 10 克　金钱草 30 克　黄芪 15 克　栀子 10 克　生大黄 3 克　黄芩 6 克　菟丝子 10 克　生麦芽 20 克

【用法】每日 1 剂。头、二煎共煎水 3 大碗（约 1200 毫升），分早、中、晚 3 次口服。若病情严重，黄疸深，肝功能损伤严重者可口服 2 剂。一般以 15 天为 1 疗程。

【主治】妊娠合并黄疸型肝炎。

【注意事项】忌荤腥、油腻及辛辣刺激物，注意休息。

【出处】江西中医药，1988，（25）：127.

### 方十三　金茵六一散

【组成】金钱草 10~20 克　茵陈 30~60 克　滑石 20~30 克　甘草 5~10 克　枳壳 3~6 克

【用法】每日 1 剂，水煎分 3 次服。湿热重加黄柏；便秘加大黄；食滞加山楂、炒莱菔子。

【主治】小儿急性黄疸性肝炎。

【出处】湖北中医杂志，1986，（2）：18.

### 方十四　解毒退黄汤△

【组成】青蒿尖、茯苓、鸡内金各 5 克　半夏、山豆根、川楝子、甘草各 3 克　板蓝根 8 克　淮山药　白茅根各 12 克

【用法】每日 1 剂，水煎分 3 次服。年龄在 6 岁以上可酌情加重用量。

【主治】小儿急性黄疸性肝炎。

【出处】四川中医，1987，（3）：17.

### 方十五　急黄清解方△

【组成】黄连 6 克　黄芩 12 克　山栀 12 克　茵陈 30 克　满天星 30 克　板蓝根 30 克　郁金 12 克　大黄 6 克　蒲公英 30 克　滑石 20 克　木通 12 克　车前草 30 克

【用法】每日 1~2 剂，水煎服。

【主治】重症肝炎，中医谓之"急黄"。

【出处】《龚志贤临床经验集》

# 乙型肝炎

　　乙型肝炎是通过乙型肝炎病毒所引起的传染病，多通过输血或血制品、唾液以及密切接触等途径传播，发病以儿童及青年为多。临床特点有食欲不振、恶心、乏力、肝肿大、肝功能检测表面抗原（HBSAg）、e抗原（HBeAg）、核心抗原（HBCAg）及其抗体阳性。部分病人可无自觉症状、而仅表现为肝功能异常，并具传染性。本病中医属"湿阻""胁痛""虚劳"等范畴。

## 方一　复肝汤

　　【组成】金钱草 12 克　车前子（包）12 克　泽泻 12 克　薏苡仁 12克　草决明 15 克　山楂 12 克　丹皮 10 克　丹参 15 克　白花蛇舌草 15克　草河车 12 克　桑枝 30 克　生黄芪 15 克　何首乌 12 克　当归 12克　大黄炭 10 克　生地 15 克　桃仁 10 克　黄精 15 克

　　【用法】水煎服。

　　【加减法】月经过多去桃仁；便溏去生地或改为生地炭；有黄疸者金钱草改用茵陈。

　　【主治】慢性乙型肝炎。

　　【出处】北京市中医医院陈增谭等方

## 方二　复方水牛角片

　　【组成】水牛角粉 50 克　柴胡 15 克　茯苓 15 克　丹参 15 克　甘草 15 克　黄芪 15 克

　　【用法】上药共烘干碾成细粉，制成片剂，每片 0.5 克，含生药0.45 克，每次 10 片，日服 3 次，30 天为 1 疗程，连服 6 个疗程。

　　【主治】慢性乙型肝炎。症见肝区疼痛，食少腹胀，神疲乏力，面色无华，舌红有瘀点，苔黄，脉弦。

　　【出处】辽宁中医杂志，1986，（8）：28.

## 方三　复肝宁

　　【组成】板蓝根 25 克　金银花 25 克　丹皮 15 克　柴胡 15 克　焦

山楂 15 克

【用法】上药按比例制成片剂，每片 0.25 克，日服 2 次，每次 6 片，1 个月为 1 疗程，连服 2 个疗程。

【主治】慢性乙型肝炎。

【出处】辽宁中医杂志，1986，(9)：30.

### 方四　强肝汤Ⅱ号

【组成】黄芪 12~30 克　丹参 12~30 克　当归 6~15 克　白芍 6~15 克　白术 5~15 克　茯苓 6~15 克　黄精 6~15 克　生地 6~15 克　郁金 3~12 克　茵陈 6~15 克　板蓝根 6~12 克　泽泻 5~15 克　山楂 6~15 克　山药 6~15 克　甘草 3~12 克

【用法】水煎服，每日 1 剂。

【主治】慢性肝炎（乙型）。

【出处】中西医结合杂志，1986，(9)：526.

### 方五　清肝解毒汤

【组成】柴胡 9 克　赤芍 15 克　当归 15 克　半夏 9 克　黄芩 15 克　生牡蛎 30 克（后下）板蓝根 15 克　土茯苓 30 克　白茅根 30 克　蚤休 9 克　蒲公英 30 克

【用法】每日 1 剂，水煎分 2 次服。

【主治】乙型肝炎。

【出处】《中医内科新论》

### 方六　通补奇经汤

【组成】苍术 20 克　乌梅 20 克　虎杖 20 克　贯众 25 克　黄芪 25 克　板蓝根 25 克

【用法】日 1 剂、用清水 600 毫升，煎取 400 毫升，分 2 次空腹热服，1 个月为 1 疗程。

【主治】乙型表面抗原阳性。

【出处】四川中医，1990，8（4）：17.

### 方七　复肝煎

【组成】垂盆草 30 克　海金沙 30 克（包）生薏仁 30 克　平地木

15 克　蒲公英 15 克　广郁金 12 克　茯苓 12 克　茜草 12 克　赤芍 12 克　白芍 12 克　软柴胡 9 克　枳壳 9 克　生甘草 4 克

【用法】每日 1 剂，水煎分 2 次服。

【加减法】气虚加黄芪，党参，白术；阴虚加生地，麦冬，女贞子，枸杞子；湿阻加苍术，川朴，制半夏；血瘀加丹参、红花。

【主治】慢性乙型肝炎。

【出处】上海中医药杂志，1989，（8）：5.

### 方八　虎芪丹

【组成】黄芪、太子参、茯苓、虎杖、败酱草、黄柏、白花蛇舌草各 15~30 克　丹参、山楂、桑寄生、黄精各 10~30 克　白术、山豆根各 10~15 克　桂枝、干姜各 3~15 克　薏仁 15~40 克

【用法】日 1 剂，水煎分 3 次服。

【主治】无症状乙型肝炎病毒携带者。

【出处】安徽中医学院学报，1989，8（3）：42.

### 方九　加味小建中汤

【组成】桂枝、饴糖、黄芪、丹皮、麦芽各 10 克　白芍、板蓝根各 25 克　干姜、甘草、薄荷各 6 克　肉桂粉 3 克（冲服）　白术、茯苓各 15 克

【用法】日 1 剂，连服 10 剂后，隔日 1 剂，疗程半年。

【主治】乙型肝炎。

【出处】中级医刊，1990，25（6）：59.

### 方十　乙肝煎

【组成】薏苡仁 15~30 克　茯苓 15 克　鸡血藤 12 克　丹参 15 克　仙灵脾 15~30 克　桑寄生 10~20 克　首乌 12 克　菟丝子 15 克　黄柏 15~25 克　虎杖 15 克　焦山楂 15~20 克

【用法】每日 1 剂，水煎分 3 次服。

【主治】慢性乙型肝炎。

【出处】《实用专病专方临床大全》

# 尿潴留

尿潴留为西医病名，分为急性与慢性两类。急性尿潴留常由于膀胱颈部以下严重梗阻，突然不能排尿，尿液潴留于膀胱内。慢性尿潴留是由于膀胱出口以下尿路不完全性梗阻或神经源性膀胱所致。主要表现为排尿困难，膀胱充盈。

本病属中医学"癃闭"范畴。

## 方一　温阳疏潴饮

【组成】山药30克　熟地20克　茯苓20克　仙茅20克　黄芪30克　白术20克　猪苓20克　附子9克　泽泻15克　鹿角片15克　桂枝15克　山萸肉20克　甘草9克

【用法】水煎，日服1剂。

【主治】中、老年急性尿潴留，不适宜用西药或导尿管等方法者。

【出处】北京中医学院学报，1987，10（4）：31.

## 方二　补气通膀饮加味

【组成】黄芪60克　银花20克　蒲公英30克　麦冬、萹蓄、瞿麦、桔梗各12克　通草6克　甘草6克

【用法】水煎，日服1剂。

【主治】妇人产后尿潴留。

【出处】四川中医，1988，（5）：45

## 方三　螺葱饼△

【组成】田螺、香葱等分　麝香0.005克

【用法】共捣成糊状，作饼，外敷脐部，纱布固定。

【主治】小便点滴难点。

【出处】四川中医，1988，（1）：31.

## 方四　解癃汤

【组成】绵黄芪30克　桂枝6克　炒白芍10克　当归10克　茯苓10克　粉甘草5克　生姜3片

【用法】水煎，日服 1 剂。

【主治】产后尿潴留。

【出处】中医杂志，1986，（12）：23.

### 方五　温阳通闭汤△

【组成】当归 12 克　川芎 10 克　牛膝 12 克　木通 10 克　桃仁 10 克　车前草 30 克　肉桂 6 克　制附片 20 克（先熬）　炮姜炭 10 克

【用法】水煎服，每日 1 剂。

【主治】产后尿潴留，屡用补气、温阳药无效者。

【出处】《百病良方》第二集（增订本）

### 方六　加味五苓散△

【组成】猪苓、茯苓、白术各 10 克　泽泻 12 克　桂枝 6 克　党参、黄芪各 30 克

【用法】每日 1 剂，水煎服。有热象者，加黄柏 6~10 克，银花 15~30 克，萹蓄、金钱草各 15~30 克，桂枝酌情减量。

【主治】术后尿潴留。

【出处】四川中医，1986，4（11）：37.

### 方七　敷脐通尿方△

【组成】麝香 0.3 克　血竭 1 克（或进口肉桂粉 1 克）

【用法】上药共研细末，敷于脐部，并以 4 厘米×4 厘米橡皮膏固定即可。

【主治】伤后尿潴留。

【出处】浙江中医杂志，1988，（6）：248.

### 方八　食盐热熨法

【组成】食盐 500 克　葱 250 克

【用法】将葱切碎，和盐入锅内炒热，装入布袋内，熨肚脐周围及小腹部位，冷则更换，反复热敷熨数次，如不见效，可连续热熨 2~3 天。

【主治】尿潴留。

【出处】《偏方大全》

## 方九　外敷方 1

【组成】大蒜 1 枚　栀子 1 枚　盐花少许

【用法】共捣烂如泥，抹在纱布上，敷于肚脐上扎好。

【主治】尿潴留。

【出处】《偏方大全》

## 方十　外敷方 2

【组成】大葱 1 枚　栀子 7 枚　食盐少许

【用法】共捣为泥，敷脐上。

【主治】尿闭。

【出处】《家用偏方二百三》

# 淋　证

淋证为中医病名。指小便频数短涩，欲出未尽，小腹拘急，或痛引腰腹的病症。西医学中泌尿系感染、结石、乳糜尿、前列腺炎等均属此范畴。

## 方一　三金排石汤<sup>△</sup>

【组成】金钱草 30 克　海金沙、石韦、车前子（布包）各 15 克　琥珀 9 克（冲服）　白芍 20 克　鸡内金、甘草各 10 克

【用法】每日 1 剂，水煎服。

【主治】砂淋。

【出处】陕西中医，1989，（1）：31.

## 方二　加减石韦散

【组成】金钱草、珍珠母各 60 克　石韦、冬葵子各 30 克　海金沙、海浮石、鸡内金各 15 克　瞿麦、木通、滑石各 9 克

【用法】每日 1 剂，水煎服。

【主治】石淋。

【出处】《百病奇效良方妙法精选》

### 方三　虎杖敷脐方<sup>△</sup>

【组成】虎杖根100克　乳香15克　琥珀10克　元寸1克

【用法】诸药混合，捣融如膏（如无鲜虎杖根，可取干品粉碎为末，过筛，用葱白和诸药捣融如膏用）。选神阙、膀胱俞、肾俞穴。取药膏如枣大1块，放于胶布中间，敷贴穴位，1穴1张，每日换药1次。

【主治】石淋、血淋。

【出处】《穴位贴药疗法》

### 方四　通淋汤<sup>△</sup>

【组成】鱼腥草、滑石各20克　淮牛膝、黄柏各10克　益母草、车前子各15克　红花5克　甘草梢6克

【用法】水煎服，每日1剂。

【主治】急性泌尿系感染。

【出处】四川中医，1988，（12）：32.

### 方五　排石合剂

【组成】金钱草、海金砂、车前草各30克　石韦、王不留行子、补骨脂各15克

【用法】将上方7剂浓煎成500毫升，每日服70毫升，分2～3次服。

【主治】泌尿系结石。

【出处】上海中医药杂志，1985，（12）：24.

### 方六　茅银合剂

【组成】白茅根50克　金银花、小蓟、公英各30克　萹蓄、瞿麦、滑石、黄柏、车前子各15克　石韦、藕节、连翘、板蓝根、旱莲草、仙鹤草各20克　木通10克

【用法】水煎服，日1剂，早晚分服。

【主治】热淋。

【出处】吉林中医药，1988，（5）：8.

### 方七　地榆大黄汤

【组成】生地榆30克　制大黄、白茅根、草薢、瞿麦各15克　石

榴皮 12 克　丹皮、石韦、黄柏、白槿花各 9 克　琥珀 6 克　甘草 5 克

【用法】水煎每日 1 剂。血尿甚加大、小蓟、侧柏叶各 15 克，小腹胀加川楝子 9 克，乌药 9 克。

【主治】急性尿路感染。

【出处】浙江中医杂志，1987，（1）：18.

### 方八　凤尾草合剂

【组成】凤尾草、半枝莲、连翘、萆薢、黄柏各 15~20 克

【用法】水煎服，热重者加大黄、栀子，湿重加苍术、薏苡仁，尿急痛加六一散。

【主治】急性泌尿系感染。

【出处】江西中医药，1986，（6）：22.

### 方九　栝楼瞿麦丸加味

【组成】栝楼根 20 克　茯苓、山药各 30 克　制附片 6~15 克　瞿麦 15~30 克

【用法】水煎服。阴虚者加生地、旱莲草、知母各 10 克；阳虚加补骨脂 15 克，桂枝 10 克，吴茱萸 6 克；湿胜加滑石、薏苡仁各 15 克，萆薢、黄柏加大黄 3~6 克，白茅根 30 克，甘草 6 克

【主治】慢性泌尿系感染。

【出处】浙江中医杂志，1986，（9）：396.

### 方十　蒲苓汤△

【组成】生蒲黄、滑石、车前子、金银花各 20 克　茯苓 15 克　白术 10 克　甘草 6 克

【用法】水煎，湿热重者加大黄 15 克，萹蓄 30 克；血尿加小蓟 30 克，山栀 12 克；发热加公英 30 克，黄芩 12 克。急性期日服 3 次，缓解期日服 2 次。

【主治】淋证。

【出处】浙江中医杂志，1985，（11）：490.

### 方十一　苦参通淋方

【组成】苦参 9~15 克　柴胡 9~18 克　黄柏 9 克　公英 30 克　马

齿苋 30 克　石韦 30 克

【用法】水煎服，每日 1 剂。

【主治】泌尿系感染。

【出处】山东中医杂志，1986，(5)：13.

### 方十六　通淋利水汤

【组成】银花、白花蛇舌草、蒲公英各 30 克　栀子、萹蓄、海金砂各 15 克　滑石、茅根、车前草各 30 克　木通、甘草梢各 10 克　灯芯 3 克

【用法】每日 1 剂，重症每日 2 剂早晚煎服。

【主治】急性尿路感染。

【出处】湖北中医杂志，1986，(2)：9.

### 方十七　外治法 1

【组成】地龙 1 条　蜗牛 1 个

【用法】共捣烂，敷脐部。每日 1 换。

【主治】膏淋、血淋。

【出处】《中医外治方药手册》

### 方十八　外治法 2

【组成】生葱白 3~5 茎　食盐少许

【用法】共捣烂如膏，取药膏如枣核大数块，放在胶布上分贴神阙、小肠俞、膀胱俞穴。每张 1 块，每穴 1 张，每日 1 换。

【主治】石淋。

【出处】《中医外治方药手册》

# 尿 崩 症

尿崩症是因下丘脑-神经脑垂体功能减退、抗利尿激素分泌过少所引起的疾病。以多尿为主症。严重者每天排尿可达 30~48 升，超出正常尿量的几十倍，故称为尿崩症。

中医学认为肾司二便，本病由肾气亏虚，下元虚冷，蒸腾无权所致，治疗多从补肾气益阴津入手。

### 方一　益肾固胞汤

【组成】熟地黄 25 克　炒山药 20 克　黄芪 20 克　山萸肉 10 克
盐故纸 10 克　桑螵蛸 15 克　覆盆子 15 克　益智仁 15 克　五味子 15 克

【用法】每日 1 剂，水煎服。

【主治】小便不禁。

【出处】河南中医，1989，9（4）：34.

### 方二　清热益气汤△

【组成】生地、熟地、山药各 15~20 克　龟板、甘草各 15~60 克
党参 9~15 克　黄连、黄柏各 3~9 克　羚羊角 1~2 克（另煎兑入）

【用法】日服 1 剂，每剂煎 4~6 次，取 500~2000 毫升药汁，一昼
夜分 4~6 次服完。病情稳定后，可每日服甘草粉 2 次，每次 3 克，连服
1~3 个月。尿频明显者加枸杞、五味子、桑螵蛸、桑椹子等。

【主治】尿崩症。

【出处】中医杂志，1986，（2）：50.

### 方三　甘草饮△

【组成】甘草 30 克。

【用法】煎水，分 3 次送服六味地黄丸，每次 20 克，每日服 3 次，
同时口含乌梅，以生津止渴。

【主治】尿崩症。

【出处】《百病良方》第一集（增订本）

### 方四　补气益肾汤△

【组成】桑螵蛸 30 克　巴戟天 10 克　黄芪 10 克　党参 15 克　山
药 30 克　莲米 20 克　龟板 15 克　甘草 30 克　益智仁 10 克　牡蛎
30 克

【用法】水煎服，每日 1 剂。尿量正常后再服补中益气丸、十全大
补丸调理。

【主治】尿崩症。

【出处】《百病良方》第一集（增订本）

### 方五　救阴固脱汤△

【组成】生地 30 克　熟地 30 克　山药 30 克　龟板 30 克　甘草 30 克　葛根 12 克　黄连 6 克　黄柏 6 克　羚羊角粉 1 克（兑服）　火麻仁 10 克

【用法】水煎服，每日 1 剂。

【主治】严重尿崩症出现精神失常及虚脱者。

【出处】《百病良方》第一集（增订本）

### 方七　食疗方

【组成】梨 2~3 个

【用法】1 次吃完，每日 2 次。

【主治】尿崩症。

【出处】《家用偏方二百三》

### 方八　山甲饮△

【组成】穿山甲肉不拘多少　五香粉适量

【用法】将上药加水适量炖食，每日服 1 次连服 3~4 次。

【主治】多尿。

【出处】《祖传秘方大全》

### 方九　补精益肾汤△

【组成】菟丝子 12 克　覆盆子 6 克　韭菜子、金樱子各 6 克

【用法】水煎服，每日 1 剂。

【主治】老年人小便频数。

【出处】《祖传秘方大全》

# 阳　痿

阳痿，指阳事不举，或临房举而不坚。中医学认为与房劳过度或少年误犯手淫、思虑过度、气血两虚、惊恐伤肾等因素有关。

### 方一　加味逍遥散

【组成】当归 15 克　白芍 30 克　山药 30 克　柴胡 10 克　花粉 15

克　知母 15 克　黄柏 10 克　薄荷 10 克

【用法】水煎服，每日或隔日 1 剂。

【主治】青、壮年阳痿。

【出处】河北中医，1989，11（4）：74.

### 方二　振痿举阳汤

【组成】熟地 30 克　山萸肉 12 克　远志 3 克　巴戟天 3 克　肉苁蓉 15 克　杜仲 3 克　肉桂 6 克　茯神 6 克　人参 9 克　黄芪 10 克　枸杞 9 克　炒白术 12 克　仙灵脾 20 克　蛇床子 15 克　胎胞（胎盘）粉 20 克（吞服）

【用法】每日 1 剂，水煎早晚分服。

【主治】全痿，半痿，举而无力，举而不坚。

【出处】山西中医，1990，6（3）：16.

### 方三　亢痿汤

【组成】熟地 15 克　枸杞子 20 克　山药 15 克　淫羊藿 20 克　肉苁蓉 10 克　阳起石 15 克（布包煎）　升麻 1 克　黄狗肾粉 5 克（睡前另服）

【用法】每日 1 剂，水煎服。

【主治】阳痿，尤适量于阳虚精血亏所致者。

【出处】黑龙江中医药，1993，（1）：79.

### 方四　加减归脾汤

【组成】党参 15 克　黄芪 30 克　焦白术、茯神、远志、巴戟天、龙眼肉各 10 克　淫羊藿 15 克　木香 6 克　炙甘草 5 克

【用法】每日 1 剂，浓煎 2 克，分服。

【主治】阳痿，用脑劳心之人。

【出处】四川中医，1988，（7）：36.

### 方五　地龙汤

【组成】干地龙 10 克　淮山药 10 克　山萸肉 10 克　菟丝子 10 克　天门冬 10 克　枸杞子 10 克　龟板胶 10 克　熟地黄 12 克　牡蛎 12 克　丹皮 6 克

【用法】水煎服，龟板胶烊化。阴虚加知、柏，熟地易生地，去杞子、菟丝子；肝郁加合欢皮；心神不宁加酸枣仁、炙远志；湿热下注加萆薢、车前子；遗精加莲须、金樱子。

【主治】阳痿，属肾阴虚者。

【注意事项】经服上方，阴茎勃起坚而有力，同房能成功后，需再服（下述）蜜丸以巩固，伴有前列腺炎者，需同时治疗。

【出处】新中医，1989，（2）：34.

### 方六　地龙丸△

【组成】干地龙40克　龟板胶40克　熟地40克　生牡蛎70克　淮山药30克　枸杞子30克　菟丝子30克　鹿角胶、山萸肉、丹皮、巴戟天、锁阳、肉苁蓉、怀牛膝、酸枣仁各20克　蛤蚧1对

【用法】共炼蜜为丸，每丸9克，每日2次，每次2丸，淡盐开水送服。

【主治】阳痿，治疗巩固期。

【出处】新中医，1989，（2）：34.

### 方七　壮阳起痿丸

【组成】潞党参、炒白术、甘枸杞、冬虫草、熟地黄、阳起石、净韭子各12克　炙鳖甲30克　生龟板30克　杜仲、锁阳、仙灵脾、当归身、川续断、肉苁蓉、破故纸、紫河车、炙甘草各9克　菟丝子15克

【用法】上药各研为细末，和匀，炼蜜为丸，如梧桐子大，金箔为衣。每次3~6克，每日3次，1个月为1疗程。

【主治】阳痿。

【注意事项】服药第1个疗程期间，严禁房事。必要时可进行第2或第3疗程。

【出处】新中医，1989，（2）：36.

### 方八　活血起痿汤

【组成】黄芪30克　丹参30克　川芎20克　赤芍20克　牛膝20克　当归15克　桃仁10克　红花10克

【用法】每日1剂，水煎，日2次服，30日为1疗程，可连服3个疗程。血脂高者加山楂、泽泻、何首乌、草决明；血压增高加地龙、钩

藤、杜仲、桑寄生等。

【主治】老年人阳痿。

【出处】新中医，1989，(5)：53.

### 方九　不倒丸

【组成】制黑附子 6 克　蛇床子 15 克　淫羊藿叶 15 克　益智仁 10 克　甘草 6 克

【用法】共为细末，以炼蜜 80 克调匀，做成 12 丸，每次服 1 丸，日服 3 次，温开水送服。

【主治】肾阳不足所致的阳痿或举而不坚。

【注意事项】肾阳虚者忌用。

【出处】中医杂志，1981，(9)：50.

### 方十　蜻蛾展势丹

【组成】大蜻蜓 20 对　原蚕蛾 15 克　大蜈蚣 5 条　露蜂房 20 克　生枣仁 20 克　酒当归 20 克　炙首乌 20 克　丁香 10 克　木香 10 克　桂心 10 克　胡椒 5 克

【用法】共为细末，炼蜜为丸如梧桐子大，每服 15 丸。或为散，每服 10 克，每日 2~3 次，空腹以少许黄酒送服。

【主治】阳痿。

【注意事项】蜻蜓，青大者良，红者次之，余更次之，去翅足，微火米炒；蚕蛾去翅足，微火米炒；蜈蚣不去头足，酒润后微火焙干；蜂房剪碎，酒润，略炒至微黄。

【出处】浙江中医杂志，1989，24 (1)：14.

### 方十一　外治方

【组成】香樟木 30 克　桂枝 12 克　羌活 9 克　独活 9 克　伸筋草 15 克　苏木 30 克　当归 12 克　红花 6 克　川芎 9 克

【用法】热敷于腰部和骶部，配合推拿疗法。

【主治】阳痿。

【出处】山东中医杂志，1987，(1)：42.

### 方十二　细辛饮△

【组成】细辛 5 克。

**【用法】** 每日泡茶 1 杯口服，连泡 3 次服用。

**【主治】** 阳痿。

**【出处】** 中国中药杂志，1989，14（7）：56.

### 方十三　耳压法

**【操作方法】** 取耳穴肾、皮质下、外生殖器，用 0.6 厘米×0.6 厘米大小胶布，中间粘上王不留行籽贴于上述穴位上，然后用指稍加压，两耳交替进行。10 次为 1 疗程，每周 2 次。

**【主治】** 阳痿。

**【出处】** 经验方

### 方十四　栗子酒△

**【组成】** 栗子 1000 克　好酒 2500 毫升

**【用法】** 栗入酒泡浸 7 天，在性交前饮用少许。

**【主治】** 阳事不兴。

**【出处】** 《中国民间小单方》（增订本）

### 方十五　阳起石散

**【组成】** 阳起石 12 克

**【用法】** 煅烧成灰研成细末，用淡盐水或酒服，1 次 1 克。

**【主治】** 阳痿。

**【出处】** 《中国民间小单方》（增订本）

### 方十六　麻雀卵

**【组成】** 麻雀卵 5 个（1 次量）

**【用法】** 将雀蛋煮食，早晚食用。

**【主治】** 阳痿。

**【出处】** 《中国民间小单方》（增订本）

# 阳　强

　　阳强，为中医病名。又称"强中"，是指阴茎持续性坚硬勃起，久久不软。中医学认为本病的发生多因素火内盛或色欲过度或肝肾阴虚，相火偏亢所致。治疗多以清泻相火，滋补肾阴为主。

## 方一　淫羊河车八子丸

【组成】淫羊藿、枸杞子、女贞子、蛇床子、菟丝子、覆盆子、桑椹子、五味子、金樱子各 100 克　紫河车二具　鹿角胶、龟板、蚕蛹各 100 克　公鸡睾丸 100 个　羊睾丸 4 个

【用法】为丸百粒，早晚盐汤送服 1 丸。

【主治】阳强、精液稀薄而量少。

【注意事项】公鸡睾丸市场上可获得，取出后放入白酒瓶内保存。

【出处】河北中医，1989，11（2）：31.

## 方二　芍药汤<sup>△</sup>

【组成】芍药 90 克　玄参 30 克　甘草 60 克

【用法】水煎服，每日 1 剂。

【主治】阳强。

【注意事项】戒恚怒，忌辛辣。

【出处】四川中医，1988，（10）：21.

## 方三　柴珍汤<sup>△</sup>

【组成】珍珠母 20 克　生地 18 克　天门冬、麦门冬、白芍、元参各 15 克　栀子、知母、丹皮、龙胆草、远志各 10 克　黄连 8 克　黄柏 8 克　柴胡 5 克　朱砂粉 4 克（冲）

【用法】水煎，每日 1 剂。

【主治】阳强。

【出处】新疆中医药，1988，（4）：12.

## 方四　地枳汤<sup>△</sup>

【组成】生地 6 克　黄柏 9 克　龙骨 9 克　知母 9 克　大黄 9 克　枳壳 9 克

【用法】水煎，每日 1 剂。

【主治】阳强不倒，精自流出。

【出处】《祖传秘方大全》

### 方五　阳强汤<sup>△</sup>

【组成】生地黄 12 克　炙龟板 9 克　知母　黄柏　麦冬　北沙参各 6 克　生石膏 24 克　肉桂 1.5 克

【用法】每日 1 剂，水煎分 2 次冷服。

【主治】阴茎无故勃起，久久不软。

【出处】《百病奇效良方妙法精选》

# 遗　精

凡不因性生活而精液遗泄的病证，称为遗精。在睡眠中发生的遗精称为梦遗，在清醒的状态发生的遗精称为滑精。

中医认为本病总由肾气不能固摄导致。多与情志失调、房劳过度、饮食失节、湿热下注等因素有关。

### 方一　补肾固精汤<sup>△</sup>

【组成】肉苁蓉、山茱萸、淫羊藿、熟地黄、山药、杜仲、沙苑子、芡实、金樱子各 15 克　覆盆子 12 克　桑螵蛸 12 克

【用法】每日 1 剂，水煎服。

【主治】滑精伴胃寒肢冷、阳痿、尿多清长，劳累后加重。

【出处】广西中医药，1988，11（5）：4.

### 方二　清热固涩汤<sup>△</sup>

【组成】知母、黄柏、莲子、牡丹皮各 9 克　山茱萸 12 克　生酸枣仁 2 克　生地、山药、泽泻、茯苓、芡实、金樱子各 15 克

【用法】每日 1 剂，水煎服。盗汗加煅龙骨、煅牡蛎各 15 克；腰胀困加菟丝子、女贞子各 12 克；大便燥结加玄参、麦冬各 12 克。

【主治】梦遗，阳事易举，小便短黄，舌红少津。

【出处】广西中医药，1988，11（5）：4.

### 方三　清热利湿汤<sup>△</sup>

【组成】萆薢、黄柏、车前子、石菖蒲、茯苓、蒲公英各 15 克　萹蓄 12 克　龙胆草 12 克　滑石 18 克　薏苡仁 18 克　甘草 4 克

【用法】每日 1 剂，水煎服。

【主治】遗精、滑精频作，尿频尿急热痛，尿时常有白浊流出，睾丸胀痛，口渴不喜饮。

【出处】广西中医药，1988，11（5）：4.

### 方四　固精汤

【组成】生苍术 120 克　生韭菜子 120 克　淮山药 60 克　芡实 60 克　金樱子 80 克　菟丝子 30 克

【用法】共研细末，过 100 目筛即得。每次 2 克，每日 2 次，温开水送服。

【主治】遗精。

【注意事项】若服药时间较长会出现小便时阴茎疼痛，可用车前草煎水服即解

【出处】广西中医药，1985，8（1）：18.

### 方五　独圣散

【组成】生五倍子粉 3 克

【用法】蜂蜜调匀，稀稠适当，于神厥穴上，用纱布块覆盖胶布固定，早晚各 1 次。湿热内蕴型加用生茯苓粉、生滑石粉各 2 克。

【主治】遗精。

【注意事项】用药期间少食辛辣厚味，内裤不宜过紧，被盖不宜过厚。

【出处】中药药理与临床，1989，5（2）：61.

### 方六　刺猬皮散

【组成】刺猬皮 50 克

【用法】焙黄，研极细末，炼蜜为丸如黄豆大，每次 5 克，温开水送服，每天 2 次。

【主治】遗精、滑精。

【出处】广西中医药，1985，8（2）：52.

### 方七　清心丸

【组成】黄柏 200 克　冰片 4 克

【用法】共研细末，面糊为丸，每次 6 克，每日 3 次。

【主治】梦遗（青壮年火盛而阴不甚虚者）

【出处】中医杂志，1983，（3）：38.

### 方八　补火止遗丸<sup>△</sup>

【组成】硫黄 50 克　熟地 200 克　鲜枸杞 100 克　泽泻 30 克

【用法】将硫黄用豆腐加水同煮 2 小时，取出为末，泽泻研末，熟地、枸杞捣成泥状，和药为丸。每服 6 克，日 3 次，米汤送下。

【主治】命门火衰型遗精。

【出处】北京中医，1988，（3）：45.

### 方九　泽泻汤<sup>△</sup>

【组成】泽泻 10~12 克

【用法】每日 1 剂，水煎早晚分服。

【主治】相火妄动型遗精。

【出处】《百病奇效良方妙法精选》

### 方十　五子固精丸<sup>△</sup>

【组成】熟地　黄芪　山萸肉　煅龙骨　莲须　韭子　益智仁　覆盆子　金樱子　五味子　黄柏炭各 60 克　五倍子 250 克　白茯苓 120 克　山药 120 克　砂仁 30 克

【用法】共炒研末，炼蜜为丸如梧桐子大，每次 50 丸，每日 3 次，空腹开水送下。

【主治】肾虚遗精。

【出处】《中国当代名医高效验方 1000 首》

### 方十一　固精丸<sup>△</sup>

【组成】芡实 90 克　莲须 30 克　潼蒺藜 90 克　龙骨 60 克　牡蛎 60 克

【用法】共研细末，用莲子粉糊丸，每次服 10 克，1 天 3 次，开水吞服。

【主治】遗精，伴形体消瘦者。

【出处】《百病良方》第一集（增订本）

## 方十二　固精散<sup>△</sup>

**【组成】**刺猬皮 60 克　五倍子 15 克　益智仁 15 克

**【用法】**共研成细末，每次服 10 克，早晚各服 1 次，开水吞服。

**【主治】**顽固遗精，用一般药物效果不明显者。

**【出处】**《百病良方》第一集（增订本）

# 阴　缩

阴缩症，指前阴内缩，包括男子阴茎和阴囊及女子阴道内缩，亦称缩阳症。

阴缩为中医病名。中医学认为本病因寒入厥阴或阳明热邪陷入厥阴所致。

## 方一　温肾降逆汤<sup>△</sup>

**【组成】**公丁香 1~3 克　吴茱萸 2~6 克　川楝子 12~24 克　荔枝核 15~20 克　炙甘草 6 克

**【用法】**每日 1 剂，水煎，分 3 次服。3 剂 1 疗程。表寒未解加荆芥、细辛；里寒甚加熟附、肉桂；气虚加党参、黄芪；血虚加当归、熟地。

**【主治】**缩睾症。（睾丸内缩）。

**【出处】**广西中医药，1985，8（5）：18.

## 方二　泻肝伸缩汤<sup>△</sup>

**【组成】**龙胆草 10 克　甘草 10 克　柴胡 10 克　木通 10 克　黄柏 12 克　山栀子 12 克　黄芩 12 克　车前子 20 克　泽泻 25 克　当归 15 克　川楝子 15 克　滑石 15 克

**【用法】**水煎服，每日 1 剂。车前子、滑石包煎。

**【主治】**阴缩。

**【出处】**新中医，1989，（6）：40.

## 方三　偏方 1

**【组成】**老白干酒适量　胡椒 50 粒

【用法】酒用水温热，冲入轧碎的胡椒上，趁热服用。

【主治】缩阳症。

【出处】《偏方大全》

## 方四　偏方 2

【组成】白酒（60 度以上）适量　红尖辣椒　2~3 个　鲜虾 100 克

【用法】先将辣椒、鲜虾用油炒熟，冲入白酒煮沸，趁热顿服。

【主治】男子生殖器缩入不出、面青唇白之缩阳症。

【出处】《偏方大全》

## 方五　韭菜汁

【组成】鲜韭菜适量　白酒 100 克

【用法】将韭菜洗净，切碎，捣烂，取汁 1 杯，加入白酒蒸热，顿服。

【主治】缩阳症。

【出处】《偏方大全》

## 方六　盐胡饼△

【组成】白胡椒 3 克　大蒜 1 瓣　食盐 1 撮　冷饭 1 团

【用法】共捣烂作饼，敷脐 1 小时为度，每日 1 次。

【主治】阴缩。

【出处】《中医外治方药手册》

## 方七　煨姜块

【组成】生姜 1 块

【用法】削尖一端，以 4 层纸包住，浸水湿后放入火灰中煨之，纸干后取出，去纸，趁热以煨姜之尖端蘸油插入肛门。

【主治】阴缩。

【出处】《中医外治方药手册》

## 方八　热熨方

【组成】生姜 120 克　大葱 240 克　胡椒 15 克　硫黄 30 克

【用法】前 3 味药捣烂炒热，同硫黄共装入袋内，热熨脐下 1 寸 3

分处，脐中用烧酒壶热熨，每日 1 次。

【主治】阴缩。

【出处】《中医外治方药手册》

# 精液异常

精液异常为男性不育症的首要因素，一般可分为无精或少精、精液质量差和精液不液化三类。

中医学认为，肾主藏精，有繁衍后代的功能，若肾虚则精之生化失权，可出现精子异常病变。如临床所见肾阴阳俱虚，常致精子计数低，肾阳虚反映精子活动力迟缓和成活率低，肾阴虚多见精子数量少等均可说明肾与男性不育症及精液生成的关系。因此，中医治疗精液异常多以补益肾精，调整阴阳为大法。

## 一、无精或少精　精液质量差

### 方一　嗣育汤

【组成】党参 15 克　白术 10 克　茯苓 15 克　当归 15 克　川芎 10 克　白芍 20 克　生地 15 克　丹皮 12 克　菟丝子 18 克　肉苁蓉 15 克　仙灵脾（淫羊藿）15 克　甘草 5 克　紫河车 10 克

【用法】水煎服，每日 1 剂。服药 1 个月为 1 疗程。紫河车研末冲服。如精子数目、精液量少者重用紫河车，加鹿茸、鹿鞭、驴鞭等。

【主治】精子成活率低下。

【出处】河北中医，1989，11（6）：封 4.

### 方二　生精赞育汤

【组成】仙灵脾（淫羊藿）30 克　制首乌 30 克　菟丝子 12 克　肉苁蓉 15 克　枸杞子 12 克　蛇床子 15 克　五味子 10 克　仙茅 10 克　黄芪 15 克　当归 15 克　熟地 20 克　茯苓 15 克　牛膝 15 克　紫河车粉 10 克　鹿角胶 5 克（烊化）

【用法】水煎，每日 2 次，30 天为 1 疗程。随症加减。

【主治】无精或少精及精子成活率低下等男性不育症。

【出处】河北中医，1989，11（1）：15.

### 方三　填精汤△

【组成】生地、龟板胶、女贞子、覆盆子、地骨皮、黄柏、地龙、苏木、穿山甲各 10 克　旱莲草、莲子各 15 克

【用法】水煎服。

【主治】精子数量少

【出处】湖南中医学院学报，1988，(4)：19.

### 方四　死精 I 号方

【组成】金银花 30 克　丹参 30 克　蒲公英 15 克　生地 15 克　川断 15 克　当归 12 克　知母 9 克　黄柏 2 克　赤白芍各 9 克　生甘草 9 克

【用法】水煎服，每日 1 剂。

【主治】有前列腺炎和精囊炎的死精症。

【出处】山东中医杂志，1987，(1)：28.

### 方五　补肾填精方

【组成】金樱子、菟丝子、黄芪各 30 克　枸杞子、淫羊藿、破故纸各 12 克　狗脊 15 克　肉苁蓉、熟地各 15 克　山萸肉 10 克　云茯苓、仙茅各 9 克

【用法】水煎服，每日 1 剂。

【主治】男性不育症。

【出处】经验方

### 方六　生精汤

【组成】枸杞子 15 克　菟丝子 9 克　覆盆子 9 克　五味子 9 克　桑椹子 9 克　当归 12 克　熟地 12 克　首乌 15 克　党参 15 克　黄芪 18 克　仙灵脾（淫羊藿）12 克　川断 15 克　车前子 9 克　陈皮 9 克

【用法】水煎，每日 1 剂，分 2 次服。

【主治】精子数量少，成活率低或活动力差，证属肾阳虚者。

【出处】中医杂志，1988，(5)：43.

### 方七　补肾生精酒△

【组成】熟地 50 克　何首乌 50 克　制黄精 50 克　肉苁蓉 50 克

巴戟天 30 克　杜仲 30 克　续断 30 克　鹿角胶 30 克　菟丝子 30 克　枸杞子 30 克　熟附子 15 克　淫羊藿 15 克　肉桂 15 克　蛤蚧 1 对　制狗鞭 2 条　麻雀 4 只（剥净）米双酒 3.5 公斤

【用法】药物浸泡入酒，50 天后可服，早晚各服 15 毫升。1 剂连浸 3 天，第 2、3 次浸酒量依次递减 0.5 公斤。服完 1 剂为 1 个疗程，可服 2~3 个疗程。

【主治】男性不育症。

【出处】广西中医药，1987，10（1）：23.

### 方八　益肾生精汤△

【组成】山萸肉　淫羊藿各 12 克　熟地 20 克　茯苓 15 克　山药　枸杞子各 18 克　高丽参 6 克　丹皮　炙甘草各 10 克

【用法】上药加水 800 毫升，文火煎至 400 毫升，早晚 2 次分服。每日 1 剂，半月为 1 疗程。

【主治】少精子症属肾元虚衰者。

【出处】《实用专病专方临床大全》

### 方九　益肾壮精汤

【组成】仙灵脾 15 克　菟丝子 12 克　黄芪 15 克　熟地 30 克　当归 12 克　桃仁 9 克　川芎 6 克

【用法】每日 1 剂，水煎服，30 天为 1 疗程。

【主治】死精过多症。

【出处】《实用专病专方临床大全》

### 方十　壮阳灵

【组成】淫羊藿 10 克　仙茅 10 克　菟丝子 10 克　石楠叶 10 克　丹参 10 克　黄精 20 克

【用法】上方用烧酒 1000 毫升浸泡，渗滤法提取后，加调味剂并调成酒精浓度 28 度。每日睡前服 30 毫升，或每次服 15 毫升，午、晚各服 1 次，连服 30 天为 1 疗程。

【主治】精子成活率低或精子畸形所致不育症，对性功能障碍疗效亦好。

【出处】《男女病奇效良方》

## 方十一　补精益肾汤<sup>△</sup>

【组成】鱼鳔胶 20 克　紫河车 10 克　炙狗肾 10 克　何首乌 10 克　当归 15 克　炙龟板 15 克　肉苁蓉 15 克　杜仲 15 克　菟丝子 15 克　沙苑子 15 克　仙灵脾（淫羊藿）15 克　枸杞子 9 克　云苓 9 克　牛膝 12 克　补骨脂 12 克　附子 6 克

【用法】龟板先煎，每剂用开水煎 3 次，分 3 次服，日服 2 次。半个月为 1 疗程，其中前 3 味药，共研细末，分 3 次冲服。若死精子在 50~100 范围者加锁阳 12 克，肉桂、鹿角胶（烊化）、仙茅各 10 克，附子增至 10 克；每毫升精液的精子计数低于 6 千万个者加麦冬、楮实子各 10 克，桑寄生 12 克，猪脊髓半条，羊肾 1 个；精子活动力不良者加雀脑 5 个、巴戟 10 克，肉苁蓉增至 25 克，紫河车增至 15 克，同时服用海马鹿鞭丸。

【主治】精子异常症。

【注意事项】服药期间禁房事，忌猪肉、动物油、生冷饮食、白菜和萝卜，并戒烟酒。

【出处】陕西中医，1986，7（8）：344

## 二、精液不液化

## 方一　资阴化精汤<sup>△</sup>

【组成】黄柏 10 克　知母 10 克　女贞子 10 克　生、熟地各 15 克　五味子 15 克　车前子 12 克　枸杞 30 克　菟丝子 30 克　覆盆子 20 克　仙茅 6 克　仙灵脾（淫羊藿）6 克

【用法】水煎服。

【主治】精液不液化属肾阴虚者。

【出处】河北中医，1987，（1）：15.

## 方二　液化汤 I

【组成】知母、黄柏、生熟地、赤白芍、丹皮、花粉、天冬、茯苓、车前子各 9 克　连翘 12 克　丹参 30 克　仙灵脾（淫羊藿）15 克　生甘草 6 克

【用法】水煎，每日 1 剂。

【主治】有前列腺炎病史，性欲亢进的精液不液化症。

【出处】山东中医杂志，1987，（1）：28.

### 方三　液化生精汤

【组成】丹皮、地骨皮、赤白芍、山萸肉、连翘、夏枯草、柴胡、竹叶、云苓各9克　生地、麦冬、玄参、浙贝母、枸杞、仙灵脾（淫羊藿）各12克　生牡蛎30克　丹参15克　双花18克

【用法】水煎，每日1剂。

【主治】精液不液化。

【疗.效】治30例，经1~2疗程治疗，（24剂为1疗程）24例液化正常，其中18例女方受孕。

【出处】山东中医学院学报，1984，（2）：29.

### 方四　育精汤

【组成】制首乌15克　韭菜子、当归、熟地、菟丝子、覆盆子、仙灵脾、川牛膝各12克

【用法】水煎，每日1剂。

【主治】肾阴阳两伤之精液不液化者。

【出处】浙江中医学院学报，1987，11（2）：21.

### 方五　液化汤Ⅱ

【组成】知母6克　黄柏3克　生熟地各9克　元参12克　枸杞子12克　丹参30克　赤白芍各9克　仙灵脾（淫羊藿）12克　麦冬9克　车前草12克　竹叶9克

【用法】水煎，每日1剂，分2次服。

【主治】精液不液化，属肾阴虚者。

【出处】中医杂志，1988，（5）：43.

### 方六　化精丸

【组成】熟地30克　山萸肉、山药、麦冬、茯苓各15克　丹皮、玄参、泽泻各12克　知母、黄柏各10克　五味子9克

【用法】与颠茄片300毫克共为蜜丸。

【主治】精液25小时内不液化者。

【出处】浙江中医杂志，1987，（5）：204.

# 自汗、盗汗

　　不因外界环境的影响而白昼时时汗出，动则更甚者称为自汗，醒来自止者称为盗汗。自汗、盗汗这一病证，既可单独出现，也可作为症状而伴见于其他疾病的过程中。单纯出现的自汗、盗汗，一般预后较好，伴见于其他疾病过程中的自汗、盗汗，病情较重，需原发病好转、治愈，自、盗汗才会减轻或消失。

　　中医学认为：自汗多属气虚不固，盗汗多属阴虚为热，治疗以别虚实、调营卫为大法。

## 方一　敛汗固表汤

【组成】炙黄芪皮 15 克　党参 15 克　煅牡蛎 15 克　麻黄根 10克　瘪桃干 10 克　浮小麦 10 克　五味子 7 克　炙甘草 7 克

【用法】每日 1 剂，水煎分 2 次服。盗汗者加细生地 10 克，炒白芍7 克。

【主治】自汗、盗汗。

【注意事项】服药期间，忌食辛辣油腻、虾、蟹、浓茶、萝卜等物。

【出处】广西中医药，1985，8（6）：16.

## 方二　敛汗方

【组成】黄芪 10 克　五味子 10 克　浮小麦 30 克　生牡蛎、生龙骨各 15 克　防风 3 克　甘草 3 克

【用法】龙骨、牡蛎先煎，每日 1 剂。

【主治】小儿自、盗汗。

【出处】新中医，1989，（10）：45.

## 方三　芪麦饮△

【组成】黄芪 15 克　大枣 5 枚　浮小麦 15 克

【用法】水煎服，每日 1 剂。

【主治】气虚自汗。

【出处】《中医内科学》

### 方四　乌梅汤△

【组成】乌梅 10 枚　浮小麦 15 克　大枣 5 枚

【用法】水煎服，每日 1 剂。

【主治】阴虚盗汗。

【出处】《中医内科学》

### 方五　红枣饮△

【组成】瘪桃干 15 枚　红枣 15 枚

【用法】水煎服，每日 1 剂。

【主治】盗汗。

【出处】《中医内科学》

### 方六　稻鳅汤

【组成】糯稻根 30 克　泥鳅鱼 90 克

【用法】先把泥鳅宰杀洗净，用食油煎至金黄，用清水 2 碗（约 1 公斤）煮糯稻根，煮至 1 碗汤时，放进泥鳅煮汤。吃时可调味，吃鱼饮汤。

【主治】病后盗汗，肺结核自汗。

【出处】《偏方大全》

### 方七　黑豆枣芪汤

【组成】黑豆 100 克　红枣 20 克　黄芪 50 克

【用法】水煎，分 2 次服，每日 1 剂。

【主治】气虚自汗。

【出处】《偏方大全》

### 方八　黄芪羊肉汤

【组成】黄芪 15 克　羊肉 90 克　桂圆肉 10 克　淮山药 15 克

【用法】将羊肉用沸水先煮片刻，捞出后用冷水浸泡以除膻味。用砂锅将水煮开，放入羊肉和 3 味中药同煮汤。食时调好味，可饮汤吃肉。如小儿无力咀嚼，可煮成浓汤饮。

【主治】病后体虚盗汗。

【出处】《偏方大全》

### 方九　加味生脉散

【组成】生地、党参、麦冬、大枣各 9 克　炙甘草 3 克　地骨皮 8 克　五味子 6 克　煅牡蛎、煅龙骨各 15 克

【用法】每日 1 剂，水煎分 2 次服，药量视患儿大小酌定。

【主治】小儿自汗。

【出处】《百病奇效良方妙法精选》

### 方十　加味牡蛎散

【组成】煅牡蛎 100 克　生黄芪 100 克　麻黄根 50 克　五味子 50 克

【用法】上药研粗末，瓶贮备用。每次 10～20 次，用浮小麦 15 克同煎，滤渣热服，每日 2 次。久病气虚加人参须 6 克；阴虚燥热加生地 10 克，白芍 10 克；心悸眠差加酸枣仁 10 克，麦冬 10 克。

【主治】体常自汗，动则益甚，时易感冒者；夜寐盗汗，醒则汗止，气短神疲者；气虚衰弱，卫阳不固者。

【出处】《陈树森医疗经验集锦》

### 方十一　芪陈汤△

【组成】绵黄芪 60 克　陈皮 50 克

【用法】锉为细末，每服 9 克，开水送服。

【主治】自汗。

【出处】《家用偏方》

### 方十二　豆麦汤△

【组成】陈冻豆腐 50 克　浮小麦 50 克

【用法】水煎服。

【主治】盗汗。

【出处】《家用偏方》

### 方十三　补气敛汗汤△

【组成】党参 10 克　麦冬 10 克　五味子 10 克　牡蛎 30 克　浮小

麦 30 克　大枣 30 克　甘草 10 克　糯稻根 30 克

【用法】水煎服，每日 1 剂，分 3 次服。

【主治】自汗。

【出处】《百病良方》第一集（增订本）

### 方十四　外敷敛汗散△

【组成】五倍子粉 2~3 克　飞辰砂 1~1.5 克

【用法】加水调成糊状，涂在塑料薄膜上敷于脐窝。用胶布固定，24 小时 1 次。

【主治】肺结核盗汗。

【出处】《当代中国名医高效验方 1000 首》

### 方十五　外敷止汗散

【组成】郁金粉 0.24 克　牡蛎粉 0.06 克

【用法】以米汤适量调匀，分 2 份敷于患儿左右乳中穴，每日更换 1 次（如有皮肤过敏者，可隔日 1 次）。

【主治】小儿各种疾病（不包括肺结核）伴有盗汗。

【出处】中医杂志，1985，26（6）：10.

### 方十六　参苓红枣汤

【组成】人参须 6 克　茯苓 10 克　红枣 7 枚

【用法】每日 1 剂，水煎服。若见毛发无华，面色㿠白，盗汗冷湿如洗，舌胖有齿印者，可加附子、龙骨、牡蛎、桑螵蛸等以温肾敛汗。

【主治】气虚盗汗。小儿尤佳。

【出处】《百病奇效良方妙法精选》

# 麻　木

　　麻木指肌肤感觉减退或消失。为多种疾病发生发展过程中出现的一种症状。根据麻木部位不同。中医中药有下述方剂治疗，临床可供参考使用。

### 方一　补虚牵正散

【组成】黄芪 12 克　党参 12 克　蝉衣 9 克　红花 12 克　僵蚕 9

克　全虫 5 克　南星 9 克　白附子 7 克　羌活 12 克　甘草 8 克

【用法】水煎服，每日 1 剂，1 日服 2 次。

【主治】面部麻木，口角歪斜。

【出处】河北中医，1989，11（3）：42.

### 方二　颈椎病煎剂

【组成】人参 10 克　五灵脂 15 克　威灵仙 15 克　半夏 10 克　夏枯草 12 克　羌活 12 克　川芎 10 克　菊花 12 克　当归 15 克　乳香 6 克　陈皮 10 克　蜈蚣 2 条

【用法】水煎服，每日 1 剂，日服 2 次，20 天为 1 个疗程。随症加减。

【主治】颈椎病。头、颈、肩、背及上肢顽固性定位疼痛和麻木等。

【出处】河北中医，1989，11（4）：22.

### 方三　活络通经汤△

【组成】苍术、白术、陈皮、半夏、茯苓、桃仁、红花、炙甘草各 15 克　熟附子 5 克

【用法】水煎服，每日 1 剂。

【主治】十指麻木

【出处】新中医，1989，（5）：20.

### 方四　蜜桃泥

【组成】木耳、桃仁、蜂蜜各 30 克

【用法】将木耳用开水泡软，与桃仁、蜂蜜共捣为泥，蒸熟食之，1 日量。

【主治】麻木。

【注意事项】桃仁应去皮尖，本方孕妇忌服。

【出处】《家用偏方二百三》

### 方五　桑枝汤

【组成】桑枝 60 克

【用法】水煎，先熏后洗，煎洗过的药液，下次煮沸后仍可用，可连用 3 次。

【主治】手足麻木。

【出处】《家用偏方二百三》

### 方六 姜醋汤

【组成】鲜姜60克 葱120克 醋120克

【用法】水煎，先熏后洗。

【主治】手足麻木。

【出处】《家用偏方二百三》

### 方七 木黄散<sup>△</sup>

【组成】白木耳150克（黑木耳也可） 黄豆1茶盅

【用法】木耳焙干，黄豆炒黄，共捣为末，每日早、晚服1酒盅（约5克左右），开水送下，15日为1疗程，若有效可继续服。

【主治】抽麻症。

【出处】《家用偏方二百三》

# 风湿性关节炎

风湿性关节炎为风湿病的一种类型。主症是周身较大的关节红肿、疼痛及活动受限，同时伴有发烧，下肢与膝关节部位常可见风湿结节。风湿病是由溶血性链球菌引起的一种全身性的疾病，病程较长，在中医学中属痹证范围。

### 方一 地黄当归金甲汤

【组成】干地黄95克 当归3克 白金条（即人角枫）须根5克刺三甲5克

【用法】将上药切成薄片，加水800~1000毫升，煮约1小时，2次温服，隔日1剂。

【主治】风湿、类风湿关节炎。

【注意事项】部分患者服用本方后，出现轻度腹泻、恶心、胸闷、头昏等症状，无须处理，可自行消失。方中地黄量大，凡有脾虚泄泻、胃虚食少、胸膈湿痰者慎服或忌服。

【出处】四川中医，1988，(5)：34.

### 方二　三白皂刺熏剂

【组成】鲜三白草 1000 克　鲜皂角刺 250 克

【用法】用砂锅置火炉上，纳上药，加水适量，煮沸后即直接熏蒸局部，或用多层纱布覆盖以助熏蒸。治疗时炉火保持适度。1 日熏蒸 2 次，每次 30~60 分钟。如疼痛剧烈，治疗时间可适当延长。

【主治】风湿性关节痛。

【出处】四川中医，1988，（5）：35.

### 方三　抗风湿痛丸△

【组成】地龙 10 克　蜷螂虫 10 克　乳香 10 克　没药 10 克　狗骨 40 克　全蝎 6 克　川乌 6 克　麝香 0.3 克

【用法】将地龙微煅，和狗骨先研为细末，再与余药混合，共研极细末，用黑大豆煮汁，制成丸子。服时用黄酒、开水各半送服，成人每次服 10 克，小儿酌减，每日早晚各服 1 次。

【主治】风湿性关节炎。

【出处】《百病良方》第二集（增订本）

### 方四　抗风湿酒△

【组成】川乌 15 克　草乌 15 克　乌梅 15 克　红花 15 克　川牛膝 15 克　金银花藤 30 克　甘草 15 克　白糖 200 克　白酒 700 克

【用法】先将白酒倒入密封的广口容器内，加白糖搅拌使之溶解后，将上述诸药放入容器内，浸 15 天过滤备用。每次服 10 毫升，1 日 2 次。

【主治】风湿性关节炎。

【出处】《百病良方》第二集（增订本）

### 方五　清热除痹汤△

【组成】生地 60 克　黄柏 9 克　知母 9 克　苍术 9 克　牛膝 9 克　地骨皮 12 克　五加皮 12 克　茯苓 15 克　车前子 15 克

【用法】每日 1 剂，水煎分 2 次服。

【主治】膝关节游走性疼痛，灼热红肿。

【出处】《中国当代名医高效验方 1000 首》

### 方六  桑枝苡仁汤

【组成】老桑枝 30 克  生苡仁 30 克  竹茹 15 克  丝瓜络 15 克  芦根 30 克  冬瓜仁 30 克  寮刁竹 15 克  稀莶草 15 克  滑石 30 克

【用法】每日 1 剂，水煎分 2 次服。

【主治】关节红肿剧痛或关节游走性疼痛不止，伴高热、烦渴者。

【出处】《著名中医学家的学术经验》

### 方七  风湿灵

【组成】白晒参 50 克  天麻 25 克  防己 20 克  杜仲 15 克  秦艽 20 克  乳香  没药各 20 克  炙马钱子 15 克  红花  三七各 12 克  威灵仙 15 克  松节 10 克  桂枝 12 克

【用法】以上共为细末，过 120 目筛，装入零号胶囊。每日服 3 次，每次 2 粒。

【主治】风湿性关节炎，类风湿关节炎，以及痛风等痹证。

【出处】《实用专病专方临床大全》

### 方八  透骨草泥

【组成】透骨草 60 克

【用法】将新鲜透骨草捣烂成泥状，敷于患处。

【主治】风湿性关节炎。

【出处】《中国民间小单方》

## 紫　癜

紫癜，通常为血管外因素、血管因素及血小板因素所致出血性疾病的主要表现。临床类型很多，常见有过敏性紫癜与血小板减少性紫癜。可归属中医学的血证及发斑范畴，并认为实证中以血热妄行与气滞血瘀多见；虚证中以气血（气阴）两虚为主要病机。

### 方一  清营凉血汤

【组成】紫草 30 克  地肤子 30 克  野菊花 30 克

【用法】水煎服，每日 1 剂。

【主治】过敏性紫癜。

【出处】中华血液学杂志，1980，1（4）：241.

### 方二　祛瘀化斑汤△

【组成】川芎20克　赤芍20克　丹参30克　鸡血藤30克　益母草30克　红花10克　当归15克

【用法】水煎服，每日1剂。

【主治】血小板减少性紫癜。

【出处】中医杂志，1983，24（1）：38.

### 方三　茜草汤

【组成】茜草根30克　生地15克　元参12克　丹皮、防风、阿胶、白芍、黄芩各10克　甘草6克

【用法】每日1剂，水煎服。有热者加大青叶；腹痛便血者加地榆炭、炒炽壳、木香、白及；尿血或尿内有红细胞、蛋白者加车前子、公英、蓄蓄、茅根。

【主治】过敏性紫癜。

【出处】《百病奇效良方妙法精选》

### 方四　脾统血汤

【组成】藕节30克　旱莲草20克　黄芪20克　大枣20克　生地15克　熟地15克　党参15克　鱼鳔胶珠15克　当归10克

【用法】水煎，每日服1剂。

【主治】血小板减少性紫癜。

【出处】湖北中医杂志，1984，（1）：27.

### 方五　建血方

【组成】生地9克　白芍9克　丹皮9克　续断9克　杜仲9克甘草3克

【用法】水煎，日服1剂。

【主治】血小板减少性紫癜。

【出处】云南中医杂志，1980，1（1）：50.

### 方六　红枣饮[△]

【组成】红枣 30 枚

【用法】每次 10 枚，煮汤服，1 天 3 次。

【主治】过敏性紫癜之呕吐、腹痛等。

【出处】《中医外科学》

### 方七　椒梅汤

【组成】川连、淡干姜各 6 克　炒枯芩、潞党参、川椒、大白芍、乌梅各 30 克　姜半夏、炒枳实各 10 克

【用法】每日 1 剂，水煎服。

【主治】腹型过敏性紫癜。

【出处】《百病奇效良方妙法精选》

### 方八　平癜汤

【组成】黄芪 30~60 克　白及　黄精各 15 克　甘草 15~30 克　丹皮 20 克　阿胶、赤芍、连翘各 10 克　白茅根、丹参、仙鹤草各 30 克

【用法】每日 1 剂，水煎服。血热型加黄芩 10 克，紫草 30 克；气虚型和党参 15 克，大枣 10 枚；阴虚型加地骨皮 30 克；血瘀明显加三七粉 6 克。

【主治】血小板减少性紫癜。

【出处】陕西中医，1989，(3)：104.

### 方九　墓头回饮[△]

【组成】鲜墓头回全草100~250 克或干品 10~25 克

【用法】每日 1 剂，水煎服，有效者服 3 个月。

【主治】原发性血小板减少性紫癜。

【出处】山东中医杂志，1988，7 (5)：57.

### 方十　荷枣饮

【组成】鲜荷叶 1 张　大枣 10 枚

【用法】煎汤服（枣可吃下）

【主治】原发性血小板减少性紫癜。

【出处】上海中医杂志，1983，（4）：32.

### 方十一　紫鹿散△

【组成】大鹿含草100克　还阳参100克　紫丹参50克

【用法】共为细末，取鲜猪肝50克，剁细与上药10克，拌匀后入白蜜1茶匙，加水半小碗，隔锅蒸熟服。每日或隔日1次，10次为1疗程。

【主治】血小板减少性紫癜。

【注意事项】在服食期间，可配用滋阴、益气养血、清热、活血化瘀的中药汤剂。

【出处】山东医药，1980，（1）：37.

### 方十二　红枣猪蹄汤

【组成】猪蹄1只　红枣20个

【用法】加水共炖至极烂，每日1次，吃肉饮汤。

【主治】紫癜。

【出处】《偏方大全》

### 方十三　藕节荞麦叶汤

【组成】藕节4个　荞麦叶100克

【用法】水煎服。

【主治】紫癜。

【出处】《偏方大全》

### 方十四　紫草饮

【组成】新鲜紫草24~30克

【用法】水煎服，每周服6剂。

【主治】色素性紫癜性皮肤病。

【出处】《中医外科学》

# 糖 尿 病

糖尿病是多种原因引起的糖、脂肪代谢紊乱所致多系统、多脏器功能损害的综合征。为常见的终身性疾病。近年来发现，降糖类西药能促进心、脑血管并发症的发生。因此，中医中药治疗本病，具有广阔的前景。糖尿病属中医学中消渴证范畴。

### 方一　消渴方[△]

【组成】茯苓 10 克　天花粉 12 克　苍术 9 克　玄参 9 克　三棵针 5 克　萆薢 10 克　党参 10 克　熟地黄 10 克　石斛 9 克　蛇床子 5 克　覆盆子 10 克　山药 12 克　生石膏 100 克

【用法】水煎服，每日 1 剂。

【主治】糖尿病。

【出处】广西中医药，1988，11（1）：40.

### 方二　三消汤[△]

【组成】花粉、葛根、生地、玄参、丹参、山药各 15~30 克　生石膏、黄芪各 15 克~50 克　苍术、黄柏、知母、泽泻、麦冬、五味子各 10~20 克

【用法】日 1 剂，水煎 2 次，分 3 次饭前 1 小时服，15 日为 1 疗程，一般 2~6 个疗程即可控制病情，继续巩固 1~2 个疗程，采用 2~3 日服 1 剂的方法递减，逐渐停药。气阴两虚型重用黄芪、山药，酌加黄精、太子参、人参；血糖下降缓慢用苍术、玄参，加黄连、玉竹、乌梅；轻度酮症可加黄芩、黄连。

【主治】糖尿病。

【出处】湖南中医杂志，1989，5（3）：7.

### 方三　补阴固涩汤

【组成】生地 20 克　玄参 20 克　丹皮 20 克　莲须 20 克　花粉 30 克　黄芪 30 克　龙、牡各 30 克　枸杞子 18 克　山茱萸 15 克　五味子 10 克

【用法】水煎服，日 1 剂，随症加减。

【主治】糖尿病。

【出处】广西中医药，1989，12（3）：18.

### 方四　胜甘汤加味

【组成】山萸肉 30 克　五味子 20 克　乌梅 20 克　桑螵蛸 15 克

【用法】水煎日服 1 剂。

【主治】糖尿病。

【出处】山东中医杂志，1986，（4）：52.

### 方五　参麦六鲜饮

【组成】西洋参 3 克（研冲）麦冬 15 克　鲜天花粉 100 克　鲜葛根 60 克　鲜藕 60 克　鲜梨 1 个（连皮切 4 瓣）　鲜橘 1 个（连皮切 4 瓣）大生地 30 克　生山药 30 克　乌梅肉 15 克　肥知母 10 克　鸡内金 10 克（研冲）

【用法】水煎 2 次，分 3 次服，每日 1 剂。病至后期加肉桂 0.5 克。

【主治】糖尿病。

【出处】山东中医杂志，1987，（4）：42.

### 方六　两瓜饮△

【组成】西瓜皮 15 克　冬瓜皮 15 克　天花粉 12 克

【用法】加水煎服，每日 2 剂，每次半杯。

【主治】糖尿病口渴、尿浊症。

【出处】《偏方大全》

### 方七　消渴汤

【组成】泽泻　玉竹　沙苑蒺藜各 13 克　山药　桑白皮　枸杞子各 15 克　玉米须 9 克

【用法】水煎服，小儿酌减。服药 7 剂为 1 疗程，忌食生冷、辛辣及萝卜、羊肉。

【主治】糖尿病症见多饮、多食、多尿症伴厌油、恶心、呕吐、腹痛等。

【出处】《实用专病专方临床大全》

### 方八　梅花三黄汤

【组成】乌梅 10 克　花粉 12 克　黄芪 30 克　黄精 15 克　黄连 3 克

【用法】每日 1 剂，水煎服。

【主治】糖尿病见病情反复，并发冠心病，高血压，皮肤瘙痒及白内障等症者。

【出处】浙江中医杂志　1993；28（2）：58.

# 肥 胖 症

当进食热量多于人体消耗量而以脂肪形式储存体内，超过标准体重20%，或进行性增重时称肥胖症。肥胖不但会感到行动上的不便和笨重，而且会导致很多疾病的发生。中医理论认为，肥胖与脾、肺、肾三脏有密切关系。有人提出水湿痰浊聚于体内而令人发胖为主要发病机理。常用健脾、消积、通便等治法。

### 方一　减肥汤

【组成】赤小豆　生山楂15克　大枣5枚
【用法】上3味放入锅内煮粥顿服，每日1次，4周1疗程。
【主治】肥胖、高血压等。
【出处】山东中医杂志，1987，（3）：51.

### 方二　加味防己黄芪汤

【组成】黄芪30克　防己12克　白术10克　甘草4克　生姜10克　大枣3枚　草决明20克　黄芩10克
【用法】每日1剂，水煎分2次服。
【主治】单纯性肥胖并高脂血症。
【出处】《当代中国名医高效验方1000首》

### 方三　清消饮

【组成】荷叶12克　泽泻15克　茯苓15克　草决明15克　苡仁15克　防己15克　白术12克　陈皮10克
【用法】每日1剂，水煎分3次服。
【主治】肥胖属脾湿痰浊者。
【出处】中医杂志，1988，29（1）：40.

### 方四　清通饮

【组成】胡黄连10克　番泻叶10克　生大黄10克　生地10克　夏枯草12克　草决明12克

【用法】每日 1 剂，水煎分 3 次服。

【主治】肥胖以多食、大便秘结为主者。

【出处】中医杂志，1988，29（1）：40.

### 方五　清降饮

【组成】生大黄 10 克　乳香 10 克　生蒲黄 10 克　川芎 12 克　红花 12 克

【用法】每日 1 剂，水煎分 3 次服。

【主治】肥胖易怒，月经不调或经闭。

【出处】中医杂志，1988，29（1）：40.

### 方六　消肥除湿方

【组成】陈皮 6 克　制半夏 6 克　云苓 12 克　炒苡仁 30 克　制苍术 6 克　大腹皮 10 克　冬瓜皮 10 克　制香附 10 克　泽泻 10 克　车前草 10 克

【用法】每日 1 剂，水煎分 2 次服。

【主治】单纯性肥胖。

【出处】《当代中国名医高效验方 1000 首》

### 方七　健脾利湿方△

【组成】党参 15 克　云苓 15 克　薏苡仁 24 克　陈皮 3 克　桔梗 10 克　扁豆 10 克　砂仁（后下）5 克　甘草 5 克　白术 12 克　莲子肉 12 克　荷叶 12 克

【用法】水煎，日服 1 剂。

【主治】肥胖属脾虚痰湿型者。症见疲倦乏力，肢体困重。

【出处】新中医，1989，（8）：55.

### 方八　清胃凉血汤△

【组成】生地 24 克　玄参 18 克　麦冬、大黄、枳实、厚朴、番泻叶各 10 克　甘草 5 克　芒硝 9 克（冲）

【用法】水煎，日服 1 剂。

【主治】肥胖属脾胃实热者。症见多食善饥，面色红润，大便秘结。

【出处】新中医，1989，（8）：55.

### 方九　理气活血汤<sup>△</sup>

【组成】柴胡、桃仁、蒲黄、五灵脂各 10 克　枳壳 6 克　赤芍 15 克　牛膝 15 克　当归、川芎各 9 克　生地 24 克　红花、甘草各 5 克

【用法】水煎，日服 1 剂。

【主治】肥胖属气滞血瘀者。症见胸痛胁胀，烦躁易怒等。

【出处】新中医，1989，（8）：55.

### 方十　健脾温肾汤<sup>△</sup>

【组成】云茯苓、白术、淮山药、车前子各 15 克　炙甘草 5 克　熟地 18 克　桂枝、泽泻、丹皮、熟附子各 10 克　山萸肉、牛膝各 12 克

【用法】水煎，日服 1 剂。

【主治】肥胖属脾肾两虚者。症见腰背酸痛，四肢浮肿等。

【出处】新中医，1989，（8）：55.

### 方十一　芪黄汤<sup>△</sup>

【组成】黄芪 15 克　党参 15 克　防己 15 克　白术 15 克　首乌 30 克　泽泻 60 克　山楂 30 克　茵陈 30 克　水牛角 30 克　仙灵脾 30 克　大黄 10 克

【用法】水煎，日服 1 剂。

【主治】单纯性肥胖症。

【出处】《百病良方》第二集（增订本）

### 方十二　七黄饮<sup>△</sup>

【组成】三七 3 克　补骨脂 12 克　番泻叶 10 克　大黄 10 克

【用法】水煎，日服 1 剂。

【主治】肥胖症。

【出处】《百病良方》第二集（增订本）

### 方十三　乌苓汤<sup>△</sup>

【组成】首乌 30 克　当归 30 克　鸡血藤 30 克　茯苓 20 克

【用法】水煎服，每日 1 剂。

【主治】肥胖症。

【出处】《百病良方》第二集（增订本）

### 方十四　乌龙消脂茶

【组成】乌龙茶 3 克　槐角 18 克　首乌 30 克　冬瓜皮 18 克　山楂肉 15 克

【用法】先将槐角等 5 味共煎，去渣，以其汤液冲乌龙茶代茶饮用。

【主治】肥胖症。

【出处】《偏方大全》

### 方十五　玉米须饮

【组成】玉米须适量

【用法】以开水冲沏代茶饮。

【主治】肥胖症、高血压等。

【出处】《偏方大全》

### 方十六　绿豆海带

【组成】绿豆、海带各 100 克

【用法】煮食，每日 1 剂，连服见效。

【主治】肥胖症。

【出处】《偏方大全》

### 方十七　耳压法

【操作方法】用酒精棉球全耳消毒，把 1 粒王不留行种子用胶布贴于所需耳穴，每日按压 5~6 次，5~7 天换压另一耳（先右后左）

【取　穴】肾和胰交界处、肾上腺与高血压之间、内分泌。

【主治】单纯性肥胖症。

【出处】山东中医杂志，1987，（4）：42.

# 红斑性肢痛症

　　红斑性肢痛症，是一种较少见的阵发性血管扩张性疾病。该症有原发与继发两类。其特征为阵发性肢端皮肤温度升高，肤色发红、灼热和剧烈跳痛，活动或受热后明显加重，尤以足底、足趾为著。多见于中年以上的男女。

本病属中医热痹及瘀血范畴。

### 方一　活血通络汤<sup>△</sup>

【组成】当归 15 克　元参 15 克　白芍 20 克　生地 15 克　忍冬藤 20 克　黄芩 10 克　丹参 12 克　川芎 10 克　丝瓜络 20 克　黄芪 15 克　甘草 9 克

【用法】每日 1 剂，水煎服。

【主治】红斑性肢痛。

【出处】河北中医，1989，11（2）：19.

### 方二　银甲汤<sup>△</sup>

【组成】银花、赤芍、玄参各 30 克　当归、牛膝、黄柏、大青叶、紫花地丁各 15 克　甘草 10 克　山甲珠 10 克

【用法】每日 1 剂，随症加减。

【主治】红斑性肢痛症。

【出处】江苏中医，1988，9（11）：12.

### 方三　利湿祛瘀汤<sup>△</sup>

【组成】柴胡、赤芍、丹皮、紫草、黄芩、生甘草各 10 克　生地、当归、川牛膝各 15 克　生军 9 克　乳没各 8 克

【用法】每日 1 剂，水煎服。

【主治】红斑性肢痛证属肝经湿热者。

【出处】北京中医，1987，(5)：53.

### 方四　凉血解毒汤<sup>△</sup>

【组成】大青叶 12 克　青黛 5 克　黄柏 10 克　苍白术各 12 克　蒲黄 10 克　大黄 15 克　木瓜 15 克　水蛭粉 1.5 克

【用法】水煎服，随证加减，水蛭粉冲服。

【主治】受凉感冒并发红斑性肢痛者。

【出处】中医杂志，1987，(11)：26.

### 方五　通络活血方<sup>△</sup>

【组成】蒲公英 12 克　连翘 10 克　车前子 15 克　金钱草 20 克

薏苡仁20克　桃仁12克　红花10克　赤芍15克　生地15克　地龙15克　桂枝10克　牛膝12克　丹参12克

【用法】水煎服，每日1剂。

【主治】红斑性肢痛症。

【出处】广西中医药，1989，12（6）：26.

### 方六　外用方

【组成】茜草、大黄、大青叶各30克　红花、乳香、没药各18克

【用法】煎汤待凉后浸洗患肢30分钟，每日2～4次。

【主治】红斑性肢痛症。

【出处】江苏中医，1988，9（11）：12.

### 方七　瘀洗方

【组成】当归30克　红花15克　乳香30克　没药30克

【用法】加水适量，浓煎2次，合并煎液，待冷，浸泡患处，每日1～2次。

【主治】红斑性肢痛症见患处胀痛，状如油煎者。

【出处】《中医外科学》

# 雷诺病

　　雷诺病，又称"肢端动脉痉挛病"，是血管神经功能紊乱所引起的肢端小动脉痉挛性疾病。以阵发性四肢肢端（主要是手指）对称的间歇发白、紫绀和潮红为其临床特点，常为情绪激动或受寒冷所诱发。

　　本病少见。多发于女性，年龄多在20～30岁之间。在寒冷季节中发作较重。

　　中医学中虽无相应病名，但按"手足逆冷"症辨证施治可获一定的疗效。也有人将其归属"痹证"范畴。

### 方一　补气止痉方△

【组成】生黄芪25克　党参20克　白术15克　桂枝15克　白芥子10克　当归20克　元参15克　菟丝子15克　女贞子15克　白芍10克　元胡10克　升麻10克

【用法】每日1剂，水煎分2次服。肢凉寒重者加附子、干姜、细

辛；肢端肿痛重者加丹参、川楝子、乳香、没药。

【主治】气虚型雷诺病。

【出处】《当代中国名医高效验方 1000 首》

### 方二　活血温阳汤

【组成】当归 20 克　川芎 12 克　赤芍 12 克　红花 12 克　丹参 24 克　鸡血藤 24 克　黄芪 24 克　党参 15 克　桂枝 15 克　附子 10 克　干姜 10 克　炙甘草 9 克

【用法】水煎内服，每日 1 剂。并将药渣加花椒 30 克，生姜 30 克，葱白 3 根，加水 1500 毫升，煮沸后去渣熏洗患肢。

【主治】雷诺氏病。

【出处】山东医药，1980，（5）：20.

### 方三　虎参胶丸

【组成】壁虎 50 克　丹参 50 克

【用法】上药焙干研极细末，拌匀装胶丸内。每日 3 次，每次 10 丸。

【主治】早期雷诺氏病。

【出处】《当代中国名医高效验方 1000 首》

### 方四　加味黄芪桂枝五物汤

【组成】黄芪 30 克　桂枝 12 克　白芍 20 克　当归 15 克　生姜 10 克　防风 12 克　大青叶 15 克　青黛 10 克（先煎）　鲜忍冬藤 60 克　大枣 15 克

【用法】每日 1 剂，水煎 3 次，分早、中、晚饭前服，每次服 150 毫升。

【主治】雷诺氏病。

【出处】广西中医药，1987，10（1）：13.

### 方五　活血祛寒汤

【组成】黄芪 15 克　当归 10 克　丹参 12 克　桂枝 9 克　白芍 15 克　乳香　没药各 6 克　生姜 3 克

【用法】每日 1 剂，水煎分 2 次服。15 天为 1 疗程。

【主治】雷诺氏病。

【出处】《百病奇效良方妙法精选》

### 方六　参桂汤△

【组成】桂枝 20 克　淮牛膝 30 克　丹参 30 克　豨莶草 30 克　当归 12 克　红花 10 克　桃仁 12 克　木瓜 15 克　制川乌 15 克　三七 3 克　羌活 12 克

【用法】水煎，日服 1 剂。川、草乌先煎 2 小时。

【主治】雷诺氏病。

【出处】《百病良方》第二集（增订本）

### 方七　归地汤△

【组成】熟地 20 克　黄芪 30 克　丹参 30 克　麻黄 10 克　甘草 10 克　肉桂 6 克　干姜 10 克　附片 15 克（先煎）　地龙 10 克　当归 10 克

【用法】水煎服，每日 1 剂。

【主治】雷诺氏病。

【出处】《百病良方》第二集（增订本）

### 方八　浸洗方△

【组成】水蛭 30 克　土元 10 克　桃仁 10 克　苏木 10 克　红花 10 克　血竭 10 克　川牛膝 15 克　附子 15 克　桂枝 20 克　地龙 30 克　甘草 45 克　乳香 10 克　没药 10 克

【用法】上药水煎取液，倒入木桶内浸洗，每日 1~2 次，每日 1 剂，每次 30 分钟，15 日为 1 疗程。

【主治】雷诺氏病。

【出处】《当代中药外治临床大全》

# 痛　风

　　痛风是一组嘌呤代谢紊乱所致的疾病。其临床特点为高尿酸血症伴痛风性急性关节炎反复发作、痛风石沉积、痛风石性慢性关节炎和关节畸形，常累及肾脏引起慢性间质性肾炎和尿酸肾结石形成。患病率随年龄而渐增，多见于 30 岁以上的中年肥胖男性，男女之比为 20∶1，女性很少发病。痛风病与中医学所载"热痹"症状有相似之处。中医认为是由于平素过食膏粱厚味致湿热内蕴兼外感风邪而发病。

### 方一 祛痛汤<sup>△</sup>

**【组成】** 苍术、黄柏、络石藤、没药各 10 克　当归尾 15 克　蚕沙 15 克　六一散 10 克　车前草 10 克　忍冬藤 30 克　蒲公英 30 克　薏苡 30 克

**【用法】** 每日 1 剂，水煎分 2 次服，14 日为 1 疗程。

**【主治】** 急性痛风性关节炎。

**【出处】** 江苏中医，1988，9（9）：20.

### 方二 痛风验方

**【组成】** 三角风 6 克　八角风 6 克　九节风 6 克　鸡血藤 6 克　白通草 6 克　黑马草 6 克　花椒根 6 克

**【用法】** 上方用好白酒半斤浸 7 天可服，服完后加白酒半斤续浸。每次服 9~15 克，能饮酒者可服 30 克。

**【主治】** 痛风。

**【出处】** 《当代中国名医高效验方 1000 首》

### 方三 镇痛消风汤

**【组成】** 车前子 15 克　秦艽 12 克　灵仙 12 克　川牛膝 12 克　忍冬藤 12 克　地龙 12 克　黄柏 10 克　山慈菇 10 克　甘草 6 克

**【用法】** 日 1 剂水煎服。痛甚加制川乌 9 克，元胡 12 克；热盛加野菊花 15 克，黄花地丁 30 克；活血加丹参 15 克；利尿加滑石 15 克。

**【注意事项】** 如红肿较甚者，局部用紫金锭调醋外搽。

**【主治】** 痛风。

**【出处】** 新中医，1989，（4）：44.

### 方四 昆布海藻汤<sup>△</sup>

**【组成】** 昆布 30 克　海藻 30 克　生龙骨 30 克　生牡蛎 30 克　浙贝 10 克　赤芍 10 克　太子参 30 克　茯苓 13 克　熟地 12 克　山药 30 克　仙灵脾（淫羊藿）30 克

**【用法】** 水煎服，并服豨莶丸（成药），每日 2 次，每次 10 克。

【主治】痛风石沉积者。

【出处】《百病良方》第三集

### 方五 祛风饮△

【组成】生地 90 克 玉竹 15 克 羌活 独活 制川乌 苍术 当归 白花蛇各 9 克 细辛 3 克

【用法】每日 1 剂，水煎分 2 次服。

【主治】痛风。发于产后者优佳。

【出处】《当代中国名医高效验方 1000 首》

### 方六 敷贴方△

【组成】芙蓉叶 生大黄 赤小豆各等份

【用法】上药共研细末，按 4：6 之比例加入凡士林，调和为膏，敷于患处，每日 1 次，10 次为 1 疗程。

【主治】痛风性关节炎。

【出处】《当代中药外治临床大全》

# 三叉神经痛

三叉神经分布区内，反复发作的阵发性、短暂剧烈疼痛，不伴三叉神经功能破坏表现的称三叉神经痛。常于 40 岁后起病，女性较多。

目前认为，本病用西药治疗仅能收到短期效果，外科手术治疗可引起并发症、复发甚至死亡。因此，对本病的治疗尚无可靠疗法。从临床实践中看到，中医药疗效较好。

中医学称之为"偏头风"。

### 方一 愈痛散

【组成】白附子 100 克 全蝎 150 克 白芷、川芎、僵蚕各 200 克

【用法】各药分别研末，混匀。每次 2 克，热酒调服，10 天为 1 疗程。

【主治】三叉神经痛。

【出处】《百病奇效良方妙法精选》

### 方二　镇痛汤

【组成】细辛、白芷、僵蚕各 12 ~ 18 克　制半夏、知母各 9 ~ 12 克　蝉蜕 6 克

【用法】水煎服，随症加减。

【主治】三叉神经痛

【出处】四川中医，1988，（8）：31.

### 方三　乌头汤加味

【组成】草乌 15 克　川乌 15 克　川芎（酒炒）30 克　天麻 30 克　甘草 30 克　白芷 65 克

【用法】共研极细末，日服 3 次，每次 3 克。细茶、薄荷煎汤送下。

【主治】三叉神经痛。

【出处】四川中医，1988，（1）：29.

### 方四　加味芍药甘草汤

【组成】白芍 50 克　炙甘草 30 克　枣仁 20 克　木瓜 10 克

【用法】每日 1 剂，水煎分 2 次温服。

【主治】三叉神经痛。

【出处】中医杂志，1983，24（11）：9.

### 方五　芎草汤△

【组成】川芎 30 克　白芷 10 克　白芍 15 克　白芥子 9 克　柴胡 9 克　香附 12 克　全蝎 10 克　郁李仁 9 克　蜈蚣 2 条　地龙 12 克　细辛 3 克　钩藤 15 克　甘草 6 克

【用法】水煎服，随症加减。

【主治】三叉神经痛。

【出处】山东中医杂志，1986，（6）：38.

### 方六　蓝根僵蚕丸

【组成】板蓝根 600 克　僵蚕 60 克

【用法】2 药共为细末，水泛为丸，梧桐子大，每瓶装 60 克，日服 2 次，每服 10 克，温开水送服。

【主治】三叉神经痛。

【出处】中医杂志，1986，(7)：40.

### 方七　桑豆汤<sup>△</sup>

【组成】白芍 30 克　白茅根 10 克　桑叶 4 克　菊花 4 克　桑白皮 30 克　竹茹 4 克　石斛 10 克　元参 30 克　麦冬 30 克　金银花 10 克　山豆根 5 克　生甘草 10 克

【用法】每日 1 剂，水煎，日服 2 次。

【主治】三叉神经痛。

【出处】中医杂志，1989，(7)：40.

### 方八　桑椹饮

【组成】桑椹 150 克

【用法】清洗后水煎，日服 3 次。

【主治】三叉神经痛。

【出处】中医杂志，1986，(7)：40.

### 方九　颅痛宁

【组成】川芎、荜拨、白芷、川椒各 50 克

【用法】每日 1 剂，水煎服。

【主治】三叉神经痛。

【出处】《百病奇效良方妙法精选》

### 方十　活血通经汤<sup>△</sup>

【组成】葛根 12 克　红花 10 克　蜈蚣 2 条　当归 30 克　细辛 6 克　川芎 15 克　白芷 12 克　姜黄 15 克　全蝎 6 克　牛蒡子 20 克　地龙 12 克　玄胡 10 克

【用法】水煎服，每日 1 剂。

【主治】三叉神经痛。

【出处】《百病良方》第四集

### 方十一　通络清窍方<sup>△</sup>

【组成】桃仁 12 克　红花 10 克　蜈蚣 2 条　当归 30 克　细辛 6

克　川芎 15 克　白芷 12 克　姜黄 15 克　全蝎 6 克　牛蒡子 20 克　地龙 12 克　玄胡 10 克

【用法】水煎服，每日 1 剂。

【主治】三叉神经痛，病程较长，痛如锥刺刀割。

【出处】《百病良方》第四集

# 高血压病

高血压病，是以动脉血压增高为其主要临床表现。可有头痛、头晕、乏力等常见症状，本病病因还未完全明确。

中医学所记载的肝阳、肝火、肝风、中风等症，包括了本病及其并发症等的一系列症状。

### 方一　平肝降压汤△

【组成】生石决明 30 克（先煎）　夏枯草 16 克　滁菊花 15 克　黄芩 9 克　钩藤 12 克（后下）　桑寄生 15 克　炒白芍 9 克　牛膝 9 克　杜仲 12 克　地龙 9 克　川芎 5 克

【用法】每日 1 剂，水煎分 2 次服。

【主治】高血压病，证属肝阳上亢者。

【出处】《名医特色经验精华》

### 方二　益母降压汤

【组成】益母草 60 克　桑寄生 20 克　杜仲 20 克　甘草 5 克

【用法】每日 1 剂，水煎分 2 次服。

【主治】高血压病，产后高血压尤有效验。

【出处】《当代中国名医高效验方 1000 首》

### 方三　平衡汤

【组成】肥玉竹 15 克　制首乌 15 克　丹皮 6 克　杭菊 12 克　连翘心 10 克　竹叶卷心 10 克　锻石决明 15 克　黑山栀 10 克　竹沥汁 10 克　茯苓、黑元参、生白芍各 12 克

【用法】每日 1 剂，水煎分 2 次服。

【主治】高血压病证见头晕脑热。烦躁升火，神倦乏力者。
【出处】《名中医治病绝招》

### 方四　仙术二参汤<sup>△</sup>

【组成】熟附子3~9克　党参、白术、补骨脂、仙灵脾（淫羊藿）各9克　川草乌各3克　丹参、淮牛膝各9~15克　全蝎2~4只　生牡蛎、生龙骨各15~30克　小蓟根15~30克
【用法】每日1剂，水煎分2~3次服。
【主治】阳虚血瘀型高血压病。
【出处】《百病奇效良方妙法精选》

### 方五　降压汤

【组成】生石决明　丹参　刺蒺藜　夏枯草各30克　车前子45克（布包）
【用法】每日1剂，水煎300~400毫升，分3次于餐前服用，45天为1疗程。
【主治】高血压病。
【出处】江西中医药，1985，（1）：19.

### 方六　地骨皮饮<sup>△</sup>

【组成】地骨皮60克
【用法】上药加水3碗，煎至1碗，煎好后加少量白糖或加猪肉煎。隔日1剂，第2天复查，服5剂为1疗程，必要时加服第2、3疗程。
【主治】原发性高血压病。
【出处】广东医学，1983，4（3）：46.

### 方七　桑草汤<sup>△</sup>

【组成】桑叶15克　菊花15克　地龙15克　钩藤45克　草决明30克　川牛膝30克　桑寄生30克
【用法】水煎服，每日1剂。
【主治】高血压病。
【出处】《百病良方》第一集（增订本）

### 方八 海带苡仁蛋汤

【组成】海带 30 克 苡仁 30 克 鸡蛋 3 个 盐、食油、味精、胡椒粉适量

【用法】将海带洗净，切成条状，苡仁洗净，共放入高压锅内，加水将海带、苡仁炖至极烂，连汤备用；铁锅置旺火上，放入食油，将打匀的鸡蛋炒熟，即将海带、苡仁连汤倒入，加盐、胡椒粉适量，炖煮片刻，起锅时加味精，即可服食。

【主治】高血压、冠心病。

【出处】《偏方大全》

### 方九 菊槐绿茶饮

【组成】菊花、槐花、绿茶各 3 克

【用法】以沸水冲沏，当茶饮用。

【主治】高血压。

【出处】《偏方大全》

### 方十 山楂疗法

【组成】鲜山楂 10 枚 白糖 30 克

【用法】捣碎加糖煎煮至烂，吃山楂饮汤，每日 1 次。

【主治】高血压症。

【出处】《偏方大全》

### 方十一 海参冰糖

【组成】海参 50 克 冰糖 50 克

【用法】海参洗净，加水同冰糖煮烂，每日晨空腹服，吃参肉饮汤。

【主治】高血压、血管硬化症。

【出处】《偏方大全》

### 方十二 外治法（1）

【组成】盐附子、大生地各 30 克

【用法】捣烂混融，于每晚贴敷涌泉穴，纱布包扎，次晨去掉。

【主治】高血压兼有脚部麻木者。

【出处】《中医外治方药手册》

## 方十三　外治法（2）

【组成】菊花1000克　川芎400克　丹皮200克　白芷200克
【用法】装入洁净之布袋中，当枕头使用，每袋可使用半年。
【主治】高血压病。
【出处】《中医外治方药手册》

## 方十四　外治法（3）

【组成】桑枝、桑叶、茺蔚子各15克
【用法】加水1000毫升，煎至600毫升。在40~50℃水温时泡脚30~40分钟，洗脚后即就寝，每日1次。
【主治】高血压病。
【出处】《中医外治方药手册》

## 方十五　夏菊汤△

【组成】川芎12克　菊花20克　地龙10克　川牛膝15克　夏枯草30克　地骨皮15克　玉米须30克
【用法】水煎，日服1剂。
【主治】高血压。
【出处】《家用偏方》

## 方十六　木香散

【组成】青木香适量
【用法】研成粉末，装入胶囊内服，1日3次，开始每次剂量可用0.4~0.8克，以后再逐步增加至1~2克，饭后服，3个月为1疗程。
【主治】高血压。
【出处】《家用偏方》

## 方十七　海带决明汤

【组成】海带丝1小碗　草决明15克
【用法】同煎，吃海带喝汤，每日1次。
【主治】高血压。

【出处】《家用偏方》

# 面神经炎

面神经炎系指茎乳突孔内急性非化脓性的面神经炎，引起周围性面神经麻痹。可发生于任何年龄，但以 2～40 岁为多。男性较多见，任何季节均可发病。本病确切的病因尚未明确。面神经炎中医称为中风，属风中经络。

## 方一　牵正灵

【组成】羌活 10 克　独活 10 克　白芷 10 克　白胡椒（每岁 1 粒）

【用法】研细末过筛，泛蜜为丸，每剂 2 丸，分别放于两面颊部，含漱，任其口涎从口角缓缓流出，勿将药液吞咽。并根据季节不同，酌加衣被，以头面部微微汗出为宜，每次需 1 个小时到 1 个半小时，含漱后用温水漱口。

【主治】面神经炎。

【出处】山东中医杂志，1987，（1）：2.

## 方二　祛风饮△

【组成】荆芥 6 克　防风 6 克　白蔻仁 6 克　地骨皮 6 克　蜈蚣 6 克　柏皮肉 6 克（即柏树内层白皮，焙干为药）

【用法】将上药烘干，共为细末，炼蜜为丸。上药共做 3 丸，早晨用黄酒 50 毫升，加开水适量，空腹送服 1 丸，卧床休息，待少量汗出为度，连服 3 天，如病情较重，按上药加信，配成 6 丸，连服 6 天。10岁以下儿童用量减半，每次服半丸。

【主治】面神经麻痹。

【出处】广西中医药，1985，8（2）：封三.

## 方三　顺匀气散

【组成】白术 20 克　人参 10 克　天麻 10 克　炙甘草 5 克　沉香 5 克　青皮 5 克　紫苏叶 5 克　白芷 5 克　木瓜 5 克　乌药 15 克

【用法】共为细末，每日 40～80 克，加水 200 毫升，纱布包，煮沸10 分钟，早晚 2 次分服。10 日为 1 疗程，服 1～4 疗程观察疗效。

【主治】面神经麻痹日久者（2年以下）。

【出处】新中医，1989，（7）：24.

### 方四　皂角膏

【组成】大皂角6克

【用法】去皮与籽研末，过500目筛，入铜锅或铜勺（忌铁器），用微火炒至焦黄色，再入醋30克收匀成膏。把药膏平摊于敷料上厚约3毫米，贴于口角处，左歪贴右，贴药时稍向患侧牵拉固定。每日1次，2日后改为间日1次，至病愈。

【主治】面神经炎。

【出处】浙江中医杂志，1989，24（6）：257.

### 方五　外治方法

【组成】鲜生姜1块

【用法】将生姜剖开，取剖面反复向左向右交替捻擦患侧上下齿龈（指口角歪向侧的对侧）直到齿龈部有灼烧感或发热感时为止，每天2~3次，7天为1疗程。

【主治】面神经炎。

【出处】广西中医药　1989，12（5）：48.

### 方六　秦艽附子汤△

【组成】秦艽10克　白附子10克　川芎10克　红花10克　羌活10克　没药10克　香附10克　白僵蚕12克　桃仁12克　当归12克　地龙12克　全蝎6克　鸡血藤30克

【用法】水煎，日服1剂。

【主治】面神经麻痹。

【出处】《百病良方》第三集

### 方七　正容汤

【组成】羌活、防风、白附子、半夏各4.5克　茯神、甘草、胆南星、木瓜各3克　秦艽6克　僵蚕9克　黄酒30克

【用法】上药加水400毫升，煮沸10分钟后，去渣，兑入黄酒服用。

【主治】面神经麻痹。

【出处】中医杂志，1984，(6)：7.

### 方八　雄黄散

【组成】荆芥、防风、川乌、麻黄、桂枝、藁本、白芷、苏叶、细辛、当归、甘草各15克　雄黄15克

【用法】前十一味文火共炒至焦黄，凉后加雄黄共研细面，过筛即成。每日2次，每次服9克，温开水送服，并饮黄酒适量。药后避风，夜可适当多饮黄酒。

【主治】面神经麻痹。

【出处】河南中医，1981，(5)：41.

### 方九　马钱子外敷方

【组成】生马钱子（质黑或黑黄者）适量

【用法】上药在温水中浸泡7天后取出，每枚切成6薄片，按面瘫范围大小，一片片摆满在氧化锌贴膏上，敷贴在患者口角侧，向左（右）歪斜敷则在右（左）侧，每月换贴1次，至痊愈为止。

【主治】面瘫（面神经麻痹）。

【出处】《百病奇效良方妙法精选》

# 面肌痉挛

面肌痉挛以一侧面肌的阵挛性收缩为特点，以中年后妇女为多，病因未明，似属中医学筋惕肉瞤症范畴，治疗以熄风镇静为主。

### 方一　止痉饮△

【组成】望江南40克

【用法】水煎约300毫升，分早晚2次服。

【主治】面肌痉挛。

【出处】上海中医药杂志，1985，(5)：30。

### 方二　平肝止痉汤

【组成】白芍15克　当归身9克　麦冬15克　石斛12克　远志6

克 白附子 9 克 白僵蚕 9 克 白蒺藜 15 克 钩藤 15 克 夜交藤 20 克 地龙 15 克 丝瓜络 15 克 山栀 9 克 连翘 15 克 甘草 3 克

【用法】每日 1 剂，水煎服。

【主治】面肌痉挛。

【出处】《临证医案医方》

### 方三 熄风止痉汤<sup>△</sup>

【组成】生石膏 30 克 苍术 10 克 黄柏 10 克 槟榔 10 克 僵蚕 10 克 蝉衣 10 克 钩藤 15 克 制川乌 10 克 制白附子 10 克 制南星 10 克 甘草 3 克

【用法】川乌、附子、南星先煎，每日 1 剂，随症加减。

【主治】面肌痉挛。

【出处】《百病良方》第三集

### 方四 熏洗方

【组成】防风 12 克 羌活 12 克 川芎 15 克 白僵蚕 10 克 当归 12 克

【用法】上药水煎，先熏后洗患侧面部，每日 2~3 次，每次 20~30 分钟，10 日为 1 疗程。

【主治】面肌痉挛。

【出处】《当代中药外治临床大全》

# 坐骨神经痛

坐骨神经痛是指沿坐骨神经通路及其分布区的疼痛。即在臀部、大腿后侧、小腿后侧和足外侧的疼痛。以中年男性较多。根据病因分为原发性和继发性两大类。

本病可按中医痹证、腰髋痛论治。

### 方一 活血止痛汤<sup>△</sup>

【组成】生黄芪 30 克 木瓜 20 克 元胡 20 克 赤芍、白芍、全当归、怀牛膝各 15 克 海风藤、防风、苍术各 12 克 地鳖虫 10 克 川桂枝 6 克 甘草 6 克

【用法】水煎内服，每日 1 剂，分早晚服。

【主治】坐骨神经痛。

【出处】广西中医药，1987，10（5）：20.

## 方二　楠甲汤△

【组成】刺三甲 20 克　入地金牛 15 克　血藤 20 克　威灵仙 15 克　走马风 15 克　丢了棒 15 克　三桠苦 20 克　穿破石 15 克　石楠藤 15 克　五指毛桃 15 克　九节风 20 克

【用法】每日 1 剂，水煎服。血瘀气滞者去五指毛桃，加当归 15 克；风寒痰湿者去血藤、走马风，加苍术 10 克，半夏 10 克，蚕沙 15 克；有湿热者去血藤、石楠藤，加虎杖 15 克等。服药时，外搽武打风湿精。

【主治】坐骨神经痛。

【出处】广西中医药，1988，11（2）：6.

## 方三　活络通经汤△

【组成】羌活 10 克　独活 10 克　桑寄生 10 克　防风 10 克　细辛 6 克　川芎 10 克　当归 10 克　茯苓 10 克　牛膝 10 克　党参 10 克　制川乌 10 克　制草乌 10 克　制马钱子 0.7 克　川断 10 克　杜仲 10 克　白芍 30 克

【用法】水煎服，每日 1 剂，随症加减。

【主治】坐骨神经痛。

【注意事项】每服 3 剂药递加制马钱子 0.1 克，至肢体微有抽动感为止。

【出处】广西中医药，1988，11（2）：6.

## 方四　坐骨神经止痛汤

【组成】黄芪 30 克、当归、赤芍、羌活、独活、防风各 15 克　乌梢蛇 12 克　蜈蚣 2 条　薏苡仁 20 克　细辛、甘草各 6 克

【用法】水煎服，加减用药，配合针灸。

【主治】坐骨神经痛。

【出处】四川中医，1988，（9）：35.

### 方五 通络汤<sup>△</sup>

【组成】黄芪 15 克　熟地 15 克　附子 12 克　淫羊藿 15 克　巴戟天 15 克　杜仲 15 克　桑寄生 15 克　当归 15 克　赤芍 15 克　白芍 15克　川芎 9 克　怀牛膝 15 克　鸡血藤 30 克

【用法】水煎服，每日 1 剂。

【主治】急性坐骨神经痛。

【出处】上海中医药杂志，1985，（11）：20.

### 方六 温经祛痛汤<sup>△</sup>

【组成】桂枝 30~60 克　生黄芪 20~30 克　山萸肉 15~30 克　川断10~20 克　独活 10 克　当归 10 克　白芍 10 克

【用法】水煎，每日 1 剂。如疼剧、病重者，开始 2 日 3 剂，分多次服，待痛缓解后，再改日 1 剂。

【主治】原发性坐骨神经痛。

【出处】新疆中医药，1988，（4）：29.

### 方七 蛇蝎散<sup>△</sup>

【组成】祁蛇（或乌梢蛇）10 克　蜈蚣 10 克　全蝎 10 克

【用法】焙干后研成粉，等分成 8 包，首日上、下午各服 1 包，以后每日上午服 1 包，7 日为 1 疗程。2 疗程间隔 3~5 天。

【主治】坐骨神经痛。

【注意事项】一般药后，可有全身及患肢出汗或灼热感，有时可出现短暂性疼痛及麻木加剧，不久即消失。

【出处】《名中医验方选》

### 方八 穿灵汤

【组成】穿山龙 30 克　威灵仙 15 克　钩藤 20 克　花椒根 15 克五加皮根 20 克

【用法】用 3~5 龄的母鸡 1 只，将上药和母鸡放入 2000 毫升水中炖，取其汤为 3~5 次服。每周服 1 剂，一般连服 3~5 剂即可见效。偏热者，钩藤可加至 40 克；偏寒者，花椒根加至 30 克；偏湿者五加皮根加至 30 克。

【主治】坐骨神经痛。

【出处】广西中医药，1985，8（3）：43.

### 方九　归辛汤<sup>△</sup>

【组成】当归 15 克　牛膝 15 克　自芍、威灵仙、鸡血藤各 30 克　桂枝、制二乌、乳没、甘草各 10 克　细辛 3 克

【用法】水煎服，每日 1 剂。

【主治】坐骨神经痛。

【出处】湖北中医杂志，1986，（2）：39.

### 方十　狼毒药酒

【组成】狼毒、鸡血藤、青风藤、海风藤、追地风、天麻、川乌头、草乌头、细辛、穿山甲各 10 克　牛膝 15 克

【用法】诸药共捣为粗末，用 65 度白酒 750 毫升浸泡 4 昼夜，将酒滤出后服用，每次 5 毫升，每日 2 次，饭后服。痛甚者可日服 3 次。

【主治】坐骨神经痛。

【出处】广西中医药，1987，（2）：封三.

# 疟　疾

　　疟疾是疟原虫所引起的传染病。临床上以间歇性寒战、高热、出汗和脾肿大、贫血等为特征，恶性疟并有侵犯内脏引起凶险发作的倾向。

　　疟疾属中医学"疟证"范畴。

### 方一　截疟饮<sup>△</sup>

【组成】生石膏 30 克　知母 7 克　甘草 3 克　西洋参 9 克　青蒿 6 克　鳖甲 15 克　生地 12 克　丹皮 9 克　粳米 15 克

【用法】石膏先煎。水煎服，每日 1 剂。

【主治】疟疾证见但热不寒，口渴者。

【出处】《家庭实用便方》

### 方二　活血消痞汤<sup>△</sup>

【组成】炙鳖甲 12 克　柴胡 9 克　桂枝 6 克　法半夏 9 克　丹皮 9

克　丹参 9 克　人参 3 克　厚朴 6 克　川芎 6 克　芍药 9 克　䗪虫
1.5 克

【用法】水煎服，每日 1 剂。

【主治】久疟不愈，胁下有痞块者。

【出处】《家庭实用便方》

### 方三　柴前扁豆汤

【组成】柴胡 9 克　前胡 6 克　川贝 9 克　陈皮 6 克　公丁香 6
克　炙鳖甲 9 克　白扁豆 9 克

【用法】水煎服，每日 1 剂。

【主治】妇女妊娠而作疟者。

【出处】黑龙江中医药，1989，(2)：5.

### 方四　常山饮△

【组成】常山 9 克　槟榔 9 克　半夏 9 克　乌梅 9 克

【用法】水煎服，每日 1 剂，连服 3 日。

【主治】疟疾。

【出处】《中医内科学》

### 方五　青蒿煎△

【组成】青蒿 30 克

【用法】水煎，于发作前 2 小时服，连服 3 日。

【主治】疟疾。

【出处】《中医内科学》

### 方六　马兰白糖饮

【组成】马兰 30 克　白糖 20 克

【用法】放人杯中以沸水冲泡，发病前半小时服用。

【主治】疟疾寒热症。

【出处】《偏方大全》

### 方七　鸡蛋清

【组成】新鲜鸡蛋 1 个，白酒 20 毫升

【用法】取鸡蛋清和入酒内，调匀 1 次口服。每周 1 次连服2~3 天有预防作用；用于治疗剂量加倍，发作前 1~2 小时顿服。

【主治】疟疾。

【出处】《偏方大全》

### 方八　蜜酒

【组成】蜂蜜 15~30 克　白酒适量

【用法】白酒稍温热，冲入蜂蜜内调匀，在疟病发作前半小时服用，如不能掌握发作时间，可在发作的当日按方连服 3 次。

【主治】疟疾。

【出处】《偏方大全》

### 方九　木鳖雄黄散△

【组成】木鳖子 30 克　雄黄 3 克　朱砂 3 克　粉甘草 3 克

【用法】木鳖子去壳及仁上薄皮，炒为黄红色，和其他 3 味共研末，成人每次服 0.9 克。发作前两小时用白开水送下，服前吃饭半碗，服后饮酒 1~2 盅（不能饮酒者不饮亦可），然后覆被取汗，出汗至半小时后，慢慢去被退汗。卧床休息，轻者 1 次即止，重者 2 次痊愈。不定时者每晚服 1 次。

【主治】疟疾。

【注意事项】忌用猪肉及生冷不洁之物，饮食不要过饱。

【出处】《祖传秘方大全》

### 方十　绿石丸△

【组成】绿豆 30 克　信石（明者）9 克

【用法】研细末，以葱饼为丸，如绿豆大，每服 3 丸，发日早五更、以新泉水吞服。

【主治】疟疾。

【注意事项】忌湿面、生冷荤腥。

【出处】《祖传秘方大全》

### 方十一　丁香末△

【组成】丁香适量

【用法】研为细末。小儿 1 小撮，大人 2 小撮，发前将细末填入肚脐中，用膏药盖上。

【主治】疟疾。

【出处】《祖传秘方大全》

### 方十二　辣椒大茴散<sup>△</sup>

【组成】辣椒、大茴香等分

【用法】研末，于未发作前 2 小时用膏药贴大椎穴。

【主治】疟疾。

【出处】《祖传秘方大全》

### 方十三　遂甘散<sup>△</sup>

【组成】甘遂、甘草各等量

【用法】共研细末。先将神阙穴（位于肚脐）擦洗干净，再用生姜在穴位及周围皮肤擦拭，待皮肤稍有热感时，取药末适量，填满神阙穴，覆盖纱布，胶布固定，12 小时后取掉。

【主治】疟疾。

【注意事项】此药严禁入口。

【出处】《中医外治方药手册》

### 方十四　大黄膏<sup>△</sup>

【组成】大黄 30 克　芒硝 10 克　独头蒜 30 克

【用法】共捣烂如膏，贴于胁下硬块处。

【主治】久疟不愈，疟母形成。

【出处】《中医外治方药手册》

### 方十五　斑蝥末

【组成】斑蝥 1 只（去头、足）

【用法】研为细末，每用少许放于膏药中央，于发病前 1～3 小时，贴于身柱穴，待皮肤发泡后取下再用消毒针刺破水泡，挤出黄水，涂以红汞，纱布敷盖，固定。

【主治】疟疾。

【注意事项】此药有大毒，切忌入口。

【出处】《中医外治方药手册》

### 方十六　知贝夏散△

【组成】生知母3克　生贝母3克　生半夏3克

【用法】共研细末，于发病前1~2小时，先用生姜汁擦神阙穴，再将药末撒于穴上，胶布固定，待疟发后5~6小时取下。

【主治】疟疾。

【出处】《中医外治方药手册》

# 蛲 虫 病

蛲虫寄生于人体所引起的病症称蛲虫病。蛲虫病的流行极广，儿童感染率最高。临床症状以夜间肛门口及阴部奇痒为主要特征。

本病属中医学"虫证"范畴。

### 方一　二丑散

【组成】黑、白丑各等分

【用法】炒熟研成粉末，用鸡蛋1个煎至将成块时，把药粉撒在蛋面上，卷成筒状，待煎至鸡蛋成块时，于早上空腹服用。成人每次3~4.5克，小儿每次1.5~3克，每隔3日服1次。

【主治】蛲虫病。

【出处】新中医，1977，（1）：47.

### 方二　雷连汤△

【组成】槟榔、雷丸、防风、炒苍术各15克　使君子10克　蝉蜕10克　炒黄连5克

【用法】水煎服日1剂，儿童减量。

【主治】蛲虫病肛门瘙痒。

【出处】中国肛肠病杂志，1989，9（2）.41.

### 方三　百楝汤△

【组成】百部10克　苦楝皮10克　槟榔10克　鹤虱10克

【用法】煎服。也可将上药共研细末，装入胶囊，每晚睡前纳入肛

门，每次 1 个，连续 1 周。

【主治】蛲虫症。

【出处】《百病良方》第二集（增订本）

### 方四　槟榔饮△

【组成】槟榔 30 克

【用法】击碎后加水 500 毫升，浸泡 1 夜，浓煎 1 小时，空腹 1 次服，连服 2~3 天。

【主治】蛲虫病。

【出处】《百病良方》第二集（增订本）

### 方五　外治（1）

【组成】韭菜汁若干

【用法】于临睡前擦洗后，滴入肛门。

【主治】蛲虫病。

【出处】《中医外科学》

### 方六　外治（2）

【组成】米醋 50 毫升

【用法】加于热水中，每晚睡前涂擦肛门 1 次。

【主治】蛲虫病。

【出处】《中医外科学》

### 方七　外治（3）

【组成】麻油少量

【用法】棉花球蘸之，涂放在肛门周围，第 2 天清晨取出烧掉，至虫尽。

【主治】蛲虫病。

【出处】《中医外科学》

### 方八　鸡蛋炒韭菜

【组成】鸡蛋 5 个　韭菜 80 克

【用法】按家常炒法炒熟，稍加调味，尽量吃下。

【主治】蛲虫病。

【出处】《偏方大全》

## 方九　净蛲汤

【组成】使君子仁 4.5 克　苦楝皮 3 克　槟榔 4.5 克　厚朴 6 克　广木香 4.5 克　黄连 3 克　黄芩 3 克　大黄 3 克　枳壳（炒）3 克　麦芽（炒）3 克

【用法】水煎服，空腹 1 次服下，二煎再服。小儿用量酌减。

【主治】蛲虫病。

【出处】《祖传秘方大全》

## 方十　除蛲散△

【组成】雷丸 15 克　二丑 9 克　大黄 15 克

【用法】上方共为细末。每次 9 克，日服 2 次，开水冲服。小儿酌减。

【主治】蛲虫病。

【出处】《土单验方选编》

## 方十一　灭蛲灵△

【组成】雄黄 3 克　苦参 3 克　樟脑少许

【用法】上药共研细末，用布包成 1 小团，浸蘸香油或食醋，于晚间睡觉时塞进肛门口处，每晚 1 次。

【主治】蛲虫病。

【出处】《百病奇效良方妙法精选》

## 方十二　枇杷叶煎

【组成】鲜枇杷叶适量

【用法】上药去除背毛洗净，加水煮沸 1 小时，将煎液浓缩过滤，每 200 毫升药液含生药 100 克，于睡前及次晨空腹时各服药液 100 毫升。

【主治】小儿蛲虫病。

【出处】江苏中医，1989，（10）：46.

# 绦 虫 病

绦虫病是由猪绦虫或牛绦虫寄生在人体小肠所引起的疾病。其病因是人吃了未煮熟的、含有囊虫的猪肉或牛肉，虫吸附在肠壁上，颈节逐渐分裂，形成体节，约经 2~3 个月而发育成虫。绦虫所致的病变，以腹胀，腹痛，甚至消瘦、乏力为主症。

在中医学中，绦虫病属虫证范围，治疗原则为驱除绦虫，调整脾胃。

### 方一　槟榔饮

【组成】槟榔 60~120 克

【用法】切碎，文火煎 2 小时，于清晨空腹顿服。服后 4 小时无大便排出者，可服芒硝 10 克。

【主治】绦虫病。

【出处】《中医内科学》

### 方二　南瓜子粉

【组成】南瓜子 60~120 克

【用法】去壳碾粉，直接嚼服或水煎服，2 小时后服槟榔饮（剂量、用法同上）。

【主治】绦虫病。

【出处】《中医内科学》

### 方三　驱绦散

【组成】南瓜子 150 克　使君子 30 克　山楂肉 30 克　槟榔 100克　芒硝 10 克

【用法】将前三味研为细末，清晨空腹 1 次服完（老人、儿童或体弱者酌减），服药后 2 小时再把槟榔、芒硝煎水服下。

【主治】绦虫病。

【出处】《百病奇效良方妙法精选》

### 方四　仙鹤草煎剂

【组成】仙鹤草 60 克

【用法】水煎服。

【主治】绦虫病。

【出处】《百病良方》第二集（增订本）。

### 方五　银胡清虫汤△

【组成】银胡 9 克　青蒿 6 克　姜粉 9 克　川朴 45 克　赤芍 9 克

【用法】水煎 2 次服，每日服 2 次，隔 6 小时服 1 次。

【主治】绦虫病。

【出处】《祖传秘方大全》

### 方六　石榴雷丸饮△

【组成】石榴根 120 克　雷丸 9 克　槟榔 30 克　大黄 9 克

【用法】以水 500 毫升煎至 150 毫升（小孩减半），空心顿服，服药 4 小时后，虫随大便排出。若只排出虫的下半部，再服药可排出其上半部。

【主治】绦虫病。

【注意事项】服药后有轻度呃逆，不必治疗可自愈，勿服油腻、肥甘之物，妊娠禁服。

【出处】《祖传秘方大全》

### 方七　胡萝卜末

【组成】胡萝卜心 10 克

【用法】取胡萝卜当中的内心，晒干研成细末，开水 1 次送服，早晚各 1 次。

【主治】绦虫病。

【出处】《偏方大全》

### 方八　椰子果肉

【组成】椰子 1 个

【用法】将椰子凿破先饮汁，然后劈开吃椰子内白色肉，每日早晨空腹 1 次吃完，3 小时后方可进食，无副作用。

【主治】绦虫病。

【出处】《偏方大全》

### 方九　祛虫合剂<sup>△</sup>

【组成】槟榔 36 克　石榴皮 36 克　雷丸 30 克

【用法】将槟榔和石榴皮煎汤，雷丸研末，以药汤冲雷丸粉，1 日 1 次，空腹服，连服 3 次。

【主治】绦虫病。

【出处】《家庭实用便方》

### 方十　外治法

【组成】陈醋适量

【用法】冲洗肛门，每晚 1 次。

【主治】绦虫病。

【出处】《中医外治方药手册》

### 方十一　槟榔承气汤

【组成】槟榔 100 克　甘草 15 克　大黄 20 克（后下）　芒硝 25 克（冲服）

【用法】将前 2 味加水适量先煎，15 分钟后放入大黄，继煎 10 分钟，将药液倒入装有芒硝的碗内约 200 毫升，然后将余药再加水适量，煎 10~15 分钟，再将药液混于前液中，共约 400 毫升，晨起空腹时服 200 毫升，4 小时后再服 200 毫升，中午便可进餐。

【主治】绦虫病。

【出处】《百病奇效良方妙法精选》

# 癌性疼痛

癌性疼痛，常见于各种癌症中、晚期。治疗颇为棘手，中医药有些独到的治法、方药，特别是中药外治，近年来临床效果颇佳，可供选择使用。

本病可参考中医学"胁痛"、"胃脘痛"、"腹痛"等证治疗。

### 方一　抗癌一号散

【组成】穿山甲珠 30 克　三七 40 克　人参 20 克　麝香 3 克　全蝎

20 克　蜈蚣 20 条

　　【用法】上药研成细面共分成 60 等份，每次服 1 份，日服 2 次。

　　【主治】癌性疼痛。

　　【出处】河北中医，1989，11（4）：27.

### 方二　冰片酊

　　【组成】冰片 30 克　白酒 1 斤

　　【用法】将冰片放入白酒中，将溶液外涂疼痛处，1 天 10 余次，局部溃烂处禁用。

　　【主治】晚期癌痛。

　　【出处】中国医药报，1987 年 1 月 19 日，第 4 版

### 方三　鼠妇饮△

　　【组成】干鼠妇 60 克

　　【用法】水煎 2 次，共取汁 240 毫升，混合后每天分 4 次口服。

　　【主治】肝癌晚期肝区疼痛。

　　【注意事项】服药期间禁食酸辣，腥味。

　　【出处】浙江中医杂志，1989，24（2）：70.

### 方四　消肿止痛膏

　　【组成】制乳没各 30 克　龙胆草、铅丹、冰片、公丁香、雄黄、细辛各 15 克　密陀僧、干蟾皮　大黄各 30 克　煅寒水石 60 克　姜黄 50 克　生南星 20 克

　　【用法】各为细末，和匀。用时取酌量药粉调入凡士林内，摊于纱布上，贴敷肿块部位，隔日 1 换。

　　【主治】肝癌，肝肿大，肝区疼痛。

　　【出处】《当代中国名医高效验方 1000 首》

### 方五　肝癌止痛方

　　【组成】癞蛤蟆 1 只　雄黄 30 克

　　【用法】将活癞蛤蟆去内脏，将雄黄放入其腹内并加温水少许、调成糊状，敷在肝区疼痛最明显处，然后固定。夏天敷 6~8 小时，冬天 24 小时换 1 次。

【主治】肝癌引起之肝区疼。

【出处】中国医药报，1987年1月19日；第4版.

### 方六　香蚣散

【组成】蜈蚣10条　生米壳45克　陈皮45克　硼砂30克　蚤休45克　全蝎30克　乳香30克　没药30克　紫花地丁45克　银朱9克　麝香1.5克

【用法】上药各研细粉、混匀。每次用乔麦粉打成稀糊、调药粉，按疼痛部位的大小，外敷于对侧（肝区部位的对侧）皮肤上，每敷一对时，换药1次。或2日换药1次。

【主治】肝癌肝区疼痛。

【出处】中医药信息，1988，（5）：21.

### 方七　肺癌止痛方

【组成】新鲜蒲公英

【用法】捣碎，将药汁直接敷于痛处皮肤，外盖3层纱布，中央夹1支凡士林纱布，以减慢药汁蒸发。

【主治】肺癌引起的疼痛。

【出处】中国医药报，1987年1月19日；第4版.

### 方八　雄参膏

【组成】雄黄15克　白矾15克　硇砂1克　黄柏30克　乳香15克　没药15克　麝香2克　蟾酥2克　苦参30克　冰片3克

【用法】上药各研细粉混匀，用蛋黄油调膏。敷患处，每日换药1~2次。

【主治】子宫癌晚期，腹疼剧烈者。

【出处】中医药信息，1988，（5）：22.

### 方九　肾癌外治方

【组成】冰片、藤黄各3克　麝香0.3克　生南星20克

【用法】共为细末，酒、醋各半调成糊状，涂布于腰区瘤块处，干则易之。

【主治】晚期肾癌局部疼痛。

【出处】江苏中医杂志，1986，7（10）：12.

### 方十　硼脑膏

【组成】金银花9克　鱼脑石6克　黄柏6克　硼砂6克　冰片0.6克

【用法】共研细粉，用香油、凡士林，调成软膏，用棉球蘸药膏塞鼻孔内，或用药粉，吸入鼻孔内，1日3次。

【主治】鼻咽癌，持续性头痛。

【出处】中医药信息，1988，（5）：23.

# 类风湿关节炎

类风湿关节炎是一种以关节病变为主的慢性全身性自身免疫性疾病。病变多侵犯小关节和脊柱，约80%患者的发病年龄在20~45岁左右，男女之比为1∶3。该病早期有游走性关节疼痛和功能障碍，晚期则表现为关节僵硬、变形甚至丧失劳动力终致残废。

类风湿关节炎属中医学痹证范畴。从各地报道来看，运用中医中药治疗本病具有肯定的疗效。

### 方一　祛风止痛汤<sup>△</sup>

【组成】青风藤20克　九节兰20克　海风藤20克　雷公藤10克　皂角刺10克　乌梢蛇10克　生甘草梢6克

【用法】水煎服，每日1剂。随症加减。

【主治】类风湿关节炎。

【出处】浙江中医杂志，1988，23（11）：501.

### 方二　遂藤汤<sup>△</sup>

【组成】甘遂2克　制川乌、制草乌、麻黄各10克　独活15克　秦艽15克　汉防己15克　伸筋草20克　乌梢蛇20克　黄芪30克　白芍30克　鸡血藤25克　大枣5枚。

【用法】水煎，日服1剂，1~3月为1疗程。甘遂研末清晨空腹米汤送服，随症加减。

【主治】类风湿关节炎，关节肿大。

【治　疗】治疗 38 例，总有效率 94.33%。

【出处】北京中医，1988，(6)：33.

## 方三　泽补汤

【组成】泽漆、补骨脂、虎杖、威灵仙、雷公藤、白花蛇舌草各 30
克　丹参、当归各 20 克　全蝎 9 克　昆布、海藻各 10 克　蜈蚣 3 条
细辛 3 克

【用法】每日 1 剂，水煎服。兼有发热者加青蒿 20 克，银花、地丁
各 30 克；游走性疼痛者加徐长卿、磁石各 30 克，双钩 12 克；体虚者加
黄芪 30 克，党参 20 克；久用药觉胃部不适者，加蒲公英 30 克。

【主治】类风湿关节炎。

【出处】《实用专病专方临床大全》

## 方四　逐痹汤

【组成】麻黄 10 克　细辛 5 克　羌独活各 15 克　黄芪 30 克　全虫
10 克　蜈蚣 3 条　䗪虫 15 克　丹参 25 克　天南星 15 克　徐长卿 20 克

【用法】每日 1 剂，文火煎煮，分 2 次温服，1 个月为 1 疗程。

【主治】类风湿关节炎。

【出处】《百病奇效良方妙法精选》

## 方五　顽痹合剂

【组成】川断 15 克　桂枝 9 克　骨碎补、赤芍、威灵仙、当归各 12
克　独活、穿山甲、地龙、全蝎、乌梢蛇各 10 克　制马钱子 2 克

【用法】每日 1 剂，水煎分 2 次服。

【主治】类风湿关节炎。

【出处】江苏中医，1989，10 (2)：22.

## 方六　生马钱子丸

【组成】生马钱子 30 克　白花蛇 2 条　蜈蚣、乌梢蛇、地鳖虫、地
龙各 50 克　赤芍 100 克　生甘草 60 克

【用法】马钱子去壳，诸药均放入烘箱或用文火烤干，研粉，制蜜
丸 300 粒，装瓶备用。成人初期每日 2 次，每次 2 丸；如无中毒反应，
每次再增加 1 丸，最多每日不能超过 12 丸；饭后吞服。服至全身肌肉

有轻微抽动为最佳治疗量，勿再增量，以免中毒。1个月为1疗程。

【主治】类风湿关节炎。

【出处】广西中医药，1987，10（2）：封三.

### 方七　温阳通络汤<sup>△</sup>

【组成】桂枝、知母、附子、防风各12克　赤芍、白术、鸡血藤、海风藤、忍冬藤各30克　麻黄6克　生姜10克　甘草3克

【用法】水煎服，每日1剂。

【主治】类风湿关节炎。

【出处】陕西中医，1986，7（3）：129.

### 方八　乌蛇祛风通络汤

【组成】乌梢蛇15克　独活10克　羌活10克　当归10克　防风6克　细辛6克　伸筋草20克　老鹳草20克　豨莶草20克　黄芪20克

【用法】水煎，每日1剂，分早晚2次服用，并用药渣局部外敷。上肢关节疼明显加片姜黄12克；下肢关节疼加川牛膝10克；腰痛者加螃蟹虫10克，土鳖虫5克；寒盛加乌头6克；湿盛加苍术、黄柏各10克；热盛加知母10克，忍冬藤30克。

【主治】类风湿关节炎。

【出处】陕西中医，1986，7（6）：172.

### 方九　止痛擦剂

【组成】生半夏30克　生南星30克　生川乌30克　生草乌30克

【用法】加入50%酒精500毫升浸泡，外擦患处。

【主治】类风湿关节炎。

【出处】浙江中医杂志，1983，（12）：540.

### 方十　木瓜药酒<sup>△</sup>

【组成】木瓜、防风、防己、红花各30克　生地、灵仙、当归、土茯苓各60克

【用法】泡酒3周后，取滤液。另外用白花蛇1条，蕲蛇30克，乌梢蛇30克，泡酒3周，取其滤液。2种滤液合并，每次服10~15毫升，每日服3次。

【**主治**】类风湿关节炎。

【**注意事项**】高血压及心脏病、肝病、肾病患者慎用。

【**出处**】《百病良方》第一集（增订本）

### 方十一　蠲痹六虫汤

【**组成**】炙全蝎，炙蜈蚣各 1~1.5 克（研吞）　炙蛴螬、炙靳蛇、甘草各4.5克　炙䗪虫6克　炙衔草、寻骨风、钻地风、露蜂房各9克　当归15克

【**用法**】每日 1 剂，水煎分 2 次服。

【**主治**】类风湿关节炎。

【**出处**】《百病奇效良方妙法精选》

# 臌　胀

臌胀是因腹部胀大如鼓而命名。以腹部胀大，皮色苍黄，甚则腹皮青筋暴露，四肢不肿，或微肿为特征。多因酒食不节，情志所伤，感染血吸虫，劳欲过度，以及黄疸，积聚失治，使肝、脾、肾功能失调，气、血、水淤积于腹内而成。西医学中的肝硬化腹水，以及结核性腹膜炎，腹腔内肿瘤等疾病发生腹水而出现类似臌胀的证候者，均属本病范畴。

### 方一　益气化积消臌汤

【**组成**】黄芪、丹参、泽兰叶、黑豆皮各 20~30 克　赤芍、败酱草各 15~18 克　白术、茯苓、泽泻、郁金、当归、莱菔子各12~15 克

【**用法**】每日 1 剂，水煎分 2 次送服：紫河车粉、水牛角粉各2~3克，三七粉3~6克，二丑粉3~9克。临床可随证加减。

【**主治**】肝硬化腹水。

【**出处**】中国医学文摘，1986，10（1）：18.

### 方二　二甘粉

【**组成**】甘草、甘遂各15克　鲜姜9克

【**用法**】上 2 味共为细末，分为 8 等份。每次用鲜姜 9 克去皮捣烂为糊，与 1 份二甘粉调和，分置于 2 块 6×5 厘米的胶布上并敷于患者双

侧曲泉穴。用药后 4 小时人尿量开始增量。12 小时达高峰，于 24 小时内取下敷药。可连续外敷 3 次，然后间隔 3~5 天再敷。局部常有色素减退，一般无水泡、溃疡等发生。

【主治】肝硬化腹水。

【出处】中国医学文摘，1986，10（1）：18.

## 方三　消胀万应汤

【组成】大腹皮 30 克　陈香橼、莱菔子、神曲各 20 克　川朴、鸡内金各 15 克　砂仁 10 克　干蝼蛄 10 个（焙、分 2 次冲服）益母草100 克

【用法】上药水煎 300 毫升，日 1 剂分 2 次服。阴虚邪结型加鳖甲30 克。15 日为 1 疗程，疗程之间不停药。开始 1 周配合小剂量双氢克尿噻加氨苯喋啶。

【主治】肝硬化腹水。

【出处】吉林中医，1987，（2）：13.

## 方四　鸡骨干漆丸

【组成】鸡骨草 2000 克　干漆、三七粉各 200 克　丹参、谷芽、鸡屎白各 1000 克　莪术、三棱、山药粉各 500 克

【用法】干漆炒至无烟，放冷研细粉过筛，和三七粉合匀备用。鸡屎白放瓦上烘干焙黄，加水 1000 毫升，煎半小时过滤去渣，澄清备用。其余药物水煎 4 次。第 1 次煎 2 小时，第 2~4 次煎 1 小时，合并滤液后加鸡屎白水，再加火浓缩成膏状，放入冰糖 500 克和蜜糖适量，加入山药粉做丸，每丸重 10 克。每次 1~2 丸，日服 3 次。

【主治】臌胀。（肝脾肿大、肝硬化及肝硬化腹水）。

【出处】浙江中医杂志，1986，21（5）：201.

## 方五　宣通汤△

【组成】杏仁、大腹皮、郁金、香附各 10 克　苡仁、茵陈、海金沙、金钱草各 30 克　六一散、太子参、泽泻、丹参各 15 克　黄芩、鸡内金各 6 克

【用法】每日 1 剂，水煎服。

【主治】臌胀。腹大如鼓，青筋隐现，巩膜及皮肤黄染，神疲纳

差等。

【出处】浙江中医杂志，1986；21（5）：205.

### 方六　化瘀开肺汤<sup>△</sup>

【组成】柴胡、桃仁、莪术、紫菀、桔梗、椒目、葶苈子各10克
赤芍20克　当归、丹参各15克　生牡蛎（先煎）30克　川楝子12克

【用法】每日1剂，水煎服。

【主治】肝硬化腹水。

【出处】新中医1986；（6）：35.

### 方七　葱白合剂

【组成】新鲜葱白10根　芒硝10克

【用法】将上两味共捣成泥，敷患者腹部神阙穴，上盖塑料薄膜及
纱布，用橡皮膏固定，以防药液外流或敷药脱落。1日7次，敷前先用
酒精棉球擦净脐部污垢，以利药物的吸收，天冷时宜将葱白合剂加温后
再敷。

【主治】肝硬化腹水。充血性心衰、肠功能紊乱等腹水。

【出处】浙江中医杂志，1987，22（11）：497.

### 方八　五参五皮饮

【组成】丹参、黄芪皮各30~60克　党参、北沙参、苦参、玄参、
大腹皮、腹水草各15克　茯苓皮30克　木莲果9克　丹皮、青皮各
6克

【用法】每日1剂，水煎服。上消化道出血者加生大黄粉（分吞）
3~5克，黄疸加马蹄金30克，茵陈15克，锌浊度增高加地耳草、虎杖
各15克，肝脾肿大加鳖甲15克。

【主治】肝硬化腹水。

【出处】浙江中医杂志，1987；22（1）：512.

### 方九　三合汤

【组成】人参10克　黄芪30克　青皮10克　马鞭草（鲜）30
克　二丑10克　茵陈15克　木瓜10克　桃仁10克　红花6克　槟榔8
克　白术10克　田七粉10克（冲服）　蟋蟀末10克（冲服）

【用法】每日 1 剂，水煎服。

【主治】臌胀。

【出处】《百病奇效良方妙法精选》

### 方十　利水消胀汤<sup>△</sup>

【组成】茯苓 50 克　陈皮 15 克　青皮 15 克　枳壳 15 克　川朴 15 克　槟榔片 15 克　大腹皮 15 克　大戟 5 克　甘遂 2.5 克　木香 10 克

【用法】用白酒调面将甘遂包在面糊内煨熟，取出破碎后入药内。以上为成人 1 日量，水煎 2 次分服。

【主治】臌胀。症见形体消瘦，面色暗黄，腹部增大，食后胀痛加剧，腹部脉络显露等。

【出处】吉林中医药，1989，(6)：26.

### 方十一　消臌散

【组成】甘遂、大黄、槟榔、二丑、牙皂角各等份。.

【用法】共为细面，每次 6 克，姜汤送下，1 日 1 次，早晨空腹时服，服后除大便泻水外无不良反应。

【主治】水肿，气臌。

【注意】孕妇忌服，禁食盐、碱、生冷食物 120 天，满期后，用盐必须从少而多。

【出处】《祖传秘方大全》

### 方十二　蛙鸡丸

【组成】青蛙 1 只　砂仁 20 克　鸡矢醴 3 克　二丑 10 克

【用法】将青蛙腹部除去内脏，放入 3 味药，用纸包裹扎紧，外涂一层稀泥糊，用文火焙焦黄（但不要烧成炭），研面水泛为丸。每服 2 克，日服 3 次。禁食油腻和酒烟。

【主治】膨胀。

【出处】《祖传秘方大全》

### 方十三　化瘀通气排水方

【组成】柴胡 9 克　赤芍 15 克　丹参 15 克　当归 15 克　生牡蛎 30 克（后下）　广郁金 9 克　川楝子 12 克　桃仁 9 克　红花 9 克　桔梗 9

克　紫菀 9 克　蘆虫 9 克　椒目 9 克　葶苈子 9 克

【用法】每日 1 剂，水煎分 2 次服。体虚加阿胶 9 克（化冲），便实加大黄 9 克。

【主治】肝硬化腹水。

【出处】《当代中国名医高效验方 1000 首》

# 头　痛

头痛系患者的一种自觉症状。指整个或局部头部的疼痛感觉。可出现于多种急慢性疾患中。以外感风邪所致者居多，有风寒、风热、风湿之别。内伤头痛者多因肝、脾、肾三脏的病变以及气血失调所致，风热头痛多为头中烘热胀痛，甚则胀痛如裂；风寒头痛多为形寒头胀，头痛牵及后颈板滞；风湿头痛多为头痛如裹，上犯巅顶。内因所致的肝阳头痛多偏痛在两侧，头晕明显；寒滞头痛多偏在巅顶，痛时脑户觉冷，畏风；气虚头痛多为疼痛绵绵，劳累则甚；血虚头痛多兼有眩晕、心悸；痰浊头痛多为头痛昏蒙，胸膈胀闷，呕恶痰涎；肾虚头痛多为痛如针刺，痛处不移，得寒温而不解。

## 方一　速效镇痛散

【组成】白芷 30 克　川芎 15 克　细辛 10 克　升麻 10 克　冰片 6 克　薄荷 10 克

【用法】将上药共研末，贮瓶备用。用药棉蘸少许药粉塞鼻，深吸气，左痛塞左，右痛塞右，两侧痛双侧同塞。

【主治】神经性头痛，偏头痛，慢性鼻窦炎所致头疼；龋齿，牙周炎所致牙痛。

【出处】山东中医杂志，1987，6（6）：43.

## 方二　祛风散热汤△

【组成】连翘、菊花、桑叶、黄芩各 9 克　薄荷、藁本、白芷各 3 克　苦丁茶 6 克　夏枯草、茅根各 13 克　荷叶半张（6 克）

【用法】将上药每日 1 剂，水煎 6~7 分钟，分 2 次早晚服。

【主治】偏正头痛。

【出处】山东中医杂志，1987，6（4）：42.

### 方三　速效救心丸

【组成】速效救心丸 15~20 粒

【用法】发作时服；头痛间歇期每次口服 8 粒，1 日 2 次；有发作先兆时口服 10 粒。

【主治】血管神经性头痛。

【出处】中医杂志，1988，29（1）：60.

### 方四　理气通窍汤

【组成】丹参 40 克　川芎、白芍、香附各 25 克　元胡 10 克　茯苓、防风各 30 克　白芥子、羌活各 15 克　柴胡 5 克　白芷 3 克

【用法】上药每日 1 剂，加水煎服，每日 2 次。

【主治】血管性头痛，表现为一侧或双侧颞额部眼眶疼痛，或后颈或顶部呈持续性跳痛，刺痛，烦躁，恶心呕吐，面色苍白等。

【出处】山西中医，1987，8（6）：246.

### 方五　定痛散

【组成】细辛、徐长卿、川芎各 9 克　蜈蚣、山奈各 6 克　冰片 0.5 克

【用法】上药分别研细末，装瓶备用。以涤确良或绸布一小块，包药末少许，塞入鼻孔中，左右交替塞用，每日更换 1~2 次。偏头痛者左塞右，或右塞左。上药用完为 1 疗程，间隔 3~5 日再进行第 2 疗程。

【主治】各种头痛。如血管性头痛，偏头痛紧张性头痛，慢性头风痛，枕神经痛等。

【出处】山西中医，1987，8（6）：266.

### 方六　萝冰散△

【组成】红皮白心萝卜 1 只　冰片末少许。

【用法】将红皮白心萝卜削如手指头大小，用竹针在萝卜上端刺一小孔，孔内放冰片末少许。右侧头痛塞右鼻孔，左侧头痛塞左鼻孔，吸气 3 分钟。

【主治】剧烈头痛。

【出处】《祖传秘方大全》

### 方七　熏脑灵

【组成】辛夷30克　荆子30克　二花30克　川芎30克　土茯苓30克　防风30克　细茶叶30克

【用法】上药每日1剂，加水煎服，每日2次。

【主治】雷头风。症见血气热重头炸痛如破，甚至在痛处起疙瘩，服别药无效，应服此药。

【出处】《祖传秘方大全》

### 方八　头痛宁汤

【组成】当归、川芎、红花、天麻、白蒺藜、制乳没各10克　蜈蚣2条　全蝎、细辛各3克　黄芪20克

【用法】每日1剂，水煎服。20天为1疗程，停药后仍痛者隔1周再服。服药期间不并用他药。

【主治】血管神经性头痛。

【出处】《实用专病专方临床大全》

### 方九　头痛嗜鼻散

【组成】白芷10克　冰片1克

【用法】先将白芷研细末，再将冰片研细和匀，再研至极细末为度，瓷瓶收贮备用。每用少许嗜鼻，左痛嗜左鼻，右痛嗜右鼻，或和棉球蘸药粉少许塞鼻孔亦可，每日2～3次。有鼻炎者忌用。

【主治】偏头痛，神经血管性头痛发作。

【出处】《当代中国名医高效验方1000首》

### 方十　九白镇痛汤

【组成】白菊花10～30克　白芍10～30克　白芷10～30克　白芥子6～18克　白附子3～10克　白僵蚕3～10克　白蒺藜6～18克　白术10～24克　葱白1～5茎　葛根10～30克　制乳没各3～15克　甘草6～12克

【用法】上药每日1剂，水煎服。

【主治】各类头痛。

【出处】河南中医，1989，（1）：32.

## 方十一　蝉葛芎芍汤

【组成】蝉衣、葛根、川芎、白芍、白芷各 15 克　细辛 3 克　甘草 6 克

【用法】日 1 剂，水煎服。受风寒诱发者加桂枝 6 克。

【主治】血管神经性头痛。

【出处】中国医学文摘（中医），1985，9（3）：168.

## 方十二　立愈汤

【组成】何首乌 9 克　土茯苓 30 克　天麻 6 克　当归 9 克　防风 6 克

【用法】每日 1 剂，水煎分 2 次服。

【主治】一切头痛，不拘正痛，或左或右偏痛皆效。

【出处】河北中医，1988，10（2）：2.

## 方十三　桑没定痛汤

【组成】桑叶 25 克　没药、黄芩、川羌、川芎、白菊、防风各 15 克　半夏 10 克　枳实 7.5 克　甘草 5 克

【用法】每日 1 剂，水煎服，6 剂为 1 疗程。可随症加减。

【主治】风热头痛。

【出处】黑龙江中医，1985，（4）：41.

## 方十四　头痛丸

【组成】黄芪、当归、川芎、地龙各 30 克　细辛 15 克

【用法】共为细末，炼蜜为丸，每丸 6 克，每次服 1~2 丸，痛重时可服 3 丸，日服 2~3 次，白开水或黄酒送服。汤剂：黄芪 30 克，川芎 15 克，当归、地龙各 10 克，细辛 6 克，每日 1 剂水煎服。一般只用丸剂，在头痛剧烈时，汤、丸并用，症缓时改用丸剂。

【主治】内伤头痛（血管性头痛，三叉神经痛，枕大神经痛，肌紧张性头痛等）。

【出处】中国医学文摘（中医），1985，9（1）40.

## 方十五　头风散

【组成】白芷 75 克　川芎、制川乌、生甘草、天麻各 30 克

【用法】共为细末，若肝火盛者用龙胆泻肝汤加石决明 30 克煎汤送服，无明显兼症者以细茶 1 撮，薄荷 1.5 克泡水送服。1 月为 1 疗程。

【主治】肌紧张性头痛。慢性持续性额、颞、枕部束箍样疼痛并与精神紧张有关，各项检查无特殊发现者。

【出处】中医杂志，1986，27（8）：20.

### 方十六　清肝和解汤

【组成】银柴胡、炒黄芩、制半夏、制香附各 10 克　荆芥、防风各 6 克　夏枯草 12 克　甘草 3 克

【用法】日 1 剂水煎分 2 次服。疼痛剧烈者加川芎、白芷、郁金；呕吐者加竹茹。

【主治】眉棱骨痛。

【出处】中国医学文摘（中医），1986，10（6）：350.

### 方十七　颅痛饮

【组成】生白芍 20 克　钩藤、川芎各 30 克　细辛 15~18 克　生石决明 50 克（先煎）

【用法】每日 1 剂，水煎 2 次分服。重症可加服半剂，每 8 小时服 1 次

【主治】血管性头痛。

【出处】上海中医药杂志，1986，（2）：36.

# 眩　晕

眩晕是目眩与头晕的总称。目眩即眼花或眼前发黑，视物模糊；头晕即感觉自身或外界景物旋转，站立不稳。两者常同时并见，故统称为眩晕，多属肝的病变，可由风、火、痰、虚等多种原因引起。可见于西医学中的多种疾病。如耳性眩晕之梅尼埃综合征，迷路炎，内耳药物中毒，位置性眩晕，晕动病等；脑动脉粥样硬化，高血压脑病，某些颅内占位性病变，感染性疾病及变态反应性疾病，高血压，低血压，阵发性心动过速，头部外伤后眩晕，神经官能症等，以眩晕为主要表现者，均属本病范畴。

### 方一 定眩汤

【组成】代赭石、牡蛎各 20 克 白芍 草决明、钩藤、半夏、茯苓、陈皮、旋覆花、竹茹、五味子、柴胡、黄芩各 10 克 甘草 3 克

【用法】先将上药用凉水浸泡 30 分钟，再用文火煮 30 分钟，每剂煎 2 次，将 2 次煎出的药液混合，分 3 次温服。病重者每日 2 剂，病轻者每日 1 剂。

【主治】耳源性眩晕。

【出处】河北中医，1989，11（3）：32.

### 方二 眩晕药枕△

【组成】菊花 100 克 丹皮、白芷、川芎各 250 克 细辛 250 克（另包）

【用法】头痛较剧者加细辛 250 克（另用小袋装放药枕里，痛止时，可拿去），体胖下午面部有潮红者，丹皮、川芎可增加至 375 克，胃气弱者如感白芷气味不适，可减去白芷 125 克。以上药物装入洁净的布袋中，睡时枕头。

【主治】眩晕、高血压、偏头痛、头昏失眠等。

【出处】《临床验方集锦》

### 方三 清泄肝胆方

【组成】柴胡 9 克 黄芩 15 克 半夏 12 克 青皮 9 克 枳壳 9 克 竹茹 9 克 龙胆草 9 克 栀子 9 克 蔓荆子 12 克 苍耳子 9 克 大青叶 15 克

【用法】每日 1 剂，水煎分 2 次服。

【主治】内耳性眩晕。

【出处】《当代中国名医高效验方 1000 首》

### 方四 黄精四草汤

【组成】黄精 20 克 夏枯草 益母草 车前草 豨莶草各 15 克

【用法】每日 1 剂，水煎分 2 次服。

【主治】高血压性眩晕。

【出处】《百病奇效良方妙法精选》

### 方五　平肝定眩汤△

【组成】煅磁石、生石决明各 30 克　白蒺藜、菊花各 15 克　龙胆草 10 克

【用法】每日 1 剂，水煎服。若伴轻度高血压加茺蔚子，怀牛膝；呕吐严重加竹茹，旋覆花，陈皮，清半夏；耳鸣加蝉衣；纳差加陈皮，枳壳，神曲。

【主治】眩晕之肝阳上扰型，症见头晕，头痛耳鸣，烦躁易怒，口苦面赤，少寐多梦，每因烦劳或恼怒而加剧。

【出处】陕西中医，1987，8（8）：341.

### 方六　镇眩汤

【组成】川芎、白芍各10~16 克　当归、生地、桂枝各 10~12 克白茯苓 12~18 克　白术　甘草各 10 克　生龙牡各 30~60 克

【用法】每日 1 剂，水煎服。15 日为 1 疗程。

【主治】各类眩晕。

【出处】《实用专病专方临床大全》

### 方七　钩藤竹茹汤

【组成】钩藤 40 克（后下）　姜竹茹 30 克　制半夏 12 克　泽泻30 克

【用法】日 1 剂水煎服。随症加减。缓解后选用杞菊地黄汤或六君子汤善后。

【主治】反复、突然的剧烈眩晕，听力减退，耳鸣，恶心呕吐等梅尼埃综合征表现。

【出处】中国医学文摘（中医）　1985：9（3）：169.

### 方八　眩晕合剂

【组成】珍珠母 15~60 克　代赭石 15~30 克（2 药先煎 3 分钟）柴胡 3~10 克　枳实 6~10 克　白芍 10~30 克　玄参、生地各 10 克　甘草3 克

【用法】每日 1 剂，水煎早晚分服，病重呕吐者，频频内服，并随症加减。服药 1~6 剂。

【主治】内因所致的眩晕。

【出处】福建中医药，1985，16（6）：17.

### 方九　止眩汤△

【组成】黄芪30～50克　丹参30～60克　葛根、鸡血藤各30～40克　赤芍20～30克　山楂1～15克　川芎、当归、红花、广地龙各10克　桃仁、生甘草各9克

【用法】每日1剂，水煎服。随症加减。

【主治】眩晕（高血压并脑动脉硬化，单纯脑动脉硬化，颈椎病等所致的眩晕）。

【出处】北京中医　1986，（5）：24.

### 方十　眩晕丸

【组成】当归、五味子、淮山药、酸枣仁、龙眼肉各等分

【用法】将上药共研细末，过80目筛，蜜制为丸，每丸重5克，日服3次，每次2丸，温水送下。

【主治】梅尼埃综合征。

【出处】中医杂志，1986，27（11）：63.

# 心　悸

心悸包括惊悸和怔忡，是指病人自觉心中悸动，惊惕不安，甚则不能自主的一种病症。临床一般多呈阵发性，每因情志波动或劳累过度而发作。且常与失眠、健忘、眩晕、耳鸣等症同时并见。心悸的形成，常与心虚胆怯，心血不足，心阳衰弱，水饮内停，瘀血阻络等因素有关。西医学中的各种原因引起的心律失常，如：心动过速，心动过缓，早搏，房颤，房室传导阻滞，束支传导阻滞，病态窦房结综合征，预激综合征，心力衰竭，心肌炎，心包炎及一部分神经官能症等，均属本病范畴。

### 方一　甘草黄泽汤

【组成】炙甘草、生甘草、泽泻各30克　黄芪15克

【用法】水煎服日1剂。自汗失眠者先服桂枝加龙骨牡蛎汤，待兼

症消失后再服本方。

【**主治**】室性早搏。

【**出处**】陕西中医，1989，10（6）：247.

### 方二　益气温阳活血汤

【**组成**】党参、黄芪、丹参各30克　补骨脂、附子各9克　川芎12克　桂枝、甘草各6克

【**用法**】每日1剂水煎服。阴虚加生地，麦冬，五味子；下肢浮肿加车前子；早搏频繁加甘松。

【**主治**】老年人心律失常。

【**出处**】中国医学文摘（中医），1983，7（1）：13.

### 方三　渗湿逐饮汤

【**组成**】半夏10克　风化硝10克（冲）　茯苓31克　花槟榔10克　猪苓31克　郁李仁16克

【**用法**】每日1剂，水煎分2次服。

【**主治**】痰饮心悸。症见心悸心慌，伴有失眠、头晕等。

【**出处**】《北京市老中医经验选编》

### 方四　整脉饮

【**组成**】生地15克　桂枝6~12克　麦冬15克　甘草6克　丹参15克　黄芪15克　大青叶15克　苦参12克　茶树根15克

【**用法**】每日1剂，水煎分2次服。

【**主治**】病毒性心肌炎及其后遗症伴见心律失常者。症见胸闷心悸，心烦少寐，口干咽痛，舌质偏红，脉有歇止。

【**出处**】《当代中国名医高效验方1000首》

### 方五　黄连生脉散

【**组成**】黄连、炙五味子各6克　麦冬、党参（重症用人参6克）各12克　枣仁12克　夜交藤15克

【**用法**】每日1剂，水煎分3次服。7天为1疗程，根据病情治疗1~3个疗程。可随症加减。

【**主治**】早搏，心悸，怔忡，脉结代。

【出处】浙江中医杂志，1987，22（10）：445.

### 方六　平补镇心丹

【组成】党参、怀山药、龙骨各15克　五味子、炙远志各5克　酸枣仁、熟地各12克　茯苓、麦冬各10克、肉桂2克　炙甘草3克

【用法】每日1剂，水煎服。

【主治】心悸怔忡，胆怯少寐，胸闷眩晕，腰背酸楚，脉细数结代。

【出处】浙江中医杂志，1987，22（12）：558.

### 方七　加味小柴胡汤

【组成】柴胡、炒黄芩各12克　清半夏6克　党参15克　云苓40克　龙齿、龙眼肉各30克　炙甘草10克　大枣7枚　生姜5克

【用法】每日1剂，水煎服。午饭前，夜间入睡前各温服1次。

【主治】心慌每值中午发作，惊惕不宁，胸前憋闷，静时慢慢缓解，愈时如常人。

【出处】浙江中医杂志，1987，22（10）：472.

### 方八　心率减速汤

【组成】伏龙肝100克　沙参20克　首乌20克　枸杞15克　丹参15克　丹参15克　山药30克　菟丝子18克，牡蛎20克　厚朴8克

【用法】每日1剂，水煎服。

【主治】窦性心动过速。

【出处】中国医学文摘（中医），1985，9（3）：141.

### 方九　宁心饮

【组成】太子参15~30克　麦冬15克　五味子6克　淮小麦30克　甘草6克　大枣7枚　丹麦15克　百合15克　龙牡各30克　磁石30克

【用法】每日1剂，水煎分2次服。

【主治】窦性心动过速，室上性心动过速，心脏神经官能症等。

【出处】《难病辨治》

### 方十　除颤汤

【组成】丹参20克　苦参15克　炙甘草15克　柏子仁10克　三

七10克　川芎10克　五味子15克

【用法】水煎服，每日1剂。可随症加减药物。

【主治】心悸。快速型心房纤颤。

【出处】吉林中医药，1989，（1）：14.

### 方十一　桂茯饮△

【组成】桂圆肉9克　茯神4.5克　炙远志6克　枣仁12克　红枣5枚　橘饼1个

【用法】上药煎茶饮之。

【主治】心悸。

【注意】忌食冷品。

【出处】《祖传秘方大全》

### 方十二　壮元丸

【组成】人参6克　白茯神（去皮木）、当归（酒洗）、酸枣仁（炒）各9克　麦门冬（去心）、远志（去心）、龙眼肉、生地黄（酒洗）、玄参、朱砂、石菖蒲（去毛，一寸九节者佳）各9克　柏子仁（去油）6克

【用法】上药为细末，猪心血为丸，如绿豆大，金箔为衣，每服20~30丸，糯米汤送下。

【主治】心悸、失眠。

【出处】《万病回春》

### 方十三　养心散△

【组成】柏子仁、炒枣仁、朱茯神各9克　知母、琥珀、朱砂各6克　大赤金泊5张

【用法】诸药共研细末，每次服4.5克，开水送下。

【主治】惊悸失眠，心跳不安。

【出处】《祖传秘方大全》

# 失　眠

失眠是指经常不易入寐，或寐而易醒，甚至彻夜难眠。多由于外感

或内伤等病因，致使心、肝、胆、脾、胃、肾等脏腑功能失调，心神不安所致。症见心烦、失眠、头晕耳鸣，甚则五心烦热、多汗等证。西医学中的神经官能症、高血压、脑动脉硬化、贫血、肝炎、更年期综合征以及某些精神病等所出现的失眠均可参考本病治疗。

### 方一　润燥交心汤

【组成】白芍、当归、熟地、玄参各30克　柴胡、石菖蒲各3克

【用法】上药每日1剂，水煎2次，下午3点、晚8点各服1次，每次1茶杯。

【主治】顽固性失眠。

【出处】山东中医杂志，1986，29（3）：42.

### 方二　补心安神膏

【组成】黄芪60克　党参30克　沙参60克　生地60克　当归60克　赤芍60克　川芎60克　阿胶30克　黄芩20克　川黄连10克　女贞子30克　旱莲草60克　金樱子60克　五味子60克　远志肉30克　生牡蛎80克　珍珠母80克　焦麦芽60克　桑椹子6克　鲜葡萄2500克　鲜苹果4000克（切片）蜂蜜150克　冰糖60克

【用法】将上药除阿胶外，共入锅中，煎煮4小时，去净药渣，置文火上浓缩，加鲜葡萄和鲜苹果，再煎，再去净渣，加蜂蜜150克　冰糖60克　徐徐吸膏，同时将阿胶溶化于膏内，以滴水成珠为度，贮于瓶中。每日早晚各服1匙，开水化服。

【主治】用脑过度，失眠，食欲不佳，大便秘结。

【出处】中医杂志，1988，29（7）：59.

### 方三　一百三白汤

【组成】百合30克　白芍12克　白薇12克　白芷12克

【用法】将上药加凉水50毫升，浸泡半小时后用文火煎，沸腾后半小时取药汁，然后再加凉水150毫升，依前法煎，先后共取药汁300毫升左右，两次混合，分早晚2次温服。7天为1疗程。可随症加减。

【主治】神经衰弱。

【出处】河北中医，1989，11（4）：15.

### 方四　朱砂散[△]

【组成】朱砂3~5克

【用法】用干净白布1块，涂浆糊少许，将朱砂细末均匀粘附于上，然后外敷涌泉穴，胶布固定。用药前先以热水把脚洗净，睡前贴敷。

【主治】不寐。

【出处】广西中医药，1988，11（6）：48.

### 方五　安神酒[△]

【组成】远志、熟地黄、菟丝子、五味子各18克　石菖蒲、川芎各12克　地骨皮24克　白酒600毫升

【用法】上药用白酒600毫升浸泡1周，过滤，装入瓶内，密封，勿令泄气。每日早晚各饮10毫升（酒量大者可酌加），不能饮酒者可改为水煎。

【主治】失眠、健忘症。

【出处】《临床验方集锦》

### 方六　半夏白术天麻汤

【组成】半夏12克　白术、天麻各15克　茯苓30克　陈皮9克甘草9克　生姜、大枣适量为引

【用法】上方每日1剂，水煎服。

【主治】顽固性失眠属脾虚痰滞者，症见入眠难，恶梦纷纭，易醒，醒后难眠，头昏脑胀，眼涩目眩乏力、腹胀、纳差等。

【出处】陕西中医，1987，8（2）：74.

### 方七　枣仁安神粉[△]

【组成】酸枣仁粉10克　茶叶15克

【用法】清晨8时前冲泡绿茶15克饮服，8时后忌饮茶水，晚上就寝前冲服酸枣仁粉10克。

【主治】不寐症。

【注意】高血压病，心动过速，习惯性便秘者及哺乳妇女慎用。

【出处】中国医学文摘（中医），1985，9（1）40.

### 方八　镇心安神汤

【组成】生龙骨 10~30 克　生牡蛎 30 克　朱茯苓 12 克　紫丹参、炒枣仁、夜交藤各 30 克　合欢皮 12 克

【用法】可随症加减。每日 1 剂水煎服，疗程 3 天。头煎药均于睡前服，下午或傍晚服 2 煎药，但早醒者待醒后服 2 煎药。

【主治】严重失眠症。表现为入睡困难，易醒，每夜睡眠累计不足 3 小时，或早醒后不能再入睡，甚至通宵不寐。

【出处】中国医学文摘（中医），1985，9（1）：100.

### 方九　养阴镇静丸

【组成】党参、当归、茯苓各 100 克　丹参、玄参、寸冬各 75 克　柏子仁 25 克　五味子 62.5 克　生地、远志、桔梗、夜交藤各 50 克　珍珠母 125 克　朱砂 12.5 克　蜂蜜适量

【用法】将上药共为细末，每 100 克药粉加蜂蜜 110 克，制成重 9 克蜜丸，每服 1 丸，日 3 次，10 日为 1 疗程。

【主治】失眠症。

【出处】中国医学文摘（中医），1986，10（4）：234.

### 方十　女贞子汤

【组成】女贞子 30 克　酸枣仁 15 克　石莲子 10 克　五味子 5 克　琥珀末 4 克（冲服）

【用法】每天 1 剂，分 2 次服，5 天为 1 小疗程，10 天为 1 大疗程。结合针刺陶道穴，快速进针，深 1.5~2 寸，不留针，每日上午 1 次，连续 5 次。

【主治】顽固性失眠。

【出处】新中医，1982，（11）：34.

### 方十一　丹硫膏

【组成】丹参 20 克　远志 20 克　石菖蒲 20 克　硫黄 20 克

【用法】上药共研细末，装瓶备用。用时加白酒适量，调成膏状，贴于脐中，再以棉花填至与脐部平齐，用胶布固定，每晚换药 1 次。

【主治】失眠。

【出处】吉林中医药　1989，（3）：28.

### 方十二　加味苓甘汤<sup>△</sup>

【组成】茯苓、白术、山药各 15 克　桂枝、远志、菖蒲、肉桂、钩藤各 10 克　黄芪 25 克　升麻 5 克

【用法】每日 1 剂，水煎服。

【主治】不寐伴头晕、健忘、神疲等。

【出处】吉林中医药，1987，（3）：26.

### 方十三　茯鸡饮<sup>△</sup>

【组成】茯神 15 克　生鸡子黄 1 枚

【用法】将茯神用 1 杯半水煎取 1 杯，稍停，兑鸡子黄 1 枚，搅匀备用，临睡前，先以温水洗足，然后趁热服下，时间不长，即可安眠。

【主治】失眠。

【出处】民间秘验方

# 癫　狂

　　癫与狂都是精神失常的疾患。癫证以沉默痴呆，语无伦次，静而多喜，表情淡漠为特征；狂证以喧扰不宁、躁妄打骂、动则多怒、精神亢奋为特征。两者在症状上不能截然分开，又能相互转化，故癫狂并称。本证多见于青壮年。多因阴阳失调，七情内伤，痰气上扰，气血凝滞为主要因素所致。西医学中的某些精神病均属本病范畴。

### 方一　黄牛角煎剂

【组成】黄牛角 20~50 克

【用法】每日服用黄牛角为主的煎剂，可辨证加减药物，服药前 4 天停用其他抗精神病药，疗程 1~2 个月。或口服黄牛角粉，每日 3 克，分 3 次，配半量的抗精神药物治疗。

【主治】精神分裂症。

【出处】山西中医，1986，2（6）：26.

### 方二　解郁散

【组成】陈皮　半夏　枳壳　竹茹　栀子　红花　香附　菖蒲

山楂 苍术 砂仁 苏合香冰片

【用法】研末制成胶囊，每个胶囊含生药 0.45 克，口服4~8粒/日 2 次。

【主治】精神病，（精神分裂症，神经官能症，忧郁症，焦虑症，心因性精神障碍及强迫症等。）

【出处】天津中医，1986，3（5）：19.

### 方三 酸枣仁汤

【组成】酸枣仁6克 甘草10克 知母15克 茯苓12克 川芎 9克

【用法】每日1剂，水煎服。

【主治】忧郁症，焦虑性神经症，精神分裂症妄想型、肝豆状核变性精神障碍等。

【出处】河南中医，1987（1）：21.

### 方四 滚痰开郁汤

【组成】煅礞石9~15克 磁石21~30克 生铁落30~60克 芫花、甘遂、大戟各3~9克 胆星、竺黄、枳实、竹茹、黄芩各6~9克 沉香1~2克 生大黄12~18克 菖蒲、芒硝各3~9克

【用法】取铁锈水之上清液4碗，先煎前3味药约40分钟后，再下芫花、甘遂、大戟、胆星、竺黄、枳实、竹茹、黄芩，药液煎至400~500毫升后投入沉香、生大黄、菖蒲、芒硝，文火煎1~2沸，去渣顿服，每日1剂。可随证加减。

【主治】癫狂病。

【出处】中国医学文摘（中医），1983，7（1）：39.

### 方五 重剂大黄汤

【组成】生大黄30~150克 生地30克 黄连5克 橘红20克 天竺黄10克 菖蒲30克 生龙骨30克 生牡蛎30克

【用法】水煎服，每日1剂，重症病人日服2剂。

【主治】反应性精神病，躁狂忧郁性精神病，精神分裂症，癔病。

【出处】《实用专病专方临床大全》

### 方六　豁痰定狂汤

【组成】生龙齿 30 克　生牡蛎 30 克　生石决明 30 克　生珍珠母 30 克　胆草 10 克　天竺黄 10 克　九节菖蒲 10 克　郁金 10 克　旋覆花 10 克　代赭石 10~30 克　金礞石 10~30 克　沉香 3 克　黄芩 10 克　大黄 6 克

【用法】水煎 300 毫升，分 2 次服。另用甘遂 1.5 克、朱砂 1.5 克研细，每早空腹 1 次随汤药送下。

【主治】狂妄打骂，不避亲疏，或登高而歌或弃衣而走。

【出处】《当代中国名医高效验方 1000 首》

### 方七　承礞汤△

【组成】大黄 15 克（后下）　黄连、黄芩、远志、芒硝（冲服）各 10 克　枳实、川朴各 12 克　炒枣仁 25 克　珍珠母 20 克　礞石 30 克　朱砂 6 克（分三冲服）

【用法】日 1 剂，水煎服，早晚分服。若肝胆火盛者加胆草、芦荟；痰火盛者加胆南星、川贝。可配朱砂安神丸日 2 次，每次 2 丸。

【主治】狂证。

【出处】中国医学文摘（中医），1987，10（4）218.

### 方八　红彤丸

【组成】姜黄、郁金、蝉蜕、明雄黄、槟榔各 30 克　巴豆（去皮和内皮脂膜炒黄）、大枫子（去外皮炒黄）各 60 克

【用法】分 6 次配制，先放石臼内捣至红色，加入适量面，醋制成硬糊。以十法操作 5 次后与第 1 次的硬糊混匀，制成梧桐子大小的丸剂，晒干备用。隔日 1 次，每次 3~18 丸（极量为 25~30 丸）。早晨温开水空腹送服。

【主治】狂躁型精神病，抑制型精神病，小儿惊风、抽搐等。

【出处】《祖传秘方大全》

### 方九　万病散

【组成】生黑白丑 30 克　熟黑白丑（醋制）70 克　香附（醋制）50 克　臭芜荑 2 克

【用法】制成散剂，隔日 1 次，每次 15~25 克，早晨空腹服。

【主治】各型精神病伴有内脏疾患，如心脏病，肺结核，胃肠道病和一般身体虚弱者。

【注意】服药后 2 小时出现一般腹泻症状，不要急于用止泻药。随着药物作用的消失，而腹泻逐渐自愈。

【出处】经验方

### 方十 远枣散△

【组成】炒远志 120 克 炒枣仁 120 克 茯神 120 克 飞朱砂 12 克

【用法】共研末，每日早晚各服 1 次，每次 6~9 克，用温水冲冰糖送服。

【主治】精神恍惚，如痴如呆，语无伦次，举动失常。

【出处】《祖传秘方大全》

### 方十一 白羚钩颅散

【组成】羚羊角 12 克（锉末） 白矾、枯矾各 300 克（研细末）双钩藤 600 克（研粉） 陈年死狗颅骨 1 具（用铁锅封闭微火烤成黄色，研细末混合备用）

【用法】成人每次服 6~9 克，每日 3 次，饭前白开水冲服，年老体弱或儿童患者酌减。7 天为 1 疗程，一般用药 3 个疗程。

【主治】癫狂病。

【出处】《实用专病专方临床大全》

### 方十二 甘香汤

【组成】大黄、黑白丑各 21 克 元明粉、芜黄、葶苈子 15 克 生甘草 4.5 克 化橘红、柴胡、银花（上等）、杭菊花各 9 克 姜黄、酒黄芩、川木香各 6 克 薄荷、竹茹各 3 克

【用法】水煎服，重症可配合用冬眠灵辅助治疗。

【主治】有自杀行为的精神病人和不愿服散剂者。

【出处】新中医，1986，(2)：15.

### 方十三 加味温胆汤

【组成】清半夏 10 克 广陈皮 10 克 茯神 12 克 远志 10 克 竹

茹 12 克　枳实 10 克　九节菖蒲 10 克　矾郁金 10 克　天竺黄 10 克　磁石 30 克　生龙齿 15 克　生牡蛎 15 克　胆南星 10 克　朱砂 1.5 克（冲）

【用法】每日 1 剂，水煎分 2 次服。

【主治】沉默寡言，或喃喃自语，精神失常。

【出处】《当代中国名医高效验方 1000 首》

### 方十四　吹鼻取嚏法

【组成】细辛、牙皂（炮）、白芷、藜芦　白矾（焙半生）、鹅子食草各 10 克　灯芯适量（烧存性）

【用法】上药共研细末，加入麝香 0.9 克研匀，每日 2 次，取少许取嚏。

【主治】癫狂。

【出处】《中国民间疗法》

# 癫　痫

癫痫是一种发作性神志异常的疾病，又名"痫证"或"羊痫风"。其特征为发作性精神恍惚，甚则突然仆倒，昏不知人，口吐涎沫，两目上视，四肢抽搐或口中做猪羊叫声，移时苏醒。本病发作特点具有突然、暂智、反复三个特点。与西医学所称的癫痫基本相同，无论原发性或某些继发性癫痫均属本病范畴。

### 方一　琥珀散

【组成】琥珀 12 克　硼砂 30 克　朱砂 6 克

【用法】将上药分别研细混合制成散剂服用。1　5 岁每次 0.5 克，6~9 岁每次服 1 克，10~15 岁每次服 1.5 克，成人每次服 2 克，均是每日服 2 次，服 1 个月为 1 疗程，停药 1 周，不愈可连服 2~4 个疗程。服药期间停服其他药服。

【主治】癫痫。

【出处】河南中医，1989，9（4）：39.

### 方二　蛴砂散△

【组成】蛴蝎 1.5 克　朱砂 9 克　黄酒适量。

【用法】以上为成人用量，10～14岁者朱砂为4克，5～10岁蜈蚣1克，朱砂2克，5岁以上者酌减。上药各研细末，晚间睡前服药。将1次量的蜈蚣、朱砂混合倒入茶杯里，用少量黄酒调匀，再用适温汤冲服，卧床覆被，出透汗为宜，隔半月或1月服1次，服5次无效者停服。服药期间禁食刺激物，如辣椒、白酒等。

【主治】癫痫。

【出处】山东中医杂志，1987，6（2）：40.

### 方三 甲鱼定痫汤

【组成】活鳖1只（斤许者良） 胆南星10克 天竺黄5克

【用法】先将鳖以清水冲洗干净，煮熟去壳，不去内脏，然后以纱布裹南星入之，并加油盐，文火炖烂，再去南星渣。需估计在未发作之前服用，吃肉喝汤。且以汤冲服天竺黄，1次用完，每日1次，连服10日为1疗程。

【主治】癫痫。

【出处】山东中医杂志，1987，6（3）：51.

### 方四 羚角饮△

【组成】羚羊角粉0.1克

【用法】冲服，1日3次

【主治】癫痫持续状态。

【注意】需与"琥珀抱龙片"及下方同用，疗效更佳。

【出处】中医杂志，1988，29（2）：4.

### 方五 抗痫平肝汤△

【组成】玳瑁9克 黄芩9克 夏枯草9克 珍珠母30克 牡蛎30克 白金丸9克 地龙9克 蜈蚣9克 蝎尾3条

【用法】上药每日1剂，加水煎煮2次，取药汁混合，分2次服。

【主治】癫痫持续状态。

【注意】上述2方均为7岁儿童用量，成人酌加量。

【出处】中医杂志，1988，29（2）：4.

### 方六 抗痫育阴汤△

【组成】珍珠母30克 牡蛎30克 夏枯草9克 磁石30克 淡子

芩9克　钩藤9克　朱茯苓9克　天麻9克　麦冬9克　玄参9克　生地9克　（此为6岁儿童量，成人酌加量）

【用法】上药每日1剂，水煎服。

【主治】头痛型癫痫。癫痫发作时头部裂开样感觉伴翻滚呼叫。

【出处】中医杂志，1988，29（2）：4.

### 方七　痫可定

【组成】青礞石200克　白矾200克　全蝎85克　蜈蚣85克　天龙100克　鹿角霜200克　紫河车200克　珍珠母200克

【用法】将上药烘干，用粉碎机粉碎后，加赋形剂等压成片，每片含0.3克。成人每日2～3次，分3次服，儿童酌减。

【主治】癫痫。

【出处】江苏中医，1985，（9）：18.

### 方八　通窍活血癫痫散△

【组成】天麻、川贝、胆星、琥珀、朱砂各10克、姜半夏、陈皮、石菖蒲、远志、全虫、僵虫、川芎、红花、桃仁、赤芍各15克　煅礞石、茯苓各30克　潞党参、紫河车、丹参各50克　麝香1克

【用法】上药共研细末，早晚各服1次。成人每次5.5克，小儿酌减。用老姜、老葱煎汤送服，1个月为1疗程。

【主治】癫痫。

【出处】四川中医，1986，4（9）：17.

### 方九　癞蛤蟆汤

【组成】癞蛤蟆雄雌各1只　雄黄、甘草各3克　猪肚子1个

【用法】先将雄黄、甘草粉碎混匀，放入癞蛤蟆口内，用线将口缝合，再装入猪肚子内，缝合好，加水1000毫升，文火煎至500毫升即可。每早空腹服20～50毫升，一般服后10～60分钟即恶心、呕吐痰涎为奏效，如无呕吐可逐渐加重呕吐（致吐）痰涎为度，注意中病即止，不可尽剂。

【主治】癫痫。

【出处】《百病奇效良方妙法精选》

### 方十　二虫定痫散△

【组成】蜈蚣　全蝎各等份。

【用法】共为细末，每服1~3克（按年龄、病情增减用量），1日3次，开水送下。痰多者加川贝母、天竺黄；火盛者加黄连、龙胆草。

【主治】癫痫、抽搐。

【出处】《当代中国名医高效验方1000首》

### 方十一　加味抵当汤

【组成】水蛭12克　虻虫9克　桃仁12克　大黄9克　䗪虫9克　地龙15克　僵蚕9克　全蝎6克　蜈蚣2条　花蕊石20克

【用法】每日1剂，水煎分2次服。

【主治】外伤性癫痫。

【出处】《中医内科新论》

### 方十二　鱼胶散

【组成】鱼鳔30克（切碎面炒）　皂矾30克（炒红色）　铅丹30克（炒黑色）　朱砂9克（研细）

【用法】将前3味研极细末，掺入朱砂拌匀。晨起用热黄酒1杯，冲服8克。如服药后出现恶心呕吐者，可隔日服。

【主治】癫痫。白天发作而频繁者。

【出处】中医杂志，1988，219（8）：47.

### 方十三　宁痫散

【组成】槟榔30克　黑丑30克　酒大黄25克　制南星120克　皂角30克

【用法】上药共为细末，砂糖调拌。间歇期，每日晨起空腹调服1次，成人每次6克，小儿每次3克；发作时入麝香少许，用姜汤（汁）送下，用量与间歇期同。疗程必须在1个月以上。

【主治】癫痫。

【出处】中国医药学报，1989，（6）：46.

### 方十四　止痫散

【组成】羚羊角粉1.5克　琥珀3克　双钩藤6克　全蝎3克　蜈

蜈 1 条　　朱砂 6 克　　牛黄 0.6 克　　天竺黄 5 克　　金箔 3 张　　珍珠 0.3 克　　僵蚕 3 克　　天麻 5 克　　薄荷叶 3 克　　蝉蜕 6 克　　雄黄 1.5 克　　甘草 5 克　　麝香 0.06 克

【用法】将上药研为细面，混匀备用。周岁以内每服 0.5 克　　1~2 周岁每服 1 克　　3~5 周岁每服 1.5 克，6~10 周岁每服 2.5 克，日服 3 次，白水或白糖水送服。

【主治】小儿癫痫。

【出处】广西中医药，1988，11（4）：48.

### 方十五　平痫丸

【组成】皂角 6 克　　制巴豆霜 6 克　　枳实 15 克　　青礞石 9 克　　橘红 15 克　　清半夏 15 克　　槟榔片 9 克　　胆南星 15 克　　钩藤 9 克　　川贝母 9 克　　广木香 9 克　　郁金 9 克　　海金砂 15 克　　瓜蒌仁 9 克

【用法】上药研成细粉，炼蜜为丸，每丸 1 克（含药 0.5 克）。初次每日口服 8 丸，以后每日递增 2 丸，直到每日口服 16 丸，如仍未控制发作可再增量至每日 24 丸，持续服药半年后，病情稳定无复发者，可逐渐减量，每日口服 8 丸维持。年龄小，体质差者可酌减。

【主治】癫痫大发作。

【出处】山东中医杂志，1988，7（3）：19.

### 方十六　愈痫丸

【组成】甘遂、大戟、白芥子、天麻、全蝎、僵蚕各 10 克　　蚕沙 5 克　　麝香 0.1 克（可用冰片 1.5 克代）

【用法】共研细末，神曲糊丸如绿豆大，成人 3 丸/日 3 次，空腹淡姜汤送下，小儿酌减。

【主治】癫痫证。

【出处】中国医学文摘（中医），1985，9（3）：169.

### 方十七　抗痫散

【组成】薄荷 0.2 克　　防风、黄连、荆芥、胆南星、清半夏各 0.3 克　　金银花 0.7 克　　巴豆（去壳去油）2 枚。

【用法】上药共研末，和面粉 400 克　　芝麻 120 克，烙成焦饼，1 日分 2 次服完。

【主治】原发性癫痫大发作。

【出处】中国医学文摘（中医），1985，9（3）：169.

# 失　语

　　失语是指言语不清或不语，或吐字不清楚，但言不达意，多见于神经系统疾病中，如脑血管疾病或其后遗症中多伴有失语。失语症是言语产生的第一阶段——脑内言语形成阶段各结构的损害或生理过程失调造成的症候群。临床可分为运动性失语症，感觉性失语症，意义性失语症，命名性失语症，混合性失语症等。此外，还可见因精神因素导致的失语，或暴哑失语等。失语是一种症状，多出现在其他疾病中，中医学中的中风后遗症之语言謇涩或舌謇即指失语，多与肢体瘫痪，半身不遂等同时出现。

## 方一　资寿解语汤

【组成】防风、白附子、羌活、僵蚕各10克　天麻15克　羚羊角、全蝎、甘草各3克

【用法】每日1剂水煎服。配合针灸。

【主治】运动性失语。

【出处】浙江中医杂志，1987，22（12）：536.

## 方二　活舌解语散

【组成】茯苓90克（姜汁1匙，竹沥1杯拌渍后晒干）　全蝎20克　僵蚕、当归、郁金各60克　天麻、羌活各30克

【用法】上药共研细末，日服3次，每次9克，小儿酌减，食后开水调服。

【主治】用于脑炎、脑血管病、脑外伤等脑病后遗症失语。

【出处】中国医学文摘（中医），1985，9（3）1：169.

## 方三　疏肝开窍汤

【组成】党参15克　白术6克　茯苓15克　清夏9克　陈皮9克　柴胡9克　枳壳6克　菖蒲9克　郁金9克　川芎9克　远志12克　当归12克　丹参18克　红花6克

【用法】每日1剂，水煎服。

【主治】失语顽症。因情志刺激而病，忧思郁怒，突受惊恐，气机郁闭，声喑不出者，症见头晕头重，失眠多梦，不能言语。

【出处】经验方

### 方四　通窍解语汤<sup>△</sup>

【组成】柴胡、白术、薄荷、细辛、菖蒲各3克　青皮、蝉蜕、郁金各6克　山栀子、连翘、茯苓各9克

【用法】每日1剂，水煎日分3次服。可配合针灸。

【主治】暴哑失语。情志刺激，突病暴哑，不能言语。

【出处】新中医，1986，(6)：18.

### 方五　乳沥饮

【组成】人乳、竹沥各5毫升

【用法】上2味炖温1次服，连服2天。

【主治】癔病失语。

【出处】浙江中医杂志，1987，22（11）：494.

### 方六　补陈汤<sup>△</sup>

【组成】黄芪100克　赤芍、归尾各15克　川芎、桃仁、地龙、半夏、陈皮、茯苓、菖蒲、郁金、竹茹各10克　红花6克　甘草5克

【用法】水煎服，每日1剂。

【主治】中风暴喑。突然失语（语言不利），口眼㖞斜，肢体麻木等证属风痰上扰型。

【出处】四川中医，1987，5（12）：30.

# 水　肿

　　水肿是因感受外邪，劳倦内伤，或饮食失调，使气化不利，津液输布失常，体内水湿运行障碍，导致水液潴留，泛溢于肌肤，引起以头面，眼睑，四肢，腹背甚至全身浮肿等为临床特征的病证。西医学中的心肝肾病变，急慢性肾小球肾炎，肾病综合征，充血性心力衰竭，内分泌失调，以及营养障碍等疾病所出现的水肿，都属本证范畴。

### 方一　化瘀利水汤

【组成】旋覆花（包）10 克　当归尾 10 克　茜草 10 克　益母草 15 克　柴胡 10 克　枳壳 8 克　赤芍 10 克　通草 5 克　麻黄 6 克　杏仁 10 克　茯苓 10 克　大腹皮 12 克

【用法】将上药每日 1 剂，加水煎煮 2 次，取药汁混合，分 2 次服用。

【主治】妇女更年期水肿。

【出处】中医杂志，1988，29（4）：23.

### 方二　益气养血利水汤

【组成】生黄芪 15 克　党参 15 克　白术 10 克　泽泻 10 克　当归 12 克　白芍 10 克　阿胶 10 克（烊化）　汉防己 10 克　木香 10 克　陈皮 5 克

【用法】上药每日 1 剂，水煎分 2 次服，15 剂为 1 疗程。可随证加减。

【主治】妇女特发性水肿症。

【出处】广西中医药，1988，11（1）：45.

### 方三　急性肾炎基本方

【组成】麻黄 10 克　赤小豆、苍术、石膏各 20 克　白术、茯苓、车前子各 15 克

【用法】上药每日 1 剂，加水煎煮 2 次，混合后分 2 次服用。

【主治】急性肾炎之水肿。

【出处】河北中医，1989，11（2）：26.

### 方四　消水丹

【组成】甘遂 15 克　二丑 15 克　商陆 18 克　防己 15 克　葶苈子 9 克

【用法】以上各药共为细末，每服 2～3 克，每次服后泻污水或清水 3～4 次，每日服 1 次。

【主治】肾病水肿。

【出处】《祖传秘方大全》

### 方五　防己黄芪汤加味

【组成】生黄芪、防己各 15 克　土炒白术 10 克　生姜 3 片　大枣 5 枚　赤小豆、玉米须各 30 克

【用法】上药每日 1 剂，加水煎服，每日 2 次。

【主治】功能性水肿。症见下肢浮肿，晨轻暮重，乏力肢麻，便溏等。

【出处】山西中医，1987，8（1）：27.

### 方六　绿豆附子汤

【组成】绿豆 250 克　盐附子 15 克　黄芪 60 克　党参、白术各 30 克

【用法】将前 2 味先煎 2 小时，然后与其他药一起水煎分 2 次服，每日 1 剂，连服 47 剂，再服金匮肾气丸，并每日用鹿含草 60 克煎水服。

【主治】慢性肾炎，全身浮肿，面色苍白，四肢不温，舌淡，脉沉细无力者。

【出处】四川中医，1986，4（1）：45.

### 方七　商陆麻黄汤

【组成】麻黄（先煎去上沫）1.5~3 克　商陆 3~6 克　茯苓皮　赤小豆各 10 克　泽泻 6 克

【用法】每日 1 剂，水煎服。

【主治】水肿阳水证，体质尚未大虚者。

【出处】浙江中医杂志，1986，21（9）：393.

### 方八　加味茯苓导水汤

【组成】茯苓、白术各 15 克　泽泻、麦冬、大白、木香、木瓜、紫苏、大腹皮、桑白皮、生姜皮各 12 克　砂仁、甘草各 10 克

【用法】每日 1 剂，水煎服。

【主治】各种原因所引起的局部或全身浮肿。

【出处】《实用专病专方临床大全》

### 方九　腹水饼

【组成】田螺 1 个　甘遂 5 克　雄黄 3 克　元寸 0.3 克

【用法】将前 3 味混合捣融，制成 5 分硬币大小之圆饼。再将元寸研为极细末，用时先取元寸 0.1 克放入神阙穴内，再以药饼盖其上，覆以纱布固定。每日 1 次。

【主治】一切水肿。

【出处】《百病奇效良方妙法精选》

## 方十 行气利水汤

【组成】木香、厚朴、大腹皮、槟榔片、枳壳、桑皮、茯苓各 30 克　薏苡仁 20 克　牛膝 15 克　冬瓜皮（或西瓜皮）100 克

【用法】每日 1 剂，水煎分 2 次服。服 6 剂停药 1 天，60 天为 1 疗程。

【主治】特发性水肿。

【出处】中医杂志，1987，28（7）：52.

## 方十一 敷贴法

【组成】蓖麻仁 70 粒　石蒜 1 个

【用法】将上二味药共捣烂，敷于两足涌泉穴，外盖纱布胶布固定。约 8 小时后去掉。每日 1 次，1 周为 1 疗程。

【主治】急、慢性肾炎水肿而体质较佳者。

【出处】《当代中药外治临床大全》

## 方十二 商陆饮

【组成】商陆 25 克　生杜仲 50 克　泽泻 25 克

【用法】上药每日 1 剂，每剂水煎至 300 毫升，每次 100 毫升，分 3 次服。30 天为 1 疗程。

【主治】肾性水肿。

【出处】吉林中医药，1990，（5）：8.

## 方十三 参芪三草汤

【组成】太子参 10 克　黄芪 15 克　白术 10 克　白花蛇舌草 20 克　淮山药 10 克　益母草 10 克　车前草 10 克　薏苡仁 10 克　生地 10 克　丹参 10 克　菟丝子 10 克　续断 10 克

【用法】水煎服每日 1 剂，分早晚服用。

【主治】小儿肾慢肾炎，水肿，蛋白尿。

【出处】吉林中医药，1990，（5）：10.

# 腰　痛

腰痛是指腰部一侧或两侧疼痛，是患者的一种自觉症状，可因多种疾病而引起。临床分为内伤、外感两大类，外感腰痛有：寒湿腰痛多腰部有冷重感；湿热腰痛多腰部有灼热感，或小便赤热等；肾虚腰痛多腰部酸软无力；瘀血腰痛，痛处多固定不移，痛如刀割，难以转侧。腰痛一证，外感内伤皆可产生，其病理变化常表现出以肾虚为本，感受外邪，跌仆闪挫为标的特点。腰为肾之府，故腰痛与肾的关系最为密切。西医学中的脊椎疾病，脊椎旁软组织疾病，脊髓及周围神经疾病，内脏疾病（腹腔与腹膜后疾病，盆腔疾患），功能性腰背痛等疾病所出现的腰部一侧或两侧痛，均属本病范畴。

## 方一　灵仙散

【组成】威灵仙末适量

【用法】日服 3 次，每次 6 克，白水送服。

【主治】寒性腰痛。

【出处】民间单验方

## 方二　腰痛散

【组成】陈刀豆 10 克（烧灰）补骨脂 1.5 克　肉苁蓉、杜仲各 3 克　青石盐少许　猪肾 1 只

【用法】将上药共研末，取青石盐少许与各药拌匀并装入 1 只洗净的鲜猪肾内，用青菜叶包裹猪肾，再以水调黄泥做外衣，放入燃烧的各壳灰内煨熟，除去黄泥及菜叶，以白酒送服，每日 1 次，连服 3 次。

【主治】肾虚腰痛。症见腰痛酸软绵绵不断，腿膝无力，兼面色㿠白、手足无力或面色潮红，五心烦热，失眠等。

【出处】湖南中医杂声，1987，3（2）：6.

## 方三　散寒通络汤△

【组成】地鳖虫、苍术　秦艽、当归、赤芍、怀牛膝、桑寄生各 10

克  独活、防风、川芎各6克

【用法】每日1剂，水煎服。

【主治】寒湿腰痛。腰部冷痛重着，连及两腿，转侧不利，虽静卧痛不减。

【出处】浙江中医杂志，1987，22（3）：109.

### 方四  活血通络汤△

【组成】地鳖虫、苍术、萆薢、当归、川牛膝、秦艽各10克  黄柏15克  车前子12克  木防己6克

【用法】每日1剂，水煎服。

【主治】湿热腰痛。腰痛伴有热感，小便短赤，舌苔黄腻，脉濡数。

【出处】浙江中医杂志，1987，22（3）：109.

### 方五  五圣止痛汤

【组成】白术、杜仲  （炒断丝）  防风、当归、穿山甲（炒、捣碎）各12克  黄酒60克

【用法】以水600毫升，煎取400毫升，分2次服完。也可捣成细面，装于胶囊内，每次服4粒，黄酒50毫升为引，1日3次。

【主治】慢性腰痛。

【出处】浙江中医杂志，1987，22（12）：537.

### 方六  搜风壮腰汤

【组成】独活9克  桑寄生、威灵仙、鸡血藤、骨碎补各15克  怀牛膝、当归、茯苓各12克  细辛、防风、红花、鹿角粉（分吞）、柴胡各6克  炙甘草3克

【用法】每日1剂，水煎服。

【主治】五更腰痛，每于五更发作，腰痛酸楚难眠，晨起后腰痛即失。

【出处】吉林中医药，1989，（1）：18.

### 方七  通络宁腰散△

【组成】骨碎补50克  威灵仙20克  杜仲20克  鸡血藤50克  红花20克  当归20克  白芷20克

【用法】上药共研细末，用酒调敷患处，外盖纱布，再在纱布上加热水袋热熨，每次 2 小时，每日 1 次。

【主治】慢性腰痛。

【出处】经验方

### 方八　杜桂散<sup>△</sup>

【组成】杜仲炒去丝、木香各 120 克　官桂 30 克

【用法】上药共为末，每服 6 克，空腹时温酒调下。

【主治】寒性腰痛。

【出处】民间单验方

### 方九　补肾丸<sup>△</sup>

【组成】枸杞子 60 克　山药 60 克　故纸（酒炒）60 克　杜仲（盐炒）60 克　沙苑蒺藜（酒炒）60 克　菟丝子（醋炒）60 克　核桃仁 60 克　棉花籽 60 克

【用法】诸药共研细末，炼蜜为丸。每丸 9 克。每次服 2 丸，日服 2 次，开水送服。

【主治】肾气虚，腰酸困疼痛久不愈。

【出处】《祖传秘方大全》

### 方十　增损羌活胜湿汤

【组成】羌独活、蒿木、川芎各 6 克　防风、秦艽、苓皮、桑枝各 9 克

【用法】水煎服，每日 1 剂。

【主治】风湿腰痛。

【出处】湖北中医杂志，1980，（5）：15.

### 方十一　凌晓五疏散

【组成】狗脊、赤白芍、秦艽、红花、乳香、炒甲片各 9 克　当归、川断、鸡血藤、杜仲、麻皮各 12 克

【用法】水煎服，每日 1 剂。

【主治】瘀血腰痛。

【出处】湖北中医杂志，1980，（5）：15.

### 方十二　加味芍药甘草汤

【组成】白芍 60 克　甘草 25 克　杜仲 18 克　菟丝子 12 克　淮牛膝、当归各 15 克　红花 8 克

【用法】每日 1 剂，水煎分 2 次服。疼痛消除后服六味地黄丸成药巩固疗效。

【主治】长期腰痛。反复发作，活动加剧，腰膝无力等症属劳伤肝肾，精血不足，经脉瘀阻，腰失濡养之腰痛。

【出处】四川中医，1988，6（1）：36.

### 方十三　固腰汤

【组成】白术 40~120 克　薏米 30~90 克　芡实 30~60 克　川断 20 克　寄生 20 克

【用法】每日 1 剂，水煎服。兼腰、腹、胃脘胀者加枳实、厚朴；少腹胀痛加川楝子、厚朴；白带多加土茯苓、连翘；月经淋漓不断加生黄芪、旱莲草；热淋与五味消毒饮合用。

【主治】非腰椎本身器质性病变的腰痛。

【出处】《实用专病专方临床大全》

# 第二章
# 外科疾病

## 疖

疖，疡毒之小者。一般说来，凡疖，初起疮形突起，肿势局限，根广1寸左右，红热而痛，出脓即愈。临床多从其形态特征，发病时令，以及部位而命名，如热疖（暑疖），多发性疖，坐板疮等。疖属阳毒，位于皮肤浅表，多由风热毒，暑热，湿热等邪毒侵袭，蕴结于肌肤，聚结而生。治疗时应知常达变，权衡机宜，方能药到病除。

### 方一　消炎方

【组成】黄连6克　黄芩10克　丹皮10克　赤芍10克　金银花10克　蚤休10克　连翘10克　三棵针15克　生甘草6克

【用法】先将上药，用适量清水浸泡30分钟，再放火上煎煮30分钟，每剂煎2次，每日1剂，将2次煎出的药液混合，早晚各服1次。

【主治】坐板疮，发际疮。

【注意事项】（1）坐板疮患者宜勤洗澡，勤换衣服，发际疮患者宜勤理发。（2）忌食辛辣，鱼腥等发物，少食甜腻饮食，经常保持皮肤清洁。

【出处】中医杂志，1988，29（3）：57.

### 方二　生葱蜂蜜膏△

【组成】蜂蜜、生葱各适量

【用法】共捣烂如泥，外敷患处，每日换药1~2次。

【主治】疖肿。

【出处】《百病良方》第一辑

### 方三　松藤乳没膏△

【组成】嫩松香 2500 克　藤黄 50 克　乳香、没药各 20 克　飞辰砂 30 克

【用法】依法用麻油适量熬成膏药肉，离火稍冷，加入飞辰砂 30 克调匀，乘热摊于桐油纸上，如铜币大小，即成红色小纸膏，对折备用。用时将小纸膏经酒精灯或置热水杯烘烊掀开，剪圆贴患处，未溃者每日更换 1 次；破溃脓出者，每日更换 2~3 次。

【主治】小儿暑疖。

【出处】江苏中医，1988，9（7）：42.

### 方四　蛇蜕散△

【组成】蛇蜕 0.5 克

【用法】剪成细末，加鸡蛋 1 个搅拌均匀，放入加有少量豆油的锅内（不加盐），煎炒熟后，晚上临睡前顿服，每日 1 剂，6 日为 1 疗程。化脓者局部须同时覆盖消毒敷料，不需加用其他药物。

【主治】多发性疖肿。

【出处】广西中医药，1988，11（3）：40.

### 方五　痈疖方

【组成】木芙蓉叶 50 克　山慈菇 15 克　白附子 20 克　海藻 20 克　紫草 20 克　天南星 15 克

【用法】共研细面，茶水调之，外敷患处，每日 3 次。

【主治】一切疔疮痈肿。

【出处】经验方

### 方六　水疖汤

【组成】昆布、海藻各 9 克　蒲公英、地丁、白茅根各 15 克　赤芍、黄芪各 10 克

【用法】水煎服，每日 1 剂。

【主治】小儿多发性疖肿。

【出处】浙江中医杂志，1985，20（8）：374.

### 方七　复方蒺藜泥

【组成】鲜蒺藜果适量（干品去刺）

【用法】粉碎后加红糖等量，用醋调成糊状，外敷于患部，用塑料纸覆盖，包扎固定，干后重换。

【主治】疔痈。

【出处】中西医结合杂志，1983，3（1）：51.

### 方八　生地汤<sup>△</sup>

【组成】生地 30 克　新鲜瘦猪肉 30 克

【用法】加水适量同煮或蒸，待猪肉熟后，将药、肉及汤顿服，亦可分几次服完，每日 1 剂。

【主治】疮疖。

【注意事项】①服药期间忌生冷辛燥之品。②病愈后严禁食用病死的家畜和家禽。

【出处】广西中医药，1981，（4）：5.

### 方九　僵蚕粉<sup>△</sup>

【组成】僵蚕 10 克

【用法】研粉，每次以温开水送服，每日 2 次。若直接吞服有恶心感，则装胶囊。对较大的疖肿，可辅以金黄软膏调适量冰片粉外敷。

【主治】多发性疖肿。

【出处】广西中医药，1983，6（9）：5.

### 方十　消疖膏<sup>△</sup>

【组成】猪苦胆若干

【用法】将胆汁倒入盆内，用干燥箱干燥，温度保持在 40 度左右，2 天后即可成膏糊状，或在太阳光下曝晒，膏成后，放入广口瓶内，置阴凉干燥处，切忌再次曝晒。用时将药膏摊在干净布上（最好是厚布），或厚纸上，药膏面积比疖肿面积大，厚如铜钱，贴在患处，以胶布固定，一般 2~3 天即可痊愈。

【主治】疖肿。

【注意事项】①膏药内加入少量姜汁和大葱白汁，疗效更佳。②药膏放置时间过长，会变干硬结，用时加入少量鲜胆汁搅匀，仍可使用。

【出处】广西中医药，1984，7（2）：30.

### 方十一　清热凉血解毒方

【组成】黄连 6 克　黄芩 6 克　黄柏 9 克　山栀 9 克　广犀角 3 克　鲜生地 30 克　赤芍 6 克　粉丹皮 9 克　白术 6 克

【用法】每日 1 剂，水煎分 2 次服。

【主治】多发性疖肿。

【出处】《中医外科心得》

### 方十二　疖疮消△

【组成】银花 18 克　连翘 15 克　苍术 18 克　黄柏 18 克　归尾 9 克　赤芍 9 克　猪苓 9 克　茵陈 30 克　车前子 9 克

【用法】每日 1 剂，水煎分 2 次服。

【主治】疖疮。

【出处】《当代中国名医高效验方 1000 首》

### 方十三　倍冰外涂粥

【组成】五倍子末 3 克　冰片 1.5 克　鸡蛋黄 2 斤

【用法】将鸡蛋煮取蛋黄，捣碎放在铁勺内，先用温火炒蛋黄至焦，然后用武火炒出油，去渣取油，再把五倍子末、冰片研匀，调入蛋黄油内，成粥状备用。局部洗净，把配好的蛋黄油摊于纱布上，外敷患处，1 日 2 次，3 天为 1 疗程。

【主治】疖肿。

【出处】《当代中药外治临床大全》

## 蛇头疔　红丝疔

疔，亦称疔疮，古称丁，是中医所特有的外科病名。其特点是疮形虽小，但根脚坚硬，有如钉丁之状，病热急剧，容易造成毒邪走散蔓延，是具有一定危害的外疡。根据发病部位的不同，而有不同的病名。发于手指的疔疮叫蛇头疔，相当于今之化脓性指头炎，皮下隐见红丝上窜的叫红丝疔，相当于今之急性淋巴管炎。

### 方一　猪胆套指法

【组成】猪胆1个　冰片1.5克　炙蜈蚣1条（研末）

【用法】将后2味药纳入猪胆汁内搅匀，再将患指套浸于猪胆汁内，每日1~2次。

【主治】蛇头疔初起，局部红肿灼痛。

【出处】《中医外科学》

### 方二　蜘蛛吸毒法

【组成】活蜘蛛1个

【用法】先将疔头挑破，用活蜘蛛放疔上吸拔其毒，少时蜘蛛不动，即取放冷水中自活，如毒　未尽可再吸之。

【主治】蛇头疔。

【出处】《中医外科学》

### 方三　葱茶液△

【组成】生油葱7条　茶麸60克　浸水老石灰60克

【用法】共捣后，放入杯内，将患指浸入药中，痛立止，如肿则将药渣外敷患处。

【主治】化脓指头炎。

【出处】《祖传秘方大全》

### 方四　蜈蚣松香套指法△

【组成】蜈蚣1条　松香18克

【用法】将蜈蚣焙干研末，与松香混匀，倒入盛有开水的缸中，粉末在热水中即自然溶成胶状，粘结成团，从水中取出胶状粘团，趁热捏成指套的形状，套在患指上，冷却后即固定成形。每日早晚取下指套，用温开水或生理盐水将患指及指套内的脓液洗净。

【主治】化脓性指头炎。

【出处】《百病良方》第三辑

### 方五　薄贴法

【组成】鲜蒲公英120克　雄黄6克　冰片少许

【用法】蒲公英用冷开水洗净，捣成泥状，雄黄及冰片研极细末，与蒲公英泥混匀，即成蒲黄膏（此膏保存时间不宜超过 24 小时，最好随用随制）。使用时，将此膏摊于牛皮纸上，敷于患处，每天换药 1~2 次，3~5 天为 1 疗程。

【主治】红丝疔。

【出处】《当代中药外治临床大全》

### 方六 巴蕉菖蒲洗方[△]

【组成】巴蕉树干 1500 克　石菖蒲根连叶 100 克

【用法】上药水煎，以热气熏患处，待药变温后洗患处，每日 2 次，3~5 天 1 疗程。

【主治】红丝疔。

【出处】《中国民间疗法》

### 方七 葱糖膏[△]

【组成】葱白 2 寸左右　红糖 6 克

【用法】上二味共捣烂，涂敷料上，包裹患处。2 日 1 次，一般 3~5 次即可愈。

【主治】蛇头疔。

【出处】辽宁中医，1980，（12）：42.

### 方八 白薇苍术汤

【组成】白薇 30 克　苍术 10 克

【用法】加水 2 碗，煎成 1 碗，1 次顿服，药渣捣碎敷患处，日 1 剂，连服 2 日。

【主治】红丝疔。

【出处】新中医，1989，21（6）：3.

# 痈　疽

痈疽是外科常见疾患，其特点是发病迅速，初起焮肿，继则灼热，肿胀疼痛，易向深部及周围扩散，溃脓稠黄。相当于西医学的急性化脓性淋巴结炎，急性化脓性蜂窝织炎，热性脓肿等。另外尚有一种阴疽是指发于肌肉之里，附筋着骨，病灶在深在里，初起无头，漫肿色白，不红不热，未成难消，已成难溃，损伤筋骨，后成瘘管，中医又称为"无头疽"。相当于西医学的急慢性化脓性骨髓炎，化脓性关节炎，以及骨结核。

### 方一　银芙二黄散

【组成】金银花、黄柏各30克　大黄、芙蓉花（或叶）各20克

【用法】以上4药分别研细，加入开水调成糊状，敷在患处，每日换药1次。

【主治】蜂窝织炎。

【注意事项】敷药时需露出脓顶，使溃后的脓液排流通畅。

【出处】四川中医，1988，6（7）：43.

### 方二　大黄瓜蒌汤△

【组成】大黄、牡蛎各18克　瓜蒌2个（山栀子亦可）　甘草11克

【用法】共剉碎，每服11克，水煎。

【主治】肿毒恶疮。

【出处】《奇效良方》

### 方三　雄芷散△

【组成】雄黄15克　白芷、黄芪各10克　乳香、没药、大黄各5克

【用法】研细末，拌匀。治疗时先于溃烂面撒上适量的药用苏打粉，再用食醋清洗到无沫为度，抹干并撒上药粉固定，每日换药1次，一般换药2~4次即可痊愈。

【主治】痈疽。

【出处】广西中医药，1982，（4）：45.

### 方四　三金散△

【组成】三七粉45克　金银花60克　蜈蚣（干）100条

【用法】研成极细粉末混合均匀，分装60包，每日2次，每次服1包。

【主治】慢性骨髓炎。

【出处】四川中医，1985，3（9）：41.

## 方五 白胡椒膏<sup>△</sup>

【组成】白胡椒10克 白酒及麦面粉各适量

【用法】将白胡椒研为极细末，用麦面粉拌匀，再加入白酒，以调拌成糊状为度，敷于患处，并用清洁布或手帕包扎固定。

【主治】无名肿毒，痈疽，淋巴结炎，急性扭伤。

【出处】四川中医，1987，5（5）：12.

## 方六 乌头膏<sup>△</sup>

【组成】草乌头粉适量

【用法】以水调涂患处。

【主治】痈疽发背，疔疮肿毒。

【出处】江苏中医杂志，1980，1（3）：40.

## 方七 琥珀蜡矾丸<sup>△</sup>

【组成】琥珀10克 白矾50克 雄黄5克 全蜂房1个 滴水石10克 川贝20克 朱砂5克 蜂蜜10克

【用法】除朱砂、蜂蜜外，分研极细末，和匀以蜜水为丸，朱砂为衣，如黄豆大小，日服20~30粒，温开水吞服。

【主治】痈疽，疮疡，疔毒，疔肿。

【出处】江苏中医杂志，1980，1（3）：43.

## 方八 花蜘散

【组成】花蜘蛛8份 冰片1份 樟脑1份 公丁香1份

【用法】分别研粉（花蜘蛛先烤干后研粉），拌匀，装瓶备用。同时按常规清洁疮面，将花蜘散塞入窦道内，再用伤湿止痛膏封闭；若有死骨，先取出再塞药，如无破溃，用本散外敷，伤湿止痛膏固定。一般2~3日换药1次（脓多可1日换1次），10~20次为1疗程。

【主治】慢性骨髓炎。

【出处】福建中医药，1981，12（3）：59.

## 方九 血藤粉

【组成】血藤根、叶粉各20克

【用法】将 100 克蜂蜡装入缸内置火上熔化。掺入血藤粉，搅匀，离火，趁未凝固时捏作厚 1 厘米的与痈肿面积大小形状相等的圆饼，然后覆盖在疮面上，外加敷料胶布固定，每日换药 1 次。

【主治】痈疽。

【出处】广西中医药，1989，12（1）：15.

### 方十　解毒散结汤

【组成】蒲公英、金银花、夏枯草各 15 克　当归、连翘各 10 克　板蓝根、玄参各 8 克　没药 5 克　僵蚕、炮山甲各 6 克　皂刺、全蝎各 3 克

【用法】水煎服，每日 1 剂。

【主治】急性化脓性颌下淋巴结炎。

【出处】山东中医杂志，1988，7（6）：27.

### 方十一　神功内托散

【组成】党参、黄芪各 30 克　茯苓、白术、赤芍各 12 克　川芎、附子、木香、鳖甲各 10 克　陈皮、甘草 6 克

【用法】水煎服，每日 1 剂。

【主治】重症痈疽发背。

【出处】江苏中医，1989，1（7）：9.

### 方十二　大黄蜂蜜膏△

【组成】绿豆 30 克　大黄 30 克　蜂蜜 50 克

【用法】将绿豆、大黄研末，加入蜂蜜调成糊状，敷于疮面，厚约 1 毫米，范围超过疮面 2 厘米，每日换药 1 次。

【主治】痈疽（发际疮）。

【出处】广西中医药，1984，7（2）：30.

### 方十三　乌柏散△

【组成】川乌头（炒）、黄柏（炒）各 37 克

【用法】研细末，用唾液调匀涂患处（留头），干则以米泔水湿润之。

【主治】痈疽肿毒。

【出处】《憎深集方》

## 方十四 马勃膏△

【组成】马勃粉适量

【用法】以米醋调匀，外敷患处。

【主治】痈疽。

【出处】《外科良方》

## 方十五 巴蜡丸

【组成】巴豆500克 黄蜡（即蜜蜂蜡）90克

【用法】将巴豆除去外皮，和黄蜡共炼为丸。先将黄蜡加温，待溶开后，加入巴豆，用小火，边搅边凉，以巴豆不崩裂为宜，搅15分钟左右即可。成人每次服5粒，每天服3次。

【主治】急慢性化脓性骨髓炎。

【注意事项】服药时，切不可嚼碎服下，只能囫囵吞下，才可完全没有副作用。

【出处】经验方

## 方十六 全蝎核桃粉△

【组成】全蝎3个 核桃肉3个

【用法】共研细，热酒冲服。

【主治】痈疽。

【出处】《中医外科学》

## 方十七 祛湿消邪汤

【组成】薏苡仁60克 生甘草9克 金银花、蒲公英、当归各3克

【用法】水煎服，每日1剂。

【主治】下肢痈疽。

【出处】《中医外科学》

# 臁 疮

小腿臁骨处溃烂难敛之疾称为"臁疮"。本病多见于久立、久行之

中年男性及下肢伴有青筋怒张者，主要发于双小腿内、外臁骨处，相当于西医学所说的慢性下肢溃疡，俗称"老烂脚"。

### 方一　臁疮膏

【组成】炉甘石 250 克　铅粉 150 克　血竭 30 克　龙骨 10 克　轻粉、冰片各 15 克

【用法】上药研极细末，白蜡 90 克切成小块，香油 2 斤倒入锅内煮沸，用新柳枝不时搅拌，同时陆续放入白蜡，待滴水成珠不散时，放入炉甘石、龙骨、血竭、铅粉，极力搅拌均匀，放置冷处，再下轻粉、冰片，搅匀，投入冷水中去火毒。4~8 天更换 1 次。

【主治】臁疮久不收口。

【出处】浙江中医杂志，1985，20（5）：213.

### 方二　杞根液△

【组成】鲜枸杞根半斤

【用法】洗净泥沙，加水 3000 毫升，煎熬成 2000 毫升药液，倾入容器内，趁热熏蒸疮面，药汁减温后，反复轻洗疮面，每次熏洗 30 分钟左右，冬季适当缩短时间，熏洗完毕，待患肢晾干后，用宽胶布粘贴，以肉眼看不到疮面为度，若无胶布，伤湿止痛膏也可代用。每天 1 次，冬季可间日 1 次，熏洗后有短暂麻痛不适，活动十几分钟后自瘥。

【主治】下肢溃疡。

【出处】浙江中医杂志，1985，20（1）：20.

### 方三　蚯蚓△

【组成】大条活蚯蚓 30~50 克

【用法】将蚯蚓用凉水洗净，放入杯内，然后撒白糖，放在冷暗处，经 12~15 小时后，蚯蚓体内水分即全部渗出与糖溶化，遂成一种淡黄色黏性溶液，然后去蚯蚓，将溶液过滤消毒（煮沸或高压）即成蚯蚓水，注意放在冷暗处。疮面常规消毒后，蘸药水涂敷患处，并用纱布绷带固定，每日换药 2 次。

【主治】臁疮。

【出处】《祖传秘方大全》

### 方四　鸡蛋黄油

【组成】鸡蛋 10 只

【用法】将鸡蛋煮熟，去白，蛋黄放入铁锅中，用文火煎至油出，挑出蛋黄，并投入数小块纱布浸泡，疮面常规消毒后，用蘸有鸡蛋黄油的纱布敷贴溃疡面，并包扎。每日 1 次（开始几天，尚可用炒焦的蛋黄末适量与油纱布共敷之）。治疗期间，抬高患肢，换药前用红外线照射 15 分钟。

【主治】小腿溃疡。

【出处】浙江中医杂志，1985，20（9）：402.

### 方五　枯矾膏△

【组成】生石膏、枯矾各等分

【用法】共为细面，用生桐油调成糊状。先用温水或艾叶煎水洗净患处恶臭分泌物，根据患处面积大小，把调成之药膏涂在纸上，再覆盖油纸 1 张，然后用针在覆盖的油纸上扎多数小孔，敷于患处，每 3 天换药 1 次。

【主治】湿毒臁疮。

【出处】河南中医，1988，8（5）：7.

### 方六　大黄蜂蜜膏△

【组成】绿豆 60 克　大黄 30 克　甘草 15 克　蜂蜜适量

【用法】上药共研细末，用蜂蜜调敷患处，外用纱布包扎。

【主治】臁疮。

【出处】《百病良方》（一）

### 方七　消炎生肌散

【组成】黄柏、黄芩各 12 克　紫草、密陀僧、五味子各 30 克　龙骨 20 克　苍术 6 克　冰片 0.5 克

【用法】共研细末，临用时取蜂蜜适量拌匀，调敷患处，纱布包扎，5~7 天换药 1 次。

【主治】下肢溃疡。

【出处】浙江中医杂志，1985，20（5）：213.

### 方八　黄柏五倍子膏△

【组成】熟石膏 12 克　黄柏 3 克　五倍子 12 克

【用法】共研细末，香油调和，外敷患处。

【主治】臁疮久不收口。

【出处】《中医外治方药手册》

### 方九　乌贼骨散△

【组成】乌贼骨适量

【用法】将乌贼骨放火上烤干，至淡黄色为止。研细末，撒于溃疡面，纱布包扎，2 日换 1 次。

【主治】臁疮。

【出处】《百病良方》（一）

### 方十　加减黄芪丸

【组成】生黄芪 30 克　当归 15 克　银花藤 30 克　地龙 10 克　红花 9 克　乌药 15 克　丹参 15 克　土茯苓 15 克　苍术 9 克　黄柏 9 克牛膝 9 克　甘草 3 克

【用法】每日 1 剂，水煎分 3 次服。

【主治】臁疮。

【出处】《当代中国名医高效验方 1000 首》

### 方十一　黄连甘乳膏

【组成】黄连粉 30 克　乳香粉 30 克　炉甘石粉 60 克　去湿药膏（或凡士林）210 克

【用法】上药调匀成膏，外敷患处。

【主治】臁疮、女阴溃疡、脓疱疮后期。

【出处】《赵炳南临床经验集》

### 方十二　臁疮方

【组成】赤芍药、生黄柏、当归尾、藏红花、桃仁、防己、独活、白芷、槟榔各 10 克　苍术 6 克　蒲公英、地丁各 30 克　银花、忍冬藤各 15 克

【用法】每日 1 剂，水煎 3 次，饭前分服。

【主治】臁疮。

【出处】《百病奇效良方炒法精选》

### 方十三　儿茶二黄散

【组成】儿茶 3 份　黄连、黄柏、冰片、煅白矾、煅龙骨各 2 份

【用法】研极细末，混合，撒丰于溃疡面即可。

【主治】外伤性下肢溃疡。

【出处】四川中医，1987，5 （5）：29.

### 方十四　青黛石灰散△

【组成】青黛、陈石灰各 20 克　朱砂、轻粉、黄丹各 10 克　冰片 5 克　黄柏、大黄各 20 克（焙干）　密陀僧、枯矾各 30 克

【用法】将前 6 味塞入有胆汁的牛胆中，阴干后研细末，后 4 味研细与上药和匀过筛，高压灭菌备用。疮面常规消毒后，用 2% 甲紫溶液调和药末，涂敷患处，覆盖消毒纱布，包扎固定。

【主治】臁疮。

【出处】经验方

# 褥　疮

褥疮指因久病卧床，患部受压摩擦而形成难愈之溃疡。古称席疮。其特点是：受压部们初起红斑，继而溃烂，坏死难敛，甚至累及皮下组织，肌肉，骨骼。与季节，年龄，性别无关。主要为重病或慢性消耗性疾病引起的并发症，因此，应积极预防本病的发生。

### 方一　白黄散

【组成】大黄、煅石膏各 40 克　云南白药适量

【用法】将上 3 味共研细末，过细筛，装瓶备用。疮面常规消毒后，撒满该药，外敷消毒纱布固定，每日换药 1 次，7 天为 1 疗程。

【主治】Ⅲ度、Ⅳ度较大面积深度溃疡期褥疮，疮面有脓汁及一些坏死组织。

【出处】辽宁中医杂志，1989，13 （3）：33.

## 方二　白红散

【组成】炉甘石 50 克　血竭 20 克　煅石膏 40 克　海螵蛸 15 克　连翘 3 克　云南白药 30 克

【用法】共研细末，过细筛，装瓶备用，疮面常规消毒后，撒满该药，外敷消毒纱布固定，每日换药 1 次，7 天为 1 疗程。

【主治】Ⅲ度，Ⅳ度较大面积深度溃疡期褥疮，已长出新的肉芽组织。

【出处】辽宁中医杂志，1989，13（3）：33.

## 方三　活血消炎汤△

【组成】生黄芪 60 克　当归 15 克　赤芍 10 克　地龙 10 克　川芎 6 克　桃仁 6 克　红花 6 克　白芷 6 克　金银花 30 克

【用法】水煎服，每日 1 剂。

【主治】褥疮。

【出处】辽宁中医杂志，1990，14（1）：33.

## 方四　海螵蛸粉

【组成】海螵蛸数块

【用法】用小刀刮去表层污物，然后刮成粉末（硬壳层不要），用单层纱布过筛，除去粗粒，装入洁净瓶内高压消毒备用。创面常规消毒后，用棉签取药粉撒在创面上，以全部撒满为度，覆盖消毒纱布，胶布固定。以后视分泌物情况，每隔 2~3 天换药 1 次。

【主治】浅度溃烂期褥疮。

【出处】中西医结合杂志，1987，7（11）：696.

## 方五　白糖散△

【组成】白糖适量

【用法】清创后撒上厚厚一层灭菌白糖或其他食用糖，胶布直接贴敷封闭，也可以油纱布取代胶布，5~7 天换药 1 次。

【主治】绿脓杆菌感染的大型褥疮。

【出处】辽宁中级医刊，1980，（5）：40.

### 方六 卷地明矾粉

【组成】卷柏1份 地榆2份 明矾1份

【用法】共研细末，并过筛，高压消毒后备用。疮面用生理盐水及0.1%新洁尔消毒，均匀地涂撒本药粉，用无菌纱布覆盖固定，每24小时换药1次，定时翻身，按摩局部，第2小时烤灯照射1次疮面。

【主治】褥疮。

【出处】中医杂志，1987，28（11）：28.

### 方七 龙滑散[△]

【组成】滑石60克 龙骨60克 川贝母10克 白及20克 麝香1克 冰片1克

【用法】共研细末，搅拌均匀，疮面常规消毒后，外敷患处。

【主治】褥疮。

【出处】《百病良方》（三）

### 方八 和合丹

【组成】煅石膏30克 飞车丹30克 三梅片2克

【用法】先将石膏、车丹共研极细末过筛，加入冰片研匀，麻油调成糊状外敷。

【主治】褥疮及诸疮久不收口。

【出处】《当代中国名医高效验方1000首》

### 方九 三味散

【组成】升丹30克 生石膏30克 青黛3克

【用法】共研细末，撒布溃疡面，待腐肉去则改用他药。

【主治】褥疮初期，腐肉未尽，并与四周皮肉互相粘连者。

【出处】《临诊一得录》

### 方十 三黄冰片粉

【组成】黄连、黄芩、黄柏各100克 冰片5克

【用法】将三黄打碎研末过20目筛，加冰片调匀后再过20目筛，装入瓶中密闭保存备用。应用时，如创面渗出物较多者，可干撒三黄冰

片粉覆盖疮面，外加纱布固定，1 日更换 1 次。如疮面无渗出物，可将三黄冰片香油适量调涂，1 日 1 次。

【主治】Ⅲ、Ⅳ期创面久不愈合的褥疮。

【出处】《百病奇效良方妙法精选》

### 方十一　溃疡速愈散

【组成】元寸（麝香）1 克　孩儿茶、玑瑁、乳香、赤石脂各 30 克　冰片 20 克　青黛 50 克

【用法】合研极细粉末装瓶备用。溃疡用新洁尔灭消毒后，将药物均匀撒入溃疡面，每日或隔日换药 1 次，同时加强护理，每隔 2 小时翻身 1 次，骨头突出部要加垫圈。

【主治】褥疮。

【出处】《实用专病专方临床大全》

### 方十二　人发散<sup>△</sup>

【组成】瘦猪肉 7 份　肥猪肉 3 份　人发适量　滑石 30 克　冰片 2 克　薄荷油 5 滴

【用法】将猪肉文火煮成浓肉汤备用。人发在菜油灯上微火烧成卷曲状，研极细末，与后三味按 5∶1 混合备用。先用 75% 酒精将疮周围消毒后，再用棉球蘸肉汤由内向外反复洗润，直到疮面干净润泽为止，继用麻油浸润疮面，然后将药粉均匀撒布在麻油表面，覆盖消毒纱布 2 层，日换洗 1~2 次，直到痊愈。

【主治】褥疮。

【出处】江苏中医杂志，1983，4（4）：46.

### 方十三　褥疮膏

【组成】当归 30 克　白芷、生地各 12 克　紫草、轻粉、血竭各 6 克　象皮、龙骨各 9 克　甘草 19 克

【用法】将轻粉、血竭、龙骨研极细末过筛。取麻油 500 克煮沸后，将余下的 6 味药分别放入，以文火炸枯捞出，将油过滤，继用文火加热，将细末加入，搅拌均匀，兑白蜡 30 克，离火待凉后，盛于容器备用。治疗后，局部常规消毒后，将药膏涂于疮面上，外覆盖敷料，每日或隔日换药 1 次，治疗期间避免疮面受压，无全身症状时，不需配合内

服药及其他疗法。

【主治】褥疮。

【出处】中西医结合杂志，1987，79（1）：49.

# 丹　毒

　　丹毒是一种突然变赤，色如涂丹，游走极快的传染性皮肤病。其特点是患处焮赤灼热，迅速向外扩散。本病不分性别，年龄，季节均可发病，可发生于任何部位，但以下肢为多见，又称"流火"，其次发于颜面，又称"抱头火丹"。

## 方一　苍术膏

【组成】苍术 1000 克　蜂蜜 250 克

【用法】先将苍术煎煮取汁，浓缩成稠膏，再加蜂蜜调匀。日服 1次，每次 1 匙，开水冲服。

【主治】1. 慢性丹毒。2. 预防反复发作之慢性丹毒。

【注意事项】1. 慢性丹毒急性发作时，应立即处理，待红肿消退后，即服苍术膏。2. 苍术膏配制有困难时，可改服中成药二妙丸，也有相似的疗效。

【出处】中医杂志，1988，29（8）：26.

## 方二　四黄散

【组成】黄芩、黄连、黄柏、大黄各 90 克

【用法】共研细末，蜜水调敷。

【主治】丹毒。

【出处】《中医外科学》

## 方三　蜓蚰土蛛膏<sup>△</sup>

【组成】蜓蚰 10 条　土蛛窝 5~6 个

【用法】共捣，以柏子油调抹患处。

【主治】赤游丹。

【出处】《医林集秘》

### 方四　慢丹丸

【组成】苍术 90 克　当归尾、赤芍、丹参、桃仁、红花、川牛膝、木瓜、防己各 45 克　黄柏、丝瓜络、泽泻、槟榔各 30 克

【用法】上药共为写泛为丸，每日 2 次，每次 6~9 克，1 料可服 35~45 日。

【主治】下肢慢性丹毒。

【出处】浙江中医杂志，1985，20（5）：213.

### 方五　复方海桐皮汤<sup>△</sup>

【组成】海桐皮、姜黄、汉防己、当归尾、红花、苍术、黄柏、晚蚕沙各 12 克

【用法】煎汤乘热熏洗患处，稍凉后，用毛巾蘸湿敷患处，每日 2 次，每剂可用 2 天。

【主治】下肢慢性丹毒。

【出处】浙江中医杂志，1985；20（5）：213.

### 方六　紫草油

【组成】紫草 30 克　黄连 3 克　冰片 0.3 克　茶油 500 毫升

【用法】前 3 味共研细末，茶油调匀外敷，每日 2~3 次。

【主治】面部丹毒。

【出处】福建中医药，1985，16（5）：25.

### 方七　木鳖子膏<sup>△</sup>

【组成】木鳖子适量

【用法】研末，醋适量调匀外敷，每日 3 次。

【主治】下肢丹毒。

【注意事项】治疗期间忌辛辣，鱼腥，宜清淡饮食，并注意静养。

【出处】浙江中医杂志，1983，18（1）：39.

### 方八　雄黄膏<sup>△</sup>

【组成】大黄、雄黄各等分

【用法】研末，鸡蛋清调敷。

【主治】丹毒。

【出处】《中医外科学》

### 方九 消丹方<sup>△</sup>

【组成】蚯蚓 1 条

【用法】洗净，加入白糖适量，半日后涂患处。

【主治】丹毒。

【出处】《中医外科学》

### 方十 豆腐樟脑膏<sup>△</sup>

【组成】豆腐 1 碗 樟脑末 1 钱

【用法】上 2 味调成糊状，涂敷在患处，豆腐变干燥时，要及时更换，1 天涂敷 5~6 次

【主治】下肢丹毒。

【出处】《中国秘方全书》

### 方十一 紫苏葱白汤<sup>△</sup>

【组成】紫苏叶 100 克 葱白 100 克 鲜凤仙花带根茎叶 100 克

【用法】上药共捣烂，放入木盆内，以滚水冲入，先熏后用软帛蘸洗，每日 2 次。

【主治】丹毒

【出处】《中医外科学》

### 方十二 金花散

【组成】煅石膏 30 克 广丹 1.5 克 冰片 0.3 克

【用法】共研细末，调麻油，外敷患处，每日 1~2 次。

【主治】丹毒。

【出处】福建中医药，1985，16（5）：25.

### 方十三 连柏散<sup>△</sup>

【组成】川黄连、川黄柏各等分

【用法】2 药共研细末，搅拌均匀，香油调和，涂患处。

【主治】赤游丹毒。

【出处】《家用中医灵验便方》

### 方十四　补气活血汤△

【组成】黄芪 15 克　党参、当归、熟地各 12 克　三棱、莪术、乳香、没药各 8 克

【用法】每日 1 剂，水煎早晚分服。

【主治】复发性丹毒。

【出处】《百病奇效良方妙法精选》

### 方十五　蝎甲散

【组成】生全蝎 30 克　炮山甲 45 克

【用法】共研细末，每服 4.5 克，每日 1 次。

【主治】下肢丹毒。

【出处】《虫类药的应用》

### 方十六　丹毒熏洗方△

【组成】苦参 30 克　黄柏 30 克　白芷 24 克　地肤子 30 克　大黄 30 克　白矾 30 克　雄黄 18 克　蛇床子 30 克　花椒 30 克　甘草 30 克

【用法】上药水煎，热敷。

【主治】丹毒由湿热毒邪所致者。

【出处】《河南省名老中医经验集锦》

### 方十七　紫色消肿粉

【组成】紫草 15 克　赤芍 30 克　当归 60 克　贯众 6 克　升麻 30 克　白芷 60 克　荆芥穗 15 克　紫荆皮 15 克　草红花 15 克　儿茶 15 克　红曲 15 克　羌活 15 克　防风 15 克

【用法】共为细末，用蜂蜜或荷叶煎水调和外用。

【主治】慢性丹毒肿胀，红斑性结节性疾患。

【出处】《赵炳南临床经验集》

### 方十八　二叶一针熏洗方

【组成】鲜侧柏叶、鲜樟树叶、鲜松针各 60 克　生姜 30 克

【用法】上药切碎煎汤，每晚乘热熏洗患肢，每日 1 次，7~10 次为

1 疗程。

　　【主治】丹毒已成大脚风者。

　　【出处】《百病奇效良方妙法精选》

# 烧　伤

　　烧伤是指沸水、滚油、蒸汽、烈火、电、化学物质或放射线等各种因素作用于机体而引起的一种急性损伤性疾患，故又称"水火烫伤"。本病损害虽多在皮肤，然亦可伤有肌肉，甚至骨骼。轻者仅局部"热胜肉腐"而成疮，尚无全身反应，重者，不但患部"发焦肉卷"，且可火毒内攻，"害在脏腑"而引起全身阴、阳、气血、津液紊乱，脏腑机能失调，甚至危及生命。因此，就大面积烧伤而言，应视为一种全身性疾患。

## 方一　紫黄膏

　　【组成】紫草、大黄、栀子、黄柏、薄荷各 15 克　石膏 50 克　豆油 500 克

　　【用法】将前 6 味药置入豆油中浸泡 24 小时，文火炸至焦黄，去渣，离火趁热加入蜂蜡 150 克，搅拌冷却成膏，将疮面清理干净，涂抹本品。

　　【主治】烧伤。

　　【出处】黑龙江中医药，1985，(6)：35.

## 方二　复方地榆酊

　　【组成】生地榆 96 克　大黄 135 克　冰片 24 克　甘油 100 毫升 70% 酒精 1200 毫升

　　【用法】先将生地榆、大黄浸泡于酒精中 1 周，然后用多层纱布过滤，再将冰片、甘油放入药液中拌匀装瓶，密封备用。创面按烧伤外科常规处理，用消毒纱布拭干创面水分，然后将浸泡于药液中的消毒纱布敷在创面上，2~4 小时后，用消毒棉签蘸药液涂于创面纱布上。每日涂药 5~6 次，直用至脱痂。

　　【主治】Ⅱ度烧伤。

　　【注意事项】如创面上有脓性分泌物，应先用双氧水冲洗，再按上

述方法用药。

【出处】河南中医，1988，8（5）：30.

### 方三　大蓟糊△

【组成】新鲜大蓟根若干

【用法】洗净切细，捣烂取汁与食用菜油调成糊状，装瓶备用。创面常规处理后，以本品涂抹患处。

【主治】烧、烫伤。

【出处】中医杂志，1988，29（3）：13.

### 方四　烫伤液

【组成】鸡蛋1个　冰片3克

【用法】将鸡蛋钻1小孔，使蛋清流入碗中，再将冰片研细入内，加少量芝麻油拌和均匀即成。创面常规处理，用清毒棉签蘸涂患处，每日3~4次。

【主治】烫伤。

【注意事项】①每日配制新鲜药液。②如有水泡，应先抽吸干净。③不可过早剥脱创面硬壳，以免引起皮肤溃烂。

【出处】四川中医，1990，10（8）：51.

### 方五　烫烧伤方

【组成】金银花24克　川连6克　伏龙肝9克　连翘24克　黄柏15克　灯芯炭9克　陈皮6克　半夏9克　绿豆衣9克　归尾9克　赤芍9克　车前子9克（包）　猪苓9克　大黄6克（单包）　六一散18克　竹茹9克

【用法】每日1剂，水煎分2次服。

【主治】烧烫伤。

【出处】《房芝萱外科经验》

### 方六　抗休克合剂

【组成】红花6克　当归、赤芍、丹皮、山黄肉、五味子、远志、淡竹叶、泽泻各9克　党参、生地、石斛（先煎）、麦冬、枣仁各15克　黄芪、金银花各30克

【用法】水煎浓缩为 100 毫升，口服每日 3 次，每次 30 毫升，首次加倍。

【主治】烧伤休克期。

【出处】《当代中国名医高效验方 1000》

### 方七 生肌油贴敷方

【组成】全蝎 45 只 蟾蜍 7~10 只 麻油 1000 克 鲜蛋黄 500 克

【用法】上药同煎后去渣即可。同时先用生理盐水或 1∶1000 新洁尔灭清洗创面，再按创面大小贴敷生肌油纱布，每天换药 1 次。

【主治】烧伤。

【出处】《百病奇效良方妙法精选》

### 方八 生姜汁外敷

【组成】生姜适量

【用法】将生姜捣烂揉汁，用药棉蘸姜汁敷于患处。轻者 1 次即可，重者注入姜汁，保持湿润 36 小时，即可停药。

【主治】水火灼伤。

【出处】新中医，1984，（2）：22.

### 方九 烧伤粉

【组成】榆树皮（去外皮烧成黑炭）100 克 生大黄 100 克 黑地榆 100 克 艾叶茎 100 克 白及 100 克 黄连 120 克 黄柏 120 克

【用法】上药粉碎过细筛，即成"烧伤粉"。将粉加入 65% 的酒精 500~1000 毫升，加入 0.9% 氯化钠溶液 1000~1500 毫升，加入庆大霉素针剂 40 毫升混为一起即为"烧伤液"。将粉剂用适量香油加凡士林及陈醋煎成糊状即成"烧伤膏"。将上述各型药物分别装入玻璃瓶内加盖备用。

【主治】烧伤，烫伤，电、化学伤。

【出处】《实用专病专方临床大全》

### 方十 收口散

【组成】制炉甘石 30 克 熟石膏 60 克 煅龙骨 20 克 青黛 12 克 黄丹、轻粉、枯矾各 6 克 冰片 4 克

【用法】诸药研极细粉，清创后均匀撒上此药。

【主治】烧伤后期残留溃疡。

【出处】中西医结合杂志，1986，6（4）：242.

### 方十一　大黄粉<sup>△</sup>

【组成】生大黄干品适量

【用法】上药研末过细筛，和麻油（其他食油亦可）搅拌均匀，早晚用软毛刷涂于患处。

【主治】烧，烫伤。

【出处】新中医，1982，(8)：56.

### 方十二　黑布膏

【组成】黑醋 250 毫升　五倍子（研末）100 克　蜈蚣（研末）1条　蜂蜜 18 克

【用法】以上各药混合搅匀，摊于黑布上，外敷患处，3~5 天更换1 次。

【主治】烧伤瘢痕。

【注意事项】敷药后局部瘙痒，皮肤发红者，不须处理，停药后数天可自行消退。

【出处】新中医，1986，18（12）：8.

### 方十三　烫伤灵

【组成】四季青（中国冬青）叶 500 克　绿茶叶 30 克

【用法】上 2 味加水 2500 毫升，文火煎至浓缩成粘胶状，直接涂敷创面，随丁随涂，以创面不痛为度。

【主治】Ⅰ、Ⅱ度烧伤

【出处】《中医外科学》

### 方十四　狗骨头散<sup>△</sup>

【组成】狗骨头适量

【用法】烧存性，研成细末，外敷患处，或猪油调匀敷患处。

【主治】烧伤，烫伤。

【出处】《土单验方选编》

### 方十五　石榴皮汁△

【组成】石榴皮500克

【用法】用清水洗净后放入锅内，加水500毫升，文火煎至250毫升，滤过后置瓶中。将医用消毒纱布（剪成创面大小）浸于药液中，创面常规消毒的，贴敷浸泡过的纱布，成人用暴露法，儿童采取包扎法。第2天观察创面，如无渗液，纱布块干燥，不必换药，直到痊愈。如纱布块渗出液浸湿，应及时去除，重新更换。

【主治】Ⅰ、Ⅱ度烧伤。

【出处】吉林中医药，1983，（5）：29.

### 方十六　黄柏膏△

【组成】黄柏末适量

【用法】将上药与乳汁搅拌均匀，涂抹创面。

【主治】烧伤（包括放射性皮炎以及化学灼伤）。

【出处】《儒门事亲》

### 方十七　地榆粉△

【组成】地榆粉适量

【用法】将地榆粉与麻油调匀，外敷患处，1~2日换药1次。

【主治】Ⅰ、Ⅱ度烧伤。

【出处】经验方

### 方十八　复方地柏散△

【组成】地榆30克　黄柏18克　甘草12克　川连30克　木通18克　冰片9克

【用法】共研细粉和匀，用鸡蛋或香油调成稀糊状，用鸭毛把药扫上患处，每日上药多次，干了即加。

【主治】烧、烫伤。

【注意事项】1. 如有水泡，应先将水泡挑破。2. 烧伤后，切勿用冷水或冷物敷上。

【出处】《祖传秘方大全》

## 方十九　虎杖粉<sup>△</sup>

【组成】虎杖根适量

【用法】研成极细粉末，用麻油调成糊剂，消毒后涂于创面。

【主治】烧、烫伤。

【出处】《百病良方》（一）

# 瘿　病

瘿是发生于颈面部的肿块性疾患的总称，因在颈绕喉而生，状如缨核而得名。其特点是：颈面部漫肿或结块，随吞咽而上下活动，逐渐增大，缠绵难消，然亦始终不溃破。本病以高原地带及山区多见，相当于西医学中的甲状腺一类疾病。临床有气瘿（地方性和散发性单纯性弥漫性甲状腺肿），肉瘿（结节性甲状腺肿和甲状腺腺瘤）、石瘿（甲状腺癌）血瘿、筋瘿之分。

## 方一　复方甲板汤<sup>△</sup>

【组成】生地、鳖甲、龟板各20克　龙骨、牡蛎各25克　蛤壳12克　石决明、珍珠壳各30克　麦冬10克

【用法】水煎服，每日1剂。

【主治】甲状腺囊肿。

【出处】新中医，1986，18（12）：6.

## 方二　藻药散

【组成】海藻（酒洗）30克　黄药子60克

【用法】共为末，以舌时时舔，以津咽下，消三分之二止药。

【主治】单纯性弥漫性甲状腺肿。

【注意事项】治疗期间，断厚味，戒酒色。

【出处】《中医外科学》

## 方三　消瘿汤

【组成】丹参、海藻、煅牡蛎、黄药子各30克　玄参、象贝母、僵蚕各12克　路路通15克　莪术、青皮、郁金各10克

【用法】水煎服，每日 1 剂。

【主治】甲状腺腺瘤。

【出处】浙江中医杂志，1983，18（5）：209.

### 方四　黄药液<sup>△</sup>

【组成】黄药子 60 克

【用法】将黄药子浸泡于 500 毫升的酒中，待药出味，每次服 5 毫升，每日 2 次。

【主治】气瘿。

【出处】《斗门方》

### 方五　带糖饮<sup>△</sup>

【组成】生海带 200 克　白糖 200 克

【用法】将生海带洗净，泡开切丝，与白糖搅拌均匀即可食。

【主治】瘿病。

【出处】《中国秘方全书》

### 方六　消瘿丸<sup>△</sup>

【组成】昆布 150 克　海藻 150 克　海螵蛸 150 克　夏枯草 150 克

【用法】共研细末，炼蜜为丸，每丸重 10 克，每次服 1 丸，每日服 2 次，3 个月为 1 疗程。

【主治】单纯性甲状腺肿。

【出处】《百病良方》（三）

### 方七　消瘿汤（二）

【组成】当归、白芍、贝母、柴胡各 10 克　昆布、海藻、夏枯草、三棱各 12 克　海浮石 20 克

【用法】水煎服，每日 1 剂。

【主治】甲状腺癌。

【出处】湖北中医杂志，1986，（4）：53.

### 方八　复方海贝汤<sup>△</sup>

【组成】海藻、川贝母各 9 克　海带 12 克　法半夏 4.5 克　蛤粉

4.5 克　青皮 4.5 克　陈皮 6 克　昆布 6 克　青木香 4.5 克　夏枯草
6 克

【用法】水煎服，每日 1 剂。或研细末制成丸药亦可，是可按比例
增加。

【主治】甲状腺肿。

【注意事项】服药期间，忌食甜品。孕妇禁服。

【出处】《祖传秘方大全》

### 方九　昆海饮<sup>△</sup>

【组成】海藻 15~30 克　昆布 15~30 克

【用法】水煎服，每日 1 剂。制成丸剂服用亦可。

【主治】气瘿。

【出处】《中医外学科》

### 方十　贝牡海藻散<sup>△</sup>

【组成】浙贝母、海藻、牡蛎各 12 克

【用法】共为细末，每服 6 克，日服 2 次。饭前服，白酒 1 盅送下。

【主治】甲状腺肿大。

【出处】《祖传秘方大全》

### 方十一　黄药饮<sup>△</sup>

【组成】黄药子 9~15 克

【用法】水煎服，每日 1 剂。

【主治】气瘿。

【出处】《中医外科学》

### 方十二　甲亢一号

【组成】黄芪 30 克　党参 20 克　鳖甲 15 克　龟板 12 克　首乌 12
克　生地 12 克　白芍 12 克　淮山药 12 克　夏枯草 30 克　制香附 12 克

【用法】每日 1 剂，水煎分 2 次服。

【主治】甲亢伴甲状腺肿大。

【出处】《当代中国名医高效验方 1000 首》

### 方十三 消瘿汤

【组成】玄参 海浮石各 12 克 海藻 昆布 土贝母 天葵子各 10 克 当归 6 克 川芎 6 克 乌药 6 克 八月扎 9 克

【用法】每日 1 剂，水煎分 2 分服。

【主治】良性甲状腺腺瘤。

【出处】《实用专病专方临床大全》

### 方十四 甲瘤丸

【组成】夏枯草、全当归、珍珠母、生牡蛎各 30 克 昆布、丹参各 15 克

【用法】上药研细末，加蜜制丸，每丸重 9 克。每日服 2 次，每次 1 丸，3 个月为 1 疗程。

【主治】甲状腺良性结节。

【出处】中医杂志，1981，22（2）：36.

### 方十五 五倍子膏△

【组成】五倍子不拘多少

【用法】放入砂锅内炒黄，冷后研末，每晚睡前用米醋调成膏状敷于患处，次晨洗去，7 次为 1 疗程。

【主治】甲状腺肿。

【出处】四川中医，1989，7（3）：25.

### 方十六 消瘿散

【组成】象贝、煅牡蛎、广郁金、海藻各等分

【用法】焙干研末，每次 3 克，每日 2 次黄酒送服。

【主治】地方性甲状腺肿。

【出处】浙江中医杂志，1980，15（8）：361.

### 方十七 化瘿汤

【组成】猫爪草 30 克 石上柏 20 克 三棱、莪术、丹参、浙贝母、牡蛎各 15 克、凤粟壳、夏枯草各 20 克 甘草 10 克

【用法】水煎服，每日 1 剂。

【主治】甲状腺囊肿。

【出处】《广州中医学院成立三十周年论文选编》

### 方十八　消瘿软坚汤

【组成】海藻30克　夏枯草15克　白芥子6克　白术、王不留行、苍术、猪苓、茯苓、赤小豆各12克　丹皮、艾叶、椒目各9克　泽泻、射干、七叶一枝花各15克

【用法】水煎服，每日1剂。

【主治】甲状腺腺瘤。

【出处】上海中医杂志，1987，（2）：16.

### 方十九　海瘿柴香汤

【组成】海藻12克　昆布、香附、郁金各12克　柴胡、连翘、浙贝、鳖甲各10克　牡蛎、夏枯草、半枝莲各30克　玄参15克　瓦楞子20克

【用法】水煎服，每日1剂。

【主治】甲状腺肿。

【出处】经验方

# 胆 囊 炎

胆囊炎是胆道系统感染性炎症的一种。急性发作多以胸脘疼痛，发冷发热和黄疸为主要临床表现。慢性过程则多具有脘腹胀闷，嗳气恶心，厌食油腻，和大便不调等症状，可发生于任何年龄，女性多于男性。

### 方一　利胆灵

【组成】柴胡、虎杖各15克　大黄、郁金各12克　蒲公英、金钱草各30克

【用法】水煎服，每日1剂。

【主治】胆囊炎。

【出处】四川中医，1988，6（8）：22.

### 方二　利胆汤

【组成】金钱草　柴胡　枳壳　赤白芍　平地木（紫金牛）　板蓝根　生川军（生大黄）　生甘草

【用法】水煎服，每日 1 剂。药量为一般常用量。

【主治】急性胆囊炎，慢性胆囊炎，或慢性胆囊炎急性发作。

【出处】《名中医治病绝招》

### 方三　金钱草汤△

【组成】金钱草 120~240 克

【用法】煎水代茶饮用。

【主治】胆囊炎。

【出处】《中医外科学》

### 方四　升阳益胃汤

【组成】柴胡 12 克　白芍 15 克　党参 10 克　白术 12 克　黄芪 18 克　黄连 6 克　半夏 10 克　陈皮 12 克　茯苓 12 克　泽泻 12 克　防风 10 克　羌活 8 克　独活 8 克　炙甘草 10 克　生姜 10 克　大枣 10 克

【用法】每日 1 剂，水煎分 2 次服。

【主治】慢性胆囊炎。

【出处】《百病奇效良方妙法精选》

### 方五　威灵仙汤△

【组成】威灵仙 30 克

【用法】水煎服，每日 1 剂。连服 10 天为 1 疗程。

【主治】急性胆囊炎。

【出处】《百病良方》（二）

### 方六　蒿竹二陈汤△

【组成】青蒿 12 克　竹茹、半夏、赤茯苓、黄芩、丹皮、生地各 9 克　枳壳、陈皮、甘草各 4 克

【用法】水煎服，每日 1 剂。

【主治】急性胆囊炎。

【出处】《祖传秘方大全》

### 方七　柴胆牡蛎汤<sup>△</sup>

【组成】柴胡、胆草各 10 克　生牡蛎 30 克

【用法】水煎服，每日 1 剂。

【主治】胆囊炎，胆石症。

【出处】山东中医杂志，1983，（1）：23.

### 方八　利胆排石汤

【组成】金钱草、麦芽各 30 克　茵陈 15 克　仙鹤草、虎杖、鸡内金、白芍各 12 克　黄芩、枳壳、郁金、三棱、莪术、山甲、丹参各 10 克　柴胡、甘草各 6 克

【用法】水煎服，每日 1 剂。

【主治】胆囊炎，胆结石。

【出处】中医药信息，1989，（1）：25.

### 方九　五金汤

【组成】金钱草、仙鹤草、海金沙（包煎）、麦冬各 30 克　地鳖虫、炮甲珠、桃仁、郁金、炒金铃子、丹皮各 9 克　鸡内金 15 克　白芍、生地各 24 克

【用法】水煎服，每日 1 剂。

【主治】慢性胆囊炎。

【出处】四川中医，1989，7（4）：21.

### 方十　利胆活血健脾汤

【组成】柴胡、赤芍、丹皮、薤白、川楝子、威灵仙、苍术、木香各 10 克　砂仁 5 克　党参、郁金、枳壳各 15 克

【用法】水煎服，2 日 1 剂，水煎 6 次，每次煎成 100～150 毫升，每日 3 次，饭前温服。15 剂为 1 疗程。

【主治】慢性胆囊炎。

【出处】云南中医学院学报，1989，12（2）：27.

### 方十一　牛胆散

【组成】鲜黑牛胆 1 枚　黑豆 100 克　郁金、半夏、枳壳、木香、

白术各 30 克

【用法】将诸药装入牛胆内封口，待药汁将药浸透后，置瓦上焙干，研末过筛，装入胶囊，每次 2 粒，1 日 3 次，开水冲服，1 料药为 1 疗程，症状消失后，继服 1 料。

【主治】慢性胆囊炎。

【注意事项】忌食油腥，避免情志刺激。

【出处】新中医，1988，20（5）：54.

### 方十二 疏肝利胆汤

【组成】柴胡 12 克　白芍 20 克　枳壳 10 克　木香 10 克　元胡 12 克　川楝子 15 克　茵陈 30 克　大黄 6 克（后下）　金钱草 30 克　麦芽 30 克　甘草 6 克

【用法】水煎服，每日 1 剂。

【主治】胆囊炎。

【出处】山东中医杂志，1988，7（6）：22.

### 方十三 大黄郁金汤

【组成】生大黄 15 克　郁金 15 克　金铃子 15 克　积雪草 12 克　山栀子 12 克

【用法】水煎服，每日 1 剂。

【主治】急性胆囊炎。

【出处】经验方

### 方十四 利胆和胃汤

【组成】柴胡、青蒿、枳实、茯苓、郁金、陈皮、法半夏、白芍各 10 克　威灵仙 15~30 克　甘草 3 克

【用法】水煎服，每日 1 剂。

【主治】慢性胆囊炎。

【出处】经验方

# 胆 石 病

胆石病是指胆道系统（包括胆囊与胆管）的任何部位发生结石的疾

病，其临床表现取决于结石是否引起胆道感染、胆道梗阻以及梗阻的部位与程度。胆道内移行的结石，发病时大都在饱餐或进高脂肪餐后数小时内，或在腹部受到震动后，开始时呈持续性钝痛，以后逐渐加重至难以忍受的剧痛程度；常坐卧不安，弯腰打滚、疼痛常放射至右肩胛处或右肩部，发作多较短暂，很少超过数小时。胆囊内的结石一般不产生绞痛症状，仅有饱闷感，嗳气、嗳酸及腹胀，胆管内的结石，除产生绞痛外，尚可引起胆囊膨胀，如伴有细菌感染，可引起胆囊炎和胆囊积脓。

### 方一　柴胆牡蛎汤<sup>△</sup>

【组成】柴胡、胆草各 10 克　生牡蛎 30 克

【用法】水煎服，每日 1 剂。

【主治】胆石症，胆囊炎。

【出处】山东中医杂志，1983，（1）：23.

### 方二　利胆排石汤

【组成】金钱草、麦芽各 30 克　茵陈 15 克　仙鹤草、虎杖、鸡内金、白芍各 12 克　黄芩、枳壳、郁金、三棱、莪术、山甲、丹参各 10克　柴胡、甘草各 6 克

【用法】水煎服，每日 1 剂。

【主治】胆结石，胆囊炎。

【出处】中医药信息，1989，（1）：25.

### 方三　五金汤

【组成】金钱草、仙鹤草、海金砂（包煎）、麦冬各 10 克　地鳖虫、炮甲珠、桃仁、郁金、炒金铃子、丹皮各 9 克　鸡内金 15 克　白芍、生地各 24 克

【用法】水煎服，每日 1 剂。

【主治】胆石症，慢性胆囊炎。

【出处】四川中医，1989，7（4）：21.

### 方四　消石汤

【组成】柴胡 15 克　茵陈 20 克　金钱草 30 克　郁金 12 克　生鸡内金 6 克　姜黄、生大黄各 10 克

【用法】水煎服，每日 1 剂，1 个月为 1 疗程。

【主治】胆石症。

【出处】新中医，1989，21（7）：26~28.

### 方五 利胆排石汤

【组 成】金钱草 30 克 茵陈 30 克 黄芩 15 克 生大黄 20 克（后下）厚朴 15 克 莱菔子 30 克 香附 12 克 三棱 12 克 芒硝 15克 莪术 12 克

【用法】每日 1 剂，水煎服。气滞型去黄芩、芒硝，加柴胡、郁金；脓毒型去三棱、莪术，加银花、连翘或败酱草。

【主治】胆道术后残余结石。

【出处】《实用专病专方临床大全》

### 方六 硝黄泡服方

【组成】大黄 1 克 元明粉 10 克 龙胆草 6~10 克

【用法】开水浸泡 5 分钟，服上清液。重者 1 日 2 次。

【主治】急性胆囊炎胆石症。

【出处】江苏中医，1981，（4）：49.

### 方七 利胆排石通降汤

【组成】柴胡、木香各 15 克 郁金、白芍各 20 克 枳壳 30 克 生鸡内金、金钱草各 25 克 大黄（后下）、芒硝（冲服）各 10 克 硝石（火硝）5 克

【用法】每日 1 剂，水煎服。若大便燥结甚，大黄改 20 克。

【主治】胆石症。

【出处】《百病奇效良方妙法精选》

### 方八 金钱开郁散

【组成】金钱草 30 克 柴胡、枳实、白芍 海螵蛸、浙贝母各 9克 郁金 6 克 甘草 3 克

【用法】每日 1 剂，水煎分 2 次服。

【主治】胆石症缓解期，病程较长，无明显腑实者。

【出处】《中医实验经验录》

### 方九　胆道残石汤

【组成】陈皮 4.5 克　枳壳 9 克　鸡内金片 10 片（吞）　木香 9 克　茵陈 12~15 克　虎杖 12~15 克　生大黄 3~9 克　元明粉6~9 克　生山楂 9~12 克

【用法】每日 1 剂，水煎分 2 次服。

【主治】胆道术后残余结石。

【出处】《中国当代名医高效验方 1000 首》

### 方十　胆金饮<sup>△</sup>

【组成】龙胆草、左金丸各 9 克

【用法】以龙胆草煎汤送服左金丸，每次 3 克，日服 3 次。

【主治】胆石症。

【出处】经验方

# 颈淋巴结核

颈淋巴结核是发生于颈项腋间的一种常见外科病。中医学称为瘰疬。其临床特点是在颈侧，颔下或延及缺盆处，有 1 枚或数枚结核，不痛不痒，继则瘰瘰如串珠，久则溃脓，穿破皮肤，脓水清稀，夹有败絮状物，最后形成溃疡，窦道或瘘管，久不收口，经年不愈。其重者伴有骨蒸潮热，盗汗，乏力，消瘦等证。

### 方一　龟板散<sup>△</sup>

【组成】龟板适量

【用法】研细装胶囊，每次服 3 克，每日 3 次。

【主治】瘰疬。

【出处】《中医外科学》

### 方二　蛋发油

【组成】鸡蛋黄 10 个　碎头发 1 两

【用法】捣匀后放铁锅内加热，出油过滤备用，浸泡纱条，填充瘘管。

【主治】颈淋巴结核溃破型。

【出处】陕西中医，1980，1（5）：7.

### 方三　四虎散

【组成】全蝎、地龙、土鳖虫、蜈蚣各等分

【用法】共研细末调匀，装胶囊内，每次服1克，每日3次。

【主治】瘰疬，阴疽，脱疽。

【出处】《中医外科学》

### 方四　蝎蚣散

【组成】全蝎、蜈蚣、僵蚕、浙贝母各等量

【用法】共为细面，每次用1~1.5克和鸡蛋搅拌均匀，用植物油（以香油为佳）或不用油煎，以勿焦为度服下，每日2次，20~30天为1疗程。

【主治】颈淋巴结核，以未溃者为佳。

【注意事项】服药期间忌烟酒和一切辛辣刺激食物。

【出处】广西中医药，1987，（5）：23.

### 方五　治疬丸

【组成】煅牡蛎120克　玄参90克

【用法】共为细末，面糊丸如桐子大小，早晚饭后，以及临卧前各服30丸，陈酒送下。

【主治】瘰疬。

【出处】经验方

### 方六　䗪虫散△

【组成】鲜䗪虫、陈瓦花（在屋上隔年者良）各适量

【用法】瓦上煅存性，同捣烂，用膏药贴上。

【主治】瘰疬，未溃即消，已溃取敛。

【出处】《中医外科学》

### 方七　蜥蜴散△

【组成】红皮鸡蛋1个　活蜥蜴1条

【用法】将鸡蛋的1端开小圆孔，把活蜥蜴装入，用纸封孔，放入炭火上烧焦，取出放凉，研成细面，在黄酒中浸泡1周即可服用。每日30毫升，分2次口服，服前摇匀。2周为1疗程。

【主治】颈淋巴结核，结核漏。

【出处】中药通报，1986，11（7）：60.

### 方八　蜂房膏<sup>△</sup>

【组成】露蜂房1个（瓦焙存性）　血竭3克　麝香0.4克　山慈菇6克　明矾40克

【用法】上药共研粉，用香油调匀外敷患处。

【主治】颈淋巴结核。

【出处】新中医，1987，19（11）：6.

### 方九　元牡川贝丸<sup>△</sup>

【组成】元参、煅牡蛎、川贝母各等分

【用法】上药共研细末，米糊为丸，如梧桐子大小，每次服10克，日服3次，温开水送下。

【主治】颈淋巴结核。

【出处】《百病良方》（四）

### 方十　全蝎山甲散<sup>△</sup>

【组成】全蝎12个　穿山甲12克　火硝1克　蜈蚣1条

【用法】共为细末，每次服0.5~1克，日服2~3次，黄酒送下。

【主治】瘰疬。

【出处】《祖传秘方大全》

### 方十一　秘方一嗅灵

【组成】麝香2克　煅珍珠1粒　鸡爪皮烘干5个　蜈蚣3条　轻粉1.5克　壁虎半条　大枣3枚

【用法】上药共为细末，以大枣研泥调匀，装瓶石蜡密封瓶口备用。用时取上药量的1半，用鼻嗅1~3小时。

【主治】瘰疬。

【注意事项】用药7日内禁食盐、碱、油；1个月内禁房事；孕妇及肝功能不良者禁用。

【出处】浙江中医杂志，1985，20（6）：260.

### 方十二 雄黄蚯蚓末[△]

【组成】雄黄6克 活蚯蚓2条 鸭蛋1个

【用法】将鸭蛋开1小孔，倒出少许蛋清。蚯蚓放入冷水内浸泡，待排出体内泥土后，切碎，与雄黄末共入鸭蛋内，搅拌均匀，用白面或胶布封口，置火边焙黄，熟透后食用，每天1个，间隔3天，再服第2个（如法炮制），3个药蛋为1疗程

【主治】瘰疬。

【出处】广西中医药，1986，9（1）：17.

### 方十三 夏枯草汤[△]

【组成】夏枯草90克

【用法】水煎服，每日1剂，分2次口服。

【主治】瘰疬。

【出处】广西中医药，1983，6（4）：封3.

### 方十四 白牡丹[△]

【组成】白头翁15克 当归尾、牡丹皮、半夏各6克

【用法】上药共研为末，每服1.5克，每日2次。

【主治】瘰疬。

【出处】《本草汇言》

### 方十五 蜈蚣散[△]

【组成】蜈蚣1条

【用法】焙干研末，分作3份，鸡蛋1个，打入碗内，入蜈蚣1份，蒸熟食之，日2次，饭后服。连服3个月可愈。

【主治】瘰疬。

【出处】《家用偏方二百三》

### 方十六 胡桃瓤膏[△]

【组成】胡桃瓤适量

【用法】烧黑，与松脂研敷疮面。

【主治】瘰疬。

【出处】《开宝本草》

# 痔　疮

痔疮是肛门大肠疾患的表现，在中医学文献中，把肛肠疾患统称为痔瘘。主要包括内痔、外痔、内外混合痔、息肉痔、锁肛痔、脱肛、肛裂、肛门周围痈疽等，是一种常见病，俗有"十人九痔"之说。其主要临床表现为：便血，脱垂，肿痛，大便习惯改变，局部分泌物增多，甚则流脓流水等。

### 方一　蛋黄油

【组成】鸡蛋数个

【用法】将鸡蛋煮熟，取蛋黄研碎，置勺内用文火煎炒，以煎出油为度。用时将蛋黄油直接涂敷在痔核表面，每次 1~2 滴，每日早晚各 1次。如为内痔，则用消毒棉签蘸蛋黄油塞涂肛门内痔核部。

【主治】痔疮。

【出处】广西中医药，1980，（4）：33.

### 方二　枣炭散

【组成】硫黄 30 克　大枣 90 克

【用法】置锅内共炒至大枣全部成焦炭后，离火，凉后研细末，成人每日 3 克，分 3 次饭前半小时，用开水送了。6 天为 1 疗程，如便血不止，可连续服用。

【主治】内痔出血。

【出处】新医药学杂志　1974；（7）：40.

### 方三　冰片樟脑液<sup>△</sup>

【组成】冰片、樟脑各 2 克

【用法】放入尿罐内或痰盂内，冲入适量沸水（约大半容器），趁热坐浴，每次约半小时，每日 2~3 次，一般 4~6 次，可减轻症状，3~6天痊愈。

**【主治】** 痔疮。

**【出处】** 浙江中医杂志，1982，17（2）：83.

### 方四 猪胆汁液<sup>△</sup>

**【组成】** 猪胆汁1克

**【用法】** 将猪胆汁放入盛温水（30毫升）的小瓶中，待其溶化后摇匀即成，以药棉蘸液外涂痔疮，1日2~3次。

**【主治】** 痔疮。

**【出处】** 四川中医，1987，5（3）：26.

### 方五 丹皮糯米饼<sup>△</sup>

**【组成】** 牡丹皮、糯米各500克

**【用法】** 共为细末，和匀。每天取100克以清水调和，捏成拇指大小饼，用菜油炸成微黄色，早晚2次分吃，连用10天为1疗程。如嫌硬，可稍蒸软后再吃，一般可用1~2个疗程。

**【主治】** 一、二期内外痔。

**【出处】** 四川中医，1987，5（3）：31.

### 方六 消痔液

**【组成】** 苦参、花椒各60克 白矾90克

**【用法】** 上药加水1500毫升，煎煮去渣，倒入便盆中加盖，盖上凿1个小孔如鸡蛋大，肛门对着小孔趁热先熏后洗，每次要熏洗45分钟以上，药液冷时加温，视病情每日熏2~3次，一般3~5天痊愈。

**【主治】** 内外痔疮，痔出血及肛周瘙痒。

**【出处】** 四川中医，1988，6（10）：44.

### 方七 痔炎灵膏

**【组成】** 乌药150克 黄柏75克 大黄150克 当归150克 血竭150克 地榆15克 菖蒲75克 红花75克 冰片50克 枯矾50克

**【用法】** 共研极细末，过120目筛，加凡士林1500克调匀装瓶，高压消毒备用。局部用1∶5000的高锰酸钾液坐浴后，将药膏涂敷患处，每日换药2次。

**【主治】** 炎性外痔，血栓性外痔。

【出处】辽宁中医杂志，1985，3（9）：20.

### 方八　蜀葵花酒

【组成】紫色蜀葵花（于夏秋季节采花，置阴凉通风处阴干）4 克　白酒 500 毫升

【用法】将葵花放入白酒中，密封浸泡 6 个小时后备用。每次空腹服 20 毫升。

【主治】各种痔疮。

【出处】《百病奇效良方妙法精选》

### 方九　消痔汤

【组成】乌梅 10 克　五倍子 10 克　苦参 15 克　射干 10 克　炮山甲 10 克　煅牡蛎 30 克　火麻仁 10 克

【用法】每日 1 剂，水煎分 2 次服。便血甚者加地榆炭、侧柏叶；炎症甚者加黄柏、黄连；大便秘结者加番泻叶；疼痛甚者加乳香、延胡索；肛门坠胀者加木香、枳壳；脾虚下陷者加黄芪、葛根、升麻。

【主治】各期内痔。

【出处】《实用专病专方临床大全》

### 方十　祛毒洗剂

【组成】黄柏 30 克　川椒 15 克　防风 15 克　芒硝 15 克　地榆 15 克　甘草 15 克

【用法】水煎煮，熏洗患处，每日 1~2 次。

【主治】痔瘘等肛门直肠疾病。不论手术后或非手术者，凡有疼痛、下坠、便血、肛缘肿硬、伤口不净等均可。

【出处】《当代中国名医高效验方 1000 首》

### 方十一　痔疮熏洗方

【组成】白芷 12 克　五倍子 30 克　木瓜 18 克　川椒 12 克　生白矾 9 克　槐蘑 30 克　马齿苋 60 克　甘草 12 克

【用法】水煎后先熏后洗。

【主治】痔疮初起肿痛或津水流血。

【出处】《房芝萱外科经验》

### 方十二 金龙消痔液<sup>△</sup>

【组成】刺猬皮、明矾各 30 克 金银花、槐花各 15 克 龙衣 3 克 马兜铃 20 克

【用法】加水煮沸后倒入盆中，趁热坐熏，稍凉洗患处，每日 1 剂，熏洗 3 次。

【主治】混合痔。

【出处】经验方

### 方十三 大蒜消炎膏<sup>△</sup>

【组成】生大蒜适量

【用法】放火上烤熟后，捣碎，用消毒纱布包起来，做局部热敷。

【主治】外痔。

【出处】日本民间方

### 方十五 木耳饮<sup>△</sup>

【组成】木耳（干品）30 克

【用法】用开水泡软，早晨空腹吃，轻的 500 克治好，重的 1000 克治好。

【主治】痔疮。

【出处】《祖传秘方大全》

### 方十六 止血消炎膏

【组成】龙骨 60 克 血竭 20 克 孩儿茶 60 克 乳香、没药、冰片、黄连各 18 克 仙鹤草 60 克

【用法】将上药捣碎（除冰片外）烘干研粉，取细粉 50 克，植物油或液体石蜡 50 毫升，凡士林 120 克，配成膏备用。用时将棉球蘸此膏适量，塞入肛门内（出血痔疮的表面），便后换药 1 次。

【主治】痔疮出血。

【出处】经验方

### 方十七 荆防马钱子散

【组成】荆芥 10 克 防风 10 克 马钱子 10 克 土茯苓 15 克 芒

硝 30 克　使君子 12 克

【用法】水煎熏洗患处，每日 1 剂，每剂用 2~3 次。

【主治】内、外痔，环状痔，混合痔，出血性内、外痔。

【出处】山东中医杂志，1987，6（1）：43.

# 血栓闭塞性脉管炎

血栓闭塞性脉管炎系动脉疾患，古称"脱疽"，是以肢端缺血性坏死，趾节脱落为特征的慢性疾病。初起患指（趾）怕冷，麻木，步履不便，逐渐指（趾）色转为暗紫，疼痛剧烈，继而指（趾）色变褐，筋骨腐烂，五指（趾）相传，指（趾）节零落，坏疽范围向足胫部侵展，顽固难愈。本病绝大多数发生于男性，年龄多在 25~45 岁之间，特发部位是四肢末端，尤以下肢更易罹患；寒湿地区发病率较高，吸烟者发病率明显高于不吸烟者。

## 方一　芒硝外敷方

【组成】芒硝 60 克　乳香、没药各 20 克　露蜂房 20 克　透骨草 20 克　水蛭 15 克　地丁 30 克

【用法】诸药共研细末，以猪油调和敷患处，每次 1 小时，早晚各 1 次。

【主治】血栓闭塞性脉管炎。

【注意事项】如有破溃，应局部消毒后外敷。

【出处】辽宁中医杂志，1989，13（9）：28.

## 方二　脉得康

【组成】党参、牛膝、石斛、银花、鸡血藤、当归、甘草各 30 克　丹参 20 克　桃仁、红花、焦白术各 10 克

【用法】每日 1 剂，水煎服。虚寒型加附子、干姜、寄生各 10 克；气滞血瘀型加地鳖虫、乳香、没药各 10 克；热毒型加土茯苓、蒲公英各 20 克。

【主治】脉管炎各期。

【出处】河北中医，1989，11（3）：7.

### 方三　麻黄附子细辛汤

【组成】制附子60克　细辛6克　麻黄10克

【用法】以水1500毫升，先煮附子减液1000毫升（约2小时），再纳细辛、麻黄煮取300毫升（约30分钟），分早晚2次服。

【主治】脉管炎初期。

【出处】《百病奇效良方妙法精选》

### 方四　蜗牛泥

【组成】活蜗牛适量。

【用法】将活蜗牛（同壳）杵烂呈泥状，平敷于溃烂面上，以湿纱布盖之。每1~2日换药1次。

【主治】脉管炎及老臁疮。

【出处】《百病奇效良方妙法精选》

### 方五　脉炎散

【组成】制松香1.2克　水蛭1克　全蝎0.8克

【用法】以上为1次量，共为细末（或装胶囊），冷开水送服。每天3次，30天为1疗程；外敷松桐膏：松香220克研细末，用100毫升生桐油调为糊状，敷前先用10%食盐水洗净创面，小心去除坏死组织，将松桐膏摊敷在整个创面上，纱布包扎，每日换药1次。

【主治】血栓闭塞性脉管炎。

【出处】《实用专病专方临床大全》

### 方六　保脱汤

【组成】薏苡仁、白术、土茯苓各30克　茯苓60克　车前子15克（包煎）　桂心3克

【用法】水煎服，每日1剂。

【主治】脱疽。

【出处】新中医，1984，（5）：7.

### 方七　蜂房散△

【组成】土蜂房30克

【用法】煅为末，醋调涂患处，每日 3~4 次。

【主治】脱疽。

【出处】新中医，1984，(5)：7.

### 方八　复方当归苏木汤<sup>△</sup>

【组成】当归、苏木、乳香、没药、血竭各 9 克　刘寄奴、生黄芪各 15 克

【用法】水煎服，每日 1 剂。局部用加味七厘散外敷。

【主治】血栓闭塞性脉管炎。

【出处】中医杂志　1965；(8)：18.

### 方九　六虫散

【组成】地龙、地鳖虫、炮山甲、生水蛭各 30 克　全蝎 15 克　大蜈蚣 10 条

【用法】共研细末，和匀。以上为 1 料，约服 1 个月，每次 2 克，每日 2~3 次。可辨证配合汤剂。

【主治】血栓闭塞性脉管炎。

【出处】浙江中医杂志，1985，2 (5)：212.

### 方十　温通汤<sup>△</sup>

【组成】炮附子（先煎 60 分钟）、茯苓、白芍、白术、生姜、干姜、甘草、桂枝、潞党参各 30 克　黄芪 90 克

【用法】水煎服，每日 1 剂。

【主治】血栓闭塞性脉管炎。

【出处】新中医，1986，18 (12)：39.

### 方十一　金牛汤<sup>△</sup>

【组成】牛膝 30 克　金石斛 3 克　人参 9 克　黄芪 30 克　当归 30 克　金银花 120 克

【用法】水煎服，每日 1 剂。

【主治】脱疽。

【出处】《祖传秘方大全》

### 方十二　壁虎外敷法△

【组成】活壁虎 1 个

【用法】在近尾剪下一块稍大于溃疡面的带皮肌肉，以 75%酒精洗去血迹，敷于溃疡面，消毒纱布包扎。

【主治】血栓闭塞性脉管炎局部溃烂。

【出处】经验方

### 方十三　止痛药酒

【组成】罂粟壳 60 克　　川乌 9 克　　水蛭（焙黄）9 克　　炒地龙 9 克　　红花 15 克　　黄酒 1250 克

【用法】将诸药放入酒内浸泡，7 在后过滤去渣，取出浸液，痛时服用，每次服 5~10 毫升。

【主治】脱疽疼痛较甚者。

【出处】《中医外科学》

### 方十四　脱骨散

【组成】大蜘蛛 1 个焙干　　朱砂 1 克　　冰片 0.1 克

【用法】共研细面，撒于朽骨之端，每日 1 次。

【主治】脱疽死骨尚未脱落。

【出处】《中医外科学》

### 方十五　红花液△

【组成】干红花 100 克　　75%酒精 500 毫升

【用法】共置于密封玻璃容器内，浸泡 7 天即可使用。用时以棉签蘸取液轻涂患处，每日 3 次。

【主治】脉管炎。

【出处】广西中医药，1985，8（3）：35.

### 方十六　活血止痛散

【组成】透骨草 30 克　　川楝子、当归尾、姜黄、海桐皮、威灵仙、川牛膝、羌活、白芷、苏木、五加皮、红花、土茯苓各 15 克　　川椒、乳香各 6 克

【用法】煎汤熏洗患处，每次 30~60 分钟，每日 1~2 次，每剂可洗2 天。

【主治】脱疽未溃，或恢复期的病人患肢遗留症状，肿胀，及关节功能障碍者。

【出处】《中医外科学》

### 方十七　复方金归汤△

【组成】当归 60 克　玄参、金银花各 30 克　黄芪、甘草、制乳香各 15 克　没药 17 克　赤芍、炮山甲各 9 克

【用法】水煎服，每日 1 剂。

【主治】脱疽。

【出处】《祖传秘方大全》

### 方十八　温经通络散

【组成】黑附子、干姜、吴茱萸各 10 克　川乌、草乌、细辛各 6 克

【用法】共研细末，取少许加白酒，陈醋适量，调和成糊剂，敷贴患肢足心。

【主治】虚寒性脱疽。

【出处】《中医外科学》

### 方十九　通闭汤

【组成】黄芪、鸡血藤、金银花各 30 克　当归、玄参各 20 克　丹参、川芎、党参、乳香、没药、肉桂、甘草各 15 克

【用法】水煎服，每日 1 剂。1 个月为 1 疗程，疗程间隔 1 周。

【主治】血栓闭塞性脉管炎。

【出处】中西医结合杂志，1989，9（7）：438.

# 腱　鞘　炎

　　腱鞘炎是指包裹肌腱外层的鞘膜发生的炎症。多因外伤及劳累过度所致。病变多发生于手指和腕部桡侧的腱鞘，局部有酸痛，常影响指或腕的运动。

### 方一 复方川草乌液<sup>△</sup>

【组成】川乌、草乌各 20 克　川芎 30 克　川断 30 克　当归 30 克　艾叶 20 克　伸筋草 30 克　薄荷 20 克　威灵仙 30 克　青风藤 30 克

【用法】将上药加水 3500 毫升煎煮，开锅后再煎 15~20 分钟，然后将药液倒入盆内，先熏后浸洗，每次 30 分钟，1 日 2 次。也可将上药装入布袋内放锅内加少量水煎煮，开锅后 15 分钟，将布袋拿出待温和时置于患部热敷，药液可用纱布蘸洗患部，1 日 3 次，每次 15~20 分钟即可。5 剂为 1 疗程。

【主治】腱鞘炎，滑囊炎。

【出处】中医杂志，1988，29（11）：36.

### 方二 透骨熏洗液<sup>△</sup>

【组成】桂枝、紫苏叶各 15 克　麻黄、红花各 88 克　伸筋草 20 克　透骨草、鲜桑枝各 30 克

【用法】水煎至 2000~3000 毫升，倒入脸盆中，患部放在盆口上，上面覆盖毛巾熏蒸浸洗，每次 30 分钟，每日 2 次，洗后用绷带和瓦形硬纸壳固定。

【主治】伸腕肌腱鞘炎。

【出处】四川中医，1985，3（11）：46.

### 方三 隔姜药灸

【组成】生川乌、生草乌各 10 克　生南星 10 克　生半夏 10 克　蟾酥 0.6 克　升华硫黄 60 克

【用法】前 5 味研粉，升华硫黄加热溶解，加入药粉，充分搅拌均匀摊成片状，待冷却后结块备用。取绿豆大药块置于薄片姜上，用火点燃灸痛处，每次 3~6 壮，灸时沿狭窄变硬之肌腱长轴移动，灸至患部感到有热、酸胀感，并向手臂传导，局部有轻松舒适感时即可停止。

【主治】狭窄性腱鞘炎。

【出处】广西中医药，1988，11（2）：25.

### 方四 栀子红黄膏<sup>△</sup>

【组成】栀子 30 克　大黄 12 克　红花 3 克　姜黄 15 克

【用法】共研细末，取适量用食油调匀，敷患处，胶布固定，5 天换药 1 次。

【主治】腱鞘炎。

【出处】《中医外治方药手册》

### 方五 桃红洗方

【组成】桃仁、乳香、没药各 10～16 克 红花 7～13 克 羌活、独活各 13～25 克 防己 25～32 克 苏木 32 克

【用法】取上药水煎之后，熏洗泡浴患部，每日 1～2 次，每剂药一般复煎连用 2 次。若每次泡洗后，将药水倒回药锅内，稍加水重新煎用，则每剂药可连用 3～4 次。

【主治】腱鞘炎，急慢性软组织损伤，急慢性化脓性感染等。

【出处】新中医，1984，（11）：29.

### 方六 紫花地丁膏

【组成】紫花地丁适量

【用法】洗净晒干，研为细末，灭菌后用等量的甘油，2 倍的水制成膏，外敷患处，每日 1 次。

【主治】腱鞘炎。

【出处】《中医外治方药手册》

### 方七 白威散△

【组成】白芥子 60 克 威灵仙 30 克

【用法】研为粗末，用纱布包裹成袋，浸于食醋中，约 1 周后取出。在患部摩擦，待局部发红为止，1 日 4 次，连用 3 天为 1 疗程，一般 1～2 个疗程，即可痊愈。

【主治】钙化性肌腱炎。

【出处】四川中医，1987，5（3）：36.

### 方八 荆防乳没膏

【组成】荆芥、防风、黑胡椒、乳香、没药各等分

【用法】共研细末，醋调为膏，敷于患处，再取 1 厘米厚之纱布棉垫 1 块，浸于醋中，取出拧至不滴水为度，敷盖在药膏上，再往棉垫上

洒些酒精或酒，点燃棉垫，待患部有灼热感时，立即用 1 块布将火捂灭。再将棉垫浸入醋中，如此反复进行，每天 2 次，每次约 1~15 分钟。

【主治】腱鞘炎。

【出处】《中医外治方药手册》

### 方九 白芥子糊△

【组成】白芥子适量（干品）

【用法】白芥子捣成碎末，内放砂糖少许（约占药量的十分之一），混匀，加温开水调成稠糊状，贮瓶备用。取局部阿是穴为主。贴药时，视发生炎症范围大小，取 1 块胶布，在胶布中央剪一似炎症范围大小的圆孔，把胶布紧贴在皮肤上，然后取适量药糊放入胶布孔内的阿是穴上，上盖敷料，外用胶布固定。贴敷 3~5 个小时，待病人局部有烧灼或蚁行感时，将药去掉，一般再过 3 个多小时，局部就会起泡，嘱病人保护好水泡，待其自然吸收，防止擦破，挤破，以免引起感染。经治 1 次未愈者，可过 7~10 天，泡液完全吸收后，再次敷药治疗。

【主治】桡骨茎突部狭窄性腱鞘炎。

【出处】四川中医，1988，（3）：47.

### 方十 长春愈痛膏

【组成】乳香、没药、参三七、桃仁、地龙、刘寄奴、丹参各 6 克　白芷、红花、血竭各 4.5 克

【用法】共研细末，放入溶解的膏药肉 2 斤内，然后用绒布制成 3.5~3.5 厘米的膏药备用。将烊化的膏药贴于患部极痛处，4 天后加热，再贴于原处，1 周换 1 张。

【主治】腱鞘炎，网球肘。

【注意事项】局部皮肤过敏，红肿伴水泡者，不宜敷贴。

【出处】山东中医杂志，1983，（2）：25.

# 腱鞘囊肿

腱鞘囊肿，中医称胶瘤，又名筋结。是腱鞘部发生的囊状肿块，多发生于青壮年，女多于男，部位以腕关节为多见，也可发生于手指背侧及掌面，足趾及腘窝等，本病不需内服药。

### 方一　消囊糊

【组成】红花 3 克　桃仁 2 克　山栀子 4 克　川芎 3 克　赤芍 3 克　皂角刺 3 克　乳香 3 克　没药 3 克　三棱 2 克　莪术 2 克　桂枝 2 克　当归 2 克

【用法】以上药晒干或焙干，研极细粉末过筛，密封备用。视肿块部位大小，取适当粉末，加少许白面粉及适量白酒，共调拌均匀，呈稠糊状，外敷于肿块上，厚度约 1~2 毫升为好，外加 1 小块塑料薄膜覆盖，再以绷带包扎固定，松紧适宜，以每晚换药 1 次为妥。

【主治】腱鞘囊肿。

【出处】中西医结合杂志，1987，7（7）：46.

### 方二　乳没散<sup>△</sup>

【组成】乳香 10 克　没药 10 克　血竭 10 克　丁香 10 克　肉桂 8 克　小青皮 10 克　樟脑 7 克

【用法】上药研末外敷，再用消炎止痛膏粘贴，每次 2~3 天。一般粘贴 10 次左右获效，囊肿在浅表的疗程显著。

【主治】腱鞘囊肿。

【出处】《祖传秘方大全》

### 方三　徐长卿酊剂

【组成】徐长卿全草（干品）200 克

【用法】将上药置于 50% 酒精 500 毫升中浸泡 10 天即可。局部常规消毒，用不锈钢针穿刺囊肿，如梅花样，力求把囊肿刺透，然后用该酊剂棉球做湿敷，加盖敷料，并用胶布固定，隔日治疗 1 次。

【主治】腱鞘囊肿。

【注意事项】适当加入药液，以使棉球经常保持一定湿度。

【出处】经验方

### 方四　红酒方<sup>△</sup>

【组成】红花 15 克　白酒 100 克

【用法】红花放入热酒内浸透，然后速将红花取出放入患处，反复搓擦，1 日数次。

【主治】腱鞘囊肿。

【出处】《百病良方》（三）

## 方五 五密散△

【组成】五倍子50克 密陀僧5克

【用法】共研细末，陈醋调匀外敷，外以膏药贴之。

【主治】腱鞘囊肿。

【出处】《家用良方》

## 方六 指针疏导法

【操作法】以拇指（小囊肿用1拇指，大囊肿用2拇指）指腹代针按压在囊肿上，其余4指握住患者肢体，由小到大均匀加力揉挤，呈螺旋形疏导，当指下感到囊肿较前变软时，便猛加力挤压囊肿，至指下有囊肿破溃感时，再由大到小均匀减力，并以囊肿中心为圆心，向四周做画圆状揉按疏导，60~70次，令囊液均匀分布于组织之间，以利囊肿迅速消散和吸收。

【主治】腱鞘囊肿。

【出处】北京中医，1988，（5）：40.

## 方七 芒硝蒜黄糊△

【组成】芒硝30克 大蒜子5粒 生大黄粉3克

【用法】将芒硝溶于温水内，再将大蒜子捣碎，纳大黄粉，3者调匀成糊状，敷于患部，每天1次。

【主治】腱鞘囊肿。

【出处】江西中医药，1987，18（4）：62.

## 方八 针刺法

【操作法】局部常规消毒后，固定囊肿，用三棱针刺破囊肿，以刺破囊壁为度，继而出胶胨样囊液。

【主治】腱鞘囊肿。

【出处】湖北中医杂志，1986，（1）：33.

# 急性乳腺炎

急性乳腺炎指的是乳腺部发生的急性炎症，以患乳肿痛、焮热、全身寒热为特征，约经2~3日后肿热扩大，疼痛剧烈，若治疗得当，多能消散痊愈；失治或误治，则可化腐成脓，溃破成疮。中医学称本病为乳痈。

## 方一　和乳汤

【组成】当归、蒲公英各30克　天花粉、贝母各9克　穿山甲、甘草各6克

【用法】每日1剂，水煎分2次服。

【主治】乳痈初起，恶寒作热。

【出处】《张八卦外科新编》

## 方二　复方大黄汤

【组成】大黄12~30克　生赤芍60克　丹参10克　川芎10克　黄芪10~15克　金银花30克　公英30克　生甘草30克

【用法】每日1剂，水煎服。治疗期间患侧乳房停止哺乳，以吸乳器吸出乳汁

【主治】急性乳腺炎。

【出处】《实用专病专方临床大全》

## 方三　一醉忍冬汤

【组成】忍冬藤、蒲公英各60克　雄黄3克

【用法】兑黄酒煎服，轻者日1剂，重者日2剂。

【主治】急性乳腺炎。

【出处】新中医，1986，18（12）：5.

## 方四　明雄散

【组成】明矾、雄黄各等分

【用法】上2味药共研细末，陈茶汁调涂患处。

【主治】急性乳腺炎。

【出处】新中医，1986，18（12）：5.

### 方五　蒲留饮

【组成】蒲公英 50 克　王不留行 25 克

【用法】水煎，每日 1 剂，分 2 次服。

【主治】乳腺炎。

【出处】广西中医药，1986，9（2）：46.

### 方六　仙人掌膏△

【组成】仙人掌适量　冰片适量

【用法】仙人掌捣烂，加冰片外敷患处。

【主治】急性乳腺炎未成脓阶段。

【出处】中医杂志，1980，21（7）：39.

### 方七　砂仁塞鼻法

【组成】砂仁末适量

【用法】取砂仁末少许与糯米饭拌匀，搓成花生米大小，外裹以消毒纱布塞鼻，右侧乳腺炎塞左侧鼻孔，左侧乳腺炎塞右侧鼻孔，或左右交替，每隔 12 小时更换 1 次，直至炎症消退。

【主治】乳腺炎。

【出处】江苏中医杂志，1987，8（11）：10.

### 方八　公英糊△

【组成】鲜公英适量

【用法】捣烂外敷患处，每次 1 小时，每日 3~4 次。

【主治】适用于急性乳腺炎肿痛期患者。

【出处】《中医外治方药手册》

### 方九　乳痈消△

【组成】银花、生黄芪各 18 克　连翘 15 克　赤芍、归尾、红花、皂刺、白芷、桔梗、漏芦、通草各 9 克　炒山甲 9 克　甘草 3 克

【用法】每日 1 剂，水煎分 2 次服。

【主治】乳痈脓肿期。

【出处】《中国当代名医高效验方 1000 首》

## 方十　乳痈汤

【组成】甘草 6 克　公英 30 克　漏芦 2 克　橘核 20 克　金银花 15 克　白芷 15 克　栝蒌 15 克　连翘 15 克　青皮 12 克　当归 12 克　柴胡 12 克

【用法】每日 1 剂，水煎早晚分服。

【主治】乳痈初起，脓肿已成，急性期后反复发作及形成硬块者。

【出处】《百病奇效良方妙法精选》

## 方十一　芫花根塞鼻<sup>△</sup>

【组成】鲜芫花根皮适量

【用法】上药捣烂，搓成细长条塞鼻，约 20 分钟，鼻内有热辣感时取出，左右交替使用。1 日 2 次，每次 30 分钟，3 天为 1 疗程。

【主治】急性乳腺炎初期。

【出处】《名医特色经验精华》

## 方十二　公英土豆外敷方

【组成】鲜公英 20 克　土豆 1 个

【用法】上药洗净，石臼捣烂成泥状外敷患处，1 日 1 次，3 天为 1 疗程。

【主治】急性乳腺炎初期。

【出处】《当代中药外治临床大全》

## 方十三　英花解毒汤

【组成】蒲公英 30 克　金银花 30 克　连翘 15 克　地丁 10 克　赤芍 15 克　丹皮 15 克　炮山甲 10 克　浙贝母 15 克　乳香 6 克　没药 6 克　生甘草 6 克　桔梗 12 克　白芷 10 克　陈皮 30 克

【用法】水煎服，每日 1 剂，药渣热敷局部。

【主治】急性乳腺炎。

【出处】中医杂志，1988，29（5）：23.

## 方十四　鹿角散<sup>△</sup>

【组成】鹿角粉 3~9 克

【用法】开水冲服，每日 2~3 次。

【主治】早期乳痈。

【出处】《中医外科学》

### 方十五　葱汤熏法<sup>△</sup>

【组成】大葱适量

【用法】大葱剥皮，切成长 3 厘米之葱段 6~10 节，放瓷杯内加水煮沸，趁热熏乳房 15~20 分钟，乳房周围可用毛巾围住，以防热气外散，一般 1~2 次即见效。

【主治】急性乳腺炎。

【出处】《中医外治方药手册》

### 方十六　慈菇散<sup>△</sup>

【组成】山慈菇 6 克

【用法】研细末，每次服用 1.5 克，每日服 2 次。

【主治】急性乳腺炎。

【出处】经验方

### 方十七　紫荆独活膏<sup>△</sup>

【组成】紫荆皮 15 克　独活 9 克　白芷 9 克　赤芍 6 克　石菖蒲 45 克

【用法】上药晒干研末，以蜜糖适量调匀敷患处。

【主治】急性乳腺炎。

【出处】经验方

### 方十八　麦橘浙贝汤<sup>△</sup>

【组成】麦芽、橘核各 30 克　浙贝母 15 克

【用法】水煎内服，1 剂而愈。

【主治】急性乳腺炎。

【出处】浙江中医杂志，1982，17（10）：446.

### 方十九　消痈膏（一）<sup>△</sup>

【组成】新鲜野葡萄根之内皮适量

【用法】切碎，捣烂，加入适量食醋拌匀，外敷于局部。

【主治】急性乳腺炎。

【出处】新中医，1984，（1）：47.

### 方二十　消痈膏（二）<sup>△</sup>

【组成】田基黄、半枝莲鲜品各适量

【用法】上药洗净捣碎，放于菜叶面上，外敷患处，每天换药1次。

【主治】急性乳腺炎。

【出处】广西中医药，1980，（4）：25.

# 前列腺炎

前列腺炎是成年男性最常见的疾病。20~40岁发病率最高，往往继发于体内感染病灶（尿路感染，精囊炎，附睾炎），但同时又是其他泌尿男性生殖系感染的根源。主要表现为尿道经常有白色黏液分泌，排尿与大便后尿道内不适，会阴及肛门部坠胀，耻骨上隐痛，腰背酸痛放射到腹股沟、睾丸及大腿部。部分病人还可表现为性欲减退，早泄、阳痿，遗精等。

### 方一　复方地虎汤

【组成】地龙、虎杖、穿山甲、莱菔子各20克　木通　车前子各15克　黄芪30克　甘草10克

【用法】水煎服，每日1剂。

【主治】慢性前列腺炎。

【出处】吉林中医药，1982，（3）：31.

### 方二　萆薢化湿汤

【组成】萆薢、薏苡仁、蒲公英、栀子、赤芍各15克　车前子（布包）、黄柏、柴胡各10克　甘草6克

【用法】水煎服，每日1剂。

【主治】慢性前列腺炎。

【出处】江西中医药，1984，（2）：26.

### 方三　苓薏败酱草

【组成】茯苓、薏苡仁、败酱草各 20 克　石韦、萹蓄、瞿麦、滑石各 15 克　王不留行 10 克

【用法】水煎服，每日 1 剂。

【主治】前列腺炎。

【出处】广西中医药，1984，7（2）：23.

### 方四　南瓜子

【组成】生南瓜子 30 克

【用法】去壳嚼服，每日 1 次。

【主治】前列腺炎。

【出处】《百病良方》第二辑

### 方五　坐浴方△

【组成】白芷、萆薢各 30 克　甘草 5 克

【用法】上药煎汤 1 盆，坐盆内水渍至小腹，用手按小腹至外阴部，以有温热感为度，水凉加温，每次坐盆半小时，每日 1 次，1 月 1 疗程。

【主治】夹有湿热的前列腺炎。

【出处】《当代中药外治临床大全》

### 方六　龙胆消炎汤

【组成】龙胆草 15~30 克　蒲公英 15~30 克　土茯苓 15~30 克　黑山栀 15 克　败酱草 15 克　柴胡 9 克　川黄柏 9 克　夏枯草 9 克　萆薢 9 克　茜草 9~15 克　丹皮 9~15 克　肿节风 9~15 克

【用法】水煎服，每日 1 剂，重者 2 剂。

【主治】急、慢性前列腺炎。

【出处】《实用专病专方临床大全》

### 方七　前列腺汤

【组成】丹参　泽兰　赤芍　桃仁　红花　王不留行　白芷　制乳没　川楝子　小茴香各 9 克　败酱草 15 克　蒲公英 30 克

【用法】每日 1 剂，水煎分 3~4 次服。

【主治】慢性前列腺炎气滞血瘀型。

【出处】《当代中国名医高效验方1000首》

### 方八　麝椒贴脐方△

【组成】麝香0.15克　白胡椒7粒

【用法】将上药分别研粉（为1次用量）先将麝香粉倒入脐内，再把胡椒粉盖于上面，然后盖上1张白图纸（以盖住肚脐为度），外用胶布固定。7~10天换药1次，10次为1疗程。

【主治】前列腺炎。

【出处】《百病奇效良方妙法精选》

### 方九　铁军汤

【组成】滑石12克　生山栀12克　玄参12克　生地15克　生大黄12克　萹蓄10克　苏叶12克　生山楂18克　六神曲12克　马鞭草12克　青皮6克　川牛膝12克

【用法】水煎服，每日1剂。

【主治】前列腺炎。

【出处】上海中医药杂志，1985，（4）：35.

### 方十　升清降浊汤

【组成】柴胡9克　升麻6克　桔梗9克　茯苓10克　猪苓10克　车前子10克　木通10克

【用法】水煎服，每日1剂。

【主治】慢性前列腺炎。

【出处】江西中医药，1986，（5）：27.

# 尿 道 炎

尿道炎常与膀胱炎并见，统称下尿路感染，最多见于成年妇女，表现为尿频，尿急，尿痛，血尿，脓尿及低热，严重者尿频，尿痛难以忍受，慢性期症状减轻，但时好时坏，反复发作。

### 方一　土茯苓汤

【组成】土茯苓15克　白茅根15克　连翘壳12克　淡竹叶10

克 潼木通 6 克 太子参 15 克 生地 15 克 旱莲草 15 克 女贞子 10 克 西滑石 15 克 生甘草 5 克

【用法】水煎服，每日 1 剂。

【主治】尿路感染。

【出处】陕西中医，1984，5（4）：43.

### 方二 龙葵蔗糖煎剂

【组成】龙葵 500 克 蔗糖 90 克

【用法】将龙葵晒干切碎，加水 4000 毫升，沸后 90 分钟过滤取汁，滤渣再煎沸 1 小时取汁去渣，将 2 次药液合并过滤，浓缩至 1000 毫升，乘热加入蔗糖溶解，搅匀。每次 100 毫升，每日 3 次，5 天为 1 疗程。

【主治】尿路感染。

【出处】四川中医，1985，（35）：14.

### 方三 萹蒲汤

【组成】蒲公英、车前草、白茅根各 30 克 瞿麦 12 克 萹蓄 15 克 马鞭草 10 克

【用法】水煎服，每日 1 剂。

【主治】尿路感染。

【出处】中级医刊，1982，（9）：21.

### 方四 清淋合剂

【组成】生地榆、生槐角、半枝莲、白花蛇舌草、大青叶各 30 克 白桂花、飞滑石各 15 克 生甘草 6 克

【用法】水煎服，每日 1 剂。

【主治】急性泌尿系感染。

【出处】江苏中医杂志，1983，4（1）：21.

### 方五 茅根车前汤△

【组成】白茅根、车前草、海金砂各 20 克（均用鲜品） 金钱草、赤小豆各 15 克 益智仁、木通各 9 克

【用法】水煎服，每日 1 剂。

【主治】慢性尿路感染。

【出处】广西中医药，1983，6（4）：25.

### 方六　复方益柏合剂

【组成】木通、车前子、萹蓄、栀子、瞿麦、黄柏各10克　益母草15克　甘草6克

【用法】水煎服，每日1剂。

【主治】泌尿系感染。

【出处】广西中医药，1983，6（5）：16.

### 方七　地榆大黄汤

【组成】地榆30克　大黄、白茅根、川草薢、瞿麦各15克　石榴皮12克　丹皮、黄柏、石韦、白槿花各9克　琥珀6克（冲服）　甘草5克

【用法】水煎服，每日1剂。

【主治】急性尿路感染。

【出处】浙江中医杂志，1987，22（1）：18.

### 方八　龙蛇荠草饮

【组成】龙须草、白花蛇舌草、荠菜花各30克　车前子15克　草薢、萹蓄、茯苓皮各12克　瞿麦、凤尾草各15克　生地黄1克　木通、甘草梢各5克

【用法】水煎服，每日1剂。

【主治】急性泌尿道感染。

【出处】中医杂志，1981，22（11）：48.

### 方九　银地十味汤

【组成】银花、滑石各20克　生地、萹蓄、瞿麦、薏苡仁各15克　黄柏、木通各10克　泽泻15克

【用法】水煎服，每日1剂。

【主治】泌尿道感染。

【出处】经验方

### 方十　通淋方

【组成】金银花30克　白花蛇舌草15克　鱼腥草15克　车前草30

克　萹蓄 10 克　黄柏 10 克　小蓟 12 克

【用法】水煎服，每日 1 剂。

【主治】泌尿系感染。

【出处】山东中医杂志，1988，7（2）：24.

### 方十一　槐角浓膏

【组成】槐角 500 克

【用法】加水 1.5~2 升煮 2~3 沸，凉后将槐角用手捏碎使皮与仁剥离后煮 1~2 沸，捞出槐角将药液熬至有黏性后倒入碗或其他瓷器中，放在强烈的阳光下蒸发其水分即浓缩成膏。服用时取 12 克溶于温开水中，每日 2~3 次。

【主治】急性泌尿系感染。

【出处】山东中医杂志，1988，7（5）：46.

### 方十二　五神汤

【组成】金银花、地丁各 30 克　赤茯苓 15 克　车前子 30 克（包煎）川牛膝 10 克

【用法】水煎服，每日 1 剂。

【主治】急性泌尿系感染。

【出处】江苏中医杂志，1985，（4）：15.

### 方十三　知柏汤

【组成】知母、生地黄、土茯苓、石斛、金银花各 15 克　黄柏、连翘各 10 克　当归、红花各 30 克　木通、甘草各 5 克

【用法】水煎服，每日 1 剂。

【主治】急性泌尿系感染。

【出处】浙江中医杂志，1986，21（9）：397.

### 方十四　瓜蒌瞿麦丸

【组成】瓜蒌根 20 克　茯苓、山药各 30 克　制附片 6~15 克　瞿麦 15~30 克

【用法】水煎服，每日 1 剂。

【主治】慢性泌尿系感染。

【出处】浙江中医杂志，1986，21（9）：395.

# 尿路结石

尿路结石是泌尿系最常见疾病之一，包括肾、输尿管、膀胱和尿道的结石。中医学称之"石淋"、"砂淋"。临床上男性发病率高于女性，尿液中的晶体过多或晶体聚合抑制物质减少，是结石形成的基本条件，上尿路结石（肾与输尿管）的主要症状是疼痛和血尿，下尿路结石（膀胱与尿道）的症状多表现为膀胱刺激征，如尿频，尿急，尿痛，还可见到排尿困难，尿流突然中断或尿线变细，呈点滴状，有时可出现血尿或脓尿。当绞痛发作时，首先应使疼痛缓解，尔后再选择治疗方案。

## 方一　消石冲剂

【组成】金钱草 30 克　虎杖 18 克　川牛膝 6 克　皂角刺 9 克　海金砂 12 克　冬葵子 9 克　石韦 15 克　生谷芽 15 克　生黄芪 15 克　葶苈子 9 克

【用法】共研细面，每日 1 剂，分 2 次冲服。

【主治】尿路结石。

【出处】广西中医药，1988，11（2）：12.

## 方二　地锦饮△

【组成】鲜地锦草 100~200 克

【用法】洗净捣烂，置 1 大碗中，然后倒进煮沸糯米酒 1 杯（约 250~300 毫升），待其温热适当地服用，每天服 1~2 次，7~10 天为 1 疗程。

【主治】尿路结石。

【出处】新中医，1984，（12）：14.

## 方三　化石散 1 号

【组成】鱼脑石 225 粒（煅透）　甘草梢 30 克　滑石 180 克　琥珀 60 克　冰片 15 克

【用法】研细和匀，分为 45 包，每次 1 包，日服 3 次，用胡桃仁 30 克煎汤送服。

【主治】尿路结石。

【出处】浙江中医杂志，1983，18（11）：493.

### 方四　硝石散

【组成】火硝6克　滑石18克

【用法】在铁勺内置纸1张，火硝置在纸上用文火炒黄取出，加滑石，然后加水煎沸10分钟，滤汁即成，1日1剂，分2次服用。

【主治】尿路结石。

【出处】新中医，1985，17（2）：56.

### 方五　排石汤

【组成】石韦24克　冬葵子12克　金钱草40克　海金沙20克生大黄15克（后下）　车前子、鸡内金、木通、川牛膝各12克

【用法】水煎服，每日1剂。

【主治】尿路结石。

【出处】四川中医，1988，6（7）：32.

### 方六　化石汤

【组成】生地25克　金钱草50克　冬葵子25克　胡桃肉50克石韦25克（包煎）　瞿麦20克　炒车前子25克（包煎）　川牛膝25克　生甘草20克　芒硝20克（分3次）

【用法】水煎服，每日1剂。

【主治】尿路结石。

【出处】中医杂志，1987，28（6）：13.

### 方七　化石散2号

【组成】琥珀30克　芒硝100克　硼砂20克　海金砂10克

【用法】研极细末，每次服5克，日服3次。

【主治】尿路结石。

【出处】中医杂志，1987，28（6）：13.

### 方八　补肾排石汤

【组成】石韦、木通、冬葵子、海金沙、车前子各15克　金钱草、

墨旱莲各 45 克　首乌、枸杞、知母、黄芪各 20 克　威灵仙 30 克

【用法】每日 I 剂，水煎服。服药的同时要多饮水，药后适当跳跃，可促使结石下行排出。

【主治】凡有结石绞痛病史，尿常规检查以红细胞为主，经 B 超或 X 线腹部摄片及静脉肾盂造影发现有阳性结石体征者。

【出处】《实用专病专方临床大全》

### 方九　蝼蛄六一散

【组成】蝼蛄 5 只　滑石 30 克　甘草 3 克

【用法】水煎服，每日 1 剂。结石较大、部位较高者加海金沙、金钱草各 30 克；小便热涩者加车前子、石韦各 12 克；有血尿者加白茅根 30 克，萹蓄、瞿麦各 12 克；肾绞痛者加琥珀、沉香各 5 克。

【主治】泌尿系结石。

【出处】《百病奇效良方妙法精选》

### 方十　加减芍药甘草汤

【组成】炙甘草 10 克、冬葵子、滑石、车前子、白芍各 20 克

【用法】每日 1 剂，水煎分 2 次服。

【主治】泌尿系结石。

【出处】辽宁中医，1986，(3)：29.

### 方十一　溶石方△

【组成】鱼脑石 500 克　琥珀 150 克　硝石（火硝）100 克

【用法】先将鱼脑石炒用醋淬，三药共研末，过筛。每次 3～4 克，日服 3 次。或金钱草 50 克煎汤送服，或每次用白糖、陈醋各 1 匙，水溶化后送服。

【主治】尿路结石。

【出处】《当代中国名医高效验方 1000 首》

### 方十二　胡桃仁膏△

【组成】胡桃仁适量

【用法】用食油将胡桃仁炸酥，与半量白糖或红糖共研磨混和，使成糖糕状即可，成人每剂用胡桃仁 120～150 克，分 2 天服完。

【主治】尿路结石。

【出处】福建中医药，1959；（4）：8.

## 方十三　金米饮△

【组成】金钱草、玉米须各 50 克

【用法】水煎服，每日 1 剂。

【主治】尿路结石。

【出处】《中医外科学》

## 方十四　复方金钱草汤△

【组成】金钱草 30 克　石韦 20 克　巴戟天 15 克　生川军（生大黄）、生甘草各 10 克

【用法】水煎服，每日 1 剂。

【主治】输尿管结石。

【出处】河南中医，1988，8（5）：18.

## 方十五　珍金汤

【组成】珍珠母 60 克　鸡内金 12 克　路路通 15 克　王不留行 12 克　海金沙 15 克　海浮石 15 克　小茴香 9 克　芒果核 2 个　泽泻 12 克　麦冬 9 克　丝瓜络 12 克

【用法】水煎服，每日 1 剂。

【主治】尿路结石。

【出处】新中医，1977，（4）：35.

## 方十六　金龙排石汤

【组成】鸡内金 9 克　金钱草 30 克　火硝 6 克（冲服）　硼砂 4 克（冲服）　白芍 30 克　怀牛膝 12 克　广地龙 12 克　茯苓 15 克　泽泻 10 克　车前子 10 克　滑石 30 克　生甘草梢 9 克

【用法】水煎服，每日 1 剂。

【主治】尿路结石。

【出处】新中医，1988，20（6）：36.

## 方十七　热烘疗法方

【组成】白豆蔻、砂仁、胡椒、川椒各 3 克

【用法】上药共研末装入小布袋内，以好烧酒熬极滚热。冲入布袋内，即套上龟头熏之。

【主治】尿道结石气滞血瘀及脾肾两虚型。

【出处】《当代中药外治临床大全》

# 乳腺良性肿瘤与囊性增生

乳腺良性肿瘤与囊性增生即中医学所谓的乳癖，表现为乳中结块，为临床常见病症。其特点是乳房部位出现无痛性的，形状不同，大小不等的硬结肿块，发病缓慢，可由数日、数年乃至十余年之久，以中青年妇女多见。

### 方一　芒硝外敷方

【组成】芒硝60克　生南星20克　露蜂房20克　乳香、没药各15克

【用法】诸药共研细末，凡士林调和均匀，外敷患处，1次外敷2小时，每日敷1次。

【主治】乳腺增生。

【出处】辽宁中医杂志，1989，13（9）：28.

### 方二　消乳汤

【组成】山楂、五味子各15克　麦芽50克

【用法】水煎服，每日1剂，分早、晚2次，10剂为1疗程。

【主治】乳腺增生。

【出处】黑龙江中医药，1985，（1）：28.

### 方三　乳块消汤

【组成】瓜蒌、生牡蛎（先煎）、夏枯草、昆布、海藻、丹参各15克　柴胡、天冬、三棱、莪术、橘叶、橘核、半夏各9克

【用法】水煎服，每日1剂。

【主治】乳腺增生。

【出处】山东中医学院学报，1986，10（1）：22.

### 方四　解毒内消汤

【组成】知母、花粉各 20 克　乳香 10 克　蒲公英 30 克　半夏、白及、大贝、穿山甲、皂角刺、三棱、莪术、香附各 15 克

【用法】水煎服，每日 1 剂。

【主治】乳腺增生。

【出处】辽宁中医杂志，1987，11（10）：25.

### 方五　八角核桃仁△

【组成】核桃 1 个取仁　八角茴香 1 枚

【用法】饭前嚼烂，吞下，每日 3 次。

【主治】乳腺囊性增生。

【出处】浙江中医杂志，1982，17（6）：271.

### 方六　全蝎瓜蒌散

【组成】全蝎 160 克　瓜蒌 25 个

【用法】将瓜蒌开孔，全蝎分装于瓜蒌内，放瓦上焙存性，研细末，每次服 3 克，每日 3 次，温开水调服，连服 1 月。

【主治】乳房纤维瘤，乳腺小叶增生。

【出处】经验方

### 方七　当归鸡血藤汤△

【组成】当归、鸡血藤各 12 克　白芍、白术、茯苓、柴胡、王不留行、香附、丹参各 10 克　夏枯草 15 克

【用法】水煎服，每日 1 剂。

【主治】乳腺增生病，乳房纤维瘤。

【出处】新中医，1984，（10）：8.

### 方八　三皮消癖饮

【组成】瓜蒌皮 20 克　陈皮 15 克　青皮 10 克　王不留行 15 克　炮穿山甲 10 克　漏芦 10 克　花粉 20 克　海藻 20 克　昆布 20 克　玄参 15 克

【用法】水煎服，每日 1 剂。

【主治】乳腺增生。

【出处】河北中医，1989，11（1）：24.

### 方九　巴蜡丸

【组成】巴豆（去皮取仁）、黄蜡各 120 克

【用法】先将黄蜡置锅内用文火溶化，再将巴豆仁倒入炸之，约经 6~7 分钟，以巴豆仁变深黄色为度，离火，滤出黄蜡溶液（此液有毒，不可再用），迅速将巴豆仁摊于竹筛上，并不时搅动，勿使相互粘连，待巴豆仁上之黄蜡凝后收起备用。每次服 5 粒，每日 3 次，温开水送下，1 个月为 1 疗程，停药 10 天，再服第 2 疗程。

【主治】乳癖。

【注意事项】服药时千万不可将巴豆仁咬烂，应用温开水囫囵吞下。个别初服者有肠鸣和轻度腹泻，肛门灼热感，可不必停药，或酌情减量。

【出处】经验方

### 方十　消乳腺肿块方

【组成】醋炒柴胡 9~15 克　橘核、荔枝核、赤芍各 30 克　夏枯草、山慈菇、僵蚕、王不留行、三棱、莪术各 15~30 克　煅牡蛎（先煎）30~60 克　鹿角霜 15 克　甘草 6 克

【用法】水煎服，每日 1 剂。

【主治】乳腺增生。

【出处】浙江中医杂志，1985，2（8）：378.

### 方十一　七香散

【组成】木香、白芷、乳香各 10 克　山奈、甘松各 8 克　丁香 7 克

【用法】上药共研细末，入膏药敷贴患处。

【主治】乳癖。

【出处】浙江中医杂志，1985，20（11、12）513.

### 方十二　消核汤

【组成】炙僵蚕 12 克　蜂房 9 克　当归 9 克　赤芍 9 克　香附 9 克　橘核 9 克　陈皮 6 克　甘草 3 克

【用法】每日 1 剂，水煎分 2 次服。

【主治】乳腺小叶增生。

【出处】《虫类药的应用》

### 方十三 乳块消

【组成】丹参、橘叶各 15 克 王不留行、川楝子、土鳖虫、皂刺各 10 克

【用法】每日 1 剂，水煎分 2 次服。

【主治】乳腺增生病。

【出处】《当代中国名医高效验方 1000 首》

### 方十四 解毒内消汤

【组成】知母 20 克 大贝 15 克 花粉 20 克 乳香 10 克 半夏、白及、穿山甲、皂刺各 15 克 公英 30 克 三棱、莪术、香附各 15 克

【用法】每日 1 剂，早晚分服，20 剂为 1 疗程。月经期停服，经后续服，亦可制成胶囊服用。

【主治】乳腺增生属肝郁痰凝型和冲任失调型。

【出处】《实用专病专方临床大全》

### 方十五 神效瓜蒌汤

【组成】瓜蒌 30 克 乳香 6 克 没药 6 克 甘草 6 克 当归 15 克

【用法】一般从前次月经干净后开始服药，日 3 次，连服 20 剂为 1 疗程。同时加用西药谷维素每次 20 毫克，日 3 次，随中药服下。

【主治】乳腺增生症。

【出处】《实用专病专方临床大全》

### 方十六 湿敷方△

【组成】香附子 120 克 陈酒适量 米醋适量

【用法】香附子研末，陈酒、米醋酌量以伴湿为度，捣烂后制成饼蒸熟，1 日 1 次，干燥后复蒸，轮流外敷患处，5 日换药再敷。

【主治】乳腺增生病。

【出处】《当代中药外治临床大全》

### 方十七　乳浸冰黄膏

【组成】乳香、没药各 10 克　大黄 15 克　冰片 5 克

【用法】共研细末，用鸡蛋清调敷患处。

【主治】乳腺增生。

【出处】陕西中医，1982，3（6）：41.

# 肋软骨炎

　　肋软骨炎属于中医学胸胁骨痹、瘀血、胁痛、筋结、痰核、流注的范畴。临床表现为局部隆起肿胀，压痛或触痛，无化脓性炎症改变，并伴有憋气，咳嗽。上肢活动受限等。病因目前未明，多认为与病毒感染，损伤，或机械应力有关。

### 方一　解毒活血汤

【组成】金银花 24 克　板蓝根、蒲公英各 30 克　赤芍 15 克　丹皮、没药、苏梗各 9 克　瓜蒌 12 克

【用法】水煎服，每日 1 剂。

【主治】非化脓性肋软骨炎。

【出处】陕西中医，1987，8（12）：554.

### 方二　云南白药

【组成】云南白药 0.5~1 克

【用法】用白酒或 75% 医用酒精将云南白药调成糊状，外敷患处，用胶布或伤湿止痛膏固定，3 日左右换药 1 次，一般用药 1~2 次，最多 4 次即可痊愈。为消除粘贴的不适感觉，可在 2 次外敷期间休息 1~2 日。

【主治】肋软骨炎。

【出处】中级医刊，1987，（11）：53~54.

### 方三　五生散

【组成】生川乌、生草乌、生南星、生半夏、生白附子各 50 克

【用法】共研细末混匀，分为 6~8 份。根据病变部位大小取适量药

末，加入少许面粉，用温水或蜂蜜调成糊状，每晚临睡前外敷患处，并于次晨取下，如无瘙痒，皮疹等过敏反应，可连续外敷24小时，为保持敷药湿润，应每隔7~8小时取下调湿再敷。

【主治】肋软骨炎。

【出处】江西中医药，1988，（4）：31.

### 方四 三黄二香散

【组成】生大黄30克 黄连30克 黄柏30克 乳香、没药各15克

【用法】共研细末，加米醋适量调成糊状，每日1料，分2次外敷患处。

【主治】非化脓性肋软骨炎。

【出处】浙江中医杂志，1984，19（7）：324.

### 方五 抗毒活血止痛汤

【组成】金银花、蒲公英、川黄柏各15克 当归尾、春柴胡各10克 炮山甲、赤芍、桃仁泥、川红花、广郁金、延胡索各9克 丹参12克 粉甘草6克

【用法】每日1剂，水煎早晚分服，7天为1疗程。

【主治】肋软骨炎。

【出处】《百病奇效良方妙法精选》

### 方六 伸筋透骨热敷方

【组成】伸筋草60克 透骨草80克 川乌草乌各20克 水蛭、蟅虫各15克

【用法】上药煎汁，趁热浸透多层纱布，敷于压痛明显部位，每日2~3次，每次不少于半小时，2天1剂。若同时以热水袋置于纱布上熨，可提高疗效。

【主治】肋软骨炎。

【出处】《实用专病专方临床大全》

### 方七 药包热熨方△

【组成】荆芥10克 防风10克 乳香10克 没药10克 胡椒面

10 克

【用法】上药共研细末，装布袋内，布袋面喷洒食醋适量。将布袋置患处，上面再加 1 个热水袋。每次热敷 1 小时，每日 1 次。

【主治】火热毒邪，血瘀阻滞型肋软骨炎。

【出处】《当代中药外治临床大全》

### 方八    失笑散外敷方

【组成】生蒲黄、五灵脂各 20 克

【用法】共研细末，加米醋适量调糊状，每日 1 料，分 2 次外敷患处。

【主治】瘀血阻滞型肋软骨炎。

【出处】江苏中医，1988，9（60：35.

### 方九    薤白桂枝饮△

【组成】薤白、桂枝、郁金、桃仁、瓜蒌各 10 克

【用法】水煎每日 1 剂，早晚分服，6 剂即可。

【主治】非化脓性肋软骨炎。

【出处】经验方

### 方十    瓜贝散

【组成】瓜蒌 4 份    浙贝母 2 份    桂枝 1 份

【用法】共研细末，每服 10 克，每日 2 次。

【主治】肋软骨炎。

【出处】辽宁中医杂志，1987，1199)：39.

### 方十一    威虎汤

【组成】威灵仙、虎杖各 30 克    当归、丹参、川牛膝、山楂各 20 克    赤芍、桃仁、红花各 20 克

【用法】水煎服，每日 1 剂。

【主治】肋软骨炎。

【出处】江西中医药，1986，(6)：20.

### 方十二    消肿止痛汤

【组成】柴胡、枳实各 10 克    赤芍、丹参、瓜蒌根、瓜蒌皮各 15 克

郁金、元胡、白芍各 12 克　炮山甲、红花、甘草各 8 克　蒲公英 30 克

【用法】水煎服，每日 1 剂，5 剂为 1 疗程，并用文火炒热药渣，加食醋 1 两拌匀，趁热布包温熨患部。

【主治】肋软骨炎。

【出处】江苏中医杂志，1987，8（9）：28.

### 方十三　清热活血汤△

【组成】当归 9 克　川芎 4.5 克　白芍 6 克　生地 9 克　乳香、没药各 9 克　防风 3 克　黄芪 9 克　金银花 15 克　连翘 9 克　蒲公英 15 克　地丁草 15 克　黄柏 12 克　桔梗 12 克

【用法】水煎服，每日 1 剂。

【主治】肋软骨炎。

【出处】中医杂志，1981，22（4）：24.

### 方十四　荆防乳没散△

【组成】荆芥、防风、乳香、没药、胡椒面各 10 克

【用法】共研细末，装布袋内，布袋面喷洒食醋适量，将布袋置患处，袋上加热水袋，每次热敷 1 小时，每日 1 次。

【主治】肋软骨炎。

【出处】中医杂志，1981，22（4）：24.

### 方十五　鳖甲汤

【组成】鳖甲 24 克　龟板 20 克　穿山甲甘草各 6 克

【用法】每日 1 剂，水煎取 300 毫升，早晚饭后分服。随证加减，12 天为 1 个疗程。

【主治】肋软骨炎。

【出处】中西医结合杂志，1989，(3)：179.

### 方十六　瓜蒌水蛭汤

【组成】瓜蒌、水蛭、甲珠、红花、鹿角霜、熟地各 10 克　桔梗 6 克　广木香、甘草各 5 克

【用法】水煎服，每日 1 剂。

【主治】肋软骨炎。

【出处】北京中医，1984，（2）：45.

## 方十七　活血化瘀汤

【组成】黄芪30克　桑寄生18克　丹参15克　川红花12克　三棱、莪术、乳香、没药各9克　蒲公英30克　板蓝根18克

【用法】水煎服，每日1剂。

【主治】非化脓性肋软骨炎。

【出处】经验方

# 鹤　膝　风

　　鹤膝风是以膝部肿大，股胫纤细，形如鹤膝而命名。其特点为：发病缓慢，症状不显，疼痛不著，有时仅有轻微的关节疼痛或稍有肿胀，变化甚慢，严重时可见到活动受限，甚或出现跛行。本病多见于30岁以下青年，尤以1岁以下的儿童为最多。本病相当于西医学所称述的膝关节结核，膝关节腔积液等。

## 方一　加味六味地黄汤△

【组成】熟地204克　山萸肉120克　山药120克　云茯苓90克泽泻90克　丹皮90克　鹿茸15克　牛膝90克　熟附片90克

【用法】熟地用瓦罐煮烂，捣成膏。鹿茸另研极细末，余药均焙干研末过筛，将熟地膏、鹿茸粉和诸药炼蜜为丸，每丸15克，每日以淡盐汤送服3次，每次1丸。

【主治】小儿鹤膝风。

【出处】新中医，1982，（5）：17.

## 方二　白芥葱姜汁△

【组成】白芥子60克　大葱、生姜各30克

【用法】白芥子微炒先捣烂，与葱姜共捣烂外包膝关节肿胀部位，连包2~3天，患处起泡破皮，不必害怕。

【主治】膝关节腔积液。

【出处】《百病良方》第三辑

### 方三 石斛杜仲汤<sup>△</sup>

【组成】石斛250克 杜仲90克 怀牛膝90克 破故纸76克 地枫皮90克 金银花60克（单包后入） 马尾松针50克（鲜品）

【用法】将前5味药加水10大碗，浸泡4小时，然后放至木柴火上煎至3大碗时，去渣，再入金银花，待煎至1大碗时，滤去金银花渣，兑入马尾松针挤出的汁，分成4份，早晚空腹温服1份。

【主治】鹤膝风。

【出处】河北中医，1989，11（3）：26.

### 方四 鹤膝外敷方<sup>△</sup>

【组成】豆腐渣适量。

【用法】蒸熟，乘热贴敷患处，每日1换。

【主治】鹤膝风。

【出处】《中医外治方药手册》

### 方五 芪志牛膝汤<sup>△</sup>

【组成】黄芪24.0克 远志6克 川牛膝9克

【用法】水煎服，每日1剂。

【主治】鹤膝风。

【出处】《家用中医灵验便方》

### 方六 控涎丹

【组成】红大戟（泡透去骨晒干）、甘遂（甘草水浸，再以面糊包煨）、白芥子（炒）各等份

【用法】共研细末，炼蜜为丸如绿豆大。成人每服1~3克，每日1~2次，温开水送服。

【主治】鹤膝风。

【注意事项】体虚者慎用，孕妇忌服。脓肿已成者，用之无效。

【出处】江苏中医杂志，1980，1（6）：13.

### 方七 四神煎

【组成】黄芪240克 川牛膝、远志肉各90克 石斛120克 金银

花 30 克（包）

**【用法】** 先煎前 4 味，用水 1500 毫升，煎至 300 毫升时，再入二花续煎至 150 毫升，弃渣顿服，日 1 剂。

**【主治】** 鹤膝风。

**【出处】** 中医杂志，1984，25（7）：80.

### 方八　芙蓉菊花糊△

**【组成】** 芙蓉叶、菊花叶各 15 克

**【用法】** 拌大米饭适量，捣匀，贴敷患处，每日 1 换。

**【主治】** 鹤膝风。

**【出处】** 《中医外治方药手册》

### 方九　加减阳和汤△

**【组成】** 熟地 30 克　鹿角霜 10 克　麻黄 3 克　白芥子 10 克　肉桂 5 克　附子 5 克　干姜 5 克　木瓜 25 克　牛膝 15 克

**【用法】** 每日 1 剂，水煎 2 次分服。

**【主治】** 鹤膝风。

**【出处】** 《河南省名老中医经验集锦》

### 方十　白芥葱姜外敷法

**【组成】** 白芥子 60 克（微炒先捣）　大葱 30 克　生姜 30 克

**【用法】** 共捣烂为绒，外敷膝部，包扎。2~3 天后，待患部起泡破皮即去药。不必生畏，但须防感染。

**【主治】** 鹤膝风。

**【出处】** 《百病奇效良方妙法精选》

### 方十一　戟遂大黄敷贴法△

**【组成】** 大戟 100 克　甘遂 100 克　大黄 15 克

**【用法】** 前二味共为细末，蜂蜜调敷双膝，并盖上鲜菜叶以保持敷药湿润，每天 2 次。敷 8 小时，肿痛减轻。3 天后在原方余末中按 15% 的比例加入生大黄末，再敷加前法，1 星期肿消。

**【主治】** 风湿热型鹤膝风。

**【出处】** 《当代中药外治临床大全》

### 方十二　姜汁蒜糊

【组成】大蒜头（去皮）100 克　李树皮 50 克　生姜 10 克　蜂蜜 6 克

【用法】将大蒜头捣成糊状；李树皮加水 100 毫升，煎取 20 毫升；生姜捣烂取汁，加蜂蜜 6 克调匀，以上诸药调成糊剂，摊在塑料布上，厚约 0.2 厘米，外敷关节周围，用绷带包扎固定，待局部有发热、刺痛 30~50 分钟后，除去敷药，暴露患部即可。

【主治】鹤膝风。

【出处】四川中医，1989，7（3）：33.

### 方十三　苍术汤<sup>△</sup>

【组成】干姜、苍术、苡米、桂枝、半夏、白芥子、陈皮、淮牛膝各 10 克　防己、滑石各 15 克　麻黄 8 克　蚕沙 12 克

【用法】水煎服，每日 1 剂。

【主治】鹤膝风。

【出处】湖北中医杂志，1986，（6）：36.

# 下肢静脉曲张

下肢静脉曲线系静脉疾患，表现为下肢静脉呈条索状突起，色赤，形如蚯蚓，硬而疼痛，是一种常见病，与季节无关，中医学称之为"恶脉"。

### 方一　新脉管炎丸

【组成】泽兰 60 克　川芎、红花各 15 克　当归、牛膝、木瓜各 30 克　罂粟壳 9 克

【用法】上药共研细末，炼蜜为丸，每丸重 9 克，早晚各服 2 丸，白开水送下。

【主治】下肢静脉曲张及血栓性静脉炎。

【出处】《中医外科学》

### 方二　参三七胶囊

【组成】参三七适量

【用法】研细装胶囊，分服，每次 1 克，每日 2 次。

【主治】下肢静脉曲线，血栓性静脉炎。

【出处】《中医外科学》

### 方三　补阳还五汤

【组成】黄芪 20~50 克　当归 10 克　赤芍 7.5 克　地龙、川芎、桃仁、红花各 5 克

【用法】水煎服，每日 1 剂。

【主治】下肢静脉曲张。

【出处】上海中医杂志，1988，(5)：31.

### 方四　苏木川草乌汤△

【组成】苏木 30 克　制草乌、制川乌、川椒、秦艽、芒硝、威灵仙各 15 克　荆芥、防风、红花、松节各 9 克

【用法】每日 1 剂，先熏后洗，每日 2 次，每次约 30~60 分钟。

【主治】下肢静脉曲张，血栓性静脉炎。

【出处】《中医外科学》

### 方五　活血逐瘀汤

【组成】当归 18 克　赤芍、桃仁、红花、桂枝、汉防已各 9 克　丹参 15 克　生黄芪 30 克

【用法】水煎服，每日 1 剂。

【主治】下肢静脉曲张，血栓性静脉炎。

【出处】《中医外科学》

# 鞘膜积液

鞘膜积液，古称水疝，因水液聚积而致阴囊肿大。其特点为阴囊肿胀，大小不一，不红不热，肤色亮晶，无痛感，按之即起，偶有囊性感，或觉酸胀、酸痛。多见于小儿，阴囊透光试验呈阳性，常作为本病诊断的客观依据。

### 方一　消液汤△

【组成】肉桂 6 克　煅龙骨 15 克　五倍子 15 克　枯矾 15 克

【用法】将上药捣碎，加水约 700 毫升，放于药锅内煎煮，水沸后30 分钟，将煎出液滤出，待冷却到与皮肤温度相近时，把阴囊全部放入盛药液的容器内，浸洗约 30 分钟左右，每 2 日 1 剂，连用 8 剂。

【主治】睾丸鞘膜积液。

【出处】新中医 1982；（9）：22.

### 方二　蝉苏红花汤<sup>△</sup>

【组成】蝉衣、苏叶、红花各 30 克

【用法】煎汤外洗或热敷，每日 2~3 次。

【主治】睾丸鞘膜积液。

【出处】《中医外科学》

### 方三　茴乌汤<sup>△</sup>

【组成】小茴香 5 克　乌药 9 克　青皮 9 克　川楝子 9 克　鱼腥草20 克　黄芪 20 克　车前子 9 克（包煎）防己 8 克

【用法】每日 1 剂，水煎，分 3 次饭前温服。

【主治】小儿睾丸鞘膜积液。

【出处】广西中医药，1987，10（6）：42.

### 方四　萹蓄苡仁汤<sup>△</sup>

【组成】萹蓄草、生苡仁各 30 克

【用法】加水 500 毫升煎，每日 1 剂，早晚温服。

【主治】鞘膜积液。

【出处】浙江中医杂志，1982，17（8）：373.

### 方五　肉桂冰片膏

【组成】炒桃仁、炒杏仁各 30 克　川楝子 60 克　蓖麻子 120 克

【用法】上药共捣如泥，加麝香 1.5 克拌匀，分 5 次用，夜间入睡时贴患处，天明去掉。

【主治】鞘膜积液。

【出处】经验方

### 方六　茴香饼<sup>△</sup>

【组成】小茴香 15 克　食盐 4.5 克

【用法】同炒焦，研为细末，再加去壳青壳鸭蛋 2 个，合煎为饼，每晚临睡前以温米酒送服，4 天为 1 疗程，休息 2 天，再行第 2 疗程。

【主治】鞘膜积液。

【出处】中级医刊，1960；（5）：11.

### 方七　牡蛎石膏散

【组成】煅牡蛎、生石膏、鸡蛋清各适量

【用法】将前 2 味研成细末，后将鸡蛋清与 2 味药调调糊状。使用前将小儿阴囊洗净，于每晚睡前，将上药敷于患侧阴囊睾丸处，外以纱布绷带固定，翌日晨取下，每晚 1 次，连用 3 剂为 1 疗程。

【主治】小儿鞘膜积液。

【出处】经验方

### 方八　后天补益汤△

【组成】党参、白术、泽泻、谷芽、麦芽、制半夏各 9 克　陈皮 4.5 克　炙甘草 3 克　牡蛎 30 克（先煎）　逍遥丸 9 克（包煎）

【用法】水煎服，每日 1 剂，每周服药 5 日，每月服药 20 剂。

【主治】6 个月内未能自愈的先天性睾丸鞘膜积液。

【出处】上海中医药杂志，1988，（6）：4.

### 方九　鲜棉籽外洗汤△

【组成】鲜棉花籽 100 克

【用法】入锅内炒至熟后，加水半斤煮沸，待其温度与体温一致时，洗敷患处，每天 1 剂，洗敷 2 次，每次洗前必须加温，7 天为 1 疗程。

【主治】婴幼儿睾丸鞘膜积液。

【出处】广西中医药，1983，6（2）：40.

### 方十　荔枝核汤△

【组成】荔枝核

【用法】捣碎，水煎服。单侧肿大煎服 1 个，双侧肿大煎服 2 个。

【主治】小儿阴囊水肿。

【出处】《家用偏方》

### 方十一　金银蝉蜕外洗汤△

【组成】金银花、蝉蜕各 30 克　紫苏叶 15 克

【用法】水煎 2 次，去渣混合，熏洗或热敷局部，每次 30 分钟左右，每日 2~3 次。

【主治】鞘膜积液。

【出处】浙江中医药，1979，(12)：466.

### 方十二　加减三仁汤△

【组成】薏苡仁 15 克　杏仁、白蔻仁、竹叶、法半夏、龙胆草各 6 克　白通草 12 克　厚朴、滑石、橘核各 10 克　柴胡、甘草各 3 克

【用法】水煎服，每日 1 剂。

【主治】睾丸鞘膜积液。

【出处】新中医，1986，18（12）：48.

### 方十三　健脾化痰汤

【组成】党参　白术　泽泻　谷麦芽　制半夏　逍遥丸（包煎）各 9 克　生牡蛎（先煎）30 克　陈皮 4.5 克　炙甘草 3 克

【用法】水煎服，每周 5 剂，每月 20 剂。

【主治】睾丸鞘膜积液。

【出处】《实用专病专方临床大全》

### 方十四　黄芪荔枝核汤

【组成】生黄芪 45 克　荔枝核、乌药、橘核、茯苓各 25 克　小茴香、黄柏、苦参、滑石各 15 克　红花、莪术、王不留行各 9 克

【用法】每日 1 剂，水煎分 2 次服。另取八角茴香 7 粒、大枣（去核）7 枚共研细面，用蜂蜜调成药饼敷肚脐；再用小茴香、屋梁上老尘土各 50 克装入布袋熨热敷于阴囊上，每次 20 分钟。

【主治】睾丸鞘膜积液。

【出处】《男女病奇效良方》

### 方十五　加味苓桂术甘汤△

【组成】茯苓 30 克　桂枝、白术各 18 克　甘草 10 克

【**用法**】每日 1 剂，水煎温服。如水阻日久而有血瘀气滞者，加昆布、海藻各 20 克，红花、桃仁各 10 克，川楝子、荔枝核各 15 克。

【**主治**】睾丸鞘膜积液。

【**出处**】《男女病奇效良方》

# 第三章
# 骨伤科疾病

## 颈 椎 病

颈椎病常发生在中年以上年龄，颈椎发生退行性改变，加上急慢性损伤，造成椎间盘、韧带、后关节囊不同程度损伤，促使颈椎代偿增生，增生物直接或间接压迫神经产生颈项、枕部、肩臂疼痛及麻木感，颈部活动受限等一系列症状。临床上分为三型。神经根型：主要表现为头痛、肩颈痛、上肢沉重、握力减退、手指麻木及发凉等。椎动脉型：主要表现为头昏、记忆力减退、眩晕、恶心、耳鸣、声嘶等症状。交感神经型：主要表现为心悸、心动过缓、胸闷、多汗、血压不稳、视力模糊等症状。中医学属"痹证"范畴。

### 方一　耳穴压豆法

【操作法】在双耳廓上取穴，颈椎区、肝、肾、神门，同时可根据不同症状进行辨证取穴。耳廓常规消毒，橡皮膏剪成小方块，将王不留行籽 3~4 粒粘压固定于所取穴处，用拇食 2 指分别相对地捏，揉压耳穴贴压物，患者自感耳压部有疼痛，揉压至整个耳廓潮红发热为度。

【主治】颈椎病。

【出处】中国中医骨伤科杂志，1989，5（1）：14.

### 方二　舒筋通络汤△

【组成】白芍 30 克　甘草 15 克　酸枣仁 10 克　牡蛎 10 克　威灵仙 12 克　元胡 12 克

【用法】上药加水煎煮 2 次，取药汁混合，每日分 2 次饮服。

【主治】颈椎病，颈痛，活动受限，两肩部有异物压迫感，两手麻木，记忆力减退等。

【出处】中医骨伤科杂志，1987，3（1）39.

### 方三　颈椎热敷方<sup>△</sup>

【组成】葛根 12 克　桂枝 12 克　当归 12　赤芍 12 克　威灵仙 18 克　鸡血藤 30 克　豨莶草 30 克　肉苁蓉 20 克　骨碎补 21 克

【用法】将上药连煎 2 次，共煎药汤 1 脸盆，置炉上保温，用厚布蘸药汤乘热敷患部 30 分钟，药汤重煎可连用 3 天。配合针灸：风池、风府、大椎、天柱、大杼、肩髎效果更佳。

【主治】颈椎病。

【出处】江西中医药，1990，21（5）：52.

### 方四　搜风通络汤

【组成】全蝎 10 克　蜈蚣 2 条　鹿衔草 15 克　川芎 15 克　当归 15 克　自然铜 15 克　乌梢蛇 15 克

【用法】将上药加水煎煮 2 次，取药汁混合，每日饮服 2 次。

【主治】颈椎病。

【出处】江西中医药，1990，21（5）：24.

### 方五　白芍木瓜汤

【组成】白芍 20 克　木瓜 20 克　葛根 20 克　威灵仙 20 克　桑枝 2 克　川芎 9 克　鸡血藤 20 克　怀牛膝 5 克　陈皮 9 克

【用法】将上药加水煎煮 2 次，取药汁混合，每日分 2 次服，日 1 剂，5 剂为 1 疗程。治疗时可随症加减。

【主治】颈椎骨质增生，头痛头晕，颈项酸楚，上肢麻木等症。

【出处】山东中医杂志，1986，（1）：25.

### 方六　颈椎基本方

【组成】葛根 25 克　威灵仙 15 克　鸡血藤 15 克　白芍 15~30 克甘草 6 克　炙蜈蚣 2 条（研末冲服）或全蝎 8 克

【用法】上方每日 1 剂，水煎服，可随症加减。配合二仙搽液及针灸效更佳。

【主治】颈椎病，神经根型，症见颈、项背、臂、手有不同程度的疼痛、酸胀、麻木或烧灼感，夜间尤甚，活动受限。

【出处】陕西中医，1987，8（2）：77.

### 方七 二仙搽液

【组成】仙灵牌（淫羊霍）50克　灵仙50克　米醋1.5斤。

【用法】上药共煎数沸，离火浸渍备用。用较大生姜1块，切成两段，以切开一端蘸药液自上而下擦颈椎及颈椎两旁1寸许。颈部要保持药液的湿润，擦至皮肤发红为度。疼痛部位电可擦，每日1次。

【主治】颈椎病属神经根型。

【出处】陕西中医，1987，8（2）：77.

### 方八 耳穴压丸方（法）

【操作法】耳穴主穴：肝、肾、颈、项。配穴：内分泌、交感、脾、神门、心、太阳、上背、枕、肩等。主穴每次必用，配穴视病情加减。痛甚者加神门、交感；骨赘软化控制不理想加内分泌；帮助复位加交感、心；沉困无力加脾；后头痛加枕；背困痛加上背；肩冷痛加肩。治疗时，用探棒先寻敏感点，在压痛最明显的反应点上，用胶布贴压王不留行籽，贴好后每穴每次按压5分钟，要两指对捏，一紧一松地按压，每天按5次，每隔1天换贴1次，双耳轮换贴压，10次1个疗程。休息10天后可继续第2个疗程，并配合适当的颈项运动。

【主治】各类型颈椎病，尤其神经根型。

【出处】陕西中医，1987，8（8）：369.

### 方九 壮骨汤△

【组成】山萸肉、葛根、骨碎补、枸杞子各15克　首乌、牛膝、当归、黄芪、片姜黄、桑枝各10克

【用法】每日1剂，水煎服2次。可随症加减。

【主治】颈椎病。

【出处】中国医学文摘（中医），1985，9（2）：86.

### 方十 骨科合剂

【组成】苍术、炒白芍、茯苓各20克　川芎15克　桔梗、干姜、厚朴、甘草各10克

【用法】制成合剂，每次 30 毫升，日 3 次，2 周为 1 疗程。

【主治】颈椎病。

【出处】北京中医学院学报,1986，9（6）：20.

### 方十一　活血通络汤

【组成】羌活、片姜黄各 10 克　桂枝 6 克　川芎、当归、鸡血藤、威灵仙各 15 克　赤芍 12 克　丹参 30 克

【用法】加黄油 100 毫升入煎，早晚各煎服 1 次，每日 1 剂，连服 30 剂为 1 疗程。项背强几几加葛根；头晕目眩加天麻、钩藤；手臂冷痛加制川乌，重用桂枝；口干唇燥去桂枝，加生地、麦冬；胃纳不佳加白术、陈皮；伴高血压病加炙地龙、怀牛膝。

【主治】神经根型颈椎病。

【出处】《百病奇效良方炒法精选》

### 方十二　颈椎方

【组成】丹参、黄芪各 15 克　葛根、白芍各 30 克　桂枝 12 克　田七粉 7 克　炙甘草 10 克　生姜 3 片　大枣 5 枚

【用法】每剂水煎 2 次，煎出液混合后，分 3 次温服。

【主治】颈椎综合征。

【出处】《实用专病专方临床大全》

### 方十三　白芍木瓜汤

【组成】白芍 30 克　木瓜 13 克　鸡血藤 15 克　葛根 10 克　甘草 10 克

【用法】每日 1 剂，水煎分 2 次服。白芍可加重至 60 克，但白芍味酸性寒，少数患者发现腹泻者可减量，同时加炒白术 15 克，山药 15 克。

【主治】颈椎病。

【出处】《当代中国名医高效验方 1000 首》

# 肩关节周围炎

肩关节周围炎是中老年人常见病、多发病。中医学称之为漏肩风、

冻结肩、肩凝症、五十肩等。属"痹证"范围。肩部持续疼痛，肩前或外侧区压痛、拒按，逐渐发展为活动受限，肩关节各方向活动幅度减少，以上举、外展和内外旋受限最为明显，或肌肉痉挛，每遇阴雨寒冷天气或夜间疼痛加剧，日轻夜重，为肩关节囊及周围组织慢性炎症性病变。多有外伤史、劳损史、受凉史，是一种因肩关节周围软组织病变而引起肩关节疼痛和活动受限甚至消失的疾病。

### 方一　舒筋活血汤

【组成】羌活9克　防风9克　荆芥穗9克　牛膝9克　杜仲9克　独活9克　当归9克　青皮9克　续断9克　枳壳9克　红花6克　五加皮12克

【用法】上药加水煎煮2次，取药汁混合，每日分2次饮服。

【主治】肩周炎急性炎症期，疼痛明显者。

【出处】中国中医骨伤科杂志，1989，5（1）：39.

### 方二　肩痹汤

【组成】鲜桑枝90克　鲜槐枝60克　鲜柏叶60克　鲜柳枝30克　鲜松枝30克　鲜艾叶30克　桂枝15克　白酒15克（后下）

【用法】上药共水煎，局部熏洗，每日2次，每次20~30分钟，每日1剂，热敷后进行功能锻炼。

【主治】肩关节周围炎。

【出处】中国中医骨伤科杂志，1989，5（1）：39.

### 方三　桂枝加芍药汤

【组成】桂枝15克　白芍30克　甘草12克　生姜3片　红枣5枚

【用法】上药加水煎煮2次，取药汁混合，每日分2次饮服。如果患处得热痛减，遇冷加剧者，加鹿衔草12克，附子6克；每逢阴雨风冷，可促进发作者，加鹿衔草12克，羌活9克，茯苓9克；时兼见寒热者，加鹿衔草12克，防风9克；局部红肿灼热，痛不可触者，去生姜加石膏30克，知母9克，鹿衔草12克；病久活动受限者，加鹿草12克，当归9克，红花9克，桃仁9克。

【主治】肩关节周围炎。

【出处】中医骨伤科杂志，1987，3（1）：41.

### 方四 加味逍遥散

【组成】柴胡9克　当归9克　炒白芍9克　云苓9克　秦艽9克　黄芩9克　制附片9克　陈皮9克　法半夏9克　甘草6克　白芥子6克　白酒为引

【用法】上药加水煎煮2次，取药汁混合，每日分2次饭后饮服，每日1剂。如果寒气盛，减黄芩，加干姜；若痛连肩臑，酸困不止，加羌活、威灵仙；气虚加黄芪；湿重加苡仁、防己、白术等。

【主治】肩关节周围炎。

【出处】中医骨伤科杂志，1987，3（1）：254.

### 方五 肩周散<sup>△</sup>

【组成】生半夏、生南星、白芷、生川乌、生草乌、细辛、红花、没药、乳香、生葱、生姜、白酒各适量

【用法】上药共研细末，再加生葱、生姜捣烂，兑适量白酒，一齐入锅内炒热，敷于患肩部，隔日换药1次，如有皮肤对药物过敏者，可用纱布蘸清油隔在皮肤上，再在上敷药。

【主治】肩关节周围炎。

【出处】经验方

### 方六 加味四物汤

【组成】熟地9克　当归9克　白芍24克　川芎9克　桂枝9克　生姜3片　甘草6克

【用法】上药每日1剂，每剂加水煎煮2次，取药汁混合，每日分2次饮服。

【主治】肩关节周围炎。

【加减】痛连背臑，酸困不止者，加羌活、威灵仙；寒气盛者，加附片、干姜；时兼风寒热者，加防风、连翘；局部红肿灼痛，拒按触痛者，去生姜，加石膏、贝母、鹿衔草；病久活动受限较重者，加红花、桃仁。

【出处】山东中医杂志，1988，7（3）：48.

### 方七 松肩汤

【组成】桂枝12克　赤白芍各3克　黄芪15克　片姜黄15克　羌

独活各 15 克 桑枝 30 克 威灵仙 18 克 青风藤 30 克 当归 12 克 红花 10 克 细辛 6 克 木瓜 30 克

【用法】上药加水 1000 毫升，浸泡半小时，用文火煎至 500 毫升，滤液，再加水 500 毫升，文火煎至 250 毫升，滤液，将 2 次滤液混匀，每次口服 250 毫升，1 日 3 次，剩下药渣用布包好，热敷肩部。

早期肿胀明显者，去黄芪加忍冬藤 30 克，秦艽 15 克；寒象明显者，加川乌 9 克，草乌 9 克；湿象明显者，加苡仁 30 克，土茯苓 18 克；兼阴虚者，加生地 15 克，丹皮 12 克；兼阳虚者，加附子 9 克，淫羊藿 9 克。嘱病人每日坚持肩部功能锻炼数次。

【主治】肩关节周围炎。

【出处】山东中医杂志，1988，7（6）：48.

### 方八 加味桂枝新加汤

【组成】桂枝、炙甘草、威灵仙、制乳没各 19 克 白芍 24 克 党参 18 克 桑枝 12 克 细辛 3 克（后下） 红枣 5 枚 生姜 6 片

【用法】上药加水煎煮 2 次，取药汁混合，每日分 2 次饮服。

若气虚甚加黄芪 10 克；血虚者加当归 10 克；气阴两虚去细辛、威灵仙，加黄芪 10 克，北沙参 12 克；疼痛牵连于背者，加葛根 24 克；伴血瘀者，加大活 6 克，鸡血藤 15 克；伴风湿加鲜柳树枝 30 克；气候变化加甚者加秦艽 10 克，汉防己 10 克；病程长者加蜈蚣 2 条（研末吞服）。

【主治】肩关节周围炎，症属气血两虚，经脉失养者，症见肩关节周围疼痛，活动障碍，夜间尤甚，甚则不能入睡者。

【出处】江西中医药，1990，21（5）：24.

### 方九 川草散

【组成】川乌、草乌、樟脑各 90 克

【用法】将上药研末，装瓶备用，根据疼痛部位大小取药末适量，用醋调成糊状，均匀敷于压痛点，约 0.5 厘米厚，外裹纱布，用热水袋热敷 30 分钟，日 1 次。

【主治】冻结肩。

【出处】中国医学文摘（中医），1987，10（4）：215.

## 方十　肩凝汤

【组成】当归、丹参、透骨草、生地各 30 克　桂枝、香附各 15 克　羌活 18 克

【用法】上方每日 1 剂，水煎服。局部冷痛剧者加制川乌、草乌各 9 克；热痛者加忍冬藤、桑枝各 60 克；刺痛者加制乳没各 9 克；气虚加黄芪 30 克；顽固难愈者加蜈蚣、地龙各 9 克，连续服药 30 天，并同时进行肩关节功能锻炼等。

【主治】肩关节周围炎。

【出处】中国医学文摘（中医），1985，9（1）：28.

## 方十一　川乌草乌外敷方

【组成】天南星 20 克　生川乌 20 克　生草乌 2 克　羌活 20 克　苍术 20 克　姜黄 20 克　生半夏 20 克　白附子 15 克　白芷 15 克　乳香 15 克　没药 15 克　红花 10 克　细辛 10 克

【用法】将上药研末加食醋、蜂蜜、白酒及葱白捣烂，生姜适量，白胡椒 30 粒研碎，共同炒热后装入布袋，趁热敷熨患处，每次 30 分钟，每日 2 次，5~7 天为 1 疗程。

【主治】肩关节周围炎。

【出处】《当代中药外治临床大全》

## 方十二　秦艽木瓜酒

【组成】秦艽 10 克　木瓜 20 克　全蝎 2 克　川草乌各 10 克　红花 8 克　郁金、川芎、羌活各 10 克　透骨草、鸡血藤各 30 克

【用法】上药浸入 60 度左右的粮食白酒 1000 克中，半月后即可服用。每晚服 15~30 克。

【主治】肩关节周围炎。

【出处】《实用专病专方临床大全》

## 方十三　补肝益肾汤

【组成】山萸肉、党参各 20 克　生黄芪 30 克　鲜生姜、嫩桑枝、桂枝、杜仲、当归、川芎　白芍各 10 克

【用法】每日 1 剂，水煎早晚分服。

【主治】肩关节周围炎。

【出处】《百病奇效良方妙法精选》

# 落　枕

　　落枕是枕头高低不当及头颈歪斜致使颈椎长时间扭曲，或突然猛力转头导致颈椎后关节轻度移位，椎间肌力失去平衡，局部肌肉、肌腱、筋膜等软组织发生痉挛，导致颈项强硬。中医认为落枕为局部经络气血凝滞，复受风寒侵袭，筋脉拘急，转动不灵，不通则痛。治疗宜解除痉挛，利节止痛，多采用手法治疗推拿或针灸等疗法。

## 方一　按摩加外擦风油精

　　【操作法】患者取坐位，医生于其病侧先以手法沿项颈部上下按揉3~5遍，继之拿捏风池、风府和肩井穴1分钟左右，再适度被动转头2~3次，最后以风油精少许敷于患处，用手反复轻抹之。

　　【主治】落枕，颈部活动受限。

　　【出处】山东中医杂志，1988，7（6）：48.

## 方二　桂枝加葛根汤

　　【组成】粉葛根、川桂枝、杭白芍、生姜、大川芎、藁本、蔓荆子、荆芥穗、青防风、片姜黄、生甘草各常规量

　　【用法】每日1制，水煎服。

　　【主治】落枕和风寒型颈肩痹证（神经根型颈椎病）。

　　【出处】中国医学文摘（中医），1985，9（3）：156.

## 方三　推扳疗法

　　【操作法】患者倒骑在椅子上，两前臂内收屈曲，两手重叠平放在椅背上，低头、弯腰、弓背，头侧向患侧。术者站在患者背后健侧，两拇指横行相对，其余四指呈握拳状，以拇指指腹桡侧自患侧风池穴开始沿脊柱向下至3~4胸椎并由内向外依次用力直推软组织，连续3遍。然后，轻点患侧风池穴和悬钟穴，再以双手掌托住患者的下颈部徐徐用力上提的同时向左右转动部即可。

　　【主治】落枕。

【出处】中国医学文摘（中医），1985，9（5）：282.

## 方四　落枕速效疗法

【操作法】右侧落枕，医者站于患者左侧，以右手拇食两指捏住天柱风府穴，左手拇指按压天宗穴。左侧落枕则反之。按压天宗穴，当患者自觉酸麻时，即加重手法向外揉转3圈、再向里揉转3圈，然后加手力按压，同时不断按摩天柱和风府穴，并嘱患者摇动头部数次后，3穴同时作轻度按摩半分钟即可见效。

【主治】落枕。

【出处】河北中医，1986，（6）：28.

## 方五　极泉按压法

【操作法】患者坐位（以右侧为例），把右前臂放在诊桌桌上。术者站在其后方。右手拇指放在患者右肩峰上，食指置于腋下"极泉"穴，由轻到重进行按压。嘱患者做头部左右旋转及屈伸的动作，当头转到痛侧时可用食指弹拨"极泉"穴1下，患者右手指即有触电样感。每次按压5分钟，症状可明显减轻。若局部仍有疼痛时，可作痛点揉按或配合摇颈手法，则效果更好。

【主治】落枕，颈痛。

【出处】新中医，1986，18（7）：83.

## 方六　梅花针及拔火罐法

【操作法】阿是穴（在颈项部找出痛点或痛筋）：常规消毒，然后用梅花针叩打，使皮肤微见渗血为度。可根据穴的部位，选用适当大、中、小火罐拔在穴位上，根据负压的大小决定留罐时间，一般留罐在5分钟左右。

【主治】落枕。

【出处】四川中医，1988，6（1）：46.

## 方七　指压法

【操作法】患者坐位，术者以拇指按压患者中渚穴（患侧），并用食、中指在掌侧相对用力捏紧（拿），以患者有明显酸胀麻感并向上肢传导为度。同时令患者活动颈部，至活动自如，疼痛消失即可。每次

1~2 分钟。

【主治】落枕。

【出处】四川中医，1988，6（11）：57

# 急性腰扭伤

急性腰扭伤是常见的软组织损伤，多因突然受间接或直接外力引起，局部组织轻微撕裂性损伤或离位。以致经络气血瘀阻，形成肿胀疼痛，活动受限等。软组织可因活动时姿势不正，用力不当，如过度负重，剧烈运动，弯腰取物等或外力撞击而损伤。腰肌扭伤后一侧或两侧当即发生疼痛，有的也可以在受伤后半天或隔夜才出现疼痛，腰部活动受限，静止时疼痛较轻，活动或咳嗽，喷嚏时掣痛较甚。检查时局部肌肉紧张，压痛及牵伸痛明显，但多无瘀肿现象。该病中医称为"闪腰岔气"。

## 方一 芍药甘草活络效灵丹

【组成】白芍30克 甘草15克 当归15克 丹参15克 制乳没各15克 地龙10克 木香10克

【用法】上药加水煎煮2次，取药汁混合，1日2次饮服。狗皮膏药1张外贴患部。

【主治】急性腰扭伤，腰痛活动不利。

【出处】中医骨伤科杂志，1987，3（1）：39.

## 方二 橘子酒

【组成】橘子（炒去皮）适量 猪腰子1个 葱白 茴香 盐适量

【用法】橘子炒去皮，研细，用猪腰子1个去筋膜，破开，入药，加葱白、茴香、盐，湿纸裹。煨熟。每服6克橘子末，酒调服，或细嚼煨熟猪腰子，温酒下。

【主治】急性腰扭伤。打扑腰痛，恶血蓄瘀，痛不可忍。

【出处】《三因极一病证方论》

## 方三 红丝毛酒

【组成】红丝毛（珍珠菜）60克 白酒500克

【**用法**】上药同白酒浸泡5~7天后服用。每服5~10毫升，日服2次。

【**主治**】腰扭伤，风湿性关节炎，跌打损伤。

【**出处**】《陕甘宁中草药选》

### 方四　神曲酒<sup>△</sup>

【**组成**】陈久神曲1大块　老酒适量

【**用法**】将神曲烧通红，淬老酒，去神曲，送服青蛾丸，2服顿愈，1方不用青蛾丸，只服酒后，仰卧片时，未效再服。

【**主治**】挫闪腰痛，不能转侧。

【**出处**】《奇效良方》

### 方五　蟹壳酒<sup>△</sup>

【**组成**】螃蟹壳1个　黄瓜子15克　黄酒适量

【**用法**】将上述2味晒干，研末，黄酒冲服。

【**主治**】腰扭伤，跌打损伤。

【**出处**】民间验方

### 方六　姜黄散

【**组成**】新鲜生姜、雄黄各适量

【**用法**】将生姜内层挖空，把研细的雄黄放入生姜内，上面用生姜片盖紧，放瓦上焙干，把生姜焙成老黄色，放冷，研细末，贮于玻璃管内，用时撒在普通黑膏药上或伤湿止痛膏上贴患处。

【**主治**】急性腰扭伤。

【**出处**】《百病良方》

### 方七　䗪虫酒<sup>△</sup>

【**组成**】鲜土鳖虫8~15只（大的8只，小的15只）　白酒适量

【**用法**】将土鳖虫用温开水洗净，在小碗内捣烂绞汁去渣，取汁用白酒冲服，每日1~2次。无鲜土鳖虫，可用干土鳖虫用量减半。

【**主治**】急性腰扭伤。

【**出处**】民间验方

## 方八　大黄散<sup>△</sup>

**【组成】**生大黄 60 克　葱白头 5 根　生姜适量

**【用法】**将大黄研成细粉调入生姜汁半小杯，加开水适量，使成糊状备用。用时，将葱白头捣烂炒热，用布包好，在痛处揉擦至局部皮肤发红，觉烧灼感为止，然后以上药 1/4 敷患处，着以纱布，每日 1 次。

**【主治】**急性腰扭伤。

**【出处】**民间验方

## 方九　扭伤外治法<sup>△</sup>

**【组成】**红花 15 克　赤芍 15 克　白芷 15 克　栀子 15 克　桃仁 15克　乳香 15 克　没药 15 克　大黄 30 克

**【用法】**上药共研细末，用酒调成糊状，外敷患处。如干后，可取下再加酒调敷，连续敷用 4 次去除。

**【主治】**急性腰扭伤。

**【出处】**经验方

## 方十　扭伤愈散<sup>△</sup>

**【组成】**栀子 4 份　乳香 2 份　黄连 1 分　细辛 1 份　三七 1 份　樟脑 1 份　食醋适量

**【用法】**将上药分别碾细后混合，装瓶密封。用时洗净患部，药粉加食醋调成糊状，敷于患处，盖上油纸，纱布包裹，胶布固定。药干后再换，或将干药块取下再用醋调，重新敷上。

**【主治】**急性腰扭伤。

**【出处】**《百病良方》

## 方十一　川椒酒<sup>△</sup>

**【组成】**川椒、食盐各 30 克　白酒 250 毫升

**【用法】**将川椒、食盐泡入白酒中，泡愈久愈好。擦腰部，再用掌根揉擦腰部。

**【主治】**急性腰扭伤。

**【出处】**民间验方

### 方十二　复方骨碎补煎

【组成】骨碎补 30 克　制乳没、桃仁、延胡、乌药各 10 克　红花 6 克　䗪虫 3 克

【用法】每日 1 剂，水煎服。孕妇忌服。

【主治】急性腰扭伤。

【出处】《百病奇效良方妙法精选》

### 方十三　䗪虫散

【组成】䗪虫末 1.5 克　红花酒（或白酒）15~30 克

【用法】以酒送服䗪虫末，每日 1 次，每次量不宜超过 1.5 克。孕妇忌服。

【主治】急性腰扭伤。

【出处】四川中医，1987，5（5）：26.

### 方十四　加味破故纸汤

【组成】破故纸、制大黄各 12 克　肉桂、红花、地鳖虫各 6 克　桃仁、川杜仲各 10 克　炒枳壳、槟榔、制乳没各 8 克　田七粉 1.5 克

【用法】每日 1 剂，水煎服。

【主治】急性腰扭伤。

【出处】中医杂志，1986，（12）：13.

### 方十五　公英膏

【组成】蒲公英、生地、冰片各等份

【用法】先将蒲公英、生地水煎去渣，加入冰片收膏，装入玻璃瓶中备用。用时视患部大小，将麻纸或旧报纸叠成 2~4 层厚放在底部，上边放敷料 2 层，将药膏摊在敷料上抹匀贴患处，用绷带包扎。急性腰扭伤，脑部挫伤者可用胶布固定。3 至 5 天换药 1 次。

【主治】急性腰扭伤，胸部挫伤及各种急性软组织损伤初期，肿痛，有淤血者。

【出处】山东中医杂志，1987，6（4）：52.

### 方十六　祛瘀通络汤△

【组成】地鳖虫、地龙各 15 克

【用法】上 2 味研粉吞服。

【主治】急性腰肌扭伤。掣痛，活动艰难，入夜更甚，睡眠不安。

【出处】浙江中医杂志，1987，22（3）：109.

### 方十七 地龙汤

【组成】地龙 15 克　桃仁 12 克　泽兰 12 克　当归 10 克　苏木 10 克　桂枝 7 克　大小茴香各 10 克　乌药 10 克　麻黄 6 克　甘草 9 克　酒大黄 6~15 克　沉香末 1~2 克（冲服）

【用法】每日 1 剂，水煎服。局部肿胀、青紫、压痛加三棱、莪术各 10 克。

【主治】急性腰扭伤之腰部剧烈疼痛，痛随呼吸而加重，腰部活动受限。

【出处】江西中医药，1990，21（5）：25.

# 腰肌劳损

慢性腰肌劳损，多由于急性腰扭伤治疗不当或因多次反复扭伤和长期的不适当弯腰，以致腰背部肌肉韧带过久处于紧张状态，使腰背部软组织劳损所致。诊断要点：多有慢性腰部劳损或反复扭伤的病史。常因腰部屈伸或扭转不慎等而诱发。临床上以腰痛持续或酸胀牵掣不适，时轻时重，劳累后加重，甚则腰痛如折为主症。每遇阴雨寒冷季节而诱发加重，久痛而肾虚者，还常伴腰膝畏寒，耳鸣、全身乏力等症。

### 方一 丹参杜仲酒

【组成】杜仲、丹参各 30 克　川芎 20 克　江米酒 0.75 公斤

【用法】将上药共碾细，用江米酒浸之，5 宿后去渣备用。随意温饮，不拘时候。

【主治】腰肌劳损，腰腿酸痛。

【出处】《普济方》

### 方二 羌活酒

【组成】羌活（去芦头）60 克，独活（去芦头）30 克　五加皮 40 克　生地黄汁（煎 10 沸过滤）200 毫升　黑豆（紧小者，炒熟）200

毫升

【用法】上 5 味，除黑豆、地黄汁外，余 3 味，剉如麻豆大，纳清酒 2000 毫升中，及热，下豆并地黄汁于锅中，煮鱼眼沸，取出去滓候冷。每服任性饮之，常令有酒力炒。

【主治】腰肌劳损，腰痛强直，难以俯仰。

【出处】《圣济总录》

### 方三　九香散<sup>△</sup>

【组成】九香虫 7 克　陈皮 7 克

【用法】上药共研为细末，1 日 2 次分服，用开水或酒送服，连服 7 剂。

【主治】腰肌劳损。

【出处】民间验方

### 方四　二香散<sup>△</sup>

【组成】木香 3 克　麝香 0.3 克

【用法】上药研极细末混匀，吹入鼻内。

【主治】腰肌劳损瘀滞型。

【出处】《中医外治法简编》

### 方五　熏洗方

【组成】艾绒 120 克　川椒 3 克　透骨草 30 克

【用法】上药水煎 2500 毫升熏洗患处，每次 20~40 分钟，1 日 2 次，10 日为 1 疗程。

【主治】腰肌劳损。

【出处】《中国民间疗法》

### 方六　劳损止痛汤<sup>△</sup>

【组成】党参、黄芪、当归各 31 克　杜仲 24 克　川断 18 克　牛膝、元胡各 15 克

【用法】每日 1 剂，水煎服。随症加减。

【主治】腰肌劳损。

【出处】中国医学文摘（中医），1985，9（3）：156.

## 方七　复方补骨脂冲剂

**【组成】**补骨脂、锁阳、狗脊、川断、黄精、赤芍各适量

**【用法】**研细末，每次1包（20克），日2次，14天为1疗程，连服2个疗程。

**【主治】**肾阳虚，慢性腰肌劳损。

**【出处】**中国医学文摘（中医），1985，9（4）：217.

## 方八　蒸气疗法方

**【组成】**红花15克　当归90克　活血龙（虎杖）90克　五加皮90克　防风120克　牛膝120克　金刚刺120克　红藤120克

**【用法】**上药加水过药面，煮沸30分钟，置于治疗床的洞孔（直径约30厘米）下15~20厘米处。患者卧床上，腰部对准治疗洞口直接熏蒸，每次治疗20~30分钟，每日1次，15~20次为1疗程。

**【主治】**腰肌劳损风寒湿型。

**【出处】**《当代中药外治临床大全》

## 方九　活血补肾汤△

**【组成】**地鳖虫6克　炒杜仲、制狗脊、川断、怀牛膝、当归、桑寄生各10克　骨碎补12克　鸡血藤、生黄芪各15克

**【用法】**每日1剂，水煎服，服10剂后，以上方10倍量研粉，灌入胶囊服用，每服9克，日2次。

**【主治】**腰肌劳损，腰脊酸痛连及两腿，或麻木不仁，遇劳加甚，卧则减轻。

**【出处】**浙江中医杂志，1987，22（3）：109.

## 方十　蝎甲散

**【组成】**全蝎1.5克　炙甲片、蕲蛇各9克　蜈蚣3条　地鳖虫6克　参三七5克

**【用法】**上药1日量，共研细末，分早晚2次吞服。

**【主治】**腰肌劳损。

**【出处】**浙江中医杂志，1987，22（11）：515.

# 肥大性脊柱炎

肥大性脊柱炎也称肥大性脊椎炎，退行性脊椎炎，脊椎骨性关节炎，增生性脊椎炎等。是中年以后发生的一种退行性病变，临床发病较多。一般起病缓慢，腰部僵硬酸痛，不耐久坐，每一姿势改变的活动初始即感腰痛。晨起腰痛较重，轻微运动后腰痛略减；劳累后则腰痛加重。检查时，腰椎常有深压痛和脊椎的颤动痛，腰椎生理前凸消失；病情较重者，俯仰活动受限，腰部生理曲线异常，椎棘间隙狭窄，或腰椎关节变形；部分患者膝、跟腱反射减弱，伴有臀、腿部牵引性疼痛。本病属中医学的"骨痹"范畴。

## 方一　活络通痹汤

【组成】独活、川续断、制川乌、制草乌、熟地各 15 克　桑寄生、丹参、黄芪各 30 克　细辛 5 克　牛膝、地龙、乌药、炙甘草各 10 克　土鳖 6 克

【用法】水煎 2~3 次，混合后分 2~3 次服。药渣用纱布包好趁热敷于腰部，以温热不损伤皮肤为度。并随症加减。

【主治】肥大性腰椎炎。

【出处】中国医学文摘（中医），1986，10（1）：25.

## 方二　川芎散△

【组成】川芎适量

【用法】将川芎研细末，装入小布袋内，治肥大性脊柱炎时将小布袋敷在痛点处。治疗跟骨骨刺时，将小布袋垫鞋内，小布袋内的川芎散可每周一换。

【主治】肥大性脊柱炎，跟骨骨刺。

【出处】《临床验方集锦》

## 方三　抗骨增生饮

【组成】独活、续断、怀牛膝各 15 克　海桐皮 30 克　秦艽 18 克　杜仲、威灵仙、当归、地龙各 10 克　巴戟天 12 克　狗脊、骨碎补、生甘草各 9 克

【用法】随症加减。水煎日1剂，重症日2剂，10日为1疗程，疗程间隔3~5日。

【主治】腰椎骨质增生。

【出处】成都中医学院学报,1986,(4)：31.

### 方四  助阳化瘀汤

【组成】杜仲15克  羊藿叶、鹿衔草、当归各12克  肉苁蓉18克  丹参30克  补骨脂、红花、莱菔子各10克

【用法】每日1剂，水煎服。

【主治】腰椎增生。

【出处】江苏中医杂志,1987,8(6)：27.

### 方五  鹅透外敷方

【组成】鹅不食草、透骨草各5斤  水泽兰10斤  生川乌、生草乌、马钱子各1.5斤

【用法】上药研末备用。药粉60克加水200毫升煮沸后，再煮5~8分钟，加45%酒精20毫升调匀。装入纱布袋，外敷患处2~3小时，每天1次。3天换药1次，6天为一疗程。

【主治】增生性脊椎炎。

【出处】中国医学文摘（中医）,1983,7(1)：25.

### 方六  热敷方

【组成】穿山甲20克  食盐30克  地鳖虫20克  白薇20克  生半夏15克  生南星15克  续断15克  细辛15克  生川草乌各10克  白芥子5克  阿魏10克

【用法】上述药物酒炒后研末，与陈醋及童便各半拌湿，再炒热装入布袋热熨患处，每次40分钟，1日1次，10次为1疗程。

【主治】瘀血型及风寒湿型肥大性脊柱炎。

【出处】《当代中药外治临床大全》

### 方七  外熏洗法

【组成】羌活、当归、乌梅、炒艾叶、五加皮、防风、炙川乌、地龙、木通、草薢、川椒各30克  生姜150克（捣烂）

【用法】诸药用纱布包裹后，放入大小适中的搪瓷盆中，加冷水（约盆容积的2/3）后，置火上煮沸，沸腾5分钟左右离火，乘热熏蒸患处，并轻轻揉按患部，腰椎增生性关节炎则用纱布口罩2个，蘸药水交替热敷患部。每日1~2次，每剂药用5~7天。

【主治】增生性关节病。包括：腰椎增生性关节炎，膝关节炎，踝关节炎，跟骨骨刺等。

【出处】吉林中医药，1990，（5）：10.

### 方八 药包热敷方

【组成】透骨草、当归、赤芍、生地各12克 五加皮、五味子、东山楂各15克 红花、羌活、独活、防风各10克 炮附子6克 花椒30克

【用法】上药装入布袋内，扎紧放盆内，加水煎煮15分钟，稍凉温，托敷患处，每次30分钟，1日2次，10~15日为1疗程。

【主治】肥大性脊柱炎。

【出处】《中国中医骨伤科百家方技精华》

### 方九 活络效灵丹

【组成】丹参、当归各15克 续断、木瓜各12克 川牛膝、地鳖虫、骨碎补、桃仁、红花、制乳没各10克 参三七5克（研末）鸡血藤20克

【用法】每日1剂，煎服2次。继将药渣加生姜、葱白各30克（切碎），陈艾叶100克同放锅中文火炒热，再加白酒、食醋各50克拌炒，趁热布包温熨痛处。

【主治】增生性脊柱炎。

【出处】四川中医，1987，5（3）：36.

# 化脓性骨髓炎

化脓性骨髓炎是指一些化脓性细菌侵入骨髓而引起的炎症反应（常见有金黄色葡萄球菌，链球菌和大肠杆菌等）。骨髓炎不是单纯的骨髓腔发炎，而是包括骨和骨膜整个组织发炎。该病的发生一是由于病菌侵入机体，二是人体全身或局部骨组织抗病力降低，使入侵的病菌得以生

存繁殖，而引起骨组织发炎。临床上分为急性期和慢性期。急性期往往有寒战怕冷，高热（39~40℃），起病24小时，有病部位（上肢或下肢）开始疼痛，拒按，有病部位的骨骼有明显压痛，靠关节的骨髓先起病。慢性期则表现为瘘管流脓，经久不愈。该病属于中医学的"附骨疽"范畴。治疗应内治外治同时应用，才能取得疗效。

### 方一　内托神功汤

【组成】金银花30克　白芷、皂刺、山甲、桔梗、地丁各10克　公英、当归、红花各15克　川连、炒僵蚕、栀子、升麻、贝母各5克　防风6克　甘草3克

【用法】上药加水煎煮2次，取药汁混合，分1日2次饮服。

【主治】骨髓炎急性期。

【出处】中国中医骨伤科杂志，1989，5（5）：29.

### 方二　五龙膏

【组成】乳香、没药各10克　三七40克　阿胶珠15克　白芷5克　醋适量

【用法】上药研细粉，以醋调糊状，贴于患处。

【主治】骨髓炎急性期。

【出处】中国中医骨伤科杂志，1989，5（5）：29.

### 方三　银花解毒汤△

【组成】银花30克　公英30克　紫花地丁30克　野菊花30克　半边莲30克　蚤休30克　生地30克　当归13克　赤芍12克　黄连10克　山栀10克

【用法】上药加水煎煮2次，取药汁混合，分1日2次饮服。

【主治】化脓性骨髓炎急性期。

【出处】《百病良方》

### 方四　参芪汤△

【组成】黄芪30克　党参30克　熟地20克　黄精20克　当归15克　二花30克　公英30克　紫花地丁30克　白芷10克　炮甲珠15克　桔梗10克

【用法】上药加水煎煮 2 次，取药汁混合的，每日 2 次饮服。

【主治】化脓性骨髓炎慢性期。

【出处】《百病良方》

### 方五　黑药膏

【组成】南瓜藤（煅炭存性）150 克　木楝子（煅炭存性）30 克　芒硝 120 克　饴糖 100 克　地脚粉（淀粉下脚）500 克　甘油 150 克

【用法】外敷患处，隔日换 1 次。创口已溃者，要分别情况处理后再敷黑药膏。

【主治】骨髓炎。

【出处】《当代中国名医高效验方 1000 首》

### 方六　烟叶疗法

【组成】鲜烟叶 100 克　鲜鱼腥草 100 克　盐少许

【用法】将上 3 味共捣烂，涂于患处，每日换药 1 次。

【主治】骨髓炎。

【出处】经验方

### 方七　猪蹄煎△

【组成】独活、白芷、当归、生甘草各 9 克　艾叶 15 克　生葱头 7 根　猪前蹄 1 只

【用法】上药一同加水煎煮，趁热洗涤。

【主治】化脓性骨髓炎。

【出处】经验方

### 方八　补养壮阳汤△

【组成】西党参 30 克　黄精 30 克　肉苁蓉 20 克　杜仲 20 克　麦芽 20 克　黄连 5 克　生地 10 克　骨碎补 10 克　白术 20 克　当归 10 克　丹参 30 克　丹皮 10 克

【用法】骨髓炎在上肢者，加桂枝 10 克；在下肢者，加川牛膝 10 克。将上药加水煎煮 2 次，将药汁混合，每日分 2 次饮服。并配合西药抗感染及支持疗法。

【主治】慢性骨髓炎，有低热，时愈时发，并发畸形，关节强直，

癌变；不同程度贫血，体弱，食欲差，营养不良等。X线显示骨质不规则、增厚、硬化、空洞，骨髓腔消失。

【出处】江西中医药，1990，21（5）：40.

## 方九　益气托毒汤

【组成】骨碎补、五加皮、川断各17克　生芪、党参、枸杞子、菟丝子各20克　当归、赤芍、肉桂、猪苓、泽泻、红花各10克　桂枝、芡实、茯苓各12克　甘草3克

【用法】每日1剂，水煎2次分服。

【主治】化脓性骨髓炎。

【出处】《当代中国名医高效验方1000首》

## 方十　二香丸

【组成】大龟板3个（炙黄）　大蜈蚣10条　全蝎10克　当归30克　红花15克　生乳香30克　生没药30克　血竭30克　象牙粉30克

【用法】上药共研细末，炼蜜为丸，每丸重10克，每服1丸，小儿酌减，日服2次，开水送下，病在上者，饭后服；病在下者，饭前服。

【主治】急慢性骨髓炎，无论红肿，化脓或窦道形成均有特效。

【出处】山东中医杂志，1987，6（6）：43.

## 方十一　巴豆丸△

【组成】巴豆500克　黄蜡90克

【用法】先将黄蜡加温，待熔开后，加入巴豆仁，用小火边搅边凉，以巴豆不崩裂为度，约煮10分钟。成人每次服5粒，每日服3次，温开水送服，小儿及老人酌减。服此药不可嚼碎，只能囫囵吞下，才能完全无副作用。

【主治】急慢性脓性骨髓炎。

【出处】《临床验方集锦》

## 方十二　黄连液

【组成】黄连粉65克

【用法】取黄连粉65克，加水2000毫升，煮沸3次，每次15分钟，冷却备用。不去渣，不加防腐剂。用时将药液置于瓷杯内，浸泡患指，

药液以浸没全部病灶为度，每日 1 次，每次 1~3 小时，浸浴毕，按常规换药至痊愈。

【主治】骨髓炎。

【出处】中国医学文摘（中医），1987，11（1）24.

### 方十三　加减五味消毒饮

【组成】金银花、蒲公英、紫花地丁各 30 克　牛膝 24 克　白芷 9克　甲珠 12 克　全虫 6 克　蜈蚣 3 克

【用法】每日 1 剂，水煎早晚分服。

【主治】慢性化脓性骨髓炎。

【出处】《百病奇效良方妙法精选》

### 方十四　骨痨丸

【组成】当归、熟地、补骨脂、牛膝、防风、灵仙、木瓜各 9 克茯苓、川芎、乳香、没药各 6 克　黑木耳 250 克

【用法】共为细末，制成蜜丸，每丸重 6 克。每服 1 丸，日 2 次。

【主治】慢性化脓性骨髓炎。

【出处】中国医学文摘（中医），1985，9（1）：24.

### 方十五　萍鳅膏

【组成】鲜萍全草 30 克　活泥鳅 2 条

【用法】泥鳅用水养 24 小时，保留体表黏滑物质，洗净后再用冷开水浸洗 1 次。将鲜萍草，泥鳅一起捣烂敷患处。每日 1 次，2 周为 1疗程。

【主治】骨髓炎。

【出处】浙江中医杂志，1987，22（6）：256

# 足跟骨刺

　　足跟骨刺，多见于 40 岁以上的女性患者。主要症状是跟骨跖侧痛，晨起行走疼痛尤重，有明显压痛点，重者如锥刺样，行走困难。多与慢性劳损有关，当体重增加，过度劳累时，跖腱膜起点产生不正常的张力，组织渗出有害物质发生无菌性炎症和水肿，长期的恶性循环得不到

改善，刺激跟骨结节而形成骨刺。中医学称其为足跟痛，属"痹证"范围，认为多属肾气不足，气虚下陷或血虚，损伤所致。

### 方一　消瘀止痛散

【组成】当归 20 克　川芎 15 克　乳香 15 克　没药 15 克　栀子 15 克

【用法】上药研细末，将药放在白纸上，药粉面积按足跟大小，厚约 0.5cm，然后放在热水杯上加温加压后，药粉呈片状，放在患足跟或将药粉装入布袋内放于患处，穿好袜子。

【主治】跟骨骨刺。

【出处】中华中医骨伤科杂志，1988，4（3）：22.

### 方二　全效增生汤△

【组成】熟地 30 克　木瓜 18 克　薏苡仁、牛膝各 15 克　当归、川芎、五加皮各 12 克　木通、穿山甲各 10 克

【用法】水煎服，日 1 剂，2 周 1 疗程。

【主治】足跟骨刺。

【出处】《百病奇效良方妙法精选》

### 方三　药汁浸泡方

【组成】西红花（或杜红花）1 份　蕲艾叶 2 份　伽南香（或山奈）2 份　生川乌 2 份　生草乌 2 份　乳香 4 份　冰片（或樟脑）1 份

【用法】将上药加酒精适量制成酊剂。使用时取 20ml 酊剂加开水约2000ml，盛脸盆中，趁热先熏后浸泡，浸泡时以水温足能浸下为度，另用 500ml 盐水瓶 1 只，内置开水，塞好皮塞，地下放 1 块毛巾，将盐水瓶横倒在毛巾上，患足用药汁浸泡 4~5 分钟后踩在盐水瓶上来回滚 1~2分钟，再浸热水 3~4 分钟，然后再踩盐水瓶 1~2 分钟，反复数回约半小时，每天 2 次。令患者穿柔软的鞋子。

【主治】足跟骨刺、足跟痛。

【出处】中医骨伤科杂志，1987，3（3）：51.

### 方四　灸法治疗跟痛方

【操作法】在跟部取阿是穴（如无明显压痛点，在跟底中央划一

"十"字，在其两侧及后方边缘与"十"字线相交处）涂少许活血酒，各置 1 小柱（含有少量麝香，雄黄，冰片）用药线点燃，待病人感到灼热时急用木片压灭，使病人自觉热气内攻。若无此感觉可连用 2~3 次，每次 5~10 分钟，嘱穿软底鞋，勿久行负重。

【主治】足跟骨刺，足跟痛。

【出处】中国中医骨伤科杂志，1989，5（3）：13.

### 方五　川乌散<sup>△</sup>

【组成】川乌 30 克（以生者为优）　白酒适量（以粮食酒为好）

【用法】将川乌研细末加白酒调成糊状，晚上睡觉前用温水将脚洗净，把药平摊足跟疼痛处，外以塑料纸包好。此为 1 足跟用量。

【主治】足跟骨刺疼痛。

【注　意】病去即止，不可久用。

【出处】山东中医杂志，1987，6（6）：42.

### 方六　强骨汤<sup>△</sup>

【组成】熟地 12 克　山药 25 克　山萸肉 12 克　寄生 12 克　牛膝 9 克　木瓜 12 克　白芍 25 克　甘草 10 克

【用法】上方每日 1 剂，加水煎煮 2 次混合，分 2 次服用。15 天为 1 疗程。

【主治】老年人足跟痛。

【出处】河南中医，1989，9（3）：42.

### 方七　药物鞋垫法

【组成】当归 20 克　川芎 15 克　乳香 15 克　栀子 15 克

【用法】上述药物研末，撒入棉纱布间缝制成合适的鞋垫数只，1 日 1 只鞋垫，交替使用，1 个月为 1 疗程。

【主治】血瘀型跟骨骨刺。

【出处】《当代中药外治临床大全》

### 方八　川芎药袋法

【组成】川芎 45 克

【用法】上药研细面，分装在用薄布缝制的布袋内，每袋装 15 克左右。将药袋放在鞋里，直接与痛处接触，每次用药 1 袋，每天换药 1 次，3 个药袋交替使用，换下的药袋晒干后仍可使用。

【主治】足跟骨刺。

【出处】四川中医，1989，（3）：40.

### 方九　骨刺浸剂

【组成】地鳖虫 40 克　五灵脂、白芥子、制草乌、三棱各 30 克 威灵仙、楮实子、马鞭草、苏木、海带、皂角刺、蒲公英、延胡索、汉防己各 60 克　鲜葱 100 克　食醋 100 毫升。

【用法】将上药加水 2 倍药量，用旺火煎沸后，再煎 3~5 分钟，取出热药和渣，加鲜葱、食醋，置盆中，温热时浸患足跟，每次大于 30 分钟，日 2 次。每剂药用 2 日。

【主治】跟骨骨刺，跟部筋膜炎，跟腱炎及其他骨质增生症。

【出处】中国医学文摘（中医），1985，9（1）：24.

### 方十　滋阴活血汤

【组成】熟地、鸡血藤各 30 克　肉苁蓉 20 克　牛膝、白芍、黄芪各 15 克　黑杜仲、当归各 12 克　淫羊藿、红花、生姜各 9 克　木香 3 克

【用法】水煎服，日 2 次。

【主治】跟骨骨刺。

【出处】中国医学文摘（中医），1983，7（2）：91.

### 方十一　锤击法

【操作法】患者俯卧，患肢屈曲，使足心向上，找到压痛点后进行揉按和刮压，继用小铁锤对准压痛点锤击 3~5 下，用力要适当，动作准确轻快，若皮下有结节状物，以锤击使其散开为度。然后轻敲其四周，并反复捏揉跟腱及小腿后部。每周 1 次，每次只治 1 脚。

【主治】跟骨骨刺足跟疼痛。

【出处】中医杂志，1983，24（4）：43.

### 方十二　中药浸渍方

【组成】威灵仙、生桃仁、生川乌、生草乌、荆三棱、蓬莪术、羌

活、独活、五加皮、秦艽、茜草、牛膝、透骨草、凌霄花各 30 克　川
芎、血竭各 10 克　细辛 15 克

【用法】上药煎汤，趁热先熏患部汗出，然后用毛巾蘸药液趁热外
敷，待不烫足时，伸足入药液内浸泡 20 分钟。每日睡前一次。每剂可
用 4 天。

【主治】足跟骨刺。

【出处】《百病奇效良方妙法精选》

# 踝关节扭伤

　　踝关节扭伤是常见病，多发病。常见踝关节骤然剧痛，尤以走路或
负重时最明显。外踝下方及前下方显著压痛，局部瘀血，伤后2~4 天更
为明显，踝前外侧和足背部肿胀，跛行或不能行走。

### 方一　消肿膏

【组成】白芷、防风、牛膝、当归、乳香、没药、公英、地丁、大
黄、木瓜各适量

【用法】将上药共研成粉，然后调成糊状敷于患处，最后上外翻小
夹板，每日更换 1 次，7 天 1 疗程。

【主治】踝关节扭伤。

【出处】中华中医骨科杂志,1988；4（1）：37.

### 方二　蒸气疗法方

【组成】松木锯末 500 克　陈醋 500 毫升

【用法】上述药物加水 400 毫升煮沸后，将患足置于药盆上，约距
20 厘米，再覆盖上宽大毛巾，进行蒸熏 20~40 分钟，1 日1~2 次，5~7
次为 1 疗程。

【主治】踝关节扭伤气滞型。

【出处】《当代中药外治临床大全》

### 方三　湿敷方

【组成】五倍子50 克　栀子 30 克　生草乌 30 克　大黄 30 克　生南
星 30 克　土鳖虫 20 克　乳香 20 克　没药 20 克　细辛 10 克

【用法】上述药物研成粉，取适量醋调外敷患处，1 日 1~2 次，10

次为 1 疗程。

【主治】踝关节扭伤肿痛剧烈者。

【出处】《当代中药外治临床大全》

### 方四　桂枝当归酒

【组成】桂枝 15 克　当归 10 克　川芎 10 克　红花 10 克　透骨草 30 克　75% 酒精 300 毫升。

【用法】将以上诸药放入酒精内浸泡 24 小时，搓洗伤处，每日 4～6 次。

【主治】踝关节扭挫伤。局部肿痛，皮下瘀血，不能站地。

【出处】河南中医，1989，9（3）：34.

### 方五　茜草根洗剂

【组成】茜草根 200 克　川军 100 克

【用法】共剉粗末，布包煮 20 分钟，先洗，温后敷包。冷后放置，可再次加热使用。

【主治】软组织损伤，包括踝关节扭伤。

【出处】陕西中医，1987，8（1）：35.

### 方六　山小橘叶外敷方

【组成】新鲜山小橘叶

【用法】采摘新鲜山小橘叶，每次用 6～8 片重叠起来，外敷于关节肿胀部位，然后用绷带包扎，外露山小橘叶两端。每天换药 1 次，第 2 次换药时，即可见患处明显消肿，通风半小时后再敷药。

【主治】关节扭伤。

【出处】中西医结合杂志，1987，7（7）：448.

### 方七　加味一号新伤药膏

【组成】黄柏 30 克　元胡、血通各 12 克　白芷、木香、羌活、独活各 9 克　血竭 3 克　红花、紫草、地肤子、南星、茯苓、土鳖虫、地龙各等份　麝香少量

【用法】将前 8 味制成软羔 2 斤，其他药研末半斤，酒精 750 毫升、樟脑半两、薄荷油 50 毫升，凡士林 3 公斤，制成软膏剂。将膏平摊在

纱布或胶布上外敷患处，加压包扎或支持带加固或外擦按摩。

【主治】踝关节损伤。股四头肌轻、中度挫伤。

【出处】中药通报，1983，8（1）：24.

### 方八　陆氏归尾四物汤

【组成】当归尾　川芎　生地　川牛膝　桃仁　橘络　生甘草　红花　赤芍　丹参　三七粉

【用法】药量据病情定，每日1剂，水煎服。可随症加减。

【主治】踝关节扭伤。

【出处】浙江中医杂志，1983，18（3）：350.

### 方九　牛膝外敷法<sup>△</sup>

【组成】鲜土牛膝适量

【用法】将鲜土牛膝捣烂涂敷患处，加少许食盐和匀，外用绷带固定，每日1次。

【主治】踝关节扭伤，局部肿痛，行走困难。

【出处】新中医，1986，18（9）：56.

### 方十　中药熏洗法

【组成】伸筋草30克　寻骨风30克　透骨草30克　路路通30克甘松30克

【用法】煎水洗。血肿加三棱、莪术各30克。

【主治】骨与关节损伤。

【出处】经验方

### 方十一　栀子芍甘酒

【组成】栀子30克　赤芍、甘草各20克　元胡、大黄、苍术、牛膝、伸筋草各15克　川芎、红花各10克　95%酒精适量

【用法】先将上药装入500毫升空瓶中，然后加入酒精，浸泡3天，备外用。如内服，可用白酒或曲酒浸泡均可。外擦患处。内服首次10~20毫升，以后随病情轻重及耐受情况，适当增减剂量。

【主治】各种扭挫伤。包括踝关节扭伤。

【出处】中医骨伤科杂志，1986，2（2）：31.

### 方十二 穴位按摩法

【操作法】患者平坐于术者对侧,术者左手握患者伤脚,右手拇、食指沿胫骨下方向膝关节方向上推6~8次,再从踝关节扭伤部向脚尖轻推4~6次,同时轻微活动踝关节。其后取丘墟、金门、解溪、公孙4穴,拇指同穴位垂直,指力由轻到重,边压边揉动20秒钟即可。每日1次。

【主治】踝关节扭伤。

【出处】中医骨科杂志,1987,3(3):28.

### 方十三 冷冻栀酸液

【组成】栀子100克 鲜酸浆草250克

【用法】将栀子打碎,鲜酸浆草洗净泥沙,共入锅内,加水4000毫升,煎至1000毫升,过滤去渣,将栀酸液装入铝盆内,放入大小不等的纱布块,待冷却后,放进冰箱,冷冻到4℃便可使用。视其损伤部位,选择适当大小的冰冻栀酸液纱布块,湿敷于患处,绷带加压包扎,1日1次。

【主治】人体各部急性软组织闭合性损伤。包括急性腰扭伤、踝关节扭伤及腕、趾、掌等关节扭伤。

【禁 忌】开放性软组织损伤,有韧带、肌肉断裂及皮肤冷冻过敏者。

【出处】中医骨伤科杂志,1987,3(13):45.

### 方十四 茉莉白芥酒

【组成】茉莉花根60克 白芥子40克 桔梗、陈艾叶各30克 元胡、甘草各15克 95%酒精适量

【用法】先将上药放入空瓶内,再加入95%酒精,浸泡3天即可待用。随时可添加,酒精总量不超过2000毫升为宜。软组织损伤轻者,可单用茉莉白芥酒外擦、按摩或湿敷患处即可。重者,可在外擦、按摩同时,可用本药酒棉球点燃熏患处1~3分钟,(或加用理疗)或用本酒热敷或湿敷患处。

【主治】软组织损伤(踝关节损伤)。

【出处】中医骨伤科杂志,1987,3(3):50.

# 骨 结 核

　　骨与关节结核是继发病变，它是全身结构的一部分，95%原发病灶在肺和胸膜，5%左右在消化道和淋巴系。其发病特点：以脊柱结构为最多见，且在负重大，活动较多的腰椎结核最多见。年龄越小发病率越高，10岁以下儿童发病率高，发病缓慢，早期症状很少，有时出现潮热盗汗、午后低热、精神萎靡，但当单纯性结核突然破穿滑膜或骨质到关节腔内发生全关节结核时，可出现和急性关节炎类似的临床症状。中医学称该病为"骨痨"，它所形成的寒性脓肿，可到处流窜，破溃后久不敛口，经常流出稀薄如痰的脓液，生在腰椎两侧的叫肾俞虚痰；生在环跳部位的叫附骨痰；生在膝部的称鹤膝痰；生在踝部的为穿踝痰等。

## 方一　狼毒枣

　　【组成】狼毒、大枣各等分

　　【用法】先将狼毒清水浸1~2小时，放入锅内，上置蒸笼，放入大枣，水烧开后再蒸3小时，取出晾干即成。成人日服3次，每次10枚，连服2日后每次增加1枚，一般用10~16枚。极量为每次20枚，每日60枚。若有恶心呕吐、头昏等反应可减少1~2枚，反应消失后可仍按前法增加。服后胃中有不适可改饭后或同食服。禁吃辛辣食物，孕妇慎用。

　　【主治】骨结核。

　　【出处】浙江中医杂志，1986，21（2）：67.

## 方二　皂角刺煨老母鸡汤

　　【组成】皂角刺120克（以新鲜者为佳），3斤以上老母鸡1只

　　【用法】取皂角刺120克，3斤以上老母鸡1只，去毛及腹内脏器，洗净。将皂角刺戳满鸡身，放锅中文火煨烂，去皂角刺，食肉喝汤，2~3日吃1只，连服5~7只为1疗程，一般1个疗程即能治愈或改善症状。

　　【主治】骨结核。

　　【出处】新中医，1986，18（4）：45.

### 方三  骨结核基础方

【组成】党参、生地各 20 克  白芍、连翘、枸杞子各 12 克  茯苓、当归、女贞子、骨碎补、菟丝子、芍药各 15 克  川芎、甘草各 10 克  金银花、蒲公英、地丁各 30 克

【用法】每日 1 剂，水煎服。儿童酌减，随症加减。破坏范围大，病变活动快者加西药抗痨药。

【主治】骨关节结核。

【出处】中国医学文摘（中医），1987，10（4）：218.

### 方四  活血散结汤

【组成】当归 12 克  赤芍 4.5 克  二花  15 克  连翘 15 克  乳香 4.5 克  没药 4.5 克  没药 4.5 克  穿山甲 4.5 克  鳖甲 15 克  龟板 15 克  山药 30 克  甘草 3 克

【用法】每日 1 剂，水煎服。若胸、腰椎结核，加黑杜仲、狗脊、川断、鹿角胶、骨碎补各 9 克；髋关节结核，加牛膝、木瓜各 9 克；膝、足等下肢结核，加牛膝、木瓜各 9 克，薏苡仁 30 克，肉桂 3 克；颈椎结构，加贝母 6 克，青皮 4.5 克；手腕等上肢结核，加桂枝 3 克；化脓者加败酱草，脓多加薏苡仁 30 克，茯苓、白扁豆各 15 克；关节痛重加鸡血藤、伸筋草各 9 克等，并可配合外治法治疗。

【主治】阴虚火旺，肿痛化脓之中、后期骨结核。

【出处】陕西中医，1987，8（6）：249.

### 方五  补气敛疮汤

【组成】党参、黄芪、鳖甲、龟板、茯苓各 15 克  焦白术、川断、黑杜仲、鸡血藤各 9 克  山药 30 克  乳香、没药、穿山甲各 4.5 克  甘草 3 克

【用法】每日 1 剂，水煎服，可随症加减用药。若溃破后先用五五丹，再用七厘散。

【主治】气血双亏，脓肿难破、难敛之后期骨结核。

【出处】陕西中医，1987，8（6）：249.

### 方六  虾芪汤△

【组成】活虾肉 7~10 只  生黄芪 9 克

【用法】上 2 味同煮汤服用。

【主治】骨结核，寒性脓疡，流脓流水，久不收口者。

【出处】《中国秘方全书》

### 方七　中药外敷方<sup>△</sup>

【组成】没药、乳香、红花、儿茶各 150 克　虎骨、陈皮各 125 克
白及 240 克　梅片 15 克　木香 6 克　血竭 30 克

【用法】上述药物研末混匀，用时取适量以醋调置 24 小时后敷于患
处，2 日换 1 次，2 个月为 1 疗程。

【主治】骨结核。

【出处】《当代中药外治临床大全》

### 方八　中药烟熏方<sup>△</sup>

【组成】肉桂、炮姜、人参芦、川芎、当归各 10 克　白芥子、祁艾
各 30 克　白蔹、黄芪各 15 克

【用法】将上述药物研为细末，用厚草纸卷成药卷，点燃熏患处，
每次 15~30 分钟，1 日 1~2 次，10 日为 1 疗程。

【主治】骨结核溃疡。

【出处】《中国民间疗法》

### 方九　中药熏洗方<sup>△</sup>

【组成】荆芥 18 克　防风 18 克　丹皮 12 克　花椒 30 克　川芎 12
克　当归 18 克　黄柏 18 克　苍术 18 克　苦参 60 克

【用法】上药用布包好加水煎沸，熏洗患处，1 日 1 次，7 次为 1
疗程。

【主治】骨结核。

【出处】《当代中药外治临床大全》

### 方十　补虚通络汤<sup>△</sup>

【组成】独活 4.5 克　桑寄生 4.5 克　防风 4.5 克　秦艽 4.5 克　当
归 6 克　甘草 2.1 克　木瓜 6 克　枸杞 4.5 克　川断 4.5 克　桂枝 4.5
克　淮牛膝 4.5 克

【用法】每日 1 剂，水煎，饭前服。

【主治】膝关节结核（鹤膝风）以及筋骨酸痛，风湿骨肿，半身不遂之脾肾两虚的患者。疗效极佳。

【出处】民间验方

### 方十一　白萝卜双花膏

【组成】大白萝卜 5 公斤　藏红花 60 克　丁香花 30 克

【用法】将大白萝卜洗净，切碎，纳入无锈锅内煮沸，去渣，续加温熬至黑色膏药样即可，另以藏红花、丁香花，加水 1500 毫升，熬至 500 毫升，与上膏加在一起再煎至稠厚如膏药。埋于地下 3 尺，经过 6 个月后即可应用。用时将膏药摊布上敷于患处，或填充空洞处，每日或隔日换药 1 次。

【主治】腰椎结核、淋巴结核、关节结核、寒性脓疡等。

【出处】《偏方大全》

### 方十二　龟炭大枣丸

【组成】龟炭粉 250 克　大枣（去核）250 克

【用法】2 味共捣和为丸，早晚各服 12 克。

【主治】骨关节结核。

【出处】民间验方

### 方十三　烟丝槟榔膏

【组成】烟丝 100 克　槟榔 100 克　煅牡蛎 100 克　白芷 50 克　姜汁、面粉各少许

【用法】诸药共研和，以姜汁加面粉调和糊，敷于患处，每日更换 1 次。

【主治】骨结核，化脓性膝关节炎等。

【出处】《偏方大全》

### 方十四　乌梢蛇酒

【组成】乌梢蛇 1 条　好酒 500 克

【用法】将乌梢蛇用酒浸泡 3~4 日后即成。或用乌梢蛇肉，袋盛，同酒置于缸底，糯米饭盖之，3~7 日酒熟，去渣贮酒即可。每次服 1~2 杯，1 日 3 次。

【主治】骨关节结核，及风湿痹痛，肌肤麻木，小儿麻痹症，麻风，皮疹、疥癣、破伤风等症。

【出处】《本草纲目》

### 方十五　骨痨宁[△]

【组成】红娘30克　全虫15克　僵蚕15克　土元15克　木鳖子1个

【用法】红娘去足翅，诸药共炒焦为细面。装入鸡蛋内，每个蛋装药3克，外用白面包住，煨焦黄为度，带面食用，每日早晚各吃1个，小儿酌减。

【主治】骨结核。

【出处】《土单验方选编》

# 腰椎间盘突出症

腰椎间盘突出症是骨伤科最常见的疾病。多于劳动强度和外伤诱发有关，主要表现为腰痛和放射性腿痛，反复发作，脊柱外形改变，腰部有放射性压痛，直腿抬高试验（+），腓侧感觉异常和伸拇肌力减弱。患处多凉，麻木不适，遇冷、劳累多明显加重。属中医学的"痹证"范畴。

### 方一　舒筋活血汤

【组成】青皮6克　荆芥6克　红花6克　枳壳6克　三七6克　羌活9克　防风9克　牛膝9克　杜仲9克　独活9克　归尾9克　川断9克　五加皮9克　乌药9克　元胡9克　丹参12克　金毛狗脊12克

【用法】上药加水煎煮2次，取药汁混合，每日分2次饮服。

【主治】腰椎间盘突出症，属瘀血型腰痛及下肢疼痛麻木，酸胀，痛有定处。

【出处】中华中医骨伤科杂志，1988，4（2）：46.

### 方二　核归丸

【组成】核桃仁21克　黑芝麻210克　杜仲60克　川续断30克　骨碎补45克　木瓜30克　菟丝子60克　元胡30克　香附15克　当归

60 克

【用法】除核桃仁、黑芝麻外,余味均晒干,碾碎过箩待用,将黑芝麻于碾槽内碾碎,再放入核桃仁一起碾,当用手摸无颗粒时,与经过箩的药面一起倒入盆中,以炼蜜 250 克,分数次加入盆内搅拌,反复揉搓团块,再取团块 7 克制成丸子。冷天可装入瓶内贮存,热天制成蜡丸或用油纸单包,装入纸盒中放阴凉处。每日 2 次内服,每次 1 丸,黄酒 20 毫升送下,连服 100 丸为 1 疗程。

【主治】腰椎间盘突出症。

【出处】中医骨伤科杂志,1987,3(1):43.

### 方三 活瘀舒筋汤

【组成】桂枝 15 克 赤芍 15 克 丹参 15 克 元胡 10 克 当归 10 克 鸡血藤 15 克 伸筋草 15 克 刘寄奴 15 克 续断 15 克 桑寄生 15 克 王不留行 15 克 川乌 6 克 草乌 6 克

【用法】1 日 1 剂,上药加水煎煮 2 次,取药汁混合后,每日分 2 次口服。

若患侧酸麻胀痛,游走不定加防风 10 克,羌活 10 克,片姜黄 10 克;麻胀酸楚重着、口黏不渴加防己 10 克,木瓜 10 克,独活 10 克;酸胀冷痛甚,川乌、草乌加至 10 克;麻木刺痛加土元 10 克,丹参加至 30 克,元胡加至 15 克。

【主治】腰椎间盘突出后遗症。

【出处】经验方

### 方四 复方马钱子散

【组成】马钱子、土鳖虫、牛膝、麻黄、僵蚕、全蝎、甘草、乳香、没药、苍术各适量

【用法】上药经适当炮制后制成散剂,分装胶囊,每粒胶囊含生药 0.3±0.05 克。每晚临睡前服药 4 粒,以后每日增加 1 粒,但最多不超过 8 粒,以黄酒 30~50 毫升或加水少量冲服,1 月为 1 疗程,必要时停药 3 日后继续服用。

【主治】腰椎间盘突出症。

【出处】中国医学文摘(中医),1986,19(4):217.

### 方五　蒸气疗法方

【组成】红花、透骨草、刘寄奴、土鳖虫、秦艽、荜茇、川芎、艾叶各 10 克

【用法】上述药物加水置于功率 700 瓦的电炉上加温，并将其放在治疗床下，相距治疗洞口（直径 25 厘米）约 20～50 厘米。患者卧于治疗床上接受蒸气熏蒸，每次 30 分钟，1 日 1 次，6 次 1 疗程。

【主治】各型腰椎间盘突出症。

【出处】《当代中药外治临床大全》

### 方六　铁末热敷方

【组成】纯生铁末 500 克　食盐水 60～70 毫升

【用法】上述药物混匀浸泡后装入布袋，以棉垫或毛巾包好已发热的药袋敷熨患处，每次15～30 分钟，每日 1 次，12～15 次为 1 疗程。

【主治】肾虚型及风寒痛痹型腰椎间盘突出症。

【出处】《当代中药外治临床大全》

### 方七　薄贴方<sup>△</sup>

【组成】乳香 12 克　没药 12 克　麻黄 10 克　马钱子 6 克　生草乌 6 克　生川乌 6 克　骨碎补 20 克　自然铜 10 克　杜仲 12 克

【用法】上药炼制成膏备用。同时取适量敷贴患处，1 日 1 次，10 日为 1 疗程。

【主治】各型腰椎间盘突出症。

【出处】《中国民间敷药疗法》

### 方八　中药离子导入法

【组成】乌头 30 克　丹参 30 克　虎杖 30 克　红花 15 克　牛膝 15 克

【用法】以 50％酒精浸泡上药 24 小时后去渣存液备用。取适量药酒洒于适宜的垫板上接阳极置于患处，辅极接阴极置于对侧。通电量在 5～15 毫安之间，每次施治 30 分钟，1 日 1 次，15 次为 1 疗程。

【主治】血瘀型及风寒痹阻型腰椎间盘突出症。

【出处】《当代中药外治临床大全》

### 方九　五虎散

【组成】土鳖、全蝎、乌梢蛇、穿山甲各 9 克　地龙 21 克

【用法】急性发作期用汤剂，日 1 剂，水煎服；恢复期用散剂（上方药焙干研末）每 1 次 3~4 克，日 2 次，酒兑服。并配合腰背肌功能锻炼。可随症加减用药。

【主治】腰椎间盘突出症并发坐骨神经痛。

【出处】湖南中医杂志，1989，5（3）：44.

### 方十　九分散

【组成】马钱子、麻黄、乳香、没药各等份。

【用法】马钱子用童便浸泡，时时更换。春秋 49 天，夏减 7 天，冬加 7 天，去毛砂炒，乳香、没药用灯草去油。4 药共研末，日服 3 次，每次 0.5~1 克（按体重定量）。

【主治】腰椎间盘突出症。

【出处】陕西中医，1986，7（6）：170.

### 方十一　阳和汤

【组成】熟地 50 克　白芥子 20 克　鹿角胶 15 克　肉桂 5 克　炮姜炭 5 克　生甘草 5 克　麻黄 10 克

【用法】每日 1 剂，水煎 2 次分服。配合牵引疗法。

【主治】腰椎间盘突出症。

【出处】中医杂志，1980，21（7）：44

# 毒蛇咬伤

　　毒蛇咬伤多见于山区和农村。被毒蛇咬伤后，毒液侵入人体，随气血运行、扩散到全身，引起局部和全身毒性反应。其轻重，常与人体抵抗力，毒蛇种类和毒力强弱等有关。毒性主要分为"风毒"（神经毒，主要作用于神经系统，可引起神经麻痹及呼吸麻痹）与火毒（血循毒，主要作用于血液及循环系统，引起溶血、出血和中毒性休克），风火毒（混合毒）。风毒出现头昏、复视，关节酸痛或呕吐，腹痛，吐沫流涎，瘫痪，甚至昏迷、死亡。火毒可见发热、吐血、便血、鼻衄及皮下出

血，甚至死亡。

## 方一　风毒汤<sup>△</sup>

【组成】半枝莲 30 克　紫花地丁 30 克　野菊花 30 克　蚤休 15 克　白芷 10 克　川贝 10 克（冲服）　龙胆草 10 克　甘草 10 克　僵蚕 10 克　蝉衣 6 克　全蝎 6 克　蜈蚣 6 克

【用法】上药加水煎煮 2 次，取药汁混合，每日分 2 次饮服。

【主治】毒蛇咬伤属风毒者。

【出处】《百病良方》

## 方二　火毒汤<sup>△</sup>

【组成】半边莲 30 克　蚤休 30 克　白茅根 30 克　仙鹤草 30 克　生地 30 克　丹皮 10 克　黄芩 10 克　赤芍 10 克　山栀 10 克

【用法】上药加水煎煮 2 次，取药汁混合，每日分 2 次饮服。

【主治】毒蛇咬伤属火毒者。

【出处】《百病良方》

## 方三　蛇伤外治方<sup>△</sup>

【组成】银花、半枝莲、野菊花、紫花地丁、蚤休（均要新鲜草）各适量

【用法】立即将伤部上端扎紧，用银花煎水（或肥皂水）冲洗伤口，有毒牙，立即除去。用上药新鲜草捣烂，外敷伤口。如伤口已闭，用三棱针刺入放血，并在上部向下部挤压排出毒水。

【主治】毒蛇咬伤。

【出处】民间验方

## 方四　敷鸡方<sup>△</sup>

【组成】活鸡数只

【用法】取活鸡丰肉处去毛，以利刀割其肉片 1 块，立即敷于伤口，鸡肉色变即换，1 日3~5 次。

【主治】各型蛇咬伤。

【出处】《当代中药外治临床大全》

## 方五　竹茹灸治方<sup>△</sup>

【组成】竹茹适量

【用法】用刀片刮取竹茹如屑片，取适量捏成团为 1 炷，置于伤口处点燃，燃尽再续灸，每次 7~14 炷。

【主治】新鲜蛇咬伤。

【出处】《中国医学疗法大全》

## 方六　银草淋洗方<sup>△</sup>

【组成】银花 15 克　甘草 3 克

【用法】上述药物煎汤，淋洗患处，每次 10~15 分钟，1 日3~4 次。

【主治】火毒型蛇咬伤。

【出处】《常见病中草药外治疗法》

## 方七　中药湿敷方<sup>△</sup>

【组成】半边莲 12 克　独角莲 12 克　七叶一枝花 12 克　白花蛇舌草 30 克

【用法】上述药物捣烂，调鸡蛋清外敷患处，1 日 3~4 次。

【主治】各型蛇咬伤。

【出处】《中国民间敷药疗法》

## 方八　蚤休液<sup>△</sup>

【组成】白蚤休（七叶一枝花根）60 克　陈醋 500 毫升

【用法】将白蚤休磨成细粉，加陈醋浸泡 2~3 周，用两层纱布过滤，收取滤液备用。先将患处用消毒液洗净，再涂上药液，1 天涂 3~4 次。

另配合内服：蛇母草 9 克　白蚤休 6 克　前胡 12 克　则疗效更佳。

【主治】毒蛇咬伤（土地蛇）。

【出处】《临床验方选锦》

## 方九　解毒汤<sup>△</sup>

【组成】黄连、全蝎各 5~10 克，黄芩、黄柏各 10~15 克　郁金、姜黄、玄参各 10 克　龙胆草 5 克　半边莲 10~30 克　钩藤 30 克（后下）　生地 30~50 克　麦冬 20 克　太子参 20~30 克

【**用法**】水煎服。轻型，日 1 剂，分 2 次服；中型，日 1.5 剂，分 3 次服；重型，日 2 剂，分 4 次服，或每小时鼻饲 1 次。多吃西瓜，频饮鲜凤仙花全草汁。可随症加减。

【**主治**】蝮蛇咬伤。

【**出处**】江苏中医杂志，1987，8（8）：33.

### 方十　消风散

【**组成**】荆芥、防风、大力子、苦参、当归、苍术、知母、小胡麻各 10 克　蝉衣、木通、生甘草各 6 克　生地 20 克　生石膏 30 克

【**用法**】每日 1 剂，水煎服，若在 24 小时内咬伤者加生大黄 10~30 克，黄连 6~10 克，七叶一枝花 16 克；出血严重者去当归、苍术、小胡麻；有复视者加蜈蚣 2 条，全蝎 10 克；肿胀不消者加防己 10 克，半边莲 30 克。配合外治，疮口消毒，冲洗或拔罐吸毒，三棱针深刺放血。

【**主治**】蝮蛇咬伤。

【**出处**】浙江中医杂志，1987，22（6）：260.

### 方十一　芷雄散<sup>△</sup>

【**组成**】白芷 9 克　雄黄、白矾各 3 克

【**用法**】上药研细末，用白开水调后，外敷伤口。此药末还可内服，大人 3 克，小孩 1.5 克，温开水或白酒送服。

【**主治**】毒蛇咬伤。

【**出处**】民间验方

### 方十二　灌肠点肛方<sup>△</sup>

【**组成**】金银花 30 克　七叶一枝花 15 克　龙胆草 9 克　青木香 15 克　地丁草 30 克　野菊花 21 克　半边莲 45 克

【**用法**】上述药物制成水剂备用。按常规灌肠法操作，每次 40 毫升保留灌肠，6 小时 1 次。

【**主治**】风火毒型蛇咬伤。

【**出处**】《当代中药外治临床大全》

### 方十三　生肌收口方<sup>△</sup>

【**组成**】朱砂 3 克　净扫粉 3 克　枯矾 3 克　熟石膏 12 克　轻粉 9

克　广丹 6 克　雄黄 4.5 克　冰片 1.5 克

【用法】上述药物研细末混匀，按生肌收口法常规操作，撒药物于患处，1 日换 1~2 次。

【主治】火毒型蛇伤溃疡。

【出处】《当代中药外治临床大全》

# 外伤血肿

外伤血肿属跌打损伤之范畴。跌打损伤又名颠扑打伤，打扑伤损，跌打内伤等，包括刀枪、跌仆、殴打、闪压、刺伤、擦伤、挫伤及运动伤损等，伤处多有疼痛、肿胀、伤筋、破损、出血、骨折、脱白等情况，也包括一部分内脏损伤疾患。外伤血肿主要是指因以上外伤所引起的患处瘀血、肿胀、疼痛为主要表现的外伤，主要伤在肢体的筋、骨、皮、肉。西医学中的各种软组织损伤也属本症范畴。

### 方一　少林奇命丹

【组成】全当归、草乌、自然铜（酒淬七次）、乳香、没药各 50 克　血竭 9 克

【用法】上药共研细末，每服 1~2 克，黄酒送服，重伤者 3 剂可愈。

【主治】跌打损伤，瘀血阻滞，伤处肿胀坚硬，疼痛不止。

【出处】《祖传秘方大全》

### 方二　消肿定痛液

【组成】黄柏 40 克　土鳖虫 30 克　栀子、紫草、乳香、没药各 25 克　血竭、莪术各 20 克　木香、红花各 15 克

【用法】将上药捣碎，浸泡于 50% 白酒（或酒精）100 毫升与蒸馏水 2000 毫升的混合液中 15~20 天。用时将纱布浸透药液，贴敷于肿胀部位，覆盖薄型塑料纸，以绷带或胶布固定。1 次可贴敷 24~48 小时，指关节敷 6~12 小时。

【主治】急性软组织损伤。

【注意】局部皮肤有出血破损者，待皮肤愈合后方可使用，皮肤过敏者禁用。

【出处】山西中医，1986，2（6）：23.

### 方三　2号血肿解

【组成】柴胡、神曲各15克　赤芍20克　灵仙、二花（金银花）、连翘各30克　红花、川朴、陈皮、甘草各10克　薏苡仁50克　三七粉（另包冲）4克

【用法】将前11味药加水1000毫升，煎至400毫升滤出，第2次加水600毫升，煎至400毫升滤出，2次药液混合，再将三七粉倒入药液中搅匀，分早晚2次温服。可随症加减。

【主治】骨折筋伤，瘀血肿痛和外伤后感染化脓等。

【出处】河南中医，1983，（1）：38.

### 方四　药酒按摩法

【组成】樟脑、生地、红花、血竭各30克　薄荷、三七各3克　冰片、麝香各0.5克　50%酒精2000毫升

【用法】上药加酒精浸泡10天后备用。用时反复以手指蘸少许，涂擦患部及其周围，并配合按摩等手法，每次15~20分钟，1天1次，10次为1疗程。

【主治】软组织损伤。

【出处】中华理疗杂志，1983，6（1）：56.

### 方五　伤药外敷法

【组成】白芷、天花粉、姜黄、生大黄各60克　黄柏、生栀子、陈小粉各90克　制乳香、制没药、生川乌、生草乌、参三七、陈皮各20克　生南星15克　刘寄奴30克

【用法】诸药研极细面，过筛，混合均匀后备用。治疗时用醋或黄酒调成糊状，外敷患处，上覆以银皮纸，再用绷带缠绕固定。隔日换药1次。

【主治】四肢关节及其软组织急性扭挫伤。

【出处】浙江中医杂志，1987，22（12）：537.

### 方六　益气化瘀汤<sup>△</sup>

【组成】生黄芪60~120克　当归、生苡仁、郁金各15克　石决明、丹参各30克　天麻、制大黄各10克

【用法】每日 1 剂，煎 2 次服，头痛甚者，加川芎、藁本；眩晕甚者，加钩藤、菊花；呕吐剧者，加代赭石；神疲乏力，纳差者，合四君子汤加减。

【主治】外伤性颅内血肿。

【出处】浙江中医杂志，1987，22（12）：536.

### 方七 中药湿敷方<sup>△</sup>

【组成】生大黄 30 克 五倍子 20 克 生栀子 30 克 白及 15 克 柑子叶 15 克 芙蓉花叶 30 克

【用法】取生姜适量煎汁调上述诸药所研制后的药粉，外敷患处，1日 1 次。

【主治】外伤血肿瘀滞型。

【出处】《当代中药外治临床大全》

### 方八 活血舒筋散

【组成】生草乌、生川乌、生半夏、生栀子、生大黄、生南星、木瓜、羌活、独活、路路通各 30 克 香樟木 60 克 生蒲黄、赤芍、红花、土鳖虫各 15 克

【用法】上药共研细末，混合均匀，装入瓶内备用。治疗时，根据损伤局部需要，取适量药末，用 50% 酒精调成稀泥状，然后摊于内垫塑料纸的敷料上，包敷于患处。每次敷 24 小时，3~5 次为 1 疗程。

【主治】软组织损伤。

【出处】《百病奇效良方妙法精选》

### 方九 韭菜根敷剂<sup>△</sup>

【组成】韭菜根适量

【用法】将韭菜根捣烂敷伤处。

【主治】瘀血肿痛或外伤血流不止。

【出处】民间验方

### 方十 河蟹酒<sup>△</sup>

【组成】活河蟹适量 烧酒适量

【用法】将河蟹洗净去泥，捣烂，加适量烧酒拌和，敷于伤处加以

包扎，1 日更换 1 次（夏季 1 日换 2~3 次），具有神效。

【主治】跌打损伤，断筋碎骨，瘀血肿痛，

【出处】民间验方

### 方十一　祛瘀止痛汤<sup>△</sup>

【组成】川三七、五灵脂、乳香、没药各 3 克　穿山甲、丹皮、羌活、防风、独活各 6 克　杜仲、栀子、赤芍各 9 克　生地 12 克

【用法】酒水各半煎服。

【主治】软组织损伤，患处肿痛剧烈，积瘀化热者。

【出处】新中医，1984，（3）：39.

### 方十二　中药薄贴方<sup>△</sup>

【组成】赤小豆适量

【用法】赤小豆研末，与鸡蛋清调和贴患处，1 日 1~2 次。

【主治】外伤血肿瘀血型。

【出处】《当代中药外治临床大全》

### 方十三　肿痛熏洗方

【组成】桃仁、红花、五倍子（砸碎）、黑豆各 20 克　赤芍 15 克　甘草 15 克　白酒 30 克

【用法】1 剂加水 3000 毫升，煎至 1 半，加入白酒趁热熏患处，待液温稍减，便可用毛巾浸药液洗患处。在药留有余热时要停止熏洗，并用干毛巾擦干患处。1 次熏洗 30 分钟，1 剂药洗 4 次。

【主治】扭伤、碰伤、砸伤等造成的局部红肿热痛。初期用效果好。

【禁　用】有皮损及化脓灶者禁用。

【出处】中医杂志，1986，27（5）：30.

### 方十四　化瘀止痛散

【组成】乳香、没药、白芍、川乌各 3 克　桃仁、杏仁、骨碎补各 10 克　韭菜子 6 克

【用法】调药共研细末，每次取适量，用鲜山药打汁或鸡蛋清（也可改用蜂蜜或凡士林）适量调成软膏状，敷贴患处，外用纱布包扎，2~3 日换药 1 次。

【主治】跌打扭挫伤、劳损酸痛及风湿疼痛、手术疤痕痛等。

【出处】四川中医，1986，4（6）：15.

# 膝关节骨性关节炎

膝关节骨性关节炎，又称增生性膝关节炎，肥大性或退行性关节炎，是一种较常见的膝关节疾病。分原发性和继发性两种。前者是由于关节软骨变性和关节遭受慢性损伤所致，遗传和体质因素也有一定影响，多见于中年以后体型肥胖的女性患者。后者可继发于先天或后天的关节畸形，损伤和炎症之后，可发于青壮年，大多有扭挫伤、关节附近软组织损伤、关节肿胀，内外膝眼明显压痛、重者，关节活动受限，疼痛加剧，局部肿胀或畸形，症状变化多与天气变化及负荷过重有关。中医学属"骨痹"、"痿证"范畴。

## 方一 外洗方

【组成】葛根、川牛膝、川椒、川羌活、透骨草、苍术、丹参、细辛、生川乌、生草乌、艾叶各 30 克 米醋 250 克

【用法】将上药用纱布包裹，放药锅内凉水浸泡 20~30 分钟，煮沸数滚（约 30 分钟），将药液倒入盆内加醋。先用两块小方巾蘸药液交替热敷痛处（谨防烫伤），待水温降至 40℃时，将患部浸入盆内或用药水洗，并不停揉搓患处，若水温下降，可加温再浸洗。每次 1 小时左右，每日 1 次，每剂洗 3 次。

【主治】增生性膝关节炎和跟骨痛。

【出处】中华中医骨伤科杂志，1988，4（1）：39.

## 方二 虎杖酒

【组成】虎杖根 250 克 白酒 750 克

【用法】将上药洗净切片，置白酒中浸泡，密封，半月后即可饮用。同时可加少量红砂糖使酒着色。每次饮 15 克，每日 2 次。

【主治】膝关节骨性关节炎，风湿性关节炎和类风湿关节炎，腰椎肥大等。

【注 意】对酒过敏或患有慢性肝病者禁用，妇女行经期停用。

【出处】经验方

### 方三　补肾养血化瘀汤

【组成】熟地、鸡血藤各 30 克　白芍、牛膝、黄花各 15 克　肉苁蓉 20 克　盐杜仲、当归各 12 克　淫羊藿、红花、金毛狗脊各 9 克　木香 3 克

【用法】每日 1 剂，加水煎 2 次，得滤液 700 毫升，每日 2 次口服，每次 350 毫升。

【主治】膝关节、跟骨、颈椎及腰椎骨质增生。

【出处】中国医学文摘（中医），1986，10（1）：24.

### 方四　消肿痛膏

【组成】芙蓉叶、七叶一枝花、透骨草、川芎、灵仙、鸡血藤、生南星、川续断、生地、骨碎补各等份。

【用法】上药各等份研末，用温开水调成糊状，加适量凡士林及冬绿油做成膏剂。敷患处每 2 日更换 1 次。

【主治】增生性膝关节炎（变形性膝关节炎，膝关节肥大性关节炎）。

【出处】新中医，1986，18（5）：30.

### 方五　治骨酊

【组成】四方木皮 500 克　战骨 500 克　红花 100 克

【用法】上药以 60%～70% 乙醇 3000 毫升浸泡 15 天，即可去渣过滤备用。视病位大小用10～20 厘米见方的纱布3～4 层，浸透治骨酊后，平敷于患处，然后用红外线灯照射，热度要适宜，以稍热为佳。1 次照射20～30 分钟，1 日 1 次，10 次为 1 疗程。

【主治】骨质增生综合征（骨痹）。

【出处】中医骨伤科杂志，1987，3（2）：30.

### 方六　治骨汤△

【组成】仙灵脾（淫羊藿）、鹿衔草、鸡血藤各 30 克　骨碎补、木瓜各 15 克　熟地、当归、鳖甲、龟板、甘草各 10 克　桂枝、细辛各 5 克

【用法】每日 1 剂，水煎服。病在颈椎者加葛根 10 克；在腰椎加附

片 5 克；在膝关节加牛膝 10 克。

【主治】骨痹（骨质增生症），包括增生性膝关节炎。

【出处】湖南中医杂志，1988，4（5）：14.

### 方七　地鳖杜仲汤

【组成】炙地鳖、蕲蛇肉、生甘草各 9 克　白蒺藜、骨碎补各 15克　厚杜仲、红梅梢、生苡仁各 30 克　生黄芪 12 克

【用法】水煎服，日 1 剂。肿胀甚者加建泽泻 15 克，白茯苓 9 克；疼痛甚者加鬼针草 30 克，络石藤 12 克；骨赘明显伴有骨质稀疏者加补骨脂 12 克，淮牛膝 9 克。可配合手法治疗。

【主治】退行性膝关节炎（老年性膝关节炎）。

【出处】四川中医，1987，5（1）：35.

### 方八　加味麻附细辛汤

【组成】净麻黄、熟附块、透骨草、僵蚕、川牛膝各 9 克　桂枝 6克　生地、威灵仙各 12 克　细辛 4.5 克　六轴子 3 克

【用法】每日 1 剂，水煎服，另配用小金片，每日 2 次，每次 4 片。

【主治】膝关节炎，两膝关节疼痛肿胀，伸屈不利，恶风怕冷。

【出处】上海中医药杂志，1986，（2）：36.

# 虫咬蜇伤

指因昆虫（跳蚤、臭虫、蚊虫、蠓虫、桑毛虫、松毛虫）叮咬或毒毛刺激，以及蝎子、蜈蚣、蚂蟥、黄蜂等虫蜇咬后毒素浸入肌肤所引起的皮肤炎症。

### 方一　竹叶散△

【组成】竹叶

【用法】竹叶烧灰存性，研细，敷患处每日 1 次。

【主治】适用于水蛭（蚂蟥）咬伤出血者。

【出处】经验方

### 方二　鸡口涎搽涂方

【组成】鸡口涎适量

【用法】捉雄鸡1只，拨开嘴甲，用食指在鸡口里蘸出黏液，搽涂患处。

【主治】蜈蚣、蜘蛛咬伤。

【出处】《百病奇效良方妙法精选》

### 方三　蜂蜜葱泥方

【组成】蜂蜜30克　大葱2根

【用法】将大葱洗净，捣成烂泥，调以蜂蜜，拌匀，敷于患处，每日1换。

【主治】蝎子、黄蜂蜇伤及蛇咬伤。

【出处】民间验方

### 方四　番薯膏△

【组成】番薯苗1把　红糖少许

【用法】将番薯苗，红糖共捣烂，敷于伤口。

【主治】治毒虫、毒蛇、蜈蚣、蜂、蝎咬伤、拆伤。

【出处】民间验方

### 方五　鱼草雄黄散△

【组成】鱼腥草、甘草粉、雄黄各等量。

【用法】上药共研细末，先用醋或盐水将伤口洗净，然后将上药粉和茶油或麻油调成糊状，频频抹之。

【主治】治疗蜈蚣及毒虫咬伤。

【出处】《临床验方集锦》

### 方六　萝藦藤汁

【组成】新鲜萝藦藤浆汁

【用法】将上药汁涂于黄蜂蜇处，2小时1次、至肿痛消失为止。如出现全身中毒症状，可用萝藦藤60克煎服，1日3次。

【主治】黄蜂蜇伤。

【出处】《临床验方集锦》

### 方七　蜗牛膏

【组成】蜗牛2~3个

【用法】被虫咬蜇伤后，立即挤出毒汁，取活蜗牛 2~3 个捣烂，敷于患处。

【主治】蜂、蝎蜇伤或毒虫咬伤。

【出处】《临床验方集锦》

## 方八　秦艽汤

【组成】秦艽适量

【用法】上药煎汤饮服。

【主治】蜘蛛咬伤疼痛。

【出处】《中国秘方全书》

## 方九　解毒止痛汤<sup>△</sup>

【组成】半边莲　紫花地丁各 15 克　蒲公英 12 克　生甘草 3 克

【用法】水煎服。

【主治】昆虫咬（蜇）伤。

【出处】《百病奇效良方妙法精选》

## 方十　中药湿敷方<sup>△</sup>

【组成】黄柏 5 克　元明粉 3 克

【用法】上述药加水煎，取药液湿敷患处，1 日 4~6 次。

【主治】各型虫咬蜇伤。

【出处】《当代中药外治临床大全》

## 方十一　中药热敷方<sup>△</sup>

【组成】芋头适量。

【用法】将芋头煮熟，捣烂如膏，趁热敷于患处。

【主治】毛虫咬伤。

【出处】《简易中医疗法》

## 方十二　中药薄贴方<sup>△</sup>

【组成】明雄黄 3 克　香白芷 12 克　蚤休 3 克　半边莲 12 克　垂盆草 30 克　徐长卿 12 克

【用法】上述药物研末，调凡士林，外敷贴于患处。

【**主治**】各型毒虫咬伤。

【**出处**】《中国民间敷药疗法》

### 方十三　中药涂搽方<sup>△</sup>

【**组成**】活蝎子 6 个　白酒 500 毫升

【**用法**】将活蝎子投入白酒内浸泡 2 天。用时以棉签蘸药液涂搽患处，1 日数次。

【**主治**】蝎蜇伤。

【**出处**】《常用药用动物》

# 第四章
# 妇科疾病

## 痛　经

　　妇女在行经前后，或行经期间，小腹及腰部疼痛，甚至剧痛难忍，面色苍白，头面冷汗淋漓，手足厥冷，恶心呕吐等症，并随着月经周期发作者称为痛经。常因精神紧张、子宫发育不良、子宫内膜呈片状排出（膜样痛经）、盆腔炎、子宫内膜异位症等引起。

### 方一　红花饮△

【组成】红花 10 克　红糖 30 克

【用法】水煎，经来即服，每天 1 次，连服 3 天。

【主治】虚寒痛经。

【出处】《家用便方》

### 方二　温经止痛散△

【组成】酒当归 30 克　川芎 15 克　醋香附 30 克　炒元胡 30 克　五灵脂 24 克　炒没药 15 克　丹参 30 克　炮姜 15 克　川牛膝 15 克　杜仲炭 15 克　广木香 9 克　红花 15 克　桃仁 15 克　青皮 9 克　故纸 15 克

【用法】将上药分别炮制为面，益母草膏 60 克和蜜为丸，每丸 9 克重。早晚各服 1 丸，在月经来潮前服。

【主治】气滞血瘀痛经。

【出处】《祖传秘方大全》

### 方三　活血灵脂饮△

【组成】五灵脂 10 克　酒制香附 15 克。

【用法】水煎至 300 毫升，分早晚 2 次服。

【主治】经前腹痛。

【出处】《河南秘验单方集锦》

### 方四　止痛粉

【组成】肉桂粉 1.5 克　沉香粉 1.5 克　细辛粉 1.5 克　元胡粉 6 克

【用法】将上药面混匀，分早晚 2 次吞服，白开水送下。

【主治】痛经。

【出处】经验方

### 方五　外敷止痛方△

【组成】食盐 1000 克　米醋 100 毫升

【用法】同放锅内炒热，分装两包，轮流热敷少腹部。

【主治】痛经。

【出处】《家用便方》

### 方六　补气养血汤△

【组成】党参 9 克　白术 9 克　云苓 9 克　当归 9 克　川芎 6 克　熟地 12 克　白芍 9 克　香附 9 克　甘草 3 克

【用法】水煎服，每日 1 剂。

【主治】血虚气弱痛经。

【出处】《家庭实用便方》

### 方七　内膜异位汤△

【组成】柴胡 12 克　生地 10 克　当归 10 克　川芎 6 克　赤白芍各 10 克　生蒲黄 6 克　五灵脂 10 克　元胡索 10 克　小茴香 3 克　木香 3 克　砂仁 6 克　肉桂 6 克

【用法】水煎服，每日 1 剂，分早晚 2 次服，经前 3 天开始服药。

【主治】子宫内膜异位症痛经。

【出处】北京西苑医院付方珍主任医师经验方

### 方八　利湿止痛汤

【组成】黄连（炒）6 克　黄芩 6 克　香附 15 克　元胡 20 克　赤芍

12 克　甘草 10 克

　　【用法】水煎服，每日 1 剂。

　　【主治】湿热痛经。

　　【出处】《400 种病症民间验方》

### 方九　活血饮△

　　【组成】三棱、文术、赤芍、刘寄奴、牡丹皮、熟地、官桂、当归、菊花、蒲黄各 30 克　黑豆 100 克　生姜 250 克　米醋 4000 毫升

　　【用法】将前 5 味药同豆、姜、醋一起煮烂醋尽为度，焙干再入后 5 味药，共研细面。每日服 2 次，每次服 6 克，空腹温酒 1 盅送下。

　　【主治】经行不畅，腹痛。

　　【出处】《祖传秘方大全》

### 方十　益母止痛汤

　　【组成】益母草 15 克　川芎 20 克　当归 15 克　赤芍 15 克　香附 20 克　白芷 20 克　元胡 15 克　小茴香 10 克　鸡血藤膏 15 克　甘草 5 克

　　【用法】在经前 1 天或行经当天服药，每日 1 剂，每次月经期服药 3 剂，1 个月经周期为 1 疗程。

　　【主治】月经期或经期前后的原发性痛经。

　　【出处】《实用专病专方临床大全》

### 方十一　痛经饮

　　【组成】当归、炒川楝子、醋元胡、炒小茴各 10 克　川芎、乌药、甘草各 6 克　益母草、炒白芍各 30 克

　　【用法】均于经前 3~5 天服药，服 1~3 个月经周期后痛止。

　　【主治】痛经。

　　【出处】安徽中医学院学报，1987，6（1）：33.

### 方十二　膜痛饮△

　　【组成】蒲黄、五灵脂、山楂肉、三棱、莪术、青皮、乳香、没药、血竭、参三七各常规量

　　【用法】水煎服，经净后服至下次行经，3 个月经周期为 1 疗程。

【主治】膜性痛经。

【出处】新中医，1987，19（1）：33.

### 方十三　元胡痛经散

【组成】肉桂 3 克　三棱、莪术、红花、当归、丹参、五灵脂、延胡索各 10 克　木香 6 克

【用法】上药制成冲剂，每袋 10 克，1 袋／日 2 次，经前 2 日开始服至经来 3 日后停服，3 个月经周期为 1 疗程。

【主治】原发性痛经。

【出处】中西医结合杂志，1986，6（12）：711.

### 方十四　大黄醋饮△

【组成】大黄 500 克　醋 500 克

【用法】大黄炒黄焦，用醋喷，研粉备用。经来前 10 日服，每日 3 次，每次 9 克。

【主治】痛经。

【出处】《安徽单验方选集》

### 方十五　益母止痛饮△

【组成】益母草、何首乌、藁本、生地、党参、紫丹参、当归、乌药、广陈皮各 9 克

【用法】每日 1 剂，2 次煎服。

【主治】痛经。

【出处】《安徽单验方选集》

### 方十六　黑豆鸡蛋饮△

【组成】黑豆 60 克　鸡蛋 2 只

【用法】上药同煮，蛋熟去壳再煮，煮至豆熟，兑入米酒 120 毫升，豆蛋汤同服。

【主治】痛经。

【出处】《醋蛋治百病》

### 方十七　艾叶温经饮△

【组成】鸡蛋 2 只　艾叶 10 克　生姜 15 克

【用法】上药加水 2 大碗煮，蛋去壳再煮至大半碗。饮汁吃蛋。

【主治】寒凝腹痛。

【出处】《醋蛋治百病》

## 方十八　痛经宁

【组成】当归 9 克　赤芍 15 克　川芎 6 克　柴胡 6 克　丹皮 9 克　香附 15 克　延胡索 6 克　白芥子 6 克　郁金 9 克　蒲黄 10 克　五灵脂 15 克　夏枯草 15 克　皂刺 9 克　九香虫 15 克　甘草 6 克

【用法】每日 1 剂，水煎 2 次分服。

【主治】痛经偏血瘀者。

【出处】《当代中国名医高效验方 1000 首》

## 方十九　葵楂散

【组成】山楂（去核）50 克　向日葵籽（不去皮）25 克

【用法】将上药烤干粉碎，过筛，制成散剂。上方为 1 剂量，每日 1 剂，分 2 次服。经前 1 日开始，连进 2 剂为 1 疗程。服时加白糖或红糖少许，用温开水送下。

【主治】功能性痛经。

【出处】《百病奇效良方妙法精选》

## 方二十　麝香风湿油

【组成】麝香风湿油

【用法】在气海穴、关元穴各加本品 2~3 滴，然后按摩 3~5 分钟，当患者感到小腹发热并且内传时，腹痛即止。

【主治】寒湿痛经。

【出处】北京中医，1985，（5）：49.

## 方二十一　加味丹参饮

【组成】丹参 20 克　白檀香 6 克　砂仁 3 克　生蒲黄 10 克（包煎）

【用法】水煎服，每日 1 剂，每次月经行前 3~5 天开始服药，连服到经净为止，为 1 疗程。

【主治】瘀血痛经。

【出处】四川中医，1985，（5）：16.

### 方二十二　止痛快

【组成】当归、益母草各 15 克　川芎 6 克　细辛 5 克　丹参 20 克
白芍、泽兰、元胡、乌药、白芷各 10 克

【用法】上药水煎，1 日 1 剂，经前 1 周服用，共服 6 剂为 1 个疗
程，连服 3 个月经周期，可随症加减。

【主治】各种原因引起痛经。

【出处】陕西中医，1989，10（1）：13.

# 闭　经

凡女子年过 18 岁，月经尚未来潮，或月经周期建立后，又连续 3
个月以上无月经者，称为闭经。闭经可因全身的慢性疾病，如贫血、营
养不良、内分泌失调及生殖系统本身的疾患，如子宫发育不全、生殖系
统结核等引起。至于先天无子宫、无卵巢、无阴道或处女膜闭锁等器质
性病变所致的闭经，非药物治疗所能奏效，不属本范围之内。

### 方一　桑椹饮<sup>△</sup>

【组成】桑椹 25 克　红花 5 克　鸡血藤 20 克　黄酒适量

【用法】上药加黄酒水煎，1 日 2 次温服。

【主治】血虚经闭。

【出处】《偏方大全》

### 方二　开经饮<sup>△</sup>

【组成】丝瓜络 60 克　枸杞子 12 克　红花 12 克　桃仁 8 克

【用法】将药物泡白酒服，日服 1 次。

【主治】血瘀血虚闭经。

【出处】《中国民间草方》

### 方三　促经汤

【组成】当归尾 9 克　没药 6 克　红花 3 克

【用法】浸好绍酒，温热，饮之，1 日 1 服。

【主治】室女经闭。

【出处】《家用良方》

## 方四　开郁通经饮△

【组成】陈皮6克　茯苓6克　苍术6克　香附6克　川芎6克　半夏3克　青皮3克　莪术3克　槟榔3克　甘草1.5克　木香1.5克（冲）　生姜3克

【用法】上药水煎服，每日1剂。

【主治】气滞经闭。

【出处】《家庭实用便方》

## 方五　苏木黄酒饮△

【组成】苏木50克　木耳50克　黄酒250克

【用法】将木耳、苏木用酒加水半碗煮，煮成剩半碗多即成。

【主治】妇女月经刚来即回，腰腹痛胀。

【出处】《偏方大全》

## 方六　鸡血藤饮△

【组成】鸡血藤60克　益母草30克　山楂30克　红糖12克

【用法】将上述药物水煎，红糖冲服，1日3次。

【主治】血瘀经闭。

【出处】《中国民间草药方》

## 方七　通经方△

【组成】红花10克　当归尾10克　苏木6克　桂枝5克　紫葳10克　白芷10克　赤芍10克　刘寄奴12克　甘草6克　黄酒或红糖引

【用法】水煎服，每日1剂。

【主治】闭经。

【出处】《祖传秘方大全》

## 方八　叶氏调经方△

【组成】党参12~15克　陈皮　当归各10~12克　鸡血藤30~60克　白术、茯苓各12克　川芎10克　半夏、炙甘草各6克

【用法】每日1剂，水煎服，随证加减。

【主治】棉酚中毒所致闭经。

【出处】《百病奇效良方妙法精选》

### 方九　中药敷脐方△

【组成】蜣螂 1 只（焙干）　威灵仙 10 克（烤干）

【用法】上药共研细末，填神阙穴，膏药贴盖，约 1 小时后去药，1 日 1~2 次，连用至愈

【主治】实证闭经血瘀型。

【出处】《当代中药外治临床大全》

### 方十　化瘀通经散

【组成】当归、赤芍、红花、桃仁、三棱、莪术、川牛膝、乌药、穿山甲、丹参、刘寄奴各 10 克　川芎 5 克　肉桂 3 克

【用法】水煎，每日 1 剂，分 2 次服。

【主治】继发性闭经，瘀血阻滞的实证。

【出处】《当代中国名医高效验方 1000 首》

### 方十一　川芎蛋

【组成】川芎 10 克　鸡蛋 2 个

【用法】同煮，吃蛋喝汤。

【主治】经闭不下。

【出处】经验方。

### 方十二　丁香硫黄蛋△

【组成】丁香、硫黄各 1 克

【用法】研细末，放入蛋内（蛋先开 1 小孔），湿纸封口，蒸熟。空腹时食蛋，食后喝米酒少许，每日 1 次，连食 3~5 天。

【主治】阳虚经闭。

【出处】《醋蛋治百病》

### 方十三　当归蛋△

【组成】鸡蛋 2 只　当归 15 克

【用法】蛋熟刺小孔同当归煮，食用。

【主治】血虚气滞闭经。

【出处】《醋蛋治百病》

### 方十四　香附鸡蛋饮△

【组成】香附3克　鸡蛋1个

【用法】上药同煮至鸡蛋熟，取汤对入米仁粥，加红糖1匙，鸡蛋与壳同食。

【主治】寒凝闭经。

【出处】《疾病食疗900方》

### 方十五　山楂糕饮△

【组成】山楂糕30克

【用法】山楂糕切丁拌入米仁粥内，加红糖1匙，服用。

【主治】血瘀经闭。

【出处】《疾病食疗900方》

### 方十六　养阴通经饮△

【组成】生地18~30克　北沙参15克　麦冬、枸杞子、柴胡、川楝子各12克　当归、白芍各9克　玄参、泽兰、川牛膝各12克

【用法】上药加水400毫升，文火煎至300毫升，同法再煎1次混匀，每次服300毫升，日服2次。

【主治】闭经，证属肝肾阴亏，心肝火旺，阴涸血结者。

【出处】《全国名老中医验方选集》

### 方十七　养血通经方△

【组成】炙黄芪、炒白术、淮山药、熟地黄各9克　辽党参12克　全当归15克　炙甘草、月季花、芜蔚子各6克

【用法】上药加水400毫升，文火煎至300毫升，每日2次，每次服300毫升。

【主治】气血亏虚经闭。

【出处】《全国名老中医验方选集》

# 月经不调

凡是月经的周期或经量出现异常者，称为"月经不调"。月经不调有以月经周期改变主的月经先期、月经后期、月经先后无定期、经期延长，和以经期改变为主的月经过多、月经过少等。

## 方一 调经煎<sup>△</sup>

【组成】当归6克　川芎3克　乌药末9克　香附6克　元胡5克 茺蔚子（布包）9克　赤白芍（各半）9克　生熟地（各半）10克

【用法】每日1剂，水煎2次服，连服7~10剂。

【主治】月经后期。

【出处】《祖传秘方大全》

## 方二 归身二地汤<sup>△</sup>

【组成】归身3克　川芎3克　赤芍5克　生地5克　知母5克　麦冬5克　地骨皮5克　甘草3克

【用法】上药水煎空心服。

【主治】月经提前。

【出处】《400种病症民间验方》

## 方三 调经散<sup>△</sup>

【组成】紫苏梗12克　红花10克　月季花12克　何首乌10克　红枣10克

【用法】将药物研细末，调拌蜂蜜冲服，1日3次，连服7日。

【主治】月经后期。

【出处】《中国民间草药方》

## 方四 少女调经饮<sup>△</sup>

【组成】鹿衔草30克　金樱子30克

【用法】每日1剂，水煎2次服，连服3~4剂。

【主治】少女脾肾虚弱型月经先期。

【出处】祖传验方

### 方五　牡丹甜糕

【组成】牡丹花 2 朵（去芯）　鸡蛋 5 个　牛奶 250 克　白面 200 克　白糖 150 克　小苏打少许

【用法】牡丹花洗净，将花瓣摘下切成丝。鸡蛋去壳打花，同牛奶、白面、白糖、小苏打混拌在一起，搅匀。倒一半在开了锅的湿屉布上，摊平，上面撒匀牡丹花丝，然后再倒入余下的一半混合料，摊平，盖好盖蒸 20 分钟，取出，扣在案板上，上面再撒牡丹丝即成。

【主治】血热月经不调。

【出处】《偏方大全》

### 方六　消痞调经方△

【组成】白胡椒 9 克　血竭 12 克　郁金 9 克　制乳没各 9 克　元寸 0.6 克　文术 9 克　猪膀胱 1 个　大曲酒 1000 克

【用法】将前 7 味药共为细末和酒一起装入猪膀胱内，用线扎口。将猪膀胱敷于痞块处用带束上，如无痞块者，敷于肚脐以上，7 天后去掉。

【主治】月经不调，腹内有痞块。

【出处】《祖传秘方大全》

### 方七　举元煎加味

【组成】党参 10 克　黄芪 15 克　炙甘草 6 克　升麻 3 克　白术 10 克　阿胶 10 克（烊化）炮姜炭 6 克

【用法】水煎服，每日 1 剂。

【主治】月经过多。

【出处】《景岳全书》

### 方八　促经方△

【组成】路路通 12 克　鸡血藤 20 克　川牛膝 12 克　菟丝子 10 克

【用法】将药物研细末，调拌蜂蜜冲服，1 日 3 次，连服 7 日。

【主治】月经过少。

【出处】《中国民间草药方》

### 方九　化瘀调经饮△

【组成】黑矾 620 克　醋 1500 克　血竭 60 克　朱砂 90 克　桑木柴 30 斤

【用法】先将醋和黑矾一同放入锅内用桑木柴武火烧数滚，再用文火焙干即从锅内取出，同朱砂、血竭一同研碎过细罗。再将大枣煮熟去皮和核，取枣肉将药面和为丸如豌豆大。每日服 2 次，早饭前服 8 丸，晚饭后服 9 丸。服过 3 天后每次加 1 丸，加到早晨服 18 丸，晚上服 19 丸为止，不加不去服下去。每次服药时，须用红花 150 克，黄酒 1000 克泡之。服药时用此酒送下。

【主治】经脉不调、血瘀气滞寒块疼痛。

【出处】《祖传秘方大全》

### 方十　调经方△

【组成】车前草 12 克　陈艾 10 克　鹅儿肠 12 克　阎王刺（云实）根 12 克

【用法】将药物煎后，当茶饮用，1 日数次。

【主治】月经先后无定期。

【出处】《中国民间草药方》

### 方十一　放环后月经失调方

【组成】黄芪 30 克　党参 30 克　白术 10 克　茜草 12 克　乌贼骨 12 克　地榆 10 克　阿胶 10 克（烊化）　山萸肉 12 克　艾叶 10 克　白芍 12 克　覆盆子 10 克

【用法】水煎，每日 1 剂，分 2 次服。

【主治】放环后月经量多，经期延长，周期不规则等。

【出处】《当代中国名医高效验方 1000 首》

### 方十二　妇科一号方

【组成】大红袍 15 克　见血飞 15 克　大杨梅根 15 克　小柿子 15 克　大伸筋 15 克　当归 15 克　白芍 10 克　贯众 30 克　艾叶 19 克

【用法】水煎服，每日 1 剂。

【主治】计划生育手术后月经过多。对部分更年期月经过多、子宫肌瘤、月经过多及功能性子宫出血亦有较好疗效。

【出处】《实用专病专方临床大全》

### 方十三　蛋藤汤△

【组成】鸡血藤 30 克　鸡蛋 2 只

【用法】加清水 2 碗同煮片刻，煮成 1 碗后加白砂糖少许。喝汤食蛋。

【主治】月经失调。

【出处】《醋蛋治百病》

### 方十四　散寒调经汤△

【组成】当归 12 克　狗脊 9 克　香附 9 克　丹参 9 克　酒白芍 9 克　益母草 9 克　艾叶 4.5 克　桑寄生 12 克　葫芦巴 9 克　玄胡 9 克　炮姜 4.5 克　失笑散 9 克　砂糖为引

【用法】水煎服，日服 1 剂。

【主治】月经先期，属阳虚寒盛。

【出处】《全国名老中医验方选集》

### 方十五　定经汤△

【组成】川断 30 克　川芎 20 克　当归 30 克　白芍 20 克　紫石英 20 克　补骨脂 20 克　淫羊藿 30 克　元胡 10 克　乌药 10 克　党参 15 克　牡蛎 30 克　山楂 15 克　甘草 10 克

【用法】行经前 1 周服 3~5 剂，水煎服，或制作丸剂，每次 5~10 克，每日 3 次。

【主治】月经先后无定期。

【出处】《河南省秘验方集锦》

### 方十六　化瘀益肾汤△

【组成】鸡血藤 15~330 克　丹参 15~20 克　三七 5~10 克　炮山甲 5~8 克　炙龟板 15~30 克　菟丝子 10~15 克　熟地黄 15~20 克　山茱萸 10~15 克　女贞子 10~15 克　佛手 10~15 克

【用法】月经来潮前 7~10 天开始服药，每天 1 剂，水煎早晚 2 次分服，10 剂为 1 疗程。

【主治】输卵管结扎术后月经失调。

【出处】《百病奇效良方妙法精选》

# 阴　痒

阴痒是妇科常见的一种症状，其特征为外阴及阴道痒痛难忍，坐卧不安，有时可波及肛门周围，或伴有不同程度的带下，叫作阴痒。

### 方一　止痒方

【组成】陈稻草 15~30 克　威灵仙 18 克

【用法】将上药燃烟熏外阴部，每日 1 次。

【主治】外阴瘙痒。

【出处】《安徽单验方选集》

### 方二　桃蛇止痒煎△

【组成】桃树叶 15 克　蛇床子 30 克

【用法】桃树叶洗净，与蛇床子同煮，熏洗患处。

【出处】《安徽单验方选集》

### 方三　蛇床子散△

【组成】蛇床子 10 克　川椒 10 克　明矾 10 克　苦参 10 克　百部 10 克

【用法】上药煎汤趁热先熏后坐浴，日洗 1 次，10 次为 1 疗程。若阴痒破溃者则去川椒。

【主治】湿热下注阴痒。

【出处】上海中医学院方

### 方四　珍珠散

【组成】珍珠 3 克　青黛 3 克　雄黄 3 克　黄柏 9 克　儿茶 6 克　冰片 0.03 克

【用法】上药共研细末外搽用，每日 1 次，7 次为 1 疗程。

【主治】外阴瘙痒，皮肤干燥。

【出处】辽宁中医学院方

### 方五　止痒饮△

【组成】苦参 30 克　百部 30 克　蛇床子 30 克　黄柏 15 克　二花 15 克　甘草 15 克

【用法】上药加水 2 斤煎至约 1 大碗。每晚用药 1 次，将 1 碗药内服一半，余下一半可用注射器吸取药液冲洗阴道，隔日 1 次。

【主治】顽固性阴痒。

【出处】《祖传秘方大全》

### 方六　萸地煎△

【组成】吴茱萸、地骨皮各适量

【用法】上药煎汁外洗，1 日 2 次。

【主治】阴痒属阴虚有热。

【出处】《家用良方》

### 方七　外洗方

【组成】梧桐杓 500 克

【用法】水煎外洗。

【主治】外阴瘙痒。

【出处】民间流传方

### 方八　苦参饮△

【组成】苦参 30 克　狼毒 20 克　蛇床子 30 克　归尾 20 克　鹤虱 20 克　艾叶 25 克　花椒 20 克　枯矾 15 克

【用法】煎水，乘热先熏后洗，或以棉絮蘸药汁，乘热敷癣处。

【主治】阴部湿疹，湿热带下，日久不愈，瘙痒不止。

【出处】《河南省秘验单方集锦》

### 方九　止痒合剂加减方

【组成】生熟地各 10 克　天麦冬各 10 克　当归 10 克　赤白芍各 10 克　鸡血藤 15 克　首乌藤 15 克　黄芪 12 克　防风 10 克　刺蒺藜 15 克　苦参 10 克

【用法】水煎，每日 1 剂，分 2 次服。

【主治】女阴瘙痒，证属血虚风燥型。

【出处】《当代中国名医高效验方1000首》

### 方十　龙胆止痒外洗方<sup>△</sup>

【组成】龙胆草20克　白鲜皮20克　金银花30克　荆芥20克

【用法】将药物煎后，熏洗外阴部。

【主治】湿热阴痒。

【出处】《中国民间草药方》

### 方十一　蛇百汤

【组成】蛇床子30克　百部15克　鹤虱、苦参、雄黄各12克

【用法】每日洗1剂，头煎、2煎药液混合，分2次外洗。

【主治】阴痒属下焦湿热。

【出处】福建中医药，1987，18（3）：59.

### 方十二　白冰方

【组成】白花蛇草60~90克　冰片3克（烊化）　苦参、黄柏、木槿皮、蛇床子各15克　花椒9克

【用法】水煎过滤去渣，溶入冰片，先熏阴部，待水温适量后坐浴，每次30分钟，每天2次，每剂用2日。

【主治】阴痒，白带色黄。

【出处】四川中医，1988，6（4）：37.

### 方十三　黄柏末

【组成】黄柏末30克　鸡蛋清适量

【用法】鸡蛋清调拌黄柏末，涂擦患处。

【主治】阴痒湿热下注。

【出处】《醋蛋治百病》

### 方十四　龙牡愈痒丸<sup>△</sup>

【组成】煅龙骨　牡蛎　枯矾各等份

【用法】上方共为细面，炼蜜为丸。日服3次，每次9克，开水冲服。

【主治】外阴瘙痒。

【出处】《百病奇效良方妙法精选》

### 方十五　止痒散

【组成】蛇床子、白鲜皮、黄柏、苦参各 50 克　荆芥、防风、龙胆草各 20 克　薄荷、苍耳子、蒺藜、地肤子、萆薢各 10 克

【用法】熏洗：上方水煎，外用熏洗，每日 2 次，每次先熏后洗，每次 30 分钟，洗后须换内裤，15 天为 1 疗程。内服：上药煎至 300 毫升，每次服 10 毫升，1 日 3 次，如有呕吐和胃肠不适反应，可减至 5 毫升。

【主治】湿热下注引起的女阴瘙痒。

【出处】四川中医，1985，(5)：20.

### 方十六　五味止痒汤<sup>△</sup>

【组成】使君子 6 克　白薇 6 克　乌梅 6 克　当归 12 克　雷丸 1.5 克

【用法】水煎服每日 1 剂。

【主治】阴痒（滴虫性阴道炎）。

【出处】《祖传秘方大全》

### 方十七　蛇黄洗剂

【组成】蛇床子 31 克　黄柏、没食子各 15 克

【用法】上药加水 2000 毫升，煎至 1000 毫升过滤后加枯矾 10 克。湿敷、擦洗或浸浴，1 日 2 次，每次 15~20 分钟。忌食辛辣刺激物。

【主治】女阴瘙痒、阴囊肛门湿疹，并发感染化脓。

【出处】四川中医，1986，4 (7)：53.

### 方十八　当归拈痛汤

【组成】羌活、防风、升麻、葛根、党参、苦参、苍术、白术、猪苓、泽泻、黄芩、知母、当归、茵陈、甘草、黄柏、穿心莲、水芹菜、仙人掌各常规量

【用法】水煎服，每日 1 剂，湿毒下注型去葛根、羌活、白术、加金钱草、土茯苓、蜈蚣等；血虚湿热型去羌活、防风、葛根、猪苓，加

生地、丹皮、山药、萸肉、枸杞、白芍等。外用苦参、大黄、白芷、青蒿、艾叶各 20 克，黄连 10 克，桉树叶 30 克，煎汤，先熏后洗，早晚各 1 次。

【主治】各种证型的阴痒。

【出处】浙江中医杂志，1986，21（7）：303.

### 方十九　加味苦参洗剂

【组成】苦参、土茯苓、蛇床子、生百部各 30 克　龙胆草、紫槿皮、黄柏、苍术各 15 克、地肤子 24 克

【用法】上药加水 2000~3000 毫升，煎煮 10~15 分钟，去渣取汁热熏，待药汁温和时洗外阴及坐浴。每日 1 剂，早晚各洗 1 次，每次约 20~30 分钟，10 天为 1 疗程。

【主治】湿热下注妇女外阴瘙痒。

【出处】安徽中医学院学报，1986，5（1）：39。

# 带 下 病

　　妇女阴道内流出的一种黏稠液体，如涕如唾，绵绵不断，通常称为白带。女子在发育成熟期，或经期前后，或妊娠初期，白带可相应增多，不作病论。如带下量多，或色、质、气味发生变化，或伴有全身症状者，即称"带下病"。

### 方一　止带饮

【组成】红枣 10 个（去核）　小黑豆 60 克　白果 10 个（捣烂）熟地 15 克　山药 10 克　茯苓 10 克　丹皮 10 克　苡米 15 克　焦术 15 克，车前子 30 克（布包）

【用法】先将红枣、黑豆、白果加水 2 碗先煎，再将药渣捞出，加入余药煎服。

【主治】寒湿困脾型带下症。

【出处】陕西中医，1981，（5）：17.

### 方二　赤白痊愈煎△

【组成】炒白术 15 克　黄芪 8 克　煅龙骨 15 克　煅牡蛎 15 克　生

白芍 6 克　海螵蛸 12 克　杜仲炭 12 克　茜草 6 克　棕皮炭 12 克　炒枣仁 6 克　五倍子（研细）1 克。

【用法】水煎服，每日服 1 剂。

【主治】赤白带下。

【出处】《祖传秘方大全》

### 方三　带愈饮△

【组成】鸡冠花 30 克　金樱子 15 克　白果 10 个

【用法】水煎服，每日服 1 剂。

【主治】带下。

【出处】《单方验方》

### 方四　荷叶煎△

【组成】荷叶 30 克　青皮石榴 1 个　鸡冠花 12 克　凤尾草 20 克

【用法】将药物煎后，加入红糖冲服，1 日 3 次。

【主治】带下症。

【出处】《中国民间草药方》

### 方五　湿热带愈方△

【组成】白头翁 15 克　黄柏 6 克　苦参 12 克

【用法】水煎服，日服 1 剂。

【主治】湿热带下。

【出处】《家庭实用便方》

### 方六　赤白带愈饮△

【组成】贯众 1 个全用

【用法】刷净毛，切块，好陈醋蘸湿，慢火炙熟，研末。每服 6 克，空心米汤调服。

【主治】赤白带年久不止。

【出处】《家用良方》

### 方七　莲子丸

【组成】莲子 200 克　荞麦粉 200 克　鸡蛋 6 个

【**用法**】将莲子砸碎研成粉末,鸡蛋打破取蛋清,再将莲子、蛋清加水和荞麦粉,揉匀,做成绿豆大的丸。每日饭前用温开水送服,1日2次,每次10克。

【**主治**】脾虚带下。

【**出处**】《偏方大全》

### 方八　苦参四妙外洗方

【**组成**】苦参60克　蛇床子、黄柏各30克　苍术、薏苡仁各15克

【**用法**】上药水煎1小时后滤渣,洗涤外阴周围及阴道。每日2~3次,7日为1疗程,连用3个疗程。

【**主治**】阴道炎所致的带下病。

【**出处**】《百病奇效良方妙法精选》

### 方九　完带汤加味方

【**组成**】白术15克　白芍10克　芥穗炭5克　山药15克　苍术7克　乌贼骨15克　陈皮10克　柴胡1.5克　甘草7克　车前子10克(包煎)

【**用法**】每日1剂,水煎分2次服。少腹痛加砂仁、炮姜;腰痛加杜仲、川续断。

【**主治**】脾虚带下。

【**出处**】《当代中国名医高效验方1000首》

### 方十　苎椿饮<sup>△</sup>

【**组成**】苎麻根30克　金樱花12克　臭椿根皮12克　夏枯草30克

【**用法**】水煎服,每日1剂。

【**主治**】湿热带下。

【**出处**】《中国民间草药方》

### 方十一　天台乌药散

【**组成**】台乌药7克　川楝子、高良姜各6克　木香6克　小茴香6克　青皮8克

【**用法**】水煎服。肾虚加附片、肉桂、干姜、鹿角霜、巴戟天等;脾虚加黄芪、党参、山药、茯苓、白术。

【主治】虚寒带下。

【出处】四川中医，1986，4（11）：23.

## 方十二　花生泥△

【组成】花生仁 120 克　梅片 0.9 克

【用法】上药共捣如泥，分 2 日于早晨空腹时开水送下。

【主治】带下色白质稀。

【出处】《安徽单验方选集》

## 方十三　白果蛋△

【组成】白果（去皮、心）4 粒　鸡蛋 1 个

【用法】从鸡蛋小头打 1 洞，将白果仁填入，以纸糊洞，煮熟内服。

【主治】带下黄白相兼。

【出处】《安徽单验方选集》

## 方十四　带愈饮△

【组成】鸡蛋清 3 只　鲜马齿苋 60 克

【用法】加水适量炖熟，温食之，每日 2 次。

【主治】湿热带下。

【出处】《醋蛋治百病》

## 方十五　二乌蛋饮△

【组成】何首乌 40 克　乌贼骨 10 克　鸡蛋 2 只

【用法】上药同煮，蛋熟去壳再煮片刻，吃蛋喝汤。

【主治】肾虚带下。

【出处】《醋蛋治百病》

## 方十六　除带汤

【组成】山药 30 克　苍术 10 克　白术 10 克　苦参 15 克　山茯苓 20 克　柴胡 10 克　牡丹皮 10 克　蒲公英 15 克　紫花地丁 15 克　车前子 15 克（包煎）　黄柏 10 克　炒薏仁 30 克　知母 10 克　生地 15 克

【用法】每日 1 剂，水煎服。病情好转者改为隔日 1 剂。

【主治】重症黄带。

【出处】《实用专病专方临床大全》

## 方十七　清带汤

【组成】生山药30克　生龙骨18克　生牡蛎18克　海螵蛸12克　茜草9克

【用法】水煎服，每日1剂。脾虚加党参、白术；带多加芡实；湿热者加黄柏、苍术、猪苓、泽泻，另配蛇床子、没食子、黄柏、明矾各20克，每日煎汤坐浴半小时。

【主治】白带，黄带，赤白带。

【出处】江苏中医杂志，1981，(6)：27.

## 方十八　健脾补肾止带汤△

【组成】川桂枝、生杭芍、生干姜各10克　生龙牡各30克　生山药60克　生甘草6克　枣6枚

【用法】水煎服，日服1剂。

【主治】脾肾虚型带下。

【出处】陕西中医，1986，7 (5)：218.

## 方十九　苍柏夏芷汤

【组成】苍术12~15克　黄柏4~6克　夏枯草12~15克　白芷8~10克

【用法】水煎服，每日1剂，分2次服。可随症加减。

【主治】湿热带下。

【出处】陕西中医，1986，7 (5)：218.

## 方二十　带愈煎△

【组成】党参15克　黄芪、山药各20克　茯苓、香白芷、川断、炒苍术各10克　干姜3克　甘草5克

【用法】水煎服，日服1剂。

【主治】脾虚湿盛带下。

【出处】经验方

## 方二十一　湿热带愈饮

【组成】苦参、金银花、荆芥、地丁草、防风各10克　刺蒺藜、薏

苡仁各 15 克　生牡蛎 30 克　生黄芪 20 克

【用法】水煎服，日服 1 剂。

【主治】湿毒内侵带下。

【出处】经验方

### 方二十二　清毒止带饮

【组成】黄芩、焦栀子、茯苓、牛膝、柴胡各 10 克　刺蒺藜、生地、飞滑石、丹皮各 15 克

【用法】水煎服，日服 1 剂。

【主治】湿热下注带下。

【出处】北京中医，1986，（3）：6

# 不 孕 症

凡婚后夫妇同居二年以上，未避孕而不受孕者，称"原发性不孕"。如曾生育或流产后二年以上，未避孕而不再受孕者，称"继发性不孕"。（排除男方有病以及女方本身生理疾病）

### 方一　红花孕育蛋

【组成】鸡蛋 1 个　藏红花 1.5 克

【用法】将鸡蛋打 1 个口，放入藏红花，搅匀蒸熟即成。经期临后 1 天开始服红花孕育蛋，1 天吃 1 个，连吃 6 个，然后等下 1 个月周期的临后 1 天再开始服，持续 3~4 月经周期，若服后下次月经未来就暂停。去医院做妊娠试验，是否怀孕。

【主治】体虚不孕。

【出处】《偏方治大病》

### 方二　种子汤

【组成】归身 5 克　川芎 5 克　砂仁 5 克　熟地 12 克　制香附 12 克　丹皮 15 克　元胡 15 克　生姜 3 片　官桂 15 克　干姜 3 片　艾叶 5 克

【用法】水 1 碗半，加以上诸药，煎至 8 分，经水至日空心服，临睡服，每日 1 剂，服至经止，2~3 日交媾。

【**主治**】妇女久不孕。

【**出处**】《400 种病症民间验方》

### 方三　育孕方

【**组成**】当归身 15 克

【**用法**】水煎归身冲服鸡蛋，每日 1 次，月经干净后开始，连服 7 次。即行房事。

【**主治**】血虚不孕。

【**出处**】经验方

### 方四　当归熟地饮<sup>△</sup>

【**组成**】酒当归 12 克　茯苓 9 克　酒黄芩 6 克　炒杏仁 9 克　川芎 6 克　酒陈皮 6 克　熟地 9 克　莲肉 9 克　砂仁 4 克　红枣 4 克

【**用法**】水煎服，经期连服 4 剂，下次经期可再服。

【**主治**】心脾两虚致月经不调，久不受孕者。

【**出处**】《河南省秘验单方集锦》

### 方五　减肥受孕方<sup>△</sup>

【**组成**】川芎 30 克　白术 30 克　半夏 30 克　香附 30 克　茯苓 15 克　神曲 15 克　橘红 6 克　清炙甘草 6 克

【**用法**】上药研细末，以米汤粥和丸。每服 6 克，日 3 次。

【**主治**】肥胖不孕。

【**出处**】《家用良方》

### 方六　暖宫受孕丸。

【**组成**】吴茱萸 40 克　川椒 40 克

【**用法**】上药共为细末，炼蜜为丸弹子大，消毒纱布裹，纳入阴户中，日夜 1 换，连用 1 月。

【**主治**】宫寒不孕。

【**出处**】《400 种病症民间验方》

### 方七　温阳疏通汤

【**组成**】柴胡 15 克　香附 15 克　王不留行 15 克　桃仁 20 克　红花

15 克　三棱 20 克　莪术 30 克　牛膝 20 克

【用法】每日 1 剂，水煎服，连服 3 个月为 1 疗程。

【主治】输卵管阻塞性不孕。

【出处】《实用专病专方临床大全》

### 方八　补肾育嗣汤

【组成】紫石英 30 克　鲜罗勒 10 克　石南叶 10 克　仙茅 15 克　仙灵脾 15 克　菟丝子 20 克　女贞子 15 克　枸杞子 20 克　柴胡 10 克　香附 10 克　杭芍 20 克　桃仁 15 克　红花 6 克

【用法】若月经正常者，可于经净后 5～15 天连服 10 剂；若月经有明显异常者，先调经，再治不孕。可在上方基础上加减化裁。

【主治】排卵障碍性不孕症。

【出处】《实用专病专方临床大全》

### 方九　助孕煎

【组成】当归 10 克　益母草 12 克　炒蒲黄 10 克　细辛 6 克　沉香 9 克　白豆蔻 9 克　川草乌各 6 克　香附 10 克　丹参 25 克　巴戟天 25 克　川断 12 克　甘草 9 克　艾叶 3 克

【用法】上药水煎服，每日 1 剂，月经来潮的头 1 天服 1 剂，第 2 天服 1 剂，即停药，月经干净后服八珍益母丸，每次 1 丸，日服 2 次，服 10 天停药，即行房事，隔日 1 次共 2 次。

【主治】不孕症。

【出处】经验方

### 方十　金樱子种子散△

【组成】金樱子 20 克　菟丝子 20 克　淫羊藿 30 克　桑寄生 20 克

【用法】将药研细末，调拌蜂蜜冲服，1 日 2 次。

【主治】肾虚不孕。

【出处】《中国民间草药方》

### 方十一　开郁种玉汤

【组成】白芍、香附、丹皮、茯苓、花粉各 10 克

【用法】水煎服，每日 1 剂。

【主治】治疗 30 例，27 例怀孕，3 例未孕。

【出处】山东医药，1983，（3）：35.

### 方十二　种子方<sup>△</sup>

【组成】覆盆子（酒炒）12 克　杜仲（盐炒）9 克

【用法】上药水煎加红糖服，1 日 3 次。在经前 1 周开始服，连服半个月。下次经前再按同法服半个月。

【主治】多年不孕。

【出处】《安徽单验方选集》

### 方十三　秘方种子丸

【组成】制附子、白及、北细辛、五灵脂各 15 克　白蔹、山萸肉各 155 克　石菖蒲、制香附各 30 克　全当归、生晒参、炒祁术各 50 克　陈莲蓬 50 个

【用法】共碾细末，蜜丸桐子大，每次 20 克，于每日辰、酉时（8 时、18 时）糯米酒送服。

【主治】宫寒、肾虚、血瘀之不孕。

【出处】北京中医，1987，（6）：6.

### 方十四　验方种子汤<sup>△</sup>

【组成】当归、赤芍、炮山甲、土鳖虫、川牛膝、红花、三棱、莪术各 10 克　川芎 5 克　肉桂 3 克

【用法】水煎服，每日 1 剂。

【主治】不孕症，输卵管阻塞不通，附件有条索状增粗。

【出处】《全国名老中医验方选集》

### 方十五　种子煎<sup>△</sup>

【组成】仙茅 25 克　仙灵脾（淫羊藿）25 克　当归 15 克　川芎 10 克　故纸 15 克　吴茱萸 10 克　巴戟 25 克　紫石英 25 克

【用法】水煎服，月经干净后第 3 天开始服药，连服 6 剂停药；如不效再于下次月经后 5 天续服 3 剂。

【主治】不孕症。

【出处】《全国名老中医验方选集》

### 方十六　调经受胎饮[△]（2 方）

【组成】益母草 20 克　当归、广木香、白芍、羌活、五味子、菟丝子、车前子、枸杞子、覆盆子各 10 克

【用法】水煎服，月经净后隔日 1 剂；加服胎盘片或粉更佳。

【主治】子宫发育不良、月经不调、子宫及附件炎症所致不孕症。

【出处】经验方

### 方十七　调经助孕丸

【组成】紫河车、鹿角霜、当归、益母草、白芍、羌活各 60 克　菟丝子、女贞子、车前子、五味子、覆盆子、沙苑子、广木香、生地、熟地各 30 克

【用法】研末制成蜜丸，每丸重 10 克，早晚各服 1 丸。如月经过少或后错、经色发暗，以益母草膏 500 克替换益母草。

【主治】年久不孕。

【出处】浙江中医杂志，1986，21（2）：49.

# 胞衣不下

胎儿娩出后，经过较长时间胎盘不能娩出，称"胞衣不下"，亦称"息胞"，西医学名"胎盘滞留"。其机理主要是气血运行不畅，胞宫收缩力减弱，不能促使胞衣排出。

### 方一　外涂膏

【组成】蓖麻 30 克

【用法】研细成膏，涂产妇足心。

【主治】胎衣不下。

【出处】经验方

### 方二　催衣饮[△]

【组成】蝉蜕 20 克　米酒 30 毫升

【用法】将蝉蜕加水 1 碗半，煎至半碗，冲米酒内服，不会喝酒者，酒量可酌减。

【主治】胎盘滞留。

【出处】经验方

### 方三　草汤土醋敷方<sup>△</sup>

【组成】灶心土 50 克　甘草 15 克　醋适量

【用法】灶心土研细末，以醋调成糊状，外敷神阙、关元穴　盖以纱布、胶布固定；再将甘草煎汤，乘热饮下。

【主治】胞衣不下。

【出处】《当代中药外治临床大全》

### 方四　膏贴方<sup>△</sup>

【组成】附子 15 克　丹皮 30 克　干漆 30 克　大黄 30 克

【用法】以上诸药用醋熬成膏，贴关元穴。

【主治】各型胞衣不下。

【出处】《理瀹骈文》

### 方五　血竭散<sup>△</sup>

【组成】没药、血竭各等分

【用法】共研末，每服 6 克，日服 2 次，白开水送下。

【主治】胞衣不下属血瘀。

【出处】《家庭实用便方》

### 方六　外用方

【组成】大葱 3 根。

【用法】用 2 碗水煎服，然后捞出捣糊，敷于膝盖上用布包缠，再服葱水半碗。

【主治】胞衣不下。

【出处】经验方

### 方七　胞衣速下饮<sup>△</sup>

【组成】米醋 10 克　鹌鹑蛋 1 个

【用法】先将蛋打破搅匀，米醋煮沸冲沏成蛋花服下。

【主治】胞衣不下。

【出处】《偏方大全》

## 方八　失笑散<sup>△</sup>

【组成】五灵脂、生蒲黄各等分

【用法】上药共研细末，每服 6 克，热酒冲服。

【主治】胞衣不下。

【出处】《家庭实用便方》

## 方九　鸡蛋酸醋饮

【组成】鸡蛋 2 个　酸醋 60 克

【用法】打鸡蛋搅匀调服，然后再饮开水 1 杯。

【主治】胎衣不下。

【出处】经验方

## 方十　生化汤加味

【组成】当归 9 克　川芎 3 克　桃仁 3 克　炙草 3 克　炮姜 3 克　益母草 30 克　生山楂 10 克

【用法】水煎服。

【主治】胞衣不下。

【出处】经验方

## 方十一　熏洗方<sup>△</sup>

【组成】川芎 60 克　当归 60 克

【用法】上药水煎熏洗外阴。

【主治】各型胞衣不下。

【出处】《当代中药外治临床大全》

## 方十二　龟壳散<sup>△</sup>

【组成】乌龟壳 1 个

【用法】上药煅后研成细末，开水冲服。

【主治】胎衣不下。

【出处】《安徽单验方选集》

### 方十三　海马粉

【组成】海马粉 3 克

【用法】用小米粥送下海马粉，小米粥内加红糖 1 匙。

【主治】体虚胞衣不下。

【出处】《疾病食疗 900 方》

### 方十四　益气催衣饮△

【组成】黄芪 20 克　焦术 9 克　升麻 3 克　当归 15 克　川芎、炙甘草各 6 克

【用法】水煎服，日服 1 剂。

【主治】气血虚，产后胎衣不下。

【出处】《全国名老中医验方选集》

### 方十五　慈菇粳米粥

【组成】山慈菇汁 30 毫升

【用法】上药对入粳米粥内加红糖 1 匙。

【主治】产后气血虚，胞衣不下。

【出处】《疾病食疗 900 方》

# 崩　漏

　　妇女不在行经期间，阴道大量出血，或持续下血，淋漓不断者，称为"崩漏"。一般以来势急、出血量多的称崩；出血量少或淋漓不净的为漏。崩与漏可互相转化。如崩日久，气血大衰，可变成漏；久漏不止，病势日进，亦能成崩。崩漏是多种妇科疾病所表现的共有症状，如：功能性子宫出血、女性生殖器炎症、肿瘤等所出现的阴道出血，都属崩漏范畴。

### 方一　止崩饮△

【组成】仙鹤草 30 克　血见愁 30 克　旱莲草 30 克

【用法】水煎服，1 日 3 次服。

【主治】阴道出血量多。

【出处】湖北中医学院附属医院妇产科经验方

## 方二　止血汤<sup>△</sup>

【组成】当归 15 克　白芍 15 克　陈阿胶 30 克

【用法】水煎服，日服 1 剂。

【主治】老妇血崩。

【出处】《400 种病症民间验方》

## 方三　鸡腹蛋芪汤

【组成】鸡腹内未成熟之黄色小鸡蛋 1 副　大葱根、姜各 50 克　黄芪 50 克

【用法】用麻油在锅内同炒去葱姜，用黄芪 50 克煎汤为引，顿服。

【主治】血崩。

【出处】《偏方治大病》

## 方四　仙鹤阿胶饮<sup>△</sup>

【组成】阿胶 30 克　当归 30 克　红花 12 克　冬瓜 12 克　仙鹤草 12 克

【用法】水煎服，每日 1 剂，分 2 次服。

【主治】崩漏。

【出处】赤脚医生杂志，1975，(11)：542.

## 方五　断红汤

【组成】红参 10 克（或党参 20 克）　熟地 20 克　乌贼骨 10 克　当归 6 克　阿胶 15 克（烊化）　制香附 10 克　参三七末 3 克（体弱甚者用血竭 3 克，均冲服）　重楼 15 克　炮姜 4~9 克　艾叶炭 5~10

【用法】每日 1 剂，水煎早晚分服。

【主治】崩漏（功能性子宫出血）。

【出处】《百病奇效良方妙法清选》

## 方六　血崩宁

【组成】黄芪 8 克　续断 18 克　当归 12 克　阿胶 12 克　赤芍 6 克　红花 6 克　川芎 6 克　丹皮 15 克　炮姜 3 克　血余炭 3 克

【用法】水煎服，每日 1 剂，如病情严重，流血量多，日可增服 1 剂，4 天为 1 疗程。

【主治】中气不足，冲任不固。阴虚血热，气滞血瘀引起的崩漏，月经过多。

【出处】《实用专病方临床大全》

### 方七　固摄饮<sup>△</sup>

【组成】党参 12 克　黄芪 18 克　升麻 6 克　白术 15 克　生龙骨 15 克　生牡蛎 15 克　炮姜炭 3 克　棕榈炭 12 克　陈皮 3 克　炙草 3 克　茜草根 9 克

【用法】水煎服，每日 1 剂。

【主治】脾虚血崩。

【出处】《家庭适用便方》

### 方八　百草霜饮<sup>△</sup>

【组成】麦麸 1000 克　百草霜 50 克　红糖 250 克

【用法】以上 3 味加水和在一起，分成 100 克重饼蒸熟，每日早晚空心白水送服 1 个。

【主治】子宫出血症。

【出处】《偏方大全》

### 方九　老年止崩散<sup>△</sup>

【组成】狗头骨 1 个（用炭火烧成存性）煅龙骨 18 克　棉花籽（炒）18 克　百草霜 18 克

【用法】将上药共为细末，混合即成。每日服 2 次，每次服 24 克，用黄酒送下微见汗。

【主治】老年血崩。

【出处】《祖传秘方大全》

### 方十　固涩饮<sup>△</sup>

【组成】生芪 15 克　当归 9 克　山药 9 克　党参 9 克　贡胶 10 克　鹿胶 9 克　首乌 12 克　杞果 6 克　桑椹 15 克　贯众炭 15 克　荆芥炭 9 克　川羌 3 克　大活 3 克　防风炭 9 克　乌贼 5 克　竹茹 9 克　桑螵蛸

9克　生龙骨9克　煅牡蛎9克

【用法】生姜为引，水煎分2次服。忌鱼。

【主治】子宫大出血。

【出处】《祖传秘方大全》

### 方十一　安冲汤

【组成】生黄芪、炒白术、生龙骨、生牡蛎、大生地各18克　茜草、生白芍各10克　海螵蛸、续断各12克

【用法】水煎服，每日1剂，重者日服2剂。

【主治】崩漏。

【出处】浙江中医杂志，1983，18（4）：207.

### 方十二　清经失笑散

【组成】熟地24克　地骨皮12克　青蒿12克　白芍12克　云苓10克　丹皮10克　黄柏10克　川断12克　黄连6克　生蒲黄10克　炒灵脂12克　桃仁10克　红花10克　坤草30克

【用法】每日1剂，水煎服。

【主　制】瘀血型崩漏。

【出处】《实用专病专方临床大全》

### 方十三　止血化瘀汤

【组成】仙鹤草40克　白及　荆芥炭各15克　益母草　地丁　生地榆各30克　藕节10个　棕榈炭　蒲黄炭各10克

【用法】上药加水1000毫升，浸泡半小时，大火煎沸后小火煎30~40分钟，过滤取液。二煎加水700毫升，煎后过滤去渣，将两次药液混在一起，分2次服。出血量每天超过1刀纸的，每6小时服1次，淋漓不断者，日服1剂，分早晚服。

【主治】各种崩漏。

【出处】新中医，1993，25（1）：30.

### 方十四　春血安

【组成】地黄、山药、附子、黄芩、茯苓、五味子、海螵蛸、丹皮、三七、肉桂各常规量

【用法】研粉装胶囊。6 粒（出血多者加倍）／日 3 次。1 个月为 1 疗程。

【主治】肾虚型功血。

【出处】北京中医，1986，（5）：38.

### 方十五　白地汤<sup>△</sup>

【组成】白头翁 90 克　地榆炭、白糖各 60 克

【用法】日 1 剂，水煎分 2 次服。出血多加生天冬 120 克（干品 30 克），血余炭 10 克，棕榈炭 30 克；气虚加棉花根 120 克（或黄芪 30 克）；月经先期加生地炭 30 克，月经后期加艾叶炭 30 克；月经不定期加柴胡 15 克；痛甚加元胡 15 克；血色黑有块加炒五灵脂 12 克（或益母草 30 克）；体虚加蟋蟀草 30 克；出血反复发作者加白芍 30 克。

【主治】功血，湿热型。

【出处】湖北中医杂志，1987，（4）：22.

### 方十六　补气固冲汤

【组成】太子参、黄芪、仙鹤草各 30~60 克　仙茅、仙灵脾（淫羊藿）、山萸肉各 12~30 克　生地、旱莲草各 20~30 克　白术、菟丝子各 15~20 克

【用法】水煎服，经前服 2 剂，经期服 2~6 剂，配加止血药。

【主治】更年期功血。

【出处】四川中医，1985，（5）：12.

### 方十七　调补冲任方

【组成】熟地　生山药　菟丝子　乌贼骨各 15 克　山萸肉 15 克　鹿角胶（或阿胶）12 克

【用法】水煎服，每日 1 剂。连服 3 剂，停 1 日，不愈再服 7 剂。根据症状适当加减。

【主治】青春期崩漏。

【出处】《实用专病专方临床大全》

### 方十八　妇科止血灵

【组成】熟地、海螵蛸、杜仲炭、续断、白芍、山药、煅牡蛎、五

味子、炒地榆、蒲黄炭、桑寄生各常规量

【用法】上药研细末，制成糖衣片，口服 5 片/日 3 次，7 天为 1 疗程。

【主治】功血属肾虚型。

【出处】吉林中医药，1986，（3）：11.

### 方十九　加味四物汤<sup>△</sup>

【组成】黄芪、贯众炭各 30 克　当归、杭芍、三七（另冲）各 10 克　熟地、益母草各 15 克

【用法】水煎服，每次月经来潮 3 天后开始连服 3~6 天。每剂煎 2 次，分 2 次内服。经止后根据病情进行调治，以防再度异常出血。可随症加减。

【主治】功血。

【出处】陕西中医，1989，10（1）：14.

# 乳 腺 炎

乳腺炎俗名"奶疮"，由于奶汁淤积，或乳头皲裂细菌感染所引起。多见于初产妇女，病人除乳房肿痛外，常伴有发热、怕冷等症状。如果患了乳腺炎，要用吸奶器吸尽奶汁，同时要认真治疗。

### 方一　解郁散痈饮<sup>△</sup>

【组成】牛蒡子根 20 克　金银花 20 克　夏枯草 20 克　蒲公英 20 克

【用法】将药物煎服，日服 3 次。

【主治】肝气郁结乳痈。

【出处】《中国民间草药方》

### 方二　仙人消痈泥<sup>△</sup>

【组成】仙人掌 1 块　冰片 1 克

【用法】仙人掌去刺，加冰片共捣烂，外敷患处。

【主治】乳腺炎未成脓。

【出处】《家用便方》

### 方三　乳痈消痈饮△

【组成】瓜蒌9克　丝瓜络9克　橘络9克　青皮9克　香附9克　通草9克　甘草3克

【用法】水煎服，日服2剂。

【主治】乳腺炎未成脓。

【出处】《家用偏方二百三》

### 方四　蒲公英外用方

【组成】鲜公英120克　鲜马齿苋60克

【用法】将上药捣烂，外敷贴乳痈处。

【主治】乳腺炎化脓前期。

【出处】经验方

### 方五　消痈饮△

【组成】夏枯草20克　香附子8克　山慈菇12克　刘寄奴8克

【用法】水煎服，1日3次。

【主治】肝气郁结乳痈。

【出处】《中国民间草药方》

### 方六　乳痈消饮△

【组成】鲜蒲公英全草250克

【用法】洗净，捣烂，挤汁，加适量白酒温服，药渣加白矾敷患处。

【主治】乳腺炎即将成脓。

【出处】经验方

### 方七　乳痈汤

【组成】甘草6克　公英30克　漏芦20克　橘核20克　银花15克　白芷15克　瓜蒌15克　连翘15克　青皮12克　当归12克　柴胡12克

【用法】每日1剂，水煎早晚分服。

【主治】乳痈初起，脓肿已成，急性期后反复发作及形成硬块者。

【出处】《百病奇效良方妙法精选》

### 方八　乳痈消△

【组成】银花　生芪各 18 克　连翘 15 克　赤芍、归尾、红花、皂刺、白芷、桔梗、漏芦、通草各 9 克　炒山甲 9 克　甘草 3 克

【用法】每日 1 剂，水煎分 2 次服。

【主治】乳痈脓肿期。

【出处】《当代中国名医高效验方 1000 首》

### 方九　灯笼荷叶方

【组成】灯笼草 30 克　侧柏叶 30 克　荷叶 60 克

【用法】将药物捣烂取汁，调拌鸡蛋清，外敷贴乳痈处。

【主治】乳痈未成脓。

【出处】经验方

### 方十　鱼腥草消痈饮△

【组成】鸡血藤 60 克　山楂 12 克　莱菔子 12 克　鱼腥草 60 克

【用法】将药物研细末，调拌蜂蜜冲服，1 日 3 次。

【主治】气血凝滞乳痈。

【出处】《中国民间草药方》

## 妊娠水肿

妊娠后，肢体面目发生水肿者，称妊娠水肿，中医学称妊娠肿胀，因肿部位及程度不同，古人又有子满、子气、子肿、皱脚等名称。

### 方一　薏苓饮△

【组成】薏苡仁 9 克　茯苓皮 9 克　大枣 10 枚

【用法】每日 1 剂，分 2 次煎服。

【主治】妊娠水肿属脾虚湿盛。

【出处】《安徽单验方选集》

### 方二　消肿饮△

【组成】天仙藤 15 克　茯苓 9 克　陈皮 6 克

【用法】每日 1 剂，分 2 次煎服。

【主治】妊娠水肿。

【出处】《安徽单验方选集》

### 方三　猪苓末

【组成】猪苓适量

【用法】上药为末，热水调服 6 克。

【主治】妊娠足肿，小便不利，微渴喜饮。

【出处】《家用偏方二百三》

### 方四　鲤苓汤

【组成】红鲤鱼 1 条（250 克左右）　茯苓 60 克

【用法】选把鲤鱼洗净去鳞和内脏，加入茯苓及清水 1000 毫升，用文火煎成 500 毫升，分 2 次温服。每日 1 剂，连服 20 天。

【主治】妊娠水肿。

【出处】《实用专病专方临床大全》

### 方五　千金鲤鱼汤

【组成】白术 15 克　生姜 6 克　白芍 9 克　当归 9 克　茯苓 30 克　陈皮 6 克　肉桂 1.5 克　鲤鱼 1 条（500 克以上）

【用法】将鲤鱼洗净，去鳞及内脏，余药塞入鱼肚内同煮，饭前服汤食肉。

【主治】妊娠水肿。

【出处】《实用专病专方临床大全》

### 方六　鲤鱼小豆汤

【组成】鲤鱼（或鲫鱼）400 克　赤小豆 200 克　陈皮 10 克　大蒜 1 头

【用法】鲤鱼开膛去杂物，洗净；大蒜剥皮，4 味加水共煮烂，吃鱼饮汤。1 日 3 次食饮完。

【主治】孕妇水肿，小便短少。

【出处】《偏方大全》

### 方七　冬瓜汁

【组成】冬瓜汁 1 杯　蜂蜜 1 杯
【用法】调拌匀频频服用。
【主治】妊娠浮肿，小便不利。
【出处】《偏方大全》

### 方八　玉米衣煎

【组成】玉米衣 25 克　白糖 10 克
【用法】水煎服。
【主治】妊娠浮肿，溲少。
【出处】经验方

### 方九　四皮饮△

【组成】大腹皮、生姜皮、桑白皮、白茯苓皮、白术各 18 克　白芍 6 克　枣去核为引
【用法】上药水煎取汁，另用木香 6 克，磨浓汁，冲服。
【主治】妊娠水肿属脾虚。
【出处】《400 种病症民间验方》

### 方十　白术茯苓饮

【组成】白术 6 克　茯苓 18 克　归身 10 克　白芍 10 克　生姜 6 克　陈皮 6 克
【用法】水煎服，日服 1 剂。
【主治】子肿，小便短少。
【出处】《400 种病症民间验方》

### 方十一　通利饮

【组成】茯苓 10 克　猪苓 10 克　白术 10 克
【用法】水煎服，日服 2 次。
【主治】妊娠水肿。
【出处】经验方

## 方十二　桂枝茯苓汤△

【组成】桂枝、白术、茯苓各9克　附片、炙甘草各6克　生姜3克　大枣5枚

【用法】水煎服。

【主治】妊娠水肿。

【出处】《醋蛋治百病》

## 方十三　茯苓粉粥

【组成】茯苓粉15克　稻米50克　红枣10枚

【用法】上药煮成粥食用，日用2次。

【主治】脾虚妊娠水肿，以下肢为重。

【出处】经验方

## 方十四　鲤鱼赤小豆粥

【组成】鲤鱼1尾　赤小豆100克

【用法】鲤鱼去鳞及肠肚，洗净，用水煮熬成汤，滤汁。再将赤小豆煮粥，待豆熟放入鱼汁2~3匙调匀，做早餐食用。

【主治】气虚妊娠水肿。

【出处】《疾病食疗900方》

## 方十五　冬瓜蚕豆饮

【组成】冬瓜50克　蚕豆瓣15克　生黄芪10克（纱布包）

【用法】加水适量共煮，豆烂后弃黄芪加红糖适量食用。

【主治】肾虚水肿，以四肢为重。

【出处】《疾病食疗900方》

## 方十六　温阳通利汤△

【组成】桂枝、白术、茯苓各9克　附片、炙甘草各6克　生姜3克　大枣5枚

【用法】水煎服，日服1剂。

【主治】妊娠7月，两足浮肿，少气乏力，证属阳虚，水气不化。

【出处】《全国名老中医验方选集》

### 方十七　山药扁豆糕

【组成】山药（鲜者）500 克　扁豆（鲜者）100 克　陈皮丝 6 克
红枣肉 500 克

【用法】先将山药去皮切成薄片，再将扁豆、枣肉切碎，与陈皮丝
共和匀，加入淀粉少许，分放在小碗中蒸熟后（即成碗糕），做早餐
食用。

【主治】脾虚水肿。

【出处】《疾病食疗 900 方》

### 方十八　子气退肿方

【组成】全当归 12 克　鸡血藤 6 克　香附 6 克　天仙藤 15 克　木瓜
12 大多　泽泻 12 克　甘草 4.5 克

【用法】水煎服，日服 1 剂。

【主治】妊娠 3 月后，下肢浮肿小便清长者。

【出处】《全国名老中医验方选集》

### 方十九　子肿健脾汤

【组成】党参 9 克　白术 12 克　带皮茯苓 12 克　车前子 9 克　泽泻
9 克　大腹皮 6 克　陈皮 6 克　生姜皮 6 克

【用法】水煎服，日服 2 次。每日服 1 剂。

【主治】妊娠 6 月后，小便不利，全身面目俱肿者。

【出处】《疾病食疗 900 方》

### 方二十　冬瓜消肿饮△

【组成】冬瓜适量

【用法】煮汁随意饮，或冬瓜皮煎汤服。

【主治】妊娠四肢水肿。

【出处】《常见病验方研究参考资料》

### 方二十一　天仙消肿饮△

【组成】天仙藤 12~30 克

【用法】水煎服，1 日 2 次，连服 3~5 剂。

【主治】妊娠水肿。

【出处】《常见病验方研究参考资料》

## 方二十二　茯苓消肿饮△

【组成】茯苓 30 克　葵花子 9 克

【用法】水煎服。

【主治】妊娠后，头面及下肢浮肿。

【出处】《中医验方》

# 产后腹痛

产妇分娩以后，发生以小腹疼痛为主证，称为"产后腹痛"，亦名"儿枕痛"本病的发生，主要是气血运行不畅，迟滞而痛。导致不畅的原因则为血虚和血瘀两方面。

## 方一　产后腹痛汤△

【组成】焦山楂 30 克　益母草 30 克　墓头回 9 克　姜炭 10 克　桃仁 5 克　红花 5 克　大黄 10 克　当归 10 克　甘草 6 克

【用法】水煎，加红糖内服。

【主治】产后恶露不尽，腹痛。

【出处】《河南省秘验单方集锦》

## 方二　散寒止痛散△

【组成】干姜粉 1.5 克　红糖 25 克

【用法】开水冲服。

【主治】产后寒凝腹痛。

【出处】民间验方

## 方三　祛瘀止痛丸△

【组成】大黄 125 克　川芎 63 克　当归 63 克　血竭 13 克　党参 13 克　百草霜 31 克

【用法】上药共为细末，加醋熬成膏，制作药丸如弹子大，略晒干后置阴凉处，阴干备用。每次服 1 丸，不愈者可再服 1 丸。

【主治】产后血瘀腹痛。

【出处】《祖传秘方大全》

### 方四　养血止痛散△

【组成】益母草 30 克　五灵脂 12 克　香附 8 克　丝瓜络 20 克

【用法】将药物研细末，调拌蜂蜜冲服，1 日 3 次，连服 7 日。

【主治】产后血虚腹痛。

【出处】《中国民间草药方》

### 方五　莲蓬饮△

【组成】莲蓬壳去子 7 个

【用法】煎汤服。

【主治】产后腹痛。

【出处】《家用良方》

### 方六　益母红糖饮

【组成】益母草 50 克　红糖适量

【用法】水煎冲红糖服。

【主治】产后血瘀腹痛。

【出处】民间验方

### 方七　当归生姜羊肉汤

【组成】当归 10 克　生姜 6 克　羊肉 200 克

【用法】药煎炖羊肉，服汤吃肉。

【主治】产后虚寒腹痛。

【出处】经验方

### 方八　党参益母饮△

【组成】党参 15 克　益母草 60 克　红糖适量

【用法】水煎 2 次服，每日 1 剂。

【主治】产后恶露不绝，腹痛。

【出处】《祖传秘方大全》

### 方九　山楂红糖饮

【组成】生山楂 30 克　红糖 30 克　益母草 50 克

【用法】水煎服，日服 1 剂。

【主治】产后经常应用，效果显著。

【出处】经验方

### 方十　温宫通瘀饮△

【组成】生蒲黄 9 克　五灵脂 9 克　当归 12 克 川芎 9 克　桃仁 9 克　红花 9 在　炮姜炭 1.5 克　炙甘草 3 克

【用法】水煎服，每日 1 剂。

【主治】产后恶露不尽，腹痛难忍。

【出处】《河南秘验单方集锦》

### 方十一　桂花酒

【组成】肉桂 6 克　红花 4 克　白酒适量

【用法】肉桂、红花研末用白酒冲服。每日 1 剂，分 2 次服。

【主治】产后腹痛。

【出处】《安徽单验方选集》

### 方十二　茴姜止痛饮△

【组成】小茴香 4 克　炮姜炭 3 克　元胡 9 克　川芎 4 克　赤芍 9 克　蒲黄 4 克　官桂 3 克　五灵脂 9 克

【用法】每日 1 剂，分 2 次煎服。

【主治】产后腹痛。

【出处】《安徽单验方选集》

### 方十三　桃姜饮△

【组成】桃仁 9 克　姜炭 9 克

【用法】每日 1 剂，分 2 次煎服。

【主治】产后腹痛。

【出处】经验方

### 方十四　益母蛋△

【组成】鸡蛋 2 只　　益母草 15~30 克　红糖适量

【用法】加水同煮，蛋熟去壳，加入红糖，复煮片刻，吃蛋喝汤。

【主治】产后腹痛。

【出处】《醋蛋治百病》

### 方十五　红糖蛋△

【组成】红糖 30 克　鸡蛋 2 只

【用法】先用清水将红糖化开，再煮鸡蛋至熟。一次服下。

【主治】产后血亏腹痛腹泻。

【出处】《醋蛋治百病》

### 方十六　温灸法

【组成】葱白 60 克　姜汁 10 克　细辛 4 克　牙皂 3 克

【用法】共捣烂，调鸡蛋清。敷患处，温灸。

【主治】产后腹痛。

【出处】《醋蛋治百病》

### 方十七　红蓝花酒

【组成】红花 10 克　米酒 1 碗

【用法】上药煎减余半，分 2 次温服。

【主治】产后腹部疼痛，上下攻窜而部位不定并伴纳呆、便秘。

【出处】浙江中医杂志，1986，21（7）：302.

### 方十八　当归生姜羊肉汤

【组成】当归 15 克　生姜 15 克　羊肉 250 克

【用法】将羊肉切成小块，同当归、生姜一起放在瓷罐内，加水 500 毫升，用旺火隔水炖至羊肉熟透后服用。

【主治】产后血虚寒凝腹痛。

【出处】《疾病食疗 900 方》

### 方十九　苏木益母草煲鸭蛋

【组成】苏木 9 克　益母草 30 克　青皮鸭蛋 2 个。

【用法】将 3 味加水适量同煮，待鸭蛋煮熟后去壳再煮 2~3 分钟，喝汤吃蛋。

【主治】产后血瘀腹痛。

【出处】《疾病食疗 900 方》

### 方二十 厚朴三物汤加减

【组成】厚朴 40 克 枳壳、柿蒂各 15 克 独活、川楝子各 15 克 川军、木香、白芷、杏仁各 5 克 皂角 3 克

【用法】上药加水 400 毫升，文火煎至 300 毫升，同法再煎 1 次，2 次混匀，每次服 300 毫升。日服 2 次。

【主治】产后腹痛拒按，证属脾胃虚弱，寒邪乘之。

【出处】《全国名老中医验方选集》

### 方二十一 山楂饮△

【组成】生山楂 30 克

【用法】煎汁去渣，和入红糖服。山楂治疗产后瘀血腹痛，用量由 9 克至 30 克不等。或水煎加黄酒（或童便）内服。或用山楂研末，以开水或黄酒送服，每服 9 克。

【主治】产后瘀血腹痛。

【出处】《常见病验方研究参考资料》

# 妊娠咳嗽

　　妊娠中期，久嗽不已，甚至五心烦热，胎动不安者，称为"妊娠咳嗽"，古名"子嗽"。本病多因素体阴亏，肺阴不足，孕后血养胎元，则阴血愈亏。阴虚火旺，虚火上炎，灼肺伤津，肺失清降，发为咳嗽之证。

### 方一 止嗽饮

【组成】紫菀 12 克 桔梗 12 克 天冬 12 克 桑皮 9 克 杏仁 9 克 青皮 9 克 白前 12 克 竹茹 9 克 甘草 6 克

【用法】水煎服，1 日 1 剂，早晚分服。

【主治】妊娠咳嗽，咳甚遗溺，胸胁胀满，面目浮肿。

【出处】《河南省秘验单方集锦》

### 方二　滋阴咳愈煎[△]

【组成】熟地 15 克　山药 20 克　山萸肉 10 克　炙五味子 10 克　炙百合 15 克麦冬 15 克　阿胶珠 10 克（烊入）

【用法】水煎服，每日 1 剂，分 3 次服。

【主治】妊娠咳嗽，痰少或痰中带血，咳甚遗溺。

【出处】《河南省秘验单方集锦》

### 方三　贝母丸[△]

【组成】贝母、砂糖适量

【用法】将贝母去心，用麸皮炒令黄，去麸皮，将贝母为末，砂糖拌匀，为丸如鸡豆大。含化 1 丸。

【主治】孕妇咳嗽。

【出处】《灵验良方汇编》

### 方四　嗽愈饮[△]

【组成】党参、紫苏、陈皮、枳壳、桔梗、黄芩、前胡各 15 克　薄荷叶 3 克　姜为引

【用法】水煎服。

【主治】妊娠咳嗽。

【出处】《400 种病症民间验方》

### 方五　补肺饮[△]

【组成】党参、白术、茯苓、炙甘草、苏叶、桔梗各 15 克

【用法】水煎服，日服 1 剂。

【主治】妊娠咳嗽。

【出处】《400 种病症民间验方》

### 方六　杏仁止嗽汤[△]

【组成】甜杏仁 6 克　白葡萄干 15 克

【用法】每日 1 剂，水煎 2 次服。

【主治】妊娠咳嗽，胎火偏旺，肺失清润，咳嗽无痰。

【出处】《祖传秘方大全》

## 方七　宁嗽饮<sup>△</sup>

【组成】乌梅 30 克　白糖 90 克

【用法】先将乌梅煎后去渣，加入白糖 1 次服完。

【主治】妊娠三四个月，咳嗽、寒热往来，不思饮食。

【出处】《祖传秘方大全》

## 方八　百合杏胶汤

【组成】百合 10 克　杏仁 10 克　阿胶 10 克

【用法】水煎服。

【主治】子嗽。

【出处】经验方

## 方九　子嗽痊愈饮<sup>△</sup>

【组成】台参、白术、茯苓、苏叶、阿胶、桔梗各等分

【用法】水煎服。

【主治】子嗽。

【出处】《万病单方大全》

## 方十　核桃止嗽饮<sup>△</sup>

【组成】核桃 4 个　红糖适量

【用法】将核桃带壳放火内烧，熟后服核桃肉，红糖水送下。

【主治】子嗽。

【出处】经验方

## 方十一　保产无忧散

【组成】当归、赤芍、菟丝子、荆芥各 10 克　羌活、厚朴、枳壳各 6 克　川芎、干姜、陈艾叶、桔梗各 3 克、生甘草、川贝母各 5 克　黄芪 15 克　黄芩 10 克

【用法】水煎服，日服 1 剂。

【主治】阴虚肺燥，风邪外束之妊娠咳嗽。

【出处】四川中医，1985，（10）：34.

### 方十二　小柴胡汤

【组成】柴胡 18 克　黄芩、白芍、桔梗、杏仁各 12 克　半夏、生姜、甘草各 9 克　泡参 20 克　鲜芦根 30 克

【用法】水煎服，每日 1 剂。

【主治】子嗽，证属少阳郁热，三焦气机不利，肺失清肃。

【出处】四川中医，1987，（2）：39.

### 方十三　子嗽饮<sup>△</sup>

【组成】当归 12 克　白芍 9 克　沙参 9 克　寸冬 9 克　紫菀 9 克冬花 9 克　桑皮 9 克　川贝 6 克　知母 6 克　阿胶 6 克　甘草 6 克　五味子 6 克

【用法】水煎服，日服 1 剂。

【主治】子嗽，干咳无痰。

【出处】《山东中医验方集锦》

### 方十四　愈嗽丸<sup>△</sup>

【组成】川贝母（去心）30 克　知母 30 克

【用法】将 2 味用白面炒黄，共研细末，炼蜜为丸，如枣核大。每次口中含化 2 丸，每日 3 次。

【主治】妊娠阴虚咳嗽。

【出处】《偏方妙用》

### 方十五　百合止嗽饮<sup>△</sup>

【组成】百合 20 克　紫菀 15 克　寸冬（麦冬）15 克　桔梗 15 克竹茹 15 克　甘草 10 克

【用法】水煎服，日 3 次。

【主治】妊娠后咳嗽痰少。

【出处】《家庭实用百病良方》

### 方十六　桑菊止嗽饮<sup>△</sup>

【组成】桑叶 15 克　菊花 15 克　黄芩 15 克　白芍 15 克　钩藤 15克　蔓荆子 15 克　石决明 30 克　甘草 10 克

【用法】水煎服，日 3 次。

【主治】妊娠咳嗽伴头痛。

【出处】《家庭实用百病良方》

### 方十七　羊肉止嗽饮<sup>△</sup>

【组成】鲜羊肉、大红枣各 120 克

【用法】水炖服。

【主治】妊娠咳嗽，气血不足。

【出处】《常见病验方研究参考资料》

### 方十八　白蔻止嗽散<sup>△</sup>

【组成】白蔻仁、砂仁、陈皮各等份

【用法】共为细末，每次 6 克，开水送下。

【主治】妊娠气虚咳嗽。

【出处】《常见病验方研究参考资料》

# 子宫颈炎

　　子宫颈炎有急性和慢性两种。慢性官颈炎又是女性生殖器官中最多见的一种，并且与子宫颈癌的发生有一定关系。急性子宫颈炎较慢性子宫颈炎少见，多发于产褥感染或感染性流产时，常与急性阴道炎或急性盆腔炎同时并存。其主要症状是白带增多，呈脓性。可发现腰背酸胀，下腹坠痛，以及膀胱刺激症状等。妇科检查可见到子宫颈糜烂，子宫颈息肉，子宫颈肥大，子宫颈腺囊肿等现象。

### 方一　一号糜烂粉

【组成】蛤粉 30 克　章丹 15 克　硼砂 0.3 克　硇砂 0.3 克　乳香 3 克　没药 3 克　冰片 3 克

【用法】上药共研为细末，清洁子宫颈口后，将药粉喷于宫颈糜烂部，隔日 1 次，10 次为 1 疗程。

【主治】子宫颈重度糜烂。

【出处】《中医妇科学》

## 方二　三黄粉

【组成】黄芩、黄连、黄柏各等分

【用法】将上3味药研为极细粉末，清洁宫颈及阴道后，将药粉喷于宫颈糜烂面及阴道。1周2次，10次为1疗程。

【主治】宫颈糜烂及老年性阴道炎。

【出处】经验方

## 方三　宫颈炎散

【组成】青黛10克　青果核6克　硼砂60克　炉甘石90克　人中白90克，黄柏25克　西瓜霜30克　甘草30克　石膏150克　冰片1克　黄连1克

【用法】上药共为细末，清洁子宫颈口后，将药粉喷于宫颈糜烂部，隔日1次，10次为1疗程。

【主治】子宫颈糜烂。

【出处】《中医妇科学》

## 方四　乳没散△

【组成】乳香15克　没药15克　儿茶15克　铜绿15克　章丹9克　轻粉6克　冰片3克

【用法】将上药研成细末，用液体石蜡调成膏剂。用1∶1000新洁尔灭棉球消毒宫颈，用带线棉球将上药涂置患处，6小时后牵出棉球，每天1次。

【主治】宫颈糜烂。

【出处】吉林市医专临床医院经验方

## 方五　宫颈炎饮△

【组成】盐砂仁3克　苍术9克　知母9克　白鸡冠花15克　黄柏9克　柳根30克　椿根皮15克　土茯苓15克　小花龙葵（鲜）30克

【用法】每日1剂，水煎2次服，3天为1疗程。

【主治】慢性宫颈炎。

【出处】《祖传秘方大全》

### 方六　宫颈糜烂方<sup>△</sup>

【组成】（1）蛇床子 15 克　硼砂 15 克　川椒 9 克　白鲜皮 9 克
苍耳子 9 克　白矾 6 克

（2）黄柏 15 克　青黛 15 克　冰片 2.5 克　雄黄 3 克　蜈蚣 2 条

【用法】上药烘干后，将方 1、方 2 分别碾为极细末。外阴局部冲洗
后，用窥器暴露宫颈，将方 1 或方 2 粉剂上于糜烂面，后用带线棉球堵
阴道以防药末随阴道分泌物流出，第 2 天嘱患者将棉球自行取出。每周
上 2 次，8 次为 1 疗程。

【主治】宫颈糜烂。

【出处】山西省中医研究所经验方

### 方七　2 号糜烂粉

【组成】蛤粉 30 克　章丹 15 克　乳香 3 克　没药 3 克　冰片 3 克

【用法】上药共为极细粉，喷散宫颈糜烂面。1 周 2 次，10 次为 1
疗程。

【主治】宫颈中度糜烂。

【出处】《中医妇科学》

### 方八　3 号糜烂粉

【组成】蛤粉 30 克　章丹 15 克　冰片 2 克

【用法】上药共为细粉，暴露宫颈，清洁阴道分泌物，将药粉喷于
糜烂处。每 3 日上药 1 次，10 次为 1 疗程。

【主治】宫颈轻度糜烂。

【出处】北京中医学院经验方

### 方九　愈糜粉<sup>△</sup>

【组成】冰片 21 克　煅龙骨 15 克　桔梗 6 克　儿茶 6 克　白芷 6
克　青皮 210 克　青黛 210 克　元胡 21 克　乌贼骨 60 克　血竭 60 克
黄柏 60 克

【用法】将上药分别研成细末，过筛，混合，消毒后再混入冰片，
便可应用。先用 1∶1000 高锰酸钾溶液冲洗宫颈，喷入药粉（约一分）
于宫颈糜烂面上。隔天 1 次，10 次为 1 疗程。

【主治】宫颈糜烂。

【出处】《全国中草药新医疗法展览会》

### 方十　糜烂痊愈膏△

【组成】没药 15 克　乳香 15 克　儿茶 15 克　铜绿 15 克　章丹 9 克　轻粉 6 克　冰片 3 克

【用法】将上药研成细末，用液体石蜡调成膏剂。用 1：1000 新洁尔灭棉球消毒宫颈，用带线棉球将上药涂置患处，6 小时牵出棉球。每天 1 次。

【主治】宫颈中度糜烂。

【出处】《全国中草药新医疗法展览会》

### 方十一　愈糜散

【组成】川黄连 500 克　枯矾 250 克　青黛 250 克　五倍子 250 克　月石 250 克

【用法】以上各药分别碾成极细粉末，经紫外线照射后常规作细菌培养，如无细菌生长即可装瓶密封备用。常规外阴消毒，用窥阴器撑开阴道，暴露子宫颈，在整个阴道壁上弥漫喷药物 4 克。一般隔日上药 1 次，连续治疗 10 天为 1 疗程。忌辛辣，讲卫生，避免性交。

【主治】Ⅰ、Ⅱ、Ⅲ度宫颈糜烂。

【出处】《实用专病专方临床大全》

### 方十二　琥珀丸

【组成】琥珀、牛膝、乳香、没药、苍术、黄柏、当归各 90 克　萹蓄、瞿麦、车前子各 150 克　生黄芪、党参、白术各 120 克　柴胡、陈皮各 70 克　炒淮山药、乌贼骨各 180 克　肉桂 30 克　甘草 60 克

【用法】上药研末，加蜂蜜适量做丸。每次服 6 克，另以土茯苓 30 克煎汤送服，日服 3 次。30 天为 1 疗程，若病未愈，停服 3 天，再继续下一个疗程。

【主治】慢性子宫颈炎。

【出处】湖北中医杂志，1988，（2）：23.

### 方十三　治糜灵

【组成】儿茶、苦参、黄柏各 25 克　枯矾 20 克　冰片 5 克

【用法】上药洗净后焙干，共为细面，过200目筛，后加冰片，密封保存。用时以香油调成糊状，然后用干棉球拭净阴道后，再将带线棉球蘸已调好的药糊放在糜烂面上，24小时后自行将棉球取出。每隔2天上药1次，10次为1疗程。

【主治】宫颈糜烂。

【出处】《百病奇效良方妙法精选》

### 方十四　宫颈消炎汤△

【组成】盐砂仁3克　苍术9克　知母9克　鸡冠花15克　黄柏9克　柳根30克　椿根皮15克　土茯苓15克　石韦（鲜）30克　小花龙葵（鲜）30克

【用法】每日1剂，水煎分2次服，3天为1疗程。

【主治】慢性宫颈炎湿热型。

【出处】《新编妇人大全良方》

### 方十五　宫颈炎粉

【组成】墓回头、连翘各60克　枯矾30克

【用法】上方共研细粉，装瓶备用，同时可根据糜烂面的大小，每次分别给备用药粉1克左右，3天给药1次，3天为1疗程。

【主治】宫颈炎。

【出处】《中药贴敷疗法》

### 方十六　宫颈安

【组成】血竭、蚤休各10克　麝香、蛇胆、蟾酥、牛黄各0.1克

【用法】上为比例量，研细粉，紫草膏为栓（油炸紫草）。上药前均用1∶1000新洁尔灭将宫颈擦净后，干棉球擦干，将本药稍加压碎，使药棉紧贴宫颈糜烂面，置一带尾丝棉球压迫24小时后，嘱病人自行取下棉球，上药期间禁欲。5次为1疗程，疗程间隔5~7天。

【主治】宫颈糜烂。

【出处】河北中医，1987，（4）：30.

### 方十七　虎柏散

【组成】虎杖、土黄柏、川黄连、青黛、煅龙骨、煅牡蛎各等量

【用法】将上药研细末装瓶，取散 1 克左右作阴道上药，隔日 1 次，10 天为 1 疗程。用药期避免性生活。

【主治】宫颈糜烂。

【出处】经验方

### 方十八　加味紫草油

【组成】紫草 200 克　苦参 100 克　香油 750 克

【用法】前二味除杂质，入香油内炸枯过滤取油，装瓶密封备用。治疗时用窥器暴露宫颈，以干棉球轻拭宫中分泌物，用紫草油棉球涂擦宫颈及阴道上端。间日 1 次，10 次为 1 疗程。

【主治】宫颈糜烂。

【出处】经验方。

### 方十九　宫颈炎外洗方

【组成】千里光 50 克　虎杖 50 克

【用法】加水 500 毫升，煎煮后过滤，待温度降至 35℃ 时，冲洗阴道。冲洗后将药球放入宫颈后穹窿部，3~4 天取出（药球制法：蛇床子 10 克　枯矾 10 克　虎杖 10 克　冰片 3 克，共研细末，消毒纱布包好，扎成球状，留线可拖到阴道外）。放药 1 次不愈者，隔 3 天再放第 2 次，一般放药 2~3 次即愈。

【主治】宫颈炎，宫颈糜烂。

【出处】《百病良方》

### 方二十　鸡蛋清

【组成】鲜鸡蛋 1 只。

【用法】鸡蛋用酒精消毒后，取出蛋清倒入消毒过的器皿内，晚上盐水洗净阴道后，棉球蘸蛋清塞至子宫颈处，次日取出。连续 3~5 日为 1 疗程。若无效可继续进行第二疗程。

【主治】宫颈糜烂。

【出处】《醋蛋治百病》

# 恶露不绝

产后恶露持续 20 天以上仍未净者，称为"恶露不绝"或"恶露不尽"。主要由于产后冲任不调，气血运行失常所致。其产生原因颇多，临床常见有气虚下陷，气不摄血；或素体阴虚，加之产后失血，耗阴伤液，虚热内生；也有产后受寒，寒凝血滞，瘀血不去；气血俱虚者也有之。

## 方一　益母蛋饮

【组成】鸡蛋 2 只　益母草 30~60 克

【用法】加水同煮。蛋熟去壳再煮片刻。吃蛋喝汤。

【主治】产后恶露不尽。

【出处】《醋蛋治百病》

## 方二　鸡黄饮△

【组成】鸡蛋黄 5 只　黄酒 50 毫升

【用法】加水少许调匀，酌加盐少许，蒸 30 分钟。每日食 1~2 次。

【主治】恶露不绝。

【出处】《醋蛋治百病》

## 方三　桃仁莲藕汤

【组成】桃仁 10 克　莲藕 250 克　盐适量

【用法】将莲藕洗净切成小块。加清水 3 大碗同桃仁同煮，以食盐少许调味，饮汤食藕。

【主治】产后恶露不尽。

【出处】《偏方大全》

## 方四　参母饮△

【组成】党参 15 克　益母草 60 克　红糖适量

【用法】水煎 2 次服，每日 1 剂。

【主治】产后恶露不绝，腹痛。

【出处】《祖传秘方大全》

### 方五　温经止露饮<sup>△</sup>

**【组成】**生蒲黄 9 克　五灵脂 9 克　当归 12 克　川芎 9 克　桃仁 9 克　炮姜炭 1.5 克　炙甘草 3 克

**【用法】**水煎服，每日 1 剂。

**【注意事项】**生冷及油腻食物禁服，避风寒。

**【主治】**产后恶露不尽，腹痛，证属虚寒。

**【出处】**《秘方大全》

### 方六　止露饮

**【组成】**党参、白术、云苓、炙甘草、归身、川芎、赤芍、熟地、元胡、香附各 18 克　大枣为引

**【用法】**水煎服，日服 1 剂。

**【主治】**产后恶露不止。

**【出处】**《400 种病症民间验方》

### 方七　清瘀养血饮

**【组成】**败酱草、蛇舌草、马齿苋、忍冬藤各 12 克　炒当归、紫丹参、赤芍、制香附、粉丹皮、生山楂各 9 克　炒川芎 3 克　益母草 15 克

**【用法】**水煎服，1 日 1 剂。如恶露量少、色紫黯、小腹疼痛较重者加笑散 9 克；大便干燥者加制军 9 克；腰酸痛者加制延胡 9 克。服上方 5 剂后，将方中忍冬藤、丹皮、山楂改为炭，将赤芍易白芍，以增强养血收敛之功，继服 5~10 剂。

**【主治】**人工流产后恶露不净。

**【出处】**《实用专病专方临床大全》

### 方八　蒲黄丸

**【组成】**生蒲黄 60 克　醋适量

**【用法】**先把醋倒入锅内煮沸，再放入蒲黄搅拌成稠糊状，待凉后，团如弹子大（约重 9 克）。每服 1 丸，用醋将丸药化开后喝下，早晚各 1 次。

**【主治】**恶露不绝。

**【出处】**新中医，1191，(9)：16.

### 方九　银黄汤

【组成】银花炭、益母草各 15 克　炒黄芩、炒丹皮、炒蒲黄、茜草、焦楂曲各 10 克　党参 12 克　贯众炭 30 克　大黄炭 60 克

【用法】水煎服，1 日 1 剂。

【主治】恶露不绝。

【出处】浙江中医杂志，1990，（4）：32.

### 方十　鹿芪恶露煎△

【组成】炒党参 12 克　生黄芪 15 克　炒当归 9 克　大白芍 9 克　仙鹤草 20 克　益母草 9 克　鹿角霜 9 克　川断肉 9 克　狗脊 9 克　白芷 3 克　黑芝麻 15 克　玫瑰花 1.5 克

【用法】水煎服，日服 1 剂。

【主治】用于产后恶露多，气血双亏，体虚。

【出处】《全国名老中医验方选集》

### 方十一　银黄汤

【组成】银花炭、益母草各 15 克　炒黄芩、炒丹皮、炒蒲黄、茜草、焦楂曲各 10 克　党参 12 克　贯众炭 30 克　大黄炭 6 克

【用法】水煎服，每日服 2 次，日服 1 剂。

【主治】各种类型的恶露不绝。

【出处】浙江中医杂志，1985，20（11）：504.

### 方十二　归桃汤△

【组成】当归 15 克　川芎 10 克　炮姜、炙甘草各 6 克　桃仁、丹皮丹参、血余炭、生熟地、蒲黄各 10 克　益母草 12 克

【用法】水煎服，每日 1 剂。

【主治】产后恶露不绝，腹痛拒按，恶露色暗。

【出处】经验方

### 方十三　桃红四物加水蛭

【组成】桃仁、红花、川芎、赤芍、生地各 9 克　红花 3 克　水蛭 2.4 克

【用法】前 6 味药水煎服，水蛭研末吞服。

【主治】产后瘀血，恶露不绝。

【出处】四川中医，1989，（10）：44.

### 方十四 化湿止露饮<sup>△</sup>

【组成】鲜荷叶 1 张、佩兰 10 克 藿香 6 克 法半夏 6 克 陈皮 10 克 茯苓 10 克 黄芩 20 克 黄柏 15 克 苡仁 10 克 厚朴 6 克 苍术 6 克 升麻 10 克 沙参 20 克 甘草 3 克

【用法】水煎服，日服 1 剂。

【主治】人流后恶露不尽。

【出处】四川中医，1985，（2）：封底.

### 方十五 头发饮<sup>△</sup>

【组成】头发一大团

【用法】用水洗净，烧炭存性，研末酒调，每服 6 克。

【主治】产后日久，恶露不尽。

【出处】《常见病验方研究参考资料》

### 方十六 鹿角霜饮<sup>△</sup>

【组成】鹿角霜末 30 克

【用法】研末，酒、水各半煎服。

【主治】产后恶露不尽，小腹疼痛。

【出处】《常见病验方研究参考资料》

# 胎位不正

除枕前位为正常胎位外，其余均为异常胎位。胎位异常是造成难产的因素之一。异常胎位有臀位、横位、持续性枕横位，枕后位，颜面位，额先露，前囟先露及复合先露等，其中以臀位及横位多见。如孕 28 周后胎位异常者，应给予治疗，以免发生难产。

### 方一 艾熏足疗法

【组成】艾条 2 根

【用法】用艾条熏足，每晚 1 次。

【主治】胎位不正。

【出处】浙江中医学报，1985，（9）：12.

### 方二　加味当归芍药散

【组成】酒当归、焦白术、杭白芍、白茯苓、盐泽泻、酒续断、菟丝子、大腹皮各 9 克　酒川芎、紫苏叶、陈皮各 6 克

【用法】水煎服，日服 1 剂，早晚空腹时分服，连服 3 剂，停药 2 天后复查，胎位尚未转正，继服 3 剂，服 9 剂后胎位仍未转正者为无效。

【主治】胎位不正。

【出处】福建中医药，1984，15（4）：18.

### 方三　王氏转胎方

【组成】当归身 20 克　西川芎 9 克　醋香附 7 克　紫苏 7 克　炒枳壳 7 克　大腹皮 7 克　生甘草 5 克　生姜 3 克

【用法】每日 1 剂，文火煎 25 分钟，早晚空腹服。服后将裤带放松，平卧 2 小时。腹壁较紧者，适当增加大腹皮用量；气虚者加黄芪 15克；形寒肢冷腹痛者加艾叶 5 克。

【主治】胎位异常。

【出处】《百病奇效良方妙法清选》

### 方四　转胎方

【组成】当归 10 克　川芎 6　白芍 10 克　熟地 10 克　党参 10 克白术 10 克　黄芪 10 克　炙甘草 6 克 川断 10 克 枳壳 6 克

【用法】每日 1 剂，水煎服早晚分服。

【主治】胎位不正。

【出处】《新编妇人大全良方》

### 方五　顺产汤

【组成】制大黄 8 克　大枣 30 克　车前子 12 克　当归、续断、白术、白芍、茯苓各 6 克　菟丝子 20 克　川贝母 6 克　黄芪 10 克　桑寄生 10 克

【用法】上药加水煎 2 遍，去渣，晨起 1 次服下，服药后胎背向上

侧卧 1 小时（若横位则头在左向右侧卧，头在右向左侧卧），日 1 剂，5 剂为 1 疗程。服完 1 个疗程后，隔 2 天复查胎位。可随证加减。

【主治】胎位不正。

【出处】《实用专病专方临床大全》

### 方六　转天汤

【组成】人参 3~30 克　当归 15~60 克　川芎 15 克　牛膝 9 克 升麻 1.2 克　附子 0.3 克

【用法】水煎服，日服 1 剂。2 剂为 1 疗程。

【主治】7 个月以上胎位不正。

【出处】山东中医杂志，1987，（5）：27.

### 方七　加减四物汤

【组成】当归、白芍各 12 克　白术、茯苓各 15 克　川芎 6 克

【用法】水煎服，每晚服 1 剂，连服 3 剂为 1 疗程，服药 1 疗程后，每周复查 1 次，连查 2 周，胎位转正后再服 1 疗程。

【主治】胎位不正。

【出处】山东中医杂志，1988，（7）：22.

### 方八　转胎煎△

【组成】当归身 20 克　川芎 9 克　醋香附、紫苏、炒枳壳、大腹皮各 7 克　生甘草 6 克　生姜 3 片

【用法】上药文火煎 25 分钟，日 1 剂，早晚空腹时服，服后将裤带放松，平卧 2 小时。

【主治】胎位异常。

【出处】山西中医，1987，3（4）：21.

### 方九　当归芍药散

【组成】当归芍药散（片）

【用法】每日服药 4.5 克（5 片），日服 3 次。

【主治】胎儿臀位。

【出处】上海中医药杂志，1987，（7）：7.

### 方十　胎下饮<sup>△</sup>

**【组成】**升麻 3 克　熟附子 3 克　归身 30 克（后下）　石柱参 6 克（滚开水冲，如没有可用党参 30 克代之）牛膝 6 克　川芎 6 克

**【用法】**水 1 碗半煎至 1 碗入归身煎 2 分钟取出，冲参水 1 次服。

**【主治】**横生逆产催产。

**【出处】**《祖传秘方大全》

### 方十一　姜贴方<sup>△</sup>

**【组成】**生姜适量

**【用法】**上药捣成泥状，分别贴敷双侧至阴穴，然后用塑料薄膜包裹，使姜泥始保持潮湿状态，如干燥可重新更换，至胎位转正为止。

**【主治】**胎位不正。

**【出处】**《土单验方集》

### 方十二　参芪转胎饮<sup>△</sup>

**【组成】**炙黄芪 12 克　当归 15 克　党参、炙甘草、川断、桑寄生、杜仲各 9 克　枳壳、川芎各 6 克　苏梗 5 克　升麻 3 克

**【用法】**水煎服，日服 1 剂。

**【主治】**气血虚弱的胎位异常。

**【出处】**《全国名老中医验方选集》

# 先兆流产

　　妇女怀孕以后，阴道不时少量下血，或时下时止，或淋漓不断，伴腰酸、腹痛、小腹胀坠等现象者，称"先兆流产"，中医学称"胎动不安"。

### 方一　保胎饮<sup>△</sup>

**【组成】**祈艾 6 克　白芍 6 克　菟丝子 6 克　川朴 3 克　香附 3 克　川芎 3 克　荆芥 5 克　羌活 5 克　川贝 5 克　北芪 9 克　防风 9 克　当归 9 克　阿胶（烊化）9 克

**【用法】**用水 2 碗半煎成大半碗，分 2 次服。

**【主治】**孕后阴道少量出血，伴腰酸腹痛。

【出处】《祖传秘方大全》

## 方二　寿胎丸加味

【组成】菟丝子 15 克　桑寄生 15 克　续断 10 克　阿胶 10 克（烊化）　砂仁 6 克　仙鹤草 20 克　苎麻根 20 克

【用法】水煎服，每日 1 剂。

【主治】先兆流产，阴道有出血者。

【出处】经验方

## 方三　艾叶饮<sup>△</sup>

【组成】艾叶 1 把　鸡蛋 1 个

【用法】将艾叶同鸡蛋放在砂锅内（忌用铁器）煮熟。将鸡蛋煮熟后，每日吃 1 个，连服 1 周，然后每日服 1 次，每次服 2 个，如果这个月是 20 日服用，则下月也是 20 日服，如属先兆流产，可服 2 个月；如属习惯性流产，服至妊娠足月为止。未妊娠者，勿服此方，以免闭经。

【主治】先兆流产和习惯性流产。

【出处】赤脚医生杂志，1975，（12）：16.

## 方四　固胎饮<sup>△</sup>

【组成】莲肉 30 克　糯米 30 克　苎麻根 30 克

【用法】水 3 碗煎成 1 碗，1 次服。

【主治】体虚腰痛，惯于小产。

【出处】《祖传秘方大全》

## 方五　益智升麻汤<sup>△</sup>

【组成】益智仁 15 克　升麻 10 克　艾叶 10 克

【用法】每日 1 剂，水煎服。

【主治】肾虚流产先兆。

【出处】广州医药，1983，（4）：10.

## 方六　香油蜜膏

【组成】香油 100 克，蜂蜜 200 克

【用法】分别将上述 2 味用小火煎煮至沸。晾温，共混合调匀。每

次饮 1 汤匙，每日 2 次。

【主治】先兆流产，漏血症。

【出处】《偏方大全》

### 方七　保小产秘方

【组成】头二蚕茧黄（各绊丝，不拘多少）桂圆 21 枚

【用法】将二蚕茧黄用阴阳瓦煅灭存性，研末，桂圆煎汤调服，每服 9 克。

【主治】胎动不安。

【出处】《家用良方》

### 方八　盘胎饮△

【组成】杜仲 20 克（切片）　川续断（酒炒）30 克　山药 30 克

【用法】上药水煎服，每日 1 剂。

【主治】腰酸腹痛，先兆流产。

【出处】《400 种病症民间验方》

### 方九　鲜山药杜仲汤

【组成】鲜山药 90 克　杜仲（或续断）6 克　苎麻根 15 克　糯米 80 克

【用法】杜仲和苎麻根用纱布包好，糯米洗净，共煮成粥服用。

【主治】先兆流产或习惯性流产。

【出处】《偏方大全》

### 方十　助胎方△

【组成】蒸白术 250 克　党参 120 克　桑寄生 90 克　茯苓 90 克　杜仲炭 120 克

【用法】把大枣劈开，熬汁为丸如梧桐子大，晒干密贮。每日早晚各服 9 克，白开水送下，同时吃大枣数枚。

【主治】胎动不安，胎萎不长流产。

【出处】《祖传秘方大全》

### 方十一　补肾固冲丸

【组成】菟丝子 240 克　续断 90 克　阿胶 120 克（烊化）　鹿角霜

巴戟　杜仲　枸杞子各 90 克　当归 60 克　党参 120 克　白术 90 克　砂仁 15 克　熟地 150 克　大枣 50 枚（去核）

【用法】上药炼蜜为丸，每次服 6 克，每日 3 次，2 个月为 1 疗程。

【主治】先兆流产，习惯性流产。

【出处】《新编妇人大全良方》

### 方十二　安奠二天汤

【组成】党参　白术各 24 克　熟地 15 克　山药 20 克　炒杜仲　续断　扁豆各 10 克　菟丝子 15 克　旱莲草 30 克　炙甘草 6 克

【用法】每日 1 剂，水煎服。腹痛较甚者加白芍 30 在；血热者加黄芩炭 10 克；出血较多者加地榆炭 15~30 克，阿胶 10 克（烊化）；大便干结者加熟大黄 6 克；恶心呕吐者加法半夏 10 克，陈皮 6 克。

【主治】先兆流产。

【出处】《百病奇效良方妙法精选》

### 方十三　黄酒砂仁饮<sup>△</sup>

【组成】砂仁（去皮）　黄酒各适量

【用法】将砂仁炒干研细末，以热黄酒送下，每服 5~10 克，党腹中温暖胎即安。

【主治】孕妇偶因跌倒致胎动不安而腹痛者。

【出处】《偏方大全》

### 方十四　固肾安胎汤

【组成】白芍、桑寄生各 15 克　甘草 6 克　川断 12 克　生龙牡各 30 克

【用法】水煎服，每日 1 剂。

【主治】先兆流产。

【出处】辽宁中医杂志，1982，（9）：14.

### 方十五　安胎合剂

【组成】党参、淮山药各 15 克　白术、续断、桑寄生各 10 克　熟地（或制首乌）、菟丝子各 12 克　甘草 6 克

【用法】每日 1 剂，水煎分 2 次服。可随症加减。

【主治】先兆流产。

【出处】江西中医药，1987，（2）：23.

### 方十六　清热安胎饮

【组成】山药 15 克　石莲子 9 克　黄芩 9 克　川连 9 克　椿根白皮 9 克　侧柏炭 9 克　阿胶 15 克（烊化）

【用法】每日 1 剂，水煎分 2 次服。

【主治】妊娠初期胎漏下雨，腰酸，腹痛，属于胎热者。

【出处】《当代中国名医高效验方 1000 首》

### 方十七　安胎饮

【组成】黄芪、太子参、当归、白芍、生地、黄芩、白术、川续断、桑寄生、杜仲、菟丝子、苎麻根各 10 克

【用法】每日 1 剂，服至超过以往流产月。跌仆外伤加砂仁 5 克；阴道流血加旱莲草、地榆各 10 克；腹痛明显者加大白芍用量。

【主治】先兆流产。

【出处】《实用专病专方临床大全》

### 方十八　苎麻蛋

【组成】苎麻叶 100 克　鸡蛋 3 只

【用法】苎麻叶煎汁，加鸡蛋和细盐煮熟。吃蛋喝汤。每日 1 剂，连服数日。

【主治】先兆流产。

【出处】《醋蛋治百病》

### 方十九　泰山磐石散

【组成】党参、熟地各 15 克　当归、白芍、白术、黄芩、丹皮各 10 克　淫羊藿、续断各 12 克　甘草 6 克

【用法】水煎服，日服 1 剂。用药要随症加减，应注意到初孕不忘肝、3 月不忘心、5 月不忘脾、7 月不忘肺之不同。

【主治】先兆流产和习惯性流产。

【出处】云南中医杂志，1985，6（6）：34.

# 回 乳

妇女产后气血旺盛，奶多奶胀或无小儿吃奶，或因其原因，须断奶者可用下法。

## 方一　回乳灵<sup>△</sup>

【组成】麦芽 60 克

【用法】炒为末，每服 15 克，白汤下。

【主治】回乳。

【出处】经验方

## 方二　建曲回乳饮<sup>△</sup>

【组成】建曲 60 克　蒲公英 60 克

【用法】每日 1 剂，水煎服，早晚各服 1 次，同时趁热将药渣用干净纱布包好，放在乳房上熨贴。

【主治】乳房胀痛，奶水不回。

【出处】新中医，1976，(4)：9.

## 方三　消肿回乳饮<sup>△</sup>

【组成】归尾 9 克　红花 9 克　赤芍 6 克

【用法】水煎空腹服，每日 1 剂。

【主治】乳胀肿痛，乳汁不回。

【出处】民间验方

## 方四　外敷饮<sup>△</sup>

【组成】皮硝 60 克

【用法】纱布包外敷乳房。

【主治】回乳。

【出处】北京西苑医院妇科付方珍主任医经验方。

## 方五　断奶汤<sup>△</sup>

【组成】豆豉 60 克　食油，熟米饭适量

【用法】锅内放入油待热，先炒豆豉后下米饭炒后食用。

【主治】断奶后乳胀。

【出处】《偏方大全》

### 方六　回乳饮<sup>△</sup>

【组成】红花3克　归尾6克　赤芍3克　牛蒡子（炒）3克

【用法】上药水煎服，每日1剂，配服炒麦芽60克，代茶饮。

【主治】回乳。

【出处】《家用良方》

### 方七　豆浆砂糖适量

【组成】豆浆1碗，砂糖适量

【用法】两者混合服之。

【主治】回乳。用该法1次即效，若误服而致缺乳者，则催乳甚难。

【出处】《新编妇人大全良方》

### 方八　芒硝兜方<sup>△</sup>

【组成】芒硝200克

【用法】芒硝用布包裹，分置于两侧乳房上，用胸带固定，经24小时（天热12小时）取下，如1次未见效，可继续用1~2次。

【主治】回乳。一般2~3天后退乳。

【出处】《百病奇效良方妙法精选》

### 方九　胆星敷方<sup>△</sup>

【组成】胆南星10克　米醋适量

【用法】前药研细，米醋调敷乳房上（勿涂乳头），过1昼夜洗去，不效再用，至愈为上。

【主治】回乳。

【出处】《内病外治法》

### 方十　番泻回乳饮<sup>△</sup>

【组成】番泻叶4克

【用法】上药加开水200~300毫升，浸泡10分钟，为1日量，分

2~3 次服。

【主治】回乳。

【出处】新中医，1989，（2）：20.

### 方十一 回乳消肿汤

【组成】炒麦芽 90 克　牛膝 25 克　当归 10 克　炒桃仁 15 克　赤芍 15 克　香附 20 克　青皮 15 克　茯苓 20 克　车前子 20 克

【用法】水煎服，日服 1 剂。

【主治】因断乳致乳汁壅聚，胀痛明显。

【出处】四川中医，1987，（3）：48.

### 方十二 回乳灵△

【组成】生麦芽 30 克　炒麦芽 30 克

【用法】上药共研细末，分 20 次红糖水冲服。

【主治】断奶回乳，乳房胀痛。

【出处】《偏方妙用》

### 方十三 龙骨回乳饮△

【组成】炒麦芽 100 克　龙骨 50 克　桑螵蛸 15 克　麻黄根 15 克

【用法】煎水，日服 3 次分服。

【主治】断乳回奶。

【出处】《家庭实用百病良方》

### 方十四 牛膝回乳饮△

【组成】生大黄 6 克　怀牛膝 15　炒麦芽 60 克　炙甘草 6 克

【用法】每日 1 剂，水煎至 300 毫升，分 2 次服。

【主治】断奶乳胀。

【出处】河南中医，1989，（1）：31.

### 方十五 陈皮回乳饮△

【组成】陈皮 24 克　甘草 6 克

【用法】水煎服，日 1 次。

【主治】断奶胀痛。

【出处】经验方

### 方十六　渗湿回乳方△

【组成】茯苓、牛膝各 30 克　苍术、白术各 20 克　滑石 20 克　泽泻、瞿麦、萹蓄、车前子各 15 克

【用法】水煎服，日服 1 剂。

【主治】回乳，乳房胀大痛。

【出处】《古今方药集锦》

### 方十七　回乳汤

【组成】当归尾 9 克　赤芍 9 克　红花 9 克　牛膝 12 克

【用法】每日 1 剂水煎服。

【主治】回乳。

【出处】《证治准绳》

### 方十八　麦芽神曲回乳饮△

【组成】炒麦芽 30 克　焦神曲 15 克　小青皮 4.5 克

【用法】浓煎，1 日服 2~3 次，连服 2~3 天，一般即能停止乳汁分泌，且胀满不舒之感皆消。

【主治】断乳乳房胀痛。

【出处】《常见病验方研究参考资料》

# 阴 道 炎

主要有滴虫性阴道炎及霉菌性阴道炎两种，二者均为妇科常见病之一。滴虫是通过接触进行传染的。如使用公共厕所（如坐式便池、马桶、便盆等），浴池，脚布游泳，或通过性交及医疗器械消毒不严而直接传染式同滴虫性阴道炎，孕妇及糖尿病患者较多见，此外长期使用抗生素或接受放射治疗的患者，由于菌群发生紊乱也易发病。

### 方一　猪胆汁饮△

【组成】新猪胆汁若干

【用法】将新鲜猪胆汁装入大补液瓶内，加盖密封高压灭菌后，置

冰箱内贮存备用。以 1% 乳酸冲洗阴道，无菌干棉球擦拭阴道壁，前、后穹窿和宫颈，然后，用消毒棉签蘸猪胆汁擦上述清拭过的部位。涂药不应留空隙，每日 1 次，连续 3 日为 1 疗程。

【主治】滴虫性阴道炎。

【出处】吉林医学，1981，（4）：14.

### 方二　六神丸

【组成】六神丸适量

【用法】患者临卧前用洁净开水清洗外阴，上床后仰卧位，取六神丸 15 粒塞入阴道，每晚 1 次，经期停用。6 天为 1 疗程。

【主治】滴虫性阴道炎。

【出处】新中医，1989，（12）：17.

### 方三　灭滴饮△

【组成】昆布 150 克　青头萝卜 1000 克　猪泡泡肉（即猪的肚皮肉）250 克　花椒 20 粒　食盐少量

【用法】上药加水炖汤，每日服 1 剂，分早晚 2 次服，连服 3 个疗程。

【主治】滴虫性阴道炎。

【出处】新中医，1981，（11）：37.

### 方四　驱滴煎△

【组成】百部草 3 克　月季花 3 克　鸡冠花 6 克　刘寄奴 6 克　韦 6 克　川断 6 克　鸡血藤 6 克　茯苓皮 12 克　白薇 6 克　扁豆花 6 克　全当归 9 克　甘草 3 克

【用法】水煎服，每日 1 剂。

【主治】滴虫性阴道炎。

【出处】《祖传秘方大全》

### 方五　滴虫外洗方

【组成】土茯苓、苦参、土蛇床子、乌梅、苦楝皮、黄柏、地肤子、雄黄、花椒、枯矾等份

【用法】上药共为粗末，每次 40 克，开水浸泡滤渣，熏洗 15 分钟，

随即将塞药（土蛇床子用纱布裹成小枣状，用棉线扎紧，高压消毒）送入阴道后穹窿部，棉线留于阴道外，次日坐浴前取出。1~2 次/日，6天为 1 疗程，经期停用。

【主治】滴虫性阴道炎。

【出处】云南中医杂志，1982，3（5）：9.

### 方六　远志栓

【组成】远志细粉适量

【用法】用远志细粉与医用甘油、明胶制成栓剂，每枚含远志生药0.75 克。每晚先用妇科外用Ⅱ号方（艾叶、蛇床子、苦参、枳壳各 15克，白芷 9 克）煎水熏洗外用，然后将远志栓塞入阴道后穹窿处，每次1 枚，至化验白带滴虫转阴为止。同时，患者配偶按常规用量服灭滴灵1 周。

【主治】滴虫性阴道炎。

【出处】中医杂志，1983，24（4）：40.

### 方七　清阴汤

【组成】苦参 30 克　土茯苓 50 克　黄柏、当归尾各 20 克　枯矾 10克　冰片 9 克

【用法】先将苦参、土茯苓、黄柏、归尾洗净入砂罐中，加水 800毫升煎至 500 毫升，然后用干净口罩过滤，将冰片、枯矾溶化后兑入药汁中，可用消毒过的阴道冲洗器冲洗，亦可用 50 或 100 毫升注射器吸药汁直接插入阴道内冲洗；或坐浴用纱布伸入阴道内亦可。如为阴道滴虫上药加蛇床子 15 克，生姜皮 30 克，花椒 10 克；如为霉菌性阴道炎上方加木槿皮、白鲜皮各 30 克。

【主治】滴虫性阴道炎，霉菌性阴道炎。

【出处】江西中医药，1987，（4）：26.

### 方八　灭滴洗剂

【组成】苦参、生百部、蛇床子、地肤子、白鲜皮各 20 克　石榴皮、川黄柏、紫槿皮、枯矾各 15 克

【用法】上药加水 2000~2500 毫升，煮沸 10 分钟后熏洗阴道和坐浴，每次熏洗 10~15 分钟。每天 2 次，7 天为 1 疗程。

【主治】滴虫性阴道炎。

【出处】黑龙江中医药，1987，（3）：44.

### 方九　坐药

【组成】苦参、黄柏、蛇床子、白鲜皮各 15 克

【用法】上药压成粉末，过筛去渣，取紫皮大蒜 1 头，捣为泥状，加冰水少许，调匀并挤出其汁，掺入药粉，用麻油 150 毫升调匀，每粒 7 克，用 8 平方厘米纱布包好并用线绳捆上，留 10 厘米长的线头。患者睡前将蛇床子、薄荷各 3 克用沸水浸泡 1 小时，待冷后擦洗外阴，将坐药 1 粒放入阴道，线头露在阴道外口，于清晨取出。

【主治】滴虫性阴道炎。

【出处】内蒙古中医药，1987，6（2）：23.

### 方十　苦参散

【组成】苦参、蛇床子、黄柏、百部各 30 克

【用法】上药放入盆内，加凉水 1500 毫升，浸泡半小时，煮沸 15 分钟，过滤后熏洗阴道半小时，必须让药液进入阴道内。7 天为 1 疗程。

【主治】各种阴道炎。

【出处】《百病奇效良方妙法精选》

### 方十一　灭滴栓

【组成】苦参 70 克　鲜桃树叶、鲜柳树叶、贯众各 50 克　蛇床子 100 克

【用法】上药为 1 人 1 疗程量。将上药加水 500 毫升煎煮 2 次，过滤去渣，再将滤液浓缩至 80 毫升。另作 14 个大棉球，以线扎紧。并留线头 10~15 厘米（以便置入阴道后取出），经高压消毒后浸入上述浓缩液中饱吸即成灭滴栓。每晚睡觉前阴道内上灭滴栓 1 个，次日晨取出，14 天为 1 疗程。上栓前以 0.1% 高锰酸钾溶液洗外阴。

【主治】滴虫性阴道炎。

【出处】《实用专病专方临床大全》

### 方十二　阴道炎方

【组成】雄黄 1 克　生烟叶 2 克　明矾少许　鲜猪肝 100 克

【用法】先将前 3 味药共研细末，肝切成三角形，用缝衣针在肝上扎些小孔，把药末撒在小孔内，晚上塞入阴道，早上取出。

【主治】滴虫性阴道炎。

【出处】《当代中国名医高效验方 1000 首》

### 方十三　霉菌外洗方

【组成】土茯苓、苦参、土蛇床子、乌梅、苦楝皮、黄柏、地肤子、百部、土槿皮、儿茶各等分

【用法】上药共为粗末，每次 40 克，开水浸泡滤渣，熏洗 15 分钟，随即将塞药（土蛇床子用纱布裹成小枣状，用棉线扎紧，高压消毒）送入阴道后穹窿部，棉线留于阴道外，次日坐浴前取出。1~2 次/日，6 天为 1 疗程，经期停用。

【主治】霉菌性阴道炎。

【出处】云南中医杂志，1982，3（5）：19.

### 方十四　虎杖根

【组成】虎杖根 100 克

【用法】上药加水 1500 毫升，煎取 1000 毫升，过滤，待温坐浴 10~15 分钟，每日 1 次，7 日为 1 疗程。

【主治】霉菌性阴道炎。

【出处】四川中医，1986，4（11）：26.

### 方十五　苦苓汤△

【组成】苦参、土茯苓、蛇床子、生百部各 30 克　白鲜皮、地肤子、土槿皮各 15 克　花椒 10 克　龙胆草、明矾各 9 克

【用法】上药加水 2000 毫升，煮沸 20~30 分钟，去渣取浓汁，涂搽外阴及阴道，早晚各 1 次；也可将长线缚住核桃大小消毒棉球浸药后，放入阴道深处，次晨取出，日 1 次，10 日为 1 疗程。

【主治】霉菌性阴道炎。

【出处】四川中医，1986，4（11）：26.

### 方十六　木鳖煎△

【组成】木鳖子 10 克　醋 80 毫升　甘油 20 毫升冰片少许

【用法】在粗制研钵内盛醋 10 毫升，将木鳖子研磨溶化，直至磨完为止。将上述药液置有色瓶内，加醋、甘油及冰片，密封，隔水加热，成溶液。用时，先以 0.1% 高锰酸钾（或硫酸锌）溶液洗涤外阴及阴道，试净子宫颈外口和阴道壁残存液体，用长钳夹饱浸含本溶液之棉球，从宫颈外口、穹窿部至阴道壁周围细致地涂药。施药毕，仰卧 10 分钟左右，以免药液流出。亦可用纱布或棉球浸药液之塞在阴道内 6~12 小时后取出。每日 2 次，2~4 天为 1 疗程。

【主治】滴虫性阴道炎。

【出处】《醋蛋治百病》

### 方十七　健脾利湿汤

【组成】山药 30 克　白术、苦参、车前子各 10 克　萆薢 12 克　黄柏、白果仁各 9 克　芡实 24 克

【用法】内服，加水煎至 300 毫升滤液后，再加少量水煎至约 100 毫升左右，两次混合，早晚分 2 次服下。每日 1 剂。

外用洗方：百部、蛇床子各 20 克，明矾、银花、苦楝根皮各 15 克，川椒 10 克，煎汤局部熏洗，每副药煎洗两次，洗后之药液不再复用，每日熏洗 2 次。

【主治】脾虚湿盛，滴虫性阴道炎。

【出处】陕西中医，1986，7（3）：129.

### 方十八　止带Ⅱ号

【组成】黄柏、苍术、芡实、茯苓、车前子、鸡冠花各 15 克　白果、焦栀子、醋柴胡各 10 克　龙胆草、山药各 12 克　薏苡仁 30 克

【用法】上药加水 500 毫升，文火煎至 500 毫升，同法再煎 1 次，混匀，每次 400 毫升，日服 2 次。外洗方：蛇床子、苦参、百部、土大黄、苍术各 15 克，川椒、艾叶各 10 克，冰片 1 克（后溶），大青盐一撮。水煎外洗，日洗 2 次。搔抓破溃，汁水浸淫者加枯矾 10 克，黄柏 15 克。煎液 1500 毫升，先熏后洗，日 1~2 次。

【主治】阴道炎，阴痒带多。

【出处】河北中医，1985，(6)：13.

### 方十九　三黄粉

【组成】黄芩、黄连、黄柏、紫草根各 60 克　枯矾、去水硼砂各

120 克　冰片 2 克

【用法】先将前四味烘干研粉，过 120 目筛，次将枯矾末过筛，再将硼砂置于锅内烤干去水后过筛，最后，将冰片研末过筛。然后将各种药末混匀过筛，装瓶密封备用。用时先排空小便，用窥阴器扩开阴道，以 0.1%高锰酸钾溶液冲洗阴道、外阴，然后擦干，用药勺取三黄粉 2 克，撒布阴道内，再用棉签蘸取药粉撒布在阴道口、小阴唇皱褶及大小阴唇沟，每天 1 次，5~7 天为 1 疗程。

【主治】霉菌性阴道炎及滴虫性阴道炎。

【出处】《新编妇人大全良方》

# 妊娠呕吐

妊娠呕吐一般发生在受孕后 1 个半月~3 个月之间。症状轻微的可不用治疗，症状严重的需要服药止呕，以免影响胎儿发育。

### 方一　糯米汤

【组成】糯米 30 克（1 次量）

【用法】按常法熬汤饮，每日 4 次。

【主治】怀孕初期呕吐。

【出处】经验方

### 方二　苏叶黄连汤△

【组成】黄连、紫苏各等份

【用法】上药共研细面，每次服 1 克，每日服 3 次。

【主治】肝胃不和呕吐。

【出处】《祖传秘方大全》

### 方三　香砂六君子汤

【组成】党参 10 克　白术 10 克　茯苓 12 克　甘草 6 克　半夏 6 克　陈皮 10 克　木香 3 克　砂仁 6 克　生姜 3 片　大枣 5 枚

【用法】水煎服，每日 1 剂，分早晚 2 次服。

【主治】脾胃虚寒呕吐。

【出处】《名医方论》

### 方四　止呕饮△

【组成】山萸肉 10 克　乌梅肉 10 克　山药 10 克　麦冬 10 克　天冬 10 克　炒杜仲 10 克　阿胶 10 克　菟丝子 6 克　炒砂仁 6 克

【用法】水煎服，1 日 1 剂。

【主治】妊娠 2 月后呕吐。

【出处】《祖传秘方大全》

### 方五　灶心止呕饮△

【组成】灶心土 30 克

【用法】水煎，澄清去渣，每隔 2 小时服 1 茶碗。

【主治】脾虚呕吐。

【出处】《家用便方》

### 方六　砂半止呕煎

【组成】元参 6 克　甘草 6 克　砂仁 6 克　半夏 6 克　白术 15 克　香附（童便炒）15 克　陈皮 15 克　姜 3 片引

【用法】水煎服，每日 1 剂。

【主治】妊娠呕吐。

【出处】《400 种民间验方》

### 方七　枇杷止呕饮

【组成】枇杷叶 15 克　伏龙肝 60 克　生姜 5 片

【用法】水煎服，每日 1 剂。

【主治】妊娠 2 个月后呕吐。

【出处】《家庭实用便方》

### 方八　韭菜姜汁汤

【组成】韭菜 200 克　鲜姜 200 克　白糖适量

【用法】将韭菜、生姜切碎，捣烂取汁，用白糖调匀饮汁。

【主治】孕后呕吐，不思饮食。

【出处】《偏方大全》

## 方九　小半夏加茯苓汤

【组成】姜制半夏 20 克　生姜 15 克　茯苓 20 克

【用法】上药用冷水泡 1 小时，再煎 40 分钟左右。每剂药分 2~4 次服，1 天服完。每日 1 剂，可随症加减。

【主治】妊娠剧吐。

【出处】《实用专病专方临床大全》

## 方十　砂仁二陈汤

【组成】砂仁 6 克　陈皮 6 克　半夏 6 克　云苓 10 克　炙甘草 6克　生姜 5 片

【用法】每日 1 剂，煎 2 次分服。

【主治】妊娠恶阻。

【出处】《新编妇人大全良方》

## 方十一　芫荽熏气方<sup>△</sup>

【组成】鲜芫荽 1 把　苏叶 3 克　藿香 3 克　陈皮 6 克　砂仁 6 克

【用法】上药煮沸后倒入壶中，壶嘴对准患者的鼻孔，令其吸气。每次数分钟，1 天熏数次。

【主治】妊娠呕吐。

【出处】《当代中国名医高效验方 1000 首》

## 方十二　十三太保方

【组成】荆芥 2.4 克　川芎、白芍各 3.6 克　厚朴、甘草、菟丝子各 1 克　枳壳 1.8 克　黄芪　川贝各 3 在　艾叶 2 克　当归 4.5 克　姜 1片　枣 5 枚

【用法】每日 1 剂，煎服。

【主治】妊娠恶阻。

【出处】《百病奇效良方妙法精选》

## 方十三　竹茹橘皮饮<sup>△</sup>

【组成】青竹茹 12 克　麦冬 9 克　前胡 6 克　橘皮 12 克　芦根 10 条

【用法】每日 1 剂，两次煎服。

【主治】妊娠呕吐。

【出处】《安徽单验方选集》

### 方十四　半夏泻心汤

【组成】半夏 10 克　黄芩 8 克　党参 25 克　甘草 5 克　黄连 5 克
大枣 4 枚

【用法】水煎服，日服 1 剂。

【主治】妊娠恶阻。

【出处】黑龙江中医药，1988，(1)：24.

### 方十五　醋疗法

【组成】醋少许

【用法】呕吐时服少许。

【主治】妊娠呕吐。

【出处】《醋蛋治百病》

### 方十六　丁蔻理中汤

【组成】党参 9 克　炒白术 9 克　干姜 3 克　公丁香 6 克　陈皮 4.5
克　清半夏 9 克　炙甘草 2 克　白蔻仁 2 克（后下）　藿香 9 克　大枣
6 枚

【用法】上药加水 300 毫升，文火煎至 200 毫升，少量频服。

【主治】脾虚妊娠呕吐（妊娠剧吐）。

【出处】四川中医，1985，(1)：53.

### 方十七　恶阻痊愈饮△

【组成】伏龙肝 30 克（包煎）　姜半夏 10 克　姜竹茹 5 克　黄连
1.5 克　苏梗 6 克

【用法】先取黄连 6 克加水 1 小碗，浓煎至 20 毫升，用滴管滴入口
中，约每 10 分钟 1 滴，待呕吐好转，再煎服上药，徐徐少量服用。

【主治】重症恶阻，形体羸瘦，滴水不沾口。

【出处】上海中医药杂志，1985，(11)：19.

### 方十八　温中止呕饮△

【组成】熟附子、焦白术各6克　潞党参9克　干姜、炙甘草各3克

【用法】水煎服，频频服之。

【主治】虚寒恶阻。

【出处】《全国名老中医验方选集》

### 方十九　薯蓣半夏粥

【组成】生山药（薯蓣）30克　清半夏30克　白砂糖适量

【用法】将半夏用清水淘洗数遍至无味为度，置清洁无药味的砂锅内，文火煎煮45分钟左右，去渣取清汤约100毫升，调入已研好的山药细末，煎三四沸，成粥糊状，调入白砂糖（以患者适口为宜），稍冷后频频食之。每次量由小渐增，每日1剂。

【主治】妊娠呕吐。

【出处】《实用专病专方临床大全》

### 方二十　营卫调和汤

【组成】桂枝、白芍各9克　炙甘草3克　生姜3片　红枣5枚

【用法】水煎服，日服1剂。

【主治】妊娠恶阻，营卫不和。

【出处】《全国名老中医验方选集》

# 子宫肌瘤

　　子宫肌瘤又称子宫纤维肌瘤，是女性生殖器官中最常见的一种良性肿瘤，主要由子宫平滑肌细胞及少量结缔组织构成。多见于30~50岁的妇女，30岁以上的妇女约10%~20%有潜在的肌瘤。肌瘤的发生可能与雌激素的水平过高或雌激素的长期刺激有关。肌瘤往往随卵巢功能衰退而停止发育。绝经后若肌瘤继续增长者应警惕有恶变的可能。中药治疗本病，虽不能使肌瘤完全消失，但可以减轻症状，控制肌瘤的生长。

### 方一　消瘤饮△

【组成】归尾12克　王不留行12克　甲珠9克　桃仁12克　莪术

12 克　三棱 9 克　香附 9 克　夏枯草 15 克　昆布 30 克　薏苡仁 30 克　续断 12 克　牛膝 12 克

【用法】水煎服，每剂可用 1~2 日。

【主治】子宫肌瘤。

【出处】《中医妇科学》

### 方二　桂枝茯苓丸

【组成】桂枝、茯苓、丹皮、赤芍、桃仁各等分

【用法】上药共研细末，炼密为丸，每服 9 克，日服 2 次。

【主治】子宫肌瘤。

【出处】《金匮要略》

### 方三　软坚丸<sup>△</sup>

【组成】桂枝 120 克　桃仁 120 克　赤芍 120 克　海藻 120 克　牡蛎 120 克　鳖甲 120 克　茯苓 180 克　丹皮 180 克　归尾 180 克　红花 75 克　乳香 69 克　没药 60 克　三棱 60 克　莪术 60 克

【用法】上药共为细末，蜜丸 9 克重，每次服 1~2 丸，每日服 2~3 次。

【主治】子宫肌瘤。

【出处】甘肃省中医院方

### 方四　调经消瘤丸<sup>△</sup>

【组成】当归 30 克　川芎 9 克　桃仁 12 克　红花 12 克　千金子 6 克　三七参 6 克　三棱 9 克　莪术 9 克　木香 6 克　沉香 3 克　鳖甲（醋制）12 克

【用法】上药共为细末，蜜为丸，每丸 6 克。每日服 2 次，每次服 1 丸，黄酒送下。

【主治】妇女腹内有块，面黄肌瘦，月经不调。

【出处】《祖传秘方大全》

### 方五　苏木饮<sup>△</sup>

【组成】苏木 18 克　土元（烤熟）2 个　干漆 15 克　白胡椒 9 克　三棱（酒炒）30 克　牛膝（酒炒）15 克　肉桂 30 克　细辛 12 克　牙

皂 15 克　文术（酒炒）30 克　木香 30 克　碯砂 12 克　元寸 1.5 克
鸡骨炭 30 克　京丹（炒）30 克

【用法】香油 1000 克，将上药分别炮制共为细末。用文火熬油至油
滴水成球时加入药末，约煎 20 分钟后再下丹，以油提出成绵不断为度。
用布 1 块，取膏药 60 克，用温水温化后，摊在布上，将患处用黄酒洗
之贴上膏药，保留半个月，如不愈再贴。

【主治】妇女癥瘕积聚。

【出处】《祖传秘方大全》

### 方六　桂苓丸

【组成】桂枝、茯苓、桃仁、丹皮、赤芍、鳖甲、卷柏、祈艾、青
皮、川续断、北芪各 10 克　生牡蛎 30 克　黄柏 6 克

【用法】蜜制，每丸重 10 克，日服 3 次，每次 1 丸，1 个半月~3 个
月为 1 疗程，连续 1~3 疗程。

【主治】子宫肌瘤。

【出处】新中医，1982，（10）：24.

### 方七　加味生化汤

【组成】当归 10 克　川芎 10 克　桃仁 10 克　炙草 6 克　炮姜 3
克　益母草 12 克　炒芥穗 10 克

【用法】水煎服，经净后第 3 日服药，每日 1 剂，20 日复查 1 次，
30 剂为 1 疗程，经期停药或减量使用，适应于年轻未婚未育者，不适应
手术及激素治疗无效者。

【主治】子宫肌瘤。

【出处】山西中医，1988，（1）：23.

### 方八　消瘤汤

【组成】炮山甲 15 克　三棱 12 克　莪术 12 克　丹皮 10 克　桃仁
10 克　茯苓 10 克　赤芍 10 克

【用法】水煎服，每日 1 剂可随症加减。

【主治】子宫肌瘤。

【出处】福建医药杂志，1988，10（1）21.

### 方九　活血消瘤饮<sup>△</sup>

【组成】丹参 15 克　夏枯草 15 克　生蒲黄 10 克　五灵脂 10 克　酒香附 10 克　坤草 10 克　乳香 15 克　没药 5 克

【用法】水煎服，每日 1 剂。

【主治】子宫肌瘤。

【出处】天津中医，1987，4（2）：11.

### 方十　软坚消瘤汤<sup>△</sup>

【组成】党参 12 克　制首乌 15 克　紫石英（先煎）15 克　天葵 15克　生贯众 30 克　木馒头 30 克　半枝莲 30 克　鬼箭羽 20 克　海藻 20克　甘草 9 克

【用法】水煎服，日服 1 剂可随症加减。

【主治】子宫肌瘤。

【出处】江苏中医杂志，1984，5（1）26.

### 方十一　瘤消丸<sup>△</sup>

【组成】生柴胡、醋柴胡各 12 克　枳壳、桔梗、陈皮、云茯苓各 9克　干姜、肉桂各 5 克　生姜 3 片　葱白 3 段

【用法】上药加水 400 毫升，文火煎至 300 毫升，同法再煎 1 次，混匀，每次服 300 毫升，每日服 2 次。也可用上药加 10 倍做丸剂，每丸 9克，每日 3 次，每次 1 丸，生姜葱白煎汤送服。

【主治】癥瘕（子宫肌瘤）。

【出处】《全国名老中医验方精选》

### 方十二　愈瘤饮<sup>△</sup>

【组成】黄芪、党参　牡蛎、昆布各 30 克　鳖甲、海藻、夏枯草、乌梅、炒白术、丹参各 15 克　制乳香、制没药、当归、血余炭、桃仁、三棱、莪术各 6 克

【用法】上药加水 400 毫升，文火煎至 300 毫升，日服 1 剂，上药也可做蜜丸，长期服用。

【主治】子宫肌瘤，月经量多，病久失治，损伤气血。

【出处】《全国名老中医验方精选》

# 盆 腔 炎

　　盆腔炎是指内生殖器官的炎症（包括子宫、输卵管及卵巢炎），盆腔结缔组织炎及盆腔腹膜炎。临床上可分为急性和慢性两种。急性盆腔炎多发生于分娩、流产、宫腔内手术操作时消毒不严，或因经期不卫生，病原体乘机侵入；也可能继发于宫腔内其他脏器的感染，如阑尾炎、膀胱炎等。主要表现为高热、恶寒头痛、精神不振，食欲着，腹胀，下腹疼痛，疼痛可向两侧大腿放射，带下量多等。慢性盆腔炎多由急性盆腔炎治疗不当迁延而致，但也有急性期不明显，开始发病即为慢性者，病情常较顽固，当机体抵抗力低下时易急性发作。

## 方一　愈盆饮△

　　【组成】当归9克　香附9克　益母草12克

　　【用法】水煎服，每日1剂。

　　【主治】慢性盆腔炎。

　　【出处】《家用便方》

## 方二　银翘红酱解毒汤

　　【组成】金银花30克　连翘30克　红藤30克　败酱草30克　薏苡仁12克　丹皮9克　栀子12克　赤芍2克　桃仁12克　延胡索9克　川楝子9克　乳没各4.5克

　　【用法】上方每日服2剂，每剂服2~3次，每6小时服1次。

　　【主治】急性盆腔炎高烧。

　　【出处】《中医妇科学》

## 方三　盆腔炎膏△

　　【组成】当归、白芍、红花各500克　生地、益母草各240克　川芎、牛膝、丹皮、桂枝、黄柏、黄芩、刘寄奴、蒲黄、桃仁各120克郁金、艾叶、乳香、没药、血竭各90克、香油5公斤

　　【用法】除乳、没、竭、冰、广丹外，其余药物放入香油内泡2小时，置火上煎熬、炸枯后，滤渣，再加入乳香、没药、血竭、冰片，溶化再过滤，把药膏趁热敷上（以不烫伤皮肤为度），凉后再换上热药膏，

反复 4 次（约 1 小时），热敷后再用 1 张膏留贴腹部。1 日 1 次，10 次为 1 疗程。

【主治】慢性盆腔炎。

【出处】《祖传秘方大全》

### 方四　红藤汤灌肠

【组成】红藤 30 克　败酱草 30 克　蒲公英 30 克　鸭跖草 30 克　紫花地丁 30 克

【用法】将上药煎汤至 100 毫升，用 5 号导尿管或小儿肛管，插入肛门 14 厘米以上，30 分钟灌完，灌完后卧床 30 分钟，每日 1 次。

【主治】盆腔炎有湿热。

【出处】上海市纺织第二医院经验方

### 方五　地蚤汤

【组成】蚤休 15 克　地丁草 15 克　虎杖 15 克　当归 10 克　川楝子 10 克　延胡索 10 克　川芎 5 克

【用法】水煎服，每日 1 剂。

【主治】盆腔炎。如热毒重加银花、连翘、蒲公英；血热加丹皮；湿热加黄柏；湿重加车前子、草薢；瘀滞加山楂、桃仁、败酱草；有包块加生鸡内金、昆布、枳实、三棱、文术；胀痛加枳壳、香附；刺痛加乳香、没药、失笑散，少腹痛加橘核；腰痛加川断、桑寄生。

【出处】江苏中医杂志，1983，（1）：26.

### 方六　双红合剂

【组成】红藤 15~30 克　红木香 10 克　野荞麦、贯众各 15 克　败酱草、蒲公英、草薢各 12 克

【用法】水煎服，每日 1 剂。

【主治】急慢性盆腔炎。

【出处】新中医，1983，（3）：43.

### 方七　加味紫芩四物汤

【组成】柴胡、黄芩、当归各 10 克　赤芍 12 克　生地、蒲公英各 15 克　紫花地丁 20 克

如发热减当归，加银花 15 克及连翘 10 克；腹痛加元胡 10 克，蒲黄 6 克；大便秘结加生大黄、桃仁各 10 克，带下如脓加败酱草、薏苡仁各 20 克，鹅不食草 6 克；纳差、便溏减生地，加砂仁 6 克，麦芽 6 克；月经量多、色红加黄芪 15 克，阿胶 10 克，蒲黄炭 6 克。

【用法】水煎服，每日 1 剂。

【主治】盆腔炎。

【出处】湖南医药杂志，1983，（4）：50.

### 方八　清宫饮

【组成】二花（金银花）、蒲公英、苡仁各 20 克　甘草、盐柏、滑石、丹皮、苍术、茯苓、车前各 15 克　胆草 10 克

【用法】水煎服，日服 1 剂。

【主治】附件炎

【出处】辽宁中医杂志，1985，（1）：24.

### 方九　三黄汤加味灌肠

【组成】黄芩、黄柏、黄连须各 15 克　虎杖 30 克

【用法】用水煎成 100 毫升药液，温度调至 38℃左右行保留灌肠。每日 1 次，10 次为 1 疗程，行经期间暂停。

【主治】慢性盆腔炎。

【出处】浙江中医学院学报，1985，（2）：31.

### 方十　消炎丸

【组成】金银花　蒲公英　黄柏　玄胡　当归各 1.4 克　乳香 0.4 克

【用法】按上方比例制丸配方。先将诸药共研细末，过 130 目筛，每 500 克药粉加老蜜 570 克，置于搅拌机内搅拌均匀，装塑料袋或瓶密封即可。每次 1 丸，每日 2 次，温开水送服。

【主治】急、慢性盆腔炎。

【出处】《百病奇效良方妙法精选》

### 方十一　药包热敷方<sup>△</sup>

【组成】追地风 30 克　透骨草 30 克　血竭 15 克　白芷 30 克　川椒

15 克　阿魏 20 克　乳香 20 克　没药 20 克　归尾 30 克　赤芍 30 克
茜草 30 克　莪术 20 克

【用法】诸药共研粗末，布袋包装。治疗时先将药袋稍用清水透湿
后，再隔水蒸热半小时，趁热用毛巾包卷敷下腹部痛侧，1 日 2 次，每
次 15 分钟，敷毕将药袋晒干，次日再用。每袋药可敷 10 次，20 天为 1
疗程。

【主治】慢性盆腔炎。

【出处】《当代中药外治临床大全》

### 方十二　三黄二红汤

【组成】大黄、黄柏、姜黄、白芷、厚朴、红花、红藤、川乌、泽
兰、当归等

【用法】将上药共研细末，分装每包 30~60 克。以温开水加适量白
酒将药末调成糊状，装入纱布袋中敷于小腹或两少腹，纱布袋上加热水
袋以保持一定热度，每日或间日 1 次，每次敷 1~2 小时，10 次为 1 疗
程，经期酌情使用。

【主治】盆腔炎。

【出处】经验方

### 方十三　棱莪七味散

【组成】三棱、莪术、知母各 15 克　花粉 20 克　鸡内金（捣碎冲
服）5 克　鸡血藤 50 克

【用法】水煎服，血瘀兼湿热加黄柏、连翘各 20 克，银花 40 克；
血瘀兼寒加党参、黄芪各 25 克，肉桂 15 克，白术 20 克

【主治】慢性盆腔炎。

【出处】吉林中医药；1986（6）：16.

### 方十四　大黄鸡蛋煎△

【组成】生大黄 15 克　鸡蛋 5 个

【用法】生大黄研末，分 5 包。鸡蛋敲 1 个洞，去蛋清，装入生大
黄末 3 克，煮熟服。每次月经净后，每晚临睡前服 1 个，连服 5 个为 1
疗程。如患者体质较差，便泄 1 日 3 次以上，大黄用量酌减 0.3~
0.9 克。

【主治】盆腔炎。

【出处】《安徽单验方选集》

### 方十五　《金匮》肠痈方

【组成】丹皮、桃仁各 12 克　大黄 6 克　冬瓜子、芒硝（冲）、赤芍、川楝子各 10 克

【用法】水煎服。

【主治】盆腔炎。

【出处】贵阳中医学院学报，1988，（1）：23.

### 方十六　败酱合剂

【组成】败酱草、夏枯草、薏苡仁各 30 克　丹参 20 克　赤芍、元胡各 12 克　木香 10 克

【用法】水煎为 500 毫升，50 毫升/日 2 次，15 日为 1 疗程。经期间停用本药，改服生化汤 3~5 日。经治 3 个疗程。

【主治】慢性盆腔炎。

【出处】山东中医杂志，1988，7（2）：26.

### 方十七　朱氏外敷方△

【组成】川椒 12 克　大茴香 12 克　乳没各 9 克　降香 12 克

【用法】上药共研细末，以面粉 3 匙，好高粱酒少许，调敷患处，再以热水袋温熨包块部位，每日 2 次，效果极佳。

【主治】慢性盆腔炎有包块者。

【出处】《当代中国名医高效验方 1000 首》

# 缺　乳

　　妇女一般产后 3 日乳汁自下，但有的妇女产后无乳，或乳汁甚少，或有乳不下，都直接影响母子健康，因此应积极治疗。

### 方一　通乳灵

【组成】黄芪 35 克　当归 25 克　王不留行 15 克　丝瓜络 15 克　漏芦 15 克　木通 25 克　竹叶 25 克　通草 15 克　丹参 15 克　灯芯草 15

克 海螺 1 个 鸡蛋 7 个

【用法】上药除鸡蛋外加水 6 碗，煎取约 2 碗药汁，7 个鸡蛋去壳放入药汁中微火煮熟。服药吃蛋，如 1 次吃不下 7 个鸡蛋，则不必勉强。第 2 汁，仍加 6 碗水，同样加鸡蛋，数量以能吃下为度，服法同头汁，日服 3 次。

【主治】缺乳症，产后气血不足。

【出处】吉林中医药，1981，（2）：11.

## 方二 鲫鱼汤<sup>△</sup>

【组成】豆芽 60 克 生南瓜子 30 克 鲫鱼 100 克 通草 20 克

【用法】将上药煎服，1 日 1 次。

【主治】产后缺乳，乳汁不通。

【出处】《中国民间草药方》

## 方三 猪蹄下乳饮<sup>△</sup>

【组成】猪蹄 1 付，通草 9 克

【用法】水煎服，每日 1 剂。

【主治】产后乳汁少。

【出处】《家用便方》

## 方四 通乳饮<sup>△</sup>

【组成】丝瓜络 150 克 莲子 150 克

【用法】共烧灰存性，为末，绍酒调服，盖被安睡，让其出汗。

【主治】乳汁不通。

【出处】《家用良方》

## 方五 猪肉黄花饮<sup>△</sup>

【组成】黄花菜（水泡发后）250 克 猪肉末 500 克 葱、盐各少许 白面粉适量

【用法】将黄花菜、肉末及佐料调成肉馅，再用和好的白面做成馅饼，或烙或油煎，1 顿或分数顿食用。

【主治】血虚乳少。

【出处】《偏方大全》

### 方六　催乳饮<sup>△</sup>

**【组成】**当归 15 克　黄芪 15 克　白芷 9 克

**【用法】**和猪蹄煮熟食，后俯卧。

**【主治】**气血虚乳少。

**【出处】**《祖传秘方大全》

### 方七　蜂窝豆腐汤

**【组成】**蜂窝 1 个（约 10 克左右，以枣树者为佳）　丝瓜络 10 克　豆腐 250 克

**【用法】**将蜂窝洗净后，入豆腐、丝瓜络，兑水适量煎煮，煮后食豆腐喝汤，1 日 2 次，3 日为 1 疗程。

**【主治】**产后乳汁不下或继发缺乳。

**【出处】**《新编妇人大全良方》

### 方八　山甲肉丝汤

**【组成】**炮山甲 32 克（捣烂）　公猪肉丝 125 克

**【用法】**上方加水煮熟，1 次服完，盖被（被面朝内）卧床，使乳房周围微出汗。

**【主治】**乳汁不通，乳汁缺少。

**【出处】**《百病奇效良方妙法精选》

### 方九　虾酒催乳饮<sup>△</sup>

**【组成】**鲜虾 250 克　黄酒 60 毫升。

**【用法】**将鲜虾洗净捣烂。用纱布包拧取汁加热煮沸，兑黄酒热服。

**【主治】**产后乳少。

**【出处】**民间流传验方

### 方十　豆腐饮<sup>△</sup>

**【组成】**豆腐 2 块　丝瓜 150 克　香菇 20 克　猪蹄 1 只　盐、生姜、味精适量

**【用法】**先将猪蹄煮烂，再将豆腐切成小块，丝瓜切片与香菇、调料等再煮约 20 分钟，可食可饮。

【主治】乳汁不通。

【出处】《偏方大全》

### 方十一　增乳饮△

【组成】王不留行25克　穿山甲、通草、路路通各15克　漏芦20克　寸冬、木通各10克

【用法】水煎服，日1剂，气血虚弱加党参20克，当归15克；肝郁气滞加香附10克，丹参15克。

【主治】缺乳症，两乳胀痛不通。

【出处】黑龙江中医药，1987，（4）：47.

### 方十二　增乳汤△

【组成】王不留行9克　党参3克　通草6克

【用法】上药与老母鸡或猪蹄共炖，吃肉喝汤。

【主治】乳少，乳汁不下。

【出处】《安徽单验方选集》

### 方十三　下奶饮

【组成】南瓜子仁量不拘。

【用法】捣碎冲服。

【主治】乳少。

【出处】《安徽单验方选集》

### 方十四　通草鲫鱼饮△

【组成】通草3克　鲫鱼适量

【用法】将通草和鲫鱼放锅内煮，不放油盐，吃鱼渴汤。

【主治】乳汁极少，体虚。

【出处】经验方

### 方十五　丝瓜鸡蛋饮△

【组成】丝瓜络25克　鸡蛋2只

【用法】丝瓜络煎水，去渣，打入鸡蛋2只，煮熟，1次服下。

【主治】乳汁极少。

【出处】《醋蛋治百病》

### 方十六　藕蛋饮△

【组成】鸡蛋 3 只　鲜藕 250 克

【用法】加水同煮熟，同食之。连食 3~5 日。

【主治】缺乳。

【出处】《醋蛋治百病》

### 方十七　疏肝通乳汤

【组成】柴胡、当归、棉花子各 12 克　川芎 6 克　木通 18 克　通草、王木留行各 15 克　桔梗、路路通、穿山甲、漏芦各 10 克

【用法】上药加水 400 毫升，文火煎至 300 毫升，每次服 300 毫升，日服 2 次，每日服 1 剂，若乳房不胀，点滴无乳者去柴胡、川芎、漏芦，加党参、黄芪、麦冬、熟地、太子参；乳房胀硬有包块者加青皮、橘核、皂角刺、白芷；乳房胀痛灼热者加蒲公英、连翘、红蚤休。

【主治】初产妇缺乳。

【出处】湖北中医杂志，1985，（5）：23.

### 方十八　涌泉汤

【组成】黄芪 20 克　当归 10 克　熟地 15 我　漏芦 10 克　王不留行 10 克　猪蹄 1 个

【用法】药煎二遍，去渣及浮油，再放入猪蹄浓煎，分 3 次早、中、晚喝汤及吃猪蹄。

【主治】产后乳汁分泌不足者。

【出处】《当代中国名医高效验方 1000 首》

### 方十九　下乳方

【组成】党参 15 克 云苓 10 克　白术 10 克　当归 12 克　桔梗 10 克　木通 6 克　通草 5 克　穿山甲 10 克　王不留行 10 克　路路通 10 克

【用法】水煎服，每日 1 剂。伴肝郁气滞者加柴胡、青皮、白芍；有热证者加夏枯草、蒲公英、天花粉；有乳腺不通者加漏芦。

【主治】缺乳。

【出处】《实用专病专方临床大全》

# 子宫脱垂

子宫脱垂是劳动妇女的一种常见病。病人自觉会阴处有下坠感，阴道有肿物脱出，伴有腰痛、尿频或尿失禁等症状。子宫脱垂的原因很多，主要由于身体虚弱，产后过早下地劳动，或生育过多所引起。

### 方一　补中益气汤加减

【组成】党参20克　黄芪20克　白术15克　陈皮15克　升麻15克　柴胡15克　生姜6片　红枣10枚　仙鹤草15克　熟地20克　桑寄生15克　海螵蛸15克　双花20克

【用法】加水没药面为度，浸泡1~2小时，慢火煎2遍，分早晚口服，Ⅰ度脱垂初服12剂后每月服3剂，连服2~3个月；Ⅱ度脱垂，服12剂后每月服3剂，连服3~6个月，Ⅲ度脱垂初期15剂后每月服5剂，连服6~10个月。服药期间作膝胸卧位，最好全休服药治疗。

【主治】子宫脱垂，属气虚下陷。

【出处】《全国名老中医验方选集》

### 方二　茄蒂饮△

【组成】茄蒂7个

【用法】水煎服，每日1剂。

【主治】轻度子宫脱垂。

【出处】《家用便方》

### 方三　升提饮△

【组成】棉花根60克　枳壳30克

【用法】水煎服，每日1剂。

【主治】中度子宫脱垂。

【出处】经验方

### 方四　金樱子汤△

【组成】金樱子根60克

【用法】煎服，连服3~4剂。

【主治】子宫轻度脱垂。

【出处】经验方

### 方五　熟地归芎汤<sup>△</sup>

【组成】熟地 18 克　当归 18 克　川芎 12 克　白芷 12 克　党参 12 克

【用法】水煎服，每日 1 剂。

【主治】子宫脱垂，气阴不足。

【出处】《400 种病症民间验方》

### 方六　外治方

【组成】丹参 15 克　五倍子 9 克　诃子肉 9 克

【用法】煎水趁热熏洗。

【主治】Ⅱ度子宫脱垂。

【出处】经验方

### 方七　外治Ⅱ号方

【组成】蛇床子 15 克　乌梅 9 枚

【用法】煎水熏洗之，又以猪油熬油，调藜芦末敷之。

【主治】阴道前壁脱垂及子宫脱垂。

【出处】《家用良方》

### 方八　固脱膏<sup>△</sup>

【组成】活蚌壳 1 具，冰片 0.9 克

【用法】将活蚌壳煅成净粉，水飞取极细末。每日 15 克，再下冰片研匀。用麻油调为糊状，用鹅毛蘸敷。如分泌物多可干掺。

【主治】子宫重度下垂。

【出处】《祖传秘方大全》

### 方九　三根一皮饮<sup>△</sup>

【组成】红鸡冠花根 30 克　红蓖麻根 30 克　红牡丹根 30 克　石榴根皮 20 克

【用法】将上述药物煎服，每日 3 次。

【主治】气虚子宫脱垂。

【出处】《中国民间草药方》

### 方十　枳壳益母饮△

【组成】枳壳 24 克　益母草 30 克

【用法】每晨水煎枳壳 24 克，1 次服，每晚水煎益母草 30 克，1 次服。

【主治】子宫脱垂。

【出处】《家庭实用便方》

### 方十一　老丝瓜灰

【组成】老丝瓜壳 30 克　老白干酒 15 克

【用法】将老丝瓜剥开用其壳，烧灰存性，用白酒送服。每次服 10 克，日服 3 次。

【主治】妇女产后子宫脱出。

【出处】《民间方》

### 方十二　山羊血

【组成】青山羊血 10 余滴

【用法】在青山羊之耳朵消毒后取血，然后兑入少许温开水 1 次顿服，每日 1 次。

【主治】子宫脱垂，气血不足。

【出处】《偏方大全》

### 方十三　升陷汤

【组成】柴胡、升麻各 15 克　黄芪 60 克　桔梗 20 克　知母 15 克 党参 60 克

【用法】每日 1 剂，水煎分 2 次服。

【主治】子宫脱垂。

【出处】《当代中国名医高效验方 1000 首》

### 方十四　升提汤

【组成】枳壳 15 克　苋蔚子 15 克

【用法】上药浓煎成 100 毫升，加糖适量装瓶（每瓶 500 毫升，含升提汤 5 剂）。每日服 100 毫升，1 疗程服 6 瓶。

【主治】I 度子宫脱垂。

【出处】《百病奇效良方妙法精选》

### 方十五　提脱散<sup>△</sup>

【组成】升麻 2~4 克　牡蛎 8 克

【用法】上药共为细面，为 1 次量，每日 2 次，白开水送下，10 日为 1 疗程。

【主治】子宫脱垂。

【出处】《新编妇人大全良方》

### 方十六　益肾汤

【组成】党参、黄芪、川断、桑寄生、煅龙牡各 15 克　升麻、柴胡、杜仲炭、车前子、黄柏各 9 克

【用法】水煎服，每日 1 剂。另用苦参、蛇床子各 15 克，黄柏 9 克水煎外洗。

【主治】子宫脱垂。

【出处】《实用专病专方临床大全》

### 方十七　收宫散

【组成】白胡椒 20 克　附片 20 克　元桂 20 克　白芍 20 克　党参 20 克

【用法】上药共研细末，加红糖 50 克，合匀分成 30 包，每日早晚空腹服 1 包，开水送下，服前先饮少量黄酒或 1 小杯白酒。15 天为 1 疗程。病情较重者用五倍子 100 克，椿根白皮 100 克，煎汤趁热熏洗数次，服药期间忌食生冷，避免重劳。

【主治】各种类型子宫脱垂。

【出处】陕西中医，1984，5（1）：18.

### 方十八　提宫饮<sup>△</sup>

【组成】龙胆草、柴胡、升麻、五倍子各 6 克　生栀子、黄芩、生地黄、车前子、泽泻、当归、木通各 9 克　生甘草 3 克

【用法】水煎服，每日 1 剂。

【主治】子宫下垂，证属肝经湿热下注。

【出处】《全国名老中医验方选集》

# 习惯性流产

妇女连续 3 次以上自然流产，称为习惯性流产，中医称为"滑胎"。本病与胚胎发育不良和母体不健康有关。

### 方一 寿胎丸加减

【组成】菟丝子、桑寄生、川断、阿胶各 10 克

【用法】水煎服，日服 1 剂，可随症加减。

【主治】滑胎，肾虚胎元不固。

【出处】湖北中医杂志，1982，(6)：16.

### 方二 固胎煎△

【组成】桃奴（秋后干在树上的小桃）、鸡蛋各 7 个

【用法】共同水煮，7 个鸡蛋 1 次吃下，每月 1 次。在习惯流产的月份之前，加服 1 次。

【主治】习惯性流产。

【出处】《家用便方》

### 方三 滑胎牢固饮△

【组成】熟地 12 克　女贞子 10 克　柴胡 6 克　炒白术 10 克　砂仁 6 克　川断 9 克　炒杜仲 10 克　桑寄生 12 克　黄芪 15 克　黄芩 6 克　山萸肉 9 克　生山药 20 克　炙甘草 6 克

【用法】从发觉怀孕之日起开始服药，每日 1 剂，水煎服。服药至上次流产期后 1 个月。以后改服丸剂（上药按比例各增加 10 倍量，研细面，炼蜜为丸，每丸 9 克，每日 3 次，每服 1 丸，温开水送服）。

【主治】素体虚弱，冲任不固致习惯流产。

【出处】《河南省秘验单方集锦》

### 方四 固胎丸△

【组成】炒白术 120 克　党参 60 克　桑寄生 45 克　茯苓 60 克　杜

仲（盐炒）45 克　大熟地 60 克　黄芩 30 克　当归身 90 克　砂仁 30 克　大枣肉 180 克

【用法】上药共为细末，枣肉煮烂捣如泥，和药末炼蜜为丸，如梧桐子大每服 40 丸，病重者加倍，每早晚服。亦可按比例减量作汤剂水煎服。

【主治】滑胎，或胎动不安。

【出处】《河南省秘验单方集锦》

### 方五　保产无忧散

【组成】荆芥 2.4 克　枳壳 1.8 克　川芎　当归各 4.5 克　白芍 3.6 克　羌活、甘草、生黄芪各 1.5 克　川贝、菟丝子各 3 克　艾叶、川朴各 2.1 克　生姜 2 片

【用法】每日 1 剂，水煎服。

【主治】先兆流产，习惯性流产，室女血崩。

【出处】《实用专病专方临床大全》

### 方六　玉米须饮△

【组成】玉米适量

【用法】水煎代茶饮。从怀孕后服起，一直服到足月顺产为止。

【主治】习惯性流产。

【出处】《家用便方》

### 方七　滑胎愈汤△

【组成】党参 60 克（置米上蒸）　白术 90 克（置米上蒸 1 小时）　酒续断 36 克　炒杜仲 60 克　阿胶珠 36 克　白茯苓 45 克　桑寄生 45 克　大红枣 300 克

【用法】将前 7 味共研面后，把红枣劈开煮烂去核，纳入药面制成如小豆大的丸。每日服 3 次，每次服 9 克，用米汤送下；或将上药分 10 剂煎服，连服 10 天亦可。

【主治】习惯性流产，气阴两虚。

【出处】《祖传秘方大全》

### 方八　益气固胎汤△

【组成】白术、归身、贡桂、砂仁、党参、川芎、黄芪、炙甘草、

杭芍各 6 克

　　【用法】逢有孕时吃，每月 2 剂，月尾 1 剂，直到生产为止。

　　【主治】妇人有孕，每逢6~7 个月小产。

　　【出处】民间验方

### 方九　补肾固胎汤△

　　【组成】杜仲（姜制炒去丝）、续断（酒浸）各 60 克　大枣 10 枚（水煮）

　　【用法】先将前 2 味药研末，另将大枣捣烂，将药末与大枣肉调匀，并加适量蜂蜜，制成丸剂，每重 9 克，每次服 1 丸，每日服 2 次。

　　【主治】习惯性流产，肾虚胎元不固。

　　【出处】《家庭实用便方》

### 方十　杜仲丸△

　　【组成】杜仲240 克（糯米煎汤浸透，炒去丝）　续断60 克（酒浸焙干为末）山药 150~180 克

　　【用法】上药共为细末，作糊丸，梧子大，每服 50 丸，空腹米汤下。

　　【主治】习惯性流产属肾虚型。

　　【出处】《家庭实用便方》

### 方十一　艾叶蛋△

　　【组成】艾叶 12 克　鸡蛋 2 只

　　【用法】置砂锅内加水同煮，蛋熟去壳再煮片刻。在确诊怀孕后每晚睡前服。

　　【主治】习惯性流产，肾虚宫寒。

　　【注意事项】艾叶用量不宜过多，否则易产生呕吐、恶心等副作用。有滑胎习惯的孕妇，孕后第一个月可每日服 1 次，连服 5~8 日；第二个月，每 10 日服 1 次，第三个月每 15 日服 1 次；四个月后每月服 1 次，直至妊娠足月。同时，应避房事。

　　【出处】《醋蛋治百病》

### 方十二　补肾固胎汤△

　　【组成】菟丝子 15 克　桑寄生 15 克　熟地 15 克　山药 15 克　川断

15 克　杜仲 15 克　阿胶（烊冲）10 克　炒白术 10 克

【用法】水煎服，日服 1 剂。

【主治】习惯性流产，证属肾气亏虚型。

【出处】民间验方

### 方十三　补肾固冲丸

【组成】菟丝子 240　川断 90 克　熟地 150 克　党参 120 克　阿胶 120 克　白术 90 克　鹿角霜 90 克　巴戟 90 克　当归头 60 克　春砂仁 15 克　大枣 50 个　杜仲 120 克　枸杞子 90 克

【用法】上药共研末，炼蜜为丸，每次服 6~10 克　日服 3 次，连服 3 月为 1 疗程。

【主治】先兆流产和习惯性流产有先兆症状者。

【出处】罗元恺教授验方

### 方十四　滋阴固胎汤△

【组成】生地黄 30 克　白芍 20 克　旱莲草 30 克　阿胶 15 克　太子参 12 克　黄芩 10 克　白术 10 克　山药 15 克　荷叶蒂 10 克　甘草 6 克　寄生 10 克　枸杞 15 克

【用法】水煎服，日服 1 剂。

【主治】肝肾阴虚，血热内扰所致流产。

【疗效】临床运用，效果较好。

【出处】《全国名老中医验方选集》

### 方十五　养阴保胎汤△

【组成】小生地 12 克　白芍、玄参、黄芩各 10 克　麦冬、桑寄生各 6 克

【用法】水煎服，日服 1 剂。

【主治】习惯性流产属阴虚内热。

【出处】《全国老中医验方选集》

### 方十六

【组成】党参 15 克　黄芪 15 克　白术 15 克　陈皮 10 克　当归 15 克　熟地 15 克　桑寄生 15 克　菟丝子 15 克　煅龙骨 15 克　煅牡蛎 15

克　炙甘草 3 克

【用法】水煎服，再孕后，每月月初服 3 剂，日服 1 剂连服 3 天。

【主治】滑胎属气血亏虚型。

【出处】四川中医，1985，（5）：15.

### 方十七　滑愈饮<sup>△</sup>

【组成】人参 15 克　熟地 20 克　鹿茸 20 克　枸杞子 15 克　续断 10 克　杜仲 12 克　菟丝子 20 克

【用法】水煎服，每日 1 剂。可随证加减。

【主治】肾虚滑胎。

【出处】四川中医，1985，（5）：14.

### 方十八　防滑煎<sup>△</sup>

【组成】当归、白术、黄芩、川断各 10 克　白芍、茯苓、太子参、阿胶各 12 克　桑寄生、菟丝子各 15 克　川芎 5 克

【用法】水煎服，每日 1 剂，随症加减。5 例于末次流产后始服药，上方 15 剂量制成散剂或丸剂，每日 2 次，每次 10 克，同时嘱避孕，药完取消避孕，妊娠后即再服药；6 例于妊娠 40 天左右始服药，妊娠期以汤剂为主，每周 2~3 剂，超过既往流产期或妊娠 3 个月停药，并嘱禁房事。

【主治】习惯性流产，连续流产 3~5 次，属肾虚型。

【出处】湖北中医杂志，1985，（6）：21

# 第五章
# 儿科疾病

## 小·儿·感·冒

感冒是小儿时期最常见的疾病，乃由外感时邪所致，临床以发热、怕冷、鼻塞、流涕、咳嗽、头痛、身痛为主证，俗称"伤风"。一年四季均可发生，春冬二季发病率较高。其范围包括西医学的上呼吸道感染和流行性感冒等。

### 方一　四根汤

【组成】葛根、山豆根各8~15克　板蓝根15~20克　紫草根3~8克　生甘草6~10克

【用法】水煎服，每日1剂。

【主治】小儿外感发热。

【注意事项】临床应用时，可根据具体症状，随症加减：热重加金银花、土茯苓；咳嗽加贝母、知母；纳差加六曲、山楂或炒麦芽、陈皮、炒莱菔子等；恶心、呕吐加藿香、佩兰；抽搐加蜈蚣、全虫；烦躁不寐加莲须、茯神或枣仁、夜交藤等。

【出处】中医报　1987年6月7日

### 方二　柴葛蝉银汤

【组成】柴胡3~6克　葛根6~10克　蝉衣3~6克　金银花6~10克

【用法】每日1剂，头煎2煎药汁混合成60~100毫升，分4~5次温服。

【主治】小儿外感发烧。

【注意事项】随症加减：兼里热甚或暑热炽盛者加石膏、黄芩；夹滞者加焦三仙、苏梗；夹痰者加地龙、前胡；夹惊者加钩藤、龙齿。

【出处】中医报　1987年2月17日

### 方三　预防感冒方<sup>△</sup>

【组成】贯众5克　升麻2克　黄皮叶6克　桑枝6克　甘草1.5克

【用法】加水4碗，煎存半碗。感冒流行时连服3日。

【主治】预防感冒。

【出处】《常见病中医简易疗法》

### 方四　神仙粥

【组成】糯米50~100克　生姜3克　连须葱白5~7茎　米醋10~15毫升

【用法】先将糯米淘净后与生姜入砂锅内煮1、2沸，再放进连须葱白，待粥将成时，加入米醋，稍煮即可。

【主治】风寒感冒。

【注意事项】（1）此粥要趁热服，食后盖被静卧，避风寒，以微微汗出为佳。（2）如属风热感冒、高热烦躁、不怕冷、怕热的病人不宜选用。

【出处】《中医小儿食物保健疗法》

### 方五　解毒止咳汤

【组成】金银花15克　玄参15克　白前12克　杏仁12克　荆芥6克　薄荷6克　甘草6克

【用法】每日1剂，平煎取二汁共得200毫升，分次服；一岁半以下服150毫升即可。大便秘结者酌加大黄3克，夹湿者加滑石18克。

【主治】小儿急性上呼吸道感染。

【注意事项】服药期间忌冰凉饮食，酸辣之品。

【出处】云南中医，1988，9［6］：31.

### 方六　清热合剂

【组成】金银花　赤药各12克　连翘　栀子　黄芩　牛子　花粉　胆草　六一散各6克　枳壳　青黛各3克　薄荷　芥穗各4.5克

【用法】每日 1 剂，两煎，共煎成 100 毫升，分 2~3 次温服，年长儿可 1 次顿服。体温超过 39℃以上时，临时服解热药物复方阿司匹林。

【主治】小儿上呼吸道感染。

【出处】辽宁中医杂志，1986，（5）：27.

### 方七　卫气双解汤

【组成】羌活　桔梗　羊蹄根各 4.5~9 克　板蓝根 6~12 克　七味一枝花 9~18 克　黄芩 4.5~6 克　生石膏 12~75 克　寒水石 9~45 克生甘草 1.8~3 克

【用法】寒象明显者加麻黄或桂枝；痰多加杏仁或皂荚；咳剧加鱼腥草；咳剧且久加半枝莲或桑皮；神烦不安加糯稻根或朱灯芯等。

【主治】小儿上呼吸道感染。

【出处】中医杂志，1984，（11）：38.

### 方八　西瓜冻

【组成】红瓤西瓜适量　鸡蛋 2 个　冻粉 25 克　冰糖 250 克

【用法】将西瓜取出红瓤，用细白纱布挤汁过细箩，盛入碗中，250克西瓜汁用 1 个鸡蛋的蛋清搅匀，备用。然后用 300 克水在砂锅内烧开，先放入冰糖溶化，再下鸡蛋清，最后放入冻粉，待全部溶化后倒入西瓜汁，搅匀烧开，然后倒进小碗，冷却后放入冰箱冷冻。食用时从小碗内倒出，扣入盘中。

【主治】小儿暑湿感冒（暑天感冒）。

【出处】中医杂志，1984，（11）：38.

### 方九　感冒协定处方 I 号

【组成】荆芥、薄荷各 4 克　银花、连翘、菊花、板蓝根、蚤休各8 克

【用法】上药除荆芥、薄荷后下外，其余药物加水 450 毫升熬煎，至沸时放进荆芥、薄荷再煎 3~5 分钟，煎成 160~180 毫升。药渣加 200毫升水再煎，沸后即可。分作 4~6 次灌肠用。灌肠时，先用开塞露 1支，剪去封口，管端涂油后插入肛门，挤压药液进去，约 3~4 分钟便可排出大便。然后用 3 个开塞露空壳，灌满灌肠液，液温保持 38°~39℃，即手腕感到温暖为宜，在瓶管端装上 1 条已消毒的 5 号导尿管，涂上滑

润油后，操作者用手分开两臀，将导尿管插入肛门深约 10~15 厘米，缓缓将药液推进去，连续挤压 2~3 个，灌毕后，拔去导尿管，用手捏拢两臀，垫以尿布，不使药液立即流出，潴留的时间愈长，疗效愈高。一般以每隔 3~4 小时灌肠 1 次最为适合。如随灌随排，应即补充，但药液量宜少，1 次不得超过 40 毫升左右。

【主治】婴儿感冒。

【注意事项】本方适用于 1 岁内的婴儿。

【出处】新中医，1988，20（5）：22.

## 方十　感冒协定处方 II 号

【组成】荆芥、薄荷各 6 克　银花、连翘、菊花、板蓝根、蚤休各 10 克

【用法】上药除荆芥、薄荷后下外，其余药物加水 500 毫升熬煎，余法同上方。

【主治】小儿感冒。

【注意事项】本方适用于 1~4 岁的小儿

【出处】新中医，1988，20（5）：22.

## 方十一　宣消散

【组成】金银花 160 克　荆芥穗、杏仁各 120 克　薄荷叶、蝉蜕各 80 克　山楂、神曲、麦芽各 30 克　麻黄、番泻叶各 15 克

【用法】共研细粉。1~3 月小儿每服 0.3 克，周岁以内 1 克，4 岁以内 2~3 克，4~8 岁 5~6 克，日服 3~4 次，开水冲服（或煎服）。

【主治】风热感冒。

【出处】中医报　1987 年 8 月 7 日

## 方十二　鲜薄荷饮<sup>△</sup>

【组成】鲜薄荷 5 克　钩藤、象贝、橘红各 3 克

【用法】水煎服。

【主治】小儿感冒。

【出处】中医报　1988 年 6 月 7 日

## 方十三　通鼻饼<sup>△</sup>

【组成】天南星、生姜自然汁、叶各适量

【用法】天南星为末，以生姜自然汁、叶和作薄饼，置小儿头顶心处，片时鼻塞即通。

【主治】婴儿伤风鼻塞，不能吮乳。

【出处】《灵验良方汇编》

### 方十四　连翘喷雾方

【组成】连翘 30 克　板蓝根 15 克。

【用法】将以上 2 种药装进大砂锅里，兑水 600 毫升，煎开，过滤去渣，让病人坐在暖和的屋里，关闭门窗，用喷雾器进行喷雾，病人在屋里停留约 1 小时左右。每周 1、3、5 各喷雾 1 次。

【主治】感冒，流行性感冒。

【注意事项】喷雾疗法，简单实用，个人可用，集体也可用，幼儿园、学校宿舍等处，更为适用，是预防流感的好方法。方中药量为学龄儿童量。

【出处】《中医简易外治法》

### 方十五　银花薄荷酒

【组成】金银花 20 克　薄荷 15 克　乙醇 15 毫升

【用法】取定量金银花、薄荷加适量清水浸润，用蒸馏法收集馏液，药渣加水适量温浸 1 小时，浸液静置沉淀，浓缩至适量。合并馏液加乙醇 15%，以蒸馏水调整至 100 毫升。外用擦洗，重点擦洗曲池、大椎、风池、风府等处。

【主治】小儿外感发热、高热惊厥。

【出处】中医杂志，1988，29（1）：19.

### 方十六　热毒清

【组成】金银花、大青叶各 20 克　荆芥、薄荷、桔梗、藿香、神曲、蝉衣各 12 克　芦根 30 克　生甘草 9 克

【用法】以上诸药煎液加适量蔗糖制成糖浆为 1 份的剂量。服法：新生儿日服 1/3 量；2~4 岁者日服 2/3 量；5 岁以上者日服全剂量。每日量均分 2~3 次服完，至体温完全恢复正常。对于药后 12 小时体温不减者，剂量可增加 1/3~1/2 倍，至体温下降后再恢复原剂量。

【主治】小儿外感高热。

【出处】中医杂志，1988，29（7）：23.

### 方十七 姜枣粥

【组成】陈粳米 30~60 克　生姜 3~5 片　大枣 3~5 枚（去核，撕碎）

【用法】取陈粳米置铁锅内炒至焦黄，加水，再放入生姜、大枣慢火煮至粥成。每日或数日服用 1 次。

【主治】本方可防治小儿风寒外袭。

【出处】中医报　1989 年 1 月 17 日

### 方十八 解表散热汤△

【组成】淡豆豉 12 克　蝉衣 3 克　荆芥 5 克　薄荷（后下）3 克前胡 5 克　桔梗 5 克　炒牛蒡子 12 克　僵蚕 6 克

【用法】水煎服。1 日 1 剂，分 3 次服。

【主治】小儿感冒发热。

【出处】《中医临床验方集》

### 方十九 养阴清热汤△

【组成】青蒿 9 克　鳖甲 6 克　石膏 20 克　知母 15 克　鸡内金 6克　地骨皮 10 克　桑白皮 10 克　大黄 7.5 克　谷芽 9 克　甘草 7.5 克

【用法】水煎服。1 日 1 剂，分 3 次服，连服 6 剂。

【主治】小儿长期发热。

【注意事项】本方药量为 6 岁以上儿童量。

【出处】《中医临床验方集》

### 方二十 绿豆蛋清饼△

【组成】绿豆 125 克（研粉）　鲜鸡蛋 1 个

【用法】将绿豆粉炒热，用蛋清调和，捏成小饼贴胸部。3 岁左右患儿敷 30 分钟，不满 1 岁的敷 15 分钟取下。

【主治】小儿高烧不退。

【出处】《食物疗法》

### 方二十一 清热预防饮△

【组成】野菊花秧子 1 把　鱼腥草、银花藤各 30 克

【用法】加水 500 毫升，煎至 200 毫升，1 天服 3 次，每次 20~40 毫升。

【主治】预防小儿感冒。

【出处】《中医医学丛书之三·中医儿科学》

### 方二十二　疏风解热汤<sup>△</sup>

【组成】野菊花根、银花藤、鲜芦根各 9 克　桑叶、薄荷、慈竹叶、荷叶各 6 克　车前草 15 克

【用法】水煎服，1 天服 3 次，连服 3 天。

【主治】小儿风热感冒。

【出处】《中医医学丛书之三·中医儿科学》

### 方二十三　预防流感简易方

【组成】野菊花 9 克　贯众 6 克　芦根 12 克

【用法】水煎服。日服 2 次。

【主治】小儿流感（预防）。

【出处】《中医儿科临床浅解》

### 方二十四　葱姜红糖汤

【组成】葱白头（带须）3~7 个　生姜 3~5 片

【用法】浓煎后加糖适量，热服取汗。

【主治】风寒感冒初起。

【出处】《中医儿科学》

# 小·儿肺炎

　　肺炎，为小儿最常见的一种呼吸道疾病。一年四季皆可发生，尤以冬春季节多见，婴幼儿发病率高，较大儿童次之。临床以发热咳嗽、呼吸急促、喘憋鼻煽为主要症状。多发生于先天不足或后天失调之患儿，如软骨病、营养不良，或继发于其他疾病的过程中。根据肺炎的主证和临床表现，可散见于中医文献外感咳喘、肺热喘嗽、喘证、马脾风、惊风门中。

## 方一 葱白粥

【组成】糯米60克 生姜5片 连须葱白5段 米醋5毫升

【用法】糯米、生姜捣烂，连须葱白，加米醋煮粥，趁热饮用。

【主治】小儿肺炎咳喘属风寒闭肺者。

【出处】《中医小儿食物保健疗法》

## 方二 三白饮<sup>△</sup>

【组成】冬瓜子15克 白果10克 杏仁10克

【用法】3味捣烂，煎水服。

【主治】小儿肺炎咳喘属痰热闭肺者。

【出处】《中医小儿食物保健疗法》

## 方三 肺火速愈饮<sup>△</sup>

【组成】薏苡仁12克 山药9克 竹叶30片 梨2片

【用法】上药加水2大碗，煎8分，作茶吃，每日数次即愈。

【主治】小儿肺炎，夜间咳喘久不止者。

【出处】《奇方类编》

## 方四 病毒肺炎合剂

【组成】金银花15克 连翘15克 大青叶15克 蚤休6克 胆星1克 桔梗6克 玄参9克 生地6克 车前子15克 麦冬6克 甘草6克

【用法】1~1.5岁每日半剂，1.5~3岁每日1剂。加水煎两遍去渣，将药液混在一起，分4份，每6小时服1份。

【主治】小儿病毒性肺炎。

| 服药天数 | 例数 | 治愈数 | 治愈率% | 病死数 | 病死率% |
|---|---|---|---|---|---|
| 7~14 | 76 | 74 | 46.8 | 2 | 1.3 |
| 14~21 | 69 | 66 | 41.7 | 3 | 1.9 |
| 21~28 | 13 | 12 | 7.5 | 1 | 0.6 |
| 合 计 | 158 | 152 | 9.6 | 6 | 3.8 |

【注意事项】两肺布有喘鸣音的暴喘型肺炎，可加麻黄 3 克、蝉蜕 9 克、地龙 9 克、杏仁 9 克；对平素体弱、肺气不足、表虚自汗者，应加黄芪 15 克、仙灵脾 9 克；对高热稽留持续下降，烦躁不安者，加黄连 6 克、黄芩 9 克、黄柏 6 克、栀子 6 克；对咳嗽剧烈者，加百部 9 克、橘红 9 克、竹茹 6 克；对并发心力衰竭者，除用毛地黄类强心药物外，加用蝎尾 3 克、玉竹 4.5 克，并重用生地、麦冬、车前子；对惊厥昏迷者，加钩藤 9 克、地龙 9 克、全蝎 6 克、僵蚕 9 克、石菖蒲 3 克、郁金 3 克。

【出处】《中西医结合儿科试用新方》

### 方五　清热宣肺液

【组成】麻黄 3 克　杏仁 6 克　石膏 30 克　葶苈子 6 克　鱼腥草 30 克　蒲公英 30 克

【用法】每次 20~30 毫升，1 日 2 次，保留灌肠。

【主治】小儿风热闭肺型肺炎。

【出处】中医杂志，1988，29（1）：19.

### 方六　新加味太极丸

【组成】蝉蜕 9 克　僵蚕 6 克　姜黄 2 克　胆南星 2 克　天竺黄 3 克　大黄 1.5 克　冰片 0.01 克（冲服）　黄芩 4 克　花粉 6 克　麻黄 2 克

【用法】水煎，昼夜频服，1 日 1 剂。

【主治】小儿喘憋性肺炎。

【出处】中医杂志，1988，29（8）：41.

### 方七　肺炎熨敷方

【组成】生大黄末、生枳实末各 9 克　鲜松柏 1 把　青萝卜中节 3 寸　生姜 1 块如核桃大　带须葱白 3 寸麸子半碗　黄酒 1 杯

【用法】共捣烂，置锅内炒热，用纱布分包，轮流敷胸前，见鼻尖及面部有汗为止。

【主治】小儿肺炎。

【注意事项】除外用本方外，尚须配合中药内服治疗。

【出处】中医杂志，1988，29（10）：9.

### 方八　清肺散

【组成】生石膏100克　金银花50克　鱼腥草、杏仁、北沙参、海蛤粉各30克　川贝母20克　橘红10克　木蝴蝶、青黛各5克

【用法】共研细粉。1至3个月小儿每服0.3克，周岁以内1克，4岁以内2~3克，4至8岁5~6克，日服3~4次，开水冲服（或煎服）。

【主治】小儿肺炎。

【出处】中医报　1987年8月7日

### 方九　加味三拗汤△

【组成】炙麻黄、生甘草各3~5克　光杏仁、白桑皮、葶苈子、苏子、枳壳、车前子各10克　鱼腥草15克　陈皮3克

【用法】每日1剂，约煎取100~200毫升药汁，以少量频服为主（每次服10~30毫升，约1~2小时左右喂服1次）。发热高者酌加生石膏20~30克

【主治】小儿喘嗽。

【出处】中医报　1987年8月7日

### 方十　银翘麻杏汤

【组成】银花8~12克　连翘8~12克　麻黄3~6克　杏仁3~6克石膏15~20克　甘草3克

【用法】每日1剂，频频口服。

【主治】小儿肺炎。

【注意事项】治疗时，尚须酌情加减；发热较高，加鱼腥草、黄芩、山栀、青蒿；咳嗽痰白清稀，加半夏、陈皮、制南星，生麻黄改为炙麻黄，石膏用量减轻；咳嗽痰黄，加浙贝、竹茹、前胡；咽喉红肿，加玄参、射干、薄荷、胃纳欠佳，加山楂、神曲、莱菔子；气喘不安，呼吸急促，加葶苈子、苏子、枳实；壮热、口渴引饮，加石斛、花粉、知母。

【出处】中医报　1987年5月7日

### 方十一　山药莲肉羹△

【组成】淮山药15克　白莲肉15克　枸杞子10克　红枣5枚（去

核）　冰片　糖少许

【用法】用水煲烂，少量多次，连汤吃完。

【主治】婴幼儿肺炎久治不愈者。

【注意事项】要多给患儿喂水，注意防止感冒。

【出处】家庭医生，1987，（7）：9.

### 方十二　肺炎初期方<sup>△</sup>

【组成】炙麻黄3克　桂枝3克　细辛1.5克　半夏6克　白芍6克　甘草3克　杏仁6克　苏叶6克　厚朴6克　生姜3片

【用法】水煎服，1日1剂，分3次服。

【主治】小儿肺炎（初期）。

【出处】《中医临床验方集》

### 方十三　肺炎中期方<sup>△</sup>

【组成】麻黄3克　杏仁6克　生石膏24克　生甘草3克　法半夏3克　全瓜蒌10克　贝母6克　胆星3克　黄芩6克　橘红6克　知母6克

【用法】水煎服。1日1剂，分3次服。

【主治】小儿肺炎（中期）。

【出处】《中医临床验方集》

### 方十四　病毒肺炎方一<sup>△</sup>

【组成】大黄6克　黄芩6克　黄连3克　生石膏15~30克　大青叶10克　葶苈子6克　桑白皮9克　炙麻黄3克　苦杏仁6克

【用法】水煎服。1日1剂，分3次服。

【主治】小儿病毒性肺炎。

【出处】《中医临床验方集》

### 方十五　三药合剂<sup>△</sup>

【组成】一见喜、十大功劳各15克　橘皮3克（1日量）

【用法】水煎取100毫升，分2次服。

【主治】小儿肺炎。

【出处】《中医儿科学》

## 方十六　银翘合剂

【组成】银花、连翘各 15 克　大青叶、板蓝根、千里光各 30 克
射干 9 克

【用法】水煎浓缩成 200 毫升，1 日分 3~4 次服完，1 岁以内患儿用
半量，新生儿用 1/4 量。

【主治】细菌和病毒引起的各种小儿肺炎。

【出处】《中医儿科学》

## 方十七　白芥子敷背方<sup>△</sup>

【组成】白芥子末、面粉各 30 克

【用法】加水调和，用纱布包敷贴背部，每天 1 次，每次约 15 分
钟，出现皮肤发红为止，连敷 3 日。

【主治】小儿肺炎。

【出处】《中医儿科学》

## 方十八　肺炎灌肠方<sup>△</sup>

【组成】麻黄 10 克　石膏 50 克　杏仁 5 克　甘草 5 克　知母 10 克

【用法】将上药加水 500 毫升，煎至 160 毫升，药温 30 度左右，用
小号导尿管，入肛门 14 厘米左右，每次 40 毫升，每日 4 次。

【主治】小儿重症肺炎。

【出处】《吉林省名老中医经验选编》

## 方十九　清肺饮丸

【组成】山豆根 120 克　射干 150 克　锦灯笼 180 克　干青果 300
克　生栀子 24 克　麻黄 24 克　孩儿茶 90 克

【用法】上药共研极细面，炼蜜为丸，每丸重 3 克，每次服 1 丸，
每日服 2~3 次。2 岁以下酌减半量，学龄儿童每次可用 1 丸半至 2 丸，
1 日 2~3 次。

【主治】小儿肺热咳嗽、咽炎、支气管炎及肺炎等。

【出处】《祁振华临床经验集》

## 方二十　肺炎合剂

【组成】青黛 3 克　苏子 6 克　银杏　地骨皮　天竺黄　寒水石各

9克

　　【功能】清热化痰，降逆止咳。

　　【用法】每日1剂，水煎服，配合补液、镇静、吸氧。若痰多气急者加葶苈子6克，竹沥30克，明矾0.3克；高热不退者加鱼腥草20克，熟大黄4克；烦躁者加赭石12克；正脱津伤者加服生脉散。轻型肺炎可改用青黛3克，银杏、百合、木瓜、乌梅各9克，草蔻3克。以上均水煎服，每日1剂。

　　【主治】小儿肺炎。

　　【出处】湖南中医杂志，1996，（6）：26～27.

### 方二十一　沙参山药汤

　　【组成】北沙参15克　生山药15克

　　【用法】水煎频服，1日1剂。

　　【主治】小儿迁延性肺炎。症见不同程度的发热，咳嗽，喘憋，肺部湿啰音或哮鸣音。

　　【出处】吉林中医药，1981，（2）：44～45.

### 方二十二　健脾益肺汤

　　【组成】茯苓12克　白术9克　黄芪15克　半夏6克　陈皮6克防风6克　蝉蜕9克　甘草3克

　　【用法】水煎服，每日1剂。气虚重者，加党参、太子参；有热象者，加黄芩、桑白皮；复感外邪兼风热表证者，加金银花、连翘；腹胀、纳呆者，加焦三仙、鸡内金、山药；有瘀血者，加丹参、赤芍、红花；咳重、痰多者，加紫菀、冬花。肺内啰音较多者，加用抗生素短期治疗。

　　【主治】小儿间质性肺炎。

　　【出处】山东中医杂志，1986，（6）：25.

### 方二十三　痰热咳喘汤

　　【组成】银花5～10克　荆芥　薄荷　黄芩　陈皮　枳壳　桔梗　前胡各3～10克　鱼腥草　白茅根各5～20克　甘草3～6克

　　【用法】发热重者加生石膏、知母；咳嗽痰多加桑皮、杏仁、贝母；喘促重者加地龙、苏子；腹胀消化不良者加炒莱菔子；大便秘结加大黄、瓜蒌；咽喉肿痛加山豆根、牛子。服法：每日 1 剂，水煎分 2~4 次服，10 天为 1 疗程。

【主治】小儿肺炎。

【出处】陕西中医，1991，12（8）：343.

### 方二十四 肺炎散

【组成】大戟 芫花 甘遂各等量

【用法】上药用醋煮沸后晾干，研成细粉（按药典规定制法制成），分别包装为 0.5 克、0.75 克、1 克、2 克，置干燥处备用。服用剂量可按病儿的年岁及身体状况而定。服用方法：每日服 1 次，用大枣 10 枚煎汤约 50 毫升，将药粉用枣汤冲服送下。在肺炎流行季节，可将枣汤 1 次煎完，分送病人服用较为方便。如服后吐药者，可将药再重服 1 次。为防止呕吐，可在服药前 15 分钟先注射冬眠灵 1 毫克/（公斤·次），然后再服药。

【主治】小儿肺炎。

【注意事项】所治病例全部用肺炎散治疗，结合一般对症处理及支持疗法，如输液、吸氧、少量输血浆、输血、强心药物等，一律不用抗生素及磺胺类药物。患儿除口服肺炎散外，在最初 3 天多采用 10% 葡萄糖液 250 毫升加维生素 C 1 克静脉滴注，每日 1 次，以后可根据病儿的情况，单独服用肺炎散，不再输液。

【出处】山东中医杂志，1981，（1）：26.

# 百 日 咳

百日咳，属中医学的"顿咳"、"疫咳"、"鹭鸶咳"、"天哮呛"和"厥阴咳"等病范畴。由外感疫邪（即百日咳嗜血杆菌）而引起。主要症状为咳逆上气、呛咳引吐、痰液黏稠。是小儿时期常见的一种急性呼吸道传染病，一年四季均可发生，但以冬春之季尤多，以 5 岁以下的小儿为多见，主要通过咳嗽时飞沫传播。本病初起类似外感，继而出现阵发性痉咳，咳后有鸡鸣样回声，后期痉咳减缓，病始恢复。病后可获得持久的免疫力，很少有二次发病者。

### 方一 顿咳散

【组成】款冬花、前胡、白前、百部、车前子、紫菀、白及各 50 克

【用法】共研细粉。1 至 3 月小儿每服 0.3 克，周岁以内 1 克，4 岁以内 2~3 克，4 至 8 岁 5~6 克，日服 3~4 次，开水冲服（或煎服）。

【主治】风寒咳嗽，日轻夜重，顿咳偏寒者（即百日咳风寒型）。

【出处】中医报　1987 年 8 月 27 日

### 方二　葶苈散

【组成】甜葶苈子（炒）100 克　白僵蚕 50 克　川贝母 100 克　射干、甘草各 50 克

【用法】共研细粉。1 至 3 月小儿每服 0.3 克，周岁以内 1 克，4 岁以内 2~3 克，4 至 8 岁 5~6 克，日服 3~4 次，开水冲服（或煎服）。

【主治】肺热咳嗽，痰壅实喘，顿咳偏实热者，喉蛾（扁桃体炎），痰核（颈淋巴结炎）。

【出处】中医报　1987 年 8 月 27 日

### 方三　顿咳止

【组成】桑白皮、山栀、黄芩、鱼腥草、枇杷叶（布包）、百部、北沙参、天冬、麦冬各 10 克　蜈蚣 2 条　生甘草 6 克

【用法】上药加水 500 毫升，浓煎成 200 毫升药液。1 岁内每日喂 50 毫升；1 至 2 岁每日 100 毫升；3 岁以上每日喂 200 毫升。上述用量每日分 3~4 次服完，连服 3 剂后，去蜈蚣、加僵蚕 10 克，再服 3 剂，服法及用量同上。

另每晚用大蒜瓣 1~2 枚捣烂，敷于患儿双侧涌泉穴。用纱布带固定，晨起去之，连用 2~3 晚。

【主治】小儿百日咳痉咳期。

【出处】中医杂志，1988，29（1）：54.

### 方四　清热止咳汤△

【组成】天冬、百部、紫菀、冬花、枳壳、知母、杏仁、桑叶、前胡、甘草各 10 克　桔梗 6 克　鲜苇根 60 克　竹茹 15 克

【用法】浓煎，分数次服，可连续用 2~5 剂。

【主治】百日咳，属火热者。

【出处】《临证会要》

### 方五  猪腰煲△

【组成】猪腰子 1 对

【用法】将猪腰子剖开切 4 片，洗净煨汤吃。

【主治】肺热阴伤，即顿咳中期阶段。

【出处】《临证会要》

### 方六  大蒜汁△

【组成】大蒜 15 克

【用法】加冷开水浸泡 10 小时，纱布过滤，加糖口服。

【主治】百日咳，属肺寒者。

【出处】《简易中医疗法》

### 方七  贝葶冲剂△

【组成】川贝母、炒葶苈予各等分

【用法】共研细末，每次 1.5 克，用枇杷叶（去毛）煎水冲服。

【主治】百日咳，肺热者。

【出处】《简易中医疗法》

### 方八  牵正散

【组成】百附子 6 克  僵蚕 6 克  全蝎 3 克

【适应证】百日咳。

【用法】每日 1 剂，水煎分 2 次服，也可频服。加减：发热加川贝母、黄芩；痰多加陈皮、半夏；咳甚加远志；呕吐频作加代赭石；咳血衄血加白茅根；痰壅气道加瓜蒌皮。

【出处】陕西中医，1991，12（8）：348.

### 方九  马齿苋汤△

【组成】马齿苋 30 克  百部 6 克  桔梗 3 克

【用法】水煎分服，每日 1 剂，7 日为 1 疗程。

【主治】百日咳。

【出处】中医报  1988 年 9 月 17 日

### 方十　蜈蚣百部散

【组成】蜈蚣 10 条　百部 10 克　胆制僵蚕 10 克　麻黄 6 克　细辛 4 克　延胡索 6 克　甘草 3 克

【用法】共为细末，装瓶备用。1 岁以下每次 0.2~0.3 克，1~3 岁每次 0.5~1.0 克，3~6 岁每次 1.0~1.5 克，6~9 岁每次 1.5~2.0 克，9~12 岁每次 2.0~2.5 克。每日 3 次，温开水或蜂蜜水送服。

【主治】百日咳，副百日咳或类似百日咳样痉挛性咳。

【注意事项】若痉挛性咳嗽时伴有呕吐者，加半夏、橘红、竹茹为引；痉咳伴有鼻衄或球结膜下出血者，加仙鹤草、白茅根、小蓟为引；痉咳伴有抽风者，加天麻、钩藤、蝉蜕；佝偻病或营养不良体虚患儿，加黄芪、党参为引；伴有高热者加黄芩、连翘、蚤休为引。

【出处】《中西医结合儿科试用新方》（增订本）

### 方十一　核桃糖梨汁△

【组成】核桃仁（保留紫衣）、冰糖各 30 克　梨 150 克

【用法】共捣烂，加水煮成汁。每服 1 匙，日 3 次。

【主治】顿咳（百日咳）。

【出处】《中医小儿食物保健疗法》

### 方十二　芹菜止咳汁△

【组成】芹菜（全株）500 克　食盐少许

【用法】将芹菜洗净、捣取汁，加食盐少许，隔水温热，早晚各服 1 酒盅。连用数日。

【主治】顿咳（百日咳）。

【出处】《中医小儿食物保健疗法》

### 方十三　百日咳简方

【组成】南沙参、枇杷叶各 10 克　百部 5 克　冰糖 20 克

【用法】将南沙参、枇杷叶、百部水煎，煎好后，加冰糖冲服。

【主治】百日咳。

【出处】中医报　1989 年 6 月 17 日

### 方十四　百咳汤

【组成】半夏、陈皮、茯苓各 8 克　甘草、枳实、竹茹、杏仁、苏叶、白芥子、葶苈子各 6 克　大黄 2 克

【用法】水煎服。每剂服用 2 天，早中晚或每 4 小时服 1 次。

【主治】百日咳。

【出处】中医报　1989 年 6 月 17 日

### 方十五　胆汁末△

【组成】鸡苦胆 1 个　白糖适量

【用法】用针刺破鸡苦胆，挤出胆汁，将胆汁烘干，加入适量白糖研末调匀。患儿周岁以下，分 3 天服完；1~2 岁，分 2 天服完；2 岁以上，1 天服 1 个。每天分 2~3 次服完，可连续服用。

【主治】百日咳。

【出处】《中医临床验方集》

### 方十六　顿咳速愈散△

【组成】半夏 6 克　橘红 15 克　生石膏 6 克　麝香 0.1 克　冰片 3 克　贝母 21 克　朱砂（冲服）0.2 克　薄荷（后下）2 克

【用法】共研细末。6 个月~1 岁服 1 克；1~2 岁服 2 克；2~3 岁服 3 克；3~5 岁服 4 克。1 日 3 次，开水送服。

【主治】百日咳。

【出处】《中医临床验方集》

### 方十七　冰糖鸭蛋羹

【组成】冰糖 50 克　鸭蛋 2 个

【用法】冰糖加热水适量，把糖搅拌溶化，待冷却后打入鸭蛋 2 个，调匀，放蒸锅内蒸熟。1 顿或分顿食用，每日 1 次。

【主治】顿咳（百日咳）。

【出处】《中医小儿食物保健疗法》

### 方十八　饴糖萝卜汁

【组成】白萝卜适量　饴糖适量

【用法】将白萝卜洗净、切碎，以洁净纱布绞汁。每次取白萝卜汁30毫升，调和饴糖20毫升，再加沸水适量，搅匀顿服，每日3次。

【主治】百日咳。

【出处】《中医小儿食物保健疗法》

### 方十九　三白汤<sup>△</sup>

【组成】白前9克　百部9克　白梨（用清水洗净，连皮切碎）1个

【用法】同煎，可以少加白糖，每天服2~3次（去渣饮汤），连服5~6天。

【主治】小儿顿咳。

【出处】《中医儿科临床浅解》

### 方二十　二根—仁汤<sup>△</sup>

【组成】鲜芦根30克　鲜茅根30克　冬瓜仁15克

【用法】水煎，每天1剂，当茶饮，可连服数日。

【主治】小儿顿咳。

【出处】《中医儿科临床浅解》

### 方二十一　麻黄梨<sup>△</sup>

【组成】大梨1个　麻黄1克

【用法】将梨挖去心，装入麻黄，盖严，放碗中蒸熟，去麻黄，食梨饮汁。1日2次分食。

【主治】百日咳。

【出处】《食物疗法》

### 方二十二　冬瓜桔饼煲<sup>△</sup>

【组成】冬瓜糖15克　桔饼15克

【用法】将上述2味切碎，加适量水炖食之（1岁以内者分2~3次）。每日1次，5天为1疗程。

【主治】百日咳。

【出处】《食物疗法》

### 方二十四　百象汤

【组成】炙百部10克　象贝母10克　天竺黄15克　秦皮6克　白

前10克　苏子10克　地龙10克　炒麦芽10克　小茴香2克　生甘草2克　火麻仁9克

【用法】每1剂2煎，浓缩至约250毫升，加适量白蔗糖调味。未满1岁的婴幼儿每次10毫升，1~2岁每次20~30毫升，3岁每次30毫升，4岁每次40毫升，均日服3次（随年龄递加10毫升至7岁）。8岁每服80毫升，日服2次。8岁以上每服100毫升，日服2次。严重患儿可日服3~4次。

【主治】小儿百日咳。

【注意事项】服药期间，忌食咸鱼、虾蟹等海鲜和脂肪性食物，最好多吃蔬菜和萝卜等。如就诊时已并发肺炎，则应加辅助药，并因症制宜，酌情处理。

【出处】上海中医药杂志，1981，6：10.

## 方二十五　镇咳煎

【组成】代赭石（打碎先煎）30克　焙蜈蚣3克　苦杏仁10克　炒黄芩3克　陈皮8克　炙半夏10克　白茯苓10克　甘草5克

【用法】每日1剂，煎两次，然后将药汁浓缩成100毫升，再加入冰糖20克熔化，分3~4次温服。1岁以下婴儿减半，或1剂分2日服。

【主治】百日咳。

【出处】江苏中医杂志，1982，3（1）：54.

## 方二十六　小儿顿咳糖浆

【组成】百部1斤5两（新秆）　白前1斤　前胡1斤　天竺子8两　棉花梗1斤（春梗近根上部5寸以内梗者佳）　金沸草梗1斤2两　甘草1斤　蜂蜜3斤（此为1~3岁儿童100剂量）

【用法】将上药切碎，以水15000毫升浸泡3小时，入砂锅煎至2小时左右，将水煎至3500毫升，倒出药水，再将原药渣，加水1000毫升，煎至2000毫升，然后将一煎和二煎混合在一起，过滤除去杂质，入锅以文火煎至4000升，加蜂蜜收膏，总剂量熬至4500毫升，待冷后，装入玻璃瓶收贮备用，1~3岁，每次服15毫升，4~6岁，每次服30毫升，7岁以上，每次服45毫升。日3次，每次食后内服，服时加温。

【主治】百日咳。

【注意事项】忌食含有刺激性食品，服后无副作用。

【出处】江苏中医，1965，（1）：40.

### 方二十七　六子饮

【组成】炒牛蒡子　炒苏子　旋覆花子各5克　炒葶苈子3克　青蒿子3～5克　炒山楂子6克

【用法】煎汁150毫升左右，分两次温服，每日服1剂。系风寒表证者加麻黄、杏仁；风热表证者加苏叶、薄荷；痰涎清稀者加法半夏；痰浊黏稠者加浙贝母、前胡；痰黄稠难出者加桑白皮、川贝母；咯血者加白茅根、白及、百合、冬瓜仁等；肺胃阴液已伤者加南北沙参、川石斛、天麦冬等。

【主治】百日咳。

【出处】安徽中医学院学报，1988，（1）：34.

### 方二十八　清肝熄风止痉汤

【组成】羚羊角粉0.6克×2支（分冲）　黛蛤散15克　炒子芩　桑白皮　蒸百部各10克　新贝母5克　炙苏子　天竺子各10克　生甘草6克

【用法】每日1剂，水煎分服，用量可根据症情、年龄增减。临床加减：呕吐饮食痰涎者，加半夏、竹茹；大便干秘者，加炙川军；痰多者，加半夏、右仁、白芥子、葶苈子、地龙；伴有其他感染发热者，加清热解毒药。

【主治】百日咳。可伴面赤气粗，大便干秘，小便短赤等。

【出处】江苏中医，1992，（12）：13.

### 方二十九　泻肝降火化痰汤

【组成】羚羊角粉0.6克　黛蛤散15克（布包）　百部　黄芩　桑皮　天竺子各10克

【用法】每日1帖，羚角粉分二次开水调服，余四味水煎，分服。痰多加苏子、车前子、莱菔子，或加贝母、蒌皮、葶苈子；发热加连翘、地骨皮；衄血、痰中带血加茅根、生地、仙鹤草；并发肺炎加银花、蒌皮、鱼腥草，或合麻杏石甘汤。

【主治】百日咳。

【出处】江苏中医，1988，（4）：5.

### 方三十　马齿苋合剂

【组成】马齿苋 20 克　炙百部　生石膏　浙贝母　侧柏叶各 10 克　麻黄　杏仁　甘草各 5 克

【用法】水煎 2 次，合并滤液，浓缩至 150 毫升备用。4 岁以下者，每岁每次服马齿苋合剂 10 毫升，5 岁以上者每次服 50 毫升，每日 3 次。

【主治】百日咳。

【出处】浙江中医杂志，1988，（3）：213.

### 方三十一　加减百茅汤

【组成】百部 6 克　鲜茅根 30 克　旋覆花 6 克（布包）　代赭石 20 克　竹茹 6 克　半夏 6 克　桔梗 6 克　前胡 6 克　甘草 3 克

【用法】每日 1 剂，分服。若目胞浮肿：加薄荷 6 克以散风消肿；鼻衄、痰中带血或面部见出血点者：加黄芩 9 克、倍用茅根以清热凉血；痰多者加瓜蒌 9 克，川贝 6 克以清肺化痰；纳食不佳，大便干燥者，加神曲 10 克、焦槟榔 10 克、大黄 5 克以消食导滞，清热通便；干咳无力、舌红少苔者加麦冬 10 克、黄精 10 克、生地 20 克以养阴润肺。

【主治】百日咳。

【出处】天津中医，1993，（3）：19.

### 方三十二　冰硼散

【组成】冰片　硼砂　玄明粉　朱砂

【用法】冰硼散（福建省泉州市制药厂出品），每瓶 0.3125 克。1~3 岁，每次服 1/4 瓶；4~7 岁，每次服半瓶；8 岁以上，每次 1 瓶。每天 2 次。

【主治】百日咳。

【出处】浙江中医杂志，1980，（5）：459.

### 方三十三　甘遂散

【组成】甘遂　巴戟各 4 克　面粉 20 克

【用法】日服 3 次，白开水送服。4 个月~1 岁者，每次 0.5 克；1~3 岁，每次 1 克；3~6 岁，每次 1.5 克；6~10 岁，每次 2 克。每克中含纯甘遂粉 0.16 克。

【主治】百日咳。

【出处】上海中医药杂志，1984，（10）：24.

### 方三十四　平肝肃肺方

【组成】珍珠母　代赭石各 20 克　石决明 15 克　桑叶　枇杷叶
南沙参　百部各 8 克　浙贝母　葶苈子各 6 克　甘草 3 克

【主治】百日咳。

【用法】水煎服，每日 1 剂，分 2 次服。病重者每日加服半剂，日 3
服。弱小患儿减量。加减：肝火偏旺合黛蛤散；偏肺热加黄芩；苔黄
腻、痰多去沙参合千金苇茎汤；津伤肺燥加天冬、麦冬。

【出处】上海中医药杂志，1989，（2）：15.

# 麻　疹

　　麻疹，是儿科常见的一种急性发疹性传染病，由感受麻疹病毒所
致。以开始发热、目胞赤肿、眼泪汪汪，继出红色疹点为其主要特征。
因其疹子隆起，状如麻粒，故名"麻疹"。本病一年四季均可发生，但
以冬春二季较多，传染性很强，但发病一次，即有持久免疫，很少有第
二次感染者。主要发生于半岁至五岁的小儿，尤以七个月至两岁的乳幼
儿发病率最高。

### 方一　药液热敷方

【组成】芫荽子 30 克（用鲜芫荽 90 克更好）　西河柳 30 克　浮萍
（或麻黄）12 克

【用法】布包煮沸（春冬气候寒冷时可在室内煮，使病儿闻此药
味），用小手巾在煮沸的药液中打湿拧干，烫额、面、手等皮肤暴露部
位，不要擦澡洗身，免受寒湿。每天可煮沸 3~4 次，每次拧烫 2~3 遍。

【主治】小儿麻疹隐伏或出而不透达。

【注意事项】因气候寒冷而麻疹不透，特别是病后出疹正气大虚，
以及小儿拒不服药的情况下，用此法最适宜。

【出处】《杏林医选·江西名老中医经验选编》

### 方二　香菜汁擦法

【组成】鲜香菜 250 克　热黄酒 100 克

【用法】将鲜香菜冲洗干净，放在干净的石臼里，连根带叶捣烂，用纱布包好拧出汁，放在干净杯中，兑入热黄酒。用新毛巾或消毒纱布蘸香菜汁轻擦小孩鼻翼（即鼻棱两旁），两额太阳穴，第七颈椎，两肘弯，两腿弯，两手心，两脚心和尾椎骨两旁。每处搓擦 20～40 下，擦时，力量要均匀，轻重要合适。

【主治】儿童发疹较慢，麻疹出得不透，或刚发出又不见。

【注意事项】擦后，如果小儿热退，身上见汗，或者疹子已陆续出来，热退神爽，就是对症，如果连续擦过 2 次后，疹子仍不见，应该马上送医院诊治，防止并发肺炎等病。

【出处】《中医简易外治法》

### 方三　蛋擦法

【组成】煮熟的鸡蛋 1 个（去皮）

【用法】将煮熟的鸡蛋趁热滚擦如下各处：前后胸肋骨间隙；第七颈椎周围；肝区和脾区；肚脐周围；两臂弯、两腿弯；两手心和两脚心。

【主治】小儿麻疹出得不透，或闭汗不出者。

【出处】《中医简易外治法》

### 方四　竹笋豆△

【组成】鲜竹笋芽 10～15 个　黄豆 60 克

【用法】加清水适量，煮沸后喝汤吃笋、豆，日服 3 次。

【主治】麻疹不透。

【出处】中医报　1988 年 5 月 17 日第 4 版

### 方五　清热疏散汤△

【组成】银花、连翘各 10 克　牛蒡子、蝉衣各 6 克　桑叶 5 克

【用法】水煎服。

【主治】麻疹，肺热壅盛者。

【注意事项】可随症加减：热毒甚或疹点隐晦加紫草、丹皮；面红目赤加菊花；口渴无汗加葛根；表证明显加荆芥；咳嗽甚加鱼腥草、川贝或重用桑叶；喘促痰多加生石膏、麻黄、杏仁；高热或有惊风、谵语可配用至宝丹或安宫牛黄丸。

【出处】浙江中医杂志，1987，22（9）：403.

### 方六　益气养阴汤<sup>△</sup>

【组成】沙参、麦冬、石斛、扁豆各 10 克　川贝 5 克　桑叶 6 克
甘草 3 克

【用法】水煎服。

【主治】麻疹，气阴两虚者。

【注意事项】可随症加减：汗多加五味子；潮热加地骨皮；素体虚
弱加太子参；脾虚泄泻加山药、神曲；大便秘结加麻仁、杏仁。

【出处】浙江中医杂志，1987，22（9）：403.

### 方七　宣肺清热汤<sup>△</sup>

【组成】麻黄绒、桔梗、杏仁泥、牛蒡子、前胡、冬桑叶、甘草、
炒枳壳各 10 克　生石膏粉 15 克　鲜芦苇根 60 克

【用法】水煨 1 小时，去上沫，频频与服。可代茶饮。3 剂为 1
疗程。

【主治】麻疹后遗咳喘（麻疹失治并发肺炎）。

【出处】《临证会要》

### 方八　三豆—草粉<sup>△</sup>

【组成】赤小豆、绿豆、黑豆、甘草各适量

【用法】将三豆共煮熟、晒干，与甘草同研细粉，开水冲服，1 岁每
服 3 克，2 岁 6 克，3 岁 9 克，每日 3 次，连服 7 日。

【主治】在麻疹流行期间服，可预防麻疹。

【出处】《中医小儿食物保健疗法》

### 方九　橄榄糕

【组成】橄榄核仁 500 克　面粉适量

【用法】将橄榄核仁捣碎磨粉，掺入面粉做成糕饼，给小儿随意
食用。

【主治】预防麻疹。

【出处】《中医小儿食物保健疗法》

## 方十　透疹清肺汤

【组成】牛蒡子 10 克　芦根 10 克　银花 12 克　连翘 12 克　黄芩 12 克　苏叶 4 克　蝉蜕 9 克　麻黄 5 克　杏仁 10 克　石膏 10 克　桔梗 6 克　丹参 12 克　紫草 9 克　粉甘草 6 克

【用法】1~3 岁每日 1/4~1/3 剂，3~6 岁每日 1/3~1/2 剂，6~9 岁每次 1/2~2/3 剂，9 岁~12 岁每日 2/3~1 剂。加适量水，煎煮两遍去渣，合并药液分 3 份，每日 3 次，每次 1 份口服。

【主治】麻疹并发肺炎。

【注意事项】临床应随证加减：伴有高热烦躁不安、神昏惊厥者，应与安宫牛黄丸同服；伴有剧烈咳嗽者，可加百部、川贝母、细辛（小量）；阴虚津液不足者，加麦冬、生地；伴有恶心、呕吐者，应加竹茹、橘红；佝偻病患儿表虚多汗者，可加黄芪；伴有贫血患儿，血红蛋白低于 8 克者，可加人参、大枣。若血红蛋白在 10 克以上者，应忌用人参，否则可导致肺脏充血加重，使肺炎加剧。

【出处】《中西医结合儿科试用新方》

## 方十一　简易透疹饮<sup>△</sup>

【组成】胡萝卜 60 克　竹蔗 250 克　水马蹄 100 克

【用法】煲水，代茶饮。

【主治】麻疹隐隐不出，或疹出不透，无并发症。

【出处】《常见病中医简易疗法》

## 方十二　养阴清咽饮<sup>△</sup>

【组成】雪梨 1 个（去皮、心，切碎）蝉衣 6 克　麦冬 12 克

【用法】煲火代茶饮。

【主治】麻疹后声嘶。

【出处】《常见病中医简易疗法》

## 方十三　疹前透疹方<sup>△</sup>

【组成】牛蒡子 6 克　浮萍 6 克　连翘 9 克　前胡 6 克　葛根 6 克　蝉衣 1.5 克　升麻 2 克　金银花 9 克　黄芩 6 克

【用法】水煎服。1 日 1 剂，分 3 次服。

【**主治**】小儿麻疹，疹前期发热、咳嗽、口腔有麻疹斑点。

【**出处**】《中医临床验方集》

### 方十四　疹出清热方<sup>△</sup>

【**组成**】黄连 6 克　黑栀 7 克　紫草 7 克　金银花 10 克　连翘 9 克　板蓝根 12 克　薄荷（后下）3 克　鲜茅根 12 克　淡竹叶 6 克

【**用法**】水煎服。1 日 1 剂，早晚分服。

【**主治**】小儿麻疹，出疹期高热　烦躁、咳嗽剧烈。

【**出处**】《中医临床验方集》

### 方十五　南瓜藤饮<sup>△</sup>

【**组成**】南瓜藤 10 厘米长

【**用法**】将南瓜藤切碎，用水浓煎，分作两次服。上下午各服 1 次，连服 3 天为 1 疗程，停 5 天，再服 1 疗程，共服 3 个疗程。

【**主治**】预防小儿麻疹。

【**出处**】《简易中医疗法》

### 方十六　药酒热浴方<sup>△</sup>

【**组成**】紫背浮萍 30 克　臭牡丹 30 克　西河柳 10 克　芫荽 30 克　烧酒 100 毫升

【**用法**】将四味草药水煎，倾入面盆内，加烧酒，乘热抹洗患儿全身，但眼、口、鼻不可抹洗。

【**主治**】麻疹肺炎，疹子突然隐没，用此法抹洗，常能使麻疹复出，症状减轻。

【**出处**】《简易中医疗法》

### 方十七　樱桃水<sup>△</sup>

【**组成**】鲜樱桃 1500 克

【**用法**】将鲜樱桃装罐内封固，埋入地下，1 月后取出，樱桃自化为水，去核，备用。在麻疹流行时，给小孩饮 1 杯。

【**主治**】防治麻疹。

【**出处**】《食物疗法》

### 方十八　樱桃葱白煎<sup>△</sup>

【组成】樱桃核 30 个（捣烂）　连根葱白 1 个

【用法】水煎，服时加糖少许，日服 2 次。

【主治】防治麻疹。

【出处】《食物疗法》

### 方十九　二鲜茶<sup>△</sup>

【组成】鲜芦根、鲜茅根各 15 克

【用法】煎水当茶。

【主治】小儿麻疹。

【出处】《中医儿科临床浅解》

# 流行性腮腺炎

　　流行性腮腺炎，又名"痄腮"，是由腮腺炎病毒所引起的一种急性传染病。本病以耳垂为中心的腮腺肿胀、疼痛为其特征。其肿胀可以延及颈、颊及颌部。初起先见于一侧，继而延及对侧，也有两侧同时发生。可伴有发热、咽部不适、咀嚼时疼痛加剧等症。本病多发生于学龄期儿童，一年四季都可发病，但以冬春两季较为多见。年长儿童可并发睾丸炎，个别病例亦可并发脑膜脑炎。本病容易相互传染，所以必须注意隔离，积极治疗。一般患病后可获得终身免疫。

### 方一　腮肿速消散<sup>△</sup>

【组成】薄荷、白芷各 30 克　大黄、姜黄各 15 克　乳香、没药、蜂房各 9 克

【用法】共研细末，蜂蜜和酒调敷。

【主治】痄腮。

【出处】《沈绍九医话》

### 方二　柳根毛煎<sup>△</sup>

【组成】鲜柳根毛 130 克（干者 32 克）

【用法】水煎服。方法：采柳根毛后洗净，切成 1 寸长左右，放入

砂锅内，加水适量，煮沸即可。一般可日服 1 次或 2 次。

【主治】痄腮。

【注意事项】煎时不可过火，久煎则降低药效。

【出处】家庭医生 1986；（9）：46.

### 方三　腮腺炎膏

【组成】穿山甲、乳香、没药、赤芍、连翘、生大黄、栀子、大青叶、板蓝根各 1 份　五灵脂 5 份

【用法】上药共 14 份，研极细，用炼蜂蜜调成膏状。用时冷却后摊纱布上，敷贴腮肿部位（摊药范围要略大于腮肿范围），每 30 至 36 小时换 1 次药。

【主治】腮腺炎。

【注意事项】有高热者，配煎剂同服。

【出处】中医报　1987 年 2 月 27 日第 3 版

### 方四　仙芒膏

【组成】仙人掌 1 片　芒硝 10 克（为一侧量）

【用法】取仙人掌用刀刮去皮刺，捶如泥状，调入芒硝，均匀地敷于患处，外贴尼龙薄膜，再用布带从颌下至头顶系紧，不使药膏脱落，12 小时换药 1 次。若加服蒲公英、板蓝根等更好。

【主治】痄腮。

【注意事项】高热患者，可同时加服普济消毒饮煎剂。

【出处】中医报　1989 年 3 月 17 日第 2 版

### 方五　柴胡葛根汤

【组成】柴胡　黄芩　牛蒡子　僵蚕各 8 克　升麻　桔梗　蝉蜕各 6 克　葛根 15 克　花粉 10 克　生石膏 20 克　甘草 3 克

【用法】每日 1 剂，水煎内服，不拘时次。腮肿痛甚、心烦口渴者加板蓝根、黄连；便秘加大黄。热退，腮肿消之不快者，转用加味牛蒡甘桔汤（牛蒡子、桔梗、陈皮、花粉、黄连、川芎、赤芍、苏木、甘草、夏枯草、柴胡）治疗。

【主治】流行性腮腺炎。

【出处】上海中医药，1988，（6）：5.

## 方六　公英外敷膏

【组成】蒲公英（鲜）20 克

【功能】清热解毒。

【用法】上药捣碎加鸡蛋清 1 个，白糖少许

调成糊状，外敷患处，1 日 1 次。

【主治】流行性腮腺炎。

【出处】湖北中医杂志，1988，（3）：18.

## 方七　发泡拔毒膏

【组成】斑蝥　雄黄　白矾各 30 克　蟾酥 10 克

【功能】清热解毒，消肿止痛。

【用法】上药为末，混合过箩，装瓶备用。然后有香油、广丹配制成黑膏药，即拔毒膏。使用时，首先把腮肿部位用 75% 酒精消毒，后将拔毒膏摊在油纸上，取少许发泡散放在拔毒膏中心（约 0.1～0.3 厘米）。稍加热即可贴在腮肿部位，但要求发泡药沫必须对准肿部最高处。贴药 24 小时后，除去膏药见肿起，发泡部位水破自流，后用龙胆紫药水外涂即可。如未发泡，应再敷 1 次即可。

【主治】小儿痄腮。

【出处】陕西中医，1991，（8）：355～356.

## 方八　车前草单方△

【组成】车前草 30～60 克（干品 15～30 克）

【用法】上药煎 2 次，首次加水 300 毫升，煎至 150 毫升；第 2 次加水 200 毫升，煎至 100 毫升；2 次药液混合，分 2 次服，每次加白酒 5 毫升同服。一般连续服用 3～5 天。病情重者可酌加药量。

【主治】流行性腮腺炎。

【出处】《百病中医自我疗养丛书·流行性腮腺炎》

## 方九　赤豆黄黛膏△

【组成】赤小豆 30 克　大黄 15 克　青黛 30 克

【用法】先将赤小豆、大黄研为细末，再与青黛粉混匀，分成 5 包（每包约 15 克）备用。取上药 1 包与鸡蛋清 2 个调成稀糊状，用鸡毛

（翅羽）蘸药涂两腮部，干后再涂，不拘次数。

【主治】流行性腮腺炎。

【出处】《百病中医自我疗养丛书·流行性腮腺炎》

### 方十　紫菜萝卜汤

【组成】白萝卜 250 克　紫菜 15 克　陈橘皮 2 小片

【用法】将白萝卜洗净、切丝，紫菜、陈橘皮剪碎，一同放入锅内，加水适量，煎煮半小时。出锅前可酌加食盐、调料少许。吃萝卜、紫菜，喝汤，每日 2 次。

【主治】痄腮热退、食欲不振、腮肿未消、睾丸肿胀、坠痛等症。

【出处】《百病中医自我疗养丛书·流行性腮腺炎》

### 方十一　绿豆菜心粥

【组成】绿豆 100 克　白菜心 3 个

【用法】将绿豆洗净，加水适量，煮烂成粥前加入白菜心，再煮 20 分钟，1 日分 2 次食用，连吃 4 日。

【主治】小儿腮腺炎。

【出处】《中医小儿食物保健疗法》

### 方十二　大黄膏

【组成】生大黄适量

【用法】将生大黄研细末，装瓶备用。用时取大黄粉 1.5～3 克，加适量生理盐水调成软膏状，涂敷在纱布上，厚 2～3 毫米，面积与肿胀范围同，敷于患处，用胶布固定。

【主治】痄腮。

【注意事项】若伴全身发热，可予解热镇痛药。

【出处】中医杂志，1989，30（3）：58.

### 方十三　连翘粉敷方

【组成】连翘粉 60 克　大黄粉 60 克　黄酒 120 克

【用法】将以上 3 味合匀敷小孩腮部。如药粉等已干，可适当兑入点白开水，稀稠合适。

【主治】小儿痄腮。

【出处】《中医简易外治法》

## 方十四　内服外敷方<sup>△</sup>

【组成】蒲公英 30 克　大青叶 30 克　芒硝 30 克　青黛 10 克　白醋适量。

【用法】将蒲公英、大青叶用两碗半水煎为大半碗，微温服，每日 1 剂，此是 7 岁以上用量，年幼者宜减半量，同时可用芒硝、青黛，用白醋调成糊状，涂患处，每日换药 1 次。

【主治】腮腺炎。

【注意事项】患者要戒食辛辣燥热之品，最好用鲤鱼煲粥，其效更佳。

【出处】家庭医生，1987，（6）：38.

## 方十五　青叶菊花煎

【组成】大青叶 20 克　野菊花 12 克

【用法】加水碗半煎至 1 碗，加入适量红糖粉以调味。须分两次微温服，一般日服 1 剂，如有发热，局部肿痛较剧，可日服两剂，连服 2~3 天。

【主治】流行性腮腺炎。

【出处】家庭医生，1987，（6）：38.

## 方十六　预防方

【组成】贯众 6 克　板蓝根 9 克　甘草 3 克

【用法】用水煎，日服 2 次。

【主治】预防疹腮。在流行季节，连服 3 天，可以减少发病，如已发病可以减轻症状。

【出处】《中医儿科临床浅解》

## 方十七　蒜籽泥<sup>△</sup>

【组成】大蒜籽 10 克　米醋 10 毫升

【用法】将大蒜籽剥去外衣，加入米醋同捣如泥，敷患处。每日 2 次，随捣随敷，至肿消退止。

【主治】流行性腮腺炎。

【出处】《食物疗法》

### 方十八　一味板蓝根煎<sup>△</sup>

【组成】板蓝根 60 克

【用法】加水 1000 毫升，煎成 500 毫升，分作 4 份。每 4 小时服 1 次，一天吃完。

【主治】痄腮。

【出处】《简易中医疗法》

### 方十九　一枝花煎<sup>△</sup>

【组成】大青叶 30 克　连翘 15 克　七叶一枝花 6 克

【用法】水煎服，若并发睾丸炎时，可用败酱草 30 克，竹叶、柴胡各 15 克，水煎服，并以此药煎水洗阴囊。

【主治】痄腮。

【出处】《简易中医疗法》

### 方二十　清热汤<sup>△</sup>

【组成】连翘 12 克　金银花 12 克　板蓝根 30 克　桔梗 10 克　僵蚕 10 克　甘草 6 克

【用法】水煎服。1 日 1 剂，分 3 次服。

【主治】流行性腮腺炎。

【出处】《中医临床验方集》

### 方二十一　解毒汤<sup>△</sup>

【组成】蒲公英 15 克　元参 10 克　二花（金银花）12 克　连翘 15 克　桔梗 10 克　大青叶 10 克

【用法】水煎服。1 日 1 剂，分 3 次服。外用鸡蛋清和青黛适量，调敷患处。

【主治】流行性腮腺炎。

【出处】《中医临床验方集》

### 方二十二　消炎退肿汤<sup>△</sup>

【组成】板蓝根 30 克　玄参 30 克　薄荷 6 克

【用法】水煎服。

【主治】腮腺炎，中耳炎，扁桃腺炎。

【出处】《常见病中医简易疗法》

### 方二十三　丝瓜散<sup>△</sup>

【组成】老丝瓜 1 个

【用法】将老丝瓜切碎，入砂锅内炒至微黄，研为细末。日服 3 次，每次 9 克，用黄酒或开水送服，连服 3 日。

【主治】痄腮。

【出处】《食物疗法》

### 方二十四　食醋外敷单方<sup>△</sup>

【组成】食醋、墨汁各等分

【用法】将二者混匀，每日 4~6 次涂患处。或用纱布 1 块，饱浸食醋，贴敷在患处，每日数次。

【主治】腮腺炎。

【出处】《食物疗法》

### 方二十五　黄白赤膏<sup>△</sup>

【组成】川大黄 30 克　赤小豆 60 克　白及 60 克　陈醋 60 克

【用法】将大黄、赤小豆、白及共研细末。陈醋煎沸，加入药末调匀成糊状，敷患部，每天换药 1 次。

【主治】痄腮。

【出处】《中医医学丛书之三·中医儿科学》

# 小·儿夏季热

小儿夏季，发热经久不退，称为"小儿夏季热"中医称之为"小儿疰夏"、"小儿暑热"。临床以少汗、发热、口渴、喜饮、小便清长等为主要特征。是由于暑热所引起的一种季节性疾病，在我国南方及滨海地区较为多见。其发病原因。多为夏季气候炎热，小儿脏腑娇嫩，肌肤薄弱，容易伤暑受热，暑气蕴遏肺胃所致。

## 方一　加减竹叶石膏汤

【组成】竹叶 5 克　生石膏 12 克　党参、麦冬、生山药、桑螵蛸各 9 克　青蒿 6 克　钩藤 12 克　蝉衣、扁豆花各 4.5 克　西瓜翠衣 30 克　炙甘草 2 克

【用法】水 3 碗，煎至 2 碗，分 2 次服下，或代茶频饮。

【主治】小儿疰夏。

【出处】《百病中医自我疗养丛书·中暑》

## 方二　豆米粥△

【组成】绿豆、白扁豆各 10 克　糯米适量

【用法】以上煮粥，白糖调服，可作点心长服。

【主治】小儿疰夏。

【出处】《百病中医自我疗养丛书·中暑》

## 方三　清暑养阴汤△

【组成】沙参、石斛、麦冬、山药、淡竹叶、荷梗、芦根、花粉各 6 克　黄连、知母、甘草各 3 克

【用法】水煎服。1 周为 1 疗程。

【主治】小儿暑热症。

【注意事项】本方剂量以 2 岁小儿为准。

【出处】中医报　1989 年 6 月 17 日第 2 版

## 方四　翠荷饮△

【组成】西瓜翠衣 250 克　鲜荷叶 30 克

【用法】水煎，频饮，连服数日。

【主治】小儿夏季热。

【出处】中医报　1988 年 7 月 27 日第 4 版

## 方五　祛暑退热饮

【组成】荷叶、西瓜翠衣各 5 克（鲜品倍量）　地骨皮、生地各 3 克　大枣、五味子各 2 克

【用法】水煎后待冷，加入白糖适量，频频饮服。每日 1~2 剂。

【主治】小儿夏季热。

【出处】家庭医生，1987，（7）：48.

### 方六　芳香清凉饮

【组成】鲜藿香9克　鲜佩兰9克　鲜薄荷6克　鲜石斛9克　鲜荷叶9克　鲜茅根9克　鲜芦根9克　鲜竹叶9克

【用法】以上诸药，煎水当茶频服。如药不全，缺少二三味，也无大碍。如鲜藿香、鲜石斛、鲜竹叶三味同煎，或鲜佩兰、鲜荷叶、鲜芦根三味同煎，以及其他的三味、四味、五味药同煎均可。

【主治】小儿暑热。对于初期、中期，有发热、口渴、烦躁等症皆可采用。

【出处】《中医儿科临床浅解》

### 方七　生津保元饮

【组成】太子参9克　炙黄芪9克　五味子9克　天冬、麦冬各6克　茯苓9克　白术9克　知母9克　甘草3克　地骨皮9克　白扁豆9克

【用法】水煎服。

【主治】小儿暑热后期，气阴两伤者。

【出处】《中医儿科临床浅解》

### 方八　清凉饮子

【组成】孩儿参5克　麦冬克　五味子2克　青蒿3克　炒香豉5克　黑山栀5克　生黄芪5克

【用法】每日1剂，水煎（每煎取100毫升即可），服时冲入露水（最好取荷叶上或稻叶上的，以净瓶录取，当日用，隔日效差）一匙。

【主治】小儿夏季热。

【出处】中医报　1986年8月27日第2版

### 方九　四叶二皮饮△

【组成】鲜丝瓜叶3片　苦瓜叶、南瓜叶各2片　荷叶1/4张　西瓜皮30克　梨皮1个　冰糖适量

【用法】煎水，代茶饮。

【主治】小儿夏季热。

【出处】中医报　1987 年 7 月 17 日第 4 版

### 方十　解暑七味汤<sup>△</sup>

【组成】连翘 5~10 克　薄荷 3~5 克　牛蒡子 3~5 克　荆芥 3~5
克　甘草 3 克　黄芩 3 克　黄芩 5~10 克　芦根 10~15 克

【用法】水煎服。1 日 1 剂，分 3 次服，连服 3 剂。

【主治】小儿暑热。

【注意事项】服药后汗多者，嘱喂服白糖水适量。

【出处】《中医临床验方集》

### 方十一　退热饮<sup>△</sup>

【组成】牛蒡子 3 克　黄芩 6 克　芦根 10 克　薄荷 2.5 克　连翘 10
克　荆芥 5 克　西瓜翠衣 10 克　青蒿 5 克　甘草 3 克

【用法】水煎服。1 日 1 剂，分 4 次加适量白糖温服，连服 3 剂。

【主治】小儿夏季高热，口渴，烦躁。

【出处】《中医临床验方集》

### 方十二　养阴退热饮<sup>△</sup>

【组成】地骨皮 12 克　旱莲草 12 克　丹皮 6 克　白薇 9 克　青蒿 3
克　独脚金 6 克

【用法】加水两碗，煎存 7 分，不拘时服。

【主治】小儿夏季热。

【注意事项】食欲不振，脾虚者加谷芽 12 克、女贞子 6 克。

【出处】《常见病中医简易疗法》

### 方十三　冬瓜蝉葵饮<sup>△</sup>

【组成】连皮生冬瓜 500 克　蝉衣 10 克　天葵 6 克

【用法】加水 5 碗煎，代茶徐徐服之。

【主治】小儿夏季热。

【注意事项】注意饮食、营养、保暖，以及室内空气流通。

【出处】《常见病中医简易疗法》

### 方十四 蚕枣饮<sup>△</sup>

【组成】蚕茧 20 只 红枣 20 枚

【用法】煎汤代茶饮服。

【主治】小儿暑热症。适用于有汗者。

【出处】《中医儿科临床手册》

### 方十五 健脾补肾预防方<sup>△</sup>

【组成】孩儿参 15 克 白术 9 克 红枣 10 枚 覆盆子、菟丝子各 9 克 蚕茧 10 只 甘草 4.5 克

【用法】水煎服。

【主治】预防小儿暑热症。

【注意事项】加强保育。住屋通风，保持凉爽。对已患过本病的小儿，在翌年夏季前，可服用本方加以预防。

【出处】《中医儿科临床手册》

### 方十六 清暑消滞方<sup>△</sup>

【组成】香薷、淡豆豉、苏叶、建曲、枳壳、谷麦芽、青蒿、连翘、陈皮各 10 克 厚朴、胡黄连各 6 克 焦楂 15 克

【用法】浓煎，3 岁以下小儿，2 日服 1 剂，3 岁以上小儿，3 日服 2 剂，7 岁以上小儿，1 日服 1 剂。

【主治】小儿夏季热，暑邪夹积滞者。

【出处】《临证会要》

### 方十七 清暑杀虫方<sup>△</sup>

【组成】胡黄连、炒鹤虱、雷丸、白芜黄、榧子肉、神曲、山楂炭、槟榔、莱菔子、使君肉、瓜蒌皮、炒麦芽、炒枳实各 10 克 苦楝根皮 15 克。

【用法】浓煎，2 日 1 剂，分 10 次服完，可连服 3 至 5 剂，以泻下黑酱色稀溏粪便，身热全退为止。

【主治】小儿夏季热，暑邪夹虫积者。

【出处】《临征会要》

### 方十八　羊耳菊合剂

【组成】羊耳菊10~30克　桑椹子10~15克　黄芪　葛根　麦冬各6~10克

【用法】水煎服，每日1剂

【主治】小儿夏季热（发热、口渴、多尿无汗）。

【出处】湖北中医杂志，1986，（3）：20.

### 方十九　十味人参散

【组成】白参3~5克　白术　茯苓　法夏　葛根　黄芩各5克　陈皮4克　柴胡3克　白芍6克　甘草3克

【用法】水煎服，每日1剂。阴虚者去黄芩，加麦冬、生地；纳差、消化不良者加藿香、山楂、麦芽；烦躁哭闹者加蝉蜕。

【主治】小儿夏季热。

【出处】湖南中医杂志，1987，（4）：51.

### 方二十　滋阴八味汤

【组成】沙参15克　麦冬12克　山药12克　茯苓6克　牡丹皮5克　乌梅6克　覆盆子9克　玄参9克

【用法】每日1~2剂水煎，代茶饮。高热者加生石膏30克，青蒿10克；口渴甚者加蚕茧10克，或参须3~5克；尿频无度者加益智仁10克，或双螵蛸5克；腹泻者去玄参加扁豆10克，麦芽7克，白术5克；有皮肤疮疡者加苦参7克，金银花7克，蒲公英7克；心烦者加莲芯3克或栀子5克；惊厥者加钩藤10克。

【主治】小儿夏季热。

【出处】广西中医药，1985，（3）：21.

### 方二十一　小儿夏季热ⅠⅡ号方

【组成】小儿夏季热Ⅰ号：藿香6克　青蒿6克　麦冬6克　六一散10克　薄荷3克（后下）　竹叶6克

　　小儿夏季热Ⅱ号：北沙参10克　麦冬9克　知母4.5克　五味子4.5克　生石膏6克　天花粉9克　水牛角6克

【用法】Ⅰ号：口渴加天花粉6克，热甚加黄芩9克。

Ⅱ号：烦渴加乌梅9克，热甚加重水牛角的用量，一般为10克。

【主治】Ⅰ号，暑热型患儿持续发热、稽留不退，无汗或少汗，精神不振，食欲欠佳，烦躁不安，形体消瘦，不渴，或虽渴而不欲饮，指纹和舌苔无异常。

Ⅱ号，消渴型患儿持续发热，口渴尿多，多饮，尿清，身体消瘦，皮肤干燥，烦躁不安，舌质红，舌苔黄，指纹紫红。

【出处】中级医刊，1980，（7）：14.

### 方二十二　加味达原饮

【组成】槟榔　厚朴各9克　知母　白芍　黄芩　青蒿各10克　草果仁　香薷　甘草各3克

【用法】水煎，温服，4小时1次，不分昼夜。

【主治】小儿夏季热。

【出处】新中医，1992，（5）：41.

# 鹅口疮及口疮

鹅口疮，又名雪口疮、雪口。因其临床表现是以满口及舌上铺布白屑为特征，有似鹅之口，故以命名。又因其色白类似雪片，故又称雪口。多见于哺乳小儿。主要因为口腔不洁、感染邪毒（白色念珠菌）所致。

口疮，以口腔黏膜、舌及齿龈等处，发生淡黄色或灰白色大小不等的小疮或溃疡面为特征，乃小儿较常见的口腔疾患，临床以疱疹性口炎、急性溃疡性口炎二种较为多见，系由口腔不洁，感染单纯疱疹病毒或细菌所致。中医学认为主要为脾胃积热、虚火上炎所致。

### 方一　梅硼青黛粉△

【组成】梅片1克　煅硼砂5克　青黛粉1克　朱砂1克

【用法】上药研末，少许搽小儿口舌。每天2至3次。

【主治】鹅口疮。

【出处】《常见病中医简易疗法》

## 方二　雪口速愈汤<sup>△</sup>

【组成】淡竹叶5克　生地6克　木通6克　甘草3克　灯心花5扎　石膏10克

【用法】水煎服。每天1剂，连服3至5天。

【主治】鹅口疮。

【出处】《常见病中医简易疗法》

## 方三　细辛敷脐方<sup>△</sup>

【组成】细辛10~20克

【用法】研末，分3次备用。每天1次，敷在脐窝上。

【主治】小儿口腔溃疡。

【注意事项】如脐痒发疹者，停用。

【出处】《中医临床验方集》

## 方四　乌鱼陈醋贴足方<sup>△</sup>

【组成】乌鱼1条　老陈醋适量

【用法】将乌鱼和醋捣烂如泥，贴足心上，男左女右。

【主治】小儿口腔溃疡。

【出处】《中医临床验方集》

## 方五　绿豆糖茶饮<sup>△</sup>

【组成】绿豆（打碎）、白糖各30克　茶叶2克

【用法】开水浸泡代饮，日3~5次。

【主治】婴幼儿口腔炎。

【出处】中医报　1989年6月17日第4版

## 方六　擦敷方<sup>△</sup>

【组成】天竺叶　珠黄散

【用法】用天竺叶置冷水中浸泡半日后，绞取汁，以纱布缠手指蘸汁，擦去口舌白屑，敷以珠黄散。

【主治】小儿鹅口疮。

【出处】中医报　1988年5月27日第2版

### 方七　笋衣灰外搽方<sup>△</sup>

【组成】竹笋衣

【用法】用竹笋衣晒干、烧灰、过筛后搽口内溃疡处，1 日 3 次。

【主治】鹅口疮。

【出处】中医报　1988 年 5 月 17 日第 4 版

### 方八　保命散

【组成】白矾烧灰、朱砂水飞各 7.5 克　马牙硝 15 克

【用法】上研末，以清水搅取汁，涂舌与口角上。

【主治】鹅口疮。

【注意事项】用清洁纱布或消毒棉球，蘸冷开水，先试净口内白点，然后搽敷保命散，每日 2、3 次。

【出处】《医宗金鉴·幼科心法要诀白话解》

### 方九　内服外涂方<sup>△</sup>

【组成】黄连 1.5　五倍子 4.5 克　薄荷 1.5 克　甘草 1.5 克

【用法】浓煎，1 次顿服，并以药液涂抹口腔。

【主治】鹅口疮。

【出处】《简易中医疗法》

### 方十　四味散<sup>△</sup>

【组成】冰片 1.5 克　硼砂 1.8 克　朱砂 1.5 克　元明粉 1.5 克

【用法】共研细末，加蜂蜜 30 克，调匀，先洗净口腔，后擦药。

【主治】鹅口疮。

【出处】《简易中医疗法》

### 方十一　口疮散

【组成】山豆根、大黄各 50 克　人中白、青黛、儿茶各 30 克　朱砂 10 克　冰片 3 克

【用法】共研为极细末，过筛、混匀，储瓶高压消毒备用。用时，以 3% 硼酸溶液清洁口腔，取 2% 甲紫溶液调上药呈糊状，每天 3~5 次涂搽患处。

【主治】口疮。

【出处】家庭医生，1986，(5)：46.

### 方十二　疱疹净冲剂

【组成】紫草9克　蒲公英15克　薄荷3克　水蜈蚣9克　赤芍9克（1包量）

【用法】上药配合糖粉制成冲剂。1日4次，每次半包，开水冲服。

【主治】儿童口腔病毒感染。

【出处】中医杂志，1988，29（1）：34.

### 方十四　口疮方

【组成】煅炉甘石2克　人中白（煅）1克　青黛2克　冰片0.3克　枯矾0.5克

【用法】上药共为极细末，放瓶中收贮，盖严勿受潮湿，用时，将药末搽于患处，1日1次。

【主治】口腔溃疡。

【出处】中医杂志，1987，28（12）：53.

### 方十五　鸡内金粉

【组成】生鸡内金15克　冰片2克

【用法】生鸡内金烧灰研成细粉，冰片研细，共同合匀，装瓶备用。用时取药粉2克，撒在患处。

【主治】小儿口腔溃汤。

【出处】《中医简易外治法》

### 方十六　白及连冰粉△

【组成】白及粉15克　黄连粉9克　冰片2克

【用法】共研细粉装瓶。用时，取药粉2克，分撒在口腔溃疡处。

【主治】小儿口腔炎，小儿鹅口疮。

【出处】《中医简易外治法》

### 方十七　青黛蚤休饮

【组成】青黛4.5克　蚤休6克　连翘9克　知母6克　黄芩15

克　黄连 9 克　石膏 15 克　竹叶 9 克　神曲 15 克　甘草 6 克

【用法】水煎分 4 次，每 6 小时服 1 次。

【主治】小儿疱疹性口腔炎、疱疹性咽峡炎、单纯性疱疹。

【注意事项】此方为 3~5 岁剂量，可根据年龄适当增减。

【出处】《中西医结合儿科试用新方》

### 方十八　小麦冰片粉△

【组成】小麦面炒灰 2 份　冰片 1 份

【用法】混合研细，装瓶备用。用时将药粉吹在患处，每天 2~3 次。

| 服药日数 | 退热例数 | 拒食消失数 | 溃疡愈合数 |
| --- | --- | --- | --- |
| 1 | 16 | 11 | |
| 2 | 12 | 19 | |
| 3 | 2 | | 5 |
| 4 | | | 11 |
| 5 | | | 12 |
| 6 | | | 2 |
| 合计 | 30 | 30 | 30 |

【主治】小儿口腔炎。

【出处】《食物疗法》

### 方十九　油盐滴剂△

【组成】食盐　芝麻油

【用法】食盐适量，用凉开水 1 汤匙将盐溶化，滴入芝麻油 10 滴，搅匀，在吃奶、喂水、睡眠前，滴入患儿口内数滴，每日 7~10 次。

【主治】鹅口疮。

【出处】《食物疗法》

### 方二十　鹅口散

【组成】冰片 1.5 克　黄连 9 克　青黛 6 克　硼砂 3 克　寒水石 9 克

【用法】上药研极细面，过筛为散。如乳蛾可以作咽部喷涂。鹅口疮、口糜，每日外涂 1~2 次，口角及口周外有溃疡，可用鹅口散以香油或其他植物油调涂。

【主治】乳蛾、口糜、鹅口疮。

【出处】《祁振华临床经验集》

### 方二十一　加味清热泻脾散

【组成】川连 1.5 克　条芩 3 克　山栀　生石膏　生地　茯苓　银花各 5 克　生军（大黄）3 克　灯心草 5 克

【用法】每日 1 剂，煎 2 次，少量多次分服；另每日用银花、川连、生甘草各 3~5 克煎汤拭口，或外吹冰硼散，每日 2 次。乳母哺乳期间需禁止辛辣之品，若伴有心烦，夜卧不安者加蝉蜕 3 克，双钩 5 克；若大便稀薄次数增多者去大黄，加炒麦芽。

【主治】心脾积热型新生儿鹅口疮。

【出处】《实用专病专方临床大全》

### 方二十二　柳花散

【组成】黄柏 30 克　青黛 30 克　炒蒲黄 20 克　冰片 5 克　硼砂 2 克

【用法】黄柏晒干或置锅内文火焙干，研为细末，与他药混合，装瓶备用。将洁净白纸卷筒状，将诸药面装入筒内，吹入患儿口腔患处。一般在乳食后半小时吹药，日 3 次，根据疮面大小酌其用量。

【主治】小儿鹅口疮。

【出处】陕西中医函授，1989；（3）：10.

### 方二十三　疱疹净冲剂

【组成】紫草 9 克　蒲公英 15 克　薄荷 3 克　水蜈蚣 9 克　赤芍 9 克

【用法】上药制成含糖粉粒型冲剂，每包重 30 克。每次 10 克，沸水冲服，每日 3 次。

【主治】儿童口腔病毒感染。症见患儿发热流涎，颌下淋巴结肿大压痛，口腔内出现红色斑疹，继而成针尖大小疱疹，互相融合成簇，很快破裂形成边缘不规则的溃疡，遍布口腔或咽峡黏膜，疼痛剧烈，吞咽困难，拒食，精神萎靡，啼哭不安。

【出处】中医杂志，1988，29（1）：34.

### 方二十四　加味龙胆泻肝汤

【组成】龙胆草2~5克　山栀　黄芩　柴胡　生地　当归　木通泽泻　竹叶各6~10克　车前子　地榆各12~20克　甘草3~6克

【用法】水煎频服。兼表证加薄荷；兼阴虚加麦冬、石斛；湿浊重加藿香、佩兰。

【主治】小儿口疮。症见局部灼热疼痛，流涎，或伴淋巴结肿大，头痛发热等。

【出处】陕西中医，1991，（8）：354.

### 方二十五　釜底抽薪散

【组成】吴茱萸　胆星　大黄各适量

【用法】将上药量按4：1：2的比例，共研细末即可使用。用时将药末与陈醋（日常食用醋亦可）适量调成糊状，俟上睡熟后涂敷于两足心（涌泉穴），外加纱布包扎，12小时后去之，据病情次晚可再用一次。本拟方药味一般不作加减，用量可据患儿年龄、病势按比例略事增损。

【主治】心脾积热型小儿口疮。

【出处】新中医，1991，（6）：22.

### 方二十六　清热泻脾散

【组成】生石膏30克　生地黄12克　黄芩、焦栀、赤茯苓各10克　黄连　灯心草　甘草各3克

【用法】每日1剂，水煎频服。加减：热重者加柴胡、连翘、薄荷、苏叶；大便干燥或便下不畅者加大黄、枳实、芒硝；便稀、食纳差者加焦楂、麦芽、苍术、车前子。

【主治】小儿疱疹性口炎。症见疱疹位于口唇黏膜、舌边尖、齿龈、颊黏膜或位于咽峡部、扁桃腺、上腭处，疱疹少仅1~2个，多则10个以上，直径2~3毫米，周围绕红晕。

【出处】陕西中医，1986，（3）：49.

### 方二十七　青黄散

【组成】青黛10克　牛黄（人工）4克　硼砂20克

【用法】共为极细末拌匀，分 20 份装消毒瓶内备用。取上药 1 份，用无菌细玻管 1 根（干净麦秆可代替），将管插入瓶内，撮取上药，均匀吹布口腔疮面。也可用消毒棉蘸药末涂敷患处，1 日 2~3 次。

【主治】小儿口疮。

【出处】四川中医，1989，（1）：19.

### 方十九 清热益气散

【组成】升麻 10 克　太子参 30 克　淮山 15 克　扁豆 15 克　白术 10 克　银花 12 克　玄参 12 克　生地 15 克　丹参 10 克

【用法】热甚者加生石膏、黄连、黄芩；气虚者加黄芪、党参、柴胡；血虚者加当归；兼湿邪者加苡仁、佩兰。水煎服，日 1 剂。服 5 剂为 1 疗程，用药一般 1~3 个疗程。

【主治】小儿口疮。

【出处】湖南中医杂志，1989，（1）：46.

# 猩 红 热

　　猩红热，中医称为"丹痧"、"烂喉痧"，是由乙型溶血性链球菌引起的急性呼吸道传染病，临床以发热、咽喉肿痛，或伴腐烂、全身弥漫性猩红色皮疹为特征。通过空气飞沫直接或间接传染，其流行多在冬春二季，发病年龄以 2~8 岁小儿为多见。发病后常获有持久免疫力，但亦有发病 2 次者。本病预后良好，但病后常易并发心、肾疾病，故应注意防治。本病系时行疫病，属于中医温病范畴。

### 方一　丹痧预防验方△

【组成】板蓝根 9 克　金银花 9 克　蒲公英 9 克　甘草 3 克

【用法】水煎 2 次，合在一起，分 3 次服，连服 3 至 5 天。

【主治】防治小儿丹痧（注意避免小儿与病人接触，如已接触，可服本方预防之）。

【出处】《中医儿科临床浅解》

### 方二　土牛膝汤△

【组成】土牛膝根 15 克　板蓝根 15 克　蒲公英 15 克

【用法】水煎服。1 日 1 剂，分 3 次服。

【主治】小儿猩红热。

【注意事项】本方适用于 6 岁以上儿童。

【出处】《中医临床验方集》

### 方三　解毒清热汤<sup>△</sup>

【组成】板蓝根 50 克　蒲公英 50 克　玄参 20 克　连翘 15 克　银花 20 克　荆芥 10 克　石膏 50 克　黄芩 20 克

【用法】水煎服。1 日 1 剂，分 3 次服，连服 3 剂。

【主治】小儿猩红热。

【注意事项】本方适用于 8 岁以上儿童。

【出处】《中医临床验方集》

### 方四　萝卜青果煎<sup>△</sup>

【组成】白萝卜 125 克　青果 6 克

【用法】白萝卜切片，青果捣碎，水煎服。

【主治】猩红热。

【出处】《食物疗法》

### 方五　樱桃煎<sup>△</sup>

【组成】樱桃核 10 克　或樱桃适量

【用法】将樱桃核 10 克水煎，加糖服，或用适量樱桃挤汁 1 杯，炖热服。

【主治】猩红热发病初期。

【出处】《中医小儿食物保健疗法》

### 方六　西瓜番茄汁

【组成】西瓜 1500 克　番茄 1000 克

【用法】用洁净纱布挤绞汁液，二液合并，代茶随量饮用。

【主治】猩红热中期（毒在气营期）。

【出处】《中医小儿食物保健疗法》

### 方七　加减银翘散<sup>△</sup>

【组成】银花、连翘各 9～15 克　射干、桔梗、马勃（包）、生甘

草各 3~4.5 克　淡豆豉、牛蒡子、荆芥、赤芍各 9 克　大青叶 15~
30 克

【用法】水煎服。

【主治】猩红热，邪在肺卫型。

【注意事项】若烦躁不安，舌起红刺者，加淡竹叶、玄参、黄芩各
9 克。

【出处】《中医儿科临床手册》

### 方八　青蓝饮<sup>△</sup>

【组成】大青叶、板蓝根各 15 克

【用法】水煎服。每日 1 剂，连服 3 天。

【主治】预防猩红热。

【注意事项】与本病接触的儿童应及时服药预防之。

【出处】《中医儿科临床手册》

### 方九　黄芩单方<sup>△</sup>

【组成】黄芩

【用法】每日 10~15 克，水煎，分 3 次口服，连用 3 天。

【主治】猩红热。

【出处】《中医儿科学》

### 方十　穿心莲单方<sup>△</sup>

【组成】穿心莲

【用法】每日 10~15 克，水煎，分 3 次口服。

【主治】猩红热。

【出处】《中国儿科临床手册》

# 小·儿厌食症

厌食，又名不嗜食、不思食，或叫"哺露"，即恶食。其临床表现
主要为食欲不振而不欲纳食。小儿脾胃稚弱，易为寒热、乳食所伤，脾
胃伤则不思食，或兼食不化及消瘦等症，厌食症在最初阶段损伤机体并
不明显，只要及时处理即不易致病。如迁延日久，热必壅塞郁滞，影响
消化吸收、营养运行及储藏代谢等生理功能，亦为小儿疳积病因之一。

### 方一　黄金白药散

【组成】炙黄芪、炙鸡内金、焦白术、五谷虫各 6 克　炒山药 10 克

【用法】每天 1 剂，用时研末，以糖开水冲服 3 次。

【主治】小儿厌食。

【出处】中医报　1987 年 7 月 7 日第 2 版

### 方二　蒲辅周经验方

【组成】焦三仙（山楂、神曲、麦芽）鸡内金　山药（用量 1 ：2 ：3）

【用法】上药共为细末，每次服 2.5 克～5 克，红糖水送服，日 2 次。

【主治】小儿厌食症。

【出处】中医报　1987 年 2 月 7 日第 2 版

### 方三　健脾益胃汤

【组成】淮山药、炒谷芽、炒麦芽、云苓各 10 克　白扁豆 12 克　枳壳、炙甘草各 6 克

【用法】水煎服，每日 1 剂，日服 3 至 5 次。或加用三棱针刺四缝穴，进针约 0.5 分，出针后挤出黄色较黏液体，然后用棉球擦净。

【主治】小儿厌食症。多伴消瘦，胸闷呕吐，腹痛腹胀，多汗，夜寐不安，磨牙抓鼻孔，口干，面色少华，流涎。

【出处】上海中医药杂志，1988，(6)：9.

### 方四　增食冲剂

【组成】陈皮 10 克　香附 10 克　鸡内金 6 克　炒枳壳 10 克　山药 10 克　郁金 10 克　楂焦 10 克　甘草 6 克

【功能】健脾行气，消积和中。

【用法】上药共为细末，装入袋中，每袋 10 克，1～3 岁，每次 5 克，日 2 次，3～6 克，每次 5 克，日 3 次，6～14 岁，每次 10 克，日 2 次。1 个月疗程。

【主治】小儿厌食。

【注意事项】饮食适宜。

【出处】山西中医，1991，7（3）：25.

### 方五　儿宝

【组成】太子参、陈皮各 10 克　九香虫、鸡内金各 7.5 克

【用法】上药干燥后，研成细末，装入胶囊，日 2 次，每次 3 丸，枣汤送服。

【主治】小儿厌食症。

【出处】中医报　1987 年 2 月 7 日第 2 版

### 方六　增食灵

【组成】扁豆　山药、白术、鸡内金各 10 克　砂仁 5 克　山楂、麦芽各 7.5 克

【用法】上药干燥后，研成细末，装入胶囊，日 2 次，每次 2 粒。

【主治】小儿厌食症。

【出处】中医报　1987 年 2 月 7 日第 2 版

### 方七　开胃消食饮

【组成】神曲、炒麦芽、焦山楂各 15 克　槟榔 9 克　陈皮 6 克　木香 6 克　炙甘草 4.5 克

【用法】此方剂为 3~6 岁剂量，根据年龄增减，每日 1 剂，水煎服。

【主治】小儿厌食症。

【出处】《中西医结合儿科试用新方》（增订本）

### 方八　消化散

【组成】炒神曲 10 克　炒麦芽 10 克　焦山楂 10 克　炒莱菔子 6 克　炒鸡内金 5 克

【用法】共研细末，加淀粉 1~3 克，用白开水调成稠糊状，临睡前敷于患儿脐上，再用绷带固定，次晨取下，每日 1 次，5 次为 1 疗程。不愈者，间隔 1 周，再行第 2 疗程。

【主治】小儿厌食症。

【注意事项】应酌情加减：兼有乳食停滞加陈皮 6 克、酒大黄 5 克；兼有脾湿中困，加白扁豆 10 克、薏苡仁 10 克；兼有先天不足，加人参 3 克（或党参 6 克）、干姜 5 克、炙甘草 6 克；兼有脾胃虚弱者加党参

10 克、山药 10 克、白术 6 克；兼有恶心、呕吐，加半夏 6 克、藿香 6 克、枳壳 6 克；兼有大便稀溏，加苍术 10 克、诃子 6 克。

【出处】家庭医生，1986，（9）：46.

### 方九　药米健脾粉

【组成】淮山药 250 克　薏苡仁米 250 克　芡实 200 克　大米（中稻米）600 克

【用法】前 3 味药分次下锅。用微火炒成淡黄色。大米先淘洗后晒干，用微火炒成淡黄色后，与前 3 味混合碾细过筛即成，1 日 2 次（早晚），每次 1 汤匙，用开水拌成糊状服食。同时可加入糖、盐或芝麻油。临床应用还可随症加减。

【主治】小儿厌食症。

【出处】家庭医生，1986，（9）：46.

### 方十　健脾助消饮△

【组成】生谷芽、麦芽各 15 克　山楂 10 克　莲肉 15 克

【用法】水煎服，口服 3 次，每次 40~60 毫升。

【主治】小儿厌食症。

【出处】《中医小儿食物保健疗法》

### 方十一　健儿饼

【组成】白术、鸡矢藤、麦芽粉各 30 克　焦山楂、鸡内金各 15 克　红枣 250 克　面粉 500 克　麻油、红糖、食盐适量

【用法】（1）将白术、焦山楂、鸡矢藤用纱布包成包，扎紧，放入锅内，下红枣，加水适量。先用武火烧沸，后用文火熬煮 1 小时左右，除去药包和红枣的核，把药汁与枣肉搅拌成泥待用。（2）将鸡内金研细，与面粉、麦芽粉混合均匀，再倒入枣泥，加适量红糖、食盐和水，合成面团。（3）将面团做成小薄饼，在铁锅上倒适量麻油，文火烙熟即成。

【主治】小儿厌食症。

【出处】中医报　1987 年 4 月 17 日第 3 版

### 方十二　鸡金莱菔子丸

【组成】鸡内金　莱菔子等分

【用法】分别研粉，然后混合再研，过 100 目筛，水泛为丸如莱菔子大，晒干瓶装。以塑料袋分装，每袋 30 克，封口。10 岁以下儿童每服 1~2 克，1 日 2 次，开水送服。

【主治】脾虚食少、厌食、不食、嗳腐、脘胀，脉滑有力，舌苔薄。或食积发热而并无其他原因可查明者。

【出处】《六十年行医经验谈》

### 方十三　芡实猪腰粥<sup>△</sup>

【组成】芡实 10~15 克　陈皮 0.3 克　蜜枣 1 枚　猪腰 1 只

【用法】煲稀粥喂食，隔日 1 次，连续 2~3 次，多能恢复进食。

【主治】小儿厌食。

【出处】家庭医生，1987，（8）：45.

### 方十四　参金汤<sup>△</sup>

【组成】太子参 20 克　独脚金（生草药）15 克　鸡内金 10 克　胡黄连 5 克

【用法】用水一碗半煎成半碗，分 2 次服。共服 3~5 剂。

【主治】小儿进食少。

【出处】家庭医生，1987，（8）：45.

### 方十五　运脾散<sup>△</sup>

【组成】苍术　陈皮　鸡内金

【用法】将上药共磨成细粉，2 岁以下，每次 1 克，3~5 岁每次 1.5 克，日服 3 次。服时加用适量蜂蜜调和后开水冲服。半月为 1 疗程，一般可服 2~4 个疗程。

【主治】小儿厌食症。

【出处】《名医特色经验精华》

### 方十六　鸭肫粥<sup>△</sup>

【组成】腊鸭肫（或鲜品）1 个（切碎）　淮山药 10 克　薏苡仁 10 克　大米适量

【用法】文火煮稀粥，时服。

【主治】小儿厌食症。

【注意事项】本方有健脾开胃、益气生津之功，暑天烦渴者服之尤佳。

【出处】《名医特色经验精华》

### 方十七　三甲散

【组成】炙鳖甲、炙龟板、炙穿山甲、鸡内金、炒槟榔各 30 克　砂仁 2 克　番泻叶 3 克

【用法】共研细粉。1 岁每服 1 克，日 3 次，开水冲服。

【主治】小儿厌食症，实滞型。

【出处】《名医特色经验精华》

### 方十八　白术散

【组成】党参、炒白术、山药、茯苓、白扁豆、陈皮、炙甘草各 48 克　莲子肉、苡仁、砂仁、桔梗各 24 克

【用法】共研细粉，1 岁每服 1~2 克，日服 3 次，开水冲服。

【主治】小儿厌食症，脾虚型。

【出处】《名医特色经验精华》

### 方十九　加味理中散

【组成】紫河车粉、党参、白术各 30 克　茯苓 15 克　肉桂、干姜各 6 克　熟附子 3 克

【用法】共研细末，1 岁每次服 1 克，日服 3 次，开水冲服。

【主治】小儿厌食症，虚寒型。

【出处】《名医特色经验精华》

### 方二十　大黄丸

【组成】大黄、地黄、茯苓、当归、柴胡、杏仁各 0.9 克

【用法】蜜丸麻子大。饮下 5 丸，日 3 次。

【主治】小儿胃气不调，厌食症。

【出处】《幼科释谜》

### 方二十一　厌食偏方△

【组成】葡萄干

【用法】每次 9 克，饭前嚼食，1 日 3 次。

【主治】食欲不振。

【出处】《食物疗法》

### 方二十二　芝麻二丑散<sup>△</sup>

【组成】炒芝麻、炒二丑各 30 克

【用法】共为细末，掺饭中吃。1 岁每次服 1.5 克，每增 1 岁加 1 克。

【主治】小儿食欲不振。

【出处】《食物疗法》

### 方二十三　锅巴单方<sup>△</sup>

【组成】饭锅巴 1 块如掌大

【用法】焙焦，煎汤送服。

【主治】小儿不思乳食。

【出处】《中医医学丛书之三·中医儿科学》

### 方二十四　神曲散<sup>△</sup>

【组成】神曲（炒焦）

【用法】研细末，1 天 3~6 克，开水吞服。

【主治】小儿不思饮食。

【出处】《中医医学丛书之三·中医儿科学》

### 方二十五　加减柴胡疏肝散

【组成】柴胡 10 克　枳壳 5 克　白芍 7.5 克　青皮 3 克　陈皮 5 克　川芎 5 克　香附 2.5 克　牡蛎 15 克　川朴 2.5 克

【用法】水煎服，每日 1 剂，腹胀加木香，胁痛加川楝子，胁下痞块加鳖甲，心烦者加黄连。

【主治】肝脾不和之小儿厌食症。

【出处】中医药学报，1992，(6)：38.

### 方二十六　芦荟开胃汤

【组成】芦荟 1 克　胡连 2 克　苍术 6 克　使君子　党参　山楂　麦

芽各 8 克。

【用法】每日 1 剂，煎煮两次，取药液 100 毫升左右加少许蔗糖，分多次频服。5 日 1 疗程，一般服药 1~2 个疗程。

【主治】小儿厌食症。主要表现为纳呆食少，食量少于同龄儿的 1/2 以上。常见头发稀黄，面黄肌瘦，大便干结或溏臭，舌苔白腻或厚。

【注意事项】嘱家长注意调摄饥饱适宜，食应清淡。

【出处】四川中医，1992，10（6）：18.

### 方二十七　启脾汤

【组成】党参　山药各 6 克　菖蒲　郁金各 4 克　杏仁　木香　枳壳　槟榔　鸡内金各 3 克　莪术　牵牛子　大黄炭各 2 克　花椒　肉桂各 1 克

【用法】水煎分早、中、晚饭前各服 1 次。随证加减：舌边尖红者去木香加炒二花 5 克；舌苔厚腻者去木香加藿香 3 克；尿黄或浑浊者加滑石 4 克；烦躁多动者加蝉衣、白芍各 4 克；汗多者加浮小麦 10 克。

【主治】小儿厌食症。

【出处】陕西中医，1992，13（7）：295

# 泄　泻

　　泄泻，以大便次数增多，便下稀薄，或如水样为特征。小儿脾胃薄弱，无论内伤乳食，感受外邪或脾肾虚寒等，均易引起泄泻。本病是 2 岁以下婴幼儿常见的一种消化道疾病。一年四季均可发生，但以夏秋两季发病较多。常见于西医急慢性肠炎、肠结核、胃肠神经功能紊乱等疾病。

### 方一　药米鸡肝方△

【组成】山药 15 克　薏苡仁 10 克　鸡肝 1 枚

【用法】先将山药、薏苡仁研为细末，取新鲜鸡肝 1 枚，用竹片削切成片，拌上药末调匀，加醋适量，放于碗内置饭上蒸熟，于晚分 2 次食完。

【主治】小儿脾虚久泻。

【出处】家庭医生，1986，（6）：39.

### 方二　山稔干饮<sup>△</sup>

【组成】山稔干 30 克

【用法】炒焦，水煎服，每日 3 次。

【主治】小儿腹泻。

【出处】家庭医生，1986，（8）：26.

### 方三　乳泻糖浆<sup>△</sup>

【组成】山楂炭 12 克　青皮 6 克

【用法】共研细末，混匀，以水 160 毫升（约 1~2 汤匙）调成浆水状，加红糖适量，隔水蒸 20 分钟，每服 15 毫升（约 1 汤匙），1 日 4 次，即 1 剂量分 3 天左右服完。

【主治】婴儿伤乳腹泻。

【出处】家庭医生，1988，（1）：40.

### 方四　康复肥儿散

【组成】炒淮山药 7 成　炒鸡内金 3 成

【用法】研为极细末，装瓶备用。用时可掺在粥中，加少许糖（红白糖均可）与粥同食，每用 3 克，每日早晚各服 1 次。

【主治】消化不良。

【出处】中医报　1986 年 7 月 7 日第 2 版

### 方五　健童散

【组成】党参、山药、莱菔子各 150 克　胡黄连、地骨皮、五谷虫、槟榔片、白术、砂仁、炒扁豆、莪术、木香各 100 克　芦荟、青黛各 50 克

【用法】共研细，高压灭菌。用量：3 个月~1 岁半克，2~3 岁 1 克半~2 克，4~7 岁 2 克半，日 2 次，用温开水或药汤送服。

【主治】婴幼儿腹泻。

【注意事项】所用药汤组成如下：如伤食泻，用焦三仙各 10 克，煎汤送服；伤湿泻，用吴茱萸 5 克、肉豆蔻 10 克，煎汤送服；脾虚泻，用莲肉 10 克、肉桂 5 克，煎汤送服；呕吐，加竹茹、藿香各 10 克，煎汤送服；久泻不止，用罂粟壳、石榴皮各 10 克，煎汤送服。

【出处】中医报 1986 年 8 月 7 日第 3 版

## 方六 香桔饼

【组成】土藿香、橘皮、制苍术、炒车前子、焦山楂各等分
焦神曲、六一散加 1 倍量

【用法】上药除神曲外，共为细末，另用青荷叶 1 张，扯碎，同神曲煎成稀糊，去荷叶，和药末，用印板刻成薄饼如小棋子大，每用 1~3 个，压碎，粥浆调服，或煎汤服。

【主治】小儿时感发热、伤食泄泻。

【出处】中医报 1986 年 10 月 27 日第 2 版

## 方七 消化合剂

【组成】白术 3 克 茯苓 3 克 木香 6 克 砂仁 6 克 白豆蔻 6 克
香附 3 克 焦三仙 30 克
鸡内金 4.5 克 秦皮 9 克 陈皮 6 克 车前子 9 克 泽泻 6 克 木通 3 克 甘草 4.5 克

【用法】上方加水 500 毫升，煎至 90 毫升即成。7~12 个月每次服 10~15 毫升，1~1.5 岁每次服 15~20 毫升，1.5~3 岁每次服 20~30 毫升，每日 3 次，7 天为 1 个疗程。

【主治】小儿迁延性消化不良，慢性肠炎。

【注意事项】本合剂不仅对迁延性消化不良，而且对急性消化不良也有很好的疗效。可随症加减：久病体虚者加人参 2 克；呕吐频繁者加半夏 3 克；服药 3 天后，如腹泻仍不止者，加白芍 6 克，并将车前子加量至 15 克。

【出处】《中西医结合儿科试用新方》（增订本）

## 方八 病毒腹泻饮

【组成】半夏 10 克 陈皮 10 克 木香 9 克 茵陈 12 克 板蓝根 10 克 连翘 10 克 党参 12 克 白术 10 克 茯苓 10 克 甘草 6 克

【用法】水煎服。1 岁以下每次服 1/4~1/3 剂，1~2 岁服 1/2~2/3 剂，2~3 岁服 2/3~1 剂。

【主治】婴幼儿秋季腹泻。

【注意事项】呕吐停止后，可减去半夏、陈皮、腹痛剧烈者加延胡

索；食欲不振者加焦三仙；肝大转氨酶高者，加郁金、栀子、黄芩；烦躁不安者加蝉蜕、钩藤。

【出处】《中西医结合儿科试用新方》（增订本）

### 方九　腹泻收涩散

【组成】赤石脂 60 克　诃子　乌梅肉　秦皮各 50 克　煨肉蔻 30 克　地锦草（或马齿苋）100 克　丁香 20 克　车前子 80 克　罂粟壳 150克　炮姜 15 克

【用法】制备：将赤石脂、丁香、肉果、罂粟壳研至细末，余药水煎 3~4 次，去渣浓缩，拌入药末置干燥箱内干燥后制成散剂，分装备用。小于 1 岁者每次 2~3 克；2~3 岁者每次 3~5 克；3~5 岁者每次 5~6 克；大于 6 岁者每次 6~8 克，每日 3~4 次吞服。

【主治】腹泻每日 6~10 余次不等，多为黄绿色的水样便，排除器质性病变者。

【出处】江苏中医，1989，10（1）：13.

### 方十　山药糊△

【组成】淮山药粉

【用法】每次 6~12 克，加适量白糖，调成糊状服用，每日数次。

【主治】小儿轻症脾虚泄泻。

【出处】《名医特色经验精华》

### 方十一　三石汤

【组成】生石膏 30 克　寒水石 90 克　滑石 30 克　绿茶 5 克

【用法】煎汤，渴则饮服。

【主治】小儿热泻。症见泻利无度，烦渴引饮，多饮多泻，躁烦不安等。

【出处】《名医特色经验精华》

### 方十二　敷脐方△

【组成】罂粟壳 5 克

【用法】水煎成汁，用纱布浸汁后敷于脐部，1 日调换数次。

【主治】小儿久泻不止，滑泄无度，胃不受纳。

【出处】《名医特色经验精华》

### 方十三 止泻糊剂

【组成】山药、苡仁、茯苓各 10 克 鸡蛋 1 枚

如兼发热加荆芥、葛根各 4 克；如便稀秽臭、水多渣少、色黄褐或黄绿、肛门红赤者，加黄芩、白芍各 3 克；嗳气吞酸、腹痛阵作者，加炒谷、麦芽各 4 克。

【用法】先将上药煎汤，再将鸡蛋煮熟，取蛋黄，置于碗内，然后把药汁冲入，拌成糊状，分 2 次喂服代食，连服 2~3 天。

【主治】婴幼儿腹泻。

【出处】中医报 1987 年 5 月 27 日第 2 版

### 方十四 健脾消食散△

【组成】鸡内金 18 克 淮山药、莲子（去心）各 60 克 饭锅粑 120 克

【用法】共焙黄，研细粉，每服 6~9 克，早晚各 1 次，白糖水冲下，或拌入稀饭服用。

【主治】小儿腹泻。

【出处】中医报 1987 年 5 月 27 日第 4 版

### 方十五 神枣冲剂△

【组成】红枣 5 枚 神曲 10 克

【用法】烤干、研末，分 15 包，每服 1 包，每日 3 次。

【主治】婴幼儿频繁腹泻。

【出处】中医报 1987 年 5 月 27 日第 4 版

### 方十六 人乳散△

【组成】人乳 50 毫升 焦山楂 0.3 克 炮姜炭 0.3 克

【用法】人乳煮焦研细粉。将上药共研细末。3 个月以内患儿每次服 0.1 克，早晚分服。3 个月~1 岁患儿，可酌情增至每次服 1 剂，1 日 3 次

【主治】小儿腹泻。

【出处】《中医临床验方集》

### 方十七  五倍子填脐方<sup>△</sup>

【组成】五倍子 1 个

【用法】研末为丸（面糊）如绿豆大，纳入脐中，料布固定。

【主治】小儿腹泻，大便清水。

【出处】《中医临床验方集》

### 方十八  七味白术散

【组成】党参 6 克  白术 6 克  茯苓 6 克  葛根 6 克  藿香 3 克  广木香 1.5 克  甘草 1.5 克

【用法】每日 1 剂，水煎频服。

【主治】脾虚泄泻。

【注意事项】泄泻引起中、重度脱水者，需适当补液。

【出处】上海中医学杂志，1986，1：27.

### 方十九  七味止泻汤

【组成】生（炒）山楂  车前子（布包）各 5~8 克  山药 6~10 克  木香（煨）2~3 克  白术 3~5 克  儿茶 1.5~3 克  鸡内金 2~3 克

【用法】每日 1 剂，加水煎到 60 毫升，分 2~3 次温服，临症适当加减。

【主治】婴儿腹泻。

【出处】辽宁中医杂志，1989，（9）：25.

### 方二十  温中健脾汤

【组成】煨肉豆蔻 10 克  煨木香 10 克  焦白术 10 克  肉桂 10 克  焦楂炭 10 克  姜汁炒川连 5 克

【用法】上药用水浸泡 30 分钟，再煎煮 20 分钟，每剂煎 2 次，将 2 次药液混合。每日 1 剂，日服 3、4 次。

【主治】小儿久泻。

【注意事项】临证时，如需利水湿者，可酌加茯苓、泽泻；如需消食积者，可酌加炮姜炭、炙鸡内金。另外小儿脐腹必须保暖。

【出处】中医杂志，1988，29（7）：59.

### 方二十一  民间小儿八仙方

【组成】防风 3 克  钩藤 3 克  蝉蜕 3 克  陈皮 5 克  炒麦芽 9 克

焦山楂 9 克　炒神曲 10 克　连翘 6 克

【用法】水煎服。

【主治】小儿腹泻。

【出处】中医杂志，1988，29（10）：12.

### 方二十二　银白散

【组成】糯米（炒）、白扁豆（炒）各 60 克　白术（炒）30 克　甘草（炙）、丁香、藿香各 6 克

【用法】共为末，每服 6~9 克，米饮调下。

【主治】小儿胃虚吐泻。

【出处】《灵验良方汇编》

### 方二十三　香连散

【组成】川黄连、广木香、滑石各 30 克　大黄 10 克

【用法】共研细末。1~3 个月每次服 0.3 克，周岁以内服 1 克，4 岁以内服 2~3 克，5~7 岁服 3.5~4 克，日服 3~4 次，煎服。6 个月以下婴幼儿去药渣，6 个月以上小儿连药渣服下，可加少量白糖。

【主治】小儿泻、痢腹痛。

【出处】中医报　1987 年 10 月 7 日第 2 版

### 方二十四　加味天水散

【组成】生山药 30 克　滑石 18 克　粉甘草 9 克

【用法】作汤服。

【主治】小儿暑日泄泻不止。

【出处】《医学衷中参西录》

### 方二十五　小儿止泻散

【组成】苍术（米泔浸陈土炒焦）90 克　车前子、羌活（炒）各 60 克　川乌（去皮、面包煨透）、生甘草（炒）各 45 克　生、熟大黄（均炒）各 30 克

【用法】研细。1~4 岁服 0.5 克，5 岁以上服 0.6 克。

【主治】小儿腹泻。

【注意事项】忌生冷、面食、荤腥、煎炒、发物。

【出处】中医报　1988 年 1 月 7 日第 2 版

## 方二十六　止泻膏

【组成】青木香 100 克　木通、苍术、羌活、防风、川乌　陈皮各50 克　泽泻 40 克　大黄、法半夏各 30 克

【用法】取与上药重量相等的熔猪板油 500 克，置于小号铁锅内，文火煮沸，将上药倒入油锅内，待药物煎至焦黑（不存性），去渣，再将药液熬至滴水成珠后，趁热倒入陶瓷或搪瓷器皿中，即成膏。使用时，加热溶解，取少许药膏平摊于 5 厘米乘 5 厘米的牛皮纸上，趁热贴于患儿脐周，每日 1 次。

【主治】小儿外感风寒、内伤饮食之泄泻。

【注意事项】避免受凉，忌食肥甘、瓜果、生冷等物。

【出处】中医报　1988 年 12 月 17 日第 2 版

## 方二十七　六味泄泻汤△

【组成】火炭母 9 克　谷芽 9 克　晚蚕沙 4 克（炒）　扁豆 6 克（炒）　鸡蛋花 6 克　樟木子 9 克

【用法】加水两碗，煎取半碗，空腹服。

【主治】小儿泄泻。

【出处】《常见病中医简易疗法》

## 方二十八　绿豆敷剂△

【组成】绿豆粉　鸡蛋清

【用法】绿豆粉　调鸡蛋清，敷于囟门，泻止去药。

【主治】小儿泄泻。

【注意事项】如兼有呕吐，可同时敷足心以止呕。

【出处】中医杂志，1990，31（4）：54.

## 方二十九　颠倒苦苍散

【组成】苦参　苍术

【用法】各研末，（热重者以 3：1 配合，湿重者以 1：3 配合），以米醋调敷两足心，外用纱布扎裹，4~12 小时换药 1 次，泻缓则换药时间可适当延长。

【主治】小儿湿热泄泻。

【出处】中医杂志，1990，31（4）：54.

### 方三十　车前子敷剂<sup>△</sup>

【组成】车前子　丁香　肉桂（按3：1：2比例）

【用法】研末和匀。用时取粉末2克，置于脐中，然后以加热之纸膏盖贴于上。

【主治】小儿脾虚泄泻。

【出处】中医杂志，1990，31（4）：54.

### 方三十一　止泻散（外用脐疗）

【组成】焦白术　茯苓　山楂　升麻　丁香　乌梅　肉桂　川黄连各100克

【用法】将上药混合粉碎，过80目筛，装瓶中备用。每次取5克用醋调糊，敷于脐部，纱布覆盖，胶布固定。24小时换药1次，3次为1疗程。

【主治】婴幼儿腹泻。

【出处】四川中医，1992，10（4）：10.

### 方三十二　小儿止泻栓

【组成】雄黄0.5克　枯矾1.5克　山楂5克　米壳3克　乌梅3克诃子3克　儿茶0.5克

【用法】将上药加工成细末，以聚乙醇-6000与聚乙二醇-1540为基质，制成重0.5克的栓剂。用时将栓剂放入肛门内，拇指与食指将两边臀大肌捏紧，5分钟后可放开，大便后即可放入。日3粒。

【主治】小儿腹泻。

【注意事项】临床运用发现，本药对杀伤蛲虫有特效，对肛门湿疹、痢疾等亦有一定的疗效。

【出处】中医杂志，1989，30（3）：56.

### 方三十三　保安丸

【组成】香附（醋炒）、缩砂仁各30克　白姜（炮）、青皮（醋

炒)、陈皮、三棱、莪术、炙甘草各15克

【用法】上为细末，面糊为丸，量儿大小与之，白汤化下。

【主治】小儿伤乳食泻。

【出处】《医宗金鉴·幼科心法要诀白话解》

### 方三十四　诃子散

【组成】诃子（面煨）、肉豆蔻（面煨）、白术（土炒）、人参、茯苓、木香（煨）各30克　陈皮、炙甘草各15克

【用法】上为细末，每服3克，姜汤调服。

【主治】小儿中寒泻。

【出处】《医宗金鉴·幼科心法要诀白话解》

### 方三十五　固肠丸

【组成】当归、人参、白芷、赤石脂、龙骨（煅）、白术（炒）、乌鱼骨各等分

【用法】为末，醋糊为丸。量大小，米汤下。

【主治】脾胃虚弱，滑泄无度。

【出处】《婴童类萃》

### 方三十六　清热止泻汤

【组成】白茯苓、滑石各3克　白术18克　泽泻2.1克　川黄连（姜炒）1.2克

【用法】加生姜，煎服。

【主治】小儿热泻。

【出处】《明医指掌》

### 方三十七　温脾止泻汤

【组成】白术（土炒）、白茯苓各3克　肉桂0.9克　肉果1.5克甘草0.6克

【用法】加生姜，煎服。

【主治】小儿寒泻。

【出处】《明医指掌》

### 方三十八　葡萄叶软粒[△]

【组成】葡萄叶适量

【用法】将葡萄叶洗净，水煎 2 次，合并两次药液，用纱布过滤后，再用文火蒸发水分，浓缩成糊状，加生粉与白糖各半，拌匀至半干，成大小不等软粒，烘干或晒干。每剂含葡萄叶 30 克（干品 15 克），分装 3 包。1 岁以上每次服 1 包，日服 3 次，1 岁以下减半。

【主治】婴儿腹泻。

【出处】《食物疗法》

### 方三十九　苹果泥[△]

【组成】苹果 1000 克（成熟较好者）

【用法】洗净，去皮去核，捣烂如泥，日吃 4 次，每次 100 克。1 岁以下婴儿，可服苹果汁，每次半汤匙。

【主治】轻度腹泻。

【出处】《食物疗法》

### 方四十　车前止泻煎

【组成】车前子 30 克

【用法】纱布包，煎成 400 毫升左右，稍加白糖频频饮服，日 1 剂。

【主治】小儿夏秋腹泻。

【出处】中西医结合杂志，1987，7（1）：697.

### 方四十一　止泻灵

【组成】车前子 32 克（微炒）　泽泻 64 克（炒炭存性）木瓜 24克　胡黄连 24 克　焦白术 24 克　炒扁豆 24 克　生山药 24 克　党参 16克　砂仁 16 克　广木香 16 克　葛根 16 克　桔梗 9 克

【用法】上药共研细末过筛，瓶装备用，开水调服，每日 3 次。3~6 个月者服 1.2~1.5 克，6 个月~1 岁服 1.5~2 克，1 岁 8 月~2 岁者服 3~4.5 克。

【主治】婴幼儿泄泻。大便呈黄绿色，呈稀糊状，混有不消化食物。

【出处】上海中医杂志，1985，12：25.

### 方四十二　止泻汤合醋油炙蛋

【组成】车前子 20 克（包）　　山楂　山药　白扁豆各 15 克　葛根

12 克　茯苓　泽泻各 6 克　神曲 10 克　甘草 2 克

【功能】健脾止泻。

【用法】湿重于热加猪苓、滑石；热重于湿加黄芩、白芍；食积偏重加谷麦芽、枳实；暑重者加藿香、香薷。两煎药液混合过滤后，浓煎至 250~300 毫升，加白糖适量当茶饮。另食醋油炙蛋；醋 15 毫升，鸡蛋 3 个（打去壳）混合搅匀，待锅热，放食油适量，将醋蛋倒锅内，用文火炙熟。日分 2~3 次食用。日各 1 剂。

【主治】3~5 岁小儿因湿热、伤食，以及脾虚所致泄泻。

【出处】四川中医，1991，(5)：15.

### 方四十三　理脾固肠汤

【组成】炒党参　芡实肉各 9 克　炒白术　煨诃子　茯苓各 6 克　煨葛根　陈皮各 5 克　土炒山药　焦神曲各 12 克　炙乌梅 8 克　白扁豆 10 克

【用法】1 剂水煎 3 次，日服 3 次。亦可将上药共研细末，6 个月以内服 1.5 克，7 个月至周岁服 3 克。每岁 3 克，按年龄递增。

【主治】2 周岁以上小儿久泻。

【注意事项】小儿久泻多为脾虚，在治疗间勿须禁食，但需要重视适当的营养，逐渐增加容易消化的食物；如有脱水、电解质紊乱、酸碱失衡者，给以补液纠正之。

【出处】辽宁中医杂志，1986，(12)：29.

### 方四十四　小儿止泻汤

【组成】白术 10 克　泽泻 10 克　建曲炭 12 克（布包）　防风 3 克　川朴 5 克　车前子 12 克　云苓 12 克

【用法】水煎至 40 毫升，每次 10 毫升，每日 4 次口服。

【主治】秋季腹泻。非特异性病因不明的消化不良，持续泄泻一周至两个月者。

【注意事项】避风寒，勿过饱食。

【出处】天津中医，1988，3：41.

### 方四十五　单味伏龙肝汤

【组成】灶心土

【功能】补脾止泻。

【用法】本品约鸡蛋大 1 块，加水 500 毫升，煎 5 分钟后离火澄清后，取清液贮入瓶内，待温使婴儿吸吮，隔 1~2 小时温之再令吮，每日 3~5 次为度。

【主治】婴儿（周岁前后）大便久泻，并排除痢疾、肠炎等病，吮乳喂食正常者。

【出处】中医药研究，1989，（2）：11.

### 方四十六　温脾止泻汤

【组成】肉苁蓉 6 克　丁香 5 克　炮姜 6 克　伏龙肝 9 克（布包）苍术 6 克　参须 3 克（另煎）　扁豆 10 克

【用法】每日 1 剂，水煎服。

【主治】小儿慢性腹泻。

【出处】中医杂志，1986，27（3）：12.

### 方四十七　健童散

【组成】党参　山药　莱菔子各 150 克　胡黄连　地骨皮　五谷虫　槟榔片　白术　砂仁　炒扁豆　莪术　滑石　木香各 100 克　芦荟　青黛各 50 克

【用法】共研细面，高压灭菌，分装每袋 1.5 克。3 个月~1 岁每服 0.5 克，2~3 岁每服 1.5~2 克，4~7 岁每服 2.5 克，日 2 次，用温开水或汤送服。如伤食泻用焦三仙各 10 克，煎汤服；伤湿泻用吴茱萸 5 克、肉苁蓉 10 克煎汤服；脾虚泻用莲肉 10 克，肉桂 5 克煎服；呕吐加竹茹、藿香各 10 克煎汤服；久泻不止用米壳、石榴皮 10 克煎汤服。

【主治】伤食泻，湿热泻，脾虚泻，久泻气虚下陷等。

【出处】辽宁中医杂志，1986，（6）：28.

### 方四十八　膈下逐瘀汤

【组成】五灵脂 1.5 克　当归 2 克　川芎 1.5 克　桃仁 2 克　丹皮 2 克　赤芍 2 克　乌药 1.5 克　延胡 1.5 克　甘草 2 克　香附 2 克　红花 1.5 克　枳壳 1.5 克

【用法】此为 1 岁小儿 1 日水煎剂量，其他年龄适当增减。脾胃虚弱加白术、茯苓、黄芪；脾肾两虚加附子、肉桂、黄芪；大便次数多且呈水样者可加诃子、苡仁。水煎，每日1剂。煎两次，药液混合，分作8~10次服完（平均1小时服一次），每次2~4匙即可。

【主治】小儿久泻。

【出处】新中医，1981，（12）：26.

### 方四十九　伏龙胡椒汤

【组成】伏龙肝（又名灶心土）30克　白胡椒3粒（花川椒代亦可，酒洗）　全蝎2克　炮姜5克　炙甘草6克

【用法】呕吐加丁香3克（6岁患儿用量）。将伏龙肝捣碎先煎，把煎二次液加以沉淀，取上面澄清汤液，再纳诸药煎服，服时应少量多次，以免呕吐无效。

【主治】小儿迁延性腹泻。

【出处】新中医，1982，（11）：36.

### 方五十　加味葛根芩连汤

【组成】葛根9克　黄连3克　黄芩9克　茯苓9克　泽泻6克　炒车前子6克　甘草3克

【用法】每日1剂，煎水频服。

【主治】婴幼儿秋季腹泻。

【出处】中草药，1980，（8）：367.

### 方五十一　五肉汤

【组成】莲子肉15克　山楂肉10克　诃子肉7.5克　乌梅肉3克大枣肉20克

【用法】上药为1周岁小儿量，水煎分3次服，每日1剂。根据年龄大小，药量可酌情加减。如服3至5剂之后，腹泻减轻或大便初见成形。本方亦可碾成细末，改做散剂服之。

【主治】全部病例均以形体瘦弱，神疲倦怠，面色苍白或萎黄无华，不思饮食，脘腹胀满，大便稀溏或完谷不化，舌色淡，苔薄白，脉缓而弱，指纹隐淡，属脾虚型泄泻（单纯性消化不良）范畴之内者，为本方适应证。

【出处】陕西中医，1980，（5）：12.

### 方五十三　疏运汤

【组成】苏梗、藿梗、煨木香、焦白术、茯苓、扁豆衣、炙藕节、

炒竹茹各 10 克、煨葛根、陈皮各 5 克、蔻节 3 克

【用法】水煎服，每日 1 剂。口服困难者均采用中药保留灌肠或直肠点滴。加减：若发热、口渴、舌红加银花 10 克，生石膏 30 克（包煎）；大便色绿夹有泡沫，肠鸣辘辘，阵发哭闹或腹痛加防风炭 10 克；大便黏腻色黄，肛周皮肤红碎，大便常规见有白细胞加炒黄芩，马齿苋 30 克；腹胀，暖气，大便夹有不消化残渣加焦楂曲各 10 克；久泻色绿，大便水分较多，舌淡红加炮姜炭 3 克；口干唇燥，尿少，舌红少苔去苏梗、藿梗、陈皮加乌梅、石斛各 10 克；见矢气或小便时均有大便滑出或暴泻次频量多去苏梗、藿梗、蔻仁，加煨诃子、石榴皮各 10 克；久泻，大便鸭溏，次数或多或少，腹软，舌淡红去苏梗、藿梗加太子参 10 克。凡见中度以上失水或呕吐均予静脉补充水解质 1 天~3 天。

【主治】小儿泄泻。

【出处】辽宁中医杂志，1992，（12）：29.

### 方五十四　石砂白术汤

【组成】石榴皮 8 克　砂仁　木香　炙甘草各 2 克　党参　白术　茯苓　藿香各 6 克　葛根　车前草各 10 克

【用法】上药水泡 20 分钟后煎取汁 60~90 毫升，每日 1 剂，每次 10~15 毫升，日服 6 次。脾虚型证见大便稀溏，或呈水样，带有奶瓣或不消化食物残渣，反复发作，神疲纳呆，睡时露睛用基本方；伤食型见大便酸臭，或如败卵，口臭纳呆，泻前腹痛加神曲、麦芽、伤肉食重加山楂；伤瓜果加丁香，伤乳食加炒麦芽、谷芽、山楂；脾虚惊恐见粪青如苔，睡中惊啼，加辰砂、钩藤；脾肾阳虚见完谷不化；四肢欠温加黑故纸、附片；风寒型见泡沫样便，鼻塞流涕加紫苏叶、防风；湿热型泻下水份较多，或如水注，或见粪镜检有少许红、白细胞、黏液、去石榴皮、砂仁、党参，加入黄连、黄芩、滑石。

【主治】婴幼儿泄泻。

【出处】陕西中医，1992，（7）：296.

# 小儿疳积

　　疳积是指小儿脾胃虚损，运化失宜，吸收功能长期障碍，脏腑失养，气液干涸，形体羸瘦，饮食不荣肌肤，影响生长发育，病程较长的

一种慢性疾患。本证多见于3岁左右的婴幼儿。临床以不同程度的形体干枯羸瘦，气血不荣，头发稀疏，精神疲惫；腹部胀大，青筋暴露；或者腹凹如舟，饮食异常等为其特征。多由于喂养不当，或某些疾病的影响，而引起脾胃功能障碍、消化吸收和利用不能满足机体需要所致。相当于西医的营养不良，是一种慢性营养障碍性疾病。

### 方一　疳积散

【组成】鸡内金30克　神曲、麦芽、山楂各100克

【用法】研细末，每次1.5~3克，糖水调服，日服3次。

【主治】疳证。

【出处】家庭医生，1986，（7）：32.

### 方二　草姜葱外敷方△

【组成】鲜疳积草15克　姜葱各30克　鸡蛋1个

【用法】将鲜疳积草、姜葱捣烂，加入鸡蛋白1个搅匀，外敷脚心1夜，隔3天换1次，疗程为5~7次

【主治】疳证。

【出处】家庭医生，1986，（7）：32.

### 方三　五谷虫煎△

【组成】五谷虫、鸡内金、独脚金、使君子各9克　甘草6克

【用法】煎水代茶，每剂日分3次服。

【主治】疳证。

【出处】家庭医生，1986，（7）：32.

### 方四　鸡金散△

【组成】鸡内金适量

【用法】鸡内金用瓦片焙黄研末，开水送服，每次1~2克。或加山楂30克，水煎送服，日服2次。

【主治】疳积。

【出处】《中医小儿食物保健疗法》

### 方五　小米焦巴散

【组成】小米饭焦巴适量

【用法】焙干，研细，红糖水冲服。

【主治】疳积。

【出处】《中医小儿食物保健疗法》

## 方六　肥儿丸

【组成】黑白丑（炒焦黄，研取头末）各60克　大麦芽（炒黄，研细末）120克

【用法】2药和匀，另用生山药500克，最好是新挖出土者，洗净，捣取汁，和药末，捏成小丸，如小绿豆大，晒干，轻放，以防碎。每服3~5克，日2次

【主治】小儿食积不化，腹大形瘦，见食即厌等症。

【出处】中医报　1986年10月17日第2版

## 方七　消疳散

【组成】大蟾蜍3只（重90~120克者最佳）　砂仁（连壳杵碎）15克　胡黄连（研碎）15克

【用法】先将蟾蜍分养，每只喂五谷虫90克至250克，然后放入瓮中，饿1周，使腹中物净，取出，将砂仁、胡黄连末塞入口，填腹中（塞药末时要戴手套，捏住蟾头，防喷浆伤人），用线扎住，另用黄泥湿和，每只分别封固，泥厚一指半，阴阳瓦煨煅，至泥赤裂便成，放土地上，出火气，候冷掰开，取蟾蜍药炭研细末，收入瓶中，待用。用量视蟾蜍大小，每料分作100~120份。每日1~2份，每份用鲜鸡蛋1个，同药末打和，加少许食盐，干蒸发透食用。

【主治】小儿疳积。

【出处】中医报　1986年12月27日第2版

## 方八　消滞杀虫汤△

【组成】胡黄连、白芜荑、鹤虱、槟榔、榧子肉、炒建曲、炒麦芽、雷丸（打）、焦山楂、白术各10克　川椒炭1.5克　厚朴、枳实各6克苦楝根皮15克

【用法】浓煎，每日空腹服3次。3岁以内小儿，可分2日6次服。

【主治】小儿疳积。

【注意事项】凡饮食不节，虫积为病者，皆可加减应用，并能收到

明显效果。

【出处】《临证会要》

### 方九　疳积合剂

【组成】黄芪 10 克　党参 10 克　南沙参 10 克、砂仁 5 克　白术 10 克　川朴花 5 克　青陈皮各 5 克　生薏仁 30 克　麦芽 10 克

【用法】以 7 倍剂量水浓煎，制成疳积糖浆，每瓶 500 毫升。2 岁内每日 10 毫升，2~6 岁每日 15 毫升，6 岁以上每日 25 毫升，分 2 次服。

【主治】小儿疳积。

【出处】中医杂志，1989，30（4）：32.

### 方十　金茶珍珠煎△

【组成】独脚金 12 克　胡芦茶 12 克　珍珠草 15 克

【用法】水煎服。

【主治】小儿疳积。

【出处】《常见病中医简易疗法》

### 方十一　小儿疳疾重症方

【组成】煅石燕、煅石决、煅牡蛎、使君子各 30 克　胡黄连、川厚朴、鸡内金各 15 克

【用法】研末，每日 6~12 克，猪肝蒸服。

【主治】小儿疳积重症。

【注意事项】眼疳加密蒙花、杭菊花、夜明砂；牙疳加紫草、赤芍、生地，外点《金匮》小儿疳虫蚀齿散。

【出处】《中国西医学家丛书之一·著名中医学家的学术经验》

### 方十二　疳疾散

【组成】白术、鸡内金各 15 克　猪联贴 30 克

【用法】猪联贴焙干，和上药共研细末。每饭后服 1.5~3 克，汤水任下。

【主治】小儿疳积。

【注意事项】猪联贴即猪脾脏。

【出处】《沈绍九医话》

### 方十三　三甲散

【组成】制鳖甲、炙龟板、穿山甲珠、炒槟榔、鸡内金各 100 克
砂仁 40 克　番泻叶 10 克

【用法】共研细末。1～3 个月每次服 0.3 克，周岁以内服 1 克，4 岁
以内服 2～3 克，5～7 岁服 3.5～4 克，日服 3～4 次，煎服。6 个月以上
婴幼儿去药渣，6 个月以上小儿连药渣服下，可加少量白糖。

【主治】乳食停滞，腹胀痞满，厌食纳呆，嗳气流涎，形体羸瘦，
伤食吐泻，疳积等症。

【出处】中医报　1987 年 9 月 17 日第 2 版

### 方十四　疳积散

【组成】炙鳖甲、炙山甲、榧子仁、鸡内金、生槟榔各 50 克　山
楂、神曲、麦芽各 20 克　砂仁 10 克　番泻叶 5 克

【用法】共研细末。1～3 个月每次服 0.3 克，周岁以内服 1 克，4 岁
以内服 2～3 克，5～7 岁服 3.5～4 克，日服 3～4 次，煎服。6 个月以上
婴幼儿去药渣，6 个月以上小儿连药渣服下，可加少量白糖。

【主治】小儿疳积。

【出处】中医报　1987 年 9 月 27 日第 2 版

### 方十五　七味肥儿丸

【组成】黄连（炒）、神曲（炒）、木香、槟榔各 30 克　使君子
（酒浸）、麦芽（炒）各 60 克　肉豆蔻（煨）30 克

【用法】面糊丸，麻子大。每服 30～50 丸，米饮下。

【主治】治小儿食积五疳、颈项结核、发稀成穗、发热作渴、消瘦
等症。

【出处】《灵验良方汇编》

### 方十六　九味消积散

【组成】人参 10 克　制附子 6 克　僵蚕 6 克　鸡内金 10 克
槟榔 10 克　神曲 10 克　麦芽 10 克　山楂 15 克　甘草 6 克

【用法】共研细末，装瓶备用。1～3 岁每次 0.15～0.3 克，3～6 岁每
次 0.3～0.5 克，6～9 岁每次 0.5～1.0 克，9～12 岁每次 1.0～1.5 克。每

日 3 次，白开水冲服。

【主治】小儿疳证。

【注意事项】体虚多汗者用黄芪，腹泻用白术、茯苓，恶心、呕吐者用半夏、陈皮，腹胀用木香、砂仁，腹痛用元胡、香附为引，水煎送服九味消积散。

【出处】《中西医结合儿科试用新方》（增订本）

### 方十七　健脾补肾消疳汤<sup>△</sup>

【组成】紫河车 4 克　巴戟天 6 克　狗脊 10 克　党参 9 克　白术 9 克　石斛 6 克　橘白 3.5 克

【用法】水煎服。1 日 1 剂，分 2 次服。

【主治】小儿疳证（干疳），消瘦明显。

【出处】《中医临床验方集》

### 方十八　消积外敷方<sup>△</sup>

【组成】桃仁 10 克　栀子 10 克　皮硝 10 克　大黄 10 克　杏仁 6 克

【用法】将药研细末，以鸡蛋清加面粉，调敷于肚脐部。

【主治】小儿疳证，肚腹膨大。

【出处】《中医临床验方集》

### 方十九　健脾导滞汤<sup>△</sup>

【组成】党参、白芍、焦白术、谷麦芽各 10 克　山楂炭 12 克　苍术、陈皮、连翘、甘草各 5 克

【用法】水煎服。

【主治】小儿缺锌症（小儿疳积）。

【出处】中医报　1988 年 3 月 7 日第 3 版

### 方二十　三仙饮

【组成】鲜山楂 20 克　鲜白萝卜 30 克　鲜桔皮 6 克

【用法】水煎，加冰糖少量，代茶饮。

【主治】小儿疳证，积滞伤脾型。

【出处】中医报　1989 年 6 月 17 日第 4 版

### 方二十一　山楂鸡金糕

【组成】山楂粉、糯米粉各 250 克　鸡内金粉 30 克　白糖适量

【用法】加水揉成面团，放入蒸锅蒸熟，分次随量服食。

【主治】小儿疳症，积滞伤脾者。

【出处】中医报　1989 年 6 月 17 日第 4 版

### 方二十二　山甲蛋

【组成】炮穿山甲 3 克（研极细）　鲜鸡蛋 1 个

【用法】将鲜鸡蛋钻 1 小孔，将药末塞于蛋内，纸糊上，然后再用面包裹，文火将鸡蛋烧至熟透，药和鸡蛋一并吃下。

【主治】小儿疳症。

【出处】中医报　1989 年 6 月 17 日第 4 版

### 方二十三　红薯叶煎<sup>△</sup>

【组成】鲜红薯叶 95 克　鸡内金 2 克

【用法】水煎服。

【主治】小儿疳积。

【出处】《食物疗法》

### 方二十四　黄鳝鸡金羹<sup>△</sup>

【组成】黄鳝 1 条　鸡内金 10 克

【用法】黄鳝去内脏，切块放碗中，加鸡内金、水适量，蒸熟，加适量酱油调味食之，每日 1 剂，2 次服完，连服数日。

【主治】小儿疳积。

【出处】《食物疗法》

### 方二十五　小儿疳积方

【组成】蟑螂 5 个

【用法】油炸后，每天连续食用，病愈后停服。

【主治】小儿疳症。

【出处】《中医儿科学》

### 方二十六　磨积通便散<sup>△</sup>

【组成】牵牛子 30 克　槟榔 30 克　雄黄 10 克

【用法】研细末，每次 3~6 克，开水送下，日服 2 次。

【主治】疳积便干。

【出处】《中医儿科学》

### 方二十七　健脾消食汤

【组成】陈皮9克　厚朴9克　焦楂曲9克　莱菔子9克　党参9克　黄芪9克　白术9克　茯苓9克　半夏9克　滑石9克　砂仁6克　佩兰6克　枳壳6克　川军（大黄）6克　槟榔6克　内金4.5克　龙骨15克　牡蛎15克　甘草3克

【用法】水煎服。每日1剂，分早、晚两次服，连服10天。

【主治】慢性胃肠功能紊乱，发育营养障碍，贫血。

【出处】天津中医，1986，3（4）：4.

### 方二十八　康复散

【组成】党参　白术各25克　茯苓20克　陈皮15克　淮山药　扁豆各30克　砂仁15克　使君子50克　槟榔20克　山楂　神曲各35克　黄精子60克　香附6克　甘草10克

【用法】上药共研细末，制成散剂，开水冲服或白糖水冲服。3岁以下者每次服3克，3至5岁每次服4克，6~10岁每次服5克，11~13岁每次服6克，早、晚饭前各服1次。10天为1疗程，一般连服1~3疗程。

【主治】小儿面黄肌瘦，毛发直立，稀少而黄，白汗，夜间烦热，纳差，大便稀溏。

【出处】四川中医，1987，（1）：15.

### 方二十九　参麦玉梅汤

【组成】太子参20克　麦冬10克　玉竹10克　乌梅5克　淮山药10克　山楂6克　生地10克　甘草3克

【用法】水煎服，每日1剂。体质极虚者太子参易白人参，以大补元气；发热加葛根；大便秘结者加玄参；大便溏薄臭秽者加海螵蛸；兼有虫积者加使君子；腹胀者加槟榔以行气导滞。

【主治】疳症。

【出处】湖南中医杂志，1987，3（1）：53.

### 方三十　三甲散

【组成】龟板12克　鳖甲12克　穿山甲12克　鸡内金6克

【功能】滋阴清热，健脾消食。

【用法】将前2味用食醋泡1小时后，放炭火中烧黄研末，穿山甲土炒黄研末，鸡内金生用研末，共研后过筛，装入有色玻璃瓶内备用。每次服2~3克，每日服2次，1剂为1疗程。

【主治】小儿疳积。

【出处】陕西中医，1984，5（1）：45.

# 脐　风

脐风，西医名之为"新生儿破伤风"，是由破伤风杆菌引起的一种急性传染病。以唇青青口撮，牙关紧闭，甚则四肢抽搐，角弓反张等为特征。多系分娩断脐时处理不当，细菌邪毒由脐部创口侵入，以致经络受阻，营卫壅滞，气血不运，经脉为邪毒所闭，肝风内动，致成痉厥。本病多在婴儿出生后4~7天内发生，故俗称"四六风"、"七天风"。因其主症为口撮、牙关紧闭，故中医又名之为"撮口"、"噤口"等。

## 方一　预防小儿脐风散

【组成】枯矾、硼砂各7.5克　朱砂0.6克　冰片、麝香各0.15克

【用法】共为末，凡小儿降生后，洗过，即用此末擦脐上。每小儿换褓布时，仍擦此末。脐带落后，亦仍擦之。擦完一料，永无脐风之证。

【主治】预防小儿脐风。

【出处】《医学衷中参西录》

## 方二　定风膏

【组成】南星6克　僵蚕6克　白附子、牙硝、天麻、全蝎、五灵脂、辰砂各3克　硼砂1.8克　轻粉1.5克　蜈蚣1条（赤足者炙）巴豆0.6克（去油）　麝香0.3克　冰片0.3克

【用法】各取净末，糊丸如芡实大，每用半丸，生姜、薄荷汤下。

【主治】脐风撮口。

【出处】《婴童类萃》

## 方三　蝎蛇饼子

【组成】赤足蜈蚣1条（炙）　蝎梢（炙）、白花蛇（酒浸去骨）、

朱砂、胆星、僵蚕各 15 克　麝香 0.9 克

【用法】各为净末，乳细酒糊为丸，捏作饼子，每饼 1.2 克重，薄荷汤化下。

【主治】脐风撮口。

【出处】《婴童类萃》

### 方四　回生膏

【组成】大田螺 2 个　萝卜子、葱白、生地、生姜各 6 克

【用法】同捣烂，敷脐四周，少顷有屁，大小便通利即活。

【主治】脐风撮口，腹胀青筋，口不吮乳。

【出处】《婴童类萃》

### 方五　辰砂僵蚕散

【组成】辰砂（水飞）1.5 克　僵蚕 3 克　炒蛇蜕皮 3 克　麝香 1.5 克

【用法】上为末，用蜜调敷唇口。

【主治】脐风。

【出处】《医宗金鉴·幼科心法要诀白话解》

### 方六　益脾散

【组成】白茯苓、人参、煨草果、煨木香、炙甘草、陈皮、厚朴（姜炒）、炒紫苏子各等分。

【用法】上为末，每服 3 克，姜枣汤调服。

【主治】脐风。

【出处】《医宗金鉴·动科心法要诀白话解》

### 方七　龙胆汤

【组成】龙胆草、钩藤、柴胡、黄芩、桔梗、赤芍、茯苓、炙草各 15 克　蜣螂 2 个（去翅足炙）大黄 0.3 克（纸里煨）

【用法】共为细末，食前调服。或加防风、麦冬，以去心热亦可。

【主治】脐风撮口壮热。

【出处】《幼科释谜》

### 方八　黑白饮

【组成】黑牵牛、白牵牛（俱半生半炒）、生大黄、陈皮（去白）、

槟榔各 15 克　炙草 9 克　元明粉 6 克

【用法】共为细末，每次 1.5~3 克，空心温密汤调服。

【主治】脐风气实者，及急惊壮热发搐。

【注意事项】此药新合最妙，久则效迟。

【出处】《幼科释谜》

### 方九　驱风开口液△

【组成】紫苏、前胡、姜蚕（炒）各 15 克

【用法】水煎去渣，候温，以棉花蘸药滴儿口中，频频滴，以口开为度，开后切勿令其吮乳盖。

【主治】小儿撮口脐风。

【出处】《奇方类编》

### 方十　祛风通络镇痉散△

【组成】炙蜈蚣 1.2 克　蝎尾 0.6 克　僵蚕 1.8 克　朱砂（水飞）0.3 克

【用法】各研细末，和匀，用竹沥调拌吞服，每次 0.9~1.5 克，每日 2~4 次。

【主治】新生儿破伤风。

【出处】《中医儿科临床手册》

### 方十一　泻热通结散△

【组成】黑丑、白丑、生大黄等量

【用法】均研成细末，每次各 0.15~0.3 克，开水吞服，1 日 1~3 次。

【主治】新生儿破伤风，形体壮实，兼见腹部胀满，大便不通者。

【出处】《中医儿科临床手册》

### 方十二　脐风预防散△

【组成】蝉蜕（去头足）3 个　薄荷 0.9 克　灯芯 3 寸　红糖适量

【用法】将蝉蜕、薄荷、灯芯共为细末，用红糖冲服，每天 2~3 次，新生儿 7 天以内使用。

【主治】预防脐风。

【出处】《中医医学丛书之三 中医儿科学》

## 方十三　蚕蜜敷脐膏<sup>△</sup>

【组成】僵蚕末、蜂蜜各适量

【用法】调成膏，涂敷脐上。

【主治】脐风。

【出处】《中医儿科临床手册》

# 惊　风

　　惊风，又称"惊厥"，民间俗称"抽风"，是一个证候，临床上以抽痉或伴神昏为其特征。在任何季节，很多疾病中都可发生，一般以1～5岁婴幼儿为多见，年龄越小，发病率越高。惊风可分为急惊风与慢惊风两大类，急惊风发病大多暴急，慢惊风一般多由久病而来，也可由急惊风转变而成。若慢惊风进一步发展，病久延绵不愈，而致阳气衰败、虚风内动者，则称为"慢脾风"，是慢惊风中的危重证候。总之，惊风病势突然，来势凶险，变化迅速，往往威胁小儿生命，为儿科危重急症之一。

## 方一　平惊丹（又名五色丹）

【组成】青黛6克　朱砂3克　生石膏30克　天竺黄30克　芦荟30克　甘草粉5克

【用法】上药除朱砂外，共为极细末，另用雪水调生蜜少许，和匀作丸，每丸潮重5克，朱砂为衣，阴干收入瓷瓶内。每用1丸，研碎，煎竹叶、钩藤、灯芯汤调服。病重者，1日可2～3丸，以大便通、微微汗出为效。

【主治】小儿壮热不解，突起惊风，不啼哭，亦无泪，有时惊叫一声，手足搐搦，大便不通。

【出处】中医报　1987年1月27日第2版

## 方二　琥珀清热散

【组成】琥珀30克　钩藤、紫蔻仁各50克　朱砂（水飞）80克　柿霜100克　滑石、甘草各150克　薄荷冰10克

【用法】共研细粉。1~3月小儿每服0.3克，周岁以内1克，4岁以内2~3在，4~8岁5~6在，日服3~4次，开水冲服（或煎服）。

【主治】暑热烦躁，惊风抽搐，眩晕呕恶，夜寐啼哭。

【出处】中医报　1987年7月17日第2版

### 方三　胆制僵蚕散

【组成】白僵蚕10克　新鲜牛苦胆1枚　黄连10克

【用法】将新鲜牛苦胆上方，切一小口，置僵蚕入牛苦胆中，用丝线将牛苦胆口扎紧，悬挂于阴凉通风处1个月，从牛苦胆中取出白僵蚕，用温开水洗去僵蚕外面未被吸收的胆汁，然后晾干或烘干，有条件置干燥箱干燥后，将胆汁僵蚕与黄连共研成细末，装瓶内防潮备用。

1岁以下每次0.3~0.5克，1~3岁每次0.5~1.0克，3~6岁每次1.0~1.5克，6~9岁每次1.5~2.0克，每日3次，食后半小时温开水冲服。

【主治】小儿高热惊厥的预防和治疗。

【注意事项】小儿高热惊厥系指在上呼吸道感染发热初期而引起的抽风。本病约占小儿惊厥的30%~50%左右，10岁以下的小儿约有4%~8%发生一次或两次以上的高热惊厥。其中约有8%左右可转为真性癫痫。转为真性癫痫虽有很多原因，但多次抽风所致机体缺氧而造成脑损伤，是其中原因之一。因此积极地预防高热惊厥，防止脑组织受损伤，以减少癫痫的发生，具有重要意义。素有高热惊厥患儿，感冒发热时即应服用本方，以防止惊厥的发生；一旦发生惊厥者，服之可以控制惊厥的再发生。

【出处】《中西医结合儿科试用新方》（增订本）

### 方四　钩藤饮子

【组成】钩藤钩、防风、独活、天麻、天竺黄、羌活、川芎各3克升麻、甘草（炙）、龙胆草、麻黄各1.5克　蝉蜕5个（去头足）

【用法】加姜2片、枣1枚，水煎服。

【主治】小儿一切惊风抽搐，目视昏迷。

【出处】《灵验良方汇编》

### 方五　清热息风煎△

【组成】冬桑叶、杭菊花、金银花、带心连翘、钩藤、玄参、淡竹

叶、鲜石斛、竹茹、莲子心各 10 克　龙胆草 1.5 克　生石膏粉 15 克
鲜苇根 30 克

【用法】加水浓煎，代茶频服。

【主治】小儿急惊风。

【出处】《临证会要》

### 方六　缓肝理脾止搐汤<sup>△</sup>

【组成】炙党参、炙黄芪、淮山药、炙甘草、云茯神、玉竹、白芍、白术各 10 克　陈皮 6 克　桂枝 2 克　薏苡仁 15 克　生姜 3 片　大红枣 3 个

【用法】水煎浓汁，分数次温服，3 剂。

【主治】小儿慢惊风。

【出处】《临证会要》

### 方七　加减凉膈散

【组成】薄荷　连翘　山栀
黄芩　大黄　钩藤　石决明　全蝎　龙齿　蜂蜜

【用法】水煎服。

【主治】小儿急惊风。

【出处】吉林中医药，1983，(5)：15.

### 方八　镇风汤

【组成】钩藤钩 9 克　羚羊角 3 克（另炖兑服）　龙胆草 6 克　青黛 6 克　清半夏 6 克　生赭石 6 克（轧细）　茯神 8 克　僵蚕 6 克　薄荷叶 3 克　朱砂 0.6 克（研细送服）

【用法】磨浓生铁锈水煎药。

【主治】小儿急惊风。

【注意事项】有因外感之热，传入阳明而得者，方中宜加生石膏；有因热疟而得者，方中宜加生石膏、柴胡。

【出处】《医学衷中参西录》

### 方九　定风散

【组成】生石膏 30 克　天竺黄 18 克　胆南星 12 克　朱砂 9 克（水

飞）　蜈蚣 20 条

【用法】共研细粉。1~3 个月每次服 0.3 克，周岁以内服 1 克，1~4 岁 2~3 克，5~7 岁 3.5~4 克，日 3~4 次，煎服。

【主治】痰热内壅，身热昏睡，惊厥、抽搐，急惊风，癫痫属实热证者。

【出处】中医报　1988 年 5 月 27 日第 2 版

### 方十　解热定痉丸

【组成】僵蚕 10 条　炙全蝎 6 只　飞朱砂 5 克　轻粉 6 克　青蒿虫（青蒿节间有小虫，须在秋分前后剥取）适量

【用法】将前 4 味药共研极细，加青蒿虫适量，捣和为丸，如绿豆大。每服 2~4 粒，日 2~3 次。待热退搐止后，停服。

【主治】小儿高热惊搐。

【出处】中医报　1989 年 4 月 27 日第 2 版

### 方十一　通关散

【组成】猪牙皂角 3 克　生半夏 3 克　北细辛 0.9 克

【用法】共碾细末，用灯心蘸药入鼻孔，得喷嚏为验，不则难疗。用姜汤调少许服之，亦效。

【主治】小儿急慢惊风，昏迷不醒。

【出处】《婴童类萃》

### 方十二　大惊丸

【组成】羌活、防风、川芎、茯苓、茯神各 15 克　白附子（炮）、白术（炒）、炙全蝎、炙僵蚕各 6 克　明星 18 克　明天麻 9 克

【用法】为末，蜜丸，芡实大，薄荷、灯心化下。

【主治】小儿急慢惊风。

【出处】《婴童类萃》

### 方十三　栝楼桂枝汤

【组成】栝楼根 15 克　桂枝 8 克　白芍 12 克　炙甘草 6 克　生姜 6 克　大枣 5 枚

【用法】水煎 300 毫升，不拘时少量多次服，每日 1 剂，忌食生冷

油腻，加减：气虚加党参；脾虚加白术，血虚加当归，阴虚加石斛。

【主治】小儿抽搐证。

【出处】陕西中医，1985，6（7）：304.

### 方十四　清热息风散<sup>△</sup>

【组成】全蝎 3 克　蜈蚣 3 克

【用法】2 味炒枯，研成细末，每次 0.6 克，日服 2 次，用薄荷 6 克煎汤送下。

【主治】小儿急惊风，属风热者。

【出处】《简易中医疗法》

### 方十五　开窍化痰汁<sup>△</sup>

【组成】鲜石菖蒲根汁 1 匙　竹沥 1 酒杯　地龙（蚯蚓）7 条（洗净）

【用法】将地龙入白糖内化水，与其他 2 味和匀服。

【主治】小儿急惊风，属风痰者。

【出处】《简易中医疗法》

### 方十六　化痰止抽丸<sup>△</sup>

【组成】白附子 3 克　半夏 20 克　胆南星 10 克

【用法】研成细末，用糯米粉煮粥调和成丸子，像绿豆大，每服 3~5 丸，用薄荷 1.5 克，煎汤送下。

【主治】小儿慢惊风，属阳虚者。

【出处】《简易中医疗法》

### 方十七　麝冰散

【组成】麝香 1 份　冰片 50 份　姜黄 50 份　郁金 50 份　巴豆 30 份血竭 50 份　大赤金 10 份　全蝎 50 份

【用法】将 1/2 剂量的巴豆焙黄。按上述 8 种药物比例研成细末，过 160~180 目筛后混合均匀，装入瓶中，每瓶 1 克，使用时将药粉兑入等渗溶剂（生理盐水等）内即可。使用方法：本着就近攻邪，方便给药。力求速效稳效的方针，分别采用灌服、肛点、鼻饲、保留灌肠等综合给药方法，以体现多途径、非创伤、非开放性治疗的特点。一般情况按 0.2 克/kg 体重/次给药，必要时可加倍，2 小时后可重复给药。

【主治】小儿高热惊厥。

【出处】吉林中医药，1993，（1）：25.

### 方十八　平肝息风汤△

【组成】天麻 3 克　钩藤 6 克　银花 10 克　桃仁 3 克　炒栀子 3 克　天竺黄 10 克　僵蚕 6 克
全蝎 3 克　薄荷 2.5 克　地龙 3 克

【用法】水煎服。1 日 1 剂　分 3 次服，连服 3 剂。

【主治】小儿急惊风。

【出处】《中医临床验方集》

### 方十九　健脾培本止惊散△

【组成】人参 3 克　白术 6 克　肉桂 3 克　生芪 10 克　炙甘草 3 克　橘红 6 克　僵蚕 6 克　云苓 12 克　天麻 4.5 克　生石膏 30 克　辰砂 5 克

【用法】共为细末。3 岁患儿每服 2 克；4 至 6 岁每服 4.5 克。1 日服 3 次，米汤送服。

【主治】小儿慢惊风。

【出处】《中医临床验方集》

### 方二十　水牛角单方△

【组成】水牛角片适量

【用法】3 岁以下每日 30 克，3 岁以上每日 60 克，水煎 2 小时，1 日 3 次分服。连用 7~10 日。

【主治】高热惊厥。

【出处】《食物疗法》

### 方二十一　牛黄散△

【组成】牛黄 0.8~1.5 克　生石膏　大青叶各 30 克

【用法】将牛黄研细末，以生石膏、大青叶煎水送服，1 日 2 次分服。

【主治】小儿惊风。

【出处】《食物疗法》

### 方二十二　清宫粉

【组成】广郁金30克　黄芩30克　生栀子30克　黄连30克　寒水石30克　琥珀1.5克　玳瑁30克　朱砂1.5克　冰片9克

【用法】上药共研极细面，过筛为散。1～5岁，每次服0.6～1克，每日2次。

【主治】小儿热性病高热、惊厥。

【出处】《祁振华临床经验集》

### 方二十三　温潜方[△]

【组成】淡附片5克　杭白芍9克（炒）　云苓9克　煅牡蛎18克（先煎）　灵磁石12克（先煎）　生白术9克　山萸肉8克　浮小麦9克　细辛1.8克　淡干姜2.4克　炙草3克　肉豆蔻5克

【用法】水煎服。

【主治】幼儿入睡惊厥。

【出处】《名中医治病绝招续编》

# 小·儿·癫·痫

小儿癫痫，即中医的"痫证"。是一种发作性神志异常疾病。临床以突然仆倒，昏不知人，口吐涎沫，两目上视，四肢抽搐，或做猪羊叫声，发过即苏，复如常人为特征。本病不分年龄、性别、幼年发病，往往遗患终身，所以应积极治疗。另外，因本病发无定时，须防跌仆、水溺、车祸等意外。

### 方一　止痫散

【组成】乌梢蛇480克　壁虎、陈胆星各100克　广地龙120克

【用法】上药均烘燥、磨极细，过筛拌匀，贮玻璃瓶内密封备用。用法：6岁以下每次服5克，7～11岁每次服9克，12岁以上每次服13克，每日早晚温开水送服各1次，30日为1疗程。当第1疗程结束后，可停药观察2个月，如癫痫仍然发作，应继续服第2疗程，第2疗程结束后仍不能控制发作，即放弃本方治疗。

【主治】癫痫。

【注意事项】原接受西药治疗者，应逐渐减服西药，第 1 星期减少每日的 1/3 量，第 2 星期减少每日的 1/2 量，第 3 星期完全停药。但是治疗期间如出现癫痫持续状态，可用西药做应急处理，以免发生意外，不影响疗效判定。服药期间忌酒及辛辣食品，避免精神刺激，防止过度疲劳。

【出处】浙江中医杂志，1987，22（9）：397.

### 方二　强脑抗痫灵

【组成】丹参 240 克　何首乌 150 克　七叶一枝花 150 克　天麻 240 克　钩藤 150 克　蝉蜕 90 克　地龙 90 克　石菖蒲 90 克
牛黄 1.5 克　麝香 1.5 克　珍珠 1.5 克　竺黄 9 克　石决明（孔脊部分）90 克

【用法】将丹参等前 8 味中药加适量水，煮沸 2 小时（钩藤煮沸不超过 20 分钟），纱布过滤去渣留液，将药液加热蒸发成流浸膏；再将牛黄等后 5 味中药研成细粉，掺入流浸膏内和均匀，置于干燥箱内或自然干燥后，制成散剂，装瓶备用。

3 岁以下每次 0.5~1.0 克，3~6 岁每次 1.0~1.5 克，6~12 岁每次 1.5~2.0 克。每日 3 次，白开水或加药引（不同的发作用不同的药引）送服。

【主治】癫痫。

【出处】《中西医结合儿科试用新方》（增订本）

### 方三　胆蚕附星散

【组成】胆制僵蚕 60 克　胆制附子 30 克　生南星 20 克　天麻 30 克　全蝎 30 克　蜈蚣 30 条　地龙 20 克

【用法】共研细末，装瓶防潮备用。1~3 岁每次 0.5~1.0 克，3~6 岁每次 0.1~1.5 克，6~9 岁每次 1.5~2.0 克，9~12 岁每次 2.0~2.5 克。每日 3 次，温开水送服。

【主治】小儿原发性癫痫。

【附】胆制僵蚕制法：取新鲜牛苦胆 1 枚，将其上方切一小口，置白僵蚕 10 克入牛苦胆中，用丝线将牛苦胆口扎紧，悬挂于阴凉通风处 1 个月，从牛苦胆中取出白僵蚕，用温开水洗去僵蚕外面未被吸收的胆汁，然后晾干或烘干，有条件置干燥箱干燥后，将胆汁僵蚕研成细末，装瓶内防潮备用。

胆制附子制法：新鲜牛苦胆 1 枚，附子 20 克。将牛苦胆上方割一小口，装入附子后，用线扎紧，以不漏胆汁为度。挂阴凉通风处 1 个月，取出附子用水洗除外面胆汁，晾干或烘干，研为细末，装瓶防潮，备用。

【出处】《中西医结合儿科试用新方》（增订本）

## 方四　味精单方△

【组成】味精

【用法】小儿每岁每日服 1 克，1 日 3 次分服。

【主治】防治癫痫小发作。

【出处】《食物疗法》

## 方五　止痫丸△

【组成】白矾 18 克　　胆星 36 克　　朱砂（冲服）0.3 克　　半夏 36 克　荆芥穗 500 克　寸香 1 克

【用法】共为末，荆芥煮水取汁，将药粉加入为丸，如绿豆大。每服 3~5 丸，早晚姜汤送服。

【主治】癫痫。

【出处】《中医临床验方集》

## 方六　除痫汤△

【组成】天麻 6 克　　淡全虫 4.5 克　　当归 15 克　　炙草 4.5 克

【用法】水煎服。如痰多舌白腻脉滑者，加法半夏 9 克；顽痰不化者，加礞石 4.5 克；脾虚气弱者加党参 15 克、茯苓 15 克　乌豆衣 9 克；肝火旺而心烦善怒者，加干地 15、白芍 12 克、生石决 15 克或珍珠母 30 克；肾虚耳鸣、腰酸者加女贞子 9 克、菟丝子 9 克、川断 15 克；血虚面色苍白者加何首乌 15 克、桑寄生 15 克、鸡血藤 15 克；心悸惊恐、睡眠不宁者加麦冬 6 克、五味子 4.5 克、生龙齿 15 克；大便稀薄者加茯苓 15 克、蚕沙 15 克；大便秘结者加肉苁蓉 15 克、秦艽 12 克。

【主治】癫痫。

【注意事项】可与除痫散配合应用。

【出处】《临症见解》

## 方七　除痫散

【组成】天麻72克　淡全虫60克　当归150克　炙草60克　胆星21克

【用法】以上药共为细末。重者日服2~3次，轻者日服1~2次，每次3克，以开水送服。

【主治】癫痫。

【注意事项】常与除痫汤配合应用，以散剂长期服用，汤剂则间断服用，在发作较频时配合使用汤剂以加强药效。

【出处】《临症见解》

## 方八　定心丸

【组成】天麻、人参、桔梗、远志肉、僵蚕（炒）、羌活、蝉蜕（研去土）、茯苓各15克　薄荷、甘草、白附子、荆芥各9克　全蝎、木香各3克　南星6克　防风、山药各9克

【用法】为末，炼蜜丸，芡实大，辰砂为衣，每服1丸，薄荷汤下。

【主治】小儿惊痫。

【注意事项】作煎剂亦可。

【出处】《婴童类萃》

## 方九　神鸟散

【组成】黑老鸦1个　胡桃7个　苍耳子心7个

【用法】俱入瓶内，盐泥固济，炭火煅，烟尽为度，取出研细，每服3克，空心酒调下。

【主治】小儿痫证。

【出处】《婴童类萃》

## 方十　断痫丹

【组成】黄芪（蜜炙）、钩藤、细辛、炙草各15克　蛇壳3寸（酒炙）　蝉壳4个　牛黄3克

【用法】枣肉丸麻子大。每数丸，参汤下，量儿大小加减。

【主治】小儿痫后复作，连绵不除，服之有验。

【出处】《幼科释谜》

## 方十一　四制抱龙丸

【组成】天竺黄15克　辰砂6克　胆星30克　雄黄6克　麝香0.45克　麻黄、款冬花、甘草各15克

【用法】前五味共为极细末，另用后3味煎汤去滓，慢火熬成膏，合药末为丸，如芡实大，每服1丸，薄荷汤化下。

【主治】小儿痫证痰涎壅盛者。

【出处】《医宗金鉴·幼科心法要诀白话解》

## 方十二　大青膏

【组成】天麻9克　白附子6克　青黛3克（研）　蝎尾（去毒）3克　朱砂（研）3克　天竺黄6克　麝香0.9克　乌梢蛇肉（酒浸焙干）3克

【用法】同研细末，炼蜜和膏，大儿每服1.5克，小儿每服0.9克，薄荷汤化服。

【主治】小儿惊痫。

【出处】《医宗金鉴·幼科心法要诀白话解》

## 方十三　化风丹

【组成】胆星6克　羌活、独活、天麻、防风、甘草（生）、荆芥穗、人参、川芎各3克

【用法】共为细末，炼蜜为丸皂子大，每服1丸，薄荷汤化开服。

【主治】小儿风痫。

【出处】《医宗金鉴·幼科心法要诀白话解》

## 方十四　比金丸

【组成】人参、琥珀、茯苓、朱砂、远志（姜制，取肉炒）、天麻、南星、川芎、菖蒲、青黛各3克　麝香3克

【用法】共为末，蜜丸桐子大，每服1~2丸，金银、薄荷汤下。

【主治】小儿痫证。

【出处】《明医指掌》（订补本）

## 方十五　加减凉膈散

【组成】大黄6克　栀子10克　连翘10克　黄芩10克　薄荷6克

竹叶 6 克　槟榔 10 克　甘草 10 克

**【用法】** 若睡眠较少者，加磁石 30 克，天麻 30 克；食欲不佳、舌苔黄厚者，加焦三仙各 6 克；大便稀者，加大枣 6 枚；易患上呼吸道感染者，加桑叶 10 克，菊花 10 克。每日 1 剂，水煎服，早、晚空腹各服 1 次。发作控制后，坚持服药 0.5～1 年。

**【主治】** 小儿原发性癫痫。除癫痫症状外可伴舌红，苔黄厚而干，脉滑数等症。

**【出处】** 中国医药学报，1991，（2）：40.

### 方十六　醒神化痫丸

**【组成】** 太子参　寸冬　五味子　橘红　胆南星　茯苓　白僵蚕钩藤　珍珠母　丹参

**【功能】** 涤痰开窍，息风解痉，益气养阴。

**【用法】** 上药用于癫痫发作期。水煎服，日 2 次。癫痫缓解期用益智聪明丹：太子参、寸冬、五味子、菖蒲、益智仁、黄芪、枸杞子、黄精、广陈皮。水煎服日 2 次。结合临床辨证，随证加减。

**【主治】** 癫痫发作期。

**【出处】** 辽宁中医杂志，1987，（1）：19.

### 方十七　甘麦大枣汤合明矾

**【组成】** 甘草 9 克　淮小麦　大枣各 30 克

**【功能】** 养心安神。

**【用法】** 水煎服，同时每晨空腹开水冲服明矾米粒大 1 枚。

**【主治】** 小儿痫症。伴面色苍黄，形体消瘦，纳谷不香，倦怠无力，舌淡苔白，脉细。

**【出处】** 浙江中医杂志，1980，（10）：455.

### 方十八　顺气豁痰汤

**【组成】** 石菖蒲 10 克　青果 9 克　半夏 9 克　青礞石 15 克　胆南星 9 克　陈皮 6 克　枳壳 6 克　川芎 3 克　沉香 2 克　六曲 6 克

**【功能】** 调顺气机，豁痰开窍。

**【用法】** 7 岁以下者用量酌减。痰浊迷窍型予基本方。因惊致痫者，选加琥珀、朱砂、远志；痰浊动风型基本方酌加僵蚕、钩藤、生铁落；

痰火壅盛型基本方选加黄芩、栀子、代赭石；正气偏虚型基本方加太子参、茯苓。1 日 1 剂，水煎服。每周复诊 1 次。3~6 个月后部分患儿改用散剂（由半夏、石菖蒲、胆南星、青果、陈皮、枳壳、沉香等组成），随证加用"药引"（如脾虚用太子参，动风用钩藤，便秘用草决明，4 岁以下 1~2 克/次，4~7 岁 2~3 克/次，7 岁以上 3~5 克/次），沏汤送服，每日 3 次。

【主治】小儿精神运动性癫痫。

【出处】中医杂志，1991，（4）：26.

# 遗 尿 症

遗尿，俗称"尿床"，是指 3 周岁以上的小儿，睡眠中小便自遗，醒后方觉的一种病证。其发生主要与肾和膀胱有直接关系，多由于肾气不足、下元虚寒，或病后体质虚弱，脾肺气虚或不良习惯所致。应排除神经系统、内分泌系统、泌尿系统疾病所引起的夜尿。

## 方一　夜尿警觉汤

【组成】益智仁 12 克　麻黄 9 克　桑螵蛸 15 克　石菖蒲 9 克

【用法】6~9 岁每日 1/2~2/3 剂，9~14 岁每日 2/3~1 剂，水煎服。

【主治】小儿遗尿症。

【出处】《中西医结合儿科试用新方》（增订本）

## 方三　麻黄止遗汤

【组成】麻黄、钩藤、益智仁、桑螵蛸各 10 克（6 岁以下用量酌减）

【用法】于睡前 1 小时煎服，并在睡后每隔 1~2 小时唤醒患儿 1 次，连服 1 周为 1 疗程

【主治】小儿遗尿。

【注意事项】治疗期间，必须定时将患儿叫醒，使患儿逐渐养成定时小便的习惯。

【出处】中医报　1987 年 5 月 27 日第 2 版

## 方三　蟋蟀散△

【组成】蟋蟀 1 只

【用法】焙干研成细末，开水送服（按岁数计，如小儿 8 岁，每日 1 只，服至 8 只为止）

【主治】小儿遗尿。

【出处】中医报　1987 年 9 月 7 日第 4 版

### 方四　固泉散

【组成】生黄芪 150 克　怀山药、菟丝子各 60 克　金樱子 50 克　炙川芎 100 克　陈皮 30 克

【用法】分别研成粉末，和匀，加适量白蜜搅拌，装入瓶中密闭，备用。小儿每服 10 克，每日 3 次（早、中及临睡前各服 1 次），盐水送服。

【主治】小儿遗尿。

【出处】中医报　1987 年 9 月 27 日第 2 版

### 方五　白果面△

【组成】白果

【用法】白果用文火炒暴，去壳碾末过筛备用。用白水或桑螵蛸煎汁送服炒熟的白果面。3 岁每次 3 克，日 2 次；4 岁每次 4 克，日 2 次；5~9 岁每次 5 克，日 2 次；10 岁以上每次 5.5 克，日 2 次。

【主治】小儿遗尿。

【出处】家庭医生，1986，（5）：46.

### 方六　益肾固脬汤

【组成】补骨脂 9 克　菟丝子 9 克　覆盆子 9 克　五味子 2 克　金樱子 9 克　桑螵蛸 6 克　芡实 9 克　黄芪 9 克　熟地 10 克　陈皮 6 克

【用法】每日 1 剂，早膳、午膳后各服 1 煎。

【主治】10 岁左右男女儿童，自幼遗尿而未愈者。

【出处】《六十年行医经验谈》

### 方七　益肾固脬豆

【组成】上方 20 剂量　黑大豆 1500 克　食盐适量

【用法】用上方 20 剂量，水煎 3 次，取药液。先 1 日用黑大豆 1500 克水浸 12 小时，洗净，将药汁与黑大豆同煮（加适量食盐），以豆烂为

度。如药汁不够可适量加水。豆烂后置铁锅中文火焙至将干为度，不可太干。凉后装瓶。每服 80~100 粒药豆，1 日 2 次，早晚各 1 次，嚼服。

【主治】适用于 4~7 岁男女儿童之遗尿，不愿服汤、丸剂者。

【出处】《六十年行医经验谈》

### 方八　活血醒脑片△

【组成】黄芪 100 克　马钱子 75 克（先用麻油炸至焦黄）　九香虫 125 克　川芎 45 克　石菖蒲 35 克

【用法】分别研成细末，和匀，打成片子，每片重 0.5 克，每晚临睡前服 2 片，连服 1 个月。

【主治】小儿遗尿。

【注意事项】同时服用健脾补肾固脬片。

【出处】《三宝合璧》

### 方九　健脾补肾固脬片△

【组成】黄芪 100 克　芡实 125 克　金樱子 60 克　覆盆子 50 克　菟丝子 50 克　山药 60 克　甘草 25 克

【用法】分别研成细末，和匀，打成片子，每片重 0.5 克，每次服 6 片，每日服 3 次，连服 1 个月。

【主治】小儿遗尿。

【注意事项】同时每晚服活血醒脑片。

【出处】《三宝合璧》

### 方十　葱泥敷脐方△

【组成】连须葱白 3 根（2 寸长）　硫黄 30 克

【用法】共捣如泥。待患儿临睡前将上药敷于脐上，外用纱布覆盖固定，8~10 小时后除掉。

【主治】适用于无器质性原因的小儿遗尿症。

【出处】家庭医生，1988，(1)：41.

### 方十一　麻黄益智汤

【组成】炙麻黄 10 克　五味子 10 克　益智仁 10 克

【用法】先用适量清水浸泡上药 30 分钟，再煎煮 30 分钟，每剂煎 2

次，将2次煎出的药液混合。每日1剂，分2次温服。

【主治】小儿遗尿。

【注意事项】应用本方时，还可据症加入其他药物。若患儿疲乏无力，或夜间睡眠深沉，不易叫醒，于上方加入人参叶6克，或生晒参6克亦可。

【出处】中医杂志，1989，30（5）：46.

### 方十二　万应验方

【组成】沙参、白术、扁豆、陈皮、淮山药、益智仁各10克　覆盆子、补骨脂、桑螵蛸各15克　淮山药、芡实、苡仁各20克　肉桂6克（末粉冲）　小茴、熟附子各6克

【用法】水煎服。

【主治】小儿遗尿。

【出处】新中医，1987，19（10）：23.

### 方十三　猪肉煲△

【组成】党参15克　山药15克　扁豆15克　芡实15克　猪瘦肉适量。

【用法】同煲内服。

【主治】小儿遗尿。

【出处】《常见病中医简易疗法》

### 方十四　芡实羹

【组成】炒芡实、炒山药各2份　太子参1份

【用法】共研末，加白糖适量，开水冲服，早午各1次，每次2调羹，每1000克为1疗程。

【主治】小儿遗尿。

【注意事项】须与固脬蛋同服。

【出处】中医报　1988年5月27日第4版

### 方十五　固脬蛋

【组成】桑螵蛸60克　新鲜鸡蛋10枚　茶叶10克（冬用红茶，夏用绿茶）　五香粉、酱油、食盐适量

【用法】将桑螵蛸分成 10 份，贮瓶备用。另以鸡蛋、茶叶、五香粉、酱油、食盐，仿五香茶叶蛋煮法，煮至蛋变黄色为度，临睡时取 1 只蘸桑螵蛸粉 1 份食用。服完 10 份为 1 疗程。

【主治】小儿遗尿。

【注意事项】须与芡实羹同服。

【出处】中医报　1988 年 5 月 27 日第 4 版

### 方十六　龙倍散

【组成】煅龙骨、五倍子各等分

【用法】共研细，以冷开水调成厚糊状，涂敷脐上，外以小红布膏药贴紧（如无红膏药，可用肤疾宁代替，但只宜暂用），勿使泄气，隔日换药 1 次，2 周为 1 疗程。

【主治】小儿遗尿。

【出处】中医报　1988 年 11 月 27 日第 2 版

### 方十七　葱硫饼

【组成】鲜葱白 7 个　硫黄适量

【用法】共捣如泥状，每晚睡前敷脐上，用纱布覆盖，胶布固定，次晨除去，连敷 5 日，遗尿可止。以后改为隔日晚间敷约 1 次，以巩固疗效。

【主治】小儿遗尿，属下元虚冷者。

【出处】中医报　1988 年 11 月 27 日第 2 版

### 方十八　胡椒蛋<sup>△</sup>

【组成】生鸡蛋 2 个　白胡椒 6 粒

【用法】将鸡蛋一端打一小口，每个鸡蛋塞进白胡椒 3 粒，用蛋壳盖上小口，蒸熟后，早晚食 1 个。

【主治】小儿遗尿属肺脾两虚者。

【出处】《中医小儿食物保健疗法》

### 方十九　遗尿日久方<sup>△</sup>

【组成】桑螵蛸 10 克　金樱子 6 克　黄芪 10 克　益智仁 10 克　云苓 6 克　泽泻 6 克　升麻 5 克　覆盆子 10 克　大党 10 克

【用法】水煎服。1日1剂，分4次服。

【主治】小儿遗尿，日久不愈。

【出处】《中医临床验方集》

### 方二十　金樱子粥

【组成】金樱子30克　白米适量

【用法】共煮成粥，食用。

【主治】小儿遗尿，肾虚不固者。

【出处】中医报　1989年4月27日第4版

### 方二十一　金泡散△

【组成】鸡内金2个　猪尿泡1只

【用法】将鸡内金焙枯，研成细末；猪尿泡烘干，研成末。混合，在睡时以开水（略加一点酒）分2~3次送下。

【主治】小儿遗尿，虚热者。

【出处】《简易中医疗法》

### 方二十二　金枣猪泡方△

【组成】金樱子、红枣、荔枝、仙茅各15克　猪尿泡1个

【用法】将药放猪尿泡内蒸熟吃。

【主治】小儿遗尿，虚寒者。

【出处】《简易中医疗法》

### 方二十三　加味地黄丸

【组成】白茯苓　山药　山茱萸、熟地黄各30克　丹皮15克　大附子15克（炮）　官桂9克　益智仁18克

【用法】为末，蜜丸。空心、午前，日服2次，盐汤下。

【主治】治肾虚冷，膀胱遗溺。

【出处】《婴童类萃》

### 方二十四　加味五子衍宗丸

【组成】枸杞子30克　覆盆子20克　菟丝子30克　车前子10克五味子10克　鸡内金30克　益智仁30克　补骨脂30克

【用法】脾虚加山药 30 克；肾阳虚加巴戟天 30 克；先天不足加鹿茸 20 克；气虚自汗加黄芪 20 克。上药共研细末备用。用法：每日 3 次，3~6 岁每次 3 克，7~9 岁每次 4.5 克，12 岁以上每次 6 克。淡盐汤送下。7 天为 1 疗程，一般服 1~3 个疗程即可痊愈。

【主治】遗尿。

【出处】广西中医药，1985，（3）：7.

### 方二十五　益气固肾汤

【组成】北芪　巴戟天　升麻　益智仁　桑螵蛸　黑豆（用量按年龄大小而定）

【用法】每日 1 剂，水煎服。

【主治】遗尿。

【出处】新中医，1984，（2）：4.

### 方二十六　加味芍药甘草汤

【组成】芍药 15~60 克　炙甘草　覆盆子　益智仁　山药各 9 克桂枝 3~6 克

【用法】气虚甚者加当归 9 克，五味子 5 克；睡眠深不易叫醒者加生麻黄 9 克，炙远志 5 克；经久不愈或遗尿重者加芡实 20 克，罂粟壳 20~30 克。每日 1 剂。煮沸后再文火煎 30~60 分钟。嘱避免用脑过度、惊恐等，晚上尽量少饮水。

【主治】小儿遗尿症。

【出处】浙江中医杂志，1992，（2）：58.

### 方二十七　鸡肠散

【组成】鸡肠 1 具（炙干）　牡蛎（煅醋淬）、白茯苓、真桑螵蛸（炒）各 15 克　龙骨、官桂各 4.5 克

【用法】为末，每服 3~6 克，生姜、黑枣煎汤，空心下。

【主治】小儿尿床。

【出处】浙江中医杂志，1992，（2）：58.

### 方二十八　老姜酒△

【组成】老姜 1 块　白酒 100 毫升

【用法】将老姜捣烂，浸泡在白酒中，每晚睡前用姜酒擦肚脐以下正中线的皮肤，以稍红为度，连用5~7天。

【主治】遗尿。

【出处】《食物疗法》

### 方二十九 倍乌敷剂△

【组成】五倍子、何首乌各3克 醋适量

【用法】将五倍子、何首乌研末，用醋调敷于脐部，后以纱布覆盖，每晚1次，连用3~5次。

【主治】小儿遗尿。

【出处】《中医儿科学》

### 方三十 遗尿方

【组成】党参 菟丝子各12克 蚕茧10只 补骨脂 金樱子 覆盆子各9克 炙甘草4.5克 桑螵蛸 黄芪各15克

【用法】上药制成浓缩煎剂加糖浆适量，每剂20毫升。加减：睡眠深加生麻黄9克或石菖蒲9克，炙远志4.5克；兼有阴虚加当归9克，五味子4.5克；舌质淡有阳虚加肉桂3~4.5克。以上加减用药除肉桂每毫升含生药1克外，均制成每毫升含生药2克。

【主治】遗尿。

【出处】新中医，1983，（6）：30.

### 方三十一 遗尿汤

【组成】补骨脂10克 金樱子10克 防风10克 藁本10克 浮萍10克 石菖蒲10克 甘草5克

【用法】每日1剂，7剂为1诊，四诊为1疗程。

【主治】3岁以上儿童夜间或白天睡眠时小便自遗。

【出处】上海中医药杂志，1985，（6）：20.

# 泌尿系统疾病

急性肾炎是急性出肾小球肾炎的简称，是以两侧肾脏弥漫性肾小球损害为主的免疫反应性疾病。其病原，主要是乙型溶血性链球菌，肺炎球菌、葡萄球菌及病毒亦可致病。临床以全身浮肿、少尿、血尿和高血压为主要表现。3~8 岁为好发年龄；一般预后多属良好，但有少数转为慢性，故应加强防治。急性肾炎包括在中医学"水肿"证内，多属于"阳水"范畴。

慢性肾炎也是一种与感染有关的免疫反应性疾症。本病可继发于过敏性紫癜，或为肾病综合征的晚期表现。临床可有血尿、蛋白尿、高血压、水肿和不同程度的肾功能障碍。包括在中医学"水肿"证内，多属于"阴水"范畴。

肾病综合征，简称"肾病"，可能与自身免疫反应有关。以全身显著水肿，大量蛋白尿，低蛋白血症，高胆固醇血症为特征。多发于 3~8 岁小儿，男孩多于女孩。在中医学中包括在"水肿"的"阴水"范围内。

泌尿道感染，又名尿路感染，包括尿道炎、膀胱炎和肾盂肾炎。其病原菌多为大肠杆菌、副大肠杆菌等。临床以发热、尿频、尿痛及排尿困难为主要表现。是小儿时期的常见疾病，女孩多于男孩。在中医学中，多属"淋证"之"热淋"范畴。

## 方一　土牛膝叶单方△

【组成】生土牛膝叶 15 克

【用法】取生土牛膝叶洗净，放瓷钵内，加冷开水 50 毫升，用干净木棒将其充分捣烂后，纱布过滤，取浓汁调适量白糖口服，每日 2 次。

【主治】急性肾炎。

【注意事项】本文所用土牛膝，别名椭圆叶牛膝、白牛膝、倒钩草。系一年生或二年生草本，叶椭圆状倒卵形至椭圆形或倒卵形，长 2.5~4 厘米，基部突尖或锐尖，先端钝或锐尖，多少被柔毛。性味甘、微苦、寒、无毒。具有清热利湿、活血解毒之功。其抗炎、利尿作用十分显著，故对急性肾炎水肿屡验。

【出处】新中医，1987，19（9）：5.

## 方二　龙蝉解痉汤

【组成】地龙 9 克　蝉蜕 24 克　白术 9 克　茯苓 9 克　白茅根 60 克　车前子 60 克　泽泻 12 克　木通 9 克　夏枯草 30 克

【用法】3 岁以下用 1/3 剂，3~6 岁用 1/3~2/3 剂，6~12 岁用 2/3

剂~1剂。水煎分3次，饭后服。

【**主治**】小儿急性肾炎。

| 服药天数 | 7~14 | 14~21 | 21~28 | 28~35 | 35~42 |
|---|---|---|---|---|---|
| 浮肿消失例数 | 12 | 19 | 5 | 2 | （一） |
| 蛋白消失倒数 | 7 | 11 | 14 | 6 | （一） |
| 血球管型消失例数 | 5 | 10 | 11 | 8 | 4 |

【**注意事项**】临症时可随症加减：伴有高血压头痛者，加菊花12克、钩藤12克、桑寄生30克、草决明15克、黄芩15克；肉眼血尿镜检红细胞满视野者，加旱莲草30克、大小蓟30克、仙鹤草15克、茜草6克；伴有恶心呕吐，食欲不振者，加陈皮、半夏、竹茹、焦三仙；咳嗽者，加橘红、百部、桔梗、元参。

【**出处**】《中西医结合儿科试用新方》

### 方三　肾病缓解汤

【**组成**】黄芪30克　党参15克　白术10克　茯苓10克　仙灵脾20克　泽泻12克　车前子20克（包煎）　甘草6克

【**用法**】水煎服。3~6岁每日1/3剂至1/2剂，6~9岁每日1/2至2/3剂，9~12岁每日2/3剂至1剂。

【**主治**】小儿肾病综合征。

【**注意事项**】蛋白尿持续不降者，加蝉蜕30克、地龙12克；尿中红细胞持续者，加丹参20克、茜草10克、白茅根20克；血中胆固醇高者，将泽泻加量至20克，加生山楂12克；血压高者，加钩藤12克、夏枯草30克。

【**出处**】《中西医结合儿科试用新方》

### 方四　附子僵蚕散

【**组成**】制附子20克　白僵蚕60克（要生僵蚕，不要炒僵蚕）。

【**用法**】共碾细末，装瓶备用。3~6岁每次0.5~1.0克，6~9岁每次1.0~1.5克，9~12岁每次1.5~2.0克。每日3次，白开水送服。

【**主治**】小儿肾病综合征。

【**注意事项**】本方剂与肾病缓解汤同用，对小儿肾病综合征，有较好的疗效。一般在浮肿，尿蛋白完全消失，胆固醇和血浆白蛋白正常后，再继服 1 个月，改为半量维持服药 1 年。

【出处】《中西医结合儿科试用新方》

### 方五　急性肾炎初期方<sup>△</sup>

【组成】白茅根 60 克　炒车前仁 30 克（布包）

【用法】水煎服。

【主治】小儿急性肾炎初期水肿明显。

【注意事项】伴发热者可加银花 30 克，血压增高加地龙 20 克。

【出处】中医杂志，1987，28（11）：11.

### 方六　急性肾炎恢复期方<sup>△</sup>

【组成】白茅根 15 克　炒车前仁 10 克　黄芪 20 克

【用法】水煎服。

【主治】小儿急性肾炎恢复期。

【注意事项】据情况可服药 2~4 周，连续 3 次查小便常规正常后停药。

【出处】中医杂志，1987，28（11）：11.

### 方七　荠菜茅根饮<sup>△</sup>

【组成】鲜荠菜 100~120 克　白茅根 30~50 克

【用法】煎汤当茶饮。

【主治】小儿急性肾炎恢复期。

【出处】中医杂志，1987，28（11）：11.

### 方八　冬瓜粥

【组成】新鲜连皮冬瓜 80~100 克　粳米适量

【用法】将冬瓜洗净，切成小块，同粳米一并煮为稀粥，随意服用。

【主治】小儿急慢性肾炎。

【出处】《中医小儿食物保健疗法》

### 方九　大蒜西瓜汁

【组成】大蒜 100~150 克　西瓜 1 个

【用法】洗净西瓜，挖一个三角形洞，放入去皮大蒜，再用挖下的瓜盖盖好，盛盘中，隔水蒸熟，趁热饮汁。

【主治】急慢性肾炎。

【出处】《中医小儿食物保健疗法》

### 方十　消肿鱼

【组成】乌鱼（亦名黑鱼）1条（重250～500克）　黑丑、白丑各5克（研碎）　花椒7粒

【用法】乌鱼不去鳞，剖腹去肠杂，不下水，纳黑白丑、花椒于鱼腹中，扎好。另用黄泥湿和，包裹全鱼（泥厚约1指余），待稍干，放炭火上阴阳瓦煅，泥干燥裂即成。然后放地上，出火气，掼开，食鱼肉，1次吃完（鱼腹中的药不吃）。

【主治】小儿身肿，反复发作。

【注意事项】若腹胀甚者，黑白丑可加倍；若小便少者，花椒改用椒目10克

【出处】中医报　1987年1月7日第2版

### 方十一　舌草饮△

【组成】白花蛇舌草、白茅根、车前草、珍珠草、玉米须各15克

【用法】水煎服，每日1剂。

【主治】小儿急性肾炎。

【出处】《中医儿科学》

### 方十二　三草饮△

【组成】益母草、珍珠草、车前草各30克

【用法】每日1剂，分2次服。

【主治】小儿急性肾炎。

【出处】《中医儿科学》

### 方十三　速减蛋白方△

【组成】明党参15～30克　黄芪15克　大蓟根30克　薏苡仁根30克　鸭跖草15克

【用法】煎水服。

【主治】肾病综合征

【注意事项】本方对减少尿蛋白有一定的作用。

【出处】《中医儿科学》

### 方十四　氮质血症方<sup>△</sup>

【组成】泽兰根、土大黄各 15~30 克（鲜者加倍）

【用法】水煎服。

【主治】小儿慢性肾炎氮质血症。

【出处】《中医儿科临床手册》

### 方十五　消水片

【组成】炒黑丑 60 克　迦南沉香 15 克　琥珀 15 克　煨甘遂 60 克　丁香 3 克

【用法】共研细末为丸，每丸重 0.3 克。口服，每次 1~3 丸，早晨开水冲服，隔 3 至 4 天 1 次；体尚壮实者，可渐加至 7~8 丸，隔天 1 次，中病即止。

【主治】小儿急性肾炎，肚腹肿大，腹皮紧急。

【注意事项】衄血勿用。服药后，可有恶心、呕吐，轻者减量继服，重者停用。服药前后，都应加服红参水，以固正气。

【出处】《中医医学丛书之三·中医儿科学》

### 方十六　淋愈汤<sup>△</sup>

【组成】穿心莲、海金沙、车前草、蒲公英、金钱草、白花蛇舌草各 10 克　甘草 3 克

【用法】水煎服，日 1 剂。

【主治】小儿泌尿道感染。

【出处】《中医儿科学》

### 方十七　一见喜汤<sup>△</sup>

【组成】一见喜、海金沙各 15 克　车前草、马蓝根、蒲公英、金钱草、萹蓄草各 30 克　生甘草 6 克

【用法】煎服。

【主治】小儿尿路感染。

【出处】《中医儿科临床手册》

## 方十八　愈肾汤

【组成】地胆草　爵床　麻黄　石膏　蝉蜕　白术　茯苓　甘草

【用法】1 日 1 剂，21 天 1 疗程。

【主治】小儿急性肾炎。

【出处】四川中医，1992，10（2）：28.

## 方十九　加减防己黄芪汤

【组成】黄芪 15 克　防己 15 克　白术 10 克　淫羊藿 25 克　附子 10 克　车前子 15 克　白花蛇舌草 15 克　苦参 10 克

【用法】水煎至 180 毫升，分 2 次口服。30 天为 1 疗程，2 个疗程结束判定疗效。小便不利加翠衣，血压高加钩藤，血尿明显酌加紫珠草、旱莲草、益母草。

【主治】小儿急性肾炎。

【出处】吉林中医药，1983，(3)：23.

## 方二十　茅根合剂

【组成】茅根 30 克　益母草 12 克　小蓟 10 克　车前草 15 克。

【用法】水煎服，每日 1 剂。岁寒型去小蓟加麻黄 5 克，苏叶 10 克，杏仁 10 克；风热型加银花 12 克，连翘 10 克，桑叶 10 克，山豆根 8 克；湿热型热重者加赤小豆 15 克，冬瓜皮 15 克，泽泻 10 克，旱莲草 15 克；湿重者上方去小蓟加茯苓皮 15 克，大腹皮 10 克，姜皮 6 克，白术 8 克；扁桃腺炎加玄参 10 克，桔梗 10 克，板蓝根 12 克，银花 10 克，蒲公英 15 克；高血压加夏枯草 15 克，牛膝 6 克，石决明 12 克；皮肤疮毒加紫花地丁 15 克，银花 12 克，野菊花 10 克；脾肾两虚，蛋白尿持久不愈者去小蓟、车前草，加党参 12 克，黄芪 15 克，芡实 15 克，金樱子 15 克，怀山药 15 克，白术 1 克，鹿角霜 10 克。

【主治】小儿急性肾炎。

【出处】云南中医杂志，1986，7（4）：19.

## 方二十一　浮萍双消汤

【组成】浮萍　葶苈子　旱莲草

【用法】肿消后以辨证选药消蛋白，如肾气虚加黄芪、熟地；肾阳虚加附片、山萸肉；肾阴虚加生地黄、五味子。

【主治】小儿急性肾炎。

【出处】陕西中医，1984，5（12）：41.

### 方二十二 五草汤

【组成】鱼腥草15克 旱莲草15克 益母草15克 车前草10克 灯心草1.5克 半枝莲15克

【用法】血尿显著者加大小蓟各10克，茜草10克，侧柏叶10克 仙鹤草10克，白茅根30克；水肿严重者，如颜面浮肿严重，越婢加术汤或麻黄连翘赤小豆汤合方加减，颜面下肢均浮肿加五皮饮或猪苓汤合方化裁；咽喉疼痛红肿者加玄参10克，板蓝根15克，牛蒡子10克，蚤休10克 射干10克；蛋白尿显著者加倒扣草30克。上方每日1剂，水煎内服，1日2次。

【主治】儿童急性肾小球肾炎。

【出处】中医杂志，1988，（2）：148.

### 方二十三 清热活血汤

【组成】益母草 茅根各30克 荠菜花15克 银花 连翘 大蓟 小蓟各9克 王不留行子12克 三七粉2克（吞服）

【用法】水煎服。血尿明显加琥珀屑1.5~3克（吞服）；气虚加黄芪12~15克，党参9~12克；阴虚加生地12克，麦冬9克。一般于尿常规正常后仍继续服上药数月以巩固疗效。疗程从2月~2年，平均6月。

【主治】小儿紫癜性肾炎。

【出处】中西医结合杂志，1985，（5）：262.

### 方二十四 宣肺利水汤

【组成】紫苏6克 桔梗6克 荆芥8克 茯苓皮10克 车前草10克 蒲公英12克 野菊花10克 蚕沙6克 葶苈子3克 桑白皮5克 白茅根15克 甘草3克

【用法】10天为1疗程，血尿明显者加生藕节；发热重伴口渴者加石膏、知母；脓疱疮未愈者加穿心莲；脾弱气虚者加太子参、淮山药。

【主治】小儿急性肾炎。

【注意事项】上面所说用量为 3~6 岁剂量，依年龄大小可酌情加减。
【出处】湖南中医杂志，1987，3（1）：52.

### 方二十五　清热利水汤

【组成】银花　公英各 12 克　桑白皮　连翘各 10 克　白茅根 30 克　黄柏 6 克　泽泻 8 克　车前子 12 克　丹皮 8 克　蝉蜕 5 克
【用法】1 日 1 剂，分 2 次服，以 1 月为 1 疗程。
【主治】小儿急性肾炎。
【出处】四川中医，1985，3（6）：33.

### 方二十六　参芪三草汤

【组成】太子参 10 克　黄芪 15 克　白术 15 克　白花蛇草 20 克　淮山药 10 克　益母草 10 克　车前草 10 克　薏苡仁 10 克　生地 10 克　丹参 10 克　菟丝子 10 克　续断 10 克
【用法】水煎剂，日 1 剂早、晚分服，全部病例用药时间均在 3 个月以上，大部分服药 4~6 个月。
【主治】颜面及四肢浮肿，纳食不佳，精神萎靡，舌苔多薄白，脉细。
【出处】吉林中医药，1989（5）：11.

# 胎　黄

　　胎黄，又名胎疸，系指初生儿全身皮肤及双目发黄。胎黄主要是由于母体湿热熏蒸于胎儿所致。西医学称为新生儿黄疸。其中属于生理性的，多在数日内能自行消退，精神亦佳，一般不需治疗。属于病理性的，黄疸出现早、消退晚，或日益加深，并兼见其他症状，此时必须积极查明原因，及时治疗。

### 方一　栀子郁金汤

【组成】栀子 3 克　郁金 3 克　白术 3 克　茯苓 3 克　木香 3 克　神曲 4 克　金钱草 6 克　车前子（包煎）6 克　大黄 1 克　甘草 2 克
【用法】上方为新生儿剂量，加适量水，煎煮 2 遍，过滤去渣，合并滤液，分 3 次喂服。

【主治】新生儿肝炎，新生儿胆汁郁滞性黄疸。

【注意事项】恶心呕吐者可加竹茹、陈皮，发热明显者加黄芩，尿黄甚者加黄柏，腹泻较重者去大黄，加车前子、麦芽、焦楂。体温偏低者加黄芪、人参。黄疸消退甚慢时，加黄连。

【出处】《中西医结合儿科试用新方》

### 方二　新生儿阳黄清解汤

【组成】绵茵陈 10 克　白英 6 克　生栀子 6 克　黄柏 3 克四川金钱草 15 克　川郁金 3 克

【用法】每日 1 剂，水煎 2 次，混合一起，日分 2~3 次温服。

【主治】新生儿黄疸，属阳黄者。

【注意事项】若身有发热者，加柴胡、黄芩祛邪热；呕吐者加鲜竹茹、陈皮，和胃降逆；大便秘结者加生大黄、通腑泄热、釜底抽薪；小便欠利者加滑石、车前草，利水通淋；腹胀者加枳壳、厚朴。

【出处】中国中医药报　1990 年 10 月 1 日第 3 版

### 方三　和肝散

【组成】全瓜蒌 200 克　片姜黄、广郁金、神曲、生甘草各 50 克

【用法】共研细末。1~3 个月每次服 0.3 克，周岁以内服 1 克，4 岁以内服 2~3 克，5~7 岁服 3.5~4 克，日服 3~4 次，煎服。去药渣，可加少量白糖。

【主治】胎黄，属阳黄者。

【出处】中医报　1987 年 10 月 7 日第 2 版

### 方四　消黄利胆汤

【组成】茵陈 15 克　炙大黄、泽泻各 3 克茯苓、金钱草各 9 克　栀子 6 克

【用法】水煎至 100 毫升，每日 1 剂，少量频服。（每隔 1~2 小时喂 1 次，每次 10 毫升。）

【主治】新生儿黄疸。

【注意事项】有皮肤脓疱疮及脐炎者，加双花；惊厥者，加钩藤、僵蚕；腹泻者去大黄，加黄芩；热重者加羚羊粉。

【出处】中西医结合杂志，1986，6（7）：415.

### 方五　利胆合剂

【组成】茵陈、金钱草、广郁金、赤芍各 12 克　　当归、生山楂各 9 克　虎杖 6 克　生大黄 3 克（后下）

【用法】每剂药浓缩成 20 毫升，每次 10 毫升，日服 2 次。

【主治】胎黄。

【出处】中医杂志，1988，29（11）：42.

### 方六　清热退黄汤<sup>△</sup>

【组成】茵陈 9 克　山栀 3 克　大黄 1.5 克（后下）　　黄连 1.5 克　黄柏、黄芩各 4.5 克

【用法】水煎服，连服 3 天。

【主治】新生儿黄疸。

【出处】《中医儿科临床手册》

### 方七　利胆退黄汤<sup>△</sup>

【组成】茵陈、金钱草、车前草、刘寄奴各 9~15 克

【用法】水煎服，连服 3~4 周。

【主治】新生儿黄疸。

【出处】《中医儿科临床手册》

### 方八　阳黄汤<sup>△</sup>

【组成】生麦芽 9 克　茵陈 12 克　龙胆草 3 克　炒栀子 4 克　穿肠草 9 克　金钱草 9 克　黄柏 4 克　青黛、血竭各 0.3 克（分 3 次冲服）

【用法】水煎服。

【主治】胎黄，阳黄者。

【注意事项】①若腹胀满加木香 3 克、大腹皮 4 克；腹壁静脉曲张者加丹参 9 克、红花 4 克；舌绛毒热盛者加紫草 9 克；黄疸重者加熊胆 0.3 克；烦躁者加竹叶 0.6 克、灯心 0.6 克；大便秘者加黄连 3 克；溢奶者加竹茹 4 克；吐不止者加用黄连 3 克、苏叶 1 克；小便时痛者加萹蓄 6 克、瞿麦 6 克、木通 3 克。若黄染消退，病情向愈，惟谷丙转氨酶偏高者，加马齿苋 9 克、败酱草 9 克　绿茶 3 克　生铁落 90 克。②服药应以少量多次为宜，日服 3 次，重者 5 至 6 次，必要时连夜服之。③煎

汤时间切忌过长（约 15 分钟即可），茵陈要后下。

【出处】《北京市老中医经验选编第 2 集》

## 方九　阴黄汤△

【组成】生麦芽 9 克　干白术 4 克　茯苓 9 克　薏苡仁 9 克　茵陈 9 克　通草 3 克　金钱草 9 克

【用法】水煎服。

【主治】胎黄，阴黄者。

【注意事项】①若禀赋不足，脾阳不振，肢冷者加党参、干姜；腹满重者加橘核；泄泻者加莲肉、肉蔻，甚则加明矾；呃逆者加丁香；呕吐者加半夏、陈皮；夜寐不宁者加茯神、枣仁；肝大者加软坚散结药，如炙鳖甲、生牡蛎；肝硬者加活血化瘀药，如桃仁、红花，同时配合海藻、昆布。②、③同上方。

【出处】《北京市老中医经验选编第 2 集》

## 方十　袁氏退黄汤△

【组成】茵陈 10 克　瓦松 10 克　紫草 5 克　青皮 6 克　茜草 6 克　穿肠草 10 克

【用法】水煎服。另配青矾散（即青黛、明矾），随汤剂冲肠。

【主治】新生儿不完全性胆道阻塞，或胆汁黏稠综合征所致的黄疸。

【注意事项】常用于加减的药物有：白鲜皮 10 克，茯苓皮 15 克，冬瓜皮 10 克，桑白皮 10 克，陈皮 6 克，马鞭草 6 克。或另配琥珀面、猪膏发煎，随服。若腹胀重者，加虻虫、水蛭、丹参、红花、若便秘者，加火麻仁、郁李仁，或酒大黄。

【出处】《北京市老中医经验选编》

## 方十一　清肝健脾汤

【组成】柴胡 5 克　玄参　白术各 8 克　茯苓 10 克　丹参 8~12 克　陈皮 6 克　茵陈 15~30 克　车前子 5~10 克　垂盆草 10~20 克　虎杖 6~10 克　龙胆草 5 克　大枣 3 克

【用法】温水煎服，每日 1 剂。

【主治】小儿急性黄疸。

【出处】辽宁中医杂志，1990，(12)：14.

### 方十二　茵郁板枣汤

【组成】茵陈、蒲公英各 10~30 克　郁金 8~12 克　板蓝根　大枣　虎杖各 10~15 克

【用法】若肝脾肿大明显者加用丹参；黄疸持续不退加用赤芍；呕吐者加用法半夏，日 1 剂，文火水煎取汁 300~450 毫升，每次服 60~100 毫升，每日 3~4 次。

【主治】小儿急性黄疸性肝炎。

【出处】新中医，1993，（8）：22.

### 方十三　化疸复肝汤

【组成】茵陈 180 克　金钱草 90 克　郁金 60 克　甘草 15 克　红糖（量不限）

【用法】水煎服。5 天 1 剂，1 日 3~5 次，当茶冲糖饮。

【主治】小儿急性黄疸肝炎。

【出处】内蒙古中医药，1990，（1）：3.

### 方十四　退黄复肝汤

【组成】茵陈 30 克　栀子 10 克　生大黄 6 克　赤芍 15 克　板蓝根 30 克　木通 6 克　车前子
炒神曲　麦芽　山楂各 15 克　甘草 3 克

【用法】水煎服。

【主治】小儿急性黄疸型肝炎。

【出处】中医药研究，1993，（4）：25.

### 方十五　消黄利胆汤

【组成】茵陈 15 克　炙大黄、泽泻各 3 克　茯苓、金钱草各 9 克　栀子 6 克

【用法】水煎至 100 毫升，每日 1 剂少量频服。有皮肤脓疱疮及脐炎者加双花；惊厥者加钩藤、僵蚕；腹泻者去大黄加黄芩；热重者加羚羊粉。西医着重病因及对症治疗，如抗生素、维生素 C、能量合剂等，有 18 例输过血浆。

【主治】新生儿黄疸。

【出处】中西医结合杂志，1986，（7）：415.

### 方十六　金车白虎汤

【组成】金钱草　虎杖　白英各2500克　车前草5000克

【用法】上药煎两次，分别取汁，混合，再浓缩至8000毫升，加适量防腐剂及食糖，分装16瓶（每瓶500毫升）。服用剂量：每日3~4次，每日1~3岁50毫升，4~7岁60毫升，8~12岁70毫升，13~16岁80毫升。

【主治】小儿急性病毒性肝炎。

【出处】上海中医药杂志，1988，（6）：34.

### 方十七　健脾清利汤

【组成】党参5~9克　白术6~12克　茯苓　薏苡仁各9~15克　泽泻6~9克　茵陈8~15克　丹参　山楂各6~10克　甘草2~5克

【用法】若乏力较甚者加黄芪8~15克；呕恶见白苔加法半夏4~8克或藿香6~9克，黄苔加竹茹4~6克；脘腹胀闷选加枳壳、厚朴各6~9克；胁肋疼痛选加川楝子9~15克，延胡索6~10克或郁金6~10克；湿盛便溏加苍术6~8克或白蔻仁2~5克；湿热较甚者加山栀子5~9克；便秘酌加大黄3~5克；纳差加麦芽、谷芽各6~10克，肝大难以回缩者加鳖甲10~20克，鸡内金6~10克或郁金8~10克。水煎服，日1剂，服2~3次，15天为1疗程。

【主治】小儿肝病。

【出处】新中医，1993，（2）：24.

### 方十八　消胎黄汤

【组成】牡丹皮　茵陈　生地　金银花　车前子　蝉蜕　甘草

【用法】呕恶吐乳加鲜生姜，不食加鸡内金，发热加柴胡、荆芥，烦躁哭闹不休加竹叶、灯芯，便秘加生大黄，日久体虚加人参。

【主治】新生儿黄疸。

【出处】陕西中医，1989，（10）：446.

# 水　痘

水痘是由于感染水痘病毒引起的一种急性传染病。临床以发热，皮肤及黏膜分批出现斑疹、丘疹、疱疹、痂盖为特征。该病传染性很强，常容易造成流行。全年都可发病，但以冬春两季较多。任何年龄皆可发生，以1～6岁小儿患病为多。由于疱疹内含水液，状如豆粒，故名"水痘"。

### 方一　萝卜芫荽茶<sup>△</sup>

【组成】胡萝卜（俗称黄萝卜、红萝卜）100克　芫荽60克

【用法】将胡萝卜及芫荽洗净，切碎，加适量水煎，去渣，代茶饮。每日1剂。

【主治】水痘。

【出处】《食物疗法》

### 方二　凉散解毒方<sup>△</sup>

【组成】金银花、生石膏末、连翘、丹皮、赤芍、淡竹叶、蝉蜕各10克　淡豆豉、甘草、桔梗各6克　荆芥2克　鲜苇根30克

【用法】水煎，两日1剂分8次服完。3剂为1疗程。

【主治】水痘，湿热内伏、风邪外侵者。

【出处】《临证会要》

### 方三　水痘初起方<sup>△</sup>

【组成】粉葛12克　桑叶12克　杭菊12克　黄芩12克　蝉衣6克　甘草3克

【用法】加水碗半，煎存大半碗分服。

【主治】水痘初起，全身有水泡，伴发热、烦躁不宁。

【出处】《常见病中医简易疗法》

### 方四　水痘外洗方<sup>△</sup>

【组成】荆芥、防风、甘草、薄荷、蝉衣、大青各15克

【用法】煲水外洗皮肤。

【主治】水痘。

【出处】《常见病中医简易疗法》

### 方五　紫花腊梅汤<sup>△</sup>

【组成】紫花地丁9克　腊梅花9克　甘草3克　土茯苓15克

【用法】加水两碗煎存大半碗，服时不拘。

【主治】水痘或兼发热、咳嗽。

【注意事项】不宜食肥甘、辛辣的食物，发热期不宜食饭，可以粉、面或粥代之。

【出处】《常见病中医简易疗法》

### 方六　银翘二丁汤

【组成】银花、连翘、六一散（包）、车前子各 6~10 克　紫花地丁、黄花地丁各 10~15 克

【用法】水煎 50~100 毫升，分 2~3 次服，2 煎可外洗患部。

【主治】小儿水痘。

【注意事项】应随症加减：如瘙痒加蝉衣；发热无汗加荆芥、薄荷；烦热口渴加石膏、知母；痘疹根晕大而色赤加赤芍、丹皮；疹色深红加紫草；口舌生疮加黄连、生甘草；大便干结，舌红苔黄燥而厚加生军或熟军；舌红津少加生地、麦冬。

【出处】中医杂志，1989，30（3）：10.

### 方七　三石粉擦剂<sup>△</sup>

【组成】煅赤石脂　煅炉甘石　煅石膏各 3 克

【用法】共研为细粉，擦患处。

【主治】水痘化脓溃烂。

【出处】《简易中医疗法》

### 方八　食盐洗浴单方<sup>△</sup>

【组成】食盐 30 克

【用法】加水 500 毫升，泡洗全身。

【主治】水痘。

【注意事项】本方用于水痘未破前。

【出处】《简易中医疗法》

### 方九　银石汤

【组成】银花、石膏各 30 克　玄参、紫草、泽泻各 15 克　薄荷 9 克荆芥 6 克

【用法】上方煎二汁共取 250 毫升，分服。

【主治】小儿水痘。

【出处】浙江中医杂志，1989（3）：15.

### 方十　绿豆海带汤

【组成】绿豆、海带适量。

【用法】水煎，加红糖口服。

【主治】水痘。

【出处】《中医小儿食物保健疗法》

### 方十一　扁豆粉△

【组成】扁豆粉适量

【用法】干搽患处。

【主治】痘毒引起的全身糜烂。

【出处】《中医小儿食物保健疗法》

### 方十二　稀痘丹

【组成】朱砂 3 克　麝香 0.15 克　蓖麻子仁 36 粒（去壳压去油）

【用法】共研，成膏。5 月 5 日涂小儿颈门、前后心、手足弯，象棋子大，任其自落。

【主治】水痘。

【出处】《奇方类编》

### 方十三　银花甘草汤△

【组成】银花 18 克（或忍冬藤 30 克）　甘草 1.8 克

【用法】煎汤，服 2~3 日。

【主治】水痘。

【出处】《中医儿科临床手册》

### 方十四　二根栀子汤△

【组成】海金沙根 30 克　野菊花根 9 克　栀子 3 克

【用法】煎汤，服 2~3 日。

【主治】水痘。

【出处】《中医儿科临床手册》

## 方十五　苦参外洗方<sup>△</sup>

【组成】苦参 30 克　浮萍 15 克　芒硝 30 克

【用法】煎水外洗，1 日 2 次。

【主治】水痘。

【出处】《中医儿科学》

## 方十六　二菊沙蕨煎<sup>△</sup>

【组成】野菊花 15 克　路边菊（马兰）15 克　金沙蕨 30 克

【用法】水煎服，每日 1 剂。

【主治】水痘。

【出处】《中医儿科学》

# 婴儿湿疹

　　婴儿湿疹，中医称"奶癣"、"胎瘢疮"。证见皮肤丘疹、瘙痒、破后糜烂、滋水淋漓。疮疹好发于头额与眉间是本病的主要特点。常见于 1 个月至 1 岁以内的哺乳婴儿，尤以百日之内的婴孩更为多见，故称奶癣。

## 方一　青蛤散

【组成】煅石膏、煅蛤粉各 30 克　青黛 15 克　黄柏、轻粉各 15 克

【用法】共研为细末，备用。湿疹局部渗液者，用药粉撒布患处；如皮肤肥厚皲裂者，可用香油调和外搽患处。

【主治】婴儿湿疹。

【出处】《熏洗疗法》

## 方二　清热凉血解毒汤

【组成】生地黄、老紫草、野菊花、生赤芍各 6 克　白鲜皮 5 克净蝉衣、蛇蜕各 1.6 克　黄柏 3 克　黄连 1 克、豨莶草 10 克

【用法】水煎服 2 次，浓缩成 100 毫升，每次 25 毫升，少加白糖，入奶瓶中，奶瓶橡皮头蘸糖水后令儿吸饮，1 日 4 次，温饮之。

如属冬季可用上方 20 剂量，水煎 2 次，入白糖 120 克，加温浓缩成流膏 500 毫升，待冷后装瓶。每次 6 毫升，开水冲和，入奶瓶，奶瓶头蘸糖水，药温适度，令儿饮。

【主治】婴儿面部湿疹满布，作痒异常，久治不愈，搔之则皮破流黄水者。

【注意事项】小儿之母应忌食鲜发之物与辛辣，如鸡、海鱼、韭菜等 1~2 月。

【出处】《六十年行医经验谈》

### 方三 二黄丝灰填脐方△

【组成】黄连 3 克　雄黄 3 克　丝绵烧灰 3 克

【用法】共研细粉，填放脐上，外盖纱．外盖纱布敷料。

【主治】婴儿湿疹。

【出处】《中医简易外治法》

### 方四 祛湿药粉

【组成】川黄连 24 克　川黄柏 240 克　黄芩 144 克　槟榔 96 克

【用法】共为极细末。直接撒扑，或用植物油调敷或配制软膏用。一般丘疹样或有少量渗出液的皮损，可以直接撒扑或用鲜芦荟蘸药外搽，流水多或脓汁多者可用油调外用，暗红干燥脱皮者可用药粉配成软膏。

【主治】急性湿疹（风湿疡），婴儿湿疹（胎癥）。

【注意事项】阴疮禁用。

【出处】《赵炳南临床经验集》

### 方五 新三妙散

【组成】黄柏面 300 克　寒水石面 150 克　青黛面 30 克

【用法】直接撒布，或用鲜芦荟蘸搽，或用植物油调成糊状外用。

【主治】急性湿疹（风湿疡）、婴儿湿疹（胎癥）等。

【出处】《赵炳南临床经验集》

### 方六 山楂洗剂△

【组成】生山楂 60 克　生大黄 60 克　苦参 60 克　蝉蜕 130 克　芒

硝 60 克

【用法】用水 2000 毫升先煮前 4 味药，待煮沸 10~15 分钟后，将芒硝加入，再煮 1~2 沸离火，滤出药液，置于阴凉处，待药液冷却后，用药棉蘸洗（药棉随洗随换，以免污染药液），每日可洗 5~6 次，注意保暖。

【主治】湿疹。

【出处】家庭医生，1988，（1）：40.

### 方七　红薯汁△

【组成】红薯适量

【用法】捣烂，绞取汁，用消毒纱布放在红薯汁内浸透，折成两层，贴患处。然后以干纱布包好，1~2 天换药 1 次。

【主治】湿疹。

【注意事项】若无红薯，亦可马铃薯（俗名土豆）代用。

【出处】《简易中医疗法》

### 方八　马齿苋敷剂△

【组成】鲜马齿苋 30 克

【用法】鲜马齿苋加水 2000~3000 毫升煮沸 15~20 分钟，待温凉后，用纱布蘸药水拧挤，使之干湿合适，然后将湿纱布放在湿疹处稍加压 5~6 分钟后取下，反复操作 30~60 分钟，每日 2~4 次。手足、阴囊部湿疹可改用泡洗法，每次 30~60 分钟，每日 3~4，对流水的湿疹疗效好。

【主治】婴儿湿疹。

【出处】《中医小儿食物保健疗法》

### 方九　马齿苋饮剂△

【组成】鲜马齿苋 15~30 克

【用法】水煎服，每次 50~100 毫升，1 日 3 次。

【主治】婴儿湿疹。

【出处】《中医小儿食物保健疗法》

### 方十　地肤洗剂△

【组成】地肤子 10 克　蛇床子 10 克　苦参 10 克　白矾 5 克　川椒

10 克　黄连 5 克　黄柏 10 克　防风 10 克

【用法】水煎外洗，1 日 2 次。

【主治】小儿湿疹。

【注意事项】（1）痒甚者，加蝉蜕 10 克、白蒺藜 15 克、苍耳子 12 克。（2）禁内服。

【出处】《中医临床验方集》

### 方十一　湿疹散△

【组成】青黛 3 克　黄柏 6 克　煅石膏 12 克　飞芦甘石 6 克　冰片少许

【用法】将药共研细末，过筛备用。每日 2 次，每次适量撒涂患处。不流黄水者，用药粉同香油调成糊状外敷。

【主治】小儿四肢湿疹。

【出处】《中医临床验方集》

### 方十二　活血散△

【组成】红花 6 克　牛膝 6 克　杏仁 3 克　桂枝 3 克　白芍 6 克　甘草 3 克　姜枣为引

【用法】水煎服。1 日 1 剂，分 3 次服。

【主治】小儿四肢湿疹，流黄水。

【出处】《中医临床验方集》

### 方十三　涤垢汤

【组成】僵蚕

【用法】用僵蚕不拘多少，去嘴研末，煎汤浴之。或 1 日 1 次，或 2 日 1 次。

【主治】小儿乳癣。

【注意事项】待毒发出，然后用换形散搽之。

【出处】《奇方类编》

### 方十四　换形散

【组成】青黛、黄柏、枯矾、雄黄、百药煎、硫黄各等分

【用法】研末，湿则干擦，干则香油调擦，以愈为度。

【主治】小儿乳癣。

【注意事项】先用涤垢汤洗之，后用换形散擦之。

【出处】《奇方类编》

## 方十五　枣矾散<sup>△</sup>

【组成】红枣适量　明矾末少许

【用法】红枣去核，内入明矾末少许，瓦上焙干，研末，撒患处。

【主治】小儿湿疹。

【出处】《食物疗法》

## 方十六　豆油黄腊膏<sup>△</sup>

【组成】黑豆油 30 毫升　黄蜡 15 克

【用法】共溶化成膏，涂患处。

【主治】婴儿湿疹。

【出处】《食物疗法》

## 方十七　外洗湿敷方

【组成】蛇床子 9 克　银花 9 克　野菊花 9 克　生甘草 6 克

【用法】煎水外洗或湿敷局部，每天 2~3 次，每次约 10 分钟。

【主治】婴儿湿疹。

【出处】浙江中医学院学报，1988，12（6）：24.

## 方十八　外敷方

【组成】川连面、黄柏面、乳香面、龟板面各 3 克

【用法】研匀，香油调敷。

【主治】婴儿湿疹严重者。

【出处】《赵心波儿科临床经验选编》

## 方十九　硫黄霜

【组成】黄连　黄柏各 30 克　硫黄 5 克　冷霜 100 克

【用法】将黄连、黄柏加水 2000 毫升，文火煎 40 分钟，过滤去渣，入硫黄搅拌，再加入冷霜，加湿调糊即成。用时涂抹患处，每日 2~3 次。一般只需均匀涂抹即可，不要用力涂擦。

【主治】婴儿湿疹。

【出处】浙江中医杂志，1983（8）：351.

### 方二十　复方黄连霜

【组成】黄连粉 15 克　青黛 10 克　枯矾 10 克　冰片 3.5 克　泼尼松 150 毫克

【用法】共研细末，加冷霜或市售雪花膏搅匀制成 100 克备用。每日 2~3 次外用，并停用其他药物。

【主治】婴儿湿疹。

【出处】中医杂志，1986，（5）：13.

### 方二十一　黄黛膏

【组成】黄连 5 克　青黛 10 克　氯霉素 3 克　维生素 C 2 克　强的松 25 毫克

【用法】取上药为末，调凡士林 50 克备用（无凡士林可用植物油炼油代之）。用时，先取冷浓盐开水将患处清洗，清除结痂，然后涂以药膏，早、晚各 1 次。若病变部位呈现流滋湿润，舌胖嫩或有齿痕、苔薄白而腻等湿邪偏胜者加硼砂 5 克。

【主治】小儿浸淫疮。症见发病多从口或头部发际开始，并逐渐向颈、前胸、腋窝和脐等部位蔓延，同时肌肤出现多形性损害，表现为局部潮红、丘疹、水疱、脓疱和结痂并存，皮肤奇痒，搔之出水。

【出处】湖南中医杂志，1989，（1）47.

### 方二十二　涤毒祛湿汤

【组成】苍耳棵 30 克（可用苍耳子 15 克代替）　蛇床子 15 克　白鲜皮 15 克　苍术 15 克　苦参 15 克　生军（大黄）15 克　黄柏 15 克　地肤子 15 克

【用法】水煎取滤液待温凉后洗患处。每天 1 剂，早、中、晚各洗 1 次。此为 2~3 岁患儿用量；1 岁以下患儿减量 1/3。

【主治】婴幼儿湿疹。

【出处】中医杂志，1983，24（3）：17.

# 小儿荨麻疹

荨麻疹，中医称"隐疹"，俗称"风疹块"，系风湿热郁结肌肤所致。其特征是瘙痒性皮疹，大小不一，小如芝麻，大如豆瓣，甚至成片，呈红斑与水肿，突然发生，迅速消退，当机体对某些内外刺激的感受性增高的时候，均可诱发。这些刺激物包括饮食鱼腥虾蟹、某些药物，以及虫咬、寄生虫或细菌感染等，甚至温度突然改变、精神紧张等也可引起。

### 方一　葛荷银花饮<sup>△</sup>

【组成】葛根 30 克　薄荷 3 克　金银花 15 克

【用法】加水 3 碗，煎存大半碗服。

【主治】小儿风疹，药疹，水痘。

【出处】《常见病中医简易疗法》

### 方二　养血息风汤

【组成】生首乌 9 克　黄芩 15 克　地龙 15 克　乌梢蛇 9 克　蝉蜕 15 克　麻黄 6 克　蛇床子 9 克　刺蒺藜 12 克　地肤子 9 克　防风 9 克　荆芥 9 克　细辛 3 克　甘草 9 克

【用法】水煎服，每日 1 剂。

【主治】小儿急、慢性荨麻疹，皮肤瘙痒症，湿疹。

【出处】《中西医结合儿科试用新方》（增订本）

### 方三　苍耳子洗剂<sup>△</sup>

【组成】苍耳子根叶（全用）24 克　苦参 24 克　川椒 6 克　紫草 10 克

【用法】水煎外洗搔痒部，1 日数次。

【主治】小儿风疹。

【出处】《中医临床验方集》

### 方四　地肤子洗剂<sup>△</sup>

【组成】地肤子 16 克　白蒺藜 16 克　浮萍 15 克　川椒 3 克

【用法】水煎外洗，1 日数次。

【主治】小儿风疹。

【出处】《中医临床验方集》

### 方五　除风汤<sup>△</sup>

【组成】生黄芪、防风、荆芥、苦参、蝉蜕、白蒺藜、制何首乌、

僵蚕、当归、生地、赤芍、川芎各等分

【用法】水煎服。

【主治】小儿全身风痒。

【出处】《奇方类编》

### 方六　紫草散

【组成】青黛 3 克　紫草 12 克　白芷 6 克　乳香 9 克　寒水石 12

【用法】共为细末，外用。

【主治】小儿荨麻疹。

【出处】《王鹏飞儿科临床经验选》

### 方七　三味汤△

【组成】野菊花、九里光、咸虾菜各 15 克

【用法】水煎服，每日 1 剂。

【主治】小儿风疹。

【出处】《中医儿科学》

### 方八　生油单方△

【组成】生油适量

【用法】涂拭患处，有止痒的作用。

【主治】小儿风疹，瘙痒难忍者。

【出处】《中医儿科学》

### 方九　杀口肉偏方△

【组成】生地 3 克　淮牛膝 15 克　紫荆花 12 克　杀口肉 120 克

【用法】炖服。

【主治】小儿荨麻疹。

【出处】《中医医学丛书之三·中医儿科学》

### 方十　防风乌梅汤△

【组成】防风 9 克　乌梅 6 克　甘草 3 克

【用法】煎汤服。

【主治】小儿荨麻疹。

【出处】《中医儿科临床手册》

## 方十一　樟蚕熏剂<sup>△</sup>

【组成】香樟木 30 克　蚕沙 15~30 克
【用法】煎汤熏洗。
【主治】小儿荨麻疹。
【出处】《中医儿科临床手册》

# 小·儿夜啼

　　小儿白天如常，入夜则啼哭，或每夜定时啼哭者称为夜啼，本病多见于半岁以下的乳婴儿。临床应与其他原因引起的啼哭作鉴别，如因饥渴、痛痒、尿布浸湿、衣带包裹太紧或内伤乳食、脾胃不和等而致夜啼者，不在本病讨论范围。

## 方一　粳米桂末粥<sup>△</sup>

【组成】粳米适量　桂心末 3 克
【用法】将粳米煮粥，待半熟时加入桂心末。红糖拌食，每天 1~2 次。
【主治】小儿夜啼，脾虚有寒者。
【出处】中医报　1987 年 5 月 27 日第 4 版

## 方二　莲米百合粥<sup>△</sup>

【组成】莲米（去皮心）百合适量
【用法】共炖成糊状，白砂糖拌食，每天 1~2 次。
【主治】小儿夜啼，心中烦热者。
【出处】中医报　1987 年 5 月 27 日第 4 版

## 方三　莲枣元肉粥<sup>△</sup>

【组成】莲子、桂元肉、红枣、糯米各适量
【用法】煮粥，加糖服食，每日 1~2 次。
【主治】小儿夜啼，惊恐所致者。
【出处】中医报　1987 年 5 月 27 日第 4 版

### 方四　止啼偏方<sup>△</sup>

**【组成】**驱风油1滴（或生油2~3滴）

**【用法】**将驱风油或生油滴于成人手心，双手合掌猛擦至掌心热即按患儿脐部，连续3~5次。再用毛巾或衣物叠成2~3层，按在患儿腹部，然后背起患儿，啼哭即止。

**【主治】**小儿夜啼，小儿烦躁善怒，哭闹无常，食纳时好时坏。

**【注意事项】**避免跌仆、受惊。注意保护婴儿。

**【出处】**《常见病中医简易疗法》

### 方五　灯芯乳<sup>△</sup>

**【组成】**灯芯20扎（烧灰）　人乳适量

**【用法】**调服，每晚服1次，连服2~3次。

**【主治】**小儿夜啼，翌晨方止，面唇色青。

**【出处】**《常见病中医简易疗法》

### 方六　婴儿夜啼方

**【组成】**蝉衣5~7只

**【用法】**蝉衣又名蝉蜕，剪去足，洗净。水煎取煎成之水100毫升，少加白糖，装入奶瓶，分4次给儿吮（防烫，宜温服）。

**【主治】**婴儿夜啼（夜不寐，啼哭不已），日间睡眠安好，吮乳、大小便均正常，并无其他病变者。

**【注意事项】**此药无毒性。有时服用1天后，当夜婴儿熟睡达旦，家长曾有恐惧为迷痹者，非也。

**【出处】**《六十年街医经验谈》

### 方七　防茯神（又名仙方）

**【组成】**防风、茯神、山楂、神曲、谷芽各6克、钩藤3克、蚕茧、蝉蜕各7个

**【用法】**水煎服。

**【主治】**1~5岁小儿，夜啼、惊悸、发热、积滞、呕吐、腹泻等轻症。

**【出处】**中医报　1987年7月17日第2版

### 方八　疏风清热镇惊汤

【组成】荆芥、防风、焦三仙各 5 克　蝉衣、薄荷、黄连各 3 克
琥珀 1 克（冲）　甘草 2 克

【用法】水煎服。

【主治】小儿夜啼。

【出处】中医报　1988 年 12 月 17 日第 2 版

### 方九　镇静安神和胃汤<sup>△</sup>

【组成】蝉蜕 7 个　薄荷 1.5 克　槟榔 3 克　枳壳 3 克　灯芯 10 茎

【用法】水煎服。

【主治】小儿夜啼。

【注意事项】方中为半岁小儿量。

【出处】《简易中医疗法》

### 方十　清热安神和胃煎<sup>△</sup>

【组成】寸冬 6 克　炒枣仁 6 克　木通 6 克　滑石 10 克　莲子心 3
克　知母 5 克　焦麦芽 6 克　神曲 6 克

【用法】水煎服。1 日 1 剂，分 3 次服。

【主治】小儿夜啼

【注意事项】方中为 3 岁患儿量。

【出处】《中医临床验方集》

### 方十一　清热镇静汤<sup>△</sup>

【组成】灯芯草 1 克　竹叶 6 克　钩藤 6 克　茯神 6 克

【用法】水煎服。1 日 1 剂，分 3 次服，连服 2 剂。

【主治】小儿夜间惊哭（夜啼）。

【出处】《中医临床验方集》

### 方十二　椒艾葱白敷脐方<sup>△</sup>

【组成】胡椒 6 粒　艾叶 6 片　葱白 2 个

【用法】胡椒为末，余药捣烂入热米饭内，趁热放小儿脐孔上，布
带扎紧固定，1 日换 1 次。

【主治】小儿夜啼，不发烧。

【出处】《中医临床验方集》

### 方十三 钩藤饮

【组成】钩藤 10 克　蝉衣、木香、槟榔各 3 克　乌药 6 克　益元散 10 克

【用法】水煎服。

【主治】小儿夜啼，入夜惊闹，日间倦乏，食欲不佳，指纹淡紫，舌质红苔白。

【出处】《名中医治病绝招》

### 方十四 蛋壳粉△

【组成】鸡蛋壳适量

【用法】将鸡蛋壳洗净炒黄，研细末，每次 1.5~3 克，和在粥里食，日 2 次。

【主治】小儿软骨病夜啼。

【出处】《中医小儿食物保健疗法》

### 方十五 枣二煎△

【组成】酸枣仁 10~20 克

糖适量

【用法】水煎服。或将酸枣仁研末，每次 1.5~3 克，睡前服。

【主治】小儿夜啼，虚烦不眠。

【出处】《中医小儿食物保健疗法》

### 方十六 小麦大枣煎△

【组成】浮小麦 30~60 克　大枣 5 枚

【用法】水煎服。或单用浮小麦 1 味，15~30 克水煎，代茶饮。

【主治】小儿夜啼。

【出处】《中医小儿食物保健疗法》

### 方十七 茶叶饼△

【组成】茶叶（越陈越好）适量

【用法】把茶叶放口内嚼烂，捏成小饼，敷在小儿脐上，外用棉花盖上扎好。

【主治】小儿夜啼哭。

【出处】《食物疗法》

# 流　涎

流涎，是指小儿涎液过多，经常流出，渍于颐间，俗称"流口水"，《诸病源候论》命之为"滞颐"。

本病多发生于 3 岁以内的小儿，经常流涎，不仅胸襟常被浸湿，且易导致下颌潮红糜烂。若因出牙而引起流涎者，不属病态。又若口舌生疮，口涎增多者，亦不在此例。

### 方一　抑制唾液饮

【组成】益智仁 5 克　五味子 3 克　诃子 2 克　甘草 2 克

【用法】捣成粗末，纱布包裹，开水冲泡，当茶频频喂饮。

【主治】小儿流涎症。

【出处】《中西医结合儿科试用新方》（增订本）

### 方二　南星敷足方△

【组成】天南星 30 克

【用法】将天南星捣烂，用醋调，于晚间外敷足心，男左女右。外以布条缠扎，每次敷 12 小时，连敷 2~4 次。

【主治】小儿口角流涎。

【出处】中医报　1988 年 12 月 17 日第 2 版

### 方三　白术饮△

【组成】生白术 9 克　食糖适量

【用法】将生白术捣碎，加水和食糖，入锅内蒸半小时，去渣取汁，分数次口服，每日 1 剂。

【主治】小儿口角流涎属脾湿者。

【出处】中医报　1988 年 12 月 17 日第 2 版

### 方四　鸡金山甲蛋<sup>△</sup>

【组成】鸡内金 1 克　穿山甲 0.1 克　鸡蛋 1 个

【用法】将鸡内金，穿山甲共研细末，装入鸡蛋内搅匀，用面包住，将蛋烧熟吃下，1 次吃 1 个，1 日 2 次。

【主治】小儿流口水。

【出处】《食物疗法》

### 方五　牛蒡子散

【组成】牛蒡子、山栀、甘草、川硝、郁金各 15 克　枳壳 7.5 克

【用法】研细，入冰片 1.5 克，研匀。每次 1.5 克，薄荷汤下，量儿大小加减。

【主治】小儿心脾热壅多涎者。

【出处】《幼科释谜》

### 方六　温脾汤

【组成】人参、白术、陈皮、茯苓各 3 克　甘草、半夏（制）、诃子（煨）、肉蔻各 1.5 克　生姜 3 片

【用法】水煎汤服。

【主治】小儿流口水。

【注意事项】脾寒症，加丁香、木香；脾热，加黄连、软石膏。

【出处】《婴童类萃》

### 方七　启脾丸

【组成】人参 15 克　白术 30 克（炒）　茯苓 30 克　甘草 15 克（炙）　莲肉 30 克　山药 30 克　山楂肉 30 克　陈皮、泽泻各 21 克　肉蔻 9 克（麸煨）

【用法】为末，炼蜜捣匀为丸，清米汤下。

【主治】小儿流口水。

【注意事项】寒证，加煨诃子、丁香、木香；热证，加煅寒水石、胡连、黄连。

【出处】《婴童类萃》

### 方八　南星大黄粉<sup>△</sup>

【组成】胆南星 15 克　大黄 10 克

【用法】共研细末。每次服 3 克，1 日 2 次。

【主治】小儿口流涎水。

【注意事项】本方为 3 岁患儿用量。

【出处】《中医临床验方集》

### 方九　摄涎散<sup>△</sup>

【组成】炒白术 60 克　雄黄 1 克　吴茱萸 6 克　法半夏 6 克　皮硝 3 克　生草 3 克

【用法】共为细末。1 日服 2 次，每次服 3 克。

【主治】小儿口流涎水。

【出处】《中医临床验方集》

### 方十　暖脾控涎汤<sup>△</sup>

【组成】白术（土炒）10 克　青皮 6 克　炮姜 6 克　半夏 8 克　木香 6 克　丁香 3 克　茯苓 6 克　炙甘草 6 克

【用法】水煎服。1 日 1 剂，分 3 次服，连服 4 剂。

【主治】小儿口角流涎（脾寒者）。

【出处】《中医临床验方集》

### 方十一　石斛单方

【组成】石斛适量。

【用法】水煎，常服。如加青果效果更佳，连服 5~7 天。

【主治】滞颐。

【出处】《中医儿科学》

### 方十二　姜草煎<sup>△</sup>

【组成】生姜 3 克　甘草 6 克

【用法】煎水，频服。

【主治】滞颐。

【出处】《中医儿科学》

# 小·儿·汗·证

小儿汗证，是指小儿在安静状态下（如静坐、静卧、睡眠等），全身或身体某些部位汗出很多，或大汗淋漓不止的一种证候。如因天气酷热，衣着失宜，食用姜椒辣物，或暴受惊吓，或外感风热、暑湿引起的出汗，均不属本证讨论范围。小儿汗证，多发于2～6岁体质虚弱小儿，故又称"虚汗"。睡中汗出，醒时汗止者称盗汗；不分寤寐，无故汗出者称"自汗"。

### 方一　茵陈牡蛎汤

【组成】绵茵陈、生地各6～10克　生牡蛎15～30克　牡丹皮、五味子各3～6克　焦山楂6～12克　山栀、甘草各3克

【用法】每日1剂，水煎温服。

【主治】小儿盗汗，症见睡则头身汗出如浴，甚者枕被尽湿，纳呆、舌苔黄腻，脉弦缓或细数。

【注意事项】若兼口渴喜凉饮者，可加麦冬、石斛各6～10克，胡黄连3～6克；阴虚气弱者，加炙黄芪10～15克，白芍、大枣各6～12克；纳呆腹胀者，加厚朴、麦芽各6～9克

【出处】中医报　1987年9月27日第2版

### 方二　自拟参苓红枣汤

【组成】人参须6克　茯苓10克　红枣7枚

【用法】水煎服。

【主治】小儿气虚盗汗。

【注意事项】若见毛发无华、面色㿠光、盗汗冷湿如洗、舌胖有印者，可加附子、龙滑、牡蛎、桑螵蛸等以温肾敛汗。

【出处】浙江中医杂志，1987，22（10）：451.

### 方三　四物牡蛎汤

【组成】当归3克　黄芪3.6克　白芍、川芎各1.8克　生地3克　牡蛎3克　官桂0.9克　圆眼肉5个　浮小麦百粒

【用法】水煎服。

【主治】治睡则汗出，皮黄肌瘦。

【出处】《婴童类萃》

### 方四　加味四君子汤

【组成】人参、白术、茯苓、甘草、黄连、黄芪、白芍各3克　官

桂 1.2 克　灯心 20 寸　浮小麦百粒

【用法】水煎服。

【主治】自汗不止

【出处】《婴童类萃》

### 方五　黄芪汤

【组成】黄芪 3 克　茯苓、熟地、麻黄根、天冬、防风、当归各 2.1 克　甘草 1.5 克　五味、官桂各 0.9 克　牡蛎 3.6 克（煅）　生姜 3 片　枣 1 枚　浮小麦百粒

【用法】水煎服。

【主治】自汗、盗汗。

【出处】《婴童类萃》

### 方六　自拟双五萸肉汤

【组成】五味子、山萸肉各 8 克　五倍子 3 克　牡蛎 15 克

【用法】水煎服。

【主治】小儿阴虚盗汗。

【注意事项】若兼气虚者，加生黄芪、太子参；低热者，加银柴胡、地骨皮等。

【出处】浙江中医杂志，1987，22（10）451.

### 方七　芍麦钩藤汤

【组成】杭白芍、钩藤各 6 克　麦冬 10 克　连翘 3 克　竹叶 5 克

【用法】水煎服。

【主治】小儿汗证属肝热郁蒸者。

【出处】浙江中医杂志，1987，22（10）451.

### 方八　糯米小麦粥（散）

【组成】糯米、小麦各等份

【用法】（1）将糯米和小麦煮粥，加红糖适量，每天早晨食 1 碗；（2）或将糯米、小麦分别炒熟，研粉和匀，每日用瘦肉汤送服 10 克。

【主治】小儿自汗、盗汗。

【出处】《中医小儿食物保健疗法》

## 方九　蔗皮偏方<sup>△</sup>

**【组成】**紫甘蔗皮适量　小麦 1 把

**【用法】**水煎，去蔗皮，食麦饮汁。

**【主治】**小儿自汗、盗汗。

**【出处】**《中医小儿食物保健疗法》

## 方十　黑豆小麦煎<sup>△</sup>

**【组成】**黑豆 30 克　浮小麦 30 克

**【用法】**水煎服，每天 2~3 次。

**【主治】**小儿自汗、盗汗。

**【出处】**《中医小儿食物保健疗法》

## 方十一　蔗叶外洗偏方<sup>△</sup>

**【组成】**甘蔗叶适量

**【用法】**煎水外洗，每日 1~2 次，连洗 2~3 次。

**【主治】**小儿汗证。

**【出处】**《中医儿科学》

## 方十二　泥鳅鱼汤<sup>△</sup>

**【组成】**泥鳅鱼 3~4 两

**【用法】**用热水洗净黏液，去内脏，油煎至焦黄，加水 1 碗半，煮至大半碗（可加盐调味），服汤。每日 1 次，连服 3 天。

**【主治】**小儿汗证。

**【出处】**《中医儿科学》

## 方十三　五倍敷脐饼<sup>△</sup>

**【组成】**五倍子 1 个　醋适量

**【用法】**将五倍子研细末，用醋和作 1 小饼，贴肚脐。

**【主治】**小儿汗证。

**【出处】**《中医医学丛书之三·中医儿科学》

## 方十四　黄芪散

**【组成】**黄芪、牡蛎、生地各等分

【用法】水煎服。

【主治】小儿汗证。

【出处】《中医医学丛书之三·中医儿科学》

### 方十五　益气养阴敛汗方<sup>△</sup>

【组成】生黄芪9克　炒白术6克　淮山药9克　生甘草4克　浮小麦9克　稽豆衣9克　碧桃干9克　糯稻根9克　煅牡蛎12克

【用法】水煎服。

【主治】小儿气阴不足，自汗盗汗，面色少华，舌苔薄净，脉细。

【注意事项】①方中为学龄儿童量；②本方不仅止汗，且能增强体质、预防感冒，对轻中度佝偻病患儿也颇为合适。

【出处】浙江中医学院学报，1988，12（6）：24.

### 方十六　健脾益胃止汗方<sup>△</sup>

【组成】炒鸡内金10克　焦麦芽10克　淮山药12克　炒白术6克　煅牡蛎10克　浮小麦10克　使君子10克　龟板胶6克　云苓10克　知母6克　炙草3克

【用法】水煎服。

【主治】小儿脾虚多汗。

【出处】《赵心波儿科临床经验选编》

### 方十七　五倍子散

【组成】五倍子5克

【用法】用普通食醋将五倍子调成膏状，于睡前敷贴脐中，以布带固定勿使脱落，次晨取下，连用4夜为1疗程。若脐周红、痒重者可停用。

【主治】小儿自汗或盗汗，汗出以头汗为多。

【出处】中医杂志，1991，（1）：48.

### 方十八　五味敷剂

【组成】五倍子、赤石脂、没食子、煅龙牡各100克

【用法】上药共研细末，加辰砂5克，共研和匀备用。视小儿之年

龄增减使用。6 个月至 1 岁者每次用 10 克，1~5 岁者用 15 克，5 岁以上者用 20 克。用凉水、食醋各半调药成稀糊状，每晚临睡前敷肚脐，以纱布绷带固定，翌晨揭去，3~5 夜为 1 疗程。

【主治】小儿顽固性盗汗。

【出处】陕西中医杂志，1985，（5）：209.

### 方十九　止汗散

【组成】郁金粉 0.24 克　牡蛎粉 0.06 克

【用法】上药和匀以米汤适量调和，分为 2 份，放在患儿左右乳中穴。用胶布或清凉膏帖好。24 小时后更换 1 次，连续外敷 3~4 天即可。如皮肤接触胶布处出现红、痒或起泡流水现象者，亦可隔日使用。

【主治】小儿盗汗。

【出处】中医杂志，1991，（3）：10.

# 虫　证

　　虫证是肠道寄生虫引起的疾病，小儿较多见的是蛔虫病和蛲虫病，其次为绦虫病。虫寄生在人体内，消耗营养，轻者引起营养不良、贫血，影响小儿生长发育，重者合并其他疾病，甚至危及生命，故应积极防治。

　　蛔虫病是感染蛔虫虫卵所致的一种肠道寄生虫，临床以食欲异常、脐周疼痛、时作时止、大便下虫或大便检查有虫卵等为特征。蛔虫的并发症较多，诸如肠梗阻、肠穿孔、胆道蛔虫等，常常危及生命，故应予以重视。

　　蛲虫病是感染蛲虫虫卵所致。临床以夜间肛门奇痒为特征。蛲虫寄生于人体小肠末端及结肠，雌虫于夜间爬出肛门产卵，在肛门可见到白线头样成虫。本病易引起互相感染和自身反复感染，故在小儿中较为多见，应积极治疗。

　　绦虫古称"寸白虫"，常见的有牛绦虫与猪绦虫，是由于人食入未煮熟的含有绦虫幼虫的猪肉或牛肉而引起的寄生虫病。若食入猪绦虫卵，则虫卵内的六钩蚴可脱壳而出，穿过肠壁，随血流移行到人体肠道外各部位（如肌肉、皮下、脑、眼等），发育成囊幼虫，引起囊虫病。

### 方一　苦楝塞肛方<sup>△</sup>

【组成】苦楝子1个。

【用法】将成熟苦楝子洗净，温开水泡软，去皮后塞入肛门，每晚睡前1次，连用5日。

【主治】蛲虫病。

【注意事项】①塞后卧床休息，第2天早起排出苦楝子。②同睡者须同时治疗，每日用开水煮洗短裤，以绝传染之源。③本方男女老幼、体质强弱者皆宜。

【出处】新中医，1987，19（9）：12.

### 方二　丝瓜籽单方<sup>△</sup>

【组成】生丝瓜籽（黑色的才有效）60粒

【用法】将丝瓜籽剥去外壳，取仁备用。儿童每日1次，每次食30粒，嚼烂，温开水送服，连吃2天。

【主治】蛔虫病。

【出处】《食物疗法》

### 方三　蒜油涂剂<sup>△</sup>

【组成】大蒜籽适量　菜油少许

【用法】将大蒜籽剥去外衣，捣烂，加菜油少许拌匀，临睡前涂拭肛门四周，连续7天。

【主治】蛲虫病。

【出处】《食物疗法》

### 方四　韭菜单方<sup>△</sup>

【组成】韭菜适量

【用法】每晚临睡前将韭菜煎汤，待温后洗肛门；也可以将韭菜用凉开水洗净后，捣烂绞汁，滴入肛门，每次3~5滴。

【主治】蛲虫病。

【出处】《食物疗法》

### 方五　铃葱椒醋泥

【组成】新鲜苦楝树根皮200克　全葱100克　胡椒20克

【用法】将上3味共捣烂如泥，放锅内炒热，加醋150毫升，拌炒极热，以纱布包熨背脊两旁，由上而下。少顷再加醋炒热，包好熨脐腹部，候药微热，改敷在剑突下，反复多次，以痛减为度。

【主治】小儿虫积腹痛。

【出处】中医报　1987年12月27日第2版

### 方六　追虫丸

【组成】黑白丑（炒黄，研取头末）各30克　花槟榔60克，孩儿参60克（如便秘，改用当归）

【用法】上药研为细末，和匀，另用土楝根东行皮90克，煎浓汤泛丸，如小绿豆大。月初月中各连服3天，临卧、清早各服1次。1~2岁每服20丸；3~4岁每服30丸，以后每增1~2岁加10丸。紫苏汤下，姜汤亦可。如蛔虫多者，每服另吃炒香使君子肉15~20粒，效果更佳。

【主治】小儿虫积腹痛。

【注意事项】如使君子肉吃多见呃逆者；勿怪，用使君子壳煎汤解之。

【出处】中医报　1986年9月27日第2版

### 方七　驱虫散

【组成】榧子仁、使君子仁各150克　槟榔、雷丸、苦楝根皮各100克　砂仁、乌梅各50克

【用法】共研细粉。日服2次，每次1岁2克，2~5岁3~4克，6~8岁6克，水煎连渣服下。

【主治】小儿虫积腹痛，脘腹胀满，异嗜泥土，面黄肌瘦，肚疼绕脐。

【出处】中医报　1988年6月7日第2版

### 方八　大葱驱蛔方△

【组成】葱30克（切碎）　菜油15克

【用法】急火炒（不加水和盐）。每日清晨小儿空腹服，1次服完，连服3天。服后2小时再进食。

【主治】小儿蛔虫。

【注意事项】若发生蛔虫性腹痛，可生吃大葱1~2根，腹痛常能减除。若小儿蛔虫性不全肠梗阻，可捣取葱汁15~30克，香油15~30克，

先服葱汁，2 小时后再服等量香油。服后半天蛔虫即可排出，若蛔虫仍未排出，可连续服。

【出处】健康报 1989 年 1 月 29 日第 4 版

### 方九 牵牛子饼<sup>△</sup>

【组成】牵牛子 5 克 面粉 50 克（二者比例为 1∶10）

【用法】将牵牛子碾成细粉，加入面粉，烙成薄饼，空腹 1 次食尽。半月后重复治疗 1 次。

【主治】小儿蛲虫症。

【出处】新中医，1988 年；20（1）：26.

### 方十 木瓜粉<sup>△</sup>

【组成】未熟木瓜适量。

【用法】晒干研粉，每次 10 克，早晨空腹食。

【主治】小儿蛔虫症。

【出处】《中医小儿食物保健疗法》

### 方十一 食醋擦方<sup>△</sup>

【组成】食醋适量

【用法】食醋加温水两倍，每晚睡前外擦肛门周围。

【主治】小儿蛲虫症。

【出处】《中医小儿食物保健疗法》

### 方十二 黑芝麻汤<sup>△</sup>

【组成】黑芝麻 30 克 糖少许

【用法】将黑芝麻水煎去渣，加糖少许，空腹 1 次服下。

【主治】小儿蛲虫症。

【出处】《中医小儿食物保健疗法》

### 方十三 山楂伏蛔汤

【组成】山楂 30 克 广木香 20 克 苦楝皮 10 克 榧实 5 克 黄柏 10 克 大黄 6 克 细辛 4 克 甘草 1 克

【用法】水煎服。3~6 岁每日 1/3~1/2 剂，6~9 岁每日 1/2~2/3 剂

9~12 岁每日 2/3~1 剂。

【主治】蛔虫乱窜，胆道蛔虫。

【注意事项】若腹痛剧烈时可加延胡索、乌药。呕吐时可加姜半夏、陈皮。胆道蛔虫时加栀子、黄芩、金钱草以控制胆道感染。

【出处】《中西医结合儿科试用新方》（增订本）

### 方十四　驱逐绦虫汤

【组成】生山楂 30~60 克　生槟榔 60~120 克

【用法】3~6 岁用 1/3~1/2 剂，6~9 岁用 1/2~2/3 剂，9~12 岁用 2/3~1 剂。

将山楂加适量水，煎成 30~90 毫升的去渣药液，加少许白糖，于晚饭后 1 小时顿服；将生槟榔加适量水，煎成 60~120 毫升的去渣药液，于翌日晨空腹顿服。服后准备一温水（水温在 38℃左右）便盆，待排便时坐于盆上，以便将绦虫排于温水中。可防止绦虫虫体遇冷收缩中断，将头部留在肠内。

【主治】小儿绦虫病。

【出处】《中西医结合儿科试用新方》（增订本）

### 方十五　驱蛲洗剂△

【组成】鹤虱 15 克　苦参 15 克　百部 15 克　花椒 6 克

【用法】水煎，临睡前洗肛门、前阴局部，连洗 3 天。

【主治】小儿蛲虫症。

【出处】《中医儿科临床浅解》

### 方十六　通下杀虫方△

【组成】生大黄 15 克（后下）　芒硝 10 克（化服）　厚朴 25 克枳壳 12 克　桃仁 12 克　槟榔 20 克

【用法】水煎服。

【主治】小儿蛔虫症。

【注意事项】服后以大便通利为好，若一服大便仍不畅，可再服。

【出处】《龚志贤临床经验集》

### 方十七　药棉塞△

【组成】苦参 30 克　百部 30 克　消毒药棉 30 克

【用法】上药合煮 2 小时，取药棉烘干，然后用雄黄末 6 克拌和，做成 15~20 个小棉球，每晚将棉球 1 个塞入肛门内，连用 15~20 次。

【主治】小儿蛲虫病

【出处】《龚志贤临床经验集》

### 方十八　蛲虫粉

【组成】百部 15 克　苦楝根皮 30 克　鹤虱 15 克

【用法】上药共研极细面，装入胶囊每晚用温水洗肛门后，纳入肛门内一个，保留至次日自行消化，连续 5 天为 1 个疗程。

【主治】小儿蛲虫症。

【出处】《祁振华临床经验集》

### 方十九　南瓜槟榔驱绦方△

【组成】南瓜子仁 30~60 克　槟榔 30~60 克

【用法】先用南瓜子仁 30~60 克空腹嚼碎吞下，2 时小后再服槟榔煎剂（槟榔 30~60 克加水 500 毫升煎 1 小时至剩水一半左右），4~5 小时后可见腹泻，排出虫体。

【主治】小儿绦虫病。

【注意事项】若无腹泻，可服元明粉 9 克（或 50% 硫酸镁 40 毫升），便有整条的绦虫排出。

【出处】《中医儿科临床手册》

### 方二十　桃叶泥塞剂△

【组成】鲜桃叶适量

【用法】将鲜桃叶捣烂如泥，搓成枣子核大，塞入肛门，次晨便出，连用 3 次。

【主治】小儿蛲虫病。

【出处】《中医儿科学》

### 方二十一　使香消积合剂

【组成】使君子 8 克　神曲 8 克　槟榔 8 克　白芍 8 克　榧子 10 克　川楝子 10 克　山楂曲 10 克　茯苓 10 克　乌梅 3 枚　木香 6 克

【用法】以温水两碗半浸泡半小时后，文火浓煎至半碗，半饥饱时温服。婴儿幼儿可分数次服完。一般连服 3 天，每服 1 剂，每剂煎 1 遍。

【主治】小儿虫积腹痛。

【注意事项】驱虫为主且大便不溏加大黄 6 克（后下），川楝子易苦楝根皮 6 克；便溏或泻下完谷不化或大便次数增多加石榴皮 8 克；疳积患儿加疳积草 10 克。

【出处】上海中医药杂志，1988，（9）：16.

### 方二十二　梅椒二黄汤

【组成】黄连 2 克　花椒 5 克　乌梅　使君肉　鹤虱　大黄（生用、后下）各 10 克

【用法】若大便稀者减大黄，体虚者加党参，皮肤发黄者加茵陈、焦山栀；脘闷者加郁金、枳壳；阳虚者加肉桂、附片。1 帖水煎两次，煎成 200~300 毫升药液，分次频服，日服 1 帖。痛剧者，日服 2 帖。治疗期间忌服生冷、油腻、甘味之品。

【主治】小儿胆道蛔虫症。

【出处】云南中医杂志，1989，（5）：12.

# 佝偻病

佝偻病是婴幼儿时期常见的一种慢性营养缺乏症。西医学认为，维生素 D 的不足是发病的主因，由于维生素 D 不足而使钙、磷代谢失常，最后因为钙盐不能正常沉着于骨骼的生长部分而发生骨骼病变。中医学则认为，致病因素责之于先天不足及后天失养。早在隋代《诸病源候论》一书中，对本病的背偻、多汗，齿迟、发稀等候，就作了描述，并提出"数见风日"的预防措施。本病散见于中医的"解颅"、"鸡胸"、"龟背"、"五迟"、"五软"等篇章中。

### 方一　益气温中糖浆△

【组成】黄芪 9 克　党参 9 克　丁香 1.5 克

【用法】制成口服中药糖浆，每剂 15 毫升，每次 5 毫升，每日 3 次。

【主治】小儿佝偻病。

【注意事项】若贫血明显者，每日可加服黄精 10 克。

【出处】中医杂志，1988，29（1）35.

### 方二　地黄丸

【组成】鹿茸（酥炙）、山药、茯苓、人参、熟地、山茱萸各 30 克
牡丹皮、官桂各 15 克

【用法】为末，蜜丸。清米汤下，日服 2~3 次。

【主治】气虚解颅。

【出处】《婴童类萃》

### 方三　玉乳丹

【组成】钟乳粉（煅）15 克　柏子仁、熟地、当归、补骨脂、白茯
苓、黄芪、防风各 6 克

【用法】为末，蜜丸，茴香汤下。

【主治】解颅囟陷。

【出处】《婴童类萃》

### 方四　鱼骨胎盘散△

【组成】醋炒鱼骨 50 克　胎盘粉 7 克　炒鸡蛋壳 18 克　白糖 25 克

【用法】共研为细末，每次口服 0.5 克，1 日 3 次。宜久服。

【主治】佝偻病。

【出处】《中医儿科学》

### 方五　益骨散△

【组成】乌贼骨（焙干为粉）或珍珠母粉、白糖等量

【用法】共研为细末，混合均匀，每次 0.5 克，1 日 3 次，口服。

【主治】佝偻病。

【出处】《中医儿科学》

### 方六　补肾地黄丸

【组成】熟地黄 45 克　山萸肉 30 克　怀山药（炒）、茯苓各 24 克
牡丹皮、泽泻各 15 克
牛膝 24 克　鹿茸（酥炙）15 克

【用法】共为细末，炼蜜丸，如梧桐子大，服 3 克，用盐汤下。

【主治】五软。

【出处】《医宗金鉴·幼科心法要诀白话解》

## 方七　苣胜丹

【组成】当归、生地黄（洗焙）、白芍药（炒）各 30 克　苣胜子（碾）60 克　胡粉（碾）9 克

【用法】同研末和匀，炼蜜为丸，如黍米大，每服 10 粒，煎黑豆汤下。

【主治】血虚发迟。

【出处】《医宗金鉴·幼科心法要诀白话解》

## 方八　封囟散

【组成】柏子仁、防风、天南星各 120 克

【用法】共为细末，每用 3 克，以猪胆汁调匀，摊在绯绢帛上，看囟大小剪贴，1 日 1 换，不得令干，时时以汤润动。

【主治】解颅，肾虚髓热者。

【出处】《医宗金鉴·幼科心法要诀白话解》

## 方九　消佝散

【组成】黄精 10 克　苍术 10 克　夜明砂 10 克　生石决明 10 克　生牡蛎 10 克　望月砂 6 克
醋炒五谷虫 10 克　四叶菜 10 克

【用法】上药按比例共研细末备用，每包 60 克。1～3 岁者每次 30 克，3～5 岁者每次 60 克。纱布包好，用第二道淘米水蒸药粉，蒸沸后加适量瘦肉或猪肝末、白糖 10 克，早、晚各服 1 次，连续服药 10 天，停药 10 天，继续服 10 天为 1 疗程。

【主治】小儿佝偻病。

【出处】湖南医药杂志，1983，（1）：37.

## 方十　蛋壳粉△

【组成】鸡蛋壳、米醋适量

【用法】将鸡蛋壳炒黄，研细末，用米醋调服，每次 1.5 克，1 日 3 次。

【主治】佝偻病

【出处】《中医儿科临床手册》

### 方十一　海螺壮骨散<sup>△</sup>

【组成】苍术 9 克　海螺壳、龙骨各 30 克　五味子 3 克

【用法】研成细末，每次 1.5 克，1 日 3 次。

【主治】佝偻病。

【出处】《中医儿科临床手册》

### 方十二　稻麦桃枣四味煎<sup>△</sup>

【组成】糯稻根 30 克　浮小麦、瘪桃干各 9 克　红枣 5 枚

【用法】煎汤服。

【主治】佝偻病。

【出处】《中医儿科临床手册》

### 方十三　壮骨封囟煎<sup>△</sup>

【组成】龟板、骨碎补、潞党参各 9 克

【用法】水煎服。

【主治】佝偻病、小儿囟门不合。

【出处】《食物疗法》

### 方十四　田螺煲<sup>△</sup>

【组成】田螺 250 克

【用法】将田螺放清水中，24 小时后加清水炖熟，食盐调味，喝汤，经常煮食。

【主治】佝偻病。

【出处】《食物疗法》

### 方十五　牡蛎偏方<sup>△</sup>

【组成】鲜牡蛎肉 100 克

【用法】经常和面条及调味品一起煮熟，当点心食。

【主治】佝偻病。

【出处】《食物疗法》

### 方十六　佝偻糖浆

【组成】黄芪　菟丝子　白术各 10 克

【用法】此为 1 天剂量。煎成 200 毫升，装入瓶中备用。服药方法：1 日 3 次，每次 10 毫升，每周服 1 瓶，全程 2 个月；服药期间停用维生素 D 制剂。

【主治】小儿佝偻病。

【出处】上海中医杂志，1987，（6）：9.

# 脐湿、脐疮

初生婴儿断脐之后，由于结扎欠妥，护理不当，为不洁之物所污染，可发生脐部疾病。脐中为湿所渍，久而不干者，名之脐湿；在脐湿的基础上，皮肤破损，感染邪毒，壅于脐周，郁而不散，出现红、肿、热、痛，甚者化脓者，名之为脐疮。二者本为一病，只是轻重程度不同，西医学统称为脐炎。

### 方一　蚕茧方

【组成】蚕茧 10 个

【用法】烧成灰，分多次用。用时将蚕茧灰敷脐上，外加敷料包扎。

【主治】婴儿烂脐带。

【注意事项】蚕茧以家蚕较好，颜色不拘，如没有蚕茧，可烧白丝棉灰，敷料盖脐包扎起来。

【出处】《中医简易外治法》

### 方二　白龙散△

【组成】煅白矾 3 克　煅龙骨 1 克

【用法】共研细末，或加麝香少许，擦脐干掺之，用纱布包裹。

【主治】脐疮。

【注意事项】注意避风。

【出处】中医报　1988 年 5 月 27 日第 2 版

### 方三　脐疮外用方△

【组成】青黛散或金黄散适量

【**用法**】干扑脐部，每日数次。

【**主治**】脐疮，症轻者。

【**出处**】《中医儿科临床手册》

### 方四　清热解毒内服方<sup>△</sup>

【**组成**】黄连 0.9 克　黄芩 2.4 克　连翘 4.5 克　生甘草 3 克　板蓝根 12 克　地丁草 9 克　薄荷 1.5 克（后下）　荆芥 3 克

【**用法**】水煎服。

【**主治**】脐疮。

【**注意事项**】重症则须与上方配合内外兼治。

【**出处**】《中医儿科临床手册》

### 方五　渗脐散

【**组成**】枯矾、龙骨（煅）各 6 克　麝香少许

【**用法**】研细末，干撒脐中。

【**主治**】脐湿。

【**注意事项**】或用煅牡蛎、炉甘石粉撒布，吸收水湿，以治脐湿。

【**出处**】《医宗金鉴·幼科心法要诀白话解》

### 方六　金黄散

【**组成**】川黄连 7.5 克　胡粉、龙骨（煅）各 3 克

【**用法**】上为末，敷患处。

【**主治**】脐疮。

【**出处**】《医宗金鉴·幼科心法要诀白话解》

### 方七　杏仁扁方<sup>△</sup>

【**组成**】杏仁适量

【**用法**】将杏仁去皮，研碎，敷脐。

【**主治**】小儿脐烂成风。

【**出处**】《药苑漫活》

### 方八　圣惠小儿脐疮方

【**组成**】黄柏 30 克　釜底煤 0.6 克　乱发灰 0.3 克

【用法】先捣黄柏为末，再入后2味，合研令匀，敷在脐上。

【主治】脐疮。

【注意事项】如已糜烂成疮者，当内外合治以清热解毒，先用防风煎汤洗涤，再用圣惠小儿脐疮方外敷。

【出处】《中医医学丛书之三·中医儿科学》

### 方九　蜂房灰△

【组成】蜂房适量

【用法】烧灰，将细末敷脐上。

【主治】脐湿、脐疮。

【出处】《中医医学丛书之三·中医儿科学》

# 第六章
# 皮肤科疾病

## 荨 麻 疹

荨麻疹俗称"风疹块"，是一种过敏性疾病。病因复杂，如接触食物、药物、植物、动物及感染、冷、热刺激和精神紧张等都可诱发本病。多发生于过敏体质，主要表现为：突然皮肤出现淡红色或苍白色风团，大小不等，搔痒，并有刺痛或烧灼感。皮损骤起骤退，消退后不留痕迹，常易反复发作。中医学认为乃饮食不节、天时气候刺激及肠道寄生虫等因素导致营卫不和，以致外不得通达，内不得疏泄，郁于皮肤所致。

### 方一　消顽疹汤

【组成】熟地 20 克　当归 20 克　白芍 20 克　川芎 12 克　黄芪 30 克　何首乌 30 克　白蒺藜 12 克　荆芥 12 克　防风 12 克
蝉蜕 10 克　甘草 10 克

【用法】水煎服，每日 1 剂，每晚或早晚分 2 次服。如剧痒、低热、遇热加重、苔白腻脉浮数者，加黄芩 20 克、苦参 15 克。如身体素虚，遇冷风即加重，脉浮、舌淡苔薄白者加桂枝 10 克

【主治】顽固性荨麻疹。

【出处】山东中医杂志，1989，8 (6)：20.

### 方二　辛凉退疹汤△

【组成】紫背浮萍 15 克　牛子 15 克　银花 15 克　连翘 10 克　生地 15 克　薄荷 15 克　甘草 10 克

【用法】水煎服，1 日 3 次。

【主治】荨麻疹属风热者，表现为风团呈红色，灼热剧痒，遇风或遇热加剧，舌质红，苔薄白或黄，脉弦滑或数。

【出处】《家庭实用百病良方》

### 方三 散表通腑方

【组成】散表方：荆芥、防风各 9 克　大胡麻仁、威灵仙、何首乌各 12 克　白鲜皮 15 克。通腑方：枳实、厚朴、生大黄（后下）、茯苓各 15 克　莱菔子、陈皮各 12 克

【用法】上两方各 1 剂，在 1 日内水煎服。通腑方晚饭前服，解表方睡前服。水煎前用清水浸药 1 小时，煎药时间以 10~15 分钟为宜。服解表方后应取微汗，周身潮湿为度。服药前后禁食鱼、虾蟹、蛋类及葱、姜、椒等辛辣之品。

【出处】《常见病简易疗法手册》

### 方四 蝉蜕黄酒煎剂

【组成】蝉蜕（焙酥或日光暴晒酥，研细末）10 克　黄酒 20 毫升左右（此剂量为 3 岁患儿用量，可随年龄及体质的情况酌情增减）。

【用法】取一个搪瓷缸，加水 150 毫升左右，置火炉上，待水沸后，将蝉蜕末及黄酒加入缸内，再用武火煎 1~2 分钟即可。待温度适宜时饮，1 次服。盖被微汗效果更佳。每晚临睡前服 1 次，不可间隔，以愈为度。

【主治】急慢性及顽固性小儿荨麻疹。

【出处】新中医，1986 年；18（4）：18.

### 方五 调血祛风汤

【组成】当归、赤芍、川芎、羌活、防风、蝉蜕各 10 克　白鲜皮 30 克　陈皮 15 克　甘草 6 克

【用法】水煎服，日 1 剂。风寒袭表者加白芍、桂枝、葛根、荆芥；风热袭表者，重用蝉蜕至 30 克，酌加牛蒡子、菊花、柴胡；热盛生风者加生地、玄参、白茅根、丹皮；气虚卫表不固者，加黄芪、白术；月经期出疹者加丹参、桃仁、红花、紫草；血燥生风者，加何首乌、麻仁、龟板；胃肠湿热者，加石膏、连翘、滑石、茵陈；缠绵日久者，加全蝎、蜈蚣（研末服）；心火亢盛者，加栀子、连翘心、琥珀等。

【主治】荨麻疹。

【出处】陕西中医，1989，10（4）：152.

### 方六　玉龙紫苦饮

【组成】黄芪、煅龙牡、土白术各 30 克，防风、紫草、苦参各 10 克　地肤子 12 克　蝉蜕 6 克　甘草 9 克。

【用法】每日 1 剂，分 3 次服。兼热症者加生石膏、白鲜皮；兼寒者加细辛、浮萍草；兼血热夹瘀者加丹皮、赤芍、生地；因药物等过敏加重者，应重用甘草 30 克，另加绿豆 30 克；因寄生虫引起者加槟榔、乌梅各 10 克。

【主治】顽固性荨麻疹。

【出处】陕西中医，1989，（10）：449.

### 方七　浮萍蝉防汤

【组成】浮萍、蝉衣、防风各 20 克　白鲜皮、胡麻仁各 15 克　甘草 10 克

【用法】水煎服，日 1 剂。可随症加减。

【主治】顽固性荨麻疹。

【出处】吉林中医药，1986，（1）：31.

### 方八　消疹汤<sup>△</sup>

【组成】党参 15 克　荆芥 10 克　防风 10 克　羌独活各 10 克　当归 12 克　川芎 10 克　全蝎 10 克　蝉衣 10 克　僵蚕 10 克　薄荷 10 克　柴胡 10 克　胡麻 12 克（捣碎）　甘草 6 克

【用法】水煎服，每日 1 剂。

【主治】慢性荨麻疹。

【出处】中西医结合杂志，1986，6（12）：733.

### 方九　地肤外洗方<sup>△</sup>

【组成】地肤子 12 克　白芷 9 克　防风 9 克　川椒 9 克　透骨草 9 克　赤芍 9 克　一枝蒿 9 克　独活 9 克　荆芥 9 克

【用法】用水 1.5 千克煎药，滤去药渣，取汁洗全身。洗时应避风。

【主治】荨麻疹。

【出处】《祖传秘方大全》

## 方十　五虫汤

【组成】全蝎3克　蜈蚣2条　僵蚕10克　地龙10克　蝉蜕5克　麻黄5克　桂枝10克　防风10克　生姜10克　大枣1枚

【用法】每日1剂，日2次，3剂为1疗程。治疗期间停服其他任何药物。

【主治】荨麻疹。

【出处】湖南中医杂志，1990，6（2）：48.

## 方十一　醋糖生姜汤△

【组成】醋200毫升　红糖60克　生姜30克（切细）

【用法】3味共煎；沸5分钟，取汁。每次用20~30毫升加温开水和服，每日2~3次。

【主治】荨麻疹。

【出处】《醋蛋治百病》

## 方十二　醋姜木瓜汤△

【组成】醋100毫升　木瓜60克　生姜9克

【用法】3味共入砂锅煎煮，醋干时，取出木瓜、生姜，分早晚2次食完，每日1剂，痊愈为止。

【主治】荨麻疹属风寒外袭者。

【出处】《醋蛋治百病》

## 方十三　玉米须酒酿

【组成】玉米须15克　已发酵好的酒酿100克

【用法】玉米须放入铝锅中，加水适量，煮20分钟后捞去玉米须，再加酒酿，煮沸食用。

【主治】荨麻疹。

【出处】民间验方

## 方十四　王不留籽耳压法

【取穴】肺　心　内分泌　神门　肾上腺　大肠　小肠　荨麻疹点

【操作方法】将王不留籽贴压穴处，每日按压 6 次，每次 15 分钟，单侧贴压，隔日交换。

【主治】荨麻疹之顽固性者。

【出处】《耳穴疗法》

### 方十五　消痒汤

【组成】生黄芪 15 克　当归、熟地、川芎、白芍、防风、荆芥各 9 克　蝉蜕 7 克　苦参 13 克

【用法】水煎服。

【主治】荨麻疹。

【出处】浙江中医杂志，1985，20（11、12）：511.

### 方十六　消风疹汤

【组成】荆芥 10 克　防风 10 克　蝉衣 10 克　牛蒡子 9 克　银花 10 克　赤芍 10 克　苦参 10 克　地肤子 10 克　连翘 10 克　白蒺藜 9 克　白鲜皮 15 克　地骨皮 10 克　苍术 10 克　生甘草 6 克　露蜂房 1 个

【用法】水煎服。每日 1 剂，分早晚 2 次服。

【主治】风热型、风疹型、热毒型荨麻疹。

【出处】天津中医，1988，3：13.

### 方十七　五虫汤

【组成】全蝎 3 克　蜈蚣 2 条，僵蚕、地龙、桂枝、防风、生姜各 10 克　蝉蜕、麻绒各 5 克　大枣 5 枚

【用法】日 1 剂，水煎服，3 剂为 1 疗程。

【主治】顽固性荨麻疹。

【出处】民间验方

### 方十八　三七方

【组成】三七 1~1.5 克　去骨鸡肉 100 克

【用法】三七切成薄片，用鸡油或猪油炸黄，加入鸡肉抖匀，放入碗中，再加水适量，用文火蒸炖 1 小时，加入少量食盐调味，药肉汤 1 次服完。每天或隔 1~2 天服 1 料，连服 2~5 料。

【主治】荨麻疹属于阳虚气弱及气血两虚者。

【出处】广西中医药，1986，9（3）：9.

### 方十九　加味四物消风饮

【组成】当归、生地、赤芍、荆芥、僵蚕、蝉蜕、川羌、独活各 15 克　川芎、防风、柴胡各 10 克　薄荷 5 克　苦参 25 克 川椒 20 克　大枣 5 枚

【用法】水煎服，日 1 剂。

【主治】荨麻疹。

【出处】黑龙江中医药，1988，（5）：41.

### 方二十　加味四君子汤

【组成】党参 10 克　茯苓 10 克　白术 10 克　蝉蜕 10 克　白薇 10 克　黄芪 15 克　川芎 6 克　陈皮 5 克、木香 5 克、乌药 5 克　防风 5 克

【用法】水煎服，每日 1 剂，分 3 次服，药渣水煎洗患处。

【主治】寒冷性荨麻疹。

【出处】山东中医杂志，1989，8（6）：21.

### 方二十一　苦参汤

【组成】当归 10 克　丹皮 10 克　茯苓皮 15 克　生白术 10 克　生苡米 15 克　苦参 30~60 克　白茅根 20 根　连翘 15 克　生甘草 6 克

【用法】水煎服，每日 1 剂，分 2 次服。在上方基础上随症加减，如热重加银花、蒲公英或黄芩；湿重加泽泻、车前子或竹叶；有积滞者加消导药及熟军等。

【主治】温热型荨麻疹和药疹。荨麻疹多急性起病，局部或全身有瘙痒及热感，搔抓后皮肤迅即潮红水肿，呈鲜红色或中央白色，边缘鲜红之圆形，不规则或融合成片状可伴有发热、恶寒、头晕、恶心等全身症状，舌苔白或黄而腻，脉象滑数。药疹临床表现多种多样，有的色泽较红，伴有瘙痒之荨麻疹样皮疹；有呈圆形、椭圆形、多形性或弥漫性红色斑丘疹样皮疹，以及全身皮肤鲜红肿胀，伴以渗液、结痂等，舌质红或舌尖红，舌苔白或黄而腻，脉象弦滑或数。

【注意事项】本方药除味苦外，均未见其他不良反应。

【出处】中医杂志，1983，22（3）：41.

### 方二十二　云南白药

【组成】云南白药 2 剂

【用法】成人每次服 1/8 瓶，第 1 次加服保险丸；9 岁以下每次服 1/16 瓶；10~15 岁每次服 1/12 瓶，均日服 3 次；小孩不加服保险丸。用温开水溶化后吞服，连服 2 瓶不见效者不再服用。

【主治】荨麻疹。

【出处】广西中医药，1989，12（3）：20.

### 方二十三　加减三仁化湿汤

【组成】杏仁、厚朴、通草、地肤子各 3~6 克　薏苡 10~15 克　砂仁粉 1.5~3 克（兑服）　法半夏 3~8 克　茯苓 8~10 克　竹叶、白鲜皮各 6~8 克　冬瓜仁 6~10 克

【用法】水煎服，日 1 剂。

【主治】小儿丘疹样荨麻疹。

【出处】云南中医学院学报，1989，12（2）：25.

### 方二十四　消风散

【组成】荆芥 15 克　防风 20 克　当归 15 克　生地 15 克　苦参 10 克　苍术 15 克　蝉蜕 10 克　胡麻仁 10 克　牛蒡子 10 克　知母 10 克　石膏（煅）10 克　甘草 5 克　木通 10 克

【用法】水煎服。加减：偏于风热者加金银花、蜈蚣、栀子、黄连；偏于风寒者加麻黄、桂枝；阴虚加何首乌、五味子、乌梅。

【主治】全身作痒，见红色丘疹。

【出处】吉林中医，1985（1）：29.

### 方二十五　夜交藤汤<sup>△</sup>

【组成】夜交藤 200 克　苍耳子 100 克　白蒺藜 100 克　白鲜皮 50 克　蛇床子 50 克　蝉蜕 20 克

【用法】上药加水 5000 毫升，煎煮 20 分钟后，趁热先熏患处，待温后用毛巾浸药液外洗患处，每剂可洗 3~5 次，一般熏洗 2 小时后全身风团消退。

【主治】各型荨麻疹。

**【出处】**《当代中医外治临床大全》

# 神经性皮炎

本病是一种慢性顽固性皮肤病。病因可能与神经衰弱，精神紧张，忧愁焦虑等有关。特点是起病缓慢。好发于颈部、会阴、大腿内侧、前臂等皮肤易受摩擦的部位。初起为淡褐色密集扁平丘疹，以后融合成片，呈苔藓样硬化，瘙痒剧烈，以夜间和情绪波动时为重。中医学称其为顽癣，认为是风湿热邪，蕴于肌肤，日久生风化燥，皮失所养所致。亦有称其为摄领疮者。

## 方一 轻粉膏

**【组成】**轻粉、银朱、东丹各60克 嫩松香360克 蓖麻油90克（夏天配制减为60克）

**【用法】**先将蓖麻油和松香一并入砂锅内炖烊后，以木棒不断搅匀，约5分钟，稍冷，再缓入银朱、东丹、轻粉。遇热甚可变质，故配制时必需火稍冷。用文火保温摊于纸上，一次摊好备用。用时据皮损范围选用相应大小的膏药，于酒精灯旁溶开，用75%酒精棉球消毒皮损后贴上膏药，隔日换药1次。

**【主治】**神经性皮炎。

**【出处】**陕西中医，1989，10（4）：161.

## 方二 雷公藤单方

**【组成】**雷公藤根25克

**【用法】**上药两煎，每煎0.5小时，分2次服，7天为1疗程。

**【主治】**播散性神经性皮炎。

**【出处】**福建医药杂志，1987，9（1）：5.

## 方三 斑蝥碘酒

**【组成】**斑蝥3克 3%碘酒100毫升

**【用法】**将斑蝥放入碘酒中浸泡4~10天去渣备用。患部用1：5000高锰酸钾溶液洗净，涂抹上药液日3~4次

**【主治】**神经性皮炎。

【出处】湖北中医杂志，1984，（6）：18.

### 方四 解鳞汤

【组成】苦参50~70克 生地30克 蝉蜕10克 荆芥10克 细辛5克 桂枝10克 羌活15克 丹皮10克 赤芍15克 当归10克 川芎10克 甘草10克 全虫25克 蜈蚣6条

【用法】水煎服，日服3次。

【主治】神经性皮炎。

【出处】辽宁中医杂志，1987，11（11）：45.

### 方五 半斑散

【组成】生半夏、斑蝥、白狼毒各等分

【用法】上3味药共为极细末，取适量用米醋调成糊状涂抹患处，涂后局部微觉有痒感，继之转灼热痛感，1~2小时局部起水泡，24小时左右将水泡刺、擦干（勿盖敷料），一般7~15天即可掉痂痊愈。

【主治】局限性神经性皮炎。

【出处】中西医结合杂志，1984，4（8）：498.

### 方六 养血润燥汤△

【组成】苦参、首乌、当归、白芍各15克 生地20克 玉竹、小胡麻、秦艽各9克 炙甘草3克

【用法】每日1剂，水煎服。

【主治】泛发性和急性期新发病之神经性皮炎属血虚风燥者。

【出处】中西医结合杂志，1984，4（8）：498.

### 方七 加味四物消风汤

【组成】生薏苡仁、珍珠母各30克 干地黄、白鲜皮各15克 当归、川芎、赤芍、防风、芥穗、五味子各10克

【用法】水煎服，每日1剂。

【主治】神经性皮炎。

【出处】《常见皮肤病中医治疗简编》

### 方八 苍蛇活血汤

【组成】苍耳子15~24克 防风9~12克 乌梢蛇、当归、赤芍、

白蒺藜各 9~15 克　丹皮 9 克　鸡血藤 15~30 克　生地、地肤子、白鲜皮各 18~30 克　蝉衣 6~8 克

【用法】每日 1 剂，水煎服。随症加减。

【主治】神经性皮炎。

【出处】中医杂志，1983，24（12）：42.

### 方九　复方斑蝥酊

【组成】斑蝥 4 克　雄黄、铜绿、冰片各 6 克　苦参 30 克　75%酒精 500 毫升

【用法】将前 5 味药共研细末，加入酒精中密封 7 天即可，用时蘸搽患处，日 2~3 次。

【主治】神经性皮炎。

【出处】河南中医，1983，(3)：19.

### 方十　生地丹皮汤△

【组成】生地 12 克　丹皮 9 克　金银花 9 克　赤芍 9 克　地肤子 9 克　豨莶草 9 克　黄芩 9 克　苦参 9 克　丝瓜络 12 克　当归 9 克

【用法】上药煎服，每 1 剂。

【主治】神经性皮炎。

【出处】《常见病验方选编》

### 方十一　细辛姜桂酊

【组成】细辛、良姜、官桂各 1.5 克　95%酒精 100 毫升　甘油适量

【用法】前 3 味药研成细末，入酒精中浸泡 1 周，过滤后加入适量甘油即成。用此药涂患处，1 天 2 次。

【主治】神经性皮炎。

【出处】《常见病验方选编》

### 方十二　二丹汤△

【组成】丹参 25 克　丹皮、桑白皮、白鲜皮、荆芥、蒺藜、双花、连翘、白芷各 15 克　防风、蝉蜕、生地、姜虫各 10 克　全蝎 5 克　蜈蚣 1 条

【用法】日 1 剂，水煎服，7 剂为 1 疗程，疗程间隔 3 日。可随症加

减，并用生半夏、生南星、闹羊花、生川草乌、五倍子、五味子各 15
克，诃子、栀子、川楝子各 20 克。水煎后加老醋 30 克外洗，日 1～2
次，或将上药研成细末香油外敷，日 1 次，2 周为 1 疗程。

【主治】神经性皮炎。

【出处】内蒙古中医药，1989，8（4）：6.

### 方十三　野棉花食醋方<sup>△</sup>

【组成】野棉花全草 100 克（干品减半）　食醋 200 毫升

【用法】上药切碎，用食醋浸泡 2 天后即可用。取温水洗净患处后，
涂搽药液，每日 3～4 次。每次用药前均应用温水洗净。

【主治】牛皮癣（属西医神经性皮炎等范畴）。

【出处】广西中医药，1986，9（6）：8.

### 方十四　温阳祛风汤<sup>△</sup>

【组成】附片 30 克　川乌、草乌各 15 克（均先煎 1 小时）　麻黄 5
克　细辛 6 克　炒荆芥、苍术各 10 克

【用法】水煎服。配合外用防风散或膏（防风、白芥子各 30 克　五
倍子 20 克　冰片 3 克研细末，加醋调成糊状，或用凡士林制成膏剂）。
用时先用温水洗净患部，然后敷用本品糊剂或膏剂（每次敷药时间不少
于 2 小时）。

【主治】阳虚寒凝型神经性皮炎。

【出处】云南中医杂志，1988，9（5）：22.

### 方十五　苦参陈醋方<sup>△</sup>

【组成】苦参 200 克　陈醋 500 毫升

【用法】将苦参加入陈醋内浸泡 5 天备用。用时患部先抓后用温洗
净，再用消毒棉签蘸药搽患处。每日早晚各 1 次。

【主治】神经性皮炎。

【出处】湖北中医杂志，1985，（6）：20.

### 方十六　斩痒汤

【组成】川连 3 克　白蒺藜 60 克　灵磁石、生牡蛎（均先煎）各 30
克　红花、皂刺、三棱、莪术、海藻、昆布、蕲蛇各 15 克　全蝎 5 克

蜈蚣 1 条　炙甘草 10 克

【用法】水煎服，日 2 次。随症加减。

【主治】神经性皮炎。

【注意事项】服药期间忌辛辣刺激物，并避免用开水洗烫。

【出处】四川中医，1990，8（7）：39.

### 方十七　加减八珍汤

【组成】泡参 30 克　沙参 30 克　白术 15 克　茯苓 15 克　甘草 10 克　生地 15 克　白芍 30 克　当归 12 克　黄芪 18 克　陈皮 10 克　地骨皮 15 克　丹皮 12 克　钩藤 12 克（后下）　红活麻 30 克

【用法】水煎服。

【主治】泛发性神经皮炎。

【出处】四川医学，1981，2（6）：379.

### 方十八　苦参洗剂

【组成】苦参 30 克　地肤子　蛇床子　白矾各 25 克　白鲜皮 20 克　白芷 15 克　花椒 10 克

【用法】上药加水适量，水煎滤渣后，趁热浸泡或熏洗患处，1 日 1 剂，每剂可用 2~3 次，每次 30 分钟。对皮肤干燥肥厚者，同时配用华佗膏外用。

【主治】治疗 160 例中，局限性神经性皮炎，角化型神经性皮炎，角化型手足癣，慢性湿疹，外阴瘙痒。

【出处】西川中医，1987，7（2）：38.

### 方十九　风癣汤

【组成】生地 30 克　元参 12 克　丹参 15 克　当归 9 克　白芍 9 克　茜草 9 克　红花 9 克　黄芩 9 克　苦参 9 克　苍耳子 9 克　白鲜皮 9 克　地肤子 9 克　生甘草 6 克

【用法】每日 1 剂，水煎分 2 次温服。同时配合外用皮癣膏：黄柏、白芷、轻粉各 25 克，煅石膏、蛤粉、五倍子各 30 克，硫黄、雄黄、铜绿、章丹各 15 克，枯矾、胆矾各 6 克。各药均取净末，研和极匀，加凡士林 500 克调和成膏，涂擦患处。

【主治】神经性皮炎。

【出处】《古中名医名方秘方大典》

### 方二十　加味首乌饮

【组成】首乌12克　丹皮4.5克生地12克　熟地9克　当归9克红花、地肤子各4.5克　白蒺藜3克　僵蚕　元参　甘草各3克

【用法】每日1剂，水煎分2次服。同时配合枫银膏：大枫子仁与水银按3∶1比例配成硬膏状，每日涂擦1次。艾卷熏点，每日1次，每次3分钟。

【主治】神经性皮炎。

【出处】《百病奇效良方妙法精选》

### 方二十一　消风化瘀汤

【组成】荆芥　防风　三棱　莪术　生甘草各10克　蝉衣5克　露蜂房3克　生地、蚤休各15克　紫草20克

【用法】开始每日1剂，水煎，早晚各1服。并用药渣煎汤洗浴，或将药渣装入纱布袋内局部热敷，每日1次，每次10~15分钟。待症状减轻后，隔日给药1剂，再递减至隔2~3日1剂。妇女经期及妇孕停服。皮肤苔藓化严重者，加桃仁、王不留行；瘙痒剧烈者，加乌梢蛇；干燥脱屑较多者，加全当归；糜烂渗液者，加地肤子；夜寐不宁者，加夜交藤；急躁易怒者，加五味子、白芍。用药量均为10克。

【主治】皮肤苔藓化或剧烈瘙痒、粟粒样丘疹，甚则渗液、结痂等神经性皮炎。

【出处】江苏中医，1990，11（3）：10.

# 湿　疹

　　湿疹是一种常见的皮肤病，病因比较复杂，一般认为和变态反应有密切的关系。主要特点是有剧烈的瘙痒，多形性皮疹，有渗出倾向，对称分布，易于复发和慢性化。中医所称"浸淫疮"、"旋耳疮"、"绣球风"、"四弯风"等属于本病范围。

### 方一　荆防愈风汤△

【组成】荆芥、防风各6克　生地、当归、乌药、刺蒺藜、白鲜皮

各 12 克

【用法】水煎服，每日 1 剂。

【主治】湿疹。

【出处】《常见病简易疗法手册》

### 方二　青黛枯椒散

【组成】青黛 30 克　枯矾 30 克　花椒 30 克　雄黄 6 克　轻粉 10 克　硫黄 20 克　黄连 10 克　黄柏 18 克

【用法】先用 1‰新洁尔灭或淡盐水清洗患处局部，用 75%酒精消毒周围，再用青黛枯椒散与植物油调匀外涂患处，用消毒纱布块包扎、胶布固定。若渗出较多者，可先用花椒 30 克，黄连 10 克，黄柏 18 克，煎水 500 毫升，湿敷患处，每日 2 至 3 次；待渗出减少后，再采用青黛枯椒散外涂患处，每日 1 次，涂药至痊愈为止。

【主治】急、慢性湿疹。

【出处】云南中医杂志，1990，11（2）：28.

### 方三　大黄单方[△]

【组成】大黄 9 克　清油适量

【用法】将大黄研细末，用清油调擦患处。

【主治】湿疹水泡期，症见患处丘疹水泡，搔痒，黄水淋漓。

【出处】《中国民间小单方》

### 方四　五倍子方

【组成】五倍子 6 克

【用法】将五倍子炒黄研细末，撒于患处。

【主治】湿疹皮肤起红斑，水疱变为脓疱，痒而兼痛，流黄水。

【出处】《中国民间小单方》

### 方五　阴囊湿痒方[△]

【组成】煅龙骨、透骨草、黄柏、花椒、苍术、地骨皮、羌活各 9 克

【用法】水煎取汁，先熏后洗。

【主治】阴囊湿痒。

【出处】《祖传秘方大全》

### 方六　湿疹外用方△

【组成】青黛 17 克　轻粉 15 克　黄柏 18 克　苍术 12 克　煅牡蛎 30 克　煅石膏 30 克

【用法】各研细面，再混合研匀备用。患部渗出有水者，干粉撒之；无渗出水者，香油调涂。

【主治】浸淫疮、黄水疮、火赤疮、天疮、旋耳疮、肾囊风、四弯风、羊胡子疮、肛门圈癣、奶癣等各种湿疹。

【出处】《河南秘验单方集锦》

### 方七　绿豆冰醋外用方△

【组成】绿豆粉 30 克　蜂蜜 9 克　薄荷冰片 3 克　醋适量

【用法】将绿豆粉炒灰黑色后，与蜂蜜、薄荷冰片混匀，加醋调成糊状，摊油纸上，当中留孔，敷患处。

【主治】湿疹。

【出处】《醋蛋治百病》

### 方八　蛋黄油外涂方△

【组成】黄柏 6 克　丹皮炭、陈皮炭各 3 克　冰片 1.5 克　蛋黄油适量

【用法】前 4 味药研细末，用蛋黄油调成糊状，涂患处，每日 3 次。

【主治】湿疹。

【出处】《醋蛋治百病》

### 方九　乌蛇蝉衣汤

【组成】乌梢蛇 15 克　蝉衣 10 克　僵蚕 10 克　露蜂房 10 克　丹皮 10 克　赤芍 15 克　苦参 10 克　土茯苓 15 克　虎耳草 30 克　千里光 30 克　白鲜皮 15 克

【用法】水煎，每日 1 剂，分 2~3 次服。急性期可配服防风通圣丸或牛黄解毒丸；亚急性期可加胆草栀子、苡仁；慢性期加用四物汤。

【主治】湿疹各期。

【出处】中医杂志，1986，27（8）：11.

### 方十　清热除湿汤△

【组成】龙胆草10克　黄芩10克　丹皮10克　茅根20克　生地15克　银花10克　车前草20克　生石膏30克　六一散30

【用法】水煎服，每日1剂。若身热、口渴、心烦等全身症状明显者，加羚羊角粉0.2~0.3克（或生玳瑁3克）。

【主治】急性湿疹局部皮肤潮红肿胀，五疹水泡，渗液流津，瘙痒不已。

【出处】中医杂志，1986；27（8）：12.

### 方十一　当归解毒汤

【组成】当归15克　白芍20克　丹皮10克　生地12克　苦参15克　地肤子20克　蝉衣10克　僵蚕、紫荆皮各15克　生黄芪30克　白术15克　全蝎3克

【用法】水煎，日服3次。

【主治】慢性湿疹剧烈瘙痒，皮肤变厚、反复发作。

【出处】中医杂志，1986，27（8）：13.

### 方十二　润肤丸

【组成】生熟地各15克　炙黄芪15克　当归10克　元参15克　天冬10克　麦冬10克　黄芩10克　丹皮12克　乌梢蛇10克　僵蚕10克

【用法】水煎服，日2次。

【主治】慢性湿疹皮疹干燥、肥厚。

【出处】中医杂志，1986，27（8）：14.

### 方十三　苦参丸

【组成】苦参12克　防风10克　防己10克　鸡血藤20克　山栀12克　熟大黄10克　生地15克　苍术10克　黄柏10克　牛膝12克　当归12克

【用法】水煎服，日2次。

【主治】发于双下肢呈静脉曲张型湿疹，伴感染渗液者。

【出处】中医杂志，1986，27（8）：14.

### 方十四　三心导赤散

【组成】连翘心、莲子心各 6 克　栀子心 3 克　元参、生地各 4.5 克　甘草梢、车前子、车前草各 3 克　茯苓、白术各 10 克

【用法】水煎取汁，乳母服三分之二，乳子服三分之一，每日 4~6 次，每次 10~15 毫升。

【主治】湿疹发于乳儿者。

【出处】中医杂志，1986，27（8）：16.

### 方十五　蝉衣苦参汤

【组成】蝉衣 5 克　苦参 10 克　土茯苓 15 克　生薏苡仁 10 克　白蒺藜 10 克　地肤子 10 克　白鲜皮 10 克，焦山栀 10 克　生甘草 5 克　苍术 10 克

【组成】水煎，日服 2 次。

【主治】婴幼儿急性湿疹无其他兼症者。

【出处】中医杂志，1986，27（8）：15.

### 方十六　三黄散

【组成】黄柏、大黄、黄连各等分

【用法】上药共研细末，装瓶备用。每晚睡前和次日晨用 1% 高锰酸钾溶液清洗肛门四周，再于患处上药。有渗出者，搽敷干药末；疮面干燥者，以香油调和涂擦。

【主治】肛周湿疹。

【出处】内蒙古中医药，1988，6（3）：13.

### 方十七　化湿解毒汤

【组成】银花、滑石各 30 克　连翘、黄柏、白鲜皮、海桐皮各 15 克　黄芩 10 克

【用法】日 1 剂，水煎服，另外用野菊花 60~100 克，加水 300 毫升，煎成 200 毫升药汁，温洗，日 3 次。

【主治】阴囊湿疹。

【出处】新疆中医药，1990，（1）：32.

### 方十八　五倍子洗剂

【组成】五倍子、蛇床子各 30 克　紫草、土槿皮、白鲜皮、石榴皮各 15 克　黄柏、赤石脂各 10 克　生甘草 6 克

【用法】将上药置入纱布袋中，扎紧袋口，放入锅中，加水 5000 毫升，煎成 3000 毫升后，取出纱布袋，将药汁倾入浴盆中，趁热熏洗，每日早晚各 1 次，轻者连洗 1 周，重者需 1~2 个月左右。

【主治】顽固性肛门湿疹。

【出处】新中医，1984，（9）：23.

### 方十九　六虫解毒汤

【组成】全虫 5 克　蜈蚣 3 条　蕲蛇、赤芍、地龙各 15 克　僵蚕 10 克　蝉蜕 9 克　银花、当归、首乌、地骨皮、野菊花各 24 克

【用法】煎服，每日 1 剂。药渣再煎液外洗。

【主治】湿疹。

【出处】经验方

### 方二十　加味麻黄连翘赤小豆汤

【组成】麻黄、杏仁、生姜各 9 克　连翘 15 克　桑白皮、大青叶、赤小豆、地肤子各 30 克　大枣 6 枚　甘草 3 克

【用法】日 1 剂，水煎服。第 3 煎药液加热洗浴或湿敷。瘙痒剧烈加徐长卿、白鲜皮；药疹加甘草 30 克　赤小豆 60 克。

【主治】急性湿疹样皮炎。

【出处】国医论坛，1990，（3）：14.

### 方二十一　四黄苍龙汤

【组成】黄芩　黄连　黄柏　大黄各 10 克　苍术　龙胆草　甘草各 15 克

【用法】单纯疱疹，水痘加大青叶或板蓝根 30 克；急性湿疹，接触性皮炎加苍术 30 克、另加土茯苓 30 克；瘙痒加地肤子、白鲜各 15 克，脓疱型牛皮癣加土茯苓、金银花各 30 克、小儿可酌情减量，病重可加熏洗。

【主治】黄水疮，单纯疱疹，急性湿疹，水痘，接触性皮炎、脓疱

型牛皮癣等诸多渗出性皮肤病。

【出处】辽宁中医杂志, 1992, (11): 26.

# 寻 常 疣

寻常疣, 中医学称为千日疮, 民间俗称刺瘊。其表现为针帽至豌豆大的半圆形或多角形疣状物, 质略硬, 表面干燥粗糙, 呈灰褐色或正常皮肤色, 顶端可分裂成花蕊或刺状, 基底及周围无炎症, 初发为一个, 可渐增多至数个, 一般无自觉症状, 多见于儿童及青少年, 好发于手背、手指、足缘或甲周等处。

## 方一　经霜茄子方

【组成】经霜茄子 1 只

【用法】用刀切去茄子蒂部, 切面在火上烘热使其汁流出即擦疣部, 以局部发热为宜, 日擦 2~3 次, 连续使用 7~10 天。

【主治】寻常疣。

【出处】中医杂志, 1986, 27 (9): 39.

## 方二　寻常疣外洗方△

【组成】香附、木贼各 50 克

【用法】上药加水 3~5 碗, 水煎后趁热先熏后洗患处约半小时左右日 1~2 次, 15 次为 1 疗程。

【主治】寻常疣。

【出处】河北中医, 1985, (6): 15.

## 方三　生石粉单方

【组成】生石灰 100~200 克

【用法】生石灰加水少许, 使变成干燥粉末, 局部消毒后, 将新配制的石灰粉置于疣部, 用食指尖揉摩约 2~7 分钟, 疣逐渐脱落。

【主治】寻常疣。

【出处】中医杂志, 1980, 21 (9): 33.

## 方四　疣必平

【组成】甲珠、木鳖子、天葵子、硇砂、明矾各等分

【用法】先炒甲珠和天葵子，剥去木鳖子外壳，然后共研细末，装瓶备用，用时选择其中最大的疣，将"疣必平"散与少许麻油调匀呈糊状，敷于该疣上。然后用纱布和胶布固定，敷药 1 周为 1 疗程。敷药后不可与水接触，忌食辛辣燥热之品。

【主治】寻常疣。

【出处】辽宁中医杂志，1987，11（10）：19.

### 方五　大蒜方

【组成】生大蒜、唾液各适量

【用法】将生大蒜掰开沾唾液涂擦赘瘤，1 日 2~3 次。

【主治】寻常疣。

【出处】《民间方》

### 方六　寻常疣汤<sup>△</sup>

【组成】杜仲、生地、赤小豆、穿山甲、丹皮、桃仁、红花、白术、白芍各 9 克　牛膝 12 克

【用法】水煎服，日 1 剂，直至疣体消失为止。患部在上半身为主者加桑叶、升麻；以下肢为主者加黄柏。均可酌加板蓝根、大青叶等。

【主治】寻常疣。

【出处】福建医药杂志，1984，6（3）·5.4

### 方七　消疣汤<sup>△</sup>

【组成】生地 30 克　蒲公英 30 克　白鲜皮 12 克　地肤子 12 克　丹参 15 克　丹皮 9 克　赤芍 9 克　当归 9 克　桃仁 9 克　莪术 9 克　苦参 9 克　僵蚕 9 克　干蟾皮 9 克　炙百部 9 克　生甘草 9 克

【用法】每日 1 剂，水煎，分 2 次服。

【主治】寻常疣。

【出处】《常见病简易疗法手册》

### 方八　三味愈疣方<sup>△</sup>

【组成】鸭胆子 7.5 克（捣碎）　血竭粉 7.5 克　生石灰粉 15 克

【用法】上 3 味药混合均匀。用左手将患处皮肤绷紧，右手食指用药粉一小撮按在疣上揉搓，并加一定压力，约 1~2 分钟疣可脱落。如局

部有少量渗血，可用手指压迫片刻即可。

【主治】寻常疣。

【出处】《常见病简易疗法手册》

### 方九　治疣验方

【组成】蟾蜍1只

【用法】将蟾蜍置开水中煮沸10分钟，去蟾蜍，用煎液洗疣，日数次。每只蟾蜍煎液可用2~3天。

【主治】寻常疣或扁平疣。

【出处】经验方

### 方十　紫硇砂单方

【组成】紫硇砂30克

【用法】将纯净无杂质的紫硇砂研极细末，装瓶备用。使用时选1枚最大的疣体，洗净擦干，取硇砂粉0.5克，敷于疣体上，然后用胶布固定1周为1疗程。敷后不可与水接触。忌食辛辣燥热之品。治时只需敷1枚较大的疣，其他疣可自行痊愈。

【主治】寻常疣。

【出处】新中医，1988，20（3）55.

### 方十一　六神丸

【组成】六神丸5~10粒

【用法】用温水洗净患部，以75%酒精局部消毒，用镊子将乳头样小棘拔除或用手术刀将其表面角质层刮破，将六神丸碾碎，撒于患处，胶布固定；不易固定处，用手指压迫片刻，血止即可。

【主治】寻常疣。

【出处】四川中医，1988，6（3）：11.

### 方十二　芝麻花单方

【组成】芝麻花

【用法】取鲜芝麻花擦揉患处，日3次，7~10日生效。

【主治】寻常疣。

【出处】湖北中医杂志，1988，（3）：4.

### 方十三 活斑蝥单方

【组成】活南方大斑蝥或黄黑小斑蝥 1 只

【用法】常规消毒后，疣顶部皮肤削去至见血，将活斑蝥去其头，局部外涂其流出的水珠样黄色分泌物，勿需敷料覆盖，12~24 小时，可见涂药的疣变成如烫伤后的小泡，48~72 小时后水泡自行消失不留疤痕。疣数目较多则选择较大及发病时间长者先治，其余可自行消退。本药应用时未发现副作用。

【主治】寻常疣。

【出处】云南中医杂志，1982，3（5）：24.

### 方十四 补肾养肝活血汤△

【组成】生地、首乌、菟丝子、杜仲、当归各 12 克 川芎、赤芍、丹皮、红花、川牛膝各 9 克

【用法】每日 1 剂，水煎服。连服 2~4 剂后，观察 2 周。如无效可再服 2~4 剂，小儿酌减。发于头面者，加蒺藜、僵蚕；疣多而大者，加丹参、乳香、没药；久病不愈者加补骨脂、杞子、女贞子，生地改为熟地，赤芍改为白芍。

【主治】寻常疣。

【出处】浙江中医杂志，1980，15（6）：283.

### 方十五 苍耳子单方

【组成】苍耳子 30~60 克

【用法】水煎熏洗患处，日 2 次。或用苍耳子适量，75% 酒精浸没，1 周后取滤汁搽擦患处，日 2~3 次。

【主治】寻常疣和扁平疣。

【出处】浙江中医杂志，1980，15（6）：283.

### 方十六 鲜骨碎补方

【组成】鲜骨碎补（申姜）若干 白酒 1 盅

【用法】将酒倒在陶器底部，再将鲜骨碎补在陶器底部就酒磨成糊状后外搽患处，日 2 次。

【主治】寻常疣和扁平疣。

【出处】浙江中医杂志，1980，15（6）：283.

## 方十七 治疣灵擦剂

【组成】香附、木贼各500克 黄药子、龙葵各250克 红花100克 60%乙醇4000毫升 二甲基亚砜适量

【用法】将前五味药共置一容器内，加入乙醇浸泡1周，过滤取上清液，每100毫升滤液加入乙二甲基亚砜30毫升，即成。寻常疣及跖疣，第1次用药前先用温水浸泡，待疣组织变软，用刀削去部分疣状增殖物，以不出血为度，然后涂本品，每日2次，2周为1疗程，4个疗程无效则停止用药。扁平疣可直接将本品涂于皮损上。

【主治】寻常疣、扁平疣及跖疣。

【出处】中西医结合杂志，1988，9（1）：44.

## 方十八 活血解毒汤

【组成】当归、川芎各9~15克 紫草9克 丹参15克 板蓝根或大青叶30~60克 黄芩12克 白蒺藜30克 生甘草1.5~3克

【用法】水煎服，日1剂。

【主治】寻常疣。

【出处】浙江中医药，1978，4（6）：6.

## 方二十九 活血愈疣汤△

【组成】赤芍、桃仁、三棱、莪术各9克 红花4.5克 百部、茯苓各9克 生地、生苡仁各12克 干蟾皮、甘草各4.5克

【用法】水煎服。疣体发痒者加防风、僵蚕各9克；疣体色白由软变坚者加桂枝4.5克 山甲9克。

【主治】寻常疣。

【出处】上海中医药杂志，1981，（1）：26.

## 方二十 三七单方

【组成】三七粉3克

【用法】分3次服，每次1克，日3次（小孩量酌减），开水送下。连服3~5天。

【主治】寻常疣。

【出处】江西中医药，1982，(3)：47.

### 方二十一　大蒜糊

【组成】大蒜适量

【用法】将大蒜捣成糊状备用。用胶布将寻常疣根基部皮肤遮盖，75%酒精消毒疣体后，用无菌剪剪破疣的头部，以见血为好，随即用适量蒜泥敷贴患处，然后用胶布包盖。4~5 天后，疣体即可脱落。一般治疗 1~2 次即可。

【主治】寻常疣。

【注意事项】寻常疣以局部治疗为主，但对多发性，须内外并治。

【出处】《百病奇效良方妙法精选》

### 方二十二　复方乌梅酊

【组成】乌梅、藜芦、千金子、急性子各 30 克，加入 75%酒精 500 毫升浸泡 1 周。

【用法】用时将疣体表面粗糙刺状物拔除，以出血为度。用棉签蘸药酒涂患处，疣体大者可用棉签蘸药液敷患处，后用纱布包扎。待 3~5 日后疣体可自行消失。一次未除者可继续应用。

【主治】寻常疣。

【出处】河南中医，1989，(1)：41.

# 扁 平 疣

　　扁平疣好发生于青年人，面部、手背是其好发部位，大者骤然发生，为浅褐色或正常肤色约如针尖至粒大小的扁平丘疹，表面光滑，境界清楚，损害常为多个，散在或密集，一般无自觉症状或有微痒。

### 方一　去疣擦剂

【组成】板蓝根、马齿苋、紫草、木贼草各 60 克　苦参、地肤子、蛇床子、苍术、薏苡仁、蜂房各 15 克　白芷、北细辛各 10 克

【用法】诸药用纱布包好，加水 2500~3000 毫升，水煎至 300~400 毫升备用。用时需加温，用药棉或纱布在病变部位用力涂擦约 20~30 分钟，使局部感灼热及微痛为度，每日 2~3 次，每 1 剂溶液用 3~5 天。

【主治】扁平疣。

【出处】陕西中医，1989，10（7）：301.

### 方二 酸苦瓜方<sup>△</sup>

【组成】生青苦瓜 100 克

【用法】取生青苦瓜剖开去子，放入酸菜水中浸泡 1 周后取出切碎，在油锅中爆炒 1 分钟，盛入盘中做菜食用，1 日 3 次，每次 100 克，连续食用半月。

【主治】扁平疣。

【出处】中医杂志，1986；27（1）：19.

### 方三 蓝酱去疣汤

【组成】板蓝根、败酱草、牡蛎（先煎）、生薏苡仁各 30 克 露蜂房、夏枯草、赤芍、红花、木贼草各 10 克 马齿苋 15 克 香附 12 克

【用法】每日 1 剂，水煎服。一般服药 18 剂左右。并取其药渣液溻洗局部 20 分钟。

【主治】扁平疣。

【出处】中医杂志，1985，26（11）：41.

### 方四 清肺胃汤<sup>△</sup>

【组成】生地、玄参各 12 克 石斛、山楂、寒水石、黄芩各 9 克 蒲公英、生薏苡仁、蛇舌草各 15 克

【用法】水煎服。粉刺密集加山栀 9 克、全瓜蒌 12 克，便干加制川军、枳实各 9 克。

【主治】疣赘发于青春期，以鼻尖及鼻翼部多见，伴粉刺，属肺胃蕴热者。

【出处】上海中医药杂志，1981，（1）：26.

### 方五 加味桃红四物汤

【组成】当归 20 克 川芎、桃仁、红花、蝉蜕、桔梗、枇杷叶、白蒺藜、香附各 10 克 赤芍 15 克 生地 30 克 生甘草 5 克

【用法】水煎服。病在颜面、上肢者饭后半小时服，病在腰以下者，原方去桔梗加牛膝，饭前服。

【主治】扁平疣。

【出处】经验方

### 方六　香附方

【组成】生香附 20 粒（约 10 克）　鸡蛋 1 个

【用法】将生香附去毛须、洗净、晒干、碾碎，加鸡蛋中煎炒（加少许植物油或盐）每 2~4 日服 1 次，5~8 次为 1 疗程。

【主治】扁平疣。

【出处】经验方

### 方七　除疣方

【组成】当归、生地、赤芍、紫草、昆布、海浮石各 15 克　丹皮 6 克　鸡血藤、马齿苋、板蓝根各 30 克

【用法】每日煎服 1 剂。用本方第 3 煎煎液擦洗患处，每次 20 分钟。共用 15~20 天。

【主治】扁平疣。

【出处】安徽中医学院学报，1985，4（2）：63.

### 方八　四仁汤

【组成】薏苡仁、冬瓜仁各 80 克　桃仁、杏仁各 10 克　小儿酌减

【用法】每日煎服 1 剂。药渣煎水 1000 毫升，用以擦洗患处 10~15 分钟，以皮损发热为度。7 天为 1 疗程，共治疗 4 个疗程。

【主治】扁平疣。

【出处】湖北中医杂志，1985，（4）：5.

### 方九　三子养亲汤加白糖糯米方

【组成】白芥子、莱菔子、紫苏子各 30 克　糯米半斤（可不用）白糖 100 克

【用法】前 4 味分别炒黄，共研末，再加白糖。每次 10 克，日 3 次口服。

【主治】扁平疣。

【出处】河南中医，1981，（4）：23.

### 方十　生猪油单方

【组成】生猪油适量

【用法】用小块生猪油涂扁平疣表面，每天 3~4 次。

【主治】扁平疣。

【出处】《民间方》

### 方十一　除疣汤

【组成】薏苡仁、大青叶、板蓝根、牡蛎粉各 30 克　败酱草、夏枯草各 15 克　赤芍 10 克

【用法】1 剂药煎成 300 毫升早晚分服，药渣再煎成 1000 毫升洗局部 15~20 分钟，7 天为 1 疗程。

【主治】扁平疣。

【出处】中医杂志，1983，24（10）：33.

### 方十二　麻黄二仁汤△

【组成】麻黄 9 克　杏仁 9 克　薏苡仁 24 克　甘草 6 克

【用法】每日 1 剂，水煎分 2 次服。10~15 剂为 1 疗程。

【主治】扁平疣。

【出处】《常见病简易疗法手册》

### 方十三　红花单方

【组成】红花 9 克

【用法】用沸水冲泡红花，代茶饮，待颜色变淡时为止，每日 1 剂，连用 10 天为 1 疗程。4 个疗程无效者改用其他方法。

【主治】扁平疣。

【出处】《常见病简易疗法手册》

### 方十四　加减普济消毒饮

【组成】板蓝根、生薏苡各 60 克　柴胡、黄芩、连翘、桃仁各 10 克　防风、陈皮、生大黄各 6 克　麻黄 5 克　甘草 9 克

【用法】水煎服，日 1 剂。药渣再煎洗患部。颜面部扁平疣加桑叶 6 克，桔梗 8 克；下肢扁平疣加牛膝 10 克；皮疹深褐色发展快者加青黛、夏枯草各 10 克，皂刺 6 克；痒甚者加蝉蜕 6 克，荆芥 5 克；月经期去桃仁。服药 20~30 剂。

【主治】扁平疣。

【出处】四川中医，1988，6（1）：39.

### 方十五 苦参板蓝汤<sup>△</sup>

【组成】苦参、板蓝根、大青叶、鱼腥草各 30 克 桃仁、红花各 10 克

【用法】上药煎汤取浓汁，待冷却至皮肤可耐受温度时，用毛巾或棉球蘸药水于患处反复贴敷，擦洗 15～20 分钟；再用冰片、玄明粉各 10 克，研细末用冷开水调成糊状，反复擦涂患处 15～20 分钟，用力以能耐受为度。每日 1 剂，分 2 次外用，5 日为 1 个疗程。治疗中避免烫伤及擦伤。

【主治】扁平疣。

【出处】经验方

### 方十六 鸦胆子单方

【组成】鸦胆子 3～5 克 75% 酒精 10 毫升左右

【用法】将鸦胆子捣烂，倒入 10 毫升左右的干净小瓶内，加入酒精浸泡 1 夜，第 2 日酒精变黄，振摇几下即可应用。用时以棉签蘸该液外擦扁平疣，每日 2～3 次（最好不要擦到健康皮肤上）。开始几日局部发热发痒。

【主治】扁平疣。

【出处】中药通报，1986，11（9）：59.

### 方十七 故纸酒精液

【组成】云故纸 15 克 75% 酒精 100 毫升

【用法】将故纸破碎成块后放入酒精中浸泡，密封 1 周后外用。每日早、中、晚用棉签蘸药液涂患处，7 天为 1 疗程。

【主治】扁平疣。

【出处】湖北中医杂志，1987，（3）：25.

### 方十八 防风通圣丸

【组成】防风通圣丸 3 克或 6 克

【用法】体质强健、大便正常者服每次 6 克，日 2 次；体质较差、食少便溏者服 3 克，日 2 次。10 日为 1 疗程，连服 2 疗程。

【主治】扁平疣。

【出处】江苏中医杂志，1987，8（7）：18.

### 方十九　清降镇潜汤△

【组成】磁石、生龙齿、生石决明、代赭石各 30 克　当归 12 克　白芍、夏枯草、防风各 9 克　薏苡 24 克

【用法】前 4 味先煎半小时，再纳余药同煎服。7~10 剂为 1 疗程。

【主治】青年扁平疣。

【出处】湖北中医杂志，1982，（6）：47.

### 方二十　蓝酱去疣汤

【组成】板蓝根 30 克　败酱草 30 克　露蜂房 10 克　马齿苋 15 克　夏枯草 10 克　赤芍 10 克　红花 10 克　香附 12 克　木贼草 10 克　牡蛎 30 克（先煎）　生苡仁 30 克

【用法】每日 1 煎，水煎 2 次服用。同时取其药渣液局部濯洗 1 次，每次 20 分钟。5 周为 1 疗程。皮疹色偏红加紫草；痒甚加白鲜皮；病程日久，皮疹呈深褐色加灵磁石或莪术。

【主治】扁平疣。

【出处】中医杂志，1985，26（11）：41.

### 方二十一　紫色疳疮膏

【组成】轻粉 9 克　红粉 9 克　琥珀粉 9 克　乳香粉 9 克　血竭 9 克　冰片 0.9 克　蜂蜡 30 克　香油 120 克　珍珠粉 0.9 克

【用法】锅内盛油在火上烧开后离火，将前五种药粉入油内溶匀，再入蜂蜡，使其完全溶化，将冷却时兑入冰片、珍珠面搅匀成膏。贴敷患处。

【主治】扁平疣、鼠疮（淋巴结核）、臁疮、顽疮等。

【注意事项】急性炎症性皮损，新鲜肉芽勿用。此药膏有一定毒性，若大面积使用时，应注意汞剂的吸收中毒，对汞剂过敏者禁用。

【出处】《中国当代名医高效验方 1000 首》

### 方二十二　消疣汤

【组成】薏苡仁　白茅根各 30 克　板蓝根 20 克　槐花 18 克　柴胡

蜂房　菊花各 12 克　桃仁 15 克　红花 9 克

【用法】1 日 1 剂，水煎服 3 次。药渣加水再煮，取洗患处，日 3 次，每次 10 分钟。

【主治】扁平疣。

【出处】四川中医，1988，(8)：35.

### 方二十三　克疣汤

【组成】白花蛇舌草 30 克　土茯苓 20 克　马齿草 30 克　生薏苡仁 30 克　夏枯草 12 克　牡蛎 20 克（包煎）　木贼草 12 克　板蓝根 30 克　红花 6 克　赤芍 10 克　紫草 12 克　生甘草 6 克

【用法】每日 1 剂，水煎 2 次。加减：疹色深褐，舌红、脉数者，加黄芩、大黄、虎杖、茯苓皮；疹色浅淡，舌淡，脉细者，加黄芪、党参、白术；兼有滞者加香附、郁金、姜黄；大便干者加生大黄、玄明粉；病程日久者加龙骨、灵磁石、炒三棱以增强活血软坚散结之力。

【主治】扁平疣。面部、颈项部或手背部有米粒大或黄豆大扁平隆起的丘疹，表面光滑，质硬，浅褐色、淡红色或正常肤色，其状圆形或多角形，或椭圆形多角形，散在或密集分布，偶有微痒，舌质红，苔白，脉数或弦滑而数。

【出处】北京中医学院学报，1991，14（3）：43.

### 方二十四　木香苡仁去疣汤

【组成】木贼　生薏苡仁各 100 克　香附 15 克

【用法】上药加水 1000 毫升，浸泡 30 分钟，然后加热煮沸 1 小时，倾出滤液，再将药渣加水 500 毫升，用同法煎煮，后并两次汤液待用。先将患处用热水洗净，然后将药液加热至 30℃左右，外洗患部并用力摩擦，直至患处发红，疣破为度。再用鸦胆子 5 粒去壳捣烂，用一层纱布包如球状，用力摩擦，每次 10 分钟。以上治疗早晚各 1 次，1 周为 1 疗程（外洗汤液每 3 天 1 剂，鸦胆子每天更换 1 次）。

【主治】扁平疣。

【出处】四川中医，1987，(5)：42.

### 方二十五　马齿苋合剂

【组成】马齿苋 2 两　紫草 5 钱　败酱草 5 钱　大青叶（或板蓝根）

5 钱

【用法】每日 1 剂，每剂煎分 2 次服，2 周为 1 疗程。

【主治】青年扁平疣。

【出处】中医杂志，1977，(3)：25.

### 方二十六　加减龙胆泻肝汤

【组成】龙胆草 10 克　黄芩 10 克　焦栀子 12 克　柴胡 10 克　车前子（布包煎）15 克　泽泻 10 克　金银花藤 15 克　当归 10 克　生甘草 6 克　赤芍 10 克　夏枯草 30 克　大青叶 15 克

【用法】每日 1 剂，两次分煎成 800 毫升，分 3~4 次口服。余药渣再煎成 1000 毫升，熏洗患处 15 分钟。7 天为 1 个疗程，共治疗 5 个疗程。

【主治】扁平疣。

【出处】成都中医学院学报，1989，12 (3)：30.

### 方二十七　化湿解毒汤

【组成】土茯苓 30 克　紫草 30 克　大青叶 30 克　薏苡仁 30 克　苦参 10 克　白术 10 克　徐长卿 10 克　甘草 10 克　地肤子 15 克　昆布 15 克　海藻 15 克　代赭石（先煎）30~60 克　车前子（包）12 克

【用法】每日 1 剂，水煎两服，早晚分服。再取药汁煎洗，10 天为一疗程。

【主治】扁平疣。

【出处】上海中医药杂志，1989，(8)：20.

### 方二十八　加减桃红四物汤

【组成】当归 15 克　赤芍 15 克　白芍 15 克　川芎 15 克　桃仁 10 克　红花 10 克　三棱 30 克　莪术 30 克　苡仁 30 克　板蓝根 30 克　金钱草 30 克

【用法】成人每日 1 剂，10~15 岁剂量减半，10 岁以内按 1/3 剂量给药。12 剂为 1 疗程。

【主治】扁平疣。

【出处】云南中医杂志，1991，12 (6)：13.

# 传染性软疣

本病多见于儿童及青年，为圆形丘疹，呈皮色，表面发亮，较大者如绿豆，中央有一点状凹陷，基底缩窄，能挤出白色物质，其传染性较大，可播散全身。类似于中医之鼠乳。

### 方一　倍雄膏

【组成】五倍子5份　乌梅1份　枯矾1份　雄黄2份　大黄1份

【用法】将上药共研细末，取适量香醋调成软膏备用。单个存在的软疣，采取点涂法，即将软膏涂于疣体，范围较疣体大，厚度2~3毫米，取适当大胶布覆盖固定。群体存在的软疣，采取铺面法，即用软膏广泛敷布软疣存在部位，取适当大小塑料纸或油纸遮隔。3天换药1次，待软疣脱落即停止使用。

【主治】传染性软疣。

【出处】广西中医药，1988，11（6）：21.

### 方二　九一丹

【组成】熟石膏90克　升丹10克

【用法】上2药共研极细粉即成。先以针挑破疣顶部，挤出小点状白色物，再外涂九一丹。

【主治】传染性软疣。

【出处】经验方

### 方三　斑蝥膏

【组成】斑蝥12.5克　雄黄2克　蜂蜜半食匙

【用法】将前二味药研成细末，再加蜂蜜混合调匀成膏，装瓶内备用。用时，先将疣上涂碘酒消毒，依疣样大小，挑取适量斑蝥膏，用拇食指捏成扁圆形，放于疣面上，再用胶布固定。局部略有红肿痛起小疱。

【主治】传染性软疣。

【出处】经验方

### 方四　鸦胆子液

【组成】鸦胆子40克

【用法】将上药连壳打碎装入烧瓶中，加水80毫升后，置酒精灯上煮沸。5~10分钟后去渣取汁约40毫升，即成100%鸦胆子煎液。以棉签蘸药液点涂疣体上，1日2次。

【主治】传染性软疣。

【出处】《祖传秘方大全》

### 方五　洗疣汤

【组成】板蓝根40克　紫草、香附各15克　桃仁9克

【用法】上药加水1000毫升，煎汁外洗，日3次，每剂可洗1~3天。

【主治】扁平疣、传染性软疣。

【出处】临床皮肤科杂志，1981，10（2）：85.

### 方六　加减龙胆泻肝汤

【组成】龙胆草、黄芩、栀子、柴胡、木通、车前子、泽泻、生地、当归、甘草、黄柏、金银花、蝉衣、刺蒺藜各适量

【用法】水煎服。

【主治】少儿传染性软疣。

【出处】云南中医学院学报，1980，（4）：36.

### 方七　加味调胃承气汤

【组成】大黄9~15克　芒硝6~10克　板蓝根9~15克　地肤子9~12克　生甘草6克

【用法】水煎服，日1剂。

【主治】播散性传染性软疣有阳明实热证者。

【出处】上海中医药杂志，1986，（7）：35.

### 方八　20%骨碎补酊

【组成】骨碎补20克　70%酒精100毫升

【用法】将骨碎补浸于酒精内，48小时后细滤即得。用之外涂疣体，每日2次。

【主治】传染性软疣。

【出处】陕西中医，1986，7（10）：460.

### 方九　颠倒散洗剂

【组成】硫黄、生大黄各 7.5 克　石灰水 100 毫升

【用法】将前 2 味药研极细末后，加入石灰水（将石灰与水搅浑，待澄清后，取中间清水）100 毫升混合即成。在应用时，先将药水充分振荡，再搽涂患处，每 3~4 次。

【主治】传染性软疣疣体小数目多者。

【出处】经验方

### 方十　疣洗方

【组成】马齿苋 30 克　苍术、蜂房、白芷各 10 克　苦参、陈皮各 15 克　蛇床子 12 克　细辛 6 克

【用法】上药加水煎取 300 毫升，趁热反复温洗患处，擦至皮肤略呈淡红色为度，每日加温洗 3~5 次，每次洗 15 分钟，每煎可洗 2 天。

【主治】传染性软疣，疣数目较多者。

【出处】经验方

# 麻　风

麻风因其表现肌肤麻木不仁而得名。病人多来自流行区，常缓慢进展数十年。以局部麻木不出汗的皮疹，附近有粗硬的浅表神经，相应的肌肉萎缩等为重要的临床特点。结核样型最多见，很少有传染性。皮疹以斑或小丘疹居多，感觉障碍和附近浅表神经粗硬较明显，不侵犯内脏和黏膜，晚期肌肉萎缩残废的情况较严重。瘤型麻风有较大的传染性，皮疹以瘤型浸润斑居多，皮疹广泛、弥漫，小而多，感觉障碍和神经粗硬皆不明显，肌肉残废较轻，可有内脏症状。

### 方一　五服方

【组成】初服方：羌活、苍术、防风、玄参、荆芥、银柴胡、赤芍、枳壳、黄芩、白鲜皮、甘草各 6 克

次服方：羌活、防风、黄芩、白芷、川芎、知母、甘草、生地各 6 克　细辛 3 克

三服方：大黄 9 克（后下）　硝 6 克（分冲）　枳壳、银花、桃仁、

黄柏、黄芩、玄参各9克　黄连4.5克

四服方：防风、荆芥、白附子、玄参、蒺藜、独活、火麻仁、枳壳、银花、赤芍、黄柏、苦参、甘草各9克　天麻、僵蚕各6克　大枫子4.5克　制川乌4.5克

五服方：玄参、白芷、枳壳、独活各6克　赤芍、银花各3克　制川乌1个　防风300克　蒺藜500克　火麻仁500克　大枫子500克　祁蛇360克（去头尾）　酒、蜂蜜各适量

【用法】1～4方为水煎服。第5方将祁蛇用热酒浸2～3日，秋冬浸5～6日，浸松后去骨蒸熟，焙干研末。再将其余诸药研末，和入祁蛇末及蜂蜜（与药对半）为丸，每丸重12克。五服方系连服。初服方每日1剂，共服4剂。接服次服方，每日1剂，共2剂。再服三服方3剂（每日1剂）。续服四服方，每日1剂，共10剂。1～4方计服19天。是后服五服方，日服3次，每次1丸，茶送下，服完为止（约需80多天），总疗程100多天。

【主治】麻风病。

【出处】皮肤病防治研究通讯，1975，4（4）：406.

## 方二　加减磨风丸

【组成】川芎30克　当归30克　威灵仙30克　苍耳子30克　全蝎20克　大枫子20克　小胡麻30克　白花蛇40克　天麻30克　豨莶草60克　麻黄30克

【用法】共研末，制水丸如梧桐子大，早晚各服70粒。

【主治】麻风初起。

【出处】《皮科易览》

## 方三　溃疡膏

【组成】陈石灰150克　枯矾60克　柳树皮炭60克　熟松香960克　象皮粉90克　蜂蜡30克　血余炭60克　白芷粉30克　黄芪粉60克　甘草粉30克　龟板炭60克　枫子仁960克　当归粉180克　麻油720克　猪油1200克

【用法】上药研粉，将油煎沸后，以文火煎，将药粉陆续放入锅内，不断搅拌成膏。有死骨的创口需做清创术。溃疡而先以苦参水（山苦参、浮萍草、苍耳子各等份，煎水）泡洗15～20分钟，用溃疡散（陈

石灰 30 克　枯矾 30 克　白芷 15 克　白川 30 克　混合研粉）撒布溃疡面，再敷溃疡膏，纱布包扎，每日或隔日 1 次。

【主治】麻风溃疡。

【出处】《中国中医秘方大全》

### 方四　一号扫风丸

【组成】大枫子 1750 克　苡仁 240 克　荆芥 240 克　苦参、白蒺藜、小胡麻、苍耳子、防风各 120 克　白花蛇 30 克　苍术、白附子、桂枝、当归、秦艽、白芷、草乌、威灵仙、川芎、钩藤、木瓜、菟丝子、肉桂、天麻、川牛膝、何首乌、千年健、制青礞石、川乌、知母、栀子各 60 克

【用法】上药共为细末，水泛成小丸，干燥后待用。成人初用 6 克，日 2 次。3 天后无呕吐恶心等反应，可每次加 1.5 克，至第 8 天后，每日服 3 次，再不增加剂量。

【主治】初期轻型麻风（结核样型效好）。

【出处】经验方

### 方五　蝮蛇酒

【组成】10 度高粱烧酒 1000 毫升　大活蝮蛇 1 条　人参 15 克

【用法】将蝮蛇放入高粱酒中醉死，浸泡，再加人参，封塞后，置于冷藏处，3 个月后取酒应用。每日口服 1~2 次，每次 5~6 毫升。

【主治】麻风肌肉麻痹不仁，筋脉拘急，皮肤瘙痒或破烂者。

【出处】经验方

### 方六　万灵丹

【组成】茅术 240 克　何首乌、羌活、荆芥、川乌、乌药、川芎、甘草、川石斛、全蝎（炙）、防风、细辛、当归、麻黄、天麻各 30 克　雄黄 18 克

【用法】上药共研细末，炼蜜为丸，朱砂为衣，每丸重 9 克。

【主治】麻风初起，麻木不仁等。

【出处】《医宗金鉴》

### 方七　复方蟾蜍丸

【组成】制蟾蜍 5 公斤　穿心莲 0.75 公斤　紫草 0.75 公斤　豨莶草

0.75 公斤　　重楼 0.45 公斤　　丹皮 0.05 公斤

【用法】将鲜蟾蜍洗净去肠胃、蒸烂，每 5 公斤加蒸元麦粉 0.75 公斤，充分搅匀，摊晒或烘干，取一半研粉，分别保存备用。将穿心莲、紫草、重楼各取 1/3 和丹皮全部，研末备用。然后将穿心莲、紫草、豨莶草、重楼各以 2/3 置于锅内，加水 10 公斤用火煮到沸后半小时，煮时用竹铲勤搅拌，使药物压沉锅底，即可放入蟾蜍粉 2.5 公斤，继续煮沸 1~1.5 小时后过滤。残渣再添水超出药面半寸许，沸后煮 1 小时，过滤为 2 汁，如法再煮 1 次，3 次药汁合并，浓缩收膏，在文火情况下可收膏药 3.5 公斤。取蟾蜍粉 2.5 公斤和 5 味药末共同和匀，将 3.5 公斤药膏掺入，类似和面掺透揉匀即可，稍候 1 小时，待水分渍透即可搓条拧丸，日服 2 次，每次 3 克。

【主治】麻风。

【出处】安徽宿迁县峰山医院验方

### 方八　穿山莲方

【组成】穿心莲

【用法】将穿心莲研末制成片剂，每片含生药 1 克。初服：每日 16~24 片，以后逐渐增至每日 32~60 片。也可服用穿心莲的有效成分穿心莲内脂片，成人每日 400~600 毫克。

【主治】各型麻风。

【注意事项】成人服穿心莲每日不低于 30 片，维持量为每日 60 片。早期效果明显，2 年后效果不显著但仍有效。

【出处】解放军 31 野战医院验方

### 方九　参胡方

【组成】参三七　元胡等量

【用法】将 2 味药打粉装胶囊，每粒合生药 0.4 克。口服每次 2 粒，日 3 次。剧痛者可增至每次 3~4 粒，待缓解后减为 2 粒或 1 粒。神经痛消失后再巩固治疗 1~2 周。

【主治】麻风性神经炎。

【出处】《中国中医秘方大全》

### 方十　黄藤根方

【组成】去皮黄藤干根（即雷公藤）30~40 克

【用法】水煎至沸，再煎 1 小时后倒出头煎，再加水如法煎 1 次，把 2 次煎液合在一起，分上、下午 2 次内服。

【主治】Ⅰ、Ⅱ型麻风反应。

【出处】《中国中医秘方大全》

### 方十一 苦参汤△

【组成】苦参 32 克 蛇床子 15 克 白芷 10 克 金银花 10 克 地肤子 15 克 黄柏 15 克 狼毒 6 克

【用法】水煎外洗患处。

【主治】麻风。

【出处】《皮科易览》

# 虱 病

本病是由虱寄生于人体而叮咬皮肤所引起的一种瘙痒性皮肤病。根据虱的寄生部位和生活习性不同可分为头虱、体虱和阴虱三种。表现为皮肤瘙痒及由搔抓所引起的继发性改变，如抓痕、血痂、色素沉着及脓皮病等，或有丘疹、荨麻疹等。可发现虱或虱卵。

### 方一 灭虱酊

【组成】百部 150 克 硫黄 10 克 苦参 15 克 地肤子 10 克 白酒 500 毫升

【用法】将诸药加入白酒中浸泡 3 天后备用。用时应将头发剃去烧毁，外涂灭虱酊，每日 2~3 次。

【主治】头虱。

【出处】《皮科易览》

### 方二 加减解毒化湿汤

【组成】金银花 10 克 连翘 12 克 丹皮 10 克 赤芍 10 克 土茯苓 15 克 生甘草 10 克 黄连 6 克 白芷 10 克 公英 10 克

【用法】水煎服。须剃发。外用灭虱酊。

【主治】头虱经久不愈，抓破染毒成脓，或成疖肿；或有肿疱者。

【出处】《皮科易览》

### 方三　银杏无忧散

【组成】水银（铅制）、轻粉、北杏（去皮尖捣膏）、芦荟、雄黄、狼毒各 10 克　麝香 1 克

【用法】除水银、杏仁膏外，共研，筛细，再加入水银、杏仁膏研匀，先以石菖蒲煎水洗患处，再用冷水调搽之。

【主治】虱病。

【出处】《常见皮肤病中医治疗简编》

### 方四　止痒酊

【组成】蛇床子、百部各 25 克　50% 酒精 100 毫升

【用法】将前 2 味药加入酒精中浸泡 24 小时，过滤即成。用时取药液外擦。

【主治】虱病及神经性皮炎、瘙痒症、结节性痒疹等。

【出处】《常见皮肤病中医治疗简编》

### 方五　除虱酊

【组成】百部 250 克　烟叶 6 克　白果仁 10 克　芦荟 6 克　白酒 500 毫升

【用法】将诸药加入白酒中浸泡 3 天，过滤备用。用时取除虱酊外涂患处，每日 2 次。

【主治】阴虱。

【注意事项】用药前应剃去阴毛并烧毁。夫妻双方应同时治疗。病者的内衣、内裤等贴身衣物，应彻底消毒。

【出处】《皮科易览》

### 方六　加减消肿解毒汤

【组成】黄柏 10 克　黄芩 10 克　栀子 10 克　银花 10 克　连翘 12 克　生甘草 10 克　黄连 6 克　地丁 12 克　白茅根 30 克

【用法】水煎服。

【主治】阴虱搔抓不洁，皮肤焮肿，染毒成脓，附近脊核肿大。

【出处】《皮科易览》

### 方七　40% 百部酊

【组成】百部 40 克　70% 酒精或白酒 100 毫升

【用法】将百部浸泡于酒精或白酒中，24 小时后过滤备用。用时取百部酊涂擦患处，每日 2 次，连续 3 日，第 4~5 日再用温醋涂搽，以达破坏虱卵之目的。

【主治】头虱、阴虱。

【出处】经验方

### 方八 番椒方

【组成】番椒 30 克

【用法】上药水煎洗局部。

【主治】阴虱。

【出处】《民间方》

# 虫咬皮炎

本病由感受虫毒而发。常由某些昆虫如臭虫、跳蚤、蚊、蜂、蜈蚣、隐翅虫等叮咬所致。其皮疹多见于暴露部位，可为小出血点，丘疹、风团等，常可在皮疹中央见虫咬痕迹，有不同程度的痒或痛感。隐翅虫线状皮炎表现为线状或条状的红肿，上有密集排列的小丘疹、水疱、脓疱，自觉灼热疼痛。

### 方一 马齿苋方

【组成】洗净鲜马齿苋适量 白矾少量

【用法】将上述药物放乳钵内捣烂，敷患处，干后即换新药。

【主治】蝎蜇。

【出处】《民间方》

### 方二 桑柴灰方

【组成】桑柴灰、白矾各适量

【用法】将桑柴灰水煎数沸，过滤浓汁，调白矾涂患处。

【主治】壁虎咬伤。

【出处】《民间方》

### 方三 除毒汤△

【组成】连翘 12 克 公英 12 克 半枝莲、马齿苋各 15 克 丹皮、

野菊花、牛蒡子、生甘草、栀子各 10 克

【用法】水煎服。

【主治】虫咬皮炎。

【出处】经验方

### 方四　清热解毒方<sup>△</sup>

【组成】银花、公英各 30 克　甘草 15 克

【用法】水煎服。

【主治】虫咬皮炎。

【出处】《常见皮肤病中医治疗简编》

### 方五　雄黄细辛方<sup>△</sup>

【组成】雄黄、细辛等量

【用法】2 味药研末，冷开水调敷患处。

【主治】蜂或蜈蚣咬伤。

【出处】《常见皮肤病中医治疗简编》

### 方六　隐翅虫皮炎方<sup>△</sup>

【组成】苦参 30 克　连翘 15 克　野菊花 15 克　地肤子 30 克　紫背天葵 15 克　蛇床子 15 克　白鲜皮 15 克　蒲公英 30 克　甘草 30 克

【用法】熬水外洗患处，或用纱布蘸药液湿敷患处，每日 3~4 次。

【主治】隐翅虫皮炎。

【出处】《百病良方》

### 方七　季德胜蛇药片

【组成】季德胜蛇药片（每片 0.3 克）6~8 片

【用法】用 10 毫升冷开水，将药片调成糊状涂患处，半小时涂 1 次。

【主治】隐翅虫皮炎。

【出处】《百病良方》

### 方八　茶叶单方

【组成】茶叶 6 克

【用法】将茶叶泡水洗或搽患处。

【主治】各种昆虫咬伤。

【出处】《中国民间小单方》

### 方九　白酒单方

【组成】白酒 50 克

【用法】将白酒在杯中加热，外擦患处。

【主治】蜂蛰伤。

【出处】《中国民间小单方》

### 方十　芙蓉野菊方△

【组成】芙蓉叶 60 克　野菊花叶 60 克

【用法】将 2 药共捣碎，用麻油调敷患处。

【主治】蜂叮、蚊、虱咬伤。

【出处】《偏方妙用》

### 方十一　黄柏水

【组成】黄柏 3~5 克　元明粉 3 克

【用法】上方煎水，待冷后湿敷局部。每日 4~6 次，每日 1 剂。

【主治】睑部隐翅虫皮炎。

【出处】安徽中医学院学报，1988，7（2）：26

### 方十二　灵芷汤

【组成】五灵脂 15 克　白芷 15 克　威灵仙、吴茱萸、防己各 15 克　细辛 8 克　浙贝母 10 克　鲜半边莲 100 克（或干品 25 克）

【用法】上药加水 500 毫升，冲入米双酒 100 克，煎熬 10 分钟，待稍暖后，先服一半，4 小时后，再服余下的一半。

【主治】蜈蚣咬伤。

【出处】经验方

### 方十三　蜈蚣樟酊方

【组成】蜈蚣 3~4 条　雄黄粉 30 克　樟脑 20 克　冰片 5 克　人造牛黄 5 克　75% 酒精 500 毫升

【用法】将蜈蚣浸入酒精中2~3周后，滤出蜈蚣，再加雄黄、樟脑、冰片、人造牛黄即可。用前摇匀。轻者用棉球蘸药外搽，日3~4次；重者以药液棉球敷患处，1日2次。

【主治】蠓咬皮炎。

【注意事项】搽药越早越好。本药万不可内服及误入眼内。孕妇忌用。

【出处】湖南柿竹园工程井巷指挥部卫生所王绍明验方

### 方十四　七叶一枝花方

【组成】七叶一枝花 2000 克　50%酒精适量

【用法】将七叶一枝花研粉，用 50%酒精 1000 毫升浸泡 3 天取出浸液，再用 50%酒精 1000 毫升浸药渣 3 天，取出 2 次浸液合并、过滤，再加适量 50%酒精制成 10%（及 20%）七叶一枝花酒精溶液（pH 值为 7.0）。外搽，日数次。

【主治】毛虫皮炎和蜂蛰。

【注意事项】宜先用胶布或膏药反复贴揭患处，以去毒毛。

【出处】经验方

### 方十五　独头大蒜方

【组成】独头大蒜 1 枚

【用法】将蒜捣烂敷于被咬伤的部位。

【主治】蜈蚣咬伤。

【出处】《民间方》

### 方十六　凉血清心汤△

【组成】生地 30 克　丹皮 10 克　赤芍 10 克　莲子心 6 克　半枝莲 10 克　连翘 12 克　生川军（生大黄）10 克　生甘草 10 克　水牛角粉 6 克（冲服）

【用法】水煎服。

【主治】虫咬皮炎毒邪内侵，燔灼营血。证见叮咬之处疼痛难忍，焮肿起疱，伴口渴心烦，躁扰不宁，壮热谵妄，二便秘结，舌绛脉数。

【出处】经验方

### 方十七　除湿通络汤△

【组成】羌活 10 克　当归 15 克　茵陈 12 克　苍术 10 克　泽泻 10

克　黄柏 10 克　络石藤 15 克　六一散 10 克（包煎）　　车前子 10 克
（包煎）　防己 15 克　忍冬藤 15 克

【用法】水煎服，日 1 剂。

【主治】松毛虫皮炎骨关节型，证见恶寒发热，倦怠乏力，关节红、
肿、热、痛，活动受限。

【出处】经验方

# 手足皲裂

本病在冬季容易发生，好发于手掌、指尖、指屈面及足跟、足外缘
等处。本病初起时，皮肤干燥，角化增厚，皮纹明显，沿皮纹出现多数
直线或微弯曲的裂口，严重者裂口可深达皮下，常伴有疼痛或出血，影
响劳动与生产。

### 方一　明矾洗剂

【组成】明矾 10 克　白及 15 克　马勃 6 克

【用法】水煎 3 次，每次 600 毫升煎取 300 毫升，3 次药液和匀于 1
小盆内，用前将药液加温，洗净患手或足，再浸入药液，早晚各浸泡 20
分钟。每剂药可浸 3 天，3 剂为 1 疗程，1 般 1~2 疗程可愈。同时将同
样比例上药研细末，用凡士林调成 20% 含量软膏，浸后搽上患处效果
更佳。

【主治】手足皲裂。

【出处】新中医，1986，18（1）：35.

### 方二　皲裂油△

【组成】当归 60 克　紫草 60 克　忍冬藤 10 克，麻油 500 克

【用法】将上药共浸麻油内，浸泡 24 小时后，文火煎熬至药枯焦，
滤出药渣，留油待凉，棉签醮涂患处，每日 1 次，至愈为止。

【主治】手足皲裂。

【出处】《常见病简易疗法手册》

### 方三　松香柏胶方△

【组成】松香、柏树胶各等分。

【用法】两药共研细末，用时将药末均匀撒在胶布上，用文火烊化，紧贴裂处。

【主治】手足皲裂。

【出处】《常见病简易疗法手册》

### 方四　瓜蒌方<sup>△</sup>

【组成】瓜蒌瓢 5 斤　钾肥皂 500 克

【用法】上 2 味混合搅拌后，制成扁圆状，份 50 克，洗手时用之。

【主治】掌指皲裂。

【出处】山西医药杂志，1980，9（4）：56.

### 方五　黄丹醋搽方<sup>△</sup>

【组成】黄丹、醋均适量

【用法】用黄丹加好醋调成糊状，外用，每日 3 次，连续 1 周。

【主治】手足皲裂。

【出处】湖南医药杂志，1980，7（6）：11.

### 方六　麦冬方

【组成】麦冬适量。

【用法】生根捣烂（除去纤维），涂于患处。

【主治】手足皲裂。

【出处】《民间方》

### 方七　苦楝单方

【组成】苦楝果肉适量

【用法】捣烂外用。

【主治】手足皲裂。

【出处】《民间方》

### 方八　甘草方<sup>△</sup>

【组成】甘草 50 克　75% 酒精 100 毫升

【用法】将甘草切片浸入酒精内，48 小时后滤出浸液，加入与浸液等量的甘油及蒸馏水各 1 份。用时先将患处用盐水洗净，再取药液涂敷患处，每日 2~3 次。

【主治】手掌皲裂。

【出处】四川中医，1987，5（2）：38.

### 方九　白及广丹方<sup>△</sup>

【组成】白及 10 克　广丹 20 克　麻油 50 克

【用法】将白及放入麻油内，文火煎枯，去白及放入广丹，熬到滴水成珠，去火冷却，即凝固成膏药。用时将白及膏加热熔化，滴至裂口部位，当可止痛。

【主治】手足皲裂。

【出处】赤脚医生杂志，1979，（12）：16.

### 方十　生地方<sup>△</sup>

【组成】生地 30 克　香油 60 克　黄蜡 60 克

【用法】先将香油加温，再把生地放入炸枯，取出生地，待油稍凉放入黄蜡即成膏状备用。用时将患处用温开水 10~15 分钟，擦干，将药膏温化后涂患处，每日 1~2 次

【主治】手足皲裂。

【出处】赤脚医生杂志，1979，（12）：16.

### 方十一　五倍紫草粉<sup>△</sup>

【组成】五倍子粉 10 克　紫草粉 4 克　甘草粉 5 克

【用法】将 3 种药粉充分研细混合，用时将其撒在裂口和其周围的皮肤上，然后用大小适当的橡皮膏贴住，以固定药粉于患部。

【主治】手足皲裂。

【出处】江苏中医杂志，1980，（6）：25.

### 方十二　双白散

【组成】白蔹、白及各 30 克　大黄 50 克　蜂蜜适量

【用法】将上药炕焦研成粉。用时局部洗净拭干，取上药少许加适量蜂蜜调成糊状，每日 3~5 次涂抹于患处，必要时包扎，治愈为止。

【主治】手足皲裂。

【出处】乡村医学，1986，（1）：34.

### 方十三　复方白鹅膏

【组成】腊月白鹅纯净脂肪油 10 克　轻粉 0.5 克　红粉 0.5 克

【用法】将轻、红 2 粉研成极细末，用白鹅油充分调匀即成。用时先将患手放在温葱汤内充分浸泡，将增厚层用刀片削薄，再用白鹅膏涂擦，将手放在炭火上，烘烤 20 分钟左右即可。每日早晚如法使用 1 次，直至痊愈为度。

【主治】重症手部皲裂。

【出处】辽宁中医杂志，1981，（1）：30.

### 方十四　杏胶单方

【组成】杏胶适量

【用法】将杏胶（由杏树裂缝中溢出的一种胶汁样物）晒干或煨干，碾成粉末，过筛，置瓶内备用。皲裂的手足用温水洗净并擦干，再将杏胶粉末用凉开水调匀如糊状，涂在皲裂处，再用胶布（略大于裂口为宜）贴紧，或在棉布上摊 1 层杏胶，贴后用手按一会儿，冬季可在热炕上暖一下或在炉旁烤一下，以增强胶布或棉布与皮肤的黏度，使其不易脱落，待伤口愈合后胶布就自动脱落。不愈可再涂用。

【主治】手足皲裂。

【出处】赤脚医生杂志，1976，（11）：19.

### 方十五　红花治裂方

【组成】红花 5 克　白及 4 克　松香 5 克　黄蜡 5 克　凡士林 100 克

【用法】上药制成软膏剂型，日擦 3 次，1 个月为 1 疗程。

【主治】手足皲裂。

【出处】上海市皮肤病防治调查研究组

# 夏季皮炎

　　本病多在夏季发作，以往在夏季有同样发病史。皮损好发于颈周、四肢伸侧及躯干等处，但以下肢多见。初起皮肤潮红，继则发出成片细小丘疹，自觉剧痒，搔之不出滋水。因不断搔抓，则患处常有血痂、抓痕，久则皮肤肥厚，色素沉着。成年人多见，一到秋凉后自愈，皮损处不留任何痕迹，类似于中医学之暑热疮，乃内蕴湿热、外受暑热相感而生。

## 方一　加减清暑汤

【组成】银花 10 克　丹皮 10 克　赤芍 10 克　生石膏 30 克（先下）知母 10 克　绿豆衣 10 克　鲜荷叶 10 克　炙甘草 10 克　乌梅 6 克

【用法】水煎服。

【主治】暑热疮属暑热毒邪，外袭体肤者。

【出处】《皮科易览》

## 方二　藿佩化湿汤△

【组成】鲜藿香 15 克　鲜佩兰 15 克　银花 10 克　荷梗 6 克　六一散 10 克（包煎）　冬瓜皮 12 克　西瓜翠衣 10 克　生苡仁 15 克　茯苓皮 12 克

【用法】水煎服。

【主治】暑热疮属暑热湿浊，蕴聚体肤者。

【出处】《皮科易览》

## 方三　加味白虎汤

【组成】生石膏 15~30 克（先煎）　知母 6~9 克　粳米 9~12 克甘草 6 克　沙参 12 克　绿豆壳 15 克　竹叶 9 克　灯心 1 扎

【用法】水煎服。偏于瘙痒者加蝉衣 6 克、苦参片 9 克；偏于皮炎者，加生地 12 克、赤芍 9 克、丹皮 6 克。外用薄荷炉甘石洗剂。

【主治】夏季皮炎。

【出处】临床皮肤科杂志，1981，10（2）：90.

## 方四　青蒿苡仁汤

【组成】青蒿、藿香、佩兰、地骨皮、黄柏各 10 克　大青叶、公英、苦参、银花各 15 克　苡仁 30 克

【用法】水煎服。

【主治】夏季皮炎。

【出处】《常见皮肤病中医治疗简编》

## 方五　复方苦参粉

【组成】石膏粉 500 克　苦参粉 120 克　樟脑、绿豆粉各 30 克　冰

片 50 克

【用法】将石膏粉水飞阴干后，与其余各药粉混匀，调水外搽。

【主治】夏季皮炎。

【出处】《常见皮肤病中医治疗简编》

# 鸡 眼

　　鸡眼是由于长期摩擦和受压引起的圆锥形角质层增厚，其角质中心核，尖端深入皮内，基底露于皮面，呈圆形，状如鸡眼，故得名。好发于足底及足趾，青壮年发病较多，经过缓慢。病人行走疼痛。

## 方一　尿素单方

【组成】农用尿素少许

【用法】患处常规消毒，割除鸡眼粗糙的角质层，以不出血为度，胶布中间剪一小孔，其大小如鸡眼，以免腐蚀正常皮肤。放尿素于鸡眼上，盖上胶布，每日换药 1 次。

【主治】鸡眼。

【出处】新中医，1980，（增刊 2）：42.

## 方二　蓖麻子单方

【组成】蓖麻子适量

【用法】用热水将鸡眼周围角质层浸软后，用小刀刮去，再用铁丝将蓖麻子 1 个串起，待出油时趁热按在鸡眼上。

【主治】鸡眼。

【出处】新中医，1983，（9）：28.

## 方三　地骨红花散△

【组成】地骨皮、红花各等分

【用法】将 1 味药研磨成粉，过 60 目筛备用。用时每一个鸡眼取药粉 3~5 克，加适量植物油调成糊状，涂于纱布块或棉垫上，敷贴患处，胶布固定，中途不可沾水或揭开，3 天换 1 次药，每次换药前先用热水泡足并刮去软化的角质，治疗期为 3~6 天。孕妇忌用。

【主治】鸡眼。

【出处】中华皮肤科杂志，1988，21（2）：94.

## 方四　万年青叶单方

【组成】万年青叶适量

【用法】将万年青叶捣烂，贴患处。

【主治】鸡眼。

【出处】《万病单方大全》引《婴宁心要》方

## 方五　荸荠方△

【组成】荸荠1个　荞麦面少许

【用法】将荸荠捣烂，和荞麦面少许，贴患处。

【主治】鸡眼。

【出处】《万病单方大全》引《灵验方》方

## 方六　鸦胆子仁单方

【组成】鸦胆子仁（新鲜）5粒

【用法】先将患部用温开水浸洗，用刀刮去表面皮层，然后将鸦胆子仁捣烂贴患处，用橡皮膏盖贴固定，再用纱布包好。每5日换药1次。

【主治】鸡眼。

【出处】《偏方妙用》

## 方七　生姜外用方△

【组成】生姜适量　生石灰、碱面各等份

【用法】先用2%的碘酒和75%的酒精消毒，把患处洗净。然后用生姜捣烂取汁与其他两味共捣如泥，取适量药膏涂在鸡眼上，再用胶布将其覆盖。每3日换1次药。

【主治】鸡眼。

【出处】《祖传秘方大全》

## 方八　千金散

【组成】制乳香、制没药、轻粉、飞朱砂、赤石脂、炒五倍子、煅雄黄、醋制蛇含石各15克　煅白矾6克

【用法】将各药研细末，和匀，瓶贮备用。用时鸡眼周围以胶布保护，取适量千金散敷鸡眼上，再盖橡皮膏固定，7~10 日换 1 次，直至鸡眼脱落。

【主治】鸡眼。

【出处】《手足皮肤病的防治》

### 方九　鲜韭菜单方

【组成】鲜韭菜叶适量

【用法】将韭菜叶揉汁内服，1 日 3 次。另隔日 1 次用韭叶汁涂抹鸡眼。

【主治】鸡眼。

【出处】《民间方》

### 方十　鸡蛋米醋方△

【组成】鲜生鸡蛋 1 枚　米醋适量

【用法】将鸡蛋煮熟蘸醋空腹吃，每日 1 次。

【主治】鸡眼。

【出处】《民间方》

### 方十一　葱蒜泥

【组成】紫皮大蒜 1 只，葱头 1 个　酸醋适量

【用法】把大蒜和生葱压碎如泥，再加入酸醋调匀，必须在使用时临时配制。用时患处作常规消毒，用刀切除鸡眼表面粗糙的角质层，再用盐水（温开水 2000 毫升，加生盐 5 克），浸泡 20 分钟后，用布抹干，取葱蒜泥塞满切口，用消毒纱布、绷带和胶布包好即可。每天或隔天换药 1 次。

【主治】鸡眼。

【出处】经验方

### 方十二　鸡眼灵△

【组成】升麻、地骨皮、红花、鸦胆子、花蕊石各等分　凡士林适量

【用法】前 5 味药研极细末，用凡士林调成膏状。鸡眼先用消毒刀

片将茧子层层削掉呈网状点，直有血渗出为度。然后将药膏敷于患处，包扎。2天换药1次。待茧子呈腐白色，在水中浸泡后，用手术刀拔出一豆大带有瘀血点的硬芯即可。不再敷药，患处自行愈合后鸡眼即除。

【主治】鸡眼。

【出处】四川中医，1987，5（2）：19.

### 方十三　葱蜜方<sup>△</sup>

【组成】连须葱白1根　蜂蜜少许

【用法】患处用温水洗净，消毒后用手术刀削去鸡眼老皮至渗血为度。将葱白洗净捣如泥，加蜂蜜调匀后敷患处，包扎。3日换药1次。

【主治】鸡眼。

【出处】四川中医，1987，5（2）：42.

### 方十四　白降丹方

【组成】白降丹2份　细面粉3份　蒸馏水适量

【用法】先将白降丹研成极细末，然后与细面粉混匀，加适量蒸馏水调成糊状，装瓶备用。治疗时先将患处洗净，用手术刀或修脚刀削平突出皮肤的角质层，取胶布剪一个比鸡眼稍大的圆圈，套在鸡眼上以保护周围正常皮肤。取药物适量敷于鸡眼上，外以大块胶布固定。待患部出现疼痛时，除去药膏，外敷纱布。

【主治】鸡眼。

【出处】广西中医药，1986，9（6）：35.

### 方十五　麻黄薏仁汤

【组成】麻黄15克　防己30克　薏苡仁30克　炒杏仁15克　白术30克　甘草10克

【用法】1剂药水煎至250毫升，日分2次服。

【主治】确诊为鸡眼病，无论病患何部位，对间有多长，均可采用此方。

【出处】潍坊市冶源干部疗养院初明镜验方

### 方十六　乌梅方

【组成】真乌梅肉适量　醋少许

【用法】将乌梅捣烂，加醋调成糊状，外敷鸡眼上，以胶布固定之。

【主治】鸡眼。

【出处】经验方

# 鱼鳞病

本病是一种常见的遗传性角化病。皮疹主要发于四肢伸侧，重者可波及全身。皮肤干燥、粗糙，有黄褐色或黑褐色鱼鳞状鳞屑，毛发稀少，每于冬季加重，夏季减轻。本病有遗传现象，往往于幼年发病，持续终身。中医学称鱼鳞病为蛇皮癣、鱼鳞风、鱼鳞癣等。

## 方一　凉血祛风解毒汤△

【组成】生地 30 克　赤芍 15 克　丹皮 12 克　荆芥 10 克　防风 10 克　白茅根 10 克　菊花 10 克　大青叶 30 克　板蓝根 30 克　乌梅 10 克　紫草 10 克　苦参 10 克　甘草 6 克

【用法】水煎服，每日 1 剂。

【主治】鱼鳞病。

【出处】《百病良方》

## 方二　润肤丸

【组成】桃仁 30 克　红花 30 克　熟地 30 克　独活 30 克　防风 30 克　防已 30 克　粉丹皮 45 克　川芎 45 克　全当归 45 克　羌活 60 克　生地 60 克　白鲜皮 60 克

【用法】共为细末，水泛为丸如绿豆大。每次 3~6 克，每日 2 次。

【主治】鱼鳞病，牛皮癣，松皮癣，鹅掌风等。

【出处】《古今名医名方秘方大典》

## 方三　补气养阴活血汤△

【组成】天冬 15 克　麦冬 12 克　生地 15 克　熟地 15 克　陈皮 10 克　党参 30 克　黄芪 30 克　当归 15 克　鸡血藤 30 克　红花 10 克　茯苓 12 克　丹参 30 克　赤芍 10 克　白芍 12 克

【用法】水煎服，每日 1 剂。

【主治】鱼鳞病。

【出处】《百病良方》

### 方四 蛇皮灵膏

【组成】当归30克 姜黄60克 白及30克 生槐花25克 紫草10克 生甘草30克 轻粉和冰片各6克 蜂白蜡90克 黑芝麻油600克

【用法】先将上方前6味药浸于黑芝麻油中10天,然后在炉火上熬至诸药枯黄,离火去渣滤清,待油微温时,再入轻粉、冰片,最后加入蜂白蜡调膏备用。用时取膏外擦,每日早、晚各1次,每周用温水(每1脸盆温水中加食盐1匙匀)洗浴2次,20天为1个疗程。

【主治】鱼鳞病。

【出处】中医杂志,1988,29(3):44.

### 方五 鱼鳞汤

【组成】生黄芪50克 黑芝麻40克 丹参、地肤子各25克 当归、生地、熟地、枸杞子、何首乌、白鲜皮各20克 生山药、苦参、防风各15克 川芎、桂枝、蝉蜕、甘草各10克

【用法】每剂药煎3次,分2次早晚各服1次。治疗4~8个月。

【主治】鱼鳞病。

【出处】中医杂志,1980,21(8):29.

### 方六 生血润肤饮

【组成】生地、熟地各20克 天冬、麦冬、当归各15克 黄芪30克 黄芩15克 桃仁、红花、五味子各10克 天花粉15克

【用法】水煎3次,1日1剂。

【主治】鱼鳞病。

【出处】《中医临证备要》

### 方七 椒连膏

【组成】川椒、黄连各30克 凡士林500克

【用法】前2味药共为细粉,入凡士林中混合均匀,隔日1次,外涂患处。

【主治】配合内服药,治疗鱼鳞病。

【出处】吉林中医药，1984，（4）：22.

### 方八　加减桂枝当归汤

【组成】玉竹、黑芝麻各 15 克　首乌、当归、白芍、秦艽、大枣各 10 克　炙甘草、桂枝各 5 克

【用法】水煎服，每日 1 剂。

【主治】鱼鳞病。亦可治疗静止期或退行期银屑病等。

【出处】《常见皮肤病中医治疗简编》

### 方九　三豆汤<sup>△</sup>

【组成】黑豆皮、蚕豆皮、扁豆皮各等量

【用法】根据皮肤损伤面积大小，取上述 3 种豆皮共 125~500 克，水 2~5 公斤，煎沸 15~30 分钟后离火，待温，然后用软毛巾浸液温敷患处，每日 1~2 次。此药每煎 1 次，可以使用 2 天。

【主治】鱼鳞病。

【出处】《民间方》

### 方十　当归饮子

【组成】当归、赤白芍、川芎、生地黄、白蒺藜、荆芥穗、防风各 30 克　何首乌、黄芪、甘草各 15 克

【用法】水煎服，日 1 剂。

【主治】鱼鳞病。

【出处】中医杂志，1985，26（6）：42.

### 方十一　苍术膏

【组成】苍术 1000 克　当归 90 克　白鲜皮 60 克

【用法】上药加水连熬 3 次，取汁，慢火煎成浓膏，加蜂蜜 250 克，调和成膏。每次 1 匙，每日 2 次，开水冲服。

【主治】鱼鳞病。

【出处】《当代中国名医高效验方 1000 首》

### 方十二　鱼鳞汤

【组成】生黄芪 50 克　黑芝麻 40 克　丹参 25 克　地肤子 25 克　当

归 20 克　生地 20 克　熟地 20 克　枸杞子 20 克　何首乌 20 克　白鲜皮 20 克　生山药 15 克　苦参 15 克　防风 15 克　川芎 10 克　桂枝 10 克　蝉蜕 10 克　甘草 10 克

【用法】水煎服。每剂煎 3 次，分 4 次服，早晚各 1 次。每剂作 2 日用量。小儿酌减。

【主治】鱼鳞病。症见皮肤、躯干甚至全身皮肤干涩粗糙，有灰褐色鱼鳞状鳞屑，边缘略翘起，状似蛇皮，重者皮肤干燥皲裂，僵硬坚厚，毛皮稀少，且有痒感。

【注意事项】合并有胃肠及神经症状者，应首先对此进行治疗，否则药物不易吸收，疗效不佳。

【出处】中医杂志，1980，21（8）：29.

### 方十三　四子油熏洗方

【组成】大枫子　地肤子　蓖麻子　蛇床子　祁艾各 30 克　苏子　苦杏仁各 15 克　银杏　苦参各 12 克。

【制用法】共碾粗粉，用较厚草纸卷药末成纸卷，燃烟熏皮损处，每日 1~2 次，每次半小时，温度以病人能耐受为度。

【主治】鱼鳞病，牛皮癣，皮肤淀粉样变。

【出处】《当代中国名医高效验方 1000 首》

### 方十四　柏叶洗方

【组成】侧柏叶 120 克　苏叶 120 克　蒺藜秧 240 克

【用法】共碾成细末，装布袋内，用水 2.5~3 公斤煮沸，用软毛巾蘸汤溻洗，或溻后加热水浸浴。

【主治】鱼鳞病，牛皮癣及其他皮肤干燥脱屑类皮肤病。

【出处】《古今名医名方秘方大典》

# 剥脱性皮炎

剥脱性皮炎又称红皮病，是一种累及全身或大部分皮肤，以弥漫性的皮肤潮红、肿胀，持续性大量脱屑、间有渗出结痂为主症的重症慢性炎症性皮肤病。当鳞屑、剥脱、水肿明显时，称为剥脱性皮炎，而剥脱不显著，以红斑、浸润为主时，称为红皮病。本病以中老年多见，男多于女，可继发于其他皮肤病或恶性肿瘤，多突然发病，初起常有发热、寒战。其临床表现属于中医的热毒斑疹范畴。

### 方一　加味银花甘草汤

【组成】金银花30克　生甘草9克　生地30克　连翘15克　野菊花15克　赤芍药12克　黄连9克　茯苓15克　薏米30克　秦艽10克　赤小豆30克

【用法】每日1剂，分早、中、晚3次煎服。

【主治】剥脱性皮炎。

【出处】中医杂志，1988，29（12）：54.

### 方二　剥脱性皮炎方<sup>△</sup>

【组成】生石膏60克　芒硝15克（冲服）　生地30克　黄连10克　栀子15克　桔梗10克　黄芩15克　知母10克　赤芍10克　玄参15克　丹皮10克　竹叶10克　连翘15克　甘草10克

【用法】水煎服，每日1剂，连服10~30剂，再根据病情用益气养阴药调理。

【主治】剥脱性皮炎。

【出处】《百病良方》

### 方三　血虚风燥汤<sup>△</sup>

【组成】生地30克　熟地15克　防风15克　丹参30克　桃仁12克　红花12克　甘草10克　当归15克　白芍15克

【用法】水煎服，每日1剂。

【主治】剥脱性皮炎属血虚风燥者：鳞屑脱落，两手如戴破手套，两脚如穿破袜子，自觉瘙痒，周身乏力，心悸气短。

【出处】《百病良方》

### 方四　紫草油膏

【组成】紫草、白芷、忍冬藤、生地榆、当归各20克　冰片2克　黄蜡30克　香油500克

【用法】上药除冰片、黄蜡外，入香油内浸7天后，入锅内炸枯滤去药渣，再入黄蜡化尽，待微温加入冰片拌匀，备用。用时取膏外涂

患处。

【主治】配合内服药，治疗剥脱性皮炎。

【出处】中医杂志，1988，29（12）：54.

### 方五　加减犀角地黄汤

【组成】鲜生地30克　赤芍9克　丹皮9克　紫草12克　银花12克　黄芩9克　板蓝根30克　蒲公英30克　土茯苓30克　生甘草3克

【用法】水煎服，每日1剂。随症加减。

【主治】红皮病早期火毒炽盛，全身皮肤鲜红肿胀，伴有寒战高热，心烦口渴，舌红脉数。

【出处】辽宁中医杂志，1982，6（1）：45.

### 方六　益气养阴汤<sup>△</sup>

【组成】黄芪9克　党参9克　白术9克　茯苓12克　淮山药15克　生地18克　玄参9克
天麦冬各9克　天花粉12克　生甘草3克

【用法】水煎服。皮肤肥厚有皲裂者，加当归9克、赤白芍9克、小胡麻9克。

【主治】红皮病后期气阴两亏，皮肤呈暗红色，伴有大量脱屑，神疲乏力，面浮肢软，口干唇燥，苔剥，脉细数。

【出处】辽宁中医杂志，1982，6（1）：45.

### 方七　黄柏知母汤<sup>△</sup>

【组成】黄柏、知母、紫草根、赤芍、蝉衣、白鲜皮、苍耳草、石楠叶、车前子、当归各10克　生地、苦参、土茯苓各15克　地肤子、蛇床子、板蓝根各12克　川芎、生甘草各3克

【用法】水煎服，日1剂。

【主治】阴虚血热之剥脱性皮炎。

【出处】浙江中医学院学报，1986，10（3）：55.

### 方八　凉血解毒汤<sup>△</sup>

【组成】生地30克　赤芍12克　丹皮12克　银花30克　连翘30克　板蓝根30克　蒲公英30克　黄芩10克　地骨皮12克　徐长卿10

克　车前子（包）15 克　蝉蜕 15 克

【用法】水煎服，日 1 剂。

【主治】剥脱性皮炎火毒炽盛燔灼营血，寒战高热，全身皮肤焮红肿胀，心烦口渴苔黄腻，舌质红绛，脉洪数有力。

【出处】经验方

### 方九　加减胃苓汤

【组成】桂枝 6 克　白术 9 克　苍术 9 克　半夏 9 克　陈皮 9 克　泽泻 9 克　猪苓 9 克　黄芩 15 克　栀子 9 克　甘草 6 克

【用法】水煎服，日 1 剂。

【主治】剥脱性皮炎反复发作，病程较长，疹色暗淡，畏寒肢冷，脘腹胀痛，便溏肢肿，舌淡脉弱。

【出处】经验方

### 方十　清热燥湿汤△

【组成】金银花 30 克　土茯苓 30 克　紫花地丁 30 克　川牛膝 15 克　苦参 30 克　白鲜皮 15 克　车前子（包）15 克　防风 10 克，甘草 10 克

【用法】水煎服，日 1 剂。

【主治】剥脱性皮炎属湿热蕴毒者，皮肤红斑，鳞屑脱落，津水外渗，基底潮红湿润，烦渴不欲饮，呕恶纳呆。

【出处】经验方

### 方十一　凉血解毒利湿汤△

【组成】金银花 30 克　连翘 10 克　公英 30 克　板蓝根 30 克　生地 20 克　丹皮 10 克　白茅根 30 克　羚羊角粉 0.5 克~1.0 克（冲服）　茯苓 15 克　前仁 15 克（包）

【用法】水煎服。

【主治】红皮病早期火毒炽盛，血热肤红。

【出处】《皮肤病研究》

### 方十二　除湿化瘀养血汤△

【组成】茯苓 15 克　泽泻 10 克　前仁 10 克（包）　桃仁 10 克　红花 10 克　紫丹参 30 克　当归 10 克　玄参 10 克　石斛 15 克

【用法】水煎服。

【主治】剥脱性皮炎晚期湿毒瘀滞，气阴两虚，肌肤甲错。

【出处】《皮肤病研究》

# 狐　臭

狐臭即腋臭之俗称。本病是在遗传的基础上，由革兰氏阳性细菌分解病人腋窝部大汗腺分泌的一种特殊黄褐色糊状汗液，产生有特异性臭味的不饱和脂肪酸而形成。狐臭主要发生于青壮年男女，青春期前多不发病，老年时逐渐减轻。中医学认为是湿热内蕴，气血不和所致。

## 方一　腋香粉

【组成】公丁香18克　红升丹27克　石膏45克

【用法】将丁香和石膏（石膏洗净，将所夹石块或砂质取除）粉碎，研细，红升丹研成粉末，均过7号筛。然后将3种药混研，再过7号筛。装入茶色瓶内，密封保存。用时取棉花团蘸腋香粉揉动涂擦腋窝部，涂擦5遍（每遍均蘸1下腋香粉）如此为1次，每日1次，连用10次。

【主治】狐臭。

【出处】中医杂志，1988；29（7）：53.

## 方二　除臭粉△

【组成】紫丁香1克　三仙丹1克　冰片1克　石膏2克　滑石粉1克　明矾1.5克

【用法】共研细末，混合拌匀。同时早晚用肥皂水洗患处，敷上药末。如汗液过多，可制一纱袋，内装药粉，系平夹腋下，每日2次。

【主治】狐臭。

【出处】《祖传秘方大全》

## 方三　田螺外用方△

【组成】大田螺（生者）1个　巴豆（去壳）、胆矾各30克麝香少许

【用法】将田螺水养3日，去泥土。揭起螺唇，把巴豆、胆矾、麝香放入其内，以线拴定于瓷器内，次日化为水备用。用时须在五更时，

将药水抹在腋下，不停抹药，直候腹中觉响，脏腑欲行住手，拣空地内大便，黑渣极臭有验之征也，以厚土盖之。如不尽可按上方法重复再作。

【主治】腋臭。

【出处】《祖传秘方大全》

### 方四　醋茴方△

【组成】醋 50 毫升，茴香粉 5 克

【用法】上药共调匀，涂擦腋部，每日 2 次。

【主治】狐臭。

【出处】《醋蛋治百病》

### 方五　龙脑明矾方△

【组成】龙脑 1 分　明矾 2 分

【用法】2 药混合，研作细末，撒布腋下，颇验。

【主治】腋臭。

【出处】《万病单方大全》

### 方六　矾粉方△

【组成】矾末 2 分，小粉 8 分

【用法】研末，撒布于棉，缚于腋下，时用香皂水洗涤之，其臭自除。

【主治】腋臭。

【出处】《万病单方大全》引《医万大成》方

### 方七　驱臭粉△

【组成】蜘蛛 5~6 只　青黛 9 克

【用法】将蜘蛛文火焙干（最好用木炭之灰烧之），变黄色后研粉。青黛研粉后，2 药粉混匀，敷于局部。

【主治】狐臭。

【出处】《民间方》

### 方八　胡椒方△

【组成】龙眼核、胡椒各 18 粒

【用法】研成细末，涂于患处。

【主治】狐臭。

【出处】《民间方》

### 方九 碘椒酊

【组成】辣椒 2~3 枚　2%~2.5% 碘酊 10 毫升

【用法】将辣椒切成小段放入瓶内，再加碘酊密封摇荡即成。使用时，将棉球饱蘸药液充分涂搽腋窝，每天 1~3 次。患者若感到辣痛，可稀释碘酊溶液。

【主治】腋臭。

【出处】经验方

### 方十 腋臭灵△

【组成】枯矾 30 克　蛤蜊壳粉 15 克　樟脑 15 克

【用法】上药共研细末，搽患处，早晚各 1 次。

【主治】狐臭。

【出处】经验方

### 方十一 三药散△

【组成】雄黄、石膏各 250 克　枯矾粉 500 克

【用法】上药研成细末。令患者将手指沾水浸润患处，再扑上述药粉，每次约 3 克，使成浆糊状，敷患处，直至有效。

【主治】腋臭。

【出处】民间传方

### 方十二 二妙除臭汤△

【组成】苍术　黄柏　土茯苓　生苡仁　蛇舌草　棉花根

【用法】水煎服。

【主治】腋臭。

【出处】《实用中医外科学》

# 汗 疱

汗疱的特点是反复在手掌、有时也在足跖出现水疱、脱皮，常合并

手足多汗。典型皮损为多数小米粒大深在性水疱，略高于皮肤表面，分散或成群发生于手掌或手指侧面，往往对称分布。早期水疱透明，继之混浊并融合成豌豆大或更大的水疱，自觉灼热瘙痒，2~3周后可自行吸收消退，但易反复发生，夏日多见。

## 方一　除湿丸

【组成】威灵仙、猪苓、栀子仁、黄芩、黄连、连翘、归尾、泽泻、丹皮各30克　紫草、茜草根、赤苓皮各45克　白鲜皮、干生地各60克

【用法】上药共为细面，水泛为丸，每服9克，日3次。

【主治】汗疱。

【出处】《实用皮肤科学》

## 方二　苍肤水剂

【组成】苍耳子、地肤子、土槿皮、蛇床子、苦参、百部各15克　枯矾12克

【用法】上药以水3000毫升煎煮好后，去渣，俟药液变温浸洗患部。

【主治】汗疱。

【出处】《实用皮肤科学》

## 方三　补气养心敛汗汤△

【组成】党参、太子参、酸枣仁、柏子仁各12克　远志、五味子各6克　煅龙骨、生牡蛎各30克

【用法】水煎服。

【主治】汗疱症。

【出处】《手足皮肤病的防治》

# 硬 皮 病

硬皮病是以皮肤及各系统胶原纤维硬化为特征的一种慢性疾病。女性多见，病程缓慢，一般分为局限型硬皮病和系统型硬皮病。前者一般无自觉症状，皮肤有局限性的皮肤发硬，颜色黄白并有蜡样光泽，周围有一淡紫色晕环等特点。接近于中医的"皮痹"；后者表现为肢端动脉

痉挛现象，皮肤发生对称的弥漫性水肿及硬化，多发性关节疼痛或关节炎，有吞咽及呼吸困难等内脏损害症状。类似于中医的"风痹"。

### 方一　牡蛎鳖甲汤

【组成】煅牡蛎30克　醋鳖甲15克　淡昆布15克　钩藤30克　丹参14克　木瓜9克　丝瓜络9克　元胡9克　海藻15克

【用法】水煎服，隔2~3日1剂。

【主治】局限性硬皮病。

【出处】皮肤病防治研究通讯，1977，6（3）：180.

### 方二　加减普济消毒饮

【组成】黄连、牛蒡子、马勃、连翘、人参各10克　苦参、桔梗、陈皮各15克　柴胡、甘草各5克　玄参20克　板蓝根25克

【用法】水煎服，每日1剂。

【主治】早期活动性硬皮病。

【出处】辽宁中医杂志，1984，8（4）：16.

### 方三　益肺肾汤△

【组成】红参10克　首乌、鹿角胶、生地、麦冬、枸杞子各15克

【用法】水煎服，每日1剂。

【主治】硬皮病病情稳定、全身症状好转后。

【出处】辽宁中医杂志，1984，8（4）：16.

### 方四　祛风愈硬汤

【组成】制川草乌、全当归、桂枝、桑寄生、川牛膝、元参、汉防己各9克　秦艽、炒防风各6克

【用法】水煎服。脾阳虚加炮姜、姜半夏、广木香、砂仁；肾阳虚加制附片、巴戟天、淫羊藿、仙茅、鹿角片（胶）、淡苁蓉；肢端冰冷、青紫加细辛、鸡血藤、红藤；皮肤硬化加甲珠、皂刺、川芎；溃疡不敛加白蔹、赤小豆。

【主治】弥漫性系统性硬皮病。

### 方五　丹参注射液

【组成】丹参注射液8~16毫升　低分子右旋糖酐或5%~10%葡萄

糖溶液 500 毫升。

【用法】将丹参注射液加入低分子右旋糖酐或 5%～10% 葡萄糖液 500 毫升中静脉滴注，每日 1 次。10～20 天为 1 疗程，连续或间歇应用。

【主治】硬皮病。

【出处】新医药学杂志，1978，（8）：48.

### 方六　硬皮病方

【组成】首乌 15 克　鸡血藤 24 克　元胡 12 克　乳香 6 克　没药 6 克　泽兰 24 克　双花 24 克　丹参 21 克　夏枯草 15 克　元参 21 克　郁金 12 克

【用法】水煎服，每日 1 剂。

【主治】全身性硬皮病。

【出处】中国中西医结合研究会皮肤性病第二届学术会议论文汇编，77 页，1987 年 9 月，青岛

### 方七　参芪补肾活血汤<sup>△</sup>

【组成】党参 15～30 克　黄芪 15～30 克　桂枝 9 克　熟地 30 克　赤芍 9 克　红花 9 克　首乌 30 克　鸡血藤 30 克　丹参 15 克　陈皮 9 克　香附 9 克　鹿角胶 30 克　甘草 6 克

【用法】水煎服，每日 1 剂。

【主治】系统性硬皮病。

【出处】中西医结合杂志，1983，3（4）：24.

### 方八　补气活血二蛇汤<sup>△</sup>

【组成】黄芪、党参、当归、丹参各 15 克　赤芍、川芎各 9 克　红花、桂枝各 6 克　鸡血藤 9 克　肉桂 3 克　仙灵脾（淫羊藿）、蝮蛇、祁蛇各 9 克　甘草 6 克

【用法】水煎服，每日 1 剂。

【主治】系统性硬皮病。

【出处】中华皮肤病杂志，1985，18（4）：215.

### 方九　硬皮病汤

【组成】银花、鸡血藤、泽兰各 24 克　丹参、元参各 21 克　首乌、

夏枯草各 15 克　元胡、郁金各 12 克　乳香、没药各 6 克

【用法】水煎服。可随症加减。

【主治】全身性硬皮病早期。

【出处】天津中医，1987，（5）：6.

### 方十　温阳通痹汤

【组成】黄芪、山药、赤芍各 12~15 克　党参、当归、丹参、茯苓各 9~12 克　白术、陈皮、制川草乌、桂枝各 6~9 克　路路通、炙甘草各 9 克

【用法】水煎服。脾阳虚加炮姜、姜半夏、广木香　砂仁；肾阳虚加制附片、巴戟天、淫羊藿、仙茅、鹿角片（胶）、淡苁蓉；肢端冰冷、青紫加细辛、鸡血藤、红藤；皮肤硬化加甲珠、皂刺、川芎、溃疡不敛加白蔹、赤小豆。

【主治】弥漫性系统性硬皮病。

【出处】经验方

### 方十一　系统性硬皮病内服方<sup>△</sup>

【组成】桂枝、麻黄各 5~10 克　细辛 3~5 克　威灵仙、当归尾各 10 克　红花 6~10 克　羌活、独活、生川乌各 5 克　黄芪、熟地黄各 15~20 克

【用法】每日 1 剂，水煎分 2 次服。

【主治】系统性硬皮病。

【出处】广西中医药，1987，10（1）：15.

### 方十二　硬皮病外搽方<sup>△</sup>

【组成】归尾、肉桂各 60 克　干姜、红花、山花椒各 30 克　樟脑、细辛各 15 克　95%酒精 1000 毫升

【用法】将诸药加入酒精内浸泡 1 周后用来揉搽患处至发热为度。每日 2~3 次。

【主治】硬皮病。

【出处】广西中医药，1987，10（1）：15.

### 方十三　加减黄芪桂枝五物汤

【组成】黄芪、桂枝、赤芍、大枣、生姜各适量。

【用法】水煎服。偏气虚血瘀者加党参、白术、丹参、王不留行、穿山甲；偏于阳虚寒凝血瘀者加用附子、鹿角霜、土元、丹参、红花；偏于痰湿阻络加用薏米、丝瓜络、鸡血藤、白芥子、僵蚕。

【主治】硬皮病。

【出处】北京中医，1990，（1）：22.

### 方十四　温补肾阳汤<sup>△</sup>

【组成】制附片 20 克（先煎）　太子参 15 克　鹿角霜 10 克　威灵仙 10 克　仙灵脾（淫羊藿）30 克　寄生 30 克　丝瓜络 10 克　当归 10 克　鸡血藤 30 克、桂枝 10 克　苡仁 30 克

【用法】水煎服。

【主治】硬皮病浮肿期，皮肤呈实质性水肿，颜色为正常皮色或苍白色。患者多有腰酸、畏寒、肢冷等，舌淡，脉细缓。

【出处】《百病良方》

### 方十五　丹参鸡血藤汤<sup>△</sup>

【组成】丹参 30 克　鸡血藤 30 克　当归 15 克　郁金 15 克　生地 30 克　熟地 30 克　黄芪 30 克　桂枝 10 克　赤芍 12 克　红花 10 克　川芎 10 克　莪术 15 克

【用法】水煎服。

【主治】硬皮病硬化期，皮肤发硬光滑，颜色加深，严重时，皮下组织及肌肉均发生萎缩及硬化，形成木板样硬片。

【出处】《百病良方》

### 方十六　茅根银花汤<sup>△</sup>

【组成】白茅根 30 克　银花 30 克　薏苡仁 30 克　连翘 15 克　生地 10 克　丹皮 10 克　赤芍 10 克　川连 10 克　云苓皮 10 克　元胡 10 克　川楝子 10 克　生玳瑁 10 克

【用法】水煎服，每日 1 剂。随症加减。

【主治】局限性硬皮病浮肿期或系统性硬皮病初起，皮肤浮肿，焮热赤痛。

【出处】北京中医医院方

### 方十七 归芎片

【组成】当归、川芎、红花、葛根各等份

【用法】将上药制成片剂，每片含生药 1 克，每服 4~8 片，日 3 次。

【主治】硬皮病。

【出处】北京市协和医院苑嗣禋验方

### 方十八 丹栀解郁汤△

【组成】丹皮、栀子、柴胡、当归、白芍、茯苓、白术各 10 克 甘草 6 克 生姜 10 克 薄荷 6 克 木香 6 克 荆芥、赤骨皮、红花、生苡米各 10 克

【用法】水煎服。

【主治】硬皮病属肝郁血瘀者，证见皮肤发硬，局部发白、发紫、发凉、灼热，瘙痒及雷诺现象，情绪易于激动、女性患者多有月经不调或恶心呕吐、齿龈出血、便溏或时干时稀。

【出处】陕西中医，1982，3（3）：9.

# 皮 肌 炎

皮肌炎是一种累及皮肤和肌肉的炎症性自体免疫性结缔组织疾病。面部（尤其眼睑）、颈部、上胸部躯干及四肢等处出现鲜红色或淡紫红色水肿性红斑之皮肤损害，可融合成片，附以灰白色糠状鳞屑或皮损区皮肤萎缩，肌肉先后或同时受累，主要侵犯横纹肌，以四肢近端肌最明显，肌无力、肌痛、肌压痛和肌肿胀为主要症状。本病类似于中医学"肌痹"、"痿证"等。

### 方一 补肾益气汤△

【组成】菟丝子、沙苑子、桂枝、党参、白术、茯苓、丹参、秦艽各 10 克 女贞子 12 克 韭菜子 6 克 黄芪 15 克 鸡血藤 30 克

【用法】水煎服。

【主治】皮肌炎属寒湿者。

【出处】中医杂志，1983，24（5）：29.

### 方二　益气活血宣肺补肾方

【组成】党参30克　炙黄芪30克　丹参25克　丹皮25克　杏仁15克　桔梗15克　菟丝子30克　巴戟天20克　生地30克　女贞子20克

【用法】水煎服，日1剂。随症加减。

【主治】皮肌炎。

【出处】黑龙江中医药，1990，（2）：23.

### 方三　益气养阴汤△

【组成】黄芪20克　党参、生地、沙参各15克　丹皮、紫草各12克　鸡血藤30克　络石藤20克

【用法】水煎服。随症加减。

【主治】皮肌炎。

【出处】上海中医药杂志，1986，（1）：32.

### 方四　温经散寒汤△

【组成】羌独活各9克　桑寄生12克　秦艽9克　制川乌9克　桂枝9克　土茯苓30克　虎杖15克　当归12克　黄芪12克　党参12克　仙灵脾12克　菟丝子12克

【用法】水煎服。

【主治】亚急性或慢性皮肌炎，中医辨证为寒湿阻络者。

【出处】经验方

### 方五　蜈蚣方

【组成】蜈蚣、全虫各等分

【用法】上药研末，过筛成粉剂，每日服2~3次，每次1.5克。根据病情酌加生地、赤芍、银花、连翘、丹皮、公英、地丁、茯苓、当归尾、桃仁、红花、蝉蜕、荆芥、乳香、没药、花粉、生甘草等，水煎服。

【主治】重症皮肌炎。

【出处】湖北省武汉市第二医院严亦宽方

### 方六 二至白薇方<sup>△</sup>

【组成】生熟地、南北沙参各15克　黄精30克　女贞子9克　旱莲草15克　党参、黄芩各9克　白薇15克　大青叶30克　广木香9克　陈皮9克

【用法】水煎服，日1剂。

【主治】皮肌炎属阴虚内热者。

【出处】经验方

### 方七 健脾除湿汤<sup>△</sup>

【组成】党参12克　苍白术各10克　山药15克　茯苓、黄柏各10克　苡仁30克　丹参15克　红花9克　牛膝10克　秦艽9克　鬼箭羽12克　鲜茅莓根30克　威灵仙19克　萆薢10克　土茯苓12克

【用法】水煎服，日1剂。

【主治】皮肌炎属脾虚湿困者。

【出处】上海市第一人民医院名老中医张镜人

### 方八 凉血解毒汤<sup>△</sup>

【组成】生玳瑁10克　白茅根30克　紫草根10克　板蓝根15~30克　生地炭15克　双花炭15克　丹皮10克　赤芍10克　元胡10克　秦艽15克　鸡血藤15~30克　片姜黄10克

【用法】水煎服。

【主治】皮肌炎急性期高热，周身疼痛，面部红斑水肿，脉数，舌质红。乃毒热蕴结血分。

【出处】中级医刊，1979，(5)：26.

### 方九 四藤汤<sup>△</sup>

【组成】首乌藤10~15克　鸡血藤10~15克　天仙藤10~15克　钩藤10克　黄芪15克　党参15克　白术10克　山药10~15克　仙茅10克　仙灵脾（淫羊藿）10克　桂枝10克　秦艽10~15克　丹参10~15克　元胡10克

【用法】水煎服。

【主治】皮肌炎后期低热缠绵，四肢酸疼无力，手足心发热，脉细

数无力，舌红无苔，属阴虚内热，肺肾不足者。

【出处】中级医刊，1979，（5）：26.

### 方十 滋肾活血汤△

【组成】党参、生黄芪各 10~15 克 熟地 30 克 赤芍、沙参、茯苓、桑寄生各 15 克 红花、麦冬、丹皮、女贞子、玉竹、伸筋草各 10 克 山药 12 克 甘草 6 克

【用法】每日 1 剂，水煎服。有脾肾阳虚畏寒泄泻者酌加桂枝、肉桂、白术；关节疼痛明显者酌加乌梢蛇、秦艽、威灵仙；有低热或不规则发热者加龟板、地骨皮。

【主治】皮肌炎亚急性或慢性阶段见肾阴虚衰，气滞血瘀者。

【出处】天津医药，1981，（4）：224.

### 方十一 知膏解毒汤△

【组成】生石膏 30 克 肥知母 15 克 黄芩 10 克 生山栀 10 克 银花 30 克 鲜生地 24 克

赤芍 12 克 丹皮 12 克 紫草 12 克 玄参、沙参各 15 克 甘草 10 克

【用法】水煎服，每日 1 剂。

【主治】皮肌炎急性期热毒炽盛，气血两燔。

【出处】经验方

### 方十二 活血化瘀汤△

【组成】赤芍 30 克 川芎 15 克 当归 20 克 鸡血藤 30 克 地龙 10 克 黄芪 15 克 红花 10 克 穿山甲 6 克 茯苓 10 克 防风 10 克 甘草 10 克

【用法】水煎服。

【主治】皮肌炎属血瘀者。

【出处】河北中医，1985，（5）：31.

### 方十三 养肺解毒汤△

【组成】沙参 30 克 麦冬 25 克 桑叶 15 克 杏仁 10 克 生石膏 30 克（先煎） 板蓝根 30 克 金银花 18 克 连翘 30 克

【用法】水煎服。

【主治】皮肌炎属肺热伤津者，发热，皮损，肢体软弱无力，兼咳呛咽干，心烦口干，小便短赤，大便干结，舌红，脉细数。

【出处】上海中医药杂志，1980，（3）：20.

### 方十四　活血补气方

【组成】党参、黄芪、生地、红藤、鸡血藤各15克　紫草、白芍各9克

【用法】水煎服，每日1剂。

【主治】皮肌炎。

【出处】中医杂志，1985，26（1）：40.

### 方十五　清热解毒凉血汤△

【组成】大青叶15克　板蓝根30克　黄芩12克　知母15克　玄参15克　生地15克　赤芍12克　丹皮12克

【用法】水煎服，日1剂。

【主治】皮肌炎急性期，起病急，有发热、面颈身红斑、脉数、舌红绛等热象。中医辨证为热毒炽盛，气血两燔者。

【出处】经验方

### 方十六　清热除湿汤△

【组成】茵陈30克　山栀12克　大黄10克　黄柏10克　草薢15克　苡仁30克　前仁15克　防己15克　鸡血藤15克　益母草20克

【用法】水煎服。

【主治】皮肌炎急性期，不规则发热，倦怠乏力，纳呆，皮损红肿疼痛，苔黄腻，脉濡数，属湿热郁蒸者。

【出处】经验方

# 黏膜白斑

　　黏膜白斑是指口腔、外生殖器部位黏膜发生角化过度，有的伴有组织间变的白色损害。本病多发于40岁以后，一般认为是癌前期病变。表现为口腔和外生殖器部位的局限性瓷白色斑片，表面稍粗糙。口腔损害对热和某些食物常有刺激感。女阴白斑多发于中年或停经后的妇女，

多有剧烈瘙痒和女阴萎缩，国际外阴疾病学会提出应采用外阴营养不良这一命名。属于中医学"阴痒"、"阴痛"、"阴疮"、"阴蚀"范畴。

### 方一　养阴清火汤

【组成】生地 15 克　玄参 15 克　麦冬 15 克　知母 15 克　黄柏 10克　丹参 12 克　柏子仁、酸枣仁各 15 克　山豆根 9 克　天花粉 15 克生石膏（打碎）30 克

【用法】水煎服，日 1 剂。

【主治】心脾虚火上炎之口腔黏膜白斑，多伴有性情烦躁、夜眠不安、口干舌红、脉细数等症。

【出处】经验方

### 方二　化湿消斑汤△

【组成】藿香、佩兰各 12 克，砂仁、苍术、厚朴、海桐皮各 9 克太子参 12 克　白术 12 克　茯苓、泽泻、苡仁各 9 克　扁豆 12 克

【用法】水煎服。

【主治】口腔白斑有糜烂溃疡者。

【出处】南京中医学院干祖望教授经验方

### 方三　益气养阴消斑汤△

【组成】沙参、麦冬各 12 克　石斛 9 克　桑椹子 12 克　制首乌 9 克党参 20 克　黄芪 20 克　黄精 9 克　葛根 6 克　升麻 3 克　甘草 6 克

【用法】水煎服。口干咽燥、舌红便结，白斑黏膜干燥明显者重用沙参、麦冬、石斛；证见乏力头昏，舌胖气促或白斑术后，重用黄芪、党参、黄精，或加人参另煎服。

【主治】口腔白斑体质虚弱或口腔白斑术后。

【出处】南京中医学院干祖望教授经验方

### 方四　清热活血汤

【组成】黄连 6 克　公英、地丁各 20 克　蚤休 10 克　红花、赤芍、桃仁、莪术、丹参各 10 克　花粉 15 克　牡蛎 20 克

【用法】水煎服，日 1 剂。

【主治】口腔黏膜白斑属心胃火炽、血瘀不行者。

【出处】经验方

## 方五　加味萆薢渗湿汤

【组成】萆薢　生苡仁　黄柏　丹皮　赤茯苓　泽泻　滑石　通草　苍术　知母

【用法】水煎服，日1剂。

【主治】外阴营养不良属脾虚湿热下注，证见白带多，外阴痒，肿痛，少腹下坠，脉缓、舌质淡、苔白或厚腻。

【出处】中西医结合杂志，1987，7（5）：305.

## 方六　益肾降火汤<sup>△</sup>

【组成】炒黄柏、干地黄、山茱萸各12克　炒知母、鳖甲、丹参各6克　茯苓、杞子、桑椹子各15克　赤小豆30克　泽泻10克

【用法】水煎服，日1剂。

【主治】肾阴不足型外阴营养不良。证见头晕耳鸣、腰膝酸软、周身乏力、健忘失眠，舌红苔少，脉沉细。

【出处】《实用中医皮肤病学》

## 方七　加减逍遥散

【组成】当归15克 赤芍15克　柴胡15克　云苓15克　白术10克 益母草25克　首乌25克　薄荷5克

【用法】水煎服。

【主治】肝郁型外阴营养不良。证见外阴干燥、瘙痒、表面粗糙，伴胸胁苦满、口苦眩晕。

【出处】中西医结合杂志，1984，4（4）：207.

## 方八　黄射汤

【组成】黄芪16克　　当归、党参、赤芍、射干、珍珠母各13克 补骨脂、生地、麦冬、知母、泽泻各10克　桂枝、黄柏、木香、甘草各6克

【用法】日1剂，水煎，早晚分服。气滞血瘀型加三棱、莪术、丹参各10克；湿热下注型加连翘、白头翁各10克；气血两虚型加桂圆肉10克、大枣3枚。并配合外敷剂、外洗剂。1月为1疗程。

【主治】外阴白色病变（即外阴营养不良）。

【出处】陕西中医，1986，7（5）：199.

### 方九　加减清肝引经汤

【组成】生地、当归、丹皮、黄芩各 12 克　白芍、川牛膝、鸡血藤、威灵仙各 15 克　玄参、栀子、甘草各 6 克

【用法】水煎服，日 1 剂。随症加减。同时取苦参、蛇床子、仙灵脾、威灵仙、白鲜皮各 30 克，加水 2000 毫升，煮沸 15 分钟后，熏洗患处，每日 1~2 次，经期停用。

【主治】外阴白色病变。

【出处】江苏中医，1989，10（3）：18.

### 方十　加减归脾汤

【组成】当归 15 克　党参 15 克　白术 15 克　黄芪 15 克　甘草 10 克　茯苓 15 克　远志 15 克　炒枣仁 15 克　木香 5 克　桂圆肉 15 克　鸡血藤 15 克

【用法】水煎服。

【主治】外阴白色病变属心脾两虚者，证见外阴萎缩、表面皮肤黏膜粗糙，伴心悸气短、肌瘦无力。

【出处】中西医结合杂志
1984；4（4）：207

### 方十一　温肾汤△

【组成】仙灵脾（淫羊藿）20 克　补骨脂 20 克　当归 15 克　赤芍 15 克　生地 15 克　川芎 10 克　首乌 15 克　益母草 25 克

【用法】水煎服。

【主治】外阴白色病变属脾肾阳虚者，证见外阴痒、昼轻夜重，热则痒减，伴四肢不温、腰背酸痛，小便频数和遗尿。

【出处】中西医结合杂志，1984，4（4）：207.

### 方十二　温肾活血汤△

【组成】丹参 30 克　当归、赤芍、紫苏、白芷、巴戟天、淫羊藿各 15 克　鸡血藤 30~45 克　丹皮 20 克　桂枝 10~15 克

【用法】水煎服，每日 1 剂，每周 4~6 剂。少气无力、头晕自汗，或局部萎缩明显者加用黄芪 15~30 克，陈皮 5~10 克；口干舌燥、手足心热者加女贞子、旱莲草、枸杞子各 15 克；局部肥厚、角化较甚者加三棱、莪术各 10 克；阴痒甚、带下多者加用土茯苓、薏苡仁各 15 克。外用中药熏洗（马齿苋 30 克，艾叶、川椒、硼砂各 10 克。痒甚者加生蒲黄、当归各 15 克，每日 1 次煎汤熏洗），外涂治白膏 I 号（血竭40%，马齿苋 20%，生蒲黄 20%，章丹 10%，元胡 5%，枯矾 5%，制成软膏，每日局部外涂 1 次，适于局部肥厚角化者）和治白膏 II 号（血竭20%，生蒲黄 50%，章丹 10%，蛤粉 10%，白芷 5%，铜绿 5%，制成软膏，每日局部外涂 1 次。适于局部菲薄萎缩者）等，

【主治】女阴白色病损。

【出处】中医杂志，1983，24（2）：30.

### 方十三　消斑丸

【组成】黄芪 3 克　丹参 3 克　当归 3 克　白鲜皮 4 克　菟丝子 3 克仙灵脾（淫羊藿）3 克　白蒺藜 3 克　木香 0.2 克。

【用法】共研细末，做成蜜丸每日 2 次，每次 10 克或煎成汤剂（为1 日量）。3 个月为 1 疗程。外用软膏：①消斑膏 1 号：补骨脂 9 克，生狼毒 6 克，仙灵脾 9 克，白鲜皮 6 克，蛇床子 15 克，徐长卿 15 克，薄荷 1 克，用其酒精浸出液，回收浓缩后，制成霜剂，用于外阴无破溃或皲裂者。②消斑膏 2 号：即消斑膏 1 号去薄荷加 0.1% 泼尼松粉拌匀而成（制法同消斑膏 1 号），用于对消斑膏 1 号有过敏反应但无癌变可能者。③消斑膏 3 号：即消斑膏 1 号去狼毒、薄荷加蛇舌草、一枝黄花各30 克（制法同上）。适于局部有感染、破溃或皲裂，或有霉菌、滴虫感染者。④消斑膏 4 号：即消斑膏 1 号去薄荷加丙酸睾丸酮做成 0.2% 的霜剂（制法同上）。适用于外阴萎缩或有粘连者。外用软膏每日涂药 1~2 次。

【主治】外阴白色病变。

【出处】经验方

### 方十四　养阴活血汤<sup>△</sup>

【组成】元参　寸冬　首乌　枸杞子　菟丝子　女贞子　桑椹　丹皮　覆盆子　坤草

【用法】水煎服，每日1剂。随症加减。

【主治】外阴白色病变属外阴萎缩型者。

【出处】中华妇产科杂志，1984，19（4）：197.

### 方十五　解毒汤△

【组成】半枝莲　白花蛇舌草　山豆根　双花　公英　白术　草河车

【用法】水煎服，每日1剂。随症加减。

【主治】外阴白色病变属不典型增生者。

【出处】中华妇产科杂志，1984，19（4）：197.

### 方十六　外洗基本方

【组成】仙灵脾　川椒　蛇床子　苦参　土茯苓　艾叶　荆芥　防风　黄柏　紫草

【用法】将中药置搪瓷盆内（忌用铁器），加凉水浸泡半小时，煮沸15分钟，待稍凉后，先用纱布洗外阴部，然后坐浴，下次再用，煮沸即可。一剂药可用4次，早、晚各洗1次。洗后局部外涂外阴药膏。角化病加用莪术、当归尾、红花；硬萎加蜂房、莪术、白鲜皮；神经性皮炎加白鲜皮、槐树皮；扁平苔癣加马齿苋、红花；外阴萎缩加补骨脂；炎症、皲裂及溃疡加苍术、大青叶；不典型增生加莪术、三棱、农吉利或山慈菇。

【主治】外阴白色病变。

【出处】中华妇产科杂志，1984，19（4）：197.

### 方十七　中药熏洗坐浴方

【组成】苦参、白鲜皮、蛇床子、何首乌、仙灵脾（淫羊藿）、补骨脂各30~50克（等份）

【用法】水煎后趁热熏洗，待药液温后病灶区浸泡药液中，日2次。全过程约30分钟以上，然后涂霜（膏）。一号油膏：丹参、鸡血藤、赤芍、莪术、补骨脂、何首乌、仙灵脾、冰片，以植物油加蜡制成或以鱼肝油调，对皮肤干燥、黏膜菲薄、有皲裂者适用。二号霜：方药同上，制法不同，莪术提取挥发油有效成分后，再与其他中草药水煎浓缩，以雪花膏为基质，加莪术油及冰片调匀，适于一般白色病变患者，止痒效果好。有溃疡,主方加黄柏。

【主治】外阴白色病变。

【出处】中西医结合杂志,1984,4(2):111.

### 方十八 泻肝汤

【组成】龙胆草、白芍、车前子、郁金、柴胡、红花、地骨皮、泽泻、白蒺藜各适量

【用法】水煎服。

【主治】外阴白色病变由肝经郁热所致,外阴奇痒或破溃红肿,伴胸闷心烦、善太息。

【出处】陕西中医,1984,5(8):13.

### 方十九 马紫膏

【组成】马钱子120克 紫草皮10克 白芷10克 蚤休10克 当归10克 蜈蚣10条 麻油250毫升 雄黄6克 冰片3克 麝香1.5克

【用法】将麻油前6药入麻油中泡透后,文火煎煮,煎至药枯去渣,滤净后加凡士林90克,稍冷后慢慢加入后3味药,共调匀而成。用时取适量外涂局部。日2次。

【主治】血热增生型及血枯萎缩型外阴白色病变。

【出处】上海中医药杂志,1982,(5):3.

### 方二十 白斑1号

【组成】乳香、血竭、硇砂、硼砂、枯矾、斑蝥、冰片、硫黄、蟾蜍各适量

【用法】共为细末,鱼肝油调敷患处,以100~150W普通灯泡光照20~30分,每日或隔日1次,10次为1疗程。

【主治】萎缩型外阴炎。

【出处】陕西中医,1984,5(8):13.

# 结节性多动脉炎

本病又称结节性动脉周围炎,是以中、小动脉的炎症为主的皮肤、

内脏、多器官均被累及的全身性疾病。可发生于任何年龄，以男性患者
为多。临床表现复杂多样，小腿部典型的皮损多为黄豆到蚕豆或更大的
结节，一个或多个沿皮肤表浅动脉排列或不规则地聚集在血管的近旁。
其皮损尚有红斑、小疱、大疱、紫癜、网状青斑等，自觉压痛或瘙痒。
黏膜损害亦为多形性。可出现发热。肾脏损害可出现蛋白尿、血尿、消
化道损害可有肠壁溃疡穿孔及血便、黄疸等，晚期可出现神经系统周围
神经炎。

### 方一　解毒化瘀汤△

【组成】生地30克　赤芍15克　紫草15克　蛇舌草20克　虎杖
15克　丹参15克　鸡血藤、忍冬藤各15克　土茯苓18克　苍耳草
10克

【用法】水煎服。高热口渴者，加生石膏（打碎）、肥知母、白茅
根；咽干唇燥者，加玄参、麦冬、石斛；关节疼痛者，加左秦艽、汉防
己；头痛抽搐者，加生牡蛎、生石决明、水牛角（均先煎）；恶心呕吐
者，加淡吴萸、黄连；腹痛便泻者，加煨木香、白芍、炮姜；便血者，
加生蒲黄、生地榆；尿中有蛋白者，加黄柏、肥知母、大蓟根、米仁
根；胸闷心痛者加茶树根、冠心苏合香丸1粒（吞服）。

【主治】结节性多动脉炎。

【出处】《实用中医外科学》

### 方二　补气活血汤△

【组成】黄芪30克　党参15克　丹参15克　莪术10克　赤芍10
克　川芎10克　桃仁6克　红花6克　薏苡仁20克　山药20克

【用法】水煎服，日1剂。

【主治】结节性多动脉炎后期气虚血瘀者。

【出处】经验方

### 方三　加味三妙散

【组成】苍术12克　黄柏10克　川牛膝12克　生苡仁15克　银花
藤15克　秦艽10克　赤芍10克　豨莶草15克　连翘12克

【用法】水煎服。

【主治】结节性多动脉炎属湿热蕴毒，阻遏经络，证见初起皮下隆

出硬结，色红而痛，伴关节疼痛，肿胀麻木，乏力倦怠，身发寒热，舌红苔腻，脉象滑数者。

【出处】《皮科易览》

### 方四  加减血府逐瘀汤

【组成】生地 30 克  桃仁 10 克  枳壳 10 克  赤芍 10 克  当归尾 10 克  川牛膝 10 克  丹参 15 克  全瓜蒌 15 克  薤白 10 克  红花 10 克

【用法】水煎服。溃烂处可用生肌散内撒，外贴生肌玉红膏。

【主治】结节性多动脉炎病久反复，瘀血阻滞，内及脏腑。症见：硬结暗红，溃后黑烂，伴倦怠乏力，胸闷心悸，唇甲色青，肢体麻木，骨节酸痛，舌暗瘀斑，脉象涩滞。

【出处】《皮科易览》

# 稻田皮炎

稻田皮炎系指在种稻过程中发生的皮肤病，分尾蚴皮炎和浸渍性皮炎两种。尾蚴皮炎多发生在插秧时，因畜禽类血吸虫尾蚴侵入皮肤引起。症状为进入水田半小时左右，四肢接触水的局部发生痒感，随即发生红斑及密集或散在的针头到绿豆大的红斑疹，搔抓后易感染。一般经 3~5 天可自愈；浸渍件皮炎乃局部皮肤长时间在水中浸泡和频繁摩擦而引起指、趾间发白起绉，继之糜烂渗液，病变处常有疼痛。本病类似于中医"水渍疮"。

### 方一  清热利湿汤△

【组成】金银花、地丁各 15 克  连翘、赤芍、丹皮、栀子、苍术、黄柏、车前子、甘草各 9 克

【用法】水煎服，每日 1 剂。

【主治】浸渍糜烂型稻田皮炎。

【出处】《常见皮肤病中医治疗简编》

### 方二  枯矾扑粉

【组成】樟脑 2 克  枯矾 25 克  氧化锌 20 克  滑石粉 53 克

【用法】研细混匀。洗净皮肤后，扑上枯矾扑粉。

【主治】稻田皮炎浸渍阶段。

【出处】《手足皮肤病的防治》

### 方三 旱莲草软膏

【组成】鲜旱莲草 8 公斤（干者用 3 公斤）　　明矾 75 克　凡士林适量

【用法】先将旱莲草捣烂取汁（干者煎汁浓缩），置锅内浓缩至 500 毫升，加明矾溶解后，再加凡士林至 1500 克（加少许冰片更好），另加苯甲酸 5 克防腐，外搽患处。

【主治】浸渍糜烂型稻田皮炎。

【出处】《常见皮肤病中医治疗简编》

### 方四 稻田皮炎预防方△

【组成】凡士林 500 克　松香 90 克　雄黄粉 90 克　樟脑 60 克

【用法】将凡士林加温熔化，入松香粉末不断搅匀，待松香完全熔化后，离火降温至 40~50℃，再投入雄黄、樟脑充分搅拌。在凝过程中，温度越降，搅拌越勤，直至雄黄、樟脑不沉淀为止。取此膏在下水田前涂手脚，上下午各 1 次。

【主治】预防稻田皮炎。

【出处】《祖传秘方大全》

### 方五 黄柏苦参外洗方△

【组成】黄柏、苦参、地肤子、明矾各 10 克　艾叶 3 克

【用法】水煎取汁，待洗净患部后，以药汁浸泡患部。

【主治】稻田皮炎。

【出处】《百病良方》

### 方六 石榴皮外洗方△

【组成】石榴皮、地榆、蛇床子、蒲公英各 30 克

【用法】水煎取汁，待洗净患部后，以药汁外洗患处。

【主治】稻田皮炎。

【出处】《百病良方》

### 方七 五倍子外洗方<sup>△</sup>

【组成】五倍子 30 克 射干 30 克 蛇床子 30 克

【用法】上药煎成药液后，先将患处污泥用清水洗净，然后放入药液中浸泡 30 分钟，药液温度宜凉不宜热，浸洗完后，外涂龙胆紫液。日 2 次，5 次为 1 疗程。

【主治】主要适用于稻田皮炎有糜烂面或有渗液者。

【注意事项】在浸洗前，宜将患处污泥用清水洗净，注意不要用热水或肥皂水。

【出处】《实用皮肤科学》

### 方八 雄黄大蒜方<sup>△</sup>

【组成】雄黄 20 克 大蒜 60 克

【用法】先将大蒜捣成糊状，再调入雄黄和匀，加温开水 1000 毫升稀释后，搅匀外擦，1 日 2 次，10 日为 1 疗程。

【主治】畜禽类血吸虫尾蚴皮炎。

【出处】《中医外科学》

### 方九 雄黄扑粉方<sup>△</sup>

【组成】雄黄 30 克 大枫子 30 克 冰片 0.6 克 熟石灰粉 15 克

【用法】将各药研粉混匀，撒扑患处，每日 1 次，5 次为 1 疗程。

【主治】浸渍性皮炎。

【出处】《中医外科学》

### 方十 马齿苋公英方

【组成】马齿苋、蒲公英各 30 克

【用法】将 2 味药捣烂，外敷患处，1 日 2 次。

【主治】稻田皮炎。

【出处】经验方

### 方十一 加味三妙散

【组成】苍术 10 克 黄柏 10 克 川牛膝、苦参、白鲜皮各 12 克土茯苓 30 克 连翘、苍耳子各 10 克 银花 10 克

【用法】水煎服。

【主治】尾蚴皮炎。

【出处】《皮科易览》

### 方十二　加减换肌消毒散

【组成】土茯苓 30 克　银花 10 克　生苡仁 30 克　六一散 10 克（包煎）　白芷 10 克　木瓜 12 克　泽泻 10 克　生甘草 10 克　木通 6 克

【用法】水煎服。

【主治】浸渍糜烂型皮炎。

【出处】《皮科易览》

# 囊 虫 病

本病为猪肉绦虫的囊蚴寄生于人体皮下、脑、眼等组织引起的疾病，其临床表现因囊尾蚴寄生的部位不同而相异。皮下与肌肉囊虫病全身可无明显症状，但触诊可发现皮下有圆形或卵圆形结节，少者 1~2 个，多者数千个，分布以头、躯干为多，分批出现而无压痛。寄生于肌肉时，可有肌肉酸痛和疲乏感。脑囊虫病可致癫痫发作（多呈小发作），或步态蹒跚，易摔倒，有病理征或精神障碍，视力减退。眼囊虫病表现为眼花，视物不正，头痛头昏等。

### 方一　消囊散

【组成】干漆炭、芫荑各 240 克　雷丸 120 克　朱砂 60 克

【用法】上药共研末，每次 3 克，日 2 次。

【主治】囊虫病。

【出处】山东中医学院学报，1980，（3）：66.

### 方二　加味半夏白术天麻汤

【组成】清半夏、防风、菊花、茯苓、白术各 10 克　生黄芪 12 克　白芥子 15 克　蔓荆子、天麻、当归、川芎、甘草各 6 克　细辛 3 克

【用法】水煎服，每日 1 剂，连服 30~60 剂。

【主治】猪囊虫病，或寄生在肌肉和皮下，或寄生于眼、脑等处。

【出处】新中医，1984（7）：4.

### 方三　镇痉灭虫丸

【组成】法半夏9克　陈皮6克　茯苓12克　枳实9克　竹茹9克　雷丸12克　槟榔12克　甘草3克　磁朱丸6克

【用法】共研极细粉末，以水泛丸如绿豆大，收贮备用。成人每日服2~3次，每次15克，饭前1小时温开水吞服。一般无副作用。

【主治】脑囊虫病，症见间歇性癫痫、瘫痪，头痛头昏，记忆力差，烦躁，皮下有结节等。

【出处】经验方

### 方四　囊虫丸和二号囊虫片

【组成】囊虫丸：金礞石、使君肉、知母、枳实各600克　薄荷、荆芥、番泻叶、大黄、甘草、雷丸、代赭石、苦楝树根二层皮各400克　黄芩、槟榔、生石膏各1000克

二号囊虫片：苍术、厚朴、陈皮、甘草各150克　使君肉、焦干漆、炮山甲、鹤虱各300克　雷丸30克　槟榔1000克

【用法】将组成囊虫丸诸药共研细末，制成蜜丸，每丸重7克。成人口服每日3次，每次1丸，温开水送服。儿童及老年体弱者减半，连服半年为1个疗程。将组成二号囊虫片诸药共研细末，制成片剂，每片含量0.3克，瓶装备用。成人每日3次，每次10片，温开水送服，儿童及老年体弱者减半，连服半年为1个疗程。此药亦可与囊虫丸同时服或分开间隔服用（即选服丸药3个月，再服片剂3个月）。

【主治】囊虫病皮肤型和癫痫型。

【出处】广西中医药，1987，10（4）：1.

### 方五　囊虫灵酒剂

【组成】斑蝥、红娘子、全蝎各7个　大黄60克　白酒1.5千克

【用法】将诸药装入瓷罐内，放入沸水内蒸煮，将酒耗至1千克时为止。每次约服10毫升，每日早晚饭后服用，1剂为1个疗程，一般服3~4个疗程。

【主治】囊虫病。

【出处】中西医结合杂志，1988，8（12）：750.

### 方六　囊虫1号

【组成】雷丸90克　槟榔60克　石榴皮30克　使君子60克　海螺30克　白矾30克　白酒（50%~60%）1000毫升

【用法】将除白酒外诸药共研细末，入白酒中浸泡7日，密封备用。成人每日清晨空腹服15毫升，服前振荡，将药末一同饮下。每帖药服一个半月。儿童酌减或是半量。

【主治】囊虫病。

【出处】皮肤病防治研究通讯，1979，8（4）：207.

### 方七　除囊丸<sup>△</sup>

【组成】雷丸200克　水蛭、干漆各50克白芥子、生牡蛎、陈皮各100克　茯苓、薏苡各200克

【用法】治疗脑囊虫，用上方加白僵蚕200克，银花100克，黄连50克，上药为1料（服3个月），共为细末，制丸如绿豆大。皮囊虫每服4克，脑囊虫每服6克，均日2次，于饭前半小时用白水送服。

【主治】囊虫病。

【注意事项】部分脑囊虫病人于用药1~2疗程时出现头痛加重和癫痫频作，此为预后良好的反应，应坚持治疗。

【出处】辽宁中医杂志，1985，9（10）：44.

### 方八　囊虫丸1号

【组成】雷丸、水蛭、牛膝各150克　僵蚕、白芥子、茯苓各200克　陈皮、腹皮、大黄各50克　干漆炭25克　黄连、蒌仁、羌活各15克　五灵脂500克　醋3.5斤

【用法】将五灵脂与醋煮沸取汁，余药共为细末，制成蜜丸，每丸重15克，1日3次，每次1丸。

【主治】囊虫病表现为抽风大发作或小发作之痫证型及狂躁不安，打人毁物之癫狂型。

【出处】天津中医，1985，2（6）：15.

### 方九　囊虫丸2号

【组成】雷丸、槟榔、黄连、陈皮各150克　五灵脂、神曲各200

克　水蛭 150 克　干漆 50 克炒炙。

【用法】上药研末，制蜜丸，每丸重 15 克。每日 3 次，每次 1 丸。

【主治】囊虫病类神志病型，证见头晕头痛、失眠、记忆不佳。

【出处】天津中医，1985，2 (6)：15.

### 方十　囊虫丸 3 号

【组成】囊虫丸 2 号加丹参、首乌、山药各 150 克　丹皮、茯苓各 100 克　泽泻 50 克

【用法】上药共研细末，制成蜜丸，每丸重 15 克。每次 1 丸，日 3 次。

【主治】囊虫病类中风型，证见头痛，恶心呕吐，谵语、昏迷。

【出处】天津中医，1985，2 (6)：15.

### 方十一　加味二陈汤

【组成】半夏、陈皮、甘草、芜荑各 9 克　白芥子、茯苓各 12 克 薏苡 18 克

【用法】水煎服。有囊包加榧子仁、雷丸各 9 克；痫证发作加琥珀 3 克，朱砂 2 克（冲服）、郁金、远志、胆星、僵蚕各 9 克；风阳搐搦加钩藤 15 克，全蝎 6 克；痰浊上扰加胆星 9 克，竹沥 30 克 （冲）；痰火扰心加石菖蒲、黄连、栀子各 10 克，郁金 15 克；五心烦热加地骨皮 15 克，丹皮 10 克；肝气郁滞加柴胡、白芍各 9 克；气虚加党参 15 克、黄芪 30 克；血瘀加丹参 30 克，归尾 15 克。另外，用黑牛角 1 只切片焙焦，朱砂、郁金各 30 克，琥珀 60 克，研细末，冲服 2 克，日 3 次。

【主治】脑囊虫病。

【出处】山东中医杂志，1985，(6)：13.

### 方十二　河南囊虫丸 2 号

【组成】皂刺 62 克　蛇床子 62 克　蜈蚣 7 条　胆星 45 克　僵蚕 62 克　朱砂 9 克　青礞石 93 克

【用法】共研细末，制成蜜丸，每丸 2.5 克（含生药、蜂蜜各 1.25 克）。成人口服每日 3 次，1 次 1 丸，儿童酌减。

【主治】脑囊虫病所致癫痫。

【出处】中西医结合杂志

### 方十三　软坚散结汤<sup>△</sup>

【组成】海藻 12 克　大贝母 12 克　青陈皮各 10 克　法半夏 10 克
昆布 10 克　炒三棱 10 克　山甲片 10 克　当归尾 10 克　地骨皮 10 克
莪术 10 克，化虫丸 6 克

【用法】除化虫丸外，诸药水煎取汁，再冲服化虫丸。

【主治】皮下与肌肉囊虫病病程日久，触之韧实，时觉麻木疼痛，
舌暗苔腻，脉象涩滞，乃痰瘀交阻者。

【出处】经验方

### 方十四　雷漆山甲丸<sup>△</sup>

【组成】雷丸、干漆、穿山甲各 30 克

【用法】上药共研末，水汽为丸如梧桐子大，每服 30～40 粒（约为
3～4.5 克），日服 2～3 次。4～6 个月为 1 个疗程。

【主治】囊虫病。

【出处】《实用内科手册》

# 疱疹样皮炎

　　本病是一种原因不明的皮肤病，常呈慢性复发性的小水疱表现。皮
疹可有红斑、小水疱、丘疹、丘疱疹，而以瘙痒性丘疹及水疱多见。水
疱常沿红斑呈环状排列，任发全身，但多见于四肢及腰部等处。剧烈瘙
痒，皮疹成批出现，愈后残留色素沉着。本病多见于中年男性，亦可见
于小儿及老人，可伴发恶性肿瘤。中医认为属脾虚不运或脾虚兼感风邪
所致，类属于"天疱疮""火赤疮"范畴。

### 方一　清热除湿止痒汤<sup>△</sup>

【组成】防风 10 克　生薏米 15 克　生枳壳 10 克　生白术 10 克　生
黄柏 10 克　车前草 10 克　生地 10 克　丹皮 10 克　茯苓 10 克

【用法】水煎服。发热加生石膏。

【主治】疱疹样皮炎。

【出处】《实用皮肤科学》

### 方二　健脾除湿止痒汤<sup>△</sup>

【组成】山药 30 克　扁豆 15 克　生苡仁 20 克　芡实 15 克　茯苓 15 克　泽泻 15 克　白鲜皮 15 克　地肤子 15 克　苦参 12 克

【用法】水煎服。剧痒者加全蝎、僵蚕。

【主治】疱疹样皮炎。

【出处】《皮肤病研究》

### 方三　加减参苓白术散

【组成】焦白术 15 克　淮山药 30 克　生扁豆 15 克　茯苓 15 克　防风 10 克　白鲜皮 15 克　地肤子 12 克　胡黄连 10 克　蛇舌草 15 克　苦参片 10 克　黄芩 10 克　生甘草 9 克

【用法】水煎服。瘙痒夜难安眠者，加乌梢蛇，生牡蛎；糜烂化脓者，加蒲公英，银花；下肢皮损重者，加苍术，黄柏。

【主治】疱疹样皮炎急性者，遍身发红斑、丘疹、水疱、风团、剧痒。常伴有头痛发热、咽干、苔白腻、脉弦滑数等症。

【出处】《实用中医外科学》

### 方四　养血润燥汤<sup>△</sup>

【组成】生熟地各 15 克　丹参 12 克　当归 15 克　肥玉竹 15 克　天花粉 15 克　蛇舌草 15 克　鹿衔草 12 克　白鲜皮 15 克　蛇床子 10 克　土茯苓 15 克　生甘草 6 克

【用法】水煎服。随症加减。

【主治】疱疹样皮炎慢性反复发作者，除红斑、水疱外，以抓痕、血痂、皮肤肥厚、粗糙、色素沉着为主，属病久气血两亏、阴虚内热、生风生燥之证。

【出处】《实用中医外科学》

### 方五　雄黄解毒百部方<sup>△</sup>

【组成】雄黄解毒散（雄黄 30 克　寒水石 30 克　白矾 120 克）30 克　百部酒（百部 20 克 75% 酒精 100 毫升浸泡）100 毫升

【用法】将雄黄解毒散加入百部酒内，混匀外用。

【主治】疱疹样皮炎。

【出处】《皮肤病研究》

### 方六　复方祛湿散<sup>△</sup>

【组成】祛湿散（川连24克　川黄柏24克　黄芩144克　槟榔96克）30克　雄黄3克　冰片1.5克　明矾3克　鲜芦荟60克

【用法】上药共为细末，将鲜芦荟捣烂取汁，调和药末，用其涂擦患处。每日2~3次，10次为1疗程。

【主治】疱疹样皮炎。

【出处】《简明中医皮肤病学》

### 方七　青黛石膏Ⅰ号方<sup>△</sup>

【组成】青黛60克　石膏120克　滑石120克　黄柏60克

【用法】共研细末，混匀，患处用麻油湿润后，以药粉干扑之。

【主治】疱疹样皮炎热毒炽盛者。

【出处】《中医外科临床手册》

### 方八　青黛石膏Ⅱ号方<sup>△</sup>

【组成】青黛60克　石膏120克　滑石120克　黄柏60克　煅海螵蛸粉30克　煅牡蛎粉30克

【用法】上药共研粉，患处用麻油湿润后，扑药粉于患处。

【主治】疱疹样皮炎心火脾湿证。

【出处】《中医外科临床手册》

# 瘢痕疙瘩

　　本病是结缔组织良性增生而形成的肿块。多继发于皮肤外伤、烧伤、感染及手术后的疤痕上，亦有原发者，症见瘢痕高出皮面，呈淡红色或暗红色，表面光滑发亮，无毛发，常发于上半身，如面部或胸前，触之坚硬，大小不等。形状不一，自觉痒痛。

### 方一　黑布膏

【组成】黑醋250毫升　五倍子（研末）100克　蜈蚣（研末）1条蜂蜜18克

【用法】上药混合搅匀，摊于黑布上，外敷瘢痕，3~5 天更换 1 次，直至瘢痕转化变平，症状消失，功能恢复，敷药后一般无何不适。

【主治】烧伤瘢痕。

【出处】新中医，1986，18（12）：8.

## 方二　苦参子膏

【组成】苦参子仁 90 克　凡士林 210 克

【用法】苦参子仁研细末，加凡士林调匀外敷。

【主治】瘢痕疙瘩。

【出处】《常见皮肤病中医治疗简编》

## 方三　消积排通汤

【组成】白芷　甲珠　雷丸　寸冬（麦冬）　元胡桃仁　红花　榔片　荆芥

【用法】水煎服，每日 2 次。配合外敷"甘芫"（甘遂、芫花、白芷各等分研细末，米醋调敷）。实热型者，消积排通汤减白芷、榔片，加丹皮、赤芍、海带、昆布、重楼；虚实错杂型者减红花、元胡，加当归、川芎、丹参、白鲜皮；溃脓型者酌加培补扶正之品。

【主治】瘢痕疙瘩。

【出处】吉林中医药，1988，（1）：5.

## 方四　消疤痕汤△

【组成】天花粉 50 克　黄芪、丹参、益母草各 30 克　党参、地龙、炒山甲各 15 克　蝉蜕、甘草、当归、赤芍、桃仁各 10 克　红花、羌活、秦艽各 10 克　乳香、没药各 5 克

【用法】随症加减。水煎服，1 日 2 次，连服 3~4 个月。另用仙人掌切片或捣糊敷于疤痕上，外以弹性绷带加压包扎，3~5 天换 1 次。

【主治】烧伤增生性疤痕。

【出处】河南中医，1986，（5）：14.

## 方五　复方铜钱草制剂

【组成】铜钱草 300 克　紫草 2 克

【用法】上药洗净，加适量水浸泡 30 分钟，第 1、2 次各煎 1 小时，

第3次煎30分钟，过滤，合并3次滤液浓缩至1000毫升，冷藏保存备用。采用直流电阴极导入法，将电极绒布浸入药液中，取出放在患处。治疗电流成人0.05~0.2毫安/厘米2，儿童0.02~0.05毫安/厘米2。日1次，每次20分钟，30次为1疗程。

【主治】热源体烫伤、汽油烧伤、摔伤、疖肿、手术后及原因不明的增生瘢痕。

【出处】中国中药杂志，1990，15（8）：57.

### 方六　理气散结汤△

【组成】煨木香10克　炒枳壳10克　炙乳香10克　丹参、环留行子各15克　落得打（积雪草）、桃仁泥、莪术各12克　海藻、牡蛎各15克　陈皮15克　大黄䗪虫丸9克（包煎）

【用法】水煎服，日1剂。

【主治】瘢痕疙瘩。

【出处】经验方

### 方七　大黄䗪虫丸

【组成】大黄75克　䗪虫30克　黄芩60克　甘草90克　桃仁60克　杏仁60克　赤芍20克　生地30克　干漆30克　虻虫60克　水蛭60克　蛴螬60克

【用法】共为细末，炼蜜为丸，每丸3克。每服1丸，日服1~2次。

【主治】瘢痕疙瘩。

【出处】《实用皮肤科学》

### 方八　散结灵

【组成】白胶香、炙草乌、五灵脂（醋炙）、地龙肉、木鳖子肉各30克　炙乳香、当归、炙没药各15克　香墨2克　菖蒲膏5克

【用法】研细面后制成片，每片0.25克，每服1克，日服2次。

【主治】瘢痕疙瘩。

【出处】《实用皮肤病学》

### 方九　活血消炎丸

【组成】醋炙乳香、醋炙没药各18克　菖蒲膏（干）2.25克　黄

米（蒸熟）9 克 研牛黄 6.45 克

【用法】共研混匀，每服 3 克，每日服 2 次。

【主治】瘢痕疙瘩。

【出处】《实用皮肤病学》

### 方十 三虫方△

【组成】酒浸水蛭、醋炒虻虫、地鳖虫各等份 凡士林适量

【用法】将水蛭放在白酒内浸泡 3 天取出，微火焙干，同虻虫、地鳖虫共研细粉，用凡士林拌匀成膏外用。同时，将患处用食醋擦净，涂上膏药，每日 1 次，连用 15 天为 1 疗程。

【主治】外伤或手术后瘢痕疙瘩处疼痛，影响功能，经久不愈者。

【出处】《偏方妙用》

### 方十一 黑色拨膏棍

【组成】群药类：鲜羊蹄根（土大黄）梗、叶、大枫子、百部、皂刺各 60 克 鲜凤仙花、羊踯躅花、透骨草、马钱子、苦杏仁、银杏、蜂房、苦参子各 30 克 山甲、川乌、草乌、全蝎、斑蝥各 15 克，金头蜈蚣 15 条

药面类：白及面 30 克藤黄面、轻粉各 15 克 硇砂面 10 克

【用法】香油 4 公斤，生桐油 1 公斤倾入铁锅内，浸泡群药后，文火炼成深黄色，离火后过滤；再将药油置武火熬炼至滴水成珠（温度大约为 240℃左右），然后下樟丹，每 0.5 公斤药油加樟丹 300 克，药面 90 克，松香 60 克。用时加温外贴患处，一般 3~5 天更换 1 次。

【主治】瘢痕疙瘩等。

【出处】《实用皮肤科学》

# 毛 囊 炎

本病系由金黄色葡萄球菌侵犯毛囊引起的毛囊炎症。初起为粟粒大毛囊性炎性丘疹，逐渐形成脓疱。大多成批出现，互不融合。脓疱破裂或拔去毛发后，可排出少量脓血，愈后不留瘢痕。本病有复发倾向，常绵延数周乃至数月，主要侵犯头部，尤其在发际处多见，亦可发于四肢、腋部、阴部等处，属中医"疖肿"范畴。

## 方一　桂芍解毒汤△

【组成】桂枝、杭芍、连翘、胡连、苦参各 9 克　葛根 12 克　二花 30 克　紫花地丁 15 克　甘草 3 克

【用法】水煎服，每日 1 剂。

【主治】毛囊炎。

【出处】陕西中医，1989，10（2）：79.

## 方二　解毒洗、擦剂

【组成】洗剂：黄柏、苦参各 30 克　艾叶、川椒、薄荷各 20 克　白芷 10 克

　　擦剂：大黄、五倍子各 50 克　白芷、雄黄各 30 克　黄丹 10 克　冰片 3 克

【用法】洗剂日 1 剂，加水浓煎，乘热外洗患部，日 2~3 次。洗后保留药液，下次加热再用。擦剂各药分别研末，过 100 目筛，加入蓖麻油调成糊状。治疗时先刮去患处头发，用洗剂清洗后，刺破脓点，除去痂皮，取擦剂涂擦患处日 2~3 次。治疗期间忌辛辣、鱼腥等刺激品。

【主治】毛囊炎。

【出处】黑龙江中医药，1990，（2）：42.

## 方三　冰椒油

【组成】冰片、红辣椒、芝麻油、生白矾、黄蜡各适量

【用法】煎去辣椒柄蒂，除净籽瓤，椒尖向下，纳入等量冰片、白矾、黄蜡粗粉，余 1/5~1/3 空隙，灌入适量麻油，镊夹辣椒中部，点燃辣椒尖部，徐徐滴油于小酒杯或空正金油盒内（其他干净小容器亦可），立即使用或冷凝密封备用。用时用净毛笔或其他用具蘸热油（若是备用药，加热至溶化为度）涂点疖肿，每日 1~2 次。辣椒辣，药油热，则效较佳。

【主治】疖生于脑后发际毛囊之发际疮（属"毛囊炎"范畴）。

【出处】新中医，1984，（6）：27.

## 方四　毛囊炎验方

【组成】金银花 30 克　连翘 20 克　蚤休 15 克　栀子 10 克　丹参

12 克　皂刺、葛根、防风各 9 克　生甘草 6 克

【用法】水煎服，日 1 剂。

【主治】多发性毛囊炎。

【出处】中药通报，1988，13（5）：56.

### 方五　解毒愈炎汤△

【组成】公英、地丁、双花（金银花）、连翘各 30 克　当归 15 克
川芎 12 克　皂刺、山甲各 6 克　陈皮、桔梗各 9 克　甘草 3 克

【用法】每日 1 剂，水煎服。随症加减。并配合其他抗生素。

【主治】头部脓肿性穿凿性毛囊周围炎。

【出处】中华皮肤科杂志，1981，14（1）：56.

### 方六　蛇蜕方△

【组成】蛇蜕 0.5 克　鸡蛋 1 个，豆油少量

【用法】将蛇蜕剪成细末后，入鸡蛋中搅匀，放入加有少量豆油的
锅中（不加盐）煎炒熟后，晚上临睡前顿服。每日 1 剂，6 日为 1 疗程。
化脓者局部须同时覆盖消毒敷料，不需加用其他药物。

【主治】多发性疖肿。

【出处】广西中医药，1988，11（3）：40.

### 方七　加减托里消毒散

【组成】金银花　苦地丁　蒲公英　野菊花　皂角刺　穿山甲　红
花　丹参　党参　黄芪　白术　当归　熟地

【用法】每日 1 剂，水煎内服。第 1~2 周重用清热解毒药，第 3~4
周重用活血化瘀药，第 4 周以后重用补益气血药。

【主治】脓肿性穿掘性头部毛囊周围炎（属中医学"蝼蛄疖"）。

【出处】广西中医药，1986，9（4）：22.

### 方八　大蒜方

【组成】独头紫皮大蒜适量

【用法】将独头蒜去皮切成 0.2~0.3 厘米厚的薄片备用。用时先将
患部用温盐水洗净擦干，随即用大蒜片贴敷患处，并轻轻按摩 10~20 分
钟，每日 2~3 次。若蒜片刺激严重者可缩短按摩时间，病情严重者可加

服增效联磺片，每次 2 片，日服 2 次，儿童酌减。

【主治】疖肿和毛囊炎。

【出处】黑龙江依兰县赵志达验方

## 方九　藤黄苦参方△

【组成】藤黄 15 克　苦参 10 克　75% 酒精 200 毫升

【用法】前 2 味药共研细末，浸泡于 75% 酒精中，5~7 天后蘸取药液，涂擦患处，每日 2~3 次。

【主治】毛囊炎。

【出处】广西中医药，1985，8（4）：43.

## 方十　龙胆芩蒡汤△

【组成】黄芩 10 克　牛蒡子 10 克　龙胆草 10 克　连翘 10 克　六一散 10 克（包煎）　白芷 10 克　泽泻 10 克　苦参 10 克　银花 10 克

【用法】水煎服。

【主治】秃发性毛囊炎，湿热蕴毒上犯巅顶。症见头皮生粟疮，如黍如豆，中心毛发穿过，四畔红晕，顶有脓疱，伴痒痛，脘闷纳呆，大便不调，小溲黄赤。

【出处】《皮科易览》

## 方十一　银翘解毒汤△

【组成】银花、连翘、大青叶、丹皮、赤芍各 10 克　土茯苓 15 克　黄连 6 克　生川军（生大黄）、绿豆衣各 6 克

【用法】水煎服。

【主治】穿掘性毛囊炎（"蝼蛄疖"）。

【出处】《皮科易览》

## 方十二　解毒散结汤

【组成】连翘 30 克　地丁 30 克　公英 30 克　当归 15 克　丹参 15 克　丹皮 12 克　皂刺 15 克　薏苡仁 20 克　花粉 20 克　全瓜蒌 20 克　僵蚕 12 克　贝母 10 克

【用法】水煎服，日 1 剂。

【主治】毛囊炎反复发作，局部硬肿疼痛，形体较壮实者。

【出处】经验方

### 方十三　五倍子方<sup>△</sup>

【组成】五倍子末 8 克　冰片 1.5 克　鸡蛋黄 2 个

【用法】将鸡蛋煮熟取黄，捣碎放铁勺内，先用温火炒至蛋黄变焦，然后用武火炒至出油，去渣取油，再把 2 药末研匀调入而成粥状。患部洗净，取适量外涂，每日 1~2 次。

【主治】多发性毛囊炎。

【出处】河北郎坊地区静海机床厂医务室王维华。

### 方十四　银连黄菊汤

【组成】银花 15 克　川连 9 克　黄芩 9 克　野菊花、山栀、连翘、赤芍、黄柏各 9 克　地丁 15 克　茯苓 9 克　绿豆衣 9 克　生甘草 6 克

【用法】水煎服，日 1 剂。随症加减。

【主治】毛囊炎。

【出处】上海医科大学附属中山医院秦万章。

### 方十五　六神丸外敷方

【组成】六神丸 30 粒　仙人掌适量

【用法】将仙人掌捣烂，取少许液汁化开六神丸后，将其倒入捣烂之仙人掌中混匀，外敷患部，日 1 次。

【主治】毛囊炎。

【出处】经验方

# 白 癜 风

白癜风是因皮肤色素脱失而发生的局限性白色斑片。与中医学文献中记载的"白癜"或"白驳风"相类似。多因七情内伤，肝气郁结，气机不畅，复感风邪，搏于肌肤，致令气血失和发病。其特点为皮肤突然出现色素脱失斑，以后渐渐扩大，形状不规则，颜色乳白色，周围色素增多，无自常见症。

### 方一　消风饮

【组成】鲜桑枝 1500 克　桑椹子 500 克　何首乌 250 克　生地 250

克　白蒺藜 250 克　补骨脂 250 克　益母草 500 克　元参 250 克

【用法】上药用水煎煮去渣，浓缩成 1000 毫升，加入蜂蜜 500 毫升，收成 1200 毫升，每日服 3 次，每次服 20～30 毫升。

【主治】白癜风。

【出处】中医杂志，1988，29（9）：55.

### 方二　苏木着色汤

【组成】苏木 10 克　白蒺藜 15 克　首乌 20 克　茺蔚子 10 克　蝉蜕 10 克　赤芍 10 克　大枣 6 枚

【用法】水煎服，日 1 剂，早晚分服，10 剂间隔 2～3 日。

【主治】白癜风。

【加减】肝肾阴虚加生地，熟地，杞果，黄精，黑芝麻；血瘀者加丹参；有湿热症者加茯苓，苡仁，黄芩。

【出处】北京中医，1987，（3）：26.

### 方三　去白散

【组成】枯矾 30 克　密陀僧 60 克　硫黄 30 克　轻粉 5 克

【用法】上药共研末，调入地塞米松霜即成，外敷患处，每日 3～5 次。

【主治】白癜风。

【注意事项】本方有毒，不能沾唇入眼。药后局部可现潮红或粟粒样丘疹，20 天后肤色转黑转正常。

【出处】上海中医药杂志，1987，（9）：34.

### 方四　三黄粉

【组成】雄黄 10 克　硫黄 10 克　雌黄 2.5 克　白附子 25 克　密陀僧 10 克　白及 15 克　麝香 1.5 克　冰片 1.5 克　朱砂 10 克

【用法】上药共为细末备用。白癜风者用茄蒂或茄皮蘸药外涂患处，治圆形脱发用生姜蘸药外涂，面部用牛奶或蜂蜜水调药末外涂。

【主治】白癜风。

【出处】《赵炳南临床经验集》

### 方五　祛风润燥丸△

【组成】白蒺藜子、桑椹子各 300 克　旱莲草 200 克　丹参 150 克白附子 100 克　甘草 50 克　蜂蜜适量。

【用法】上药制成蜜丸内服，每日 2 次，每次 9 克。

【主治】白癜风（风燥型）。

【出处】辽宁中医杂志，1982，6（7）：39.

### 方六　清热祛湿丸△

【组成】白蒺藜子、桑椹子各 300 克　旱莲草 200 克　女贞子 150 克　苦参 100 克　甘草 50 克

【用法】上药炼蜜为丸内服，每日 2 次，每次 9 克。

【主治】白癜风（湿热型）。

【出处】辽宁中医杂志，1982，6（7）：39.

### 方七　金氏消斑方△

【组成】当归、苍耳草、连翘、浮萍、八月扎各 12 克　生地 15 克　赤芍、桂枝、郁金各 9 克　丹参、白蒺藜、生牡蛎各 30 克　附子 6 克　生甘草 4.5 克

【用法】水煎服，每周内服 4~6 剂。

【主治】白癜风。

【加减】气虚加黄芪 15 克，党参 12 克，白术 9 克，阴虚加首乌 12 克，麦冬、枸杞子各 9 克；湿热加茯苓 15 克，薏苡米 30 克，黄芩 6 克

【出处】辽宁中医杂志，1983，7（6）：35.

### 方八　消斑酊

【组成】乌梅 60 克　补骨脂 30 克　毛姜 10 克

【用法】取上药 1 份，80%~85% 酒精 3 份，浸泡两周，过滤去渣，备外用。用时以棉花或纱布，蘸药液均匀地涂擦于患处，直到局部皮肤发热为止，每日次数不限。

【主治】白癜风。

【出处】辽宁中医杂志，1983，7（6）：35.

### 方九　祛白糖浆

【组成】白蒺藜、生地、丹参、钩藤各 15 克　丹皮、当归、鸡血藤、夜交藤各 10 克

【用法】上药浓煎取汁，加糖适量，每日 2 次，每次 15 毫升。

【主治】白癜风。

【出处】湖北中医杂志，1983，（1）：12.

### 方十　玄和汤

【组成】紫草、丹皮、刘寄权、威灵仙各 25 克　草河车、丹参、浮萍各 50 克　川芎 15 克　琥珀、地龙、土鳖虫各 10 克

【用法】水煎服，日 1 剂。

【主治】白癜风。

【出处】中医杂志，1981，22（6）：54.

### 方十一　四子四物白斑乌黑汤

【组成】沙苑子、女贞子、全当归、何首乌、白蒺藜各 15 克　覆盖子、枸杞子、生熟地、川芎、赤白芍各 10 克　黑芝麻 10~12 克。

【用法】水煎服，每日 1 剂。

【主治】白癜风。

【出处】北京医学，1980，2（4）：400.

### 方十二　来氏验方如意黑白散

【组成】旱莲草 100 克　白芷、首乌、沙蒺藜各 60 克　紫草 45 克　重楼、丹参、苦参各 30 克　苍术 24 克

【用法】共研细末，每日 3 次，每次 6 克开水送服。

【主治】白癜风。

【出处】经验方。

### 方十三　白癜风方

【组成】硫黄 5 克　密佗僧 5 克　轻粉 5 克　麝香 0.25 克

【用法】上药共为细末备用。用茄蒂蘸药擦患处。

【主治】白癜风。

【出处】《精选八百外用验方》

### 方十四　岑氏秘方△

【组成】猪肝（煮熟）1 具　沙苑蒺藜（研面）60 克

【用法】熟猪肝切小片蘸药面吃，1日服完。

【主治】白癜风。

【出处】《祖传秘方大全》

### 方十五　白癜风散<sup>△</sup>

【组成】硫黄3克　麝香0.9克　密陀僧3克

【用法】共为细末，用鲜白茄子切开蘸药面搽之。

【主治】白癜风。

【出处】《家用中医实验便方》

### 方十六　消白膏<sup>△</sup>

【组成】穿山甲30克　轻粉1.5克　水银30克

【用法】将穿山甲炒存性，研为细末与他药共研匀，加入麻油，外搽患处。

【主治】白癜风。

【出处】《中医外治方药手册》

### 方十七　黑白散

【组成】紫草45克　墨旱莲90克　白芷、首乌、潼蒺藜、白蒺藜各60克　云楼、丹参、苦参各30克　生苍术25克

【用法】上药水泛为丸，每日3次，每次30克

【主治】白癜风。

【注意事项】治疗期间忌食辛辣刺激之品。

【出处】中医药信息，1988，（1）：25.

### 方十八　乌梅浸剂<sup>△</sup>

【组成】乌梅10克　75%酒精100毫升

【用法】将乌梅放入酒精中浸泡7天后备用。用时先以温热水洗净患处，然后用药液涂之，每日3~4次。

【主治】白癜风。

【注意事项】忌食辛辣刺激之品。

【出处】中医药信息，1988，（1）：25.

### 方十九　乌金煎

【组成】黑豆衣 120~180 克　羌活 6~12 克　荆芥 12 克　加蜂蜜 30 克　酒少许为引

【用法】内服药：于原方加灵磁石 90~150 克（打碎），同黑豆衣先煎汤再煎药。加减：白癜先四肢或头面者加杏仁、蝉蜕、苍耳子、苦参、野菊花；白癜先背或腹者加茜草、水蛭、紫草、红鸡冠花、白及、胡麻；疲劳腰酸者可加益肾之品，如鹿衔草、淫羊藿、巴戟天等。外用药：川椒 30 克，胆矾 6 克，穿山甲 10 克，骨碎补 60 克，补骨脂 60 克，白附子 6 克，威灵仙 12 克，白酒浸 10 日后擦患处。

【主治】白癜风。

【出处】吉林中医药，1988，（2）：23.

### 方二十　消白灵△

【组成】马齿苋 20 克（鲜品加倍）　红糖 10 克　醋 70 毫升

【用法】上药混合后煮沸，过滤，置有色瓶内备用。或将马齿苋洗净，切碎，捣烂，用纱布包好，拧出汁液，瓶装备用（每 100 毫升加硼酸 2 克，使 pH 保持在 3.1，可久贮使用）。以棉签醮药液涂患部，每日 1~2 次（最好在晚上睡前涂 1 次）。配合患部日光浴，从每天 10 分钟开始，逐日增加，至每天 1~2 小时。

【主治】白癜风。

【出处】《百病奇效良方妙法精选》

### 方二十一　加减通窍活血汤

【组成】川芎 9 克　赤芍 9 克　桃仁 12 克（研泥）　红花 9 克　老葱白 9 克（切碎）　红枣 7 枚（去核）　黄酒 30 克　麝香 0.1 克（冲服）　桔梗 15 克　浮萍 30 克　防风 9 克

【用法】每日 1 剂，水煎 300 毫升，早晚 2 次分服。以上为成人剂量，小儿酌减，孕妇忌服。

【主治】白癜风。

【注意事项】孕妇忌服。

【出处】中医杂志，1984，25（1）：9.

### 方二十二　三黄粉

【组成】雄黄6克　硫黄6克　雌黄1.5克　白附子1.5克　密陀僧0.6克　白及9克　冰片0.9克　朱砂6克　麝香0.9克

【用法】治白癜风用茄蒂或茄皮蘸药外用；治脱发用生姜蘸药外用；治面部色斑用牛奶或蜂蜜水调药外用。

【主治】白癜风，面部色斑，圆形脱发。

【注意事项】溃疡疮面及汞过敏者禁用。

【出处】《当代中国名医高效验方1000首》

# 手　癣

手癣往往由足癣传染而来，但也可只有手癣而无足癣者。与中医学文献中记载的"鹅掌风"相类似。其症状特点与足癣相同。

### 方一　鹅掌风洗剂

【组成】蛇床子40克　白鲜皮40克　苦参40克　百部20克　当归20克

【用法】上药加上3000毫升，煎至2000毫升，过滤取汁，以不烫手为度，将患处浸洗20~30钟1日2次，1日1剂。

【主治】鹅掌风。

【出处】中医杂志，1988，29（11）：53.

### 方二　鸦蛋子百部浸液

【组成】鸦蛋子仁5克　生百部60克　60度白酒600毫升　食醋500毫升

【用法】先将鸦蛋子仁、生百部打碎再将药装入广口瓶内，密封。在15~30℃气温下浸泡7~10天备用，并每日振摇1次，用时先除去液面的油滴，将手插和瓶中，每次泡30~60分钟，每日浸泡2次，约12天药液泡完。当泡至6~7日时，皮肤变得红嫩而薄，仍需继续浸泡。

【主治】手癣、足癣。

【出处】中医药信息，1988，（6）：35.

## 方三　醋泡方

【组成】荆芥 18 克　防风 8 克　红花 18 克　地骨皮 18 克　皂角 30 克，大枫子 30 克　明矾 18 克

【用法】上药用米醋 1500 毫升，放盆中泡 3~5 天后备用。每天晚上将手或脚浸泡半小时，每剂约可连泡两周为 1 疗程，有效继续泡 2~3 个疗程。

【主治】鹅掌风，干脚癣。

【出处】《朱仁康临床经验集》

## 方四　凤仙浸泡液△

【组成】凤仙花（全草）60 克　土槿皮 60 克　花椒 30 克　米醋 500 克

【用法】将前 3 味药放入米醋中浸泡 1 周，取滤液备用。用此药液浸泡患处，每次浸泡 15 分钟，每天 1 次，如有甲癣，浸泡 5 分钟后，用刀片刮除灰指甲，再行浸泡。

【主治】鹅掌风，甲癣。

【出处】《百病良方》

## 方五　冰轻硫炉膏

【组成】轻粉、冰片、硫黄、龙骨、炉甘石按 1∶2∶3∶4∶5 的比例组成

【用法】先将冰片、轻粉、龙骨研极细末，过筛再与硫黄、炉甘石混匀，用凡士林或醋调膏备用。用时，先将患处用生理盐水擦洗干净，然后外涂上药膏，每日 3 次。

【主治】鹅掌风。

【注意事项】一定要按比例配制，不应超量，因轻粉、硫黄毒性较大，以免中毒。

【出处】《祖传秘方大全》

## 方六　熏疗方△

【组成】鲜松针（公毛）2000 克

【用法】先取 1 斤松针放在炉上烧着，候烟起，把患掌置于烟上，

约距离 10 厘米（可忍受为度）。松针烧透后再陆续增加烧着熏疗。每日早晚各熏 1 次，每次约 2 小时，连续熏 1 周。

【主治】鹅掌风。

【注意事项】患掌熏后，在 2 小时之内不宜洗手，以后要洗手需用温热水。

【出处】《祖传秘方大全》

### 方七　手癣验方 I △

【组成】侧柏叶 1 束　杏仁 12 克

【用法】上药用水同煎数滚，以汤洗之，每日 3~4 次。

【主治】鹅掌风。

【出处】《家用中医灵验便方》

### 方八　手癣验方 II △

【组成】陈艾、侧柏叶各适量

【用法】上药煎汤，趁热熏洗。

【主治】鹅掌风。

【出处】《家用良方》

### 方九　润肌膏

【组成】当归 500 克　紫草 100 克　黄蜡 500 克　香油 3000 克

【用法】先用麻油炸当归、紫草去渣，再入黄蜡定膏，擦于患处，每日 1~3 次。

【主治】鹅掌风。

【出处】《精选八百外用验方》

### 方十　二矾汤

【组成】白矾、皂矾各 120 克　孩儿茶 15 克　柏叶 250 克

【用法】上药水煎去渣，浸泡患处。

【主治】鹅掌风。

【出处】《精选八百外用验方》

### 方十一　复方黄精醋浸液

【组成】黄精、苦参各 60 克　浮萍、明矾、二花（金银花）各 20

克　白鲜皮、贯众各30克　川楝子40克（碾碎）

【用法】上方加食醋200毫升煮沸，盛于瓶内浸泡1天，即可应用，擦洗浸泡均可。每日2次，14天为1疗程。

【主治】手癣，足癣。

【出处】山东中医杂志，1988，7（3）：49.

## 方十二　苡仁甘草汤

【组成】薏苡仁、甘草按3～4∶1组成

【用法】上方浓煎成汁，乘热洗患处，每日数次。若化脓者，除用上方外，可再用鹅掌皮，烧存性，菜油调涂患处，2日洗换1次。

【主治】鹅掌风。

【出处】经验方。

## 方十三　矾倍醋浸液

【组成】白矾　五倍子、地肤子、蛇床子、苦参各30克　大枫子、川椒、黄柏各25克

【用法】上方共碾粗末，用食醋1000克浸泡5天即可使用。用时先将药液振匀，然后将患部浸入药液，每日浸泡2次，每次浸泡15分钟，浸泡完毕用温热水洗净药液。

【主治】手癣，足癣。

【注意事项】①只适于干性手足癣。②用药期间，忌食芫荽。

【出处】四川中医，1987，5（5）45.

## 方十四　加味苦参汤

【组成】苦参60克　菊花60克　蛇床子30克　银花30克　白芷30克　地肤子20克　大菖蒲20克　射干15克　胡黄连15克　白鲜皮15克

【用法】水煎先熏后洗30分钟，每日1次，连用15～20天为1疗程。

【主治】手足癣。

【出处】中西医结合杂志，1990，10（1）：53.

## 方十五　鹅掌风浸泡剂

【组成】黄柏粉50克　樟脑5克　水杨酸粉45克　食醋250毫升

【用法】研末过筛，每袋22克分装。用时加食醋，将患手浸泡于内，袋口于手腕处扎好，约5小时即可；泡足用上药36克 加食醋350~400毫升，浸泡6小时。泡后局部轻度肿胀，3天后消退，开始脱皮。

【主治】鹅掌风。

【出处】《百病奇效良方妙法精选》

### 方十六　香酱洗方

【组成】苦参15克　蒲公英15克　明矾10克　丁香6克　百部12克　黄柏12克　黄芩12克　败酱草15克　地肤子10克　川椒10克　防风10克

【用法】每日1剂，水煎洗3~4次，每次10~15分钟。

【主治】手足癣伴感染。

【出处】《中国中医秘方大全》

### 方十七　醋泡方

【组成】当归30克　桃仁30克　红花30克　青木香60克

【用法】将药物泡醋2斤中，一周后开始以其液浸泡患病手足20分钟，每日1次，每付中药可泡10天，20天为1疗程。

【主治】角化型手足癣，鹅掌风。

【出处】云南中医杂志，1989，10（3）：34.

# 银 屑 病

银屑病又称牛皮癣，是一种常见的红斑鳞屑性皮病。其经过缓慢，具有复发倾向。与中医学文献中记载的"白疕"、"蛇虱"、"疕风"相类似。其特征为：初起为淡红色点状斑后疹，逐渐扩大，部分相互融合，形成境界清楚的斑片，搔刮后有银白色、光泽、干燥的鳞屑，层层脱落。最后一层与基底面附着较深，呈光滑的薄膜，剩下之为细小的出血点。

### 方一　银屑汤 I 号△

【组成】生地30克　赤芍10克　丹皮10克　苦参10克　白鲜皮

20 克　蝉蜕 5 克　防风 5 克

【用法】上方水煎服，每日 1 剂，早晚分服。

【主治】银屑病（血热风燥型）。

【出处】中医杂志，1989，30（3）：31.

### 方二　银屑汤Ⅱ号△

【组成】生地 30 克　丹皮 10 克　赤芍 10 克　当归 10 克　苦参 10 克　银花 20 克　拳参 20 克　大青叶 15 克　牛蒡子 15 克　丹参 5 克　红花 5 克　三棱 5 克　文术 5 克　防风 5 克　蝉蜕 5 克

【用法】上方水煎服，每日 1 剂，早晚分服。

【主治】银屑病（血瘀风燥型）。

【出处】中医杂志，1989，30（3）：31.

### 方三　银屑汤Ⅲ号△

【组成】生地 30 克　丹皮 10 克　赤芍 10 克　当归 10 克　元参 15 克　银花 20 克　拳参 20 克　大青叶 10 克　苦参 10 克　蝉蜕 5 克　白鲜皮 20 克　防风 5 克

【用法】水煎服，每日 1 剂，早晚分服。

【主治】银屑病（血虚风燥型）。

【出处】中医杂志，1989，30（3）：31.

### 方四　消银方

【组成】黄芪 15 克　生地 12 克　当归 12 克　红花 9 克　丹皮 9 克　二花 15 克　栀子 12 克　萆薢 5 克　白鲜皮 12 克　荆芥 6 克

【用法】水煎服，日服 1 剂，服 5 日，停 2 日，每 2 周观察 1 次，4 周为 1 疗程。

【主治】牛皮癣。

【出处】上海中医药杂志，1988，(9)：21.

### 方五　银屑散

【组成】纯净松香粗粉适量

【用法】上药粉每次服 3~4 克，早晚各 1 次，饭后凉开水冲下。或装胶囊服。若出现头痛，食欲下降，恶心，呕吐，腹痛等症，可减量增次服用。

【主治】牛皮癣。

【出处】中西医结合杂志，1986，6（7）：43.

### 方六　复方消银汤

【组成】生地30克　当归10克　赤芍10克　川芎10克　丹皮10克　荆芥10克　防风10克　苦参15克　白鲜皮30克　蝉蜕10克　大青叶15克　牛蒡子15克

【用法】水煎服，每日服1剂。

【主治】银屑病。

【出处】中医杂志，1986，27（5）：37.

### 方七　消银汤

【组成】生地20克　二花15克　土茯苓24克　白鲜皮15克　板蓝根18克　山豆根12克　甘草9克　威灵仙15克　蚤休9克　蝉蜕5克

【用法】水煎服，每日1次。

【主治】银屑病。

【出处】广西中医药，1988，11（1）：46.

### 方八　镇肝熄风汤

【组成】牛膝12克　代赭石30克　生龙骨30克　生牡蛎30克　当归12克　赤芍12克　丹参12克　桃仁10克　天冬12克　龟板10克　元参15克　土茯苓30克　防风12克　白蒺藜12克　乌梢蛇10克　甘草6克　槐花12克

【用法】水煎服，每日1剂。

【主治】牛皮癣。

【出处】中医杂志，1988，29（7）：23.

### 方九　清热祛湿方△

【组成】苦参10~12克　黄柏12~18克　苡仁20~30克　生地9~12克　赤芍10~15克　牛蒡子10~12克　地肤子10~15克　浮草10~12克　滑石20~30克　甘草5~10克

【用法】水煎服，每日1剂，温服加衣被，令微微汗出为佳，以助药力。

【主治】牛皮癣。

【注意事项】忌食辛辣腥荤，忌烟酒。

【出处】黑龙江中医药，1988，（3）：18.

### 方十 段氏验方<sup>△</sup>

【组成】班蝥 0.2 克　皂角刺 5 克　车前草 5 克

【用法】将上药共研成细粉，与醋相调擦患部。

【主治】牛皮癣。

【出处】《临证秘津》

### 方十一 土茯苓丸

【组成】土茯苓 310 克　白鲜皮 125 克　山豆根 250 克　草河车 250 克　黄药子 125 克　夏枯草 250 克

【用法】上药研成细末，炼蜜为丸，每丸重 6 克，每日服 2 次，每次服 3 丸，开水送服。

【主治】牛皮癣进行期。

【出处】《朱仁康临床经验集》

### 方十二 商陆散<sup>△</sup>

【组成】生商陆适量

【用法】将上药置高压锅中蒸 2 小时，后烤干，碾碎成粉。口服，成人每日 9 克，分 3 次服，儿童酌减。

【主治】牛皮癣。

【注意事项】妊娠、溃疡病，活动性肺结核，感染性疾病慎用。

【出处】中医杂志，1984，25（12）：38.

### 方十三 牛皮癣浸泡方<sup>△</sup>

【组成】野棉花全草 100 克（干品减半）食醋 200 毫升

【用法】上药切碎，放入食醋中泡 2 天即可用。用时先用温水洗净患部，浸入药液中，每日浸泡 3~4 次。

【主治】牛皮癣。

【出处】广西中医药，1986，9（6）：8.

## 方十四　龚氏治癣方<sup>△</sup>

【组成】细辛 3 克　生马钱子（不去毛）3 克　生草乌 3 克　硫黄 3 克　雄黄 6 克　生白矾 6 克　冰片 3 克

【用法】上药共研细末，用酒精 100 毫升浸泡 1 周，用棉签蘸药汁外涂患好，每日 1~2 次，以愈为度。

【主治】各种牛皮癣，顽癣。

【出处】《龚志贤临床经验集》

## 方十五　柏叶洗方

【组成】侧柏叶 200 克　苏叶 200 克　蒺藜秧 400 克

【用法】上药共碾粗末，装纱布袋内，用水 2500~3000 毫升煮沸 30 分钟，药液备用。用软毛巾蘸药液濯洗，或浸浴。

【主治】牛皮癣，鱼鳞癣。

【出处】《赵炳南临床经验集》

## 方十六　大黄合剂

【组成】大黄（后下）9~12 克　乌蛇肉鸡血藤、白茅根、茜草根、生槐花、白鲜皮、土茯苓各 30 克　丹皮、生苡仁、地肤子各 15 克　泽泻 9 克　木通、川连各 6 克

【用法】水煎服，日 1 剂，头部皮损多者。加全蝎、蜈蚣祛风解毒止痒；皮损色鲜红者，加生石膏、龙胆草、黄芩、栀子清热泻火。

【主治】湿热型银屑病。

【出处】上海中医药杂志，1991，（6）：33.

## 方十七　复方乌蛇饮、硫轻白柳膏

【组成】乌梢蛇　生地　白鲜皮　丹参　地肤子各 30 克　赤芍　连翘　刺蒺藜各 20 克　防风　浮萍　甲珠各 15 克　全蝎 6 克　蜈蚣 3 条（以上药物内服）　硫黄 20 克　轻粉 10 克　柳酸粉 5 克　白降汞软膏 10 克　每支 10 克（以上药外用）

【用法】煎制内服药水，3 日 2 剂，1 日 3 次，半个月 1 疗程。外用药将硫黄、轻粉研成极细末与柳酸粉、白降汞软膏混匀调成膏状外搽，

1 日 2 次。

【主治】牛皮癣。

【注意事项】忌食鸡鸭、鱼、辣椒及牛、羊肉等食物。

【出处】四川中医，1989，8（12）：27.

### 方十八　疏风清热饮

【组成】苦参 30 克　皂角 10 克　皂刺 15 克　全蝎 15 克　防风 15 克　芥穗 15 克　双花 15 克　虫蜕 15 克

【用法】采用汤剂者 10 例，后来为了服药方便改为散剂服用，疗效一致。服汤剂以 15 剂为 1 疗程，服用散剂以原方 10 倍量为 1 疗程，日服 3 次，每次服 5 克。

【主治】寻常型银屑病。

【出处】秦桂珠，等。疏风清热饮治疗银屑病 24 例。中医药学报，1992，（4）：30.

### 方十九　凉血汤

【组成】紫草 15 克　生地 30 克　赤芍 15 克　丹皮 9 克　石膏 30 克　知母 15 克　白鲜皮 15 克　防风 5 克　乌梢蛇 9 克　丹参 15 克　大青叶 9 克　板蓝根 9 克　生甘草 9 克

【用法】水煎服，每日 1 剂，分早晚两次服。

【主治】银屑病进行期。

【出处】天津中医，1990，5：10.

### 方二十　消银油

【组成】蜈蚣 5 条　乌梢蛇 20 克　乌梅 20 克　石榴皮 20 克　红花 20 克　三棱 20 克　莪术 20　木香 20 克　紫草 30 克　黄柏 30 克　银花藤 30 克　菜油 500 克

【用法】将上药浸泡 2 小时后，用文火煎熬至药枯，纱布过滤，取药液贮瓶备用。每日 1～2 次取药液涂于皮损处，再反复摩擦局部 5～10 分钟，1 月为 1 疗程。

【主治】银屑病。

【出处】《当代中药外治临床大全》

### 方二十一　轻槐散

【组成】轻粉五分　黄丹三分　炒槐米三钱

【用法】将上三味药共研为极细粉末，混合均匀，于下午一时左右顿服，可用大米汤冲服，或者用双花土苓饮（以花1两、土茯苓1两，水煎200毫升）送服。再5~7天服1次，10次为1疗程，无效者即不再用。

【主治】各种类型银屑病。

【出处】山东中医学院学服，1970，（3）：42.

### 方二十二　乌蛇搜风汤

【组成】乌梢蛇20~30克　金银花　生地各25克　苦参　蝉蜕　槐花各15克　丹皮　赤芍　生百部　生甘草各10克　露蜂房5克　白鲜皮20克

【用法】将乌梢蛇研碎，成2~3厘米长之小块，放人铁锅内，加少许香油，微火焙，待稍见黄脆即好，碾成细末备用。再将余药水煎，煎2次，兑一起后，分3次服，每日服药2~3次，同时送服乌蛇粉。乌蛇粉先从小量（约5克）服起，渐增到大量（10克或更多）。

【主治】银屑病。

【注意事项】服药期间忌食辛辣、腥膻、发物，不可饮酒。

【出处】《百病奇效良方妙法精选》

### 方二十三　生元饮

【组成】生地15克　玄参15克　栀子15克　板蓝根15克　蒲公英10克　野菊花10克　桔梗10克　当归10克　赤芍10克　花粉10克　贝母12克　土茯苓12克　地丁12克　甘草6克

【用法】瘙痒剧烈者加白鲜皮15克；纳差便溏者去地丁、野菊花，加山药、焦山楂各10克；皮损干燥脱屑者加鸡血藤15克，首乌12克。每日1剂，两次分煎或400毫升，分早晚2次服用，儿童用量酌减，7天为1疗程。

【主治】银屑病。

【出处】中医杂志，1983，（3）：42.

# 头　癣

　　头癣是发生于头部毛发及皮肤的一种真菌病。与中医学文献中记载的"秃疮""癞头疮"等相类似。有黄癣及白癣之分。黄癣初起时毛囊口周围轻度炎症，有少量鳞屑，以后出现黄痂逐渐扩大，呈圆形碟状，中央附着牢固，周边游离，并可融合成片，有鼠臭味，毛发干燥失去光泽，不均匀地脱落，日久发生萎缩性瘢痕。白癣初起时头皮有灰白色鳞屑渐扩大，境界清楚，患处毛发失去光泽及变脆，容易折断，成为高低不平的断发，并有典型的毛发病灶可互相融合，愈后无瘢痕。

## 方一　滋肾方<sup>△</sup>

　　【组成】黑芝麻30克　女贞子10克　旱莲草10克　制首乌10克
侧柏叶10在　杞果10克　生地15克　熟地15克　黄精20克
　　【用法】水煎服，每日1剂，早晚分服。
　　【主治】秃疮。
　　【出处】《家用偏方》

## 方二　治秃油<sup>△</sup>

　　【组成】鸡蛋黄油半匙　硫黄1.5克
　　【用法】将硫黄研末，倾入蛋黄油中调匀，外涂患处。
　　【主治】秃疮。
　　【出处】《家用偏方》

## 方三　斑蝥狼毒膏<sup>△</sup>

　　【组成】斑蝥5个　狼毒6克　桃根适量
　　【用法】将桃根煎熬汁，前2味药研面，用桃根汁调成糊状，涂抹患处。
　　【主治】秃疮。
　　【出处】《家用中医灵验便方》

## 方四　一味韭根饼

　　【组成】韭菜根1小把

【用法】将上药用水洗净揩干，用刀切细，和入细面粉，用冷水调成稀糊，放入锅内，用文火煎熬，使水分蒸发，摊成面饼，趁热取出，放在患处（患处先用清水洗净，剥去疮痂，将残余的头发剃去），用纱布包好，每隔1日换1次。

【主治】秃疮。

【出处】《祖传秘方大全》

### 方五　白铜乳没膏△

【组成】白矾9克　铜绿30克　乳香15克　没药15克

【用法】以上4味，共研细末，用陈猪油调涂患处，每日早晚各搽1次。

【主治】秃疮。

【出处】《祖传秘方大全》

### 方六　头癣验方△

【组成】生白果仁适量

【用法】将生白果仁切开，用其剖面频擦患处。

【主治】头癣。

【出处】《家用良方》

### 方七　头癣效方△

【组成】咸橄榄2个（去核烧存性）　蛇床子（炒）6克　枯矾3克　炒吴萸3克　白芷（炒黄）3克　冰片0.6克

【用法】上药共研细末，清油调之，用前先剃头，用皂角煎水洗净，然后擦药。

【主治】头癣。

【出处】《家用良方》

### 方八　小儿秃疮方△

【组成】蜂房、白矾各适量

【用法】上2味药入火同煨研末，麻油和搽。

【主治】小儿秃疮。

【出处】《家用中医灵验便方》

### 方九　癣药浸液

【组成】百部 9 克　斑蝥（去头足炒）4.5 克　槟榔尖 9 克　白及 9 克　樟脑 4.5 克　土荆皮 9 克　白芷 9 克　土大黄 15 克

【用法】上药浸于高粱酒 2500 克中，为期 1 周，去渣，取药液。用药液少许搽患处，每日 1~2 次。

【主治】头癣，牛皮癣。

【注意事项】①皮肤破损者不宜用，否则易引起疼痛。②本品有刺激性，用时须注意，不要侵及正常皮肤，以免引起红肿。

【出处】《张赞臣临床经验选编》

# 斑　秃

斑秃又名圆形脱发，系突然发于头部的无炎症的局限性脱发，与中医学文献记载的"鬼舐头""油风"相类似。本病可发于任何年龄，一般无自觉症状，常无意中发现。头发呈斑片状脱落，脱发区呈圆形，椭圆形或不规则形，表面光滑，略有光泽，无炎症，有自愈倾向。有些患者疾病呈进行性发展，全部头发脱落成全秃。

### 方一　一味内金粉<sup>△</sup>

【组成】鸡内金（炒研）100 克

【用法】上药研极细末，每服 1.5 克，每日 3 次，饭前温开水送服。

【主治】斑秃。

【出处】中医杂志，1988，29（12）：66.

### 方二　祛温健发汤

【组成】炒白术 15 克　泽泻 10 克　猪苓 15 克　萆薢 15 克　车前子（布包）10 克　川芎 10 克　赤石脂 12 克　何首乌 15 克

【用法】水煎服，日 1 剂，早晚分服。

【主治】斑秃。

【出处】中医杂志，1986，27（12）：10.

### 方三　斑秃秘方<sup>△</sup>

【组成】女贞子、何首乌、熟地各 20 克　当归、川芎、红花、防

风、白芷各 15 克　甘草 10 克

【用法】水煎空腹服。早晚分服。

【主治】斑秃。

【出处】辽宁中医杂志，1987，11（2）：19.

### 方四　斑秃外洗方

【组成】苦参、明矾各 100 克　儿茶、白鲜皮各 30 克　地肤子 20 克

【用法】上药水煎外洗患处，每日 1 剂。

【主治】斑秃。

【出处】辽宁中医杂志，1987，11（2）：19.

### 方五　一味茯苓饮

【组成】茯苓 500~1000 克

【用法】上药研为细末，每服 6 克，白开水冲服，1 日 2 次。坚持服上药，以发根生出为度。

【主治】斑秃。

【出处】《名老中医治病绝招》

### 方六　生发饮△

【组成】生地 15 克　熟地 15 克　当归 20 克　侧柏叶 15 克　黑芝麻 20 克　何首乌 25 克

【用法】水煎服，每日 1 剂，早晚分服。

【主治】斑秃、脱发。

【出处】中医杂志，1986，27（12）：10.

### 方七　枸杞黄芪汤

【组成】枸杞子 20 克　生黄芪 60 克　熟地 15 克　菟丝子 20 克　柏子仁 20 克　当归 15 克　潞党参 30 克　升麻 10 克　柴胡 10 克　炙远志 10 克　北五味子 15 克　何首乌 30 克

【用法】上药水煎服，每日 1 剂。外用药渣煎水洗头，1 周 1 次。另用生姜切片烤热后，擦患处数分钟，每日 1 次，以促新发生长。

【主治】斑秃。

【出处】中医杂志，1986，27（12）：12.

### 方八　治秃生发酊

【组成】鲜侧柏叶 30 克　干红辣椒 10 克　75%酒精 100 毫升

【用法】将上药研碎放入酒精中浸泡，1 周后方可使用。用时用棉球蘸药液少许，在脱发处擦拭，每日 3~4 次。如头皮发痒者，加土大黄，以清湿热止痒。

【主治】斑秃。

【注意事项】局部皮肤有破损者不能用。

【出处】《陈树森医疗经验集粹》

### 方九　斑秃丸

【组成】生地 30 克　熟地 30 克　女贞子 120 克　当归 60 克　炙黄芪 60 克　白芍 45 克　霜桑叶 30 克　白菊花 30 克　柏果 60 克　菟丝子60 克　桑椹子 30 克　黑豆衣 30 克　白蒺藜 45 克　紫河车 15 克　红枣肉 60 克

【用法】上药炼蜜为丸，每丸重 9 克，早晚各服 1 丸。

【主治】斑秃。

【出处】中医杂志，1986，27（12）：11.

### 方十　陈氏生发酊△

【组成】骨碎补、白僵蚕、红花、白芷各等量

【用法】上方制成 10%酊剂，外涂患处，其效显著。

【主治】斑秃，脱发。

【出处】中医杂志，1986，27（12）：11.

### 方十一　斑秃外洗方

【组成】大栀子 30 克　蛇床子 30 克　石菖蒲 60 克　陈艾 60 克　花椒 15 克　苦参 60 克

【用法】煎水洗头。

【主治】斑秃，脱发。尤其是皮肤落屑瘙痒者。

【出处】中医杂志，1986，27（12）：13.

### 方十二　常青方

【组成】首乌藤 20 克　葛根 12 克　生地、蝉蜕、辛夷花　当归、

仙灵脾（淫羊藿）、紫草、菟丝子各 10 克

【用法】上方制成糖浆 500 毫升，每日服 3 次，每次 50 毫升。

【主治】斑秃，脱发。

【出处】湖北中医杂志，1985，（3）：27.

### 方十三　斑秃油△

【组成】藤黄、骨碎补各 15 克、桐油适量

【用法】前 2 味药共研细末，放入桐油中浸泡 1 昼夜成药油，备用。用时先取鲜生姜 1 块，切片蘸药油用力擦患处，每日 3 次。

【主治】斑秃。

【出处】经验方

### 方十四　双柏丸

【组成】侧柏叶 120 克　黄柏 60 克　桑椹子 120 克　当归 60 克

【用法】上四味焙干，研细末，水泛为丸，如梧桐子大。每天早晚各服 1 次，每次 9 克，以淡盐汤送下。20 天为 1 疗程，可连服数个疗程。

【主治】各种不明原因的中年脱发；对斑秃、脂溶性脱发也有一定疗效。

【注意事项】服药期间，停服一切中西药物和外用擦药。

【出处】四川中医，1984，（3）：63.

### 方十五　乌发丸

【组成】当归 90 克　黑芝麻 90 克　女贞子 60 克　旱莲草 60 克　桑椹子 60 克　侧柏叶 60 克

【用法】上药研成细末，炼蜜为丸，每丸重 9 克。每日早晚各服一丸，开水送服。

【主治】斑秃，青少年白发。

【出处】《古今名医名方秘方大典》

### 方十六　清燥救肺汤

【组成】人参 5 克　甘草 5 克　枇杷叶 6 克　麦冬 10 克　石膏 15 克　桑叶 9 克　阿胶 6 克　胡麻仁 6 克　杏仁 6 克

【用法】水煎服，日 1 剂。头痛者加菊花 9 克，便秘者改胡麻仁为 12 克，并加火麻仁 12 克、郁李仁 9 克。

【主治】斑秃。

【出处】湖南中医杂志，1989；5（2）：43.

### 方十七　补肾生发丸

【组成】柴胡　首乌　熟地各 50 克　生地肉苁蓉　山萸肉　山药　白芍　鹿角胶　桑椹子各 30 克　菟丝子　丹皮各 25 克

【用法】上药共为细面。制成蜜丸 10 克重，每天早、午、晚各服 1 丸，淡盐汤或白开水送下。外用鸡血涂头法：睡前将新鲜公鸡血涂与头部，软布包敷，第二天洗去，每隔 2 天涂 1 次，共涂 3 次，以后不必再涂。

【主治】斑秃。

【出处】《百病奇效良方妙法精选》

# 痤　疮

痤疮为发生于青年面、胸、背部的毛囊、皮脂腺的慢性炎症。常伴皮脂溢出。与中医学文献中记载的"肺风粉刺"相类似。其症状特点为多发于皮脂腺分布较多的部位。常为毛囊口黑头粉刺、丘疹、脓疱、囊肿结节等。

### 方一　清肺消痤汤

【组成】桑白皮 10 克　黄芩 10 克　银花 15 克　白花蛇舌草 15 克　紫花地丁 20 克　赤芍 10 克　丹皮 15 克　生地 12 克　白芷 6 克　生甘草 3 克

【用法】水煎服，每日 1 剂，早晚分服，饭后服较佳，4 周为 1 疗程。加减：皮损感染重，可加蒲公英、连翘；皮肤油脂多，胸背部皮损多且感痒者，可加栀子、苦参；有结节或囊肿性皮损者，可加红花、夏枯草、贝母。

【主治】痤疮。

【出处】北京中医学院学报，1989，12（3）：24.

### 方二　凉血清肺饮

【组成】生地 15 克　元参 12 克　川石斛 2 克　生石膏 30 克　寒水

石 12 克　白花蛇舌草 30 克　桑白皮 12 克　沙参 9 克　生山楂 15 克
虎杖 1 克　生甘草 3 克

【用法】先将上药用水浸泡 30 分钟，再煎煮 30 分钟，每剂煎 2 次，
将 2 次煎出的药液混合，每日 1 剂，分 2 次服。2 周为 1 疗程。加减：
皮疹糜烂及伴油腻性脱屑者加陈皮 15 克，生苡仁 15 克；鼻翼潮红者制
大黄 9 克，苦参 15 克；皮损呈结节囊肿者加益母草 15 克；大便干结者
加全瓜蒌 12 克，枳实 9 克。

【主治】痤疮，酒渣鼻，脂溢性皮炎。

【注意事项】忌食辛辣，少食油腻和甜食。

【出处】中医杂志，1988，29（8）：55.

### 方三　痤疮煎

【组成】金银花 30 克　连翘 12 克　黄芩 12 克　川芎 12 克　当归
12 克　桔梗 9 克　牛膝 9 克　野菊花 15 克

【用法】水煎服，每日 1 剂，早晚分服，加减：如大便秘结者加大
黄 30 克，头痛头晕加龙胆草 12 克；伴胁痛者加柴胡 9 克；小便黄者白
茅根 30 克；气虚者加党参 30 克。

【主治】痤疮。

【出处】上海中医药杂志，1988，（9）：33.

### 方四　增液白花蛇舌草汤

【组成】寸冬（麦冬）15～20 克　生地 15～20 克　元参 10～15 克
白花蛇舌草 20～30 克

【用法】水煎服，每日 1 剂，每剂煎 2 次。药渣可加水 1000～2000
毫升煎水外洗患部。每日 3 次。忌用化妆品。加减：气虚者加党参、黄
芪；血虚加当归、阿胶；皮损伴感染加公英；月经不调者可加桃仁、红
花、丹参、益母草、赤芍。

【主治】痤疮。

【出处】中西医结合杂志，1986，6（3）：169.

### 方五　消痤汤△

【组成】生地 12 克　茯苓皮 12 克　薏苡仁 2 克　石决明（先煎）
30 克　川连 3 克　丹皮 9 克　赤芍 9 克　黄柏 9 克　苦参 9 克　知母 9

克　泽泻9克　地肤子9克　僵蚕9克　干蟾皮9克　甘草4.5克

【用法】水煎服，日1剂。

【主治】痤疮。

【出处】上海中医药杂志，1988，(3)：19.

### 方六　二白散

【组成】白石脂30克　白蔹30克　苦杏仁30克

【用法】上药共为细末，用鸡蛋清调敷外用。

【主治】痤疮、酒渣鼻。

【注意事项】慎勿入目。

【出处】《赵炳南临床经验集》

### 方七　痤疮秘方△

【组成】荆芥1克　黄连1克　薄荷1克　栀子2克　枳实1.5克川芎2.5克　黄芩2.5克　连翘2.5克　白术2.5克　桔梗2.5　防风2.5克

【用法】上方加水煎成汤剂，每日3次饮服。

【主治】痤疮。

【注意事项】只适于身体较强健之男女青年。

【出处】《祖传秘方大全》

### 方八　祛痤膏△

【组成】硫黄、川军（大黄）各等分

【用法】上2味药共研细末，冷开水调敷患处。

【主治】痤疮。

【出处】《家用偏方》

### 方九　痤疮膏△

【组成】防风6克　冰片1.5克　樟脑6克　水银1.5克　大枫子9克　胡桃仁9克

【用法】将上药捣烂，用布包上，随时擦用。

【主治】痤疮。

【注意事项】用药后微有痒感。

【出处】《祖传秘方大全》

### 方十　加减泻白散

【组成】桑白皮、地骨皮各 15 克　紫草、槐花、苦参、生大黄各 10 克　生石膏 30 克　甘草 6 克

【用法】水煎服，每日 1 剂，早晚分服。

【主治】痤疮。

【出处】四川中医，1987，5（7）：30.

### 方十一　枇杷清肺饮

【组成】党参、枇杷叶、桑白皮各 15 克　生甘草 6 克　黄连、黄柏各 10 克

【用法】水煎服，每日 1 剂，10 天为 1 疗程。此外，还可用大黄、硫黄各等量，研末，凉开水调搽患部，早晚各 1 次。

【主治】痤疮。

【出处】四川中医，1987，5（10）：48.

### 方十二　三皮祛痤汤

【组成】桑白皮 12 克　地骨皮 12 克　野菊花 30 克　黄芩 12 克　生地 18 克　蛇舌草 30 克　丹皮 12 克　红花 9 克　泽泻 12 克　生山楂 12 克　夏枯草 30 克

【用法】加减：囊肿型者加昆布；痒者加荆芥、防风；大便秘结者加生川军。服法：以中药常规服法，1 日 3 次，饭后服。1 周为 1 个疗程。

【主治】黑头粉刺型、丘疹脓疱型及囊肿型痤疮。

【出处】四川中医 1984；（2）：27.

### 方十三　加味泻心汤

【组成】大黄 10 克　黄连 10 克　黄芩 10 克　知母 10 克　黄柏 10 克

【用法】水煎服 1 日 1 剂，5 剂为 1 疗程。加减：囊肿加夏枯草 15 克、皂刺 10 克、丹皮 10 克，脓疱加野菊花 20 克、连翘 12 克。

【主治】痤疮。

【出处】陕西中医，1990，10（6）：255.

### 方十四　三黄苦参糊△

【组成】黄芩 15 克　黄柏 15 克　苦参 15 克　黄连 5 克

【用法】上药加水煎成 150 毫升的药汤，过滤，待药汤温度降至 40℃左右，倒进装有 300 克特级熟石膏粉的器皿内，搅烂成糊状。让患者平卧，用纱巾扎好头发后用洗面奶清洁皮肤，个别有脓疱者，常规消毒后，用痤疮挤压顺挤压有感染处，用脱脂棉将眉眼、口遮盖，然后用药糊均匀地覆盖在整个面部，仅留鼻孔，5 分钟后患者自觉微热，持续 20 分钟后转冷，即可揭去，用温水洗净面部，每周 2 次，5 次为 1 疗程。

【主治】痤疮。

【出处】《当代中药外治临床大全》

### 方十五　消痤饮

【组成】赤小豆 20 克　细辛 6 克　麻黄 3 克　银花 10 克　泽泻 8 克　茯苓 15 克　车前子 8 克　神曲 15 克　红花 3 克　甘草 6 克

【用法】煎汤代茶，1 日 1 剂，并用药液清洗患部，早晚各 1 次。

【主治】痤疮。

【出处】云南中医杂志，1989，10（2）：22.

### 方十六　花参液△

【组成】丹参 9 克　白芷 9 克　野菊花 9 克　腊梅花 9 克　金银花 9 克　月季花 9 克　大黄 9 克

【用法】上药水煎取液，以毛巾或纱布蘸取药液热敷患处，每日 2～3 次，每次 20 分钟。

【主治】肺胃壅热型和气血郁滞型痤疮。

【出处】《当代中药外治临床大全》

### 方十七　清肺消痤汤

【组成】桑皮 10 克　黄芩 10 克　银花 15 克　白花蛇舌草 15 克　地丁 20 克　赤芍 10 克　丹皮 15 在　生地 12 克　白芷 6 克　生甘草 6 克

【用法】每日 1 剂，水煎，分 2 次服，4 周为一个疗程。若皮损感染重者加公英、连翘；皮肤油脂极多，胸背部皮损多且痒者加山栀、苦参；有结节或囊肿性皮损者加红花、夏枯草、土贝母。

【主治】寻常痤疮。

【出处】北京中医院学报，1998，12（3）：24.

# 酒渣鼻

酒渣鼻多见于中年人，好发于颜面中部，损害特征为皮肤潮红，伴发丘疹脓疱及毛细血管扩张。中医学早有酒渣鼻的记载。如《诸病源候论》记载："此由饮酒、热势冲面，而遇风冷之气相搏所生"。

### 方一　灭螨方

【组成】百部、苦参、蛇床子、土槿皮、黄柏、乌梅、野菊花、土茯苓各15克

【用法】上药加水1公斤，每日1剂，煎水等冷湿敷。早晚各1次，每次15~20分钟。

【主治】酒渣鼻。

【出处】中医杂志，1989，30（8）：42.

### 方二　三黄栀子汤

【组成】大黄、黄连、地黄、葛根、红花、赤芍、栀子、甘草各适量

【用法】上方水煎服，日1剂，10日为1疗程。另用10%硫黄霜外涂，每日3次

【主治】酒渣鼻。

【出处】中西医结合杂志，1986，6（11）：696.

### 方三　枇杷清肺饮

【组成】枇杷叶、桑白皮、黄芩各10克　黄连5克　栀子10克　生地15克　菊花12克　桔梗6克　甘草5克

【用法】上方水煎服，每日1剂，早晚分期。

【主治】酒渣鼻红斑期。

【出处】辽宁中医杂志，1987，11（12）：19.

## 方四 五味消毒饮

【组成】紫花地丁 30 克 二花金银花、蒲公英、野菊花各 15 克 连翘 12 克 栀子 10 克 元参 10 克 大黄 3 克 甘草 5 克

【用法】上方水煎服，每日 1 剂，早晚分服。

【主治】酒渣鼻丘疹期。

【出处】辽宁中医杂志，1987，11 (12)：19.

## 方五 桃红四物汤加味

【组成】当归尾 12 克 川芎 6 克 赤芍 12 克 生地 15 克 桃仁 10 克 红花 10 克 黄芩 10 克 大黄 3 克 陈皮 6 克

【用法】水煎服，每日 1 剂，早晚分服。

【主治】酒渣鼻鼻赘期。

【出处】辽宁中医杂志，1987，11 (12)：19.

## 方六 去斑膏

【组成】密陀僧 20 克 杏仁 10 克 轻粉 5 克

【用法】上方研细如泥，外用香油调擦。

【主治】酒渣鼻。

【注意事项】服药期禁食油腻辛辣，肥甘炙煿之物，尤其饮酒最为忌讳。

【出处】《医话医论荟要》

## 方七 银粉膏

【组成】大麻子 50 克 大枫子 50 克 轻粉 5 克 红粉 5 克

【用法】将前 2 味药取仁捣碎，再将后 2 味药掺之于内搅拌均匀，做丸，每丸重 7～8 克，用 4 层纱布块包 1 丸，挤出油后，轻擦患处，每晚 1 次，挤出的油全部擦尽。第 2 次用时可以再挤油（1 丸可擦 3～4 次）。

【主治】酒渣鼻。

【注意事项】治疗期间，忌食辛辣之品。

【出处】《北方医话》

### 方八 消螨良方<sup>△</sup>

【组成】大枫子30克 木鳖子30克 核桃肉30克 蓖麻仁30克 樟脑15克 水银15克

【用法】将前4味药去壳捣拦，加入樟脑、水银，研匀成糊状，用纱布裹药擦患部，每日3次，每次擦10~15分钟。

【主治】酒渣鼻。

【出处】《百病良方》

### 方九 朱氏凉血清肺饮<sup>△</sup>

【组成】生地30克 丹皮9克 黄芩9克 知母9克 生石膏30克 桑白皮9克 枇杷叶9克 生甘草6克

【用法】水煎服，每日1剂。

【主治】酒渣鼻。

【出处】《朱仁康临床经验集》

### 方十 颠倒散

【组成】大黄、硫黄各等分

【用法】上药共为细末备用，开水调敷患处。

【主治】酒渣鼻。

【出处】《精选八百外用验方》

### 方十一 红粉冰片脂<sup>△</sup>

【组成】红粉5克 冰片4.3克 薄荷3.7克 香脂100克

【用法】将红粉分为2等份，分别加入冰片和薄荷中研为细末。先把红粉冰片细末加入香脂中调匀，再把红粉薄荷细末加入拌匀即成。用时洗净患部，薄薄涂上1层药膏，早晚各1次。

【主治】酒渣鼻。

【出处】《中医外治方药手册》

### 方十二 鼻赤散<sup>△</sup>

【组成】荆芥穗120克 防风（去皮尖）、白蒺藜（炒去刺）、白僵蚕（炒）、炙甘草各30克

【用法】上药共为细末，每服 6 克，食后清茶调下。

【主治】酒渣鼻赤。

【出处】《家用良方》

### 方十三　酒渣饮

【组成】杷叶 10 克　桑白皮 10 克　川芎 10 克　陈皮 9 克　桃仁 9 克　红花 9 克　赤芍 9 克　黄芩 10 克　栀子 10 克　生地 15 克　金银花 30 克　生石膏 15 克　甘草 9 克

【用法】水煎服，早晚分服，每日 1 剂。15 天为 1 个疗程。

【主治】酒渣鼻。

【出处】河北中医，1986，(1)：16.

### 方十四　四方合一汤△

【组成】苍术 9 克　黄柏 12 克　苡仁 24 克　川牛膝 10 克　花粉 15 克　野菊花、公英、地丁各 24 克　二花 30 克　生地 60 克　紫草、丹皮各 18 克　赤芍 24 克　当归 12 克　全虫 4 克　蜈蚣 2 条　穿山甲、皂角刺各 6 克　生甘草 6 克

【用法】水煎服，每日 1 剂，早晚分服。同时用 4% 硼酸水冷湿敷患处。

【主治】酒渣鼻。

【出处】经验方

# 系统性红斑狼疮

系统性红斑狼疮是自身免疫性疾病。全国著名中医皮肤病专家赵炳南教授将本病称之为"红蝴蝶""鬼脸疮"。其特点为：皮损好发于面、颈、耳、手。系统性红斑狼疮皮疹多为面部蝶形红斑或出血斑等多型损害。尚伴有心肝肾等内脏器官损害。

### 方一　消毒灵

【组成】生地 20 克　赤芍 15 克　丹皮 15 克　怀牛膝 15 克　苦参 15 克　蒲公英 20 克　地丁 20 克　天花粉 15 克　当归 15 克　连翘 15 克　黄芩 15 克　甘草 10 克

【用法】上药加水适量浸泡 30 分钟，再放文火上煎煮 30 分钟，每剂煎 2 次，将 2 次药液混合，每日 1 剂，早晚分服。

【主治】系统性红斑狼疮。

【出处】中医杂志，1988，29（8）：55.

## 方二 益气活血方<sup>△</sup>

【组成】野台参（党参）30 克 北沙参 30 克 大生地 60 克 丹皮 9 克 赤芍 9 克 当归 6 克 桃仁 3 克 红花 1.5 克 血竭 3 克 广郁金 6 克 元参 30 克 生黄芪 15 克

【用法】水煎服，日 1 剂。

【主治】系统性红斑狼疮。

【出处】《祖传秘方大全》

## 方三 温阳散寒方<sup>△</sup>

【组成】川桂枝 3 克 制川草乌各 9 克 仙灵脾 12 克 伸筋草 15 克 炒荆芥 9 克 炒防风 9 克 生甘草 3 克

【用法】水煎服，每日 1 剂，早晚分服。加减。①伴有损及肾脏表现者，加生黄芪 12 克，生白术 12 克，茯苓 12 克，生苡仁 12 克，黑料豆 18 克；尿蛋白高者加煅龙牡各 12 克，血尿素氮高者加宣木瓜 12 克，牛膝 12 克；浮肿明显加炒防已 12 克，腹水者加大腹皮 15 克。②伴有肝脏损害者，原方加炒黄芩 12 克，腹胀者加茯苓 12 克，生麦芽 18 克。③伴有脾脏损害者：大便干加生首乌 15 克，桑椹子 15 克，炒瓜蒌皮 9 克；便溏加淮山药 12 克，焦六曲 9 克。④伴心脑损害者：心悸加制附子 6 克，远志 3 克；神志欠清加远志，石菖蒲；癫痫抽搐加蜣螂虫（去头足）4.5 克。⑤伴肺功能损害者，加北沙参 15 克，丝瓜络 9 克；咳嗽加炙杷叶 9 克，炙百部 12 克。伴脉络受阻者，有雷诺症群加泽兰 9 克，丹参 9 克，王不留行 12 克，地鳖虫 9 克。面上红斑加丹皮 9 克，关节痛加秦艽 12 克，晚蚕沙 12 克，桑枝 12 克，元胡 12 克。

【主治】红斑狼疮合并妊娠。

【出处】《名医特色经验精华》

## 方四 散结通络 I 号方<sup>△</sup>

【组成】陈皮 12 克 白僵蚕 12 克 浙贝母 10 克 金银花 15 克 连

翘 12 克　制香附 10 克　党参 10 克　茯苓 10 克　黄芪 10 克　蜈蚣 1 条　川牛膝 10 克　橘络 6 克

【用法】水煎服，每日 1 剂。局部用黄连膏贴在疮面上，四周用紫金锭醋调成糊状，外涂，每日 2 次。

【主治】红斑狼疮，狼疮性脂膜炎。

【出处】中医杂志，1988，29（12）：36.

### 方五　散结通络Ⅱ号方△

【组成】沙参 15 克　寸冬（麦冬）12 克　五味子 6 克　黄芪 12 克　干地黄 12 克　浙贝母 12 克　茯苓 12 克　金银花 15 克　党参 10 克　连翘 10 克　蜈蚣 1 条　甘草 10 克

【用法】水煎服，日 1 剂，局部改用玉红膏搽疮面。

【主治】红斑狼疮，狼疮性脂膜炎。

【出处】中医杂志，1988，29（12）：36.

### 方六　凉血五花汤

【组成】红花 9~15 克　鸡冠花 9~15 克　凌霄花 9~15 克　玫瑰花 3~15 克　野菊花 9~15 克

【用法】水煎服，每日 1 剂。

【主治】盘状红斑性狼疮初期，玫瑰糠疹，多形性红斑，及一切红斑性皮肤病初期，偏于上半身或全身散在分布者。

【出处】《赵炳南临床经验集》

# 疥　疮

　　疥疮为疥虫引起的接触性皮肤病，集体生活中易造成流行。中医学对本病早有记载。如《诸病源候记》记载："疥者，有数种。有大疥，有马疥，有水疥，有干疥，有湿疥"。其临床特点：皮疹好发于手指缝，手腕曲侧、肘窝、腋窝，乳房周围，脐周，大腿内侧等部位。其基本损害为丘疹及小水疱，剧烈瘙痒，以夜间尤甚。患部可查到疥虫。

### 方一　青蒿洗剂

【组成】青蒿 30 克　苦参 30 克　白矾 20 克

【用法】上方煎取 1、2 汁，用 2 汁洗擦身体后，再用药棉蘸头汁擦疱疮局部，每日 3~4 次。

【主治】疥疮。

【出处】浙江中医杂志，1988，23（2）：88.

### 方二　清肝化瘀汤

【组成】夏枯草 10 克　黄芩 10 克　丹皮 10 克　川楝子 10 克　柴胡 6 克　川牛膝 10 克　广地龙 10 克　茜草 15 克　䗪虫 10 克　佩兰 6 克

【用法】上方水煎服，每日 1 剂。另外用 10% 芒硝液湿敷皮湿处，每次 10 分钟，每日 2 次。加减：急性期可加连翘、公英、黄柏；血虚者可加当归、川芎；阴虚者可加元参。

【主治】疥疮结节。

【注意事项】忌饮酒，忌食辛辣鱼腥食物。

【出处】中医杂志，1987，28（6）：40.

### 方三　复方苦参洗剂

【组成】苦参、蛇床子、百部、千里光各 30 克

【用法】上方加水约 2000 毫升，煎汤去渣，趁热先熏后洗，每日 1 剂，早晚各 1 次，每次约 30 分钟。

【主治】疥疮结节。

【出处】浙江中医杂志，1988，23（10）：470.

### 方四　一擦光

【组成】蛇床子 30 克　苦参 30 克　芜荑 30 克　枯矾 36 克　硫黄 9 克　轻粉 6 克　樟脑 6 克　大枫子肉 15 克　川椒 15 克　雄黄 15 克

【用法】上药共为细末，生猪油调搽，每日 1 次。

【主治】疥疮。

【出处】《祖传秘方大全》

### 方五　二味拔毒散

【组成】明雄黄、白矾各等份

【用法】上药均研末备用。用清茶调化药末，蘸搽患处。

【主治】疥疮、湿疹诸疮、红肿痒痛等。

【出处】《精选入百外用验方》

## 方六　苦参汤 I 号

【组成】苦参 60 克　蛇床子、白芷、金银花、野菊、黄柏、地肤子、大麻子各 30 克

【用法】上药入河水煎汤去渣，临洗时入猪胆汁 4~5 枚，每日洗 2~3 次。

【主治】各种疥疮，癫癣，湿疹及安梅疮。

【注意事项】宜避寒，忌发物。

【出处】《中医外科学》

## 方七　皮肤病药膏

【组成】核桃（去皮）3 个　雄黄 10 克　水银 10 克　大枫子（去皮）250 克　樟脑 10 克　桃仁 5 克

【用法】上药共捣成软膏备用，用纱布包搽患处。

【主治】疥疮，脓痂疮。

【出处】《祖传秘方大全》

## 方八　消疥止痒洗剂△

【组成】硫黄 30 克　百部 30 克　蛇床子 30 克　苦参 60 克　地肤子 20 克　苍术 20 克　川椒 20 克　黄柏 20 克

【用法】上方加水 3000 毫升，煮沸 10 分钟，每日 1~2 次，连洗 3~5 天。

【主治】疥疮。

【出处】《中医外治方药手册》

## 方九　吴雄膏△

【组成】吴茱萸 10 克，雄黄 10 克

【用法】上 2 味药共为细末，香油调擦患者手腕部。

【主治】疥疮。

【出处】《家用中医灵验便方》

## 方十　疥疮散

【组成】东丹 15 克　铁屑 15 克　明矾 15 克　花椒 15 克　硫黄 15

克 六一散 15 克

【用法】上药共研细末，过筛。用葱白捣烂如泥涂在碗内，用文火烤热熏手掌，再用麻油擦在掌中蘸药粉趁热搽患处。

【主治】疥疮搔痒。

【出处】《张赞臣临床经验选编》

### 方十一 蟾蜍瘦肉汤

【组成】蟾蜍 2 只 瘦肉 50~100 克 旧陈皮 3 克

【用法】先用米泔水养蟾蜍 2 天，剔去皮、头、爪、脏，再用清水浸 2 小时，与后 2 味煲粥趁热服食。

【主治】疥疮。

【出处】《奇难杂证新编》

### 方十二 止痒洗剂

【组成】荆芥、防风、苦参、蝉蜕、蛇床子、白鲜皮、苍术、金银花、当归、川椒、黄芩、黄芪各 30 克

【用法】上方水煎外洗，每日 1 剂，每次 10 分钟。

【主治】疥疮，脚气，脓疱病，银屑病。

【出处】江苏中医，1988，9（4）：33.

### 方十三 二黄枯矾散△

【组成】硫黄 9 克 雄黄、枯矾、玄明粉各 6 克 轻粉 3 克

【用法】以上各药共研细末，加熟菜油适量，调和成糊状，外敷患处。

【主治】疥疮。

【出处】四川中医，1986，4（7）：54.

### 方十四 菖蒲煎△

【组成】水菖蒲 150~200 克

【用法】上药洗净，加水适量，煎煮后外洗患处，每日 2 次。

【主治】疥疮。

【出处】四川中医，1986，4（7）：53.

### 方十五　疥疮膏

【组成】凡士林 50 克　硫黄粉 100 克　樟脑　冰片各 50 克

【用法】因樟脑、冰片是结晶体，不能直接溶于鼻内，可先用少量酒精溶解后再调入膏内。将调好膏药直接涂擦患处，用手在皮肤上轻轻摩擦，使药能直达病所，每晚 1 次，不需内服药。

【主治】疥疮。

【出处】辽宁中医杂志，1991，（11）：40.

### 方十六　硫黄樟脑散

【组成】硫黄 20 克　樟脑粉 10 克　核桃 10 克

【用法】硫黄、樟脑粉混合研成细末备用。将每个核桃的一则砸一直径 1～1.5 厘米的侧洞，掏出核仁，再将以上药末平均分别装入 10 个核桃内。火炉内先放入已燃烧的木炭和少量木柴灰，将两个装药的核桃放入燃烧，待核桃壳燃着冒烟后取出木炭，再将燃着的核桃壳埋入热灰内。患者脱去睡衣睡入被窝里，再把火炉放入患者的被窝内，一般 10 分钟药物燃尽，取出火炉，患者在被窝里面停留 30 分钟，或者即可入睡。每日 1 次，5 天为 1 疗程。

【主治】疥疮。

【注意事项】（1）在烟熏前用温水或肥皂水洗澡，若有脓痂应去除，并用 1‰ 新洁尔灭液擦洗疮面。

（2）烟熏时应压紧被窝四周，以免烟气外出；将头露在外面，以免中毒。不时翻动身体，以免受压部位烟熏不到。硫黄、樟脑易燃，被窝内应放一个 30 厘米高圆形或方形能容纳火炉的支架，以免发生火灾。

（3）合并感染者配合使用抗生素。

【出处】《百病奇效良方妙法精选》

### 方十七　苦参三皮饮

【组成】苦参 15 克　白鲜皮 15 克　地骨皮 15 克　丹皮 15 克　地肤子 15 克　百部 15 克　银花 15 克　黄柏 10 克　蝉衣 10 克　甘草 10 克

【用法】水煎服，老年、儿童剂量酌减并外用硫黄软膏。

【主治】疥疮。

【出处】云南中医杂志，1990，11（5）：5.

### 方十八　灭疥海岛剂

【组成】雄黄20克　明矾20克　大枫子20克　苦参40克　地肤子40克　蛇床子40克　白鲜皮40克　金钱草60克

【用法】除雄黄外，将上药加温水3000毫升浸泡20分钟，然后文火煎20分钟，煎至2000毫升左右，再加入雄黄粉，充分混合后，过滤取汁，认为不烫手为度。浸洗患处20分钟，每日早晚各1次，每次浸洗时可加温再用。连用3日为1疗程。

【主治】疥疮。

【出处】中医药学报，1989，（4）：54.

# 体　癣

　　体癣是发生于头皮、毛发、毛足及指（趾）甲以外部位的皮肤真菌病。类似于中医学文献记载的"圆癣""金钱癣"。其初起为淡红色斑点，以后逐渐扩大呈现有鳞屑的炎症红斑，境界清楚，边缘明显为环形，微高起或有丘疹、水疱，有时环形损害中心出现新损害，逐渐扩大成同心环状。

### 方一　斑蝥醋△

【组成】斑蝥10克　江米9克　法半夏9克

【用法】上药共为细末，醋调涂患处，每日1次。

【主治】体癣。

【注意事项】有轻微副作用，涂药处有时有灼痛感或小泡。

【出处】《家用中医灵验便方》

### 方二　羊蹄根散

【组成】羊蹄根（土大黄）120克　枯矾30克

【用法】上药共为细末，直接外撒或用植物油调上外涂。

【主治】体癣，足癣，股癣等。

【出处】《赵炳南临床经验集》

### 方三　顽癣搽剂△

【组成】川椒10克　明矾10克　食醋100毫升

【用法】将川椒、明矾浸泡于食醋之中，7 天后去渣备用。每日早晚各搽 1 次，连用 5 天为 1 疗程。

【主治】体癣、头癣等各种癣。

【出处】四川中医，1988，6（8）：23.

### 方四　体癣验方<sup>△</sup>

【组成】蛇蜕 1 条　全虫 2 克　露蜂房 1 个　食醋 300 毫升

【用法】将上方诸药入食醋中浸泡 24 小时后备用。同时，先将患部洗净，用棉签蘸药液外涂患处，每日 2~3 次。

【主治】体癣。

【出处】四川中医，1986，4（10）：54.

# 脓 疱 病

脓疱病是一种传染性化脓性疾患。夏秋季多见，小儿易患，好发于暴露部位。中医学文献中所记述的"黄水疮"、"滴脓疮"与本病相类似。本病之初起为浅在的水疱，有痒感，迅速变成脓疱，周围有炎性红晕，疱壁薄而易破，破后形成糜烂面。脓疱干后结成黄痂，痂皮脱落不留瘢痕，可有暂时的色素沉着。

### 方一　地肤硝柏散

【组成】地肤子 30 克　黄柏 30 克　芒硝 50 克

【用法】上药共研细末，过筛，装瓶备用。先用地肤子 20 克煎水洗净患处，然后撒上药粉，每日 2 次。

【主治】黄水疮。

【出处】中医杂志，1986，27（2）：26.

### 方二　青倍散

【组成】青黛 10 克　五倍子 30 克

【用法】上药共研细末，麻油调敷。

【主治】黄水疮。

【出处】浙江中医杂志，1988，23（10）：471.

### 方三 青黛散

【组成】青黛粉 15 克 黄柏粉 15 克 滑石粉 60 克

【用法】3 药拌匀，直接外撒患处，每日 1 次。

【主治】黄水疮，急性湿疹，接触性皮炎等。

【出处】《赵炳南临床经验集》

### 方四 苦杏仁油

【组成】苦杏仁若干枚

【用法】将上药火煅存性，然后压磨成黑色油状。在常规消毒下，揭去患部痂皮，用生理盐水棉球将患部渗出液蘸干净，然后涂以苦杏仁油。每日换药 1 次。

【主治】黄水疮。

【出处】中医杂志，1986，27（1）：58.

### 方五 五黄枯矾散

【组成】五倍子 50 克 黄柏粉 100 克 枯矾 50 克

【用法】上药研极细末，瓶贮备用。同时先用野菊花或马齿苋煎水洗净局部，用香油调药和匀涂局部，每日 1 次。

【主治】黄水疮。

【加　减】脓疱疮周围有红肿者加黄连粉 50 克。

【出处】《陈树森医疗经验集萃》

### 方六 雄硫胡椒膏△

【组成】雄黄 6 克 硫黄 6 克 胡椒 15 克

【用法】上药共为细末，香油调搽，每日 1~2 次。

【主治】黄水疮。

【出处】《中医包治方药手册》

### 方七 九胜散

【组成】苍术 25 克 黄柏 100 克 苏叶 100 克 杏仁 200 克 乳香 60 克 没药 60 克 薄荷 100 克 轻粉 25 克 红粉 25 克

【用法】上药共研细末备用。取药末适量，以花椒油调涂患处。

【主治】黄水疮。

【出处】《中药制剂手册》

### 方八　新三妙散

【组成】黄柏面 500 克　寒水石面 25 克　青黛面 50 克

【用法】以上各药粉混匀收贮备用。同时直接撒布或用鲜芦荟蘸搽，或用植物油调成糊外用。

【主治】黄水疮。

【出处】《精选八百外用验方》

### 方九　甘露散

【组成】甘面粉 500 克　生姜 500 克　铜绿 120 克

【用法】以上 3 味药放碾槽内研之如泥，放在锅内炒，将姜炒黑（存性）后放擂碗内研成细末，收瓶贮放备用。先用金银花藤煎水将疮面洗净。已溃烂煮用干药面撒之，未溃者用棉油调搽。

【主治】黄水疮皮肤溃烂或起小泡痒痛。

【出处】《祖传秘方大全》

### 方十　明雄松桃膏△

【组成】雄黄、明矾、松香、桃丹（太已丹）各 15 克

【用法】以上 4 味，先入明矾、雄黄，次加松香，最后加桃丹，共研细末，瓷瓶收贮备用。用麻油或凡士林将药末调成膏，用手指揉搽患处，以滋润皮肤发热为度。

【主治】黄水疮，旋耳疮，羊胡疮等。

【出处】江苏中医，1960，（12）：封三

### 方十一　四黄散

【组成】大黄 15 克　黄柏 15 克　雄黄 15 克　硫黄 15 克

【用法】以上共研细末，麻油调搽患处。

【主治】黄水疮，发际疮，疖肿。

【出处】《朱仁康临床经验集》

### 方十二　豆腐胶△

【组成】豆腐　黄柏末

【用法】上 2 味共捣成胶，贴患处，每日 1 次。

【主治】黄水疮。

【出处】《家用中医灵便验方》

### 方十三 立效散

【组成】松香 3 克　黄柏 3 克　黄连 3 克　枯矾 3 克　淀粉 3 克

【用法】上药共研为细末，用清油调匀，搽患处。

【主治】小儿黄水粘疮。

【出处】《精选八百外用验方》

### 方十四 青轻苍术散△

【组成】青黛 17 克　轻粉 15 克　黄柏 18 克　苍术 12 克　煅牡蛎 30 克　煅石膏 30 克

【用法】各研细面，再混合研匀即成。有渗出者干粉散之，无渗出者，香油调涂。

【主治】黄水疮，浸淫疮，火赤疮，旋耳疮，奶癣。

【出处】《河南秘验单方集锦》

### 方十五 洗疮汤△

【组成】马鞭草 500 克

【用法】上药煎水 600~700 毫升，涂擦患处，或用纱布浸湿后外敷。若有黏稠液或脓痂者，可先用淡盐水洗净伤口，再以药液浸敷，每日 5~6 次。

【主治】黄水疮。

【出处】《中医外治方药手册》

### 方十六 加味皮炎洗剂

【组成】大黄、黄芩、黄柏、银花、连翘各 10 克　苦参、艾叶、蛇床子各 15 克　马齿苋 20 克

【用法】上药水煎待温后外洗患处，每日 2 次，每日 1 剂。

【主治】脓疱疮。

【出处】江苏中医杂志，1987，8（6）：2.

### 方十七　黄水疮验方<sup>△</sup>

【组成】黄连 10 克　煅石膏 20 克　青黛 6 克　冰片 6 克

【用法】上药共为末，过筛，装瓶备用，芝麻油调涂患处，每日 2 次。

【主治】黄水疮。

【出处】山东中医杂志，1988，7（1）：51.

### 方十八　大黄花椒洗剂

【组成】生大黄 50 克　花椒 15 克

【用法】上药煎水 200~300 毫升，用前先洗净疮面，再用纱布浸药贴敷患处，每次 10~20 分钟，每日 3~5 次。

【主治】脓疱疮。

【出处】四川中医，1987，5：27.

# 足　癣

足癣俗称"脚气"，是由真菌侵入足部表皮所引起。通常发生于两侧足底及趾间。与中医学文献中记载的"臭田螺""田螺疮"相类似。其病因多因湿热下注，或因久居湿法染毒而成。其特点为足趾间糜烂发白，搔痒抓破后露出红润面，常继发感染。

### 方一　鲜洗剂<sup>△</sup>

【组成】鲜公英、鲜败酱草各 500 克

【用法】上药洗净切碎，放入盆内加水 1500 毫升，煮开后再煎 10 分钟，离火待温浸泡患部，每剂可如此洗 3 次。

【主治】足癣。

【出处】中医杂志，1989，30（8）：63.

### 方二　草果柿蒂散

【组成】草果、柿蒂、丁香按 3∶3∶2 比例组成

【用法】共研细末，渗液多者干撒，干燥者用香油调敷。

【主治】脚气。

【出处】浙江中医杂志，1988，23（2）：88.

### 方三　抗感染方[△]

【组成】苦参15克　蒲公英15克　明矾10克　丁香6克　百部12克　黄柏12克　黄芩12克　败酱草15克　地肤子10克　川椒10克

【用法】上方加水煎外洗，每日1剂，煎洗3~4次，每次10~15分钟。

【主治】足癣并细菌感染。

【出处】中医杂志，1984，25（6）：52.

### 方四　复方食醋液

【组成】黄精、火葱头（捣）各60克　百部、明矾各45克、黄柏、白鲜皮、苦参、藿香、地肤子、蛇床子各30克　花椒15克

【用法】上药加食醋3斤，浸泡2天即可使用，药渣不必去掉，患处浸于药液中，每次30分钟，每日3次，10日为1疗程。

【主治】手足癣。

【出处】浙江中医杂志，1987，22（8）：371.

### 方五　苍耳草洗剂[△]

【组成】苍耳草30克　蛇床子15克　露蜂房15克　苦参15克　白矾15克　黄柏15克

【用法】将以上诸药放入瓦罐或瓷器内，加水约100毫升，煎至800毫升，滤出药渣，再加入约40℃的温开水4~5倍，于临睡前洗泡患足，每次15~20分钟，每晚1次，连洗3次，若症不消者，2周后复上法再用。

【主治】足癣。

【出处】中医杂志，1984，25（3）：34.

### 方六　黄精首乌醋

【组成】生黄精50克　生何首乌50克

【用法】上2味药轧碎，加入陈醋300克，连同容器置入60~80℃热水中，加温6~8小时后取出备用。每日先用淡盐水洗脚，早、中、晚各用棉球蘸药醋涂搽患处1次。15天为1疗程。

【主治】足癣。

【出处】经验方

### 方七　杉木节饮

【组成】杉木节 120 克　槟榔 7 个，大腹皮（酒洗）30 克　青橘叶 49 片

【用法】以上各药细切，用顺流水 3 升煎至 1 升，分作 3 服，1 日服尽。如大便通利黄水，其病根除。未愈者，过数日再予 1 剂服之，病根去为度。外用杉木、橘叶不拘多少煎汤洗之，神效。

【主治】足癣。

【出处】《祖传秘方大全》

### 方八　斑蝥醋

【组成】①土槿皮 180 克　蛇麻子 125 克　百部 125 克　斑蝥（布包）3 克；②硫黄 125 克　樟脑 18 克　白倍 18 克　轻粉 18 克

【用法】上药均研细末，先将①加入米醋 5000 毫升内，浸泡 1 月后去渣，再加入②，同时振荡，用干净之毛刷蘸药水外涂。

【主治】足癣，体癣，头癣，神经性皮炎等。

【出处】《朱仁康临床经验集》

### 方九　枯矾散

【组成】枯矾 9 克　煅石膏（尿浸水飞）9 克　东丹 9 克　轻粉 3 克

【用法】共研细末，掺于患处。

【主治】脚丫湿烂。

【出处】《张赞臣临床经验选编》

### 方十　湿脚气方△

【组成】马兜铃藤 30 克　金果榄 30 克　樟脑 9 克

【用法】上药共研细末，用干酒 500 克浸泡。用药汁搽患处。

【主治】湿脚气，湿疹。

【出处】《龚志贤临床经验集》

### 方十一　癣病良方△

【组成】大枫子仁、明矾、红花、荆芥、皂角、防风各 15 克

【用法】上药加醋 2 斤，浸泡 3 天，滤去药渣备用。先洗净患处，揩干，浸入上述药醋中泡半小时，每日泡 1 次。

【主治】足癣，手癣，甲癣等。

【出处】《百病良方》

### 方十二 熏洗方△

【组成】冬瓜皮（干者为佳）50 克

【用法】上药熬汤，趁热先熏后洗，每日 1 次，良效。

【主治】足癣。

【出处】《家用偏方 230》

### 方十三 丁香散△

【组成】公丁香若干

【用法】上药研末，撒于趾缝间。

【主治】足癣。

【出处】《家用偏方》

### 方十四 瓜草外洗方△

【组成】木瓜 30 克 甘草 30 克

【用法】上药水煎去渣，泡脚 10 分钟，每日 1 次。

【主治】脚气。

【出处】《家用偏方》

### 方十五 复方蛇黄洗剂

【组成】土槿皮 30 克 蛇床子 30 克 黄柏 15 克 没食子 15 克 枯矾 12 克

【用法】前四味药加水 200 毫升，煮沸 20 分钟，过滤后加入枯矾溶化即可。每剂药可连用 2 次，治疗时将患足浸泡于微温的水液内，每次 15~20 分钟，每日 2~3 次，治疗后暴露患处，保持清洁干燥，必须包敷。

【主治】足癣之水泡型、湿烂、浸渍型等。

【出处】中西医结合杂志，1984，4（4）：239.

### 方十六 瘙痒散

【组成】藜芦 10 克 蜀菽 10 克 蛇床子 10 克 白附子 10 克 煅明

矾 10 克　水银 10 克

【用法】上药共为细末，过筛，瓶装备用。用时将药撒于患处（水疱必须挑破），用手指进行揉搓，使药散粘于患处，干燥结痂，痂脱即痒止创愈。

【主治】擦烂型、水疱型、混合型足癣。

【注意事项】搓药后患处不可随即洗涤，如有未搓到之痒处，可如前法再次搓药。

【出处】湖南中医学院学报，1989，9（1）：38.

### 方十七　健脾除湿汤

【组成】生苡米 15~30 克　生扁豆 15~30 克　山药 15~30 克　枳壳 9~15 克　萆薢 9~15 克　黄柏 9~15 克　白术 9~15 克　茯苓 9~15 克　大豆黄卷 9~15 克

【用法】水煎日两次服。

【主治】慢性足癣渗出液较多者。

【出处】《古今名医名方秘方大典》

### 方十八　消肿方△

【组成】马鞭草适量

【用法】水煎外洗，每日 1 次。

【主治】脚气发肿。

【出处】《家用良方》

### 方十九　苦参浸泡方△

【组成】苦杏仁 100 克　陈醋 300 克

【用法】上药煎沸，然后用文火续煎 15~20 分钟，冷却后装瓶。用时先洗净患处，涂药液，1 日 3 次。

【主治】足癣。

【出处】广西中医药，1986，9（5）：45.

### 方二十　足癣方

【组成】地肤子、蛇床子、苦参、白鲜皮、黄柏各 20 克　渗出物多者加枯矾 25 克。

【用法】上方每日 1 剂，水煎取药液半脸盆，待降至适当温度时，将患足泡于药液中，每次约半小时。疗程两周。

【主治】足癣。严重者皮损面积大，蔓延至足背，痛痒明显，多年不愈。

【出处】四川中医，1987，（5）：47.

### 方二十一　川椒大蒜泥

【组成】川椒（去籽）25 克　紫皮大蒜 100 克

【用法】上药合舂成药泥，装入瓶内备用。用温水浸泡、洗净，擦于患处，再以棉签敷上薄薄一层药泥，用棉球反复揉搓，使药物渗入皮肤，每天1~2 次，10 天为一疗程。皮损基本痊愈，即用羊蹄根煎液（羊蹄根 50 克加水煎成 1000 毫升）洗擦患处，每周 2~3 次，坚持 2~3 个月，以巩固疗效。皮损处如有溃烂，先用黄连煎液（黄连 20 克加水煎成 500 毫升）湿敷，待创面基本愈合后再用上法敷药。

【主治】体癣，头癣，手足癣，甲癣。

【出处】中西医结合杂志，1990，10（4）：211.

## 甲　癣

甲癣俗称"灰指甲"，是手足指（趾）甲的一种真菌病。与中医学文献记载的"鹅爪风"、"油灰指甲"相类似。多因手足癣日久蔓延，以致血不荣爪而成。症状特点为爪甲失去光泽，增厚变脆，凹凸不平，呈褐色或灰白色，甚者甲板与甲床分离。

### 方一　羊蹄根酒

【组成】羊蹄根 180 克　75% 酒精 500 克

【用法】将羊蹄根碾碎置酒精内，浸泡 7 昼夜，过滤去渣备用。用毛刷蘸药水外涂。

【主治】甲癣，手癣，脚癣，体癣。

【注意事项】慎勿入目。

【出处】《赵炳南临床经验集》

### 方二　泡癣液△

【组成】大枫子仁、明矾、红花、荆芥、皂角、防风各 15 克

【用法】上药加醋 1000 克，浸泡 3 天，滤渣备用。先洗净患处，揩干，浸入上述药醋中泡半小时，每日泡 1 次。

【主治】甲癣，足癣，手癣。

【出处】《百病良方》

### 方三　川楝子膏

【组成】川楝子 10 枚

【用法】将川楝子去皮，加水浸泡至软，浸泡局部 1 小时以上，每天 1 次。亦可用川楝子加水捣膏，加适量凡士林调匀，厚涂患指（趾），外用纱布胶布固定，2 天后更换，直至痊愈。

【主治】甲癣。

【出处】浙江中医杂志，1987，22（8）：371.

### 方四　醋蒜浸泡方<sup>△</sup>

【组成】生大蒜 10 瓣　食醋 30~60 克

【用法】将生大蒜捣烂，用醋浸泡 2 小时后，将患指伸到醋蒜液里，每日浸泡 3~5 次，每次 10~15 分钟。

【主治】甲癣。

【出处】《家用偏方》

### 方五　甲癣酒泡方<sup>△</sup>

【组成】斑蝥 5 个　血竭花 6 克　紫荆皮 15 克

【用法】上药共为末，用 60 度烧酒浸泡之，以酒搽患处。

【主治】甲癣，一切顽癣。

【出处】《家用中医灵验便方》

# 花 斑 癣

　　花斑癣俗称"汗癣"，是浅表的皮肤真菌病。与中医学文献中记载的"紫白癜风"相类似。本病多由热体被风湿所侵，留于腠理而成，亦有因汗衣湿渍，复受日晡，暑湿浸滞毛窍所致。其特点为圆形或不规则形斑疹，大小数目不定，境界清楚，颜色为褐色，好发于胸背部及腋下，无自觉症或仅微刺痒。

## 方一 柚硫方<sup>△</sup>

**【组成】**柚皮（或未成熟的小柚） 硫黄适量研面

**【用法】**将柚皮切开，取其切面沾硫黄涂搽患部。

**【主治】**花斑癣。

**【出处】**《祖传秘方大全》

## 方二 狗骨散

**【组成】**狗骨适量

**【用法】**将狗骨烧灰，研末，调茶油搽患处。

**【主治】**治斑癣。

**【出处】**《祖传秘方大全》

## 方三 蒜泥方<sup>△</sup>

**【组成】**紫皮蒜2枚

**【用法】**将蒜捣泥擦之，以患处局部发热伴轻度刺激痛为限。

**【主治】**花斑癣。

**【出处】**中医杂志，1984，25（10）：15.

## 方四 消斑液

**【组成】**雄黄30克 硫黄30克 密陀僧30克 硼砂10克 轻粉5克

**【用法】**上方共研细末，用黑米醋约200毫升浸泡7天，备用。用前先洗净局部，擦干后，取生姜1块剖开，蘸取药液外搽，至皮肤发红为度。每天3~5次，7天为1疗程。

**【主治】**花斑癣（汗斑）。

**【出处】**福建中医药，1986，17（3）：46.

# 痱 子

　　痱子，是发生于夏季的一种急性皮炎。由于气候炎热，出汗过多，汗腺管被阻塞，引起轻度的皮肤发炎所致。常发生于颈部、胸背部和小儿的头面部等处。初起皮肤发红，以后出现密集的针头大小丘疹，患者自觉发痒、灼热。如继发感染，可发生毛囊炎或疖肿。

### 方一 清暑洗剂<sup>△</sup>

【组成】马齿苋、地肤子各 60 克，或薄荷叶、陈皮各 30 克

【用法】煎汤外洗患处，洗后扑撒痱子粉。

【主治】痱子。

【出处】《熏洗疗法》

### 方二 绿豆清凉饮<sup>△</sup>

【组成】绿豆 100 克　片糖适量

【用法】煲水做清凉饮料。

【主治】痱子。

【出处】《常见病中医简易疗法》

### 方三 冬瓜皮洗剂<sup>△</sup>

【组成】冬瓜皮 150~200 克（西瓜皮等量）

【用法】煎水洗。

【主治】痱子。

【出处】《常见病中医简易疗法》

### 方四 黄瓜外擦方<sup>△</sup>

【组成】新鲜黄瓜适量

【用法】黄瓜切片，轻轻在痱子上擦，每天擦 3~4 次。

【主治】痱子。

【出处】《简易中医疗法》

### 方五 绿豆滑石粉<sup>△</sup>

【组成】绿豆（微炒，研成细粉）120 克　滑石粉 15 克

【用法】用纱布包好扎紧，扑在痱子上，每天 2 次。

【主治】痱子。

【出处】《简易中医疗法》

### 方六 红痱子方<sup>△</sup>

【组成】炉甘石、滑石粉各 50~100 克　冰片 1 克　氧化锌 6 克

【用法】研匀备用。干温水洗身，揩干后，扑上，每日 1~2 次。

【主治】红痱。表现为针尖大小的丘疹或丘疱疹，四周有红晕，分布密集，常成批出现，自觉刺痒。

【出处】中医报 1987 年 8 月 7 日第 4 版

## 方七 白痱方<sup>△</sup>

【组成】冰片 2 克 薄荷油 10 克 75% 酒精 250 毫升

【用法】将冰片、薄荷油放入酒精中，摇晃后即可。用酒精搽身。

【主治】白痱。表现为针尖状浅表性小水泡，疱壁薄而微亮，全身刺痒。

【出处】中医报 1987 年 8 月 7 日第 4 版

## 方八 痱子粉

【组成】冰片 3 克 薄荷冰 3 克 甘石粉 15 克 滑石粉 30 克 黄柏 6 克

【用法】共为极细粉，直接扑散。

【主治】痱子、尿布皮炎（湮尻疮）。

【出处】《赵炳南临床经验集》

## 方九 龙胆草擦剂

【组成】胆草 5000 克

【用法】水煎：第 1 次加水 20000 毫升，开锅后煮 1 小时；第 2 次加水 10000 毫升，开锅后煮 40 分钟。两次药液合并、过滤、浓缩为 9600 毫升，装瓶。用时涂于患处。

【主治】小儿痱子、急性亚急性湿疹等。

【出处】赵炳南临床经验集

## 方十 冬瓜皮洗剂

【组成】冬瓜皮 150~200 克（或西瓜皮等量）

【用法】煎水外洗。

【主治】痱子。

【出处】《常见病中医简易疗法》

### 方十一　黄瓜外擦方<sup>△</sup>

【组成】新鲜黄瓜适量

【用法】黄瓜切片，轻轻在痱子上擦，每天擦 3~4 次。

【主治】痱子。

【出处】《简易中医疗法》

### 方十二　绿豆滑石粉<sup>△</sup>

【组成】绿豆（微炒，研成细粉）120 克　滑石粉 15 克

【用法】用纱布包好扎紧，扑在痱子上，每天 2 次。

【主治】痱子。

【出处】《简易中医疗法》

# 带状疱疹

　　带状疱疹是由病毒感染所引起的一种疱疹性皮肤病。可发生任何部位，多见于腰部，常沿一定的神经部位分布，与中医学文献记载的"缠腰火丹"，"蛇串疮""蜘蛛疮"等相似。本病多因情志不遂饮食失调，脾失健运，湿浊内停郁而化热，湿热搏结，兼感毒邪而发病。其特点为皮肤出现红斑，水疱，簇集成群，互不融合排列成带状。最后水疱干燥、结痂、脱落，遗留暂时性色素沉着斑。

### 方一　三黄二香散

【组成】生大黄、川黄柏、川黄连各 30 克　制乳香、制没药各 15 克

【用法】上药共研细末，加适量细茶叶泡浓汁，调成糊状，外敷患处。

【主治】带状疱疹。

【出处】中医杂志，1988，29（6）：20.

### 方二　清热活血方

【组成】龙胆草 30 克　丹参 15 克　川芎 10 克

【用法】水煎服，日 1 剂，早晚分服。

【主治】带状疱疹。

【出处】河北中医，1984，（2）：27.

### 方三　瓜蒌红花汤△

【组成】全瓜蒌 20~40 克　红花 10~12 克　生甘草 6~12 克

【用法】水煎服，日1剂。

【主治】带状疱状。

【出处】浙江中医杂志，1983，18（10）：471.

### 方四　冰灰散

【组成】冰片 15 克　生石灰 15 克　食醋 100 毫升

【用法】先将冰片、生石灰研为末，以食醋拌成糊状，平摊于大块纱布敷于疱疹上，以胶布固定。每日1次。

【主治】带状疱疹。

【出处】中医药信息，1989，6（2）：47.

### 方五　一味地龙散△

【组成】地龙 5 条

【用法】上药烤干研粉，加适量麻油，调匀，搽于局部。

【主治】带状疱疹。

【出处】浙江中医杂志，1988，23（2）：88.

### 方六　二蛇退毒汤

【组成】白花蛇舌草、蛇毒、野葡萄根各 30 克　胆草、茯苓皮、苦参、赤芍、丹皮各 9 克　八月札 12 克　枳壳 6 克

【用法】水煎服，日1剂。同时另用新鲜白花蛇舌草或野菊花 60克，捣烂后摊在消毒纱布上，外敷患处，每日换药1次。加减：有外邪者分别风寒、风热，加荆芥、防风或银花、连翘各 9 克；痛甚加橘络 3克，川楝子 9 克。

【主治】带状疱疹。

【出处】辽宁中医杂志，1987，11（7）：39.

### 方七　中药 I 号泥膏

【组成】五倍子、生黄柏、伸筋草、生半夏、面粉各等量的食醋

适量

【用法】将面粉与五倍子炒熟冷却，与余药共为细末，醋调为糊，外涂患处，日1次。

【主治】带状疱疹。

【出处】陕西中医，1981，2（1）：21.

### 方八　大黄五倍子膏

【组成】生大黄3份　黄柏2份　五倍子1份　芒硝1份

【用法】上药共为细末，过120目筛，加凡士林配成30%的软膏备用。常规消毒皮损部，按皮损面积大小将药膏平摊于纱布或麻纸上约0.2厘米厚，贴敷患处，用胶布或绷带固定，隔日换药1次。

【主治】带状疱疹。

【出处】中医杂志，1988，29（8）：15.

### 方九　消炎液△

【组成】蚯蚓适量　白糖适量

【用法】将蚯蚓擦净，放入白糖内，取出浸液备用。外涂患处。

【主治】带状疱疹。

【出处】《大众方》

### 方十　火丹散

【组成】大黄30克　黄柏30克　飞滑石21克　青黛60克　冰片5克　甘草10克

【用法】将上药分别研细末，尔后混研，过120目筛，取药末4份，如凡士林6份，调和为膏备用。外敷患处。

【主治】带状疱疹、湿疹，虫蛟皮炎。

【出处】《精先八百外用验方》

### 方十一　蜂雄膏△

【组成】蜂房9克　雄黄9克　梅片3克　大枣5枚

【用法】将大枣去核焙黄，同余药共研细末，香油调涂。

【主治】带状疱疹。

【出处】《家用偏方》

### 方十二　玉露膏

【组成】秋芙蓉叶 60 克　凡士林 310 砍。

【用法】先将秋芙蓉叶干后研细末，用凡士林调成油膏。外涂疮上。

【主治】带状疱疹，丹毒。

【出处】《朱仁康临床经验集》

### 方十三　吴氏验方<sup>△</sup>

【组成】竹杆梢 5 个（每个约 3 寸长）　冰片 1 克

【用法】先把竹杆梢焙成炭，研成细末，再兑入冰片研匀。用香油调涂患处，1 日 2 次。

【主治】带状疱疹。

【出处】《吴少怀医案》

### 方十四　雄苡米膏<sup>△</sup>

【组成】雄黄、吴茱萸、苡米各等分

【用法】上药共研细末，冷开水调成糊状，外搽患处。

【主治】带状疱疹。

【出处】《百病良方》

### 方十五　花液

【组成】金银花 30 克　生地 15 克　乌梅肉 30 克　当归 15 克　黄柏 9 克　五倍子 9 克

【用法】将上药用 45% 酒精 500 毫升，浸泡 24 小时，加水煎至 300 毫升，经过高压消毒备用。用纱布浸泡金银花液，湿敷患处，每日换 2~3 次。

【主治】带状疱疹。

【出处】《精选八百外用验方》

### 方十六　何氏验方<sup>△</sup>

【组成】明雄黄 4.5 克　生龙骨 4.5 克　炙蜈蚣 1 条

【用法】上药共研细末，真香油调涂患处。每日 2 次。

【主治】带状疱疹。

【出处】《祖传秘方大全》

### 方十七　带状疱疹方

【组成】石灰 30 克

【用法】将石灰浸入盛有 50% 酒精 100 毫升之瓶内，密贮 24 小时。使用前振荡摇匀。外敷患处。每日 4~6 次，敷后等干包扎即可。

【主治】带状疱疹。

【出处】江苏中医杂志，1987，8（2）：28.

### 方十八　六一冰朱散

【组成】冰片 60 克　朱砂 10 克

【用法】上药共研细末，加入麻油 100 毫升，调糊备用。先用棉签用 3% 双氧水消毒患处，将水泡挑破，内液流尽，将本药糊涂上，每日 2~3 次。

【主治】带状疱疹。

【出处】上海中医药杂志，1987，（9）：34.

### 方十九　四味粉末搽剂

【组成】明矾 10 克　琥珀末 3 克　冰片 4 克　蜈蚣 2 条（焙干研末）

【用法】上药共为细粉末，用鸡蛋清调糊状，外涂患处，每日数次。

【主治】带状疱疹。

【出处】经验方

### 方二十　矾冰膏

【组成】枯矾 20 克　冰片 3 克　雄黄、五倍子各 30 克　75% 酒精 100 毫升

【用法】前 4 味共研细末，用酒精调成膏，外涂患处，每日 1 次。

【主治】带状疱疹。

【出处】经验方

# 黄　褐　斑

黄褐斑俗称肝斑、妊娠斑。多在面部发生，呈对称性淡褐色至深褐

色斑，大小不定，形状不规则，境界明显。与中医学文献记载的"面尘""黧黑班"相类似。

## 方一　消斑美容汤

【组成】当归 10 克　川芎 10 克　赤芍 10 克　生熟地各 15 克　白芷 10 克　女贞子 15 克　紫草 10 克

【用法】每日 1 剂，水煎 2 遍和匀，早晚分服，连服 1~2 个月。

【主治】妇女面部黄褐斑。

【注意事项】忌烈日暴晒，避免七情刺激，多吃水果蔬菜。

【出处】《陈树森医疗经验集萃》

## 方二　加味三豆饮

【组成】生绿豆、黑豆、赤小豆、银花、甘草、生地、赤芍、丹参各适量

【用法】以上制成浓缩液，以 500 毫升瓶装，1 日 3 次，每次 2 匙，可服 1 周。或以上处方自行煮服，每日 1 剂，每煎 2 汁分服。

【主治】黄褐斑。

【出处】上海中医药杂志，1988，(4)：28.

## 方三　去斑膏

【组成】大枫子仁、杏仁、核桃仁、红粉、樟脑各 30 克

【用法】先将 3 仁共捣极细，再加红粉，樟脑，一同研细如泥，如太干，可加麻油少许调匀，外涂患处（先涂小片，观察有无过敏反应）。

【主治】黄褐斑。

【出处】《朱仁康临床经验集》

## 方四　清肝丸

【组成】柴胡 100 克　当归 100 克　白芍 20 克　山栀 100 克　凌霄花 100 克　益母草 200 克　香附 100 克　白芷 60 克

【用法】上药共研细末，炼蜜为丸，每丸重 10 克，每次 1 丸，每日 3 次。

【主治】黄褐斑。

【出处】中医杂志，1986，27（3）：38.

### 方五　益阴丸

【组成】菟丝子 300 克　女贞子 300 克　生地 150 克　熟地 150 克
丹皮 150 克　寄生 300 克　当归 120 克　旱莲草 200 克　鸡血藤 200
克　天花粉 120 克　茯苓 120 克

【用法】上药共研细末，炼蜜为丸，每丸重 10 克，每次 1 丸，每日
服 3 次。

【主治】黄褐斑。

【出处】中医杂志，1986，27（3）：38.

### 方六　实脾丸

【组成】党参 120 克　白术 100 克　薏苡仁 300 克　冬瓜皮 300 克
木香 100 克　云苓 120 克　生地 120 克　当归 100 克　血藤 200 克　鸡
内金 100 克

【用法】上药共研细末，炼蜜为丸，每丸重 10 克，每次 1 丸，每日
服 3 次。

【主治】黄褐斑。

【出处】中医杂志，1986，27（3）：38.

### 方七　玉蓉膏

【组成】甘松、山奈、细辛、白芷、白蔹、白及、防风、荆芥、僵
蚕、山栀、藁本、天麻、羌活、独活、密陀僧、枯矾、檀香、川椒、菊
花各 5 克　红枣 7 枚

【用法】上药共为细末，加肥皂 500 克、蜂蜜 25 克槌膏备用。外涂
患处。

【主治】雀斑

【出处】《外科正宗》

### 方八　肥皂方

【组成】皂角 10 克　甘松 10 克　白芷 10 克　密陀僧 5 克　白附子
5 克　冰片 5 克　楮实子 15 克　绿豆粉 15 克

【用法】上药共为细末，加肥皂 500 克和匀备用，外涂患处。

【主治】雀斑，白癜风，酒刺。

【出处】《外科正宗》

## 方九 五白消斑膏

【组成】白及6克 白附子6克 白芷6克 白蔹4.5克 白丁香4.5克 密陀僧3克

【用法】上药共研细末，每次用少许药末放入鸡蛋清或白蜜搅调成稀膏，晚睡前先用温水浴面，然后将此膏涂于斑处，晨起洗净。

【主治】面部色斑。

【出处】《祖传秘方大全》

## 方十 紫草洗方

【组成】紫草50克 茜草25克 白芷25克 赤芍25克 苏木25克 南红花25克 厚朴25克 丝瓜络25克 木通25克

【用法】上药加水至2000~2500毫升，煮沸15~20分钟，湿敷。

【主治】肝斑，中毒性黑皮病及面部继发性色素沉着等。

【出处】《赵炳南临床经验集》

## 方十一 菊芷净面膏△

【组成】甘菊花9克 白芷9克 白果20个 红枣15枚 朱红粉铅丹15克 猪胰1个

【用法】先将朱红粉研细，余药捣烂拌匀，外以蜜拌酒酿倾化，入煎药蒸过，每晚搽面，早洗去。

【主治】面鼻雀斑。

【出处】《家用良方》

## 方十二 雀斑散△

【组成】甘松、三奈、香茅各15克 白芷、白及、白蔹、白僵蚕、白附子、天花粉、绿豆粉、防风、零陵香、藁本各6克 肥皂6克（去皮弦）

【用法】共为细末，每早晚蘸药末洗面。

【主治】面生雀斑。

【出处】《家用良方》

### 方十三　消斑浆<sup>△</sup>

【组成】白附子 30 克

【用法】研粉，每取 1 克，同白面粉 2 克水调成浆，晚间反复擦面部，干后再涂蜂蜜 1 次，次晨洗去。

【主治】黄褐斑，粉刺。

【出处】《家用偏方》。

### 方十四　消斑粉<sup>△</sup>

【组成】桑木耳 300 克

【用法】上药烘干研粉，每服 5 克，温水送下，日服 2 次，常服。

【主治】面部色斑。

【出处】《家用偏方》

### 方十五　玉竹消斑汤<sup>△</sup>

【组成】玉竹 20 克

【用法】水煎服，每日 1 剂，15 日为 1 疗程，不愈再服，需坚持服用。

【主治】面部色斑。

【出处】《家用偏方 230》

### 方十六　退斑汤

【组成】生地、熟地、当归各 12 克　柴胡、香附、茯苓、川芎、白僵蚕、白术、白芷各 9 克　白鲜皮 15 克　白附子、甘草各 6 克

【用法】水煎服，日 1 剂。或为水丸，每次 6 克，每日 3 次。月经不调者加益母草 15 克。

【主治】黄褐斑。

【出处】山东中医杂志，1988，7（6）：29.

### 方十七　活血汤

【组成】丹参 100 克　当归 20 克　桃仁 15 克　红花 15 克　泽兰 15 克　益母草 20 克　郁金 15 克　三棱 15 克　毛冬青 50 克

【用法】水煎服，每日 1 剂，早晚分服。服药时加蜈蚣粉 5 克。加

减：胁痛者加香附、青皮；便秘者加大黄、黄芩；气虚乏力加党参、黄芪。

【主治】黄褐斑。

【出处】中医药信息，1988，（1）：26.

### 方十八 祛斑美容汤

【组成】生地24各 当归10克 赤芍10克 桃仁10克 红花10克 川芎6克 山萸肉12克 丹皮9克 云苓9克 泽泻9克 山药12克 紫草15克 柴胡10克

【用法】以上药为1料，焙干研面，开水稍煮即可饮用。每次9克，每日3次，饭后为宜。

【主治】面黔。

【出处】中医药信息，1988，（4）：40.

### 方十九 桃花白芷酒

【组成】桃花250克 白芷30克 白酒1000毫升

【用法】上药分装2瓶，密封勿令泄气，1月后取用，每日早晚或晚上饮酒1~2盅，同时倒少许于手掌中，两手对擦至发热后，来回揉擦面部患处。

【主治】面色晦暗，黑斑，妊娠产后面黔。

【出处】浙江中医杂志，1986，21（2）：68.

### 方二十 三花祛斑膏△

【组成】鲜杏花、桃花、梨花、柿叶各90克 补骨脂30克 香油适量

【用法】上方前4味药晒干后，与补骨脂共研末，装入瓶内备用，每晚临睡前取药末适量，加香油调糊于面部患处，次日早晨洗去，每晚1次，3周为1疗程，连用2个疗程。

【主治】黄褐斑。

【出处】广西中医药，1986，9（5）：41.

# 皮肤瘙痒症

皮肤瘙痒症是一种自觉瘙痒而无原发损害的皮肤病，由于不断搔

抓，常有抓痕、血痂、色素沉着及苔藓样变化等继发损害。与中医学文献中记载的"痒风"相类似。多因血虚风燥，肌肤失养或因风湿蕴于肌肤，不得疏泄而发病。

### 方一　加味四物汤△

【组成】全当归10克　生白芍10克　生地15克　川芎10克　丹皮10克　丹参10克　荆芥10克　黄芩10克　茯苓10克　川石斛（先煎）15克　稽豆衣15克　制首乌15克

【用法】水煎服，日1剂。

【主治】皮肤瘙痒症。

【出处】中医杂志，1989，30（9）：55.

### 方二　盐泔煎洗方

【组成】食盐100克　米泔1000毫升

【用法】取米泔水1000毫升，放食盐100克，置于铁锅内煮沸5~10分钟，然后将药液倒入盆中，温热以适应为度，用消毒毛巾蘸药液擦患部，每日2次，每次搓1~3分钟。

【主治】皮肤瘙痒症。

【注意事项】擦洗前先抓后擦洗，以疏松毛孔，使药力直达病所，并忌酒及腥荤食物，不用碱性肥皂洗澡。

【出处】新中医，1986，18（7）：51.

### 方三　蛇床子汤

【组成】蛇床子、地肤子、苦参各30克　黄柏15克　花椒5克　甘草10克　生苡仁30克

【用法】上方水煎3次，每次加水约300毫升，煎取200毫升，第1、3次药液倾入盆内，加温水适量洗澡，第2次药液分3次内服。

【主治】皮肤瘙痒症。

【出处】中医杂志，1984，25（1）：18.

### 方四　加味桂枝汤

【组成】桂枝10克　白芍10克　血藤30克　当归10克　防风10克　炙甘草5克　大枣5枚　生姜3克

【用法】上方水浸泡 1 日后，第 1 次煎取 250 毫升，分早晚服，第 2 次煎至 2500 毫升，于晚上服药后，趁热洗患处。每次洗约 15~20 分钟，每日 1 剂。

【主治】老年性皮肤瘙痒。

【出处】山东中医杂志，1988，23（6）：23.

### 方五　镇肝熄风Ⅱ号

【组成】怀牛膝 12 克　生赭石 30 克　生龙骨 30 克　生牡蛎 30 克　龟板 12 克　白芍 12 克　元参 10 克　天冬 12 克　茵陈 10 克　防风 10 克　白僵蚕 9 克　蝉蜕 9 克　白蒺藜 10 克　甘草 6 克　当归 12 克　桃仁 10 克

【用法】水煎服，每日 1 剂。早晚分服。

【主治】老年性皮肤瘙痒症。

【出处】中医杂志，1988，29（7）：22.

### 方六　王氏止痒方△

【组成】密陀僧、醋各适量

【用法】将密陀僧放炉火中烧红后，立即投入醋中，俟冷后，将药捞起再行烧红，如法淬制，如此反复 7 次，然后研成细末备用。同时取末适量，略加白茶油调匀，涂患处。

【主治】皮肤瘙痒。

【出处】《祖传秘方大全》

### 方七　百部酊

【组成】百部 30 克　75% 酒精 100 毫升

【用法】将百部放入酒精中浸泡，1 周后去渣备用。外涂患处。

【主治】皮肤瘙痒症。

【出处】经验方

### 方八　止阴痒方△

【组成】白芷 9 克　黄柏 9 克　地肤子 9 克　大黄 9 克　细辛 3 克　乌梅 9 克　荆芥 6 克　槐花 6 克　皮硝 3 克　陈艾 9 克　蜀椒 6 克　人中白 12 克

【用法】上方水煎熏洗患处，每日 2 次。

【主治】外阴瘙痒。

【出处】四川中医，1985，3（4）：34.

### 方九　苦参膏

【组成】苦参面 100 克　　祛湿药膏（或凡士林）400 克

【用法】上方调匀成膏，外敷患处，每日 1 次。

【主治】皮肤瘙痒。

【出处】《赵炳南临床经验集》

### 方十　祛风止痒汤

【组成】蝉蜕 15 克　徐长卿 15 克　当归 10 克　生地 15 克　红枣 10 克

【用法】水煎服，每日 1 剂，煎 2 次和匀，分 2~3 次口服。加减：大便干燥或便秘者，加生首乌 15~30 克。

【主治】老年皮肤瘙痒，入夜尤甚，皮肤干燥脱屑，属血虚风燥者。

【出处】《陈树森医疗经验集萃》

### 方十一　黄柏猪胆膏△

【组成】黄柏、公猪胆汁各适量

【用法】将黄柏用公猪胆汁拌，浸透黄柏，阴干。研细末，香油调涂。

【主治】皮肤瘙痒。

【出处】《家用中医灵验便方》

### 方十二　癣证熏洗方

【组成】苍术、苦参、黄柏、防风各 9 克　大枫子、白鲜皮各 30 克　松香、鹤虱草各 12 克　五倍子 15 克

【用法】上药共碾粗粉，用较厚纸卷药末成纸卷，燃烟熏皮痒处，每日 1~2 次，每次半小时，温度以病人能耐受为度。

【主治】皮肤瘙痒，神经性皮炎，慢性湿疹，皮肤淀粉样变。

【出处】《名中医治病绝招》

### 方十三　首乌散

【组成】何首乌 15~30 克　威灵仙、石菖蒲、荆芥、苦参各 10 克
胡麻仁（黑芝麻）15~30 克（捣碎）

【用法】水煎服，每日 1 剂，不加用西药及外用药。

【主治】皮肤瘙痒症，妊娠瘙痒症，慢性湿疹，结节性痒疹，接触性皮炎，多形性红斑，扁平疣。

【注意事项】治疗期间，禁饮酒，禁食醋及辛辣刺激之品；不用肥皂和各种香皂洗澡。

【出处】福建中医药，1987，18（1）：32.

### 方十四　痒宁外洗方

【组成】煎药：甘草、川椒、白鲜皮、蛇床子、地肤子、大枫子各20 克　苦参 30 克　研药：芒硝、硫黄、滑石、明矾各 30 克

【用法】生将研药部分共研细末后，加黄丹粉 20 克。将煎药 3 煎取汁 1000 毫升左右，即加入全部研药，搅匀后趁热用毛巾擦洗周身，然后换上干净的内衣。

【主治】皮肤瘙痒症。

【出处】四川中医，1987，5（8）：39.

# 冻　疮

　　冻疮是由于受寒冷刺激引起局部血管痉挛，瘀血而致。好发于手、足及面部。中医学亦称为"冻疮"。其病因病理由于阳气不达，皮肉受寒，气血运行不畅，经脉阻隔，气血凝滞所致。其特点初起为局限性充血性红斑，继而肿胀，自觉局部痒痛，遇热尤甚，甚者可生水泡，破后形成溃疡，治愈后可遗留疤痕及色素沉着或色素脱失。

### 方一　冻疮验方

【组成】桂枝 50 克　紫苏 50 克

【用法】上药加水 500 毫升，煮沸 15 分钟，除掉药渣，待药凉至40℃左右，将患处浸入药液中约 15 分钟，每日 3 次，洗后可扑"青黛散"。

【主治】冻疮。

【出处】中医杂志，1984，25（11）：8.

### 方二 硝黄散△

【组成】芒硝、黄柏适量，其比例为：未溃破者 芒硝用量大于黄柏1倍；已溃破者，黄柏用量大于芒硝1倍

【用法】2药共为极细末，用时用冰水或雪水（冷开水欠佳），调敷患处，每日换1次。

【主治】冻疮。

【出处】中医杂志，1984，25（2）：75.

### 方三 芫花煎△

【组成】芫花、甘草各20克

【用法】上药加水1000毫升，煎后泡洗患处，每日泡洗3次，每次泡20分钟，每剂可洗3次。

【主治】冻疮。

【注意事项】冻疮如有破溃者仍可泡洗，但洗后用黄连纱条外敷。禁内服。

【出处】《百病良方》

### 方四 冻疮偏方Ⅰ△

【组成】活蟹1只 蜂蜜适量

【用法】活蟹烧存性，研成细末，以蜂蜜调匀涂于患处，每日2次。

【主治】冻疮溃烂不收。

【出处】《偏方大全》

### 方五 冻疮偏方Ⅱ△

【组成】麻雀脑适量

【用法】将麻雀脑取出，去筋膜，调成膏，每日涂敷患处1次。

【主治】冻疮。

【出处】《偏方大全》

### 方六 冻疮偏方Ⅲ△

【组成】老丝瓜、猪油适量

【用法】将老丝瓜烧炭存性，和猪脂油调涂患处。

【主治】手足冻疮。

【出处】《偏方大全》

### 方七 冻疮膏

【组成】肉桂 15 克 紫草 15 克 麝香 3 克 熟地 15 克 黄柏 30 克 炒苍术 30 克

【用法】上药共研细末，用适量凡士林调成软膏。外涂患处。

【主治】冻疮。

【出处】《房之萱外科经验》

### 方八 沃雪膏

【组成】松香 3 克 黄蜡 46 克 香油或青油 93 克

【用法】将油煮沸，放置约 80℃ 时，加入黄蜡融化，待降到 50℃ 时再加入松香，不断搅拌令凝结软膏。外敷患处。

【主治】冻疮。

【出处】《精选八百外用验方》

### 方九 防冻 I 号△

【组成】新鲜红辣椒 5~10 克 纯樟脑 10 克 甘油 20 毫升 95% 酒精 100 毫升

【用法】将樟脑溶于酒精中，再将辣椒洗净切碎放入，浸 5~7 天后再加甘油即成。用此油擦患处。

【主治】冻疮溃烂。

【出处】《验方研究参考资料》

### 方十 防冻 II 号△

【组成】樟脑 25 克 海螵蛸 10 克 凡士林 150 克

【用法】上药调成膏状，外敷疮面。每日 1 次。

【主治】冻疮溃烂。

【出处】《验方研究参考资料》

### 方十一 白蔹散

【组成】白蔹 30 克 黄柏 15 克

【用法】上药共研为末，干搽患处，每日 1 次。

【主治】小儿手足冻疮。

【出处】《精选八百外用验方》

### 方十二　洗冻疮汤

【组成】茄根、大葱、辣椒均适量

【用法】上药煎汤去渣，熏洗患处，每日 1 剂

【主治】冻疮。

【出处】《精选八百外用验方》

### 方十三　红灵酒

【组成】当归 60 克　红花 30 克　川椒 30 克　樟脑 15 克　肉桂 60 克　细辛 15 克　干姜 30 克

【用法】上药加 95% 酒精 1000 毫升，浸泡 7 日即可使用。外涂患部。

【主治】冻疮，疱疽等。

【出处】《中医外科学》

### 方十四　丁香酒<sup>△</sup>

【组成】丁香 15 克　生酒 150 毫升

【用法】以上 2 味，煎热外敷患部，每日 1 次。

【主治】冻疮。

【出处】《家用中医灵验便方》

### 方十五　萝及油<sup>△</sup>

【组成】白及为末适量　萝卜适量

【用法】白及末用萝卜煎滚，以蜡烛油调涂患处，不数日痊愈。

【主治】手足冻裂。

【出处】《家用良方》

### 方十六　桔皮生姜汤

【组成】新鲜桔子皮 3~4 个　生姜 30 克

【用法】上药加水 2000 毫升，煎煮 30 分钟，连渣取出，待水温凉至

能与皮肤接触为限，浸泡并用药渣浸盖患处。每日 1 次，每次 30 分钟。如有破溃者，外涂消炎膏，以护疮面，促进愈合。

【主治】冻疮。

【出处】福建中医药，1986，17（1）：62.

### 方十七 治冻疮验方

【组成】王不留行 15 克　枸杞子 15 克　鹅膵（鹅尾尖部）3 个　蜜 10 个

【用法】将枸杞子脆（勿碳化）与王不留行分别研细末。将鹅膵熬油，去渣后兑入蜜，待凉，拌入上药末，调成膏外涂。用前皮肤需热水洗拭，用后复加保暖措施。

【主治】冻疮。

【出处】江苏中医杂志，1987，8（2）：2.

### 方十八 山楂外敷方△

【组成】鲜山楂适量

【用法】上药去核捣成泥状，敷于患处 2 毫米，然后用纱布包扎，3 天不动。

【主治】复发性冻疮。

【注意事项】冻疮局部有溃疡者禁涂。待溃疡愈后再涂。

【出处】山东中医杂志，1988，7（6）：49.

### 方十九 二乌茴香酒△

【组成】川乌、草乌、小茴香、樟脑各 30 克　红花 20 克　桂枝 15 克

【用法】以上各药共研为粗末，装入广口瓶中，加入白酒以淹没药物 1 指为度，浸泡 1 周后即可使用，用时先将患处摩擦至发热，再蘸药酒反复揉搓 5~10 分钟。每日 2~3 次。

【主治】冻疮。

【出处】四川中医，1988，6（8）：3.

### 方二十 夹竹桃叶煎液

【组成】夹竹桃叶 50 克

　　【**用法**】先用冷水将夹竹桃叶洗净，加水 500 毫升，煮沸 10 分钟，倾入盆中，趁温热浸泡患处，每日 1 次，每次浸泡 10 分钟。

　　【**主治**】冻疮。

　　【**注意事项**】本药有毒性，不可入口、眼、耳内。如冻疮有溃疡面者禁用。

　　【**出处**】四川中医，1988，6（11）：39.

# 第七章
# 五官科疾病

## 耳胀、耳闭

耳胀、耳闭都是以耳内胀闷堵塞感为主要症状的耳窍疾病。病初起，耳内闷胀而兼痛，称为耳胀；病久者，耳内如物阻隔，清热闭塞听力下降，称为耳闭。相当于西医之急、慢性非化脓性中耳炎。

### 方一　菖蒲猪胆汤<sup>△</sup>

【组成】九节菖蒲60克　猪肚1个　葱500克　食盐12克

【用法】洗净猪肚及葱，将菖蒲、食盐共入整个猪肚内，与菖蒲同放进砂锅内，同清水适量小火炖，使猪肚炖熟即可，除去菖蒲不要，猪肚及汤在2~3天内吃完。

【主治】耳闭，听力减退。

【出处】《河南省秘验单方集锦》

### 方二　田螺滴耳液<sup>△</sup>

【组成】大田螺1个　麝香1.5克

【用法】拨开田螺盖，加入麝香，自化成水，滴入耳中。

【主治】耳胀、耳闭，听力减退。

【出处】《万病单方大全》

### 方三　连羚汤<sup>△</sup>

【组成】连翘6克　羚羊角3克　薄荷6克　桑皮9克

【用法】水煎服，1日1剂。

【主治】耳胀，头重。

【出处】《400 种病症民间验方》

### 方四　连翘汤<sup>△</sup>

【组成】连翘 6 克　羚羊角、薄荷、夏枯草、生香附各 3 克

【用法】水煎服，1 日 1 剂。

【主治】耳胀欲闭。

【出处】《400 种病症民间验方》

### 方五　疏风通窍汤<sup>△</sup>

【组成】二花（金银花）12 克　连翘 10 克　薄荷 6 克　菊花 12 克　夏枯草 12 克　青蒿 9 克　石菖蒲 10 克

【用法】水煎服，1 日 1 剂。

【主治】耳胀闷不适，听力突然减退。

【出处】《中医耳鼻喉科学》

### 方六　菖芎通气散<sup>△</sup>

【组成】香附 6 克　川芎 9 克　赤芍 12 克　柴胡 10 克　石菖蒲 9 克

【用法】水煎服，日 1 剂。

【主治】耳内胀闷堵塞感，听力减退。

【出处】《中医耳鼻喉科学》

### 方七　平肝清热茶

【组成】龙胆草、醋柴胡、川芎各 1.8 克　甘菊花 3 克　生地 3 克

【用法】上药共制粗末。煎水代茶饮。

【主治】肝胆热盛，耳窍不畅，听力下降。

【出处】《中国药茶》

### 方八　参须京菖茶

【组成】参须 3 克　京菖 3 克　茶叶 3 克

【用法】每日 1 剂，沸水冲泡，代茶饮，以味淡为度。

【主治】体虚耳窍不通，听力下降。

【出处】《中国药茶》

## 方九　桑菊茶<sup>△</sup>

【组成】桑叶、菊花、绿茶各 3 克

【用法】沸水浸泡，代茶饮。

【主治】肝经风热，耳闭失聪。

【出处】经验方

## 方十　二甘散<sup>△</sup>

【组成】甘草、甘遂各 1.5 克，麝香 0.3 克

【用法】上药研末，入葱管内，塞耳中。

【主治】气闭、耳聋。

【出处】《秘方集验》

## 方十一　柿饼粳米汤<sup>△</sup>

【组成】柿饼 3 枚　粳米 30 克

【用法】柿饼切细，加粳米煮粥，空心食之。

【主治】耳部有堵塞感。

【出处】《秘方集验》

## 方十二　青皮橘红散<sup>△</sup>

【组成】青皮、橘红各 120 克　甘草 9 克　连翘 30 克

【用法】上药共为细末，每次 3~6 克，热绍酒调服。

【主治】气闭耳聋。

【出处】《家用良方》

## 方十三　细菖木麝散<sup>△</sup>

【组成】细辛、菖蒲、木通各 3 克　麝香 0.5 克

【用法】上药共为细末，蜡丸绵裹塞耳。

【主治】耳胀闭，听力减退。

【出处】《三补简便验方》

## 方十四　加味四苓散

【组成】猪苓 13 克　茯苓 12 克　泽泻 9 克　白术 9 克　薏苡仁 18

克　通草 6 克　石菖蒲 9 克　当归 9 克　牛膝 9 克

【用法】水煎服，1 日 1 剂。

【主治】耳内闷胀，头重、耳聋等。

【出处】《中医耳鼻喉口腔科临床手册》

### 方十五　加味通气散<sup>△</sup>

【组成】柴胡、赤芍、香附、郁金、当归、鸡血藤、川芎、苍耳子各 9 克　乌梅 6 克

【用法】水煎服，1 日 1 剂。

【主治】耳闭塞，听力下降，性情急躁。

【出处】《中医耳鼻喉口腔科临床手册》

### 方十六　磁葛通窍汤<sup>△</sup>

【组成】磁石 60 克　葛根 45～60 克　骨碎补 30～60 克　山药 30克　白芍 15 克　川芎 15 克　石菖蒲 9 克　酒大黄 15 克　甘草 12 克大枣 15 克

【用法】水煎服，1 日 1 剂。

【主治】耳胀，耳闭，堵塞感。

【出处】《中国中医秘方大全》

### 方十七　鲤鱼脑油<sup>△</sup>

【组成】活鲤鱼 1 条

【用法】取鲤鱼脑髓，锅上蒸出油，取油滴入耳内。

【主治】耳胀堵，听力差。

【出处】《中国秘方全书》

### 方十八　巴斑丸<sup>△</sup>

【组成】巴豆 1 粒　斑蝥 3 个　麝香少许

【用法】上药共研细末，和葱捣烂为丸，用洁净棉花裹入耳内，觉响声如雷时不必惊骇，轻者 3 天，重则 7 天，将丸取出。

【主治】耳重难听。

【注意事项】此丸不可放入口中，使用时谨慎。

【出处】《中国秘方全书》

### 方十九　葱姜金石汁△

【组成】葱汁3克　姜汁1克　金盆草（细辛）20克　石菖蒲20克

【用法】将药物捣烂取汁，外用滴入耳内。

【主治】耳胀，耳闭。

【出处】《中国民间草药方》

### 方二十　香附三子丸△

【组成】香附30克　莱菔子30克　五味子12克　金樱子20克

【用法】上药共研细末，调拌蜂蜜成丸，1日3次，1次9克，连服7日。

【主治】耳胀闭，堵塞感，听力减退。

【出处】《中国民间草药方》

# 耳疖　耳疮

　　耳疖是指发生于耳道的疖肿，以局限性红肿，突起如椒目，疼痛较剧烈为其特征。相当于西医学的外耳道疖肿。耳疮则指耳道弥漫性红肿，疼痛较轻微，或有渗液，相当于外耳道炎。两病在临床上较为常见，其病因病理大致相同，故治疗方法基本相同。

### 方一　蟾酥粉△

【组成】蟾酥1.5克　明雄黄6克　冰片3克　鲜姜9克

【用法】将鲜姜烧干和蟾酥、明雄、冰片（后放）共研细面，装瓶备用。用时用油调和涂局部。

【主治】耳内疖肿，耳道红肿疼痛。

【出处】《河南省秘验单方集锦》

### 方二　蟾薄油△

【组成】蟾酥1克　薄荷适量　甘油200毫升

【用法】上药混合，用棉花蘸药液涂患处，日2~3次。

【主治】外耳道红肿疼痛。

【出处】《安徽单验方选集》

### 方三　五倍子粉

【组成】五倍子适量

【用法】五倍子焙干研粉备用。将外耳道用双氧水擦净，尔后用纸筒把五倍子粉吹入耳内，1日2次。

【主治】外耳道皮肤肿长，表皮糜烂，耳痛难忍。

【出处】《偏方妙用》

### 方四　金连汤<sup>△</sup>

【组成】黄连6克　龙胆草15克　金银花30克

【用法】水煎服。每日1剂，分2次服，连服3剂。

【主治】外耳道红肿疼痛初期。

【出处】《偏方妙用》

### 方五　乌梅散<sup>△</sup>

【组成】煅乌梅9克　枯矾6克　冰片1克

【用法】上药共研细粉，用竹管吹入耳内，每日2次，若配服龙胆泻肝丸效果更佳。

【主治】耳疖初起。

【出处】《偏方妙用》

### 方六　银翘消毒饮<sup>△</sup>

【组成】银花15克　连翘12克　野菊花15克　蒲公英30克　紫地丁30克　天葵子10天　丹皮12克　荆芥穗10克

【用法】水煎服，1日1剂。

【主治】热毒所致耳道红肿疼痛。

【出处】《中医诊疗常规》

### 方七　马柏散<sup>△</sup>

【组成】黄柏15克　马齿苋50克

【用法】上药共为细末，吹入耳内。

【主治】耳内生疮。

【出处】《400种病症民间验方》

## 方八　二连汤<sup>△</sup>

【组成】黄连、连翘、地丁各 15 克

【用法】水煎服，1 日 1 剂。

【主治】耳内生疔。

【出处】《400 种病症民间验方》

## 方九　三黄汤

【组成】黄连、黄芩、黄柏各 9 克　山栀子 9 克

【用法】每日 1 剂，煎 3 次，分 3 次服。

【主治】耳内生疮，耳痛。

【出处】《常见病验方选编》

## 方十　银翘竹玄饮<sup>△</sup>

【组成】银花 30 克　连翘 15 克　淡竹叶 12 克　玄参 12 克

【用法】每日煎 3 次，分 3~6 次服。

【主治】耳内生疔肿，红肿、疼痛。

【出处】《常见病验方选编》

## 方十一　吹耳红棉散

【组成】烟脂炭 9 克　蛇蜕炭 9 克　麝香 450 毫克　陈皮炭 6 克　枯矾 6 克　冰片 0.3 克

【用法】上药共研极细末，先用药棉擦净耳孔，后将药粉掺入少许，每日 2~3 次。

【主治】耳内肿瘤。

【出处】《古今方药集锦》

## 方十二　二花藤汤<sup>△</sup>

【组成】金银花藤、野菊花、苦地胆、羊蹄草各 30 克

【用法】水煎服，日 1 剂。

【主治】耳部疖肿，红肿疼痛。

【出处】《中医耳鼻喉科学》

### 方十三　银花汤<sup>△</sup>

【组成】金银花 15 克　地丁 12 克　连翘 12 克　川连 9 克　夏枯草、赤茯苓各 15 克　丹皮 12 克

【用法】水煎服，药渣煎水熏洗患处。

【主治】耳疔耳疮。

【出处】《中医耳鼻喉科学》

### 方十四　苦参液<sup>△</sup>

【组成】苦参 1 块

【用法】磨水滴入耳内，亦可水煎服。

【主治】小儿耳痈肿痛。

【出处】《常见病验方研究参考资料》

### 方十五　黄白粉<sup>△</sup>

【组成】大黄、白芷各等分

【用法】共研细末，调鸡蛋清除患处。

【主治】耳道疖肿，红肿疼痛。

【出处】《常见病验方研究参考资料》

### 方十六　灌耳油

【组成】枯矾 15 克　桂圆肉 15 克　菜油 12 克

【用法】将枯矾用桂圆肉分包在瓦上微焙后，放入菜油内浸泡。经过三天后，即可用油滴耳。

【主治】耳疮，流黄水或脓液。

【出处】《成都市中医验方秘方集》

### 方十七　蝉蜕膏<sup>△</sup>

【组成】蝉蜕 7 个　蜂蜜适量

【用法】将蝉蜕煅后研细末，用蜂蜜调搽患处。

【主治】耳部生疮。

【出处】《经验方》

### 方十八  藤黄膏

【组成】藤黄 24 克　川椒 9 克　沙姜 20 克　黄、白蜡各 6 克　香油 120 克

【用法】藤黄打碎，薄纸包裹，干燥后研末过筛，将香油倒入铜锅或铁锅内，随下川椒、沙姜，慢火煎至焦黄色，过滤去渣，继下二蜡，煎至蜡融尽为度，离火，倒入盛器内。待温度下降至油似半凝状，即将藤黄末徐徐加入，随加随搅，搅匀即可备用。涂敷患处。

【主治】黄水疮，多生于耳廓及头部。

【出处】《广西中医验方选集》

### 方十九  青黄散△

【组成】青黛 15 克　生大黄 15 克　枯矾 12 克　冰片 2 克

【用法】上药分别研成极细末，混匀，加麻油调成糊状，外敷患处，每日 3 次。

【主治】耳部脓疱疮。

【出处】《百病良方》

### 方二十  消疮汤△

【组成】野菊花 20 克　紫花地丁 20 克　蒲公英 20 克　银花藤 20 克　夏枯草 20 克　赤芍 10 克　黄芩 10 克　丹皮 10 克

【用法】水煎服，1 日 1 剂。

【主治】耳疖，耳疮。

【出处】《百病良方》

### 方二十一  苦蛇汤△

【组成】苦参 30 克　蛇床子 30 克　苍术 15 克　黄柏 15 克　川椒 15 克　轻粉 0.5 克

【用法】水煎 3 次，趁热洗患处，每次熏洗 10 分钟，每日 3 次。

【主治】耳疮。

【出处】《百病良方》

# 聤 耳

聤耳又称脓耳。是指耳膜穿孔，耳痛，耳内流脓，胀闷，听力减退为主要表现的疾病。与西医急、慢性化脓性中耳炎相似。

## 方一 蛋清油<sup>△</sup>

【组成】鸡蛋清、香油等量。

【用法】将蛋清和香油充分搅和，用时先将耳内脓液清除干净，滴2~5滴，每日1次。

【主治】耳内流脓。

【注意事项】配制两日量，要保持新鲜。

【出处】《醋蛋治百病》

## 方二 菊丁汤<sup>△</sup>

【组成】菊花 30 克　地丁 15 克　黄芩 12 克　银花 12 克　连翘 9克　陈皮 6 克　甘草 3 克

【用法】上药加水煎煮两次，取汁混匀分两次内服，1 日 1 剂。

【主治】慢性中耳炎，症见头痛，耳内流脓，舌红，苔黄，脉数。

【出处】《家庭实用便方》

## 方三 耳聋通气散

【组成】柴胡 500 克　香附 250 克　川芎 250 克

【用法】上药共研细末，制成水丸，早晚各服 5 克，10 日为 1 疗程。

【主治】渗出性中耳炎。

【出处】新中医，1983，（12）：32.

## 方四 滴耳油<sup>△</sup>

【组成】蜈蚣 1 条　冰片 3 克　香油 30 克

【用法】冰片研细备用，香油放入铁勺内烧开，把蜈蚣折成2~3段，放油内炸至微黑色取出，蜈蚣不用。将香油一边放凉，待香油未凉前放入冰片溶解，摇匀，放入干净瓶内备用。用时先将耳内脓液用药棉清洗干净，然后将上药滴入耳内，1 日 2~3 次。一般 2~3 天即愈。

【主治】化脓性中耳炎。

【出处】新中医，1982，（6）：29.

### 方五　枯矾散

【组成】枯矾6克　龙骨6克　黄丹4.5克　麝香0.3克

【用法】上药共研细末，先以棉签拭去脓，后以鹅毛管盛药放入耳中。

【主治】聤耳流脓。

【出处】《灵验良方汇编》

### 方六　冰枯散△

【组成】枯矾粉30克　冰片3克　麝香0.3克

【用法】上药共研细末，密贮备用。将耳内脓水轻轻擦净，均匀撒布药粉。脓液多者，每日换药1次，少者隔日换1次。

【主治】化脓性中耳炎。

【出处】《全国中草药新医疗法展览会资料选编》

### 方七　三黄汤

【组成】黄连9克　黄柏6克　黄芩12克

【用法】上药加水煎煮2次，取汁混匀，分2次内服。1日1剂。

【主治】耳痛，耳内流脓。

【出处】《家庭实用便方》

### 方八　麝冰龙枯散

【组成】麝香0.3克　冰片0.1克　龙骨30克　枯矾30克

【用法】先取龙骨、枯矾研面，然后加入麝香，冰片和上药共研调匀，置于广口瓶内，勿泄气。用时先用黄柏煎液外洗患侧耳道，待干后，取少许药末吹入患侧耳道内。每日1次。

【主治】中耳炎，双耳流脓。

【出处】陕西中医，1986，7（3）：128.

### 方九　中耳炎散

【组成】枯矾25克　血余炭25克　冰片1克

【用法】上药共研细末后装密封瓶内备用。先用 3% 双氧水冲洗外耳道，擦拭干净，然后将药粉吹入耳内，用量不宜过多，以防药粉在耳内结块影响治疗，每日上药 1 次即可。

【主治】急、慢性化脓性中耳炎。

【出处】陕西中医，1986，7（4）：175.

### 方十　三黄油

【组成】黄连 6 克　黄芩 8 克　黄柏 8 克　冰片少许

【用法】将三黄水浸湿晾干，入麻油中炸枯去渣，凉后加冰片少许，瓶装备用。将棉签蘸药液涂患耳。

【主治】聤耳流脓。

【出处】陕西中医，1986，7（1）：29.

### 方十一　加味泽泻汤

【组成】白术 50 克　泽泻 30 克　柴胡 15 克　薏苡仁 50 克　胆草 20 克

【用法】上药加水煎煮 2 次，取汁混匀，分 2 次内服。每日 1 剂。

【主治】耳痛，流脓。

【出处】成都中医学院学报，1988，11（1）：17.

### 方十二　鸡蛋黄油

【组成】鲜鸡蛋 6 个

【用法】将鸡蛋煮熟，取蛋黄放入铁锅并用文火熬至油出，瓶装备用。先用双氧水滴入耳中冲洗，脓物排净后，净蛋黄油滴入耳中（如凝固可加温融化）。每次 3~4 滴，日 2 次。

【主治】慢性中耳炎。

【出处】河北中医，1986，（2）21.

### 方十三　泥鳅膏△

【组成】泥鳅 2 条

【用法】将泥鳅捣烂，贴敷耳周围，每天更换 1 次。

【主治】脓耳。

【出处】《偏方大全》

### 方十四 冰片胡桃油△

【组成】冰片 3 克 胡桃仁 3 个

【用法】将胡桃仁用布包好，加压挤油贮于碗内，放入冰片浸泡，使其溶解。用时洗净耳内外，以棉球拭干，将此油滴入耳内，每日 1~2 次。

【主治】耳痛，耳内流脓。

【出处】《偏方大全》

### 方十五 冰连散△

【组成】冰片 1.5 克 黄连 1.5 克

【用法】上药共研细粉，加凉开水 30~50 毫升，泡 3 天，再用细纱布过滤，将药液滴入耳内，每日 5~7 次。

【主治】急、慢性中耳炎。

【出处】《安徽单验方选集》

### 方十六 治耳灵

【组成】川黄连粉 3 克 黄柏粉 1.5 克 紫草粉 1.8 克 氯霉素 1 克 四环素 0.75 克

【用法】将上药混合过 80 目筛后装瓶备用。先将耳用 3% 过氧化氢洗拭，再用细棉棒将耳擦干，然后把药粉少许吹入患侧耳腔中，每日用药 1 次。

【主治】化脓性中耳炎。

【出处】新中医，1981，(12)：25.

### 方十七 韭菜汁△

【组成】鲜韭菜 1 斤

【用法】将韭菜洗净，晾干，捣烂滤汁装瓶备用。每次 2~3 滴，滴入耳内，日 2 次。

【主治】慢性中耳炎。

【出处】《河南省秘验单方集锦》

# 旋 耳 疮

旋耳疮是指旋绕耳周而发的疮疡。多发于耳前或耳后缝间，也可波及整个耳壳。以局部皮肤潮红、灼热、瘙痒、水泡、糜烂、流黄水、结痂等为其主要症状。相当于西医学之外耳湿疹。

### 方一　旋耳膏<sup>△</sup>

【组成】轻粉6克　官粉3克　穿山甲3克　广丹9克

【用法】将上药共为细末，香油调匀成膏，涂抹患处。日3~4次。

【主治】旋耳疮、外耳湿疹，局部渗水痒痛。

【出处】《河南省秘验单方集锦》

### 方二　青冰粉<sup>△</sup>

【组成】青黛1克　冰片0.5克　穿山甲5克　铅粉3克

【用法】将穿山甲研细，加入后3味混合研细备用。局部流黄水可用药粉撒之，结痂可用香油调敷。

【主治】旋耳疮，瘙痒，疼痛，流黄水或结痂。

【出处】《河南省秘验单方集锦》

### 方三　蛇床子散<sup>△</sup>

【组成】轻粉6克　蛇床子30克　苦参15克　黄柏15克　乌贼骨12克

【用法】上药共研细粉，敷擦患处；亦可用香油调敷患处。1日2次。

【主治】外耳湿疹，局部渗水流脓。

【注意事项】局部红肿痒结痂为主者，用干油膏；局部以溃烂流脓为主者，用干粉。

【出处】《偏方妙用》

### 方四　赤芍茯苓汤<sup>△</sup>

【组成】茯苓4.5　赤芍3克　生姜3克　白术3克　附子1克　甘草3克

【用法】用水煎成汤剂，每剂煎3次。日服1剂，3次混合后分2~3次服完。

【主治】外耳部湿疹，瘙痒。

【出处】《民间方》

### 方五　蚕豆皮粉

【组成】蚕豆皮适量，香油适量

【用法】将蚕豆浸泡软后，剥其皮晒干；用火将蚕豆皮烘烤极焦，研成细末过筛，香油调拌均匀。敷于患处，每日1剂。

【主治】耳部湿疹。

【出处】《偏方大全》

### 方六　蛇连散△

【组成】蛇床子、黄连各3克　轻粉0.3克

【用法】上药共为细末，敷患处。

【主治】外耳湿疹，灼热，瘙痒。

【出处】《万病单方大全》

### 方七　冰矾松香散△

【组成】冰片2克　枯矾1克　松香1克　香油适量

【用法】前三药研为细末，用香油调匀，敷患处。1日2~4次。

【主治】外耳湿疮。

【出处】《400种病症民间验方》

### 方八　黄丹散△

【组成】黄丹5克　松香3克　轻粉1克

【用法】上药共为细末，麻油调匀涂患处。

【主治】外耳湿疮。

【出处】《400种病症民间验方》

### 方九　二粉散△

【组成】轻粉、穿山甲、铅粉、黄丹各10克

【用法】将轻粉研细隔纸微炒，山甲用砂炙透，黄丹水飞晒干，然后与铅粉共研极细末，瓶贮备用。用法：先将温开子洗净患处，取净香油适量将药末调成糊状，每日2次，涂搽患处。

【主治】耳根后部湿疮。

【出处】《祖传秘方大全》

### 方十 黄连蛇皮散<sup>△</sup>

【组成】川连6克　蛇皮6克　枯矾6克　鸡内金3克

【用法】上四味共为散，用香油调涂患处。

【主治】耳周皮肤糜烂。

【出处】《祖传秘方大全》

### 方十一 白扁豆筋粉<sup>△</sup>

【组成】白扁豆筋20克

【用法】将上药置炉上焙黄研成粉末，用香油调成糊状备用，将上药涂疮面，每日3次。

【主治】旋耳疮，皮肤潮红，灼热、糜烂等。

【出处】山东中医杂志，1986，（4）：52.

### 方十二 穿粉散

【组成】轻粉、炙山甲、铅粉、黄丹各等份

【用法】将轻粉置于硬纸上，加热焙至微黄后研极细末，将炙山甲碾细过细箩，然后与以上诸药混合研匀装瓶备用。视其病情，如流黄水多者，敷以干粉，渗液少者，加适量麻油调涂即可。1日2次。

【主治】耳前后缝间黄水疮。

【出处】山东中医杂志，1989，8（5）：50.

### 方十三 苦参汤<sup>△</sup>

【组成】苦参60克　蛇床子、百部、益母草各30克

【用法】煎水1000毫升，外洗患处，每天2次。

【主治】外耳湿疹。

【出处】山东中医杂志，1985，（1）：48.

### 方十四 五妙散

【组成】天花粉30克　滑石粉20克　苍术10克　黄柏10克　青黛粉3克

【用法】上药共为细末，装瓶备用。用时撒布患处，以敷盖住患面为度，用无菌纱布固定，每日1次。

【主治】外耳湿疹，糜烂，渗液。

【注意事项】用药期间禁食鱼虾蛋及辛辣食物。对皮肤粗糙者不宜使用。

【出处】山东中医杂志，1985，(3)：39.

### 方十五　槐松油膏

【组成】槐树枝7棵（国槐，长7寸，粗细如筷）　黄松香60克　香油60克

【用法】将松香捣碎，均匀撒在1尺见方的黄纸上，再放入槐枝，一起卷紧成圆筒状，然后把下端用线扎紧，将香油徐徐灌入，最后将口扎紧，用镊子挟住上端，使药条略平，以火点燃下端，下放一碗，药条燃烧，药油随即滴入碗内，待药条燃尽，再将落入碗内炭灰研成糊状，装入瓶内备用。用法：将药涂患处，7天涂1次。

【主治】外耳部生疮，流黄水。

【出处】河南中医，1984，(6)：封底.

### 方十六　清热燥湿汤△

【组成】苍术60克　黄柏60克　银花9克　连翘9克　苦参15克　生地15克　花粉9克　甘草6克

【用法】水煎服，1日1次。

【主治】耳周围黄水疮，心烦尿赤。

【出处】《常见病验方选集》

### 方十七　大黄元明粉△

【组成】大黄、元明粉各等分

【用法】上药共研细末，以菜油调搽患处。

【主治】外耳部生疮，流黄水。

【出处】《常见病验方选集》

# 耳鸣、耳聋

　　耳鸣，即耳中鸣响如蝉鸣，或如钟鸣。耳聋是指听力减退，甚至失听。两症可先后出现，或同时存在，有虚实之分。病因多为脏腑虚损，

气血不足而致。与西医神经性耳鸣，耳聋相类似。

### 方一　芍红汤△

【组成】赤芍、红花、桃仁、没药、白芷各 9 克　川芎、水蛭各 6 克　三七、干姜各 3 克　大枣 15 克

【用法】水煎服，1 日 1 剂。

【主治】突发性耳聋。

【注意事项】有脑血管疾病或出血倾向者不宜服用本品。

【出处】中华耳鼻咽喉科杂志，1986，21（3）：169.

### 方二　菖蒲根饮△

【组成】石菖蒲根 6~15 克

【用法】每日 1 剂，水煎顿服，连服数旬。

【主治】神经性耳聋。

【出处】《安徽单验方选集》

### 方三　鱼脑粳米汤△

【组成】鲤鱼脑髓 60 克　粳米 30 克　盐、酱适量。

【用法】上 4 味共煮粥食用。

【主治】突然耳聋。

【出处】《家用良方》

### 方四　清耳增听汤

【组成】金银花 6 克　杭菊花 10 克　连翘 10 克　龙胆草 6 克　胡黄连 6 克　栀子 6 克　骨碎补 10 克　紫草 6 克　乳香 2 克　菖蒲 6 克　荷叶 10 克

【用法】水煎服，1 日 1 剂。

【主治】耳流脓，听音不聪。

【出处】陕西中医，1984，5（1）：7.

### 方五　解毒闻声汤

【组成】甘草 6 克　黑豆 15 克　骨碎补 10 克　紫草 6 克　菊花 10 克　百合 10 克　菖蒲 6 克　路路通 6 克　磁石 10 克　荷叶 10 克　黄羊角屑 5 克

【用法】水煎服，1 日 1 剂。

【主治】链霉素中毒之耳聋，病程较短者。

【出处】陕西中医，1984，5（1）：7.

### 方六　活血返聪汤

【组成】骨碎补 10 克　红花 6 克　路路通 6 克　磁石 10 克　菖蒲 6 克　黄精 6 克　干地黄 10 克　女贞子 6 克　百合 10 克　菊花 10 克　荷叶 10 克

【用法】水煎服，1 日 1 剂。

【主治】老年听力欠聪。

【出处】陕西中医，1984，5（1）：7.

### 方七　隔苍术艾灸法△

【组成】苍术 1 块　艾 21 壮

【出处】苍术 1 块，长 2 厘米，一头削尖，一头截平，将尖头插入耳内，平头上用艾灸之，至 14 壮或 21 壮，觉耳有热气则效。

【主治】暴聋。

【出处】《灵验良方汇编》

### 方八　乌鸡汤

【组成】白毛乌鸡 1 只，甜酒 120 毫升

【用法】同煎熟食，随意食用。

【主治】肾虚性耳鸣，耳聋。

【出处】《河南省秘验单方集锦》

### 方九　地柏煎△

【组成】熟地 50 克　黄柏 9 克　菖蒲 9 克

【用法】将上药放入砂锅内加水 500 毫升，故煎 250 毫升，温服。日 1 剂。

【主治】阴虚火旺所致耳鸣，耳聋。

【注意事项】实证勿用。

【出处】《河南省秘验单方集锦》

## 方十　菖蒲滴耳汁<sup>△</sup>

【组成】鲜菖蒲适量

【用法】鲜菖蒲捣烂，用细纱布滤汁，滴耳，1日5~6次，1次1~2滴。

【主治】耳中憋胀，耳鸣，听力下降。

【出处】《中医耳鼻喉科学》

## 方十一　百合散<sup>△</sup>

【组成】干百合90克

【用法】上药研末，温水服9克，每日2次。

【主治】耳鸣，听力减退。

【出处】《百病单方大全》

## 方十二　猪肾汤<sup>△</sup>

【组成】猪肾2个　粳米适量　葱白2根　薤白7枚　人参1克　防风0.5克

【用法】上药与猪肾同煎煮，至肾熟去药渣，吃肾喝粥。

【主治】老人耳聋。

【出处】《万病单方大全》

## 方十三　耳聋通气散

【组成】柴胡500克　香附250克　川芎250克

【用法】共研细末，制成水丸，早晚各服5克，10天为1疗程。

【主治】渗出性中耳炎，听力减退。

【出处】新中医，1983，(12)：32.

## 方十四　补肾方<sup>△</sup>

【组成】枸杞子90克　山萸肉90克　山药90克　猪腰500克

【用法】先剔去猪腰筋膜臊腺，洗净，尔后用纱布包前3味药，用猪腰一起取水煎，至猪腰热为度。取出猪腰切成花块，炒锅内把素油烧热，爆炒猪腰，加葱姜蒜佐料即可。经常食用，不拘限量。

【主治】肾虚性耳鸣，老年人自觉耳内发响，犹如蝉鸣，或似潮水，影响听力。

【出处】《偏方妙用》

### 方十五　耳聋左慈丸

【组成】熟地230克　山黄肉、怀山药、骨碎补各120克　泽泻、丹皮、茯苓、煅磁石、五味子、石菖蒲各90克　神曲150克

【用法】上药共研细面，炼蜜为丸，每次服10丸，1日3次，连服1~2月。

【主治】肾精亏虚耳聋，伴腰膝酸软。

【出处】四川中医，1987，5（11）：43.

### 方十六　丹栀桑芝丸△

【组成】桑叶、黑芝麻、丹皮、栀子等分。

【用法】上药共研细末，加蜜为丸，每服9克，开水送服。

【主治】头晕，耳鸣。

【出处】《万病单方大全》

### 方十七　猫尿灌耳

【组成】猫尿适量

【取猫尿法】将大蒜（或鲜姜）捣烂，抹在猫的鼻孔上，猫即尿，用碗接取，贮瓶备用。用时用滴管滴入耳内。

【主治】听力减退，甚至耳聋。

【出处】《家用偏方二百三》

### 方十八　龙胆泻肝汤加减△

【组成】龙胆草15克　栀子12克　黄芩12克　木通12克　泽泻12克　郁金12克　菖蒲12克

【用法】水煎服，1日1剂。

【主治】肝胆火郁所致耳鸣、耳聋，口苦易怒。

【出处】《中医诊疗常规》

### 方十九　二至汤△

【组成】女贞子15克　旱莲草15克

【用法】水煎服，日 1 剂。

【主治】肝肾阴虚所致耳鸣、耳聋。

【出处】《万病单方大全》

### 方二十　鲤鱼胆汁

【组成】鲤鱼胆汁适量

【用法】将鲤鱼胆汁滴耳，每次 2~3 滴，每日 3~5 次。

【主治】耳鸣。

【出处】《家用良方》

# 鼻　疳

鼻疳又名鼻疮，是指鼻前孔附近皮肤红肿、糜烂、结痂、灼痒，有经久不愈、反复发作的特点。相当于西医的鼻前庭炎。

### 方一　加减黄芩汤

【组成】黄芩 12 克　栀子 12 克　连翘 12 克　赤芍 10 克　桑白皮 15 克　银花 15 克

【用法】上药加水煎煮 2 次，取汁混匀，分 2 次内服，1 日 1 剂。

【主治】肺热毒犯所致鼻前孔皮肤红肿、糜烂。

【出处】《中医诊疗常规》

### 方二　杏仁乳△

【组成】杏仁适量　人乳适量

【用法】将杏仁捣烂和人乳调匀，敷于患处。

【主治】鼻前生疮，糜烂。

【出处】《民间方》

### 方三　五倍子醋液△

【组成】五倍子 15 克　醋 200 毫升

【用法】五倍子用醋煲，乘热气熏鼻。每日 1~4 次，连熏3~4 日。

【主治】鼻中发痒，连唇生疮。

【出处】《祖传秘方大全》

### 方四　鹿角散

【组成】鹿角 3 克　枯矾 2 克　血余炭 2 克

【用法】鹿角烧炭存性，与枯矾，血余炭共研细末。先用花椒煎水洗患处，后用药面掺之。

【主治】鼻孔烂穿，发痒。

【出处】《祖传秘方大全》

### 方五　冰杏散△

【组成】杏仁 2 克（去皮尖，研末去油）轻粉 1 克　冰片 1 克

【用法】上药共为细末，和匀，吹入鼻内。

【主治】鼻烂、灼痒。

【出处】《400 种病症民间验方》

### 方六　苡米冬瓜辛夷汤△

【组成】苡米 15 克　冬瓜 15 克　辛夷 3 克

【用法】煎汤当茶饮。

【主治】鼻孔生疮。

【出处】《400 种病症民间验方》

### 方七　黄连膏

【组成】黄连、黄柏、姜黄、黄蜡各 10 克　当归 17 克　生地 33 克　麻油 40 克

【用法】将上药放入麻油中，用文火炸枯，过滤去渣，加黄蜡微火熔化后，候冷装瓶备用。温开水擦净鼻腔后，用消毒棉签蘸膏少许外涂，1 日 3~4 次。

【主治】鼻前皮肤生疮。

【出处】浙江中医杂志，1987，（7）：309.

### 方八　瓦松散△

【组成】瓦松适量

【用法】将瓦松烧炭存性，研末，撒布患处。

【主治】鼻疮糜烂日久不愈者。

【出处】《中医耳鼻喉科学》

### 方九　参矾散<sup>△</sup>

【组成】苦参、枯矾各 15 克　生地汁适量

【用法】将前 2 药研末，生地汁调之、涂患处。

【主治】鼻疮痒痛。

【出处】《中医耳鼻喉科学》

### 方十　柏榔膏<sup>△</sup>

【组成】黄柏、槟榔各 6 克　猪油适量

【用法】上药共为末，猪油熬热调敷。

【主治】鼻前皮肤生疮。

【出处】《常见病验方研究参考资料》

### 方十一　茄杆末

【组成】老茄杆（经霜者佳）适量　梅片 0.3 克

【用法】将茄杆烧灰研末，与梅片研匀，涂患处。

【主治】鼻前孔生疮、糜烂。

【出处】《常见病验方研究参考材料》

### 方十二　薏仁冬瓜汤<sup>△</sup>

【组成】薏米仁 30 克　冬瓜 120 克

【用法】水煎代茶服。

【主治】鼻孔生疮，流黄水。

【出处】《经验方》

### 方十三　蚤休汁<sup>△</sup>

【组成】蚤休适量

【用法】将蚤休磨水涂在疮面。

【主治】疮疖，痈肿等。

【出处】《中国民间小单方》

### 方十四　清疮散<sup>△</sup>

【组成】薄荷 15 克　青黛 10 克　黄柏 12 克　冰片 3 克　人中白 10

克　黄连 10 克　硼砂 10 克

【用法】分别研成细末，混匀。用时把药粉用植物油调成糊状，患处先用 75% 酒精消毒，再敷药，外盖消毒纱布，每日换药 1 次。

【主治】鼻孔前附近皮肤红肿，糜烂，流黄水。

【出处】《百病良方》

## 方十五　松香散<sup>△</sup>

【组成】松香 6 克　白矾 6 克　铜绿 6 克

【用法】将上药装入葱叶内扎口，水煎待药溶化，取出葱叶晒干（瓦上文火焙干即可），加冰片少许共研细末，疮末溃者，麻油调涂患处。疮已溃破流脓水者，药粉干撒，每日 1 次。

【主治】鼻疮流脓水。

【出处】《百病良方》

## 方十六　百柏散<sup>△</sup>

【组成】黄柏、枯矾、百草霜各等分

【用法】分别研末，混匀。先将患处用淡盐水洗净，用麻油将药末调成糊状，涂患处。每日涂 3~4 次。

【主治】鼻疮，糜烂，流水等。

【出处】《百病良方》

## 方十七　白矾液<sup>△</sup>

【组成】明白矾 60 克

【用法】将白矾研末加适量冷水，以白矾溶解为度，用干净细布或草纸浸于白矾溶液中，取出贴患处，日换数次即可。

【主治】鼻疮初起未成脓者。

【出处】《广西中医验方选集》

## 方十八　栀泽导赤汤<sup>△</sup>

【组成】生地 20 克　木通 12 克　竹叶 10 克　甘草 6 克　栀子 10 克　泽泻 12 克

【用法】水煎服，1 日 1 剂。

【主治】鼻下皮肤生疮，痒而不痛，脓汁浸渍。

【出　处】经验方

## 方十九　公英解毒汤△

【组成】黄连 10 克　黄芩 10 克　黄柏 6 克　栀子 10 克　蒲公英 20 克　紫花地丁 20 克

【用法】水煎服，1 日 1 剂。可用药渣煎水熏洗患部。

【主治】鼻疮糜烂，痒痛。

【出处】《简明中医辞典》

## 方二十　椒盐汤△

【组成】川椒 10 克　食盐 5 克

【用法】煎水洗患处。

【主治】鼻疮痒痛。

【出处】经验方

# 鼻 息 肉

鼻息肉，是指鼻腔内的赘生物，其状若葡萄或榴子，光滑柔软，带蒂而可活动。其主要症状为持续性鼻塞，并有嗅觉减退、鼻涕增多，常有头昏、头痛。

## 方一　菖蒲散

【组成】菖蒲、皂角等分

【用法】上药共研细末。每用 3 克，绵裹塞鼻中，仰卧片时。

【主治】鼻息肉。

【出处】《灵验良方汇编》

## 方二　息肉消化散

【组成】狗头骨 50 克　乌梅肉 25 克　人指甲 9 克

【用法】上药各置瓦上并在炭火中焙烤，待其色分别呈白色、黑炭色和焦黄色后，取出待凉研末，与硼砂末 6 克和匀，再研极细末备用。每 1~2 小时以少许吹于息肉上，10 日为一疗程。严重者加辛夷花，薄荷等分，煎水冲服本品 3~6 克，每日 3 次。

【主治】鼻息肉。

【出处】上海中医药杂志，1987，（10）：20.

### 方三　藕节散

【组成】藕节60克（焙焦）　乌梅肉30克（焙焦）　白矾15克
冰片3克

【用法】上药共研细末，贮瓶密封备用。取少许吹入患侧鼻孔，每
小时一次，5天为1疗程。

【主治】鼻息肉。

【出处】中医杂志，1987，28（6）：12.

### 方四　白矾膏△

【组成】白矾适量　猪脂适量。

【用法】白矾烧末，猪脂和之，棉裹塞入患侧鼻孔。

【主治】鼻息肉。

【出处】《家用良方》

### 方五　轻黄散

【组成】轻粉3克　杏仁3克（去皮尖）雄黄15克　麝香1克

【用法】上4味先研杏仁如泥，后入雄黄、麝香，轻粉，同研极细，
瓷器收贮，于卧时用筷头蘸少许点息肉上，隔日一点。

【主治】鼻息肉。

【出处】《灵验良方汇编》

### 方六　雄黄散△

【组成】雄黄9克

【用法】上药研极细末，每次用0.3克，放入竹筒内吹入鼻息肉上、
每日吹撒3次，以愈为度。

【主治】鼻息肉。

【出处】《河南省秘验单方集锦》

### 方七　息肉散△

【组成】苦丁香6克　细辛6克　苍耳子6克　辛夷6克　僵蚕9

克　冰片 0.5 克

【用法】上药先将前五味共研细末，加入冰片，合研极细末。以本品少许，吹撒于鼻息肉处，日 2 次，对息肉深者用少许脱脂棉蘸药放于息肉处，日 1 次。

【主治】鼻息肉。

【出处】中国医药学报，1988，9（1）：41.

### 方八　蚯蚓散△

【组成】蚯蚓（炒）1 条　牙皂 1 片　蜂蜜少许

【用法】蚯蚓、牙皂共研细末，蜜调涂患处。

【主治】鼻息肉。

【出处】《家用良方》

### 方九　消息散

【组成】白芷 6 克　辛夷 6 克　薄荷 6 克　冰片 0.5 克　麝香 0.2 克

【用法】先将前 3 味研面，加冰片、麝香，合研极细末，装瓶内备用。用时取药粉少许，吹入鼻息肉处，或用蜜调涂息肉处，每日 2 次。

【主治】鼻息肉。

【出处】《中医耳鼻喉科学》

### 方十　消息油

【组成】白芷、辛夷、杏仁、甘遂各 20 克　芝麻油 250 毫升　冰片 1.5 克　薄荷霜 1 克　液体石蜡 500 毫升

【用法】将前四味药与油同放锅内浸 24 小时，加火将药炸成黑黄色为度，离火除去药渣，加入液体石蜡、冰片、薄荷霜，搅匀过滤，分装入滴瓶内备用。用时仰头滴鼻，或用棉球蘸药塞鼻，每日 2~3 次。

【主治】鼻息肉。

【出处】辽宁中医杂志，1982，（12）：33.

### 方十一　息肉栓△

【组成】细辛 6 克　通草 3 克　甜瓜蒂 9 克　白矾 2 克　草乌灰 1 克　猪板油适量

【用法】将前五味药共研细粉，猪板油调合为丸如鼻孔大，塞入鼻

孔内，每日1次。

【主治】鼻中息肉堵塞息孔，引起呼吸不利。

【出处】《偏方妙用》

### 方十二　硼雄散<sup>△</sup>

【组成】硼砂3克　雄黄3克　炒桃仁3克

【用法】将3味药共研细粉，涂患部或用香油调擦，每日2次。

【主治】鼻息肉，鼻塞不通。

【出处】《偏方妙用》

### 方十三　二苓二皮汤<sup>△</sup>

【组成】川羌9克　防风9克　苍术9克　云苓9克　猪苓9克　泽泻9克　茵陈9克　桑皮9克　地骨皮9克　甘草3克

【用法】水煎服，日服1剂。

【出处】《山东中医验方集锦》

### 方十四　硇砂白矾散<sup>△</sup>

【组成】硇砂3克　白矾1.5克

【用法】上药共研细末，每用少许吹鼻内，1日3次。

【主治】鼻中息肉，鼻塞，流涕等。

【出处】《山东中医验方集锦》

### 方十五　鼻炎灵

【组成】苍耳子（捣）、白芷、辛夷各60克　冰片粉6克　薄荷霜5克　芝麻油500毫升　液状石蜡1000毫升

【用法】将前3味与芝麻油同放锅内，浸泡24小时，加热，待炸成黑黄色捞出，再下余3味药，搅匀，冷却后过滤，分装眼药水瓶内备用。仰头滴鼻，每次滴1～2滴，日滴1～2次。

【主治】鼻息肉。症见鼻堵，嗅觉失灵等。

【出处】《古今名方》

### 方十六　通窍汤<sup>△</sup>

【组成】黄芪30克　白术、党参、当归、苍耳子、白芷、辛夷花各

10 克　升麻、柴胡、陈皮、炙甘草、薄荷各 6 克

【用法】水煎服，1 日 1 剂。

【主治】鼻息肉，鼻塞嗅减。

【出处】《全国名老中医验方选集》

### 方十七　雄硇散

【组成】硇砂三份　雄黄二份　冰片一份

【用法】上药共为细末，过 120 目孔细箩装瓶备用，鼻息肉摘除术后，取 0.3 厘米×1 厘米×3 厘米明胶海棉一块，用生理盐水先浸湿，再捏干，蘸本散剂，贴于息肉残体或手术创面，鼻腔以油纱条充填，24 小时后轻轻抽取出油纱条，保留明胶海棉块于息肉内，待其吸收或自行脱落。

【主治】鼻息肉。

【出处】北京中医杂志，1989，（1）：24.

# 鼻窦炎

鼻窦炎，中医称之鼻渊。是以鼻流浊涕，量多不止，头痛鼻塞，嗅觉减退为特征的鼻病。

### 方一　鼻渊膏△

【组成】孩儿茶 60 克　鹅不食草 30 克　冰片 15 克　香油适量

【用法】前 3 味共研细末，用香油调成糊状，纳鼻内，每日 2~3 次。

【主治】鼻塞，流浊涕。

【出处】《中医耳鼻喉科学》

### 方二　桔葛苍耳煎

【组成】桔梗、苍耳子各 30 克　薏苡仁、连翘各 15 克　葛根、辛夷、白芷、菊花、茜草各 10 克　薄荷 5 克（后下）

【用法】上药加水煎煮 2 次，取汁混匀，分 2 次内服，日 1 剂。

【主治】鼻流浊涕，嗅觉减退。

【出处】上海中医药杂志，1984，（10）：31.

### 方三 芩柴苍耳汤△

【组成】黄芩、柴胡、桔梗、白芷各 15 克 苍耳子、薄荷、辛夷、甘草各 10 克

【用法】上药加水煎煮 2 次，取汁混匀，分两次内服，日 1 剂，4 周 1 疗程。

【主治】慢性鼻炎，鼻窦炎。

【出处】中西医结合杂志，1984，4（12）：730.

### 方四 藿胆丸△

【组成】藿香 90 克 猪胆汁 3 个

【用法】先将胆汁过滤，拌入藿香后晒干，微炒，共为末，水泛为丸，滑石为衣。每服 9 克，1 日 2~3 次，温开水送服。

【主治】鼻窦炎，鼻流浊涕。

【出处】《家庭实用便方》

### 方五 冰连散△

【组成】黄连 3 克 辛夷花 3 克 冰片 0.6 克

【用法】上药共为细末，早、中、晚 3 次少许入鼻孔。

【主治】急、慢性鼻窦炎。

【出处】《家庭实用便方》

### 方六 苍耳散

【组成】炒苍耳子 8 克 辛夷仁 15 克 薄荷叶 15 克 白芷 30 克

【用法】上药共为细末，每服 6 克，葱汤调下，食后服。

【主治】鼻流浊涕，嗅觉减退。

【出处】《灵验良方汇编》

### 方七 蛋冰油△

【组成】鸡蛋 5 个 冰片适量

【用法】将鸡蛋煮熟取出蛋黄，放锅内文火熬出蛋黄油加入冰片少许搅匀，待凉后滴鼻。每日 1~2 次，每次 1~2 滴。

【主治】慢性鼻窦炎。

【出处】《醋蛋治百病》

## 方八　蛋花汤△

【组成】鸡蛋2只　辛夷花10~12克

【用法】加水同煮，蛋熟去壳再煮片刻，吃蛋喝汤。

【主治】鼻窦炎。

【出处】《醋蛋治百病》

## 方九　升麻解毒汤

【组成】升麻、生甘草、葛根各6克　赤芍、黄芩、鱼腥草各12克，蒲公英20克　桔梗、白芷、苍耳子各10克

【用法】上药加水同煎2次，取药液混匀，分2次内服，1日1剂。

【主治】急性鼻窦性、头痛、鼻塞流浊涕。

【出处】湖北中医杂志，1986，（6）：31.

## 方十　排脓清窦汤

【组成】桔梗10克　黄芩10克　天花粉10克　浙贝母10克　七叶一枝花10克　苍耳子10克，金银花12克　甘草6克

【用法】水煎服，1日1剂。

【主治】鼻窦炎、鼻流浊涕、鼻炎。

【出处】中医药研究杂志，1987，（1）：12.

## 方十一　鹅草苍耳子汤△

【组成】鹅不食草15克　辛夷6克　甘草6克　白芷12克　苍耳子12克　薄荷12克

【用法】上药加水煎煮两次，取汁混匀分两次内服。1日1剂。

【主治】慢性鼻窦炎。

【出处】四川中医，1987，5（9）：39.

## 方十二　苍耳解毒活血汤

【组成】金银花15~30克　连翘12克　苍耳子9克　白芷9克　赤芍9克　桃仁9克　红花9克　薄荷9克　陈皮5克

【用法】上药加水煎2次，滤汁混匀，分2次内服。日1剂。

【主治】上颌窦炎，鼻流浊涕。

【出处】山西中医，1987，3（5）：18.

### 方十三　柏叶猪鼻汤

【组成】猪鼻肉 60 克　生柏叶 30 克　金钗石斛 6 克　柴胡 10 克　蜂蜜 60 克　黄酒 30 克

【用法】猪鼻肉刮洗干净，将生柏叶，金钗石斛，柴胡同放砂锅内，加清水 4 碗，与猪鼻共煮至剩 1 碗汤，滤除药渣，冲入蜂蜜及黄酒和匀服饮。2~4 剂为 1 疗程，连服 3~4 疗程。

【主治】鼻窦炎，流浊涕。

【出处】《偏方大全》

### 方十四　复方苍耳散

【组成】苍耳子 15 克　辛夷 15 克　白芷 10 克　薄荷 3 克　细辛 5 克　冰片 1 克

【用法】先将前 5 味药共研细末过箩，再加冰片拌匀研细，装瓶密封备用。取此药 0.3~0.5 用棉花包好，塞入患侧鼻孔，每日 1~2 次，10 日为 1 疗程，停 3~5 日可再用。

【主治】鼻塞不通，流黄浊涕。

【出处】陕西中医，1985，6（8）：367.

### 方十五　鼻渊灵

【组成】辛夷、苍耳子、薄荷、白芷、川芎、赤芍、丹皮各 6 克　桔梗、甘草各 3 克

【用法】上药水煎 2 次，滤液混匀，分两次内服，每日 1 剂。

【主治】鼻塞不通，头痛，流浊脓，白涕。

【出处】《河南省秘验单方集锦》

### 方十六　清鼻补漏汤

【组成】芦根 30 克　金银花 20 克　党参 20 克　黄芩 15 克　薏苡仁 15 克　败酱草 12 克　甘草 6 克

【用法】上药加水煎煮两次，滤液混匀，分 2 次内服，1 日 1 剂。

【主治】鼻塞不通，流浊涕。

【出处】湖北中医杂志，1985，2：55.

### 方十七　大蓟根饮<sup>△</sup>

【组成】鲜大蓟根 100 克　鸡蛋 2~3 个

【用法】上药与鸡蛋同煮，吃蛋喝汤。

【主治】鼻窦炎，鼻塞流浊涕。

【注意事项】禁忌辛辣等刺激性食物。

【出处】《全国中草药新医疗法展览会资料选编》

### 方十八　当归苍耳汤<sup>△</sup>

【组成】当归 15 克　菖蒲 12 克　白芷 12 克　苍耳子 20 克

【用法】上药放茶缸内加水 200 毫升，煮沸 15 分钟即可熏鼻用，早晚各熏 1 次，每剂药可熏 5 天。

【主治】鼻腔流脓，鼻塞，嗅觉减退。

【出处】《河南省秘验单方集锦》

### 方十九　通鼻汤

【组成】升麻　穿山甲　王不留行　鹿角霜各 9 克　白芷 15 克　辛夷 12 克　鱼腥草　公英　薏苡仁　花粉　黄芪各 18 克　甘草 3 克

【主治】儿童慢性鼻窦炎。

【出处】四川中医，1990，8（11）：46.

### 方二十　射干豆根汤

【组成】射干 30~40 克　山豆根 15 克　柴胡 6 克　辛夷、栀子、薄荷各 10 克　细辛 3 克　甘草 5 克

【用法】脓涕多者加败酱草 20 克，头痛剧加白芷 10 克，葛根 20 克。日 1 剂，5 剂 1 疗程。

【主治】慢性鼻窦炎。

【出处】安徽中医学院学报，1986，5（2）：36.

### 方二十一　花芷芎荑汤<sup>△</sup>

【组成】二花（金银花）15 克　白芷 15 克　川芎 15 克　薄荷 15 克　辛夷 15 克　黄芩 15 克

【用法】将药物放入较大水杯内（约装水 500~800 毫升），用开水冲泡，然后后将水杯盖严，5 分钟后打开杯盖，杯口周围用手捂严，中间留出空隙将鼻孔对准空隙处，取其热气熏鼻。间断深吸气，将气雾吸入鼻腔，待无热气熏发后治疗停止。一般熏 10 分钟左右，每天 2 次，7 天为 1 疗程。治疗期间停用其他治疗方法。

【主治】急慢性鼻窦炎。

【出处】中医杂志，1991，32（1）：26.

### 方二十二　升麻解毒汤

【组成】升麻 6 克　葛根 15 克　赤芍　黄芩　鱼腥草各 12 克　蒲公英 20 克　桔梗　白芷　苍耳子各 10 克　生甘草 6 克

【用法】日 1 剂，身热、胸闷、舌红、脉数加生石膏；口苦咽干、耳鸣耳聋加藿香、龙胆草；头晕、身重、脘胀纳呆加藿香、佩兰、薏苡仁；中鼻甲水肿较剧加木通、车前子、薏苡仁；鼻塞不解加辛夷花、当归尾、杏仁；涕中带血加茜草根、丹皮、白茅根、小蓟；涕黄量多加银花、虎杖；涕白量多加薏苡仁、茯苓、泽泻；头痛甚者加白蒺藜、白芍、制草乌；体虚加生黄芪、当归；便秘加酒军。

【主治】急性鼻窦炎。

【出处】湖北中医杂志，1986，(6)：31.

### 方二十三　鼻渊汤

【组成】金银花 15 克　蒲公英 20 克　黄芩 12 克　鱼腥草 30 克　山豆根 30 克　苍耳子 15 克　辛夷 15 克　薄荷 6 克　天花粉 10 克　桔梗 10 克　甘草 6 克

【用法】加减法：如头痛较甚，加白芷 10 克　川芎 10 克；鼻塞较重，加菖蒲 12 克，皂刺 10 克；鼻窦积脓，加败酱草 20 克；咳嗽、加杏仁 10 克；纳呆神疲，加白术 10 克，陈皮 10 克；便秘，加大黄 6 克（后下）。每日 1 剂，水煎两次，饭后分服。7 天为 1 疗程。

【主治】嗅觉障碍，鼻分泌物增多，常为黏脓涕或黄脓涕。多伴有头痛或眉额胀痛，头昏，食欲减退，疲乏无力，记忆力减退，注意力不集中等症状。

【出处】河北中医，1989，11（1）：11.

### 方二十四　谷精合剂

【组成】谷精草 30 克　石决明 30 克　草决明 30 克　木贼草 10 克　钩藤 10 克　山栀 10 克　白芷 10 克　蔓荆子 10 克　菊花 10 克　甘草 10 克　桑叶 20 克

【用法】水煎服。木贼草、钩藤后下，每日 1 剂，早、晚分服 2 次，9 剂为 1 疗程。

【主治】急性鼻炎，慢性鼻窦炎。

【出处】陕西中医，1991，12（2）：66.

# 鼻　炎

　　鼻炎是以鼻塞不通，流涕，甚至不闻香臭为特征的鼻部疾患。可分为急性鼻炎，慢性鼻炎和过敏性鼻炎。

　　急性鼻炎多由外感风邪所致，症见：鼻塞不通，流涕，喷嚏，甚至不闻香臭。

　　慢性鼻炎，鼻堵呈间歇性或交替性，鼻涕黏稠或清稀，经久不愈，甚至嗅觉失灵，属中医鼻窒范畴。

　　过敏性鼻炎，是以突然和反复发作的鼻痒、喷、鼻塞、流清涕为特征的鼻病，中医称之鼻鼽。

### 方一　通窍汤

【组成】麻黄 9 克　防风 9 克　羌活 10 克　藁本 10 克　川芎 9 克　白芷 9 克　细辛 3 克　升麻 3 克　葛根 10 克　苍术 10 克　甘草 6 克

【用法】上药加水煎煮 2 次，取汁混匀，分 2 次内服，1 日 1 剂。

【主治】外感风寒所致急性鼻炎。

【出处】《中医耳鼻喉科学》

### 方二　苍辛鱼芷汤

【组成】苍耳子 10 克　白芷 10 克　防风 10 克　川芎 10 克　甘草 10 克　鱼腥草 20 克　辛夷 7 克　桔梗 6 克

【用法】上药加水煎煮 2 次，取汁混匀，分 2 次内服，1 日 1 剂。

【主治】慢性鼻炎。

### 方三 牡丹滴鼻液<sup>△</sup>注

【组成】牡丹皮 150 克

【用法】上药清水浸泡 1 天，蒸馏成 200ml，使呈乳白色液，制剂时药物不能超过容器的 1/3，水不能超过容器的 2/3。取药液点鼻，1 日 3 次。

【主治】过敏性鼻炎。

【出处】湖南医药杂志，1983，（4）：24（注：本方药量是原方十分之一。）

### 方四 固表汤<sup>△</sup>

【组成】防风 6 克　桂枝 6 克　五味子 8 克　生黄芪 20 克　细辛 4 克　白芍 10 克　丁香 10 克　白术 10 克　生甘草 10 克

【用法】上药加水煎 2 次，取汁混匀，分 2 次内服。

【主治】过敏性鼻炎。

【出处】新中医，1986，（12）：19.

### 方五 辛夷鸡蛋汤<sup>△</sup>

【组成】辛夷 30 克　鸡蛋 10 克

【用法】辛夷花煎水煮鸡蛋，吃蛋喝汤。每日 1 次。

【主治】慢性鼻炎。

【出处】《安徽单验方选集》

【主治】头痛，鼻流浊涕，鼻塞不通，嗅觉不灵。

【出处】《河南省秘验单方集锦》

### 方六 苍耳子油

【组成】苍耳子 20 粒　香油 30 克

【用法】先将香油加热至沸腾时放药，至苍耳子呈黑色焦状止，用纱布过滤备用。用 1×4 厘米纱条浸本品后，放在双下鼻甲上，每日 1 次。

【主治】慢性鼻炎。

【出处】黑龙江中医药，1988，（1）：25.

## 方七　劫敏汤

【组成】黄芪 10 克　柴胡 3 克　防风 6 克　诃子肉 10 克　干地黄 10 克　乌梅 10 克　豨莶草 10 克　蜂蜜 30 克

【用法】前 7 味药水煎去渣，兑入蜂蜜，内服，每日 1 剂。

【主治】过敏性鼻炎。

【出处】江苏中医，1988，9（5）：9.

## 方八　鼻炎灵

【组成】苍耳子（砸裂纹）60 克　白芷 60 克　辛夷 60 克　冰片粉 6 克　薄荷霜 5 克　芝麻油 500 毫升　液体石蜡 1000 毫升

【用法】将麻油、苍耳子、白芷、辛夷同放锅内，浸泡 24 小时，加热待苍耳子、白芷、辛夷炸成黑黄色捞出，再下冰片粉，薄荷霜，液体石蜡，搅匀，冷却后过滤，分装小瓶内备用。仰头滴鼻，每次滴 1～2 滴，日滴 1～2 次。

【主治】急、慢性鼻炎。

【出处】新中医，1981，11（1）：11.

## 方九　丝瓜藤猪肉汤△

【组成】丝瓜藤（近根部）2～3 米　瘦猪肉 60 克　盐少许

【用法】将丝瓜藤洗净，切成数段，猪肉切片，同放锅内加水煮汤，临吃时加盐调味，饮汤吃肉。5 次为 1 疗程。

【主治】慢性鼻炎。

【出处】《偏方大全》

## 方十　辛夷散

【组成】辛夷 6 克　大黄 6 克　川芎 6 克　甘草 6 克　荆芥 9 克　防风 9 克

【用法】上药共研细末。每服 3 克，日服 3 次，温酒送下。

【主治】过敏性鼻炎，慢性鼻炎。

【出处】《名家方选》

## 方十一　柏仁煮鸡蛋△

【组成】侧柏仁 30 枚　鲜鸡蛋 5 只

【用法】加水用文火煮 2 小时，取出用水凉过，只吃蛋。每日 1 剂，分数次服食。连服 3 日。

【主治】慢性鼻炎。

【出处】《醋蛋治百病》

### 方十二　苍路芷汤<sup>△</sup>

【组成】苍耳草 30 克　路路通 30 克　山白芷 30 克

【用法】上药加水煎两次，取汁混匀，分 2 次内服。

【主治】外感风寒所致急性鼻炎，症见鼻塞不通，流清涕。

【出处】《中医耳鼻喉科学》

### 方十三　干姜散<sup>△</sup>

【组成】干姜末适量

【用法】干姜末蜜调塞鼻中。

【主治】感受风寒，鼻塞不通。

【出处】《万病单方大全》

### 方十四　苍耳当归饮

【组成】苍耳子 10 克　辛夷 10 克　白芷 10 克　桔梗 10 克　当归 15 克　细辛 3 克　薄荷 10 克　黄芩 15 克　麻黄 5 克　藿香 10 克　生甘草 5 克

【用法】嘱患者自己煎药，边煎药边吸入药壶中散发之蒸气，煎煮 15~20 分钟，将药液倒入药杯中，再继续熏闻，待药不热，一次日服。每日 1 剂，20 日为 1 疗程。

【主治】慢性单纯性、过敏性、肥厚性副鼻窦炎。

【注意事项】治疗期间，停用其他一切中西药物（包括西药滴鼻剂），注意避风寒。

【出处】山西中医，1987，3（6）：22.

### 方十五　附子苍术汤

【组成】制附子　巴戟天　山萸肉　防风辛夷花（包煎）各 10 克　茯苓　苍术各 12 克　蝉蜕 5 克　肉桂 1 克（冲服）

【用法】每日 1 剂，9 剂为 1 疗程，停药 6 天，再行第二疗程，共治

4 个疗程。肺气虚加北参 15 克　党参 12 克　丹参 12 克；寒湿困脾加藿香、泽泻各 10 克，青砂 5 克（后下）；肾阳虚加肉苁蓉、菟丝子、杜仲各 10 克。

【主治】常年性鼻炎。

【出处】中西医结合杂志，1986，6（10）：615.

### 方十六　鼻炎丸

【组成】柴胡、薄荷、菊花、蔓荆子、防风、荆芥穗、黄芩、桔梗、川芎、白芷、枳壳各 10 克　牛角 100 克　细辛、龙胆草各 5 克　辛夷15 克

【用法】以上药物共为细末做蜜丸，每丸重 3.5 克，日服 2~3 次，每次 1~2 丸，小儿酌减，孕妇慎服。

【主治】慢性鼻炎、鼻窦炎。

【出处】中医杂志，1983，24（10）：66.

### 方十七　苍辛鱼芷汤

【组成】苍耳子 10 克　辛夷 7 克　鱼腥草 20 克　白芷 10 克　防风10 克　桔梗 6 克　川芎 10 克　甘草 10 克

【用法】风寒型：鼻流清涕，鼻塞不通，遇冷加重，舌质淡，苔薄白、脉浮紧等。在原方上加细辛、荆芥、桂枝等。风热型：鼻涕色黄、量多、有腥臭味，口干，舌偏红，苔黄，脉数或滑。在原方上加黄芩、连翘、桑白皮、天花粉等。

【主治】慢性鼻炎。

【出处】云南中医杂志，1986，7（5）：28.

### 方十八　苍耳油

【组成】苍耳子 15~20 粒、香油 1 两。

【用法】将 1 两香油加热，待油沸腾无沫后再放苍耳子，至苍耳子煎成黑色焦状为止，再用纱布过滤备用。将过滤后的油浸泡纱条（1 厘米×4 厘米），放置双下鼻甲上，隔日或 1 日涂药 1 次。也可用滴鼻瓶装苍耳油回家点鼻，1 日 1 次。

【主治】对慢性单纯性鼻炎、过敏性鼻炎疗效显著，肥厚性鼻炎效果一般。

【出处】黑龙江中医药，1990，（1）：25.

### 方十九 慢性鼻炎汤

【组成】苍耳子100克 白芷20克 葛根15克 麦冬20克 藁本10克 黄芩15克 薄荷10克

【用法】水煎服，每日1剂，分服，若四肢无力，食欲不振，腹胀满便溏者加党参，茯苓、白术、甘草水煎服，3周1疗程。

【主治】慢性单纯性鼻炎、慢性鼻窦炎。

【出处】中西医结合杂志，1983，（3）：179.

## 鼻 衄

鼻衄即鼻出血，可以由多种疾病引起，但多数为鼻病本身所致。鼻出血以一侧鼻腔出血多见，大多数出血点在鼻中隔的出血区域。

### 方一 桑楮生牛饮

【组成】桑白皮15克 代赭石15克 生地炭15克 川牛膝15克 炒白芍15克 白薇15克 当归10克 丹皮10克 炒黄芩10克 焦栀子10克 白茅根30克

【常用法】加水前煮两次，将药液混匀，分为1日2次饮服。

【主治】三焦热盛所致鼻腔出血，症见出血量多，色鲜红，可伴口干口苦，溲赤便干，舌红、苔黄，脉数。

【出处】陕西中医，1986，7（1）：76.

### 方二 蚯蚓白糖饮△

【组成】活蚯蚓5条 白糖适量

【用法】将蚯蚓洗净，捣烂，加白糖适量，冲水内服。每日1~2剂。

【主治】肝火上冲，血热头晕之鼻出血。

【注意事项】禁食辛热刺激性食物。

【出处】《河南省秘验单方集锦》

### 方三 茜草猪蹄汤△

【组成】茜草根30克 猪蹄2只 红枣五枚

【用法】上 3 味加水煎煮，分两次吃肉喝汤。每日 1 剂。

【主治】鼻出血。

【出处】《安徽单验方选集》

### 方四　大蒜泥<sup>△</sup>

【组成】大蒜适量

【用法】大蒜捣烂如泥，做饼如 5 分硬币大，厚 1~2 分，贴脚心。左衄贴右，右衄贴左，两孔俱出者，左右俱贴。

【主治】鼻腔出血。

【出处】《灵验良方汇编》

### 方五　止血灵

【组成】羚羊粉 0.5 克　栀子 10 克　丹皮 12 克　生地 15 克　赤芍 12 克　大黄 6 克

【用法】羚羊粉冲服，后 5 味药水煎 2 次混匀，分 2 次服。每日 1 剂。

【主治】肝火上逆，头痛头晕之鼻出血。

【出处】天津中医，1987，4（6）：16.

### 方六　安血饮

【组成】白茅根 20 克　藕节炭 20 克　龙骨 20 克　牡蛎 20 克　生三七粉 5 克　白及粉 10 克　生大黄 9 克

【用法】三七粉、白及粉各分两次冲服，余药加水煎煮两次，将药汁混匀，分为 1 日两次饮服。

【主治】顽固性鼻出血。

【出处】《上海中医药杂志》，1986，（12）：18.

### 方七　鼻栓

【组成】白及 80 克　麻黄素 0.5 克　甘油 15 克

【用法】将上药调成粘胶状，取中号鼻镜为模，将胶剂充入模内固定成型备用。取 1 颗鼻栓直接与出血或糜烂面接触填塞，前鼻孔堵 1 干棉球以防鼻栓滑脱，可重复填塞。

【主治】各种原因所致之鼻腔出血。

【**出处**】中西医结合杂志，1988，8（4）：247～248.

## 方八　牛车煎<sup>△</sup>

【**组成**】川牛膝 30 克　车前子 15 克（布包）　泽兰 10 克　生赭石 9 克

【**用法**】水煎服，每日 1 剂。于行经前 3 天开始服药，直至经期过去。

【**主治**】月经期吐衄。

【**出处**】《全国名老中医验方选集》

## 方九　栀子饮<sup>△</sup>

【**组成**】鲜栀子 100 克

【**用法**】将鲜栀子加水 2 茶杯，浓煎 1 茶杯，分数次服。

【**主治**】火热上炎所致之鼻衄。

【**出处**】《河南省秘验单方集锦》

## 方十　血余人乳汁<sup>△</sup>

【**组成**】血余炭 7.5 克　人乳 2 酒杯

【**用法**】将乳汁冲血炭 1 次服。

【**主治**】鼻出血。

【**注意事项**】心脏病、水肿病人忌用。

【**出处**】《安徽单验方选集》

## 方十一　白骨汤<sup>△</sup>

【**组成**】白头公 15 克　骨碎补 15 克　猪鼻甲（猪皮肉）2～4 两

【**用法**】上 3 味加水同煮，吃肉喝汤，成人每天 1 剂，儿童分 2 次服，连服 3 剂为 1 疗程。

【**主治**】鼻出血。

【**出处**】新中医，1981，（5）：26.

## 方十二　瓦松散<sup>△</sup>

【**组成**】鲜瓦松 2 斤　红砂糖 15 克

【**用法**】先将瓦松洗净，阴干，捣烂，用纱布绞取汁，加红糖拌匀，倾小瓷盘内，晒干成块，每次服 1.5~3 克，每日 2 次，温开水送服。

【主治】鼻出血。

【注意事项】禁忌辛辣刺激食物和热开水。

【出处】《全国中草药新医疗法展览会资料选编》

### 方十三　蕹菜白糖饮

【组成】蕹菜（空心菜）250 克　白糖适量

【用法】将蕹菜洗净，加糖捣烂，冲入沸水饮用。

【主治】鼻出血。

【出处】《偏方大全》

### 方十四　地归饮△

【组成】当归 15 克　白茅根 25 克　生地 40 克　赤芍 20 克　丹皮 15 克　麦冬 20 克　玄参 20 克

【用法】加水煎两次，将药液混匀，分为 1 日 2 次饮服。每日 1 剂。

【主治】阴虚血热型鼻衄。症见鼻出血时作时止，晚上较明显。

【出处】《全国名老中医验方选集》

### 方十五　大黄粉

【组成】生大黄 50 克

【用法】上药研成细面，口服，每次 3 克，每日 4 次，5 天为 1 疗程。儿童酌减。鼻出血时，采用消毒药棉蘸少量大黄粉进行鼻腔局部用药，6 小时左右更换 1 次。

【主治】鼻出血。

【注意事项】可有轻度恶心，呕吐，大便次数增多，一般不影响日常生活，不必处理。

【出处】上海中医药杂志，1988，（12）：28.

### 方十六　藕糖饮△

【组成】藕 1 节　白糖适量

【用法】将藕洗净，截断 1 小节，将白糖装满两半节藕孔，放入锅内蒸熟，顿服。1 日 2 次。

【主治】肺热鼻出血。

【出处】经验方

## 方十七　顺经汤

【组成】熟地　当时　丹皮各 15 克　白芍 6 克　白茯苓 10 克　沙参 10 克　黑芥穗 10 克　茜草 3 克　怀牛膝 2.4 克

【用法】正常服法。另脾虚加白术、扁豆、薏仁；阴虚有热加地骨皮、改白芍为赤芍，改熟地为生地；阴虚火旺加马鞭草、漏芦、黄芩；出血量多，大便溏泻者，当归量酌减。另小儿量酌减。

【主治】鼻衄。

【出处】陕西中医函授，1986，(6)：37~38.

## 方十八　大黄粉

【组成】大黄粉一味药。

【用法】北大黄加工成粉，每次服 3 克，每日 4 次，5 天为 1 个疗程。同时鼻衄血时采用消毒药棉蘸少量大黄粉进行鼻腔局部用药，6 小时左右更换 1 次。

【主治】适用于鼻衄血量 10~50 毫升，大多数由鼻中隔偏曲致鼻黏膜糜烂、干燥而衄血，在全身性疾病中凡能引起静脉压增高，凝血机制失调，血管张力改变而导致的鼻衄血。

【注意事项】服用大黄粉少数病人出现恶心、呕吐，可嘱服用粳米粥汤送服；反应重者还可用胶囊分装吞服，年幼患者可用纯蜂蜜调服。服大黄粉后还可出现排便次数增多，每天 2~3 次，但不影响日常生活，向患者解释清楚即可。

【出处】上海中医药杂志，1988，(12)：28.

## 方十九　加味建瓴汤

【组成】生地黄 30 克　白芍 30 克　怀牛膝 15 克　生龙骨 30 克（先煎）　淮山药 30 克　柏子仁 30 克　白茅根 30 克　赤芍 12 克　丹皮 12 克

【用法】每日 1 剂，水煎服。

【主治】顽固性鼻衄。

【出处】浙江中医学院学报，1989，13 (4)：21.

# 失　音

失音又称喉瘖。主要表现为声音不扬，甚至嘶哑失音。发病较急，病程较短者称为急喉瘖，又称暴瘖，多因风寒或风热邪毒侵袭肺金而致，即所谓"金实不鸣"。因久病声音不扬，甚至嘶哑失音者称为慢喉瘖，又叫久瘖，多由肺、脾，虚损所致。分别与西医学的急、慢性喉炎相似。

## 方一　橘皮饮<sup>△</sup>

【组成】橘皮 150 克

【用法】上药加水 5 碗，煎至 1 碗，顿服。

【主治】声音不扬，失音。

【出处】《灵验良方汇编》

## 方二　萝卜生姜汁<sup>△</sup>

【组成】萝卜汁适量，生姜汁适量

【用法】将鲜萝卜、鲜生姜分别捣烂取汁，混匀，时时细饮之。

【主治】外感风寒所致突然音哑。

【出处】《灵验良方汇编》

## 方三　茵茴蛋糕<sup>△</sup>

【组成】茵陈 10 克　八角茴香 1 个　小茴香杆 7 节　鸭蛋 2 个

【用法】将前 3 味煎水，炖鸭蛋糕，每日早晨空腹服用，连用数日。

【主治】音哑久治不愈，语音低，咽痛甚难以发音。

【出处】《河南省秘验单方集锦》

## 方四　艾油炸蛋

【组成】艾叶 7 个　棉油 60 克　鸡蛋 2 个

【用法】先将鸡蛋煎滚，炸艾叶至焦黄色，把艾叶捞出，再将鸡蛋去壳打碎，放在油内炸至黄焦色，趁热食之。

【主治】突然失音。

【出处】《河南省秘验单方集锦》

## 方五　陈皮生姜汤<sup>△</sup>

【组成】陈皮 3 克　生姜 3 克　冰糖 30 克

【用法】上药加水煎 2 次，滤液服之。

【主治】突然失音。

【出处】《家用良方》

## 方六　双叶盐汤

【组成】茶叶 3 克　苏叶 3 克　食盐 6 克

【用法】先用砂锅炒茶叶至黄，再将盐炒呈红色，同苏叶加水共煎汤服之，每日 2 次。

【主治】外感引起的失音。

【出处】《偏方大全》

## 方七　大海冰糖饮<sup>△</sup>

【组成】胖大海 5 枚　冰糖 30 克

【用法】胖大海洗净，同冰糖放入碗内冲入开水，浸泡半小时，当茶饮用，每日 2 次。

【主治】干咳失音。

【出处】《偏方大全》

## 方八　木蝴蝶饮<sup>△</sup>

【组成】木蝴蝶 1.5 克　蝉蜕 6 克　胖大海 3 枚

【用法】上药加水煎服 2 次。

【主治】外感风热所致咽痛失音。

【注意事项】忌食酸辣，生冷及有刺激性食物。

【出处】《安徽单验方选集》

## 方九　苦酒汤

【组成】制半夏 15 克　苦酒 70 毫升　鸡蛋 2 个

【用法】半夏加水 400 毫升，煎 20 分钟去渣，加苦酒 70 毫升，待半凉时再加鸡子清 2 个搅匀，徐徐含咽，日 1 剂。

【主治】痰火互结，咽部充血水肿之实证失音。

【出处】湖北中医杂志，1985，（5）：39.

## 方十　开音汤

【组成】僵蚕、马勃、桔梗、薄荷各 10 克　蝉蜕、木蝴蝶、麦冬、诃子各 15 克　甘草 6 克

【用法】水煎服，1 日 1 剂。咽干口燥加北沙参、花粉；咽喉疼痛加蚤休、银花；吞咽不利加香附、佛手。

【主治】声音不扬，甚则嘶哑失音。

【出处】四川中医，1989，（8）：47.

## 方十一　蜜姜米

【组成】鲜生姜 200 克　蜂蜜适量。

【用法】将鲜姜洗净、切碎如大米粒大，置有盖容器内，加蜂蜜以浸没姜米为度，拌匀后加盖放阴凉通风处备用。用时取蜜姜米半匙，口含缓缓吞咽，始见蜜甜，渐至姜辣，待蜜味待尽，姜辣缓减后，则嚼细吞食，每日 3~5 次，至咽喉爽利，发音正常为止。

【主治】凡咽喉不利，声音不扬，发音困难，或声音嘶哑，无论新久皆可服用。

【注意事项】服食期间，凡烟、酒、醋、醪糟绝对禁食，少食海椒，大蒜、花椒及葱韭等。

【出处】四川中医，1989，（12）：45.

## 方十二　加味麻杏石甘汤△

【组成】麻黄、蝉衣、金果榄、木蝴蝶各 5 克　杏仁 10 克　生石膏 30 克　甘草 3 克

【用法】水煎服，1 日 1 剂。

【主治】肺热兼感寒邪，肺气不宣，所致之失音。

【出处】《全国名老中医验方选集》

## 方十三　醋蛋汤△

【组成】鸡蛋 1 只　醋 250 毫升

【用法】醋蛋共煮 10~15 分钟，蛋去壳入醋续煮 15 分钟后，喝少量醋并食蛋。若病情减轻可再服两次。

【主治】音哑，发音困难。

【出处】《醋蛋治百病》

## 方十四　嗽音丸<sup>△</sup>

【组成】白果仁120克　白茯苓60克　桑白皮60克　马豆500克
蜂蜜250克

【用法】上药煮熟，日干为末，以乳汁半碗拌湿，制丸如绿豆大，
每服30~50粒，白汤送下。

【主治】咳嗽失音。

【出处】《万病单方大全》

## 方十五　大海蝉蜕汤<sup>△</sup>

【组成】胖大海3枚　蝉蜕3克

【用法】水煎服，日1剂。

【主治】突然失音。

【出处】《家用偏方》

## 方十六　冰片丸<sup>△</sup>

【组成】硼砂30克　元胡粉、胆星各3克　诃子肉6克　冰片1克

【用法】上药共研细末，外加大乌梅1两，捣丸如龙眼核大，每用1
丸含化。

【主治】声音嘶哑，甚则失音。

【出处】《万病单方大全》

## 方十七　通草煎<sup>△</sup>

【组成】通草适量

【用法】水煎服。

【主治】语音不扬，或失音。

【出处】《万病单方大全》

## 方十八　凤凰衣汤<sup>△</sup>

【组成】鸡蛋内膜9克　罗汉果半只　生地20~30克　麦冬15克

【用法】水煎服，每日1剂。

【主治】阴虚内热所致音哑，失音。

【出处】《醋蛋治百病》

### 方十九　蛋花汤△

【组成】鸡蛋 2 个　白糖 30 克　香油适量

【用法】鸡蛋去壳加入白糖，搅匀，沸水冲至 1 碗。加香油适量，内服，每日早晚各 1 次。

【主治】咽痛，声音嘶哑，失音。

【出处】经验方

# 白　喉

白喉是白喉杆菌引起的急性呼吸道传染病。感染一般局限于咽喉，形成灰白色假膜。主要表现为：咽喉部有白膜不易剥离，进行性喉梗阻，如声音嘶哑，犬吠样咳嗽，呼吸困难等。由于症状较急，中医称之为急喉风。

### 方一　白喉汤

【组成】天冬 10 克　甘草 10 克　黄芩 12 克　连翘 12 克　玄参 15 克　生地 15 克

【用法】上药加水煎煮两次，滤汁混匀，分两次内服。

【主治】咽痛，咽部伪膜，剥之出血。

【出处】新中医，1986，(4)：27.

### 方二　芦根萝卜汤

【组成】芦根 50 克　萝卜 200 克　葱白 7 个　青橄榄 7 个

【用法】上药煎汤代茶饮。

【主治】咽部白膜，咽痛、音哑等。

【出处】《偏方大全》

### 方三　蛤矾膏△

【组成】癞蛤蟆 170 克　明矾 340 克

【用法】上药共捣烂，用 5 厘米×10 厘米纱布涂上药，置患者前颈部，固定。稍许患者喉部有清凉舒适感，咽部分泌物逐渐减少，每 5~6 小时更换药 1 次。

【主治】白喉、喉中梗阻、白膜不易剥离，咽痛。

【出处】《偏方大全》

### 方四　白喉散<sup>△</sup>

【组成】藏青果 6 克　黄柏粉 3 克　川贝母 3 克　儿茶 3 克　薄荷叶 6 克　凤凰衣（蛋壳内白皮）6 克　冰片 1.5 克

【用法】上药共研细末，小量吹喉，每日 3 次。

【主治】白喉中期，喉中溃烂，腐肉不脱之症。

【注意事项】、忌食辛辣刺激食物。

【出处】《河南省秘验单方集锦》

### 方五　巴朱膏<sup>△</sup>

【组成】生巴豆 0.3~0.5 克　朱砂 0.3~0.5 克

【用法】先将生巴豆去壳取仁，用细纱布将仁包住压碎去油，研成细末，即可使用。用法是取朱砂粉、巴豆末各 0.3~0.5 克，掺和均匀，放在小膏药（也可用胶布代替）中心，然后将膏药贴在两眉中间稍上方额部（即印堂穴）贴 8~10 小时，将膏药揭去。

【主治】白喉。

【注意事项】在膏药揭去 2~4 小时后，贴敷部位即发生大小不等的水泡，为避免水泡破后发生感染，可用 3% 龙胆紫药水涂抹，3~5 天后皮肤即恢复正常。如未起泡亦可贴第 2 次。

【出处】《河南省秘验单方集锦》

### 方六　十宝丹

【组成】朱砂、冰片、煅壁虎各 3 克　硼砂 1.5 克　川黄连 2.1 克　凤凰衣、熊胆各 1 克　麝香 0.3 克　青黛 4.5 克

【用法】凤凰衣微火焙，川黄连切碎晒干，勿见火，壁虎微火煅，各药研细末，再加入熊胆、麝香、冰片研至无声，密贮固封。用时吹喉每日 3~5 次。

【主治】白喉、喉痧、喉炎等。

【出处】《古今名方》

### 方七　玉钥匙

【组成】月石15克　牙硝45克　炒白僵蚕3克　冰片0.6克

【用法】上药共研细末，每用1.5克，以笔管吹入喉中。

【主治】白喉，喉疼，喉部伪膜。

【出处】《灵验良方汇编》

### 方八　喉风散<sup>△</sup>

【组成】白矾、僵蚕、月石、炙皂角各等分

【用法】上药共为细末，每用少许，吹放喉中。

【主治】急喉风，咽喉疼痛，喉中白膜，阻塞感。

【出处】《灵验良方汇编》

### 方九　抗白喉合剂

【组成】生地10.5克　玄参15克　麦冬9克　黄芩18克　连翘18克

【用法】上药制成合剂60毫升。10岁以上每次25毫升，每日4次，2日后减为2次。10岁以下每次15~20毫升。

【主治】白喉，急性扁桃体炎，急性咽炎。

【出处】《古今名方》

### 方十　黄瓜散

【组成】黄瓜霜10克　人中白、人中黄各30克　麝香0.1克　冰片1.2克　硼砂粉0.6克　朱砂粉1.8克　牛黄末0.9.

【用法】①选白色小黄瓜1条，用刀纵剖成两瓣，去内瓤，将上药共100克填于黄瓜心内，用线栓紧，放1月左右，黄瓜外面起一层白霜，将白霜扫于白纸上。②人中白、人中黄各30克放于铁锅内焙干，碾成细末。上药混匀放入玻璃瓶内密封。方法：用黄瓜散吹口腔每日5~7次。

【主治】白喉，喉疼，白膜剥之出血。

【出处】四川中医，1985，3（1）：54.

### 方十一　二银丸<sup>△</sup>

【组成】牛黄1克　巴豆5个　银朱1克　大枣10枚　水银1克

【用法】巴豆去壳去油，大枣去核，水银炒透，共捣如膏，做 10 丸。每次 1 丸，用棉花包裹，蘸酒精少许，塞入鼻孔内，半小时后取出再换 1 丸，塞入另一鼻孔，时间同前。将药取出后，用苏叶、薄荷煎水频饮即可。

【主治】白喉，喉中白膜疼痛。

【出处】《山东中医验方集锦》

### 方十二　养阴清肺汤

【组成】生地 12 克　玄参 12 克　麦冬 12 克　川贝 6 克　丹皮 9 克　白芍 9 克　薄荷 6 克　甘草 3 克

【用法】水煎服，1 日 1 剂。

【主治】喉部白膜，剥之出血，疼痛。

【出处】《山东中医验方集锦》

### 方十三　喉症散

【组成】寒水石 30 克　人中白 30 克　白矾 15 克　西月石 10 克　川连、西牛黄、青黛、冰片各 5 克　蜒蚰数条

【用法】将前六味药共研末，与蜒蚰拌和，捶捣如泥，置烈日曝晒干透，研细过筛，再放入乳体内与青黛、冰片共研，至无声为度。封闭于瓶内备用。取药少许，吹入咽部。

【主治】白喉，喉痛等。

【出处】《全国名老中医验方选集》

### 方十四　益母草汁△

【组成】鲜益母草叶 100 克　醋 2 毫升

【用法】将益母草捣烂取汁，与醋混合，加凉开水 8 毫升，涂咽喉，每 1~2 小时 1 次。如遇分泌液阻塞，速用消毒棉签深入喉部涂搅，吐出黏液。

【主治】喉中白膜，喉痛。

【出处】《醋蛋治百病》

### 方十五　冰硼散

【组成】玄明粉 15 克　硼砂 15 克　朱砂 1.8 克　冰片 1.2 克

【用法】各研极细末、和匀，用瓶密贮。用吹药器喷涂患部，如药流入喉内，咽下无妨，每日数次。

【主治】白喉，咽喉肿痛。

【出处】《古今名方》

# 扁桃体炎

扁桃体炎，中医称之乳蛾。其发病部位在咽喉部两侧的喉核处，证见咽喉红肿疼痛，扁桃体肿胀如蛾，化脓，可伴有发热、身冷、头痛、面赤等症。

### 方一　清蛾汤

【组成】蝉衣 10 克　僵蚕 1.0 克　片姜黄 10 克　桔梗 10 克　山豆根 10 克　黄芩 10 克　蒲黄 10 克　甘草 6 克　元参 15 克　大黄 9 克

【用法】上药加水煎 1 次，滤药液混匀，分两次内服，1 日 1 剂。

【主治】急性扁桃体炎，咽喉红肿疼痛。

【出处】中医杂志，1985，26（8）：591.

### 方二　萝卜青果汤

【组成】鲜白萝卜 1 个　青果 10 个　冰糖少许

【用法】上 3 味煎水代茶饮，日服 2 次。

【主治】扁桃体红肿，发炎。

【出处】《偏方大全》

### 方三　甦危汤

【组成】桔梗 6 克　山豆根 3 克　牛蒡子 3 克　荆芥穗 3 克　防风 3 克　甘草 3 克　元参 5 克　升麻 2 克　竹叶 2 克

【用法】上药水煎 2 遍混合滤液，分 3 次饭后 1 小时温服

【主治】小儿扁桃体炎。

【出处】陕西中医，1986，7（1）：28.

### 方四　清咽利膈汤

【组成】连翘、黄芩、甘草、桔梗、荆芥、防风、栀子、薄荷、金

银花、黄连、牛蒡子、元参各10克

【用法】上药水煎2遍，混合滤液，分2次饭后服。1日1剂。

【主治】咽喉肿痛。

【出处】《灵验良方汇编》

### 方五　酸梅青果饮

【组成】酸梅10克　青果50克　白糖适量

【用法】先将酸梅，青果放入砂锅内浸泡1天，然后煎煮，服用时加白糖调味。

【主治】急性扁桃体炎，咽炎。

【出处】《偏方大全》

### 方六　开关散

【组成】枯白矾、僵蚕等份。

【用法】以枯白矾炒僵蚕，共研细末，每服6~9克，以生姜蜜水调下，细细饮之。

【主治】扁桃体红肿疼痛。

【出处】《灵验良方汇编》

### 方七　山豆根汤△

【组成】山豆根20克　牛蒡子15克　射干10克　金银花30克　黄连12克　蒲公英15克　连翘12克　生石膏30克　甘草9克

【用法】上药水煎2遍滤液混匀，分2次内服，1日1剂。

【主治】扁桃体红肿疼痛。

【出处】《河南省秘验单方集锦》

### 方八　黄花饮△

【组成】一枝黄花15克。

【用法】水煎服，日1剂。

【主治】急性扁桃体炎。

【出处】四川中医，1986，4（2）：24.

### 方九　大黄饮△

【组成】生大黄15克

【用法】上药加开水 250 毫升冲泡，待温后慢慢下咽，每隔 2 小时冲泡 1 次，每日 4 次。

【主治】咽肿喉痛。

【出处】四川中医，1986，4（2）：24.

### 方十　佐金散<sup>△</sup>

【组成】黄连 9 克　吴茱萸 6 克

【用法】上药共研细面，白面适量，加米醋调和，贴于两足心处（涌泉穴），晚上入睡时贴，起床后取去，连贴 3 日。

【主治】乳蛾，喉痛，发热恶寒，咽喉肿痛或化脓溃烂。

【注意事项】忌食辛热厚味。

【出处】《河南省秘验单方集锦》

### 方十一　地丁丸<sup>△</sup>

【组成】地丁 500 克　土牛膝 500 克

【用法】地丁研细末，用牛膝煎水泛为丸如黄豆大，每日 3 次，每次服 10~12 粒。

【主治】急性扁桃体炎，咽喉肿痛。

【出处】《安徽单验方选集》

### 方十二　芦根饮<sup>△</sup>

【组成】鲜芦根 30 克　生石膏 60 克

【用法】上药加水煎煮滤汁，加冰糖适量顿服。

【主治】急性扁桃体炎。

【出处】《安徽单验方选集》

### 方十三　地麦甘桔汤

【组成】生地 30 克　麦冬 12 克　桔梗 10 克　甘草 5 克

【用法】上药加水煎煮两次，滤液混匀分 2 次内服，日服 1 剂。

【主治】急性扁桃体炎，咽喉肿痛。

【出处】广西中医药，1982，（6）：28.

### 方十四　地胆草汁

【组成】地胆草 150~250 克

【用法】上药洗净捣烂取汁，加适量蜂蜜先含服，后慢慢咽下，每日 5~6 次。

【主治】乳蛾，咽喉红肿疼痛。

【出处】福建中医药，1987，（5）：62.

### 方十五　二白煎△

【组成】白花蛇舌草、白茅根、野菊花、苦地胆、积雪草各 30 克

【用法】上药水煎 2 遍，滤液混匀，分 2 次内服，1 日 1 剂。

【主治】咽喉肿痛，咽干。

【出处】《中医耳鼻喉科学》

### 方十六　皂醋膏△

【组成】米醋适量　皂角 10 个

【用法】将皂角研成细末，米醋调之，涂于颈与下颌部，干即换涂。

【主治】乳蛾。

【出处】《万病单方大全》

### 方十七　冰香散

【组成】苦瓜霜、硼砂各 20 克　朱砂、冰片、胆矾、雄黄精、人中黄各 5 克　麝香、制僵蚕各 3 克

【用法】上药共研极细末，以喉枪或三用吹粉器吹患处。

【主治】风热乳蛾。症见发热，咽痛，扁桃体肿大，舌红，苔薄黄，脉浮数。

【出处】《古今名方》

### 方十八　神效吹喉散

【组成】薄荷、僵蚕、青黛、朴硝、白矾、火硝、黄连、硼砂各 1.5 克

【用法】上药研为细末，与猪肝汁搅匀，阴干。每 30 克加冰片 0.9 克，研细末，取少许吹入患处

【主治】急性扁桃体炎，喉炎。

【出处】《古今名方》

## 方十九　六神丸

【组成】珍珠粉、牛黄、麝香各 4.5 克　雄黄、蟾酥、冰片各 3 克

【用法】各研细末，用酒化蟾酥，与前药末调匀为丸，如芥子大，百草霜为衣。每服 5~10 丸，每日 2~3 次。亦可外用。

【主治】咽喉肿痛或溃烂。近人试用治疗喉癌亦有一定疗效。

【注意事项】孕妇慎用。

【出处】《古今名方》

## 方二十　四圣饮

【组成】银花 24 克　连翘 9 克　丹皮 9 克　甘草 15 克

【用法】水煎 300 毫升，日服 2 次。

【主治】咽喉疼痛，吞咽困难。

【出处】《山东中医验方集锦》

# 慢性咽炎

慢性咽炎中医称之虚火喉痹，是咽部一种很常见的慢性疾病。主要症状是咽部干痒、疼痛，或异物感，或干咳少痰。

## 方一　咽炎一号

【组成】金银花 10 克　连翘 10 克　元参 10 元　麦冬 10 克　乌梅 6 克　胖大海 3 枚　桔梗 10 克　甘草 6 克

【用法】先用冷水浸泡 10 分钟后，再用火煮 10 分钟，煎成 300 毫升，早晚 2 次分服。

【主治】慢性咽炎，慢性咽喉炎。

【出处】辽宁中医杂志，1980，(11)：11.

## 方二　梅核噙化片

【组成】冰片 3 克　安息香 3 克　沉香 10 克　川贝母 30 克　桔梗 30 克　陈皮 20 克　白蔻仁 20 克

【用法】将沉香、川贝母、桔梗、陈皮、白蔻仁煎煮，浓缩，干燥，再兑入冰片、安息香细粉及适量蔗糖制粒，压为异型片，每片重 0.5

克。含化，每次 1 片，每日 6 次。

【主治】慢性咽炎，咽痒，疼痛。

【出处】新中医，1986，(5)：34.

### 方三　射干猪脂膏

【组成】射干 150 克　猪脂 300 克

【用法】猪脂 300 克炼油，去油渣，入射干，文火煎射干至焦黄，去药渣，冷却成膏。用法，1 日 4 匙，分 4 次含服，连用 1 月。

【主治】慢性咽喉炎。

【出处】四川中医，1986，4 (12)：23.

### 方四　紫金锭散△

【组成】紫金锭 30 克　参三七 15 克　醋适量

【用法】前 2 药共研细末，分 3 次醋调敷于颈前喉结上方凹陷处，以纱布覆盖，胶布固定，并用醋经常保持湿润，隔日换药 1 次。

【主治】慢性咽炎，咽部干痒疼痛。

【出处】浙江中医杂志，1986，21 (12)：562.

### 方五　利咽茶

【组成】金银花 15 克　杭菊花 12 克　甜桔梗 10 克　杭麦冬 10 克　京玄参 10 克　木蝴蝶 3 克　粉甘草 6 克　胖大海 3 枚

【用法】将上药用冷水浸泡 10 分钟后以温火煎 20 分钟，第 2 煎煮 15 分钟，每日 1 剂，分 2 次于饭后温服；亦可用开水浸泡 15 分钟后代茶频饮。20 天为 1 疗程。

【主治】慢性咽炎，咽喉不利，干痒疼痛等。

【出处】陕西中医，1986，7 (4)：158.

### 方六　苦酒汤

【组成】生半夏 6 克　鸡蛋内膜 2 枚　醋 30 克

【用法】加水 300 毫升，微火煮沸 30 分钟去渣，纳鸡蛋 1 枚搅匀，再煮沸即得，服法不拘时，少少含咽为佳，使药力持久作用于咽部。

【主治】慢性咽炎，慢性扁桃体炎。

【出处】四川中医，1985，（1）：15.

## 方七　慢性咽炎汤

【组成】青果 8 个　白矾（米粒大）3~4 粒　冰硼散 0.2 克

【用法】每天取青果 7~8 个，置保温茶杯中，掺入鲜开水后加入白矾。溶解后有微甜味，再加入冰硼散即可。少量频频含咽，药水喝完后，又加入白矾及冰硼散，剂量同前，掺开水，每天服用 3~5 杯。

【主治】慢性咽炎

【出处】四川中医，1986，4（12）：24.

## 方八　消炎止痛膏

【组成】消炎止痛膏 1 张

【用法】选准廉泉穴（在喉结上方，甲状软骨上切迹与舌骨体下缘之间的凹陷处）取消炎止痛膏 1 张，紧贴该穴，24 小时换贴 1 次，可连贴 3 次，若不愈，间隔 3 天后，可重复使用。

【主治】适用于长期而持续的咽喉部干涩疼痛，如有异物堵塞之感，或咽喉部充血，或声音嘶哑。

【注意事项】对因外感或热毒内盛者，局部有溃烂或对胶布过敏者，禁用此法。

【出处】四川中医，1988，6（3）：49.

## 方九　荆防甘桔汤<sup>△</sup>

【组成】荆芥、防风、白僵蚕、薄荷、桔梗、甘草各 10 克

【用法】上药加水煎煮 2 次，滤液混匀，分 2 次内服，1 日 1 剂。

【主治】慢性咽炎，咽部干痒不适。

【出处】陕西中医，1986，7（12）：541.

## 方十　绿豆百合汤<sup>△</sup>

【组成】绿豆 20 克　百合 15 克　冰糖适量

【用法】上药加适量清水煎煮分 3 次服用。

【主治】咽喉干燥不适，灼热疼痛。

【出处】《疾病食疗 900 方》

### 方十一　利咽汤

【组成】白术、陈皮、半夏、香附、小茴香、乌药、桔梗、射干、山豆根、知母各 10 克　云苓、牛蒡子各 12 克　木香 6 克　甘草 3 克

【用法】上药加水煎煮 2 次，取汁混匀，分 2 次内服，日 1 剂。咽干甚者改小茴香为佛手 15 克，去木香加天麻粉 12 克。

【主治】慢性咽炎，咽干咽痛。

【注意事项】治疗期间忌食油腻及刺激性食物。

【出处】河南中医，1986，（4）：13.

### 方十二　芍药甘草汤

【组成】白药 6 克　甘草 30 克

【用法】水煎服，每剂煎服 2 次，每日 1 剂。

【主治】慢性咽炎。

【出处】《全国名老中医验方选集》

### 方十三　养阴清肺汤加减

【组成】生地 12 克　元参 12 克　麦冬 10 克　天花粉 10 克　瓜蒌 15 克　马勃 3 克　葛根 6 克　天冬 10 克　海蛤粉 20 克　甘草 3 克

【用法】上药加水煎煮两次，滤液混匀分 2 次内服，日 1 剂。

【主治】阴虚火旺所致咽部干燥作痛，咽壁充血。

【出处】《全国名老中医验方选集》

### 方十四　知柏地黄汤

【组成】知母 9 克　黄柏 9 克　熟地 24 克　山药 12 克　山萸肉 12 克　茯苓 9 克　泽泻 9 克　丹皮 9 克

【用法】上药加水煎煮两次，滤液混匀分 2 次内服，日 1 剂

【主治】肾阴虚，虚火旺盛所致咽中不适，微痛干痒等症。

【出处】《中医耳鼻喉科学》

### 方十五　玄梅桔甘汤

【组成】山豆根 9~12 克　板蓝根、玄参各 15~30 克　乌梅、桔梗、生甘草各 10 克　白薇、白蔹各 9~12 克

**【用法】**水煎服，1 日 1 剂。

**【主治】**咽部干痒疼痛。

**【出处】**四川中医，1985，3（10）：33.

### 方十六　改良桔梗汤

**【组成】**桔梗 12 克　胖大海 3 枚　蝉衣 10 克　青果 15 克　杭菊 12 克　冰糖 15 克

**【用法】**上药用鲜滚开水泡开，以瓶晾之，代茶频服，日 1 剂。

**【主治】**慢性咽炎，咽部干痒疼痛，干咳少痰等。

**【出处】**四川中医，1985，3（1）：47.

### 方十七　利咽活血汤

**【组成】**桔梗　牛蒡子各 10 克　赤芍　山豆根　草河车各 15 克　甘草 3 克

**【用法】**若兼外感风寒，咽痒咳嗽，头痛鼻塞，畏寒无汗，咽红不苦，舌苔薄白，脉浮等，可加防风、荆芥、杏仁；若兼外感风热，咽痒咳嗽，咽喉肿瘤，咽部有脓性或黏稠分泌物，舌红，苔薄黄者，可加银花、连翘、青黛（或板蓝根）、蒲公英等；若兼阴虚肺燥，干咳少痰，咽痒干痛，声音嘶哑，咽部充血，滤泡增生少津，或咽干燥，黏膜萎缩，舌红少津，脉细或兼数者，酌加麦冬、元参、北沙参、生地、杷叶、百部等；若咽部有明显的滤泡增生有肥厚，酌加水红花子、生薏苡仁、皂刺、贝母等软坚化瘀祛痰之品。以上均为水煎服，每日 1 剂，10 剂为 1 疗程，最多 3 疗程。

**【主治】**慢性咽炎。

**【出处】**中西医结合杂志，1990，10（12）：733.

### 方十八　板蓝根注射液

**【组成】**板蓝根注射液

**【用法】**用 5 毫升注射器吸取板蓝根注射液 4 毫升，注射针头采用 5～6 号（最好采用口腔科 5 号针头）用压舌板轻压患者舌前 2/3 处，然后分别注入咽后壁两侧黏膜下（每侧黏膜上下两点各注射 1 毫升），不可过深，以能注药为度，注射过程中注意观察注射物部位黏膜发白并稍隆起。1 周 3 次，2 周为 1 疗程。

【主治】慢性咽炎。

【出处】中西医结合杂志，1990，10（2）：739.

### 方十九　利咽冲剂

【组成】青果2枚　菊花、麦冬、沙参、板蓝根各6克　玉蝴蝶、生甘草各3克

【用法】开水冲泡代茶饮。10天为1疗程。

【主治】慢性咽炎。

【出处】浙江中医杂志，1990，25（3）：110.

### 方二十　加味苦酒汤

【组成】苦酒（食醋）30毫升　鸡蛋1枚　半夏　桔梗　甘草　贝母各10克　玄参　板蓝根　白花蛇舌草各15克

【用法】先将半夏、贝母、桔梗、甘草、玄参、板蓝根、白花蛇舌草加水500毫升，煎取300毫升，去渣纳醋令沸，离火兑鸡蛋清，搅令相得。每日1剂，早晚2次分服，徐徐吞咽。

【主治】慢性咽炎。

【出处】陕西中医，1989，10（1）：17.

### 方二十一　天黄清炎汤

【组成】天冬　阿胶　北沙参　甘草　石膏　葛根　玉竹　杏仁枇杷　射干

【用法】水煎服。

【主治】慢性咽炎。

【出处】新疆中医药，1991，（3）：18.

### 方二十二　板桔生草汤

【组成】板蓝根30克　桔梗　生地　甘草各10克

【用法】凉水煎600毫升，每日3次，每次200毫升。

【主治】急慢性咽炎。

【出处】陕西中医，1991，12（4）：177.

### 方二十三　菊翘二根汤△

【组成】连翘30克　菊花20克　板蓝根20克　防风15克　山豆根

30 克　射干 10 克　贯众 10 克　甘草 20 克　青礞石 10 克

【用法】将上述中药装入布袋，置于高压锅内加水 8000～10000 毫升，沸腾后热蒸气通过橡皮管和玻璃喷嘴射出。喷口温度高达 85℃，喷嘴距离 15～20 厘米处温度 40～50℃，治疗时可先喷口面部 2 分钟，再喷口腔 15～20 分钟每日 1 次，12 次为 1 疗程。上述中药为 10 人用量，隔日换药 1 次。

【主治】急慢性咽炎。

【出处】山东中医杂志，1989，8（1）：26.

### 方二十四　喉症消痛散

【组成】硼砂　冰片　生甘草　珍珠粉　枯矾等

【用法】按传统工艺将上药研至极细过 100 目筛，灭菌后用塑料喷粉瓶包装，每支 2.5 克，备用。每人每次配给喉症消痛散 2 支，每 2 小时对准咽喉部患处喷药 1 次，喷药后半小时内不饮茶水。

【主治】急慢性咽炎，扁桃体炎。

【出处】中国医药学报，1989，4（4）：31.

# 牙　痛

牙痛是以牙齿疼痛为主要症状，无论是牙齿或牙周的疾病都可发生牙痛。

### 方一　鸡蛋蜂蜜饮△

【组成】鸡蛋 2 只　蜂蜜 100 克

【用法】鸡蛋去壳打匀，加入蜂蜜，开水同冲，早晨空腹冷服。

【主治】风热牙痛，牙龈红肿。

【出处】经验方

### 方二　生地饮△

【组成】生地 30 克　鸡蛋黄 2 只　冰糖适量

【用法】水煎生地取汁，趁热打入鸡蛋黄 2 只，搅匀，加冰糖溶化。每日 1 次，早上空腹服之。

【主治】肾阴不足，虚火上炎所致牙痛，午后痛甚。

【出处】《醋蛋治百病》

## 方三　玄地辛膝汤

【组成】玄参30克　生地30克　土牛膝40克　细辛2克

【用法】上药煎煮两次，取汁混匀，分1日2次内服，每日1剂。

【主治】牙齿痛。

【出处】陕西中医，1985，6（2）：78.

## 方四　荜茇草乌散

【组成】荜茇10克　甘松10克　白芷10克　生草乌4克　冰片3克　鹅不食草6克　细辛5克

【用法】上药共研细末过筛后，装瓶密封备用。以本品0.3克嗜鼻。

【主治】各种牙痛。

【出处】中华中医药学刊，1983，（6）：29.

## 方五　椒辛防芷汤

【组成】川椒1克　细辛1克　白芷3克　防风3克

【用法】上药用开水泡透，时时含于口内，片刻吐出再含。

【主治】风寒牙痛，症见畏寒风热，遇寒痛甚，得热痛减。

【注意事项】凡火热牙痛禁用。

【出处】《家庭实用便方》

## 方六　露蜂房散

【组成】露蜂房1块　纯酒精适量

【用法】将露蜂房放入适量纯酒精中，点火燃烧，待露蜂房烧成黑灰后，用此灰涂于患牙。

【主治】龋齿牙痛。

【出处】新中医，1982，（12）：51.

## 方七　桂附地牛汤

【组成】肉桂3克　附片3克　生地15~30克　牛膝6克

【用法】加水煎煮2次，取汁混匀，分2次内服，服药时用药液先漱口，后咽下。

【主治】虚火牙痛。

【出处】陕西中医，1985，6（3）：131.

### 方八　萹蓄饮

【组成】萹蓄 50~100 克

【用法】上药水煎，分 2 次服。

【主治】牙痛。

【出处】陕西中医，1986，7（1）：28.

### 方九　雄麻膏<sup>△</sup>

【组成】雄黄适量　麻油适量

【用法】雄黄研成细末，加麻油调匀，含牙痛处，痛即止，复发再含。

【主治】牙痛

【出处】《安徽单验方选集》

### 方十　如神散

【组成】川椒（炒出汗）30 克　炙蜂房 30 克

【用法】上药共研细末，每用 6 克，水煎数沸，乘热漱口。

【主治】各种牙痛。

【出处】《灵验良方汇编》

### 方十一　石地汤<sup>△</sup>

【组成】生石膏 30 克　鲜生地 12 克　丹皮 12 克　川黄连 9 克

【用法】上药加水煎煮两次，取汁混匀，分 1 日 2 次内服。

【主治】胃火牙痛，齿龈肿胀出血。

【出处】民间验方

### 方十二　止痛酒

【组成】川乌 3 克　草乌 3 克　良姜 3 克　细辛 3 克　白芷 3 克　白酒 2 两

【用法】将各药磨成粗末，同酒共置酒壶内，稍浸片刻，煨热，用其液体含漱于龋齿处。

【主治】龋齿牙痛。

【注意事项】只能含漱，不能内服，用时要慎重。有时在含漱中，表现为舌麻，可将药液兑温水稀释1倍，也能达到止痛效果。

【出处】新中医，1982，(6)：31.

### 方十三　地蛋汤△

【组成】生地50克　鸭蛋2个　冰糖5克

【用法】用砂锅加入清水2碗浸泡生地半小时，将鸭蛋洗净，同生地共煮，蛋熟后剥去皮，再入生地汤内煮片刻，服用时加冰糖调味，可吃蛋饮汤。

【主治】虚火牙痛。

【出处】《偏方大全》

### 方十四　神验方

【组成】白牙硝32克　元胡粉1.5克　雄黄1.5克　冰片0.3克

【用法】上药共为细末，用蜡封固，以药涂患处。

【主治】火热牙痛。

【出处】《家用良方》

### 方十五　玄地汤△

【组成】玄参60克　熟地60克　菊花60克　生石膏30克　升麻3克　蜂蜜60克

【用法】取水1000毫升，蜂蜜与上药同煎，煎成300毫升，徐徐服之。

【主治】胃火牙痛，齿龈肿痛。

【出处】新中医，1981，(2)：49.

### 方十六　地稔根汤△

【组成】地稔根30克　鸡蛋3~5个

【用法】将地稔根洗净去粗皮，与鸡蛋加水500毫升同煮1小时，煮至20分钟时，可将整个蛋壳轻松捣烂，以充分吸收药效，去药渣，食蛋喝汤，每日2次，连服2~3天。

【主治】虚火牙痛。

【出处】新中医，1983，（11）：32.

### 方十七　牙痛霜

【组成】樟脑30克　川椒3克　细辛2克

【用法】上药研为极细末，放茶盅内，盖严，绸面封固四周，勿令透气。放入微火上煅烧，约15～20分钟，移地候冷，揭开则霜药俱在茶盅底，入瓷器收贮。取少许霜药塞痛处。

【主治】风火牙痛，龋齿牙痛。

【出处】《古今名方》

### 方十八　醋椒含漱液△

【组成】醋60毫升　花椒15克

【用法】共煎10分钟，待温含漱。

【主治】牙痛。

【出处】《醋蛋治百病》

# 牙　衄

牙衄是指非外伤性血从齿缝牙龈中流出，即牙出血。胃火炽盛者出血鲜红，量多伴口臭、便秘，肾阴不足，虚火上炎者渗血少，齿龈不甚红肿，牙齿动而微痛；脾虚统摄无权，口唇色淡，渗血少，缠绵不止。

### 方一　乌姜糖汤△

【组成】乌梅9克　生姜1片　白糖15克

【用法】先将乌梅、生姜水煎半小时后，去渣加入白糖服之。

【主治】牙龈出血。

【出处】《河南省秘验单方集锦》

### 方二　仙藕柏汤△

【组成】仙鹤草、藕节、侧柏叶各9克

【用法】水煎服，1日1剂。

【主治】牙龈出血。

【出处】《家庭实用便方》

### 方三　生石膏汤

【组成】生石膏 15 克　生地 15 克　丹皮 9 克　黄芩 9 克　黄连 6 克　升麻 6 克

【用法】水煎服，1 日 1 剂。

【主治】胃火齿衄，伴口臭便秘。

【出处】《家庭实用便方》

### 方四　蒲黄散△

【组成】蒲黄 6 克　海螵蛸 6 克

【用法】上药共研细面，取适量撒在出血处。

【主治】牙出血。

【出处】《家用偏方二百三》

### 方五　杞麦漱口液△

【组成】麦冬 30 克　枸杞 30 克

【用法】水煎漱口

【主治】牙龈出血。

【出处】《家用偏方二百三》

### 方六　枯矾散△

【组成】枯矾适量

【用法】上药研细面，擦患处，1 日数次。

【主治】牙龈出血。

【出处】《安徽单验方选集》

### 方七　二鲜汤△

【组成】鲜松针、鲜棕皮、红枣各 30 克

【用法】每日 1 剂，两次煎服。

【主治】牙出血。

【出处】《安徽单验方选集》

### 方八　胆黄粉△

【组成】猪胆囊 1 个　锦纹大黄 30~50 克

【用法】大黄粉碎如黄豆大，鲜猪胆将口煎开，放入大黄以满为度，再将口用线扎紧，悬在阴凉通风处，阴干约 10 天，取下切成块，放在净瓦上焙干，研细面，装瓶密封备用，每次饭前服 0.3~0.5 克，用馍皮包服，或装胶囊服亦可。

【主治】牙龈出血，口臭，消化不良。

【出处】《河南省秘验单方集锦》

### 方九　柿叶茶△

【组成】柿叶（鲜干皆可）

【用法】滚开水冲泡，当茶喝。

【主治】满口牙齿出血。

【出处】《民间方》

### 方十　枣叶茶△

【组成】枣树叶（鲜干皆可）

【用法】开水冲泡当茶喝。

【主治】牙齿出血。

【出处】《民间方》

### 方十一　玉竹旱莲汤△

【组成】玉竹 15 克　旱莲草 9 克　醋适量

【用法】前 2 药水煎滤汁，加醋适量后服用。每日 1 剂，连服至愈为止。

【主治】阴虚内热所致牙龈出血。

【出处】《醋蛋治百病》

### 方十二　大黄漱口液△

【组成】大黄炭 90 克　地骨皮 150 克

【用法】上药加水 1000 毫升，浸泡 2 小时，煎 15 分钟，取药液，再加水 500 毫升，煎 10 分钟，两煎合并过滤，共得滤液 600 毫升，加食醋 200 毫升，混匀，每次 40~50 毫升，日 3~5 次含漱。

【主治】牙龈出血，口干口臭。

【出处】陕西中医，1983，4（4）：封四

### 方十三　牙衄宁<sup>△</sup>

【组成】砒石10克　煅胆矾3克　白茅根60克

【用法】先将白茅根加水600毫升,煎取400毫升,滤去茅根后入砒石,再煎30分钟,又入胆矾末,再煎5分钟,离火用细布滤过即成。用法:每日早、午、晚用上药各漱口1次,每次口含5~6毫升,停2分钟即吐出,然后再用温开水漱口2次,连用数天即可痊愈。

【主治】牙缝渗血。

【注意事项】①只要漱口,不可内服;②孕妇和心脏病患者忌用;③用此药漱口时忌饮酒;④每次口含本药不宜超过6毫升,用后最好用绿豆煎水漱口,以防中毒。

【出处】河南中医,1985,(5):19.

### 方十四　黑豆生地汤<sup>△</sup>

【组成】黑豆15克　生地15克　生黄芪15克　三七5克　石膏12克

【用法】水煎服,1日1剂。

【主治】牙缝出血。

【出处】《400种病症民间验方》

### 方十五　竹茹栀子汤<sup>△</sup>

【组成】竹茹、炒栀子各15克

【用法】水煎服,外用百草霜擦之。

【主治】齿龈出血。

【出处】《祖传秘方大全》

### 方十六　石榴皮汤<sup>△</sup>

【组成】石榴皮不拘多少

【用法】石榴皮煎水漱口,不能咽下。

【主治】齿龈出血不止。

【出处】《祖传秘方大全》

### 方十七　枸杞三七汤<sup>△</sup>

【组成】枸杞12克　三七2克

【用法】水煎服，日 1 剂。

【主治】牙缝出血。

【出处】《400 种病症民间验方》

### 方十八　地皮麦冬饮

【组成】地骨皮 15 克　麦冬 15 克

【用法】水煎两次约 300 毫升，贮于有盖茶杯内，不时含少量口内，然后轻轻漱口吐出。天冷时药汁宜煎浓些，200 毫升左右，用时掺少量开水。

【主治】刷牙或咀嚼食物时齿龈出血可伴见齿龈红肿，口干或有热臭。

【出处】江苏中医杂志，1982，(6)：28.

### 方十九　三汁饮

【组成】白茅根、马兰（全草）、墨旱莲（全草）各等量

【用法】上药分别洗净，切碎，捣烂，以纱布分次包裹绞汁，3 种药汁混合，1 日 2~3 次，每次 30~40 毫升，冷饮。儿童酌情减量。

【主治】牙龈出血，鼻出血等。

【出处】江苏中医杂志，1983，(6)：44.

### 方二十　栀柏蜂蜜饮<sup>△</sup>

【组成】栀子 15 克　侧柏叶 15 克　蜂蜜 30 克

【用法】栀子，侧柏叶煎水兑蜂蜜服。

【主治】牙衄，鼻衄。

【出处】《锦方选集》

# 牙　宣

　　牙宣是以龈肉萎缩，牙根宣露，牙齿松动，经常渗出血液或脓液为特征的病证。若不及时治疗，日久牙齿失去气血濡养，以致脱落。本病相当于西医的牙周病，包括牙周炎、牙周变性、牙周萎缩等。

### 方一　忍冬藤汤<sup>△</sup>

【组成】徐长卿 9 克　忍冬藤 30 克　玉竹 6 克　地丁 15 克

【用法】每日 1 剂，2 次煎服。

【主治】牙龈炎，疼痛。

【出处】《安徽单验方选集》

### 方二 薄荷叶

【组成】鲜薄荷叶适量

【用法】上药捣烂，贴于患侧面部，每日数次。

【主治】牙龈炎，牙齿疼痛。

【出处】《安徽单验方选集》

### 方三 固齿散

【组成】滑石粉 18 克 甘草末 3 克 原朱砂末 0.9 克 雄黄末 1.5 克 冰片末 1.5 克

【用法】上药研匀瓶装内备用。用牙刷蘸药刷患处，早晚各 1 次。或用药末加生蜜调匀，涂患处。

【主治】牙周炎，牙齿松动。

【出处】新中医，1982，（2）：39.

### 方四 消炎散△

【组成】白矾、黄柏、黄连、甘草各 3 克 青黛 6 克 冰片 5 克 硼砂 12 克 乳香、没药各 15 克 红枣 30 克

【用法】将上药共研成极细末，混匀，取少许放于患处，每日 2 次。

【主治】牙周炎，牙龈红肿、出血、溢脓、牙齿松动。

【出处】《贵州中草药验方选》

### 方五 牙疳散△

【组成】大黄 12 克 丁香 10 克 冰片 6 克

【用法】上药共研细末，热米醋调敷两足心。

【主治】牙根腐烂。

【出处】《400 种病症民间验方》

### 方六 倍龙散△

【组成】五倍子、干地龙、生姜各等量

【用法】前 2 药研末，先以生姜搓过，后敷于患齿。

【主治】牙齿松动。

【出处】《祖传秘方大全》

### 方七　银花解毒汤

【组成】金银花、竹叶、元参、连翘各 9 克　生甘草 4.5 克

【用法】齿衄加生地，茅根；溢脓加皂刺，炒山甲。水煎服，1 日 1 剂。

【主治】牙龈炎，牙周炎，智齿冠周炎，牙周脓肿。

【出处】新中医，1981，（12）：32.

### 方八　皂荚散

【组成】盐 15 克　皂荚 2 枚

【用法】上药同烧赤，研细，夜夜擦齿。

【主治】齿龈萎缩，牙齿松动。

【出处】《万病单方大全》

### 方九　清胃散

【组成】生石膏 15 克　黄连、生地、丹皮、当归、升麻各 10 克

【用法】水煎服，1 日 1 剂。

【主治】牙龈脓肿，牙龈松动。

【出处】中华口腔科杂志，1986，21（3）：188.

### 方十　二石散△

【组成】炉甘石、煅寒水石等份

【用法】上药共为细末，擦牙。

【主治】牙齿松动。

【出处】《万病单方大全》

### 方十一　滋阴降火汤△

【组成】生石膏 30 克　生熟地各 15 克　知母 10 克　麦冬 10 克　牛膝 10 克　黄芩 10 克　丹皮 10 克　升麻 10 克　女贞子 10 克　旱莲草 10 克

【**用法**】水煎服，日 1 剂。

【**主治**】肾阴不足，胃火炽盛之牙龈胀痛，腐臭等症。

【**出处**】《百病良方》

### 方十二　骨碎补饮

【**组成**】骨碎补 5 克

【**用法**】泡开水当茶饮，长期服用。

【**主治**】牙齿松动。

【**出处**】《百病良方》

### 方十三　加味清胃散

【**组成**】黄连 9 克　生地 40 克　当归 12 克　丹皮 16 克　升麻 9 克　二花 12 克　公英 12 克

【**用法**】水煎服，每日 1 剂。

【**主治**】胃火盛牙龈肿痛，溢血流脓等症。

【**出处**】山东中医杂志，1982，(6)：363.

### 方十四　雄枣丹

【**组成**】大枣 10 枚　雄黄 10 克　冰片、硼砂、青黛各 3 克

【**用法**】大枣去核，置入雄黄，置瓦片上，雄黄煅烧出烟存性，与冰片、硼砂、青黛共研细末。用时取少许药棉蘸药末塞患处，待口角流涎吐出药末。

【**主治**】牙周炎，牙龈肿痛，甚者溢脓，流血等。

【**出处**】浙江中医杂志，1988，(1)：33.

### 方十五　泻胃汤△

【**组成**】黄连 6 克　竹叶 6 克　生地 12 克　连翘 12 克　丹皮 10 克　升麻 10 克　当归 10 克　大黄 10 克　生石膏 30 克　天花粉 15 克

【**用法**】水煎服。每日 1 剂。

【**主治**】牙龈红肿疼痛，出血，牙周有脓性分泌物，伴发热，大便秘结，小便短黄。

【**出处**】《古今方药集锦》

### 方十六　八珍汤

【组成】党参、白术、甘草、茯苓各 12 克　熟地 15 克　白芍 12 克　川芎 10 克　当归 15 克

【用法】水煎服，1 日 1 剂。

【主治】气血不足所致牙龈萎缩，牙齿松动。

【出处】《中医耳鼻喉科学》

### 方十七　滋肾清胃汤<sup>△</sup>

【组成】石膏 30 克　知母 12 克　女贞子 15 克　菟丝子 15 克　熟地 12 克　麦冬 12 克　牛膝 15 克

【用法】水煎服，1 日 1 剂。

【主治】牙龈溃烂萎缩，牙根宣露，伴耳鸣、头晕。

【出处】《中医耳鼻喉科学》

### 方十八　旱莲草煎<sup>△</sup>

【组成】旱莲草 60~120 克

【用法】水煎，频频含咽。

【主治】牙齿松动。

【出处】经验方

# 牙 龂 痈

牙龂痈是指发于尽牙处齿龈（龈咬合处）的痈肿，除红肿疼痛、溃脓外、常有开口困难的特点。与西医急性牙槽脓肿相似。

### 方一　清解汤<sup>△</sup>

【组成】黄芩、金银花、竹叶、白芷等量

【用法】煎水漱口。

【主治】牙龈咬合处痈肿，红肿疼痛，溃疡，开口困难。

【出处】《中医耳鼻喉科学》

### 方二　板蓝汤<sup>△</sup>

【组成】薄荷 10 克　连翘 12 克　板蓝根 30 克　地丁 20 克　苦参

15 克

【用法】水煎服，日 1 剂。

【主治】牙龈痛，红肿疼痛，溃脓。

【出处】经验方

### 方三　加味银翘散

【组成】荆芥 9 克　银花 12 克　连翘 9 克　牛蒡子 9 克　薄荷 3 克　僵蚕 3 克　山栀 9 克　赤芍 9 克　芦根 30 克

【用法】水煎服，1 日 1 剂。

【主治】一侧尽牙处疼痛，咽嚼时更甚。牙龈红肿。

【出处】《中医耳鼻喉口腔科临床手册》

### 方四　芩竹薄芷液△

【组成】黄芩 9 克　竹叶 9 克　薄荷 3 克　白芷 3 克

【用法】煎水腹 200 毫升，为 1 日量，分 3~4 次含漱。

【主治】牙龈咬合处红肿疼痛。

【出处】《中医耳鼻喉口腔科临床手册》

### 方五　双生短母饮

【组成】生石膏 30~60 克　知母 12 克　生地 15 克　丹皮 9 克　白芷 9 克　牛膝 12 克　元参 15 克　麦冬 15 克　蒲公英 60 克

【用法】水煎服，1 日 1 剂。

【主治】牙龈咬合处红肿疼痛，张口时疼痛更甚。

【出处】《中国中医秘方大全》

### 方六　甘地三黄汤

【组成】大黄 3 克　黄连 3 克　黄芩 9 克　甘草 4.5 克　生地 12 克

【用法】水煎服，1 日 1 剂

【主治】牙咬合处痈肿。

【出处】《中国中医秘方大全》

### 方七　齿痛消炎灵方

【组成】青黛、荆芥、防风、细辛、白芷、青皮、甘草、丹皮各 4

克　生地、生石膏各 10 克

【用法】上药制成冲剂，每服 15 克，1 日 3 次，3 天为 1 疗程。

【主治】牙龈炎，牙槽脓肿，牙咬合痛。

【出处】《中国中医秘方大全》

### 方八　金元汤

【组成】金银花 10~15 克　元参 10~15 克　生地 10~15 克　地丁 15~20 克　公英 15~20 克　桔梗 9~12 克　大黄 9~12 克　薄荷 6~9 克

【用法】水煎服，1 日 1 剂。热甚加黄连 6~10 克、丹皮 9~12 克；肿甚加天花粉 10~15 克、连翘 10~15 克、竹叶 6~10 克

【主治】牙槽脓肿，疼痛。

【出处】经验方

### 方九　公英地丁汤<sup>△</sup>

【组成】蒲公英 30 克　紫花地丁 30 克　野菊花 30 克　连翘 15 克 苦参 12 克

【用法】水煎服，日 1 剂。

【主治】牙咬合处脓肿。

【出处】经验方

### 方十　公英地丁膏<sup>△</sup>

【组成】公英 50 克　地丁 50 克

【用法】上药捣烂敷于患侧面颊部。

【主治】牙鼓痛，红肿疼痛。

【出处】经验方

# 牙　痈

　　牙痈是指发于牙龈的痈肿，疼痛溢脓的急性疾病。本病与西医急性牙槽脓肿相似。

### 方一　泻肝汤<sup>△</sup>

【组成】炒龙胆 5 克　归尾 5 克　酒炒黄芩、木通、泽泻、车前子、

生甘草、酒炒生地各 3 克

【用法】水煎服，1 日 1 剂。

【主治】肝火所致牙齿痈肿，疼痛口干苦。

【出处】《万病单方大全》

### 方二 漱口液△

【组成】丝瓜藤 1 把 川椒 1 撮 灯芯 1 把

【用法】上药水煎浓汁，频频漱口。

【主治】牙龈脓肿。

【出处】《万病单方大全》

### 方三 苏叶冰糖饮

【组成】苏叶 30 克 冰糖 30 克

【用法】加水适量煎汤服。

【主治】风火牙痛，牙龈肿痛。

【出处】河南中医，1985，16（5）：23.

### 方四 猫眼草汤△

【组成】猫眼草、火炭母、十大功劳、崩大碗各 30 克

【用法】水煎服，日 1 剂。

【主治】牙龈痈肿，疼痛流脓。

【出处】《中医耳鼻喉科学》

### 方五 黄芩煎△

【组成】黄芩 30 克

【用法】水煎浓液，含漱。

【主治】牙龈生痈。

【出处】《中医耳鼻喉科学》

### 方六 姜连膏△

【组 成】生姜、鸡爪、黄连各适量

【用法】上药共捣烂，贴患处。

【主治】牙龈生痈，溃烂。

【出处】《秘方集验》

### 方七 石膏栀子汤△

【组成】石膏、栀子、黄连、黄芩、当归、生物、白芍、苍术各 3 克 青皮 2.5 克 细辛、藿香、荆芥穗各 2 克 升麻 1.5 克 丹皮 1.2 克 生甘草 1.2 克

【用法】水煎服，日 1 剂。

【主治】牙龈肿痛生痈。

【出处】《秘方集验》

### 方八 五色消疳散

【组成】青黛 10 克 冰片 5 克 五倍子 7 克 黄柏 15 克 胆矾 10 克

【用法】上药共为细末，用植物油调和为糊状备用。局部清洁处理后，用镊子或棉球蘸药涂牙患处勿令漱口，1 日 3 次。

【主治】牙龈生痈。

【出处】《中国中医秘方大全》

### 方九 牙痈汤

【组成】生石膏、生地、玄参各 30 克 薄荷 6 克 细辛、升麻各 6 克 地骨皮、谷精草各 15 克 黄连 大黄各 9 克 川牛膝 15 克

【用法】水煎服，1 日 1 剂。

【主治】牙槽脓肿，牙龈炎。

【出处】《中国中医秘方大全》

### 方十 马鞭草汤△

【组成】马鞭草 30 克

【用法】水煎服，日 1 剂。

【主治】牙龈脓肿。

【出处】经验方

# 唇 疔

唇疔是指发生在口唇部位的疔肿。表现为局部红肿疼痛，形小根

硬，或表面有黄白脓点，相当于西医的唇部疖肿。

### 方一  救唇汤

【组成】紫花地丁 30 克  金银花 30 克  白果 20 粒  桔梗 9 克  甘草 9 克  知母 9 克

【用法】水煎服，1 日 1 剂。

【主治】唇部疔疮，疼痛异常。

【出处】《中医验方汇选》

### 方二  疔毒复生汤

【组成】金银花 12 克  栀子 9 克  地骨皮 9 克  连翘 9 克  牛蒡子 9 克  木通 6 克  牡蛎 9 克  皂角刺 9 克  大黄 9 克  天花粉 9 克  乳香 9 克  没药 9 克

【用法】用水与黄酒各 1 盅煎药，煎至 1 盅，食远服。不能饮酒者，只用水煎，临服入黄酒 1 杯和服亦效，日服两次。脉实便秘者加朴硝。

【主治】各种疔毒，或走黄心神昏愦、口渴烦躁等症。

【出处】《中医验方汇选》

### 方三  二花汤△

【组成】白菊花 15 克  银花 30 克  地丁 90 克  乳香 6 克  没药 6 克  甘草 9 克  黄酒 30 克为引

【用法】水煎热服，取微汗，日服 1 剂。

【主治】口唇疖肿，红肿疼痛。

【出处】《山东中医验方集锦》

### 方四  木红丸△

【组成】芫花根三块（1 指长）  木瓜 9 克  红花 3 克  红枣 15 克  蓖麻子 5 个（去壳）

【用法】将前 3 味研细，加红枣，蓖麻子捣烂为丸。饭前 1 次开水送服。

【主治】口唇疖肿。

【注意事项】禁食腥，冷两天。

【出处】《山东中医验方集锦》

### 方五　公英解毒汤<sup>△</sup>

【组成】蒲公英 120 克　乳香 9 克　没药 9 克　赤芍 9 克

【用法】水煎服。轻者日服 1 剂，重者日服 2 剂

【主治】急性唇疔，红肿疼痛。

【出处】经验方

### 方六　银菊二黄汤<sup>△</sup>

【组成】金银花 60 克　菊花、公英各 20 克　地丁 30 克　连翘、重楼、半枝莲、黄芩、栀子、甘草各 10 克　黄连 6 克

【用法】水煎服，每日 2 剂，每剂煎 2 次，6 小时服 1 次。

【主治】唇疔肿痛。

【出处】《全国名老中医验方选集》

### 方七　红宝白象膏

【组成】松香 60 克　白蜡 30 克　樟脑 30 克　蜂蜜 60 克　银珠 10 克

【用法】先用小葱半斤煎水制松香，去掉杂质，待松香冷却凝固，将白蜡置锅内，微火将白蜡熬化后加入松香，待松香熔化后加入蜂蜜、樟脑。微火，并不断搅匀，使之熔化，最后加入银珠，继续搅匀，至成为红色糊状膏样，冷却后即为红膏药。取红膏药外敷患处，隔日换药 1 次。

【主治】面疔，唇疔。

【出处】《全国名老中医验方选集》

### 方八　芭蕉叶散<sup>△</sup>

【组成】芭蕉叶适量

【用法】芭蕉叶晒干，烧存性，瓶装备用。使用时患处常规消毒，用蜂蜜（或麻油、米醋）拌匀，敷于患处，外覆消毒纱布。1 日 1 换。

【主治】一切疔疮红肿疼痛。

【出处】浙江中医杂志，1980，15（5）：202.

### 方九　白菊泥<sup>△</sup>

【组成】鲜白菊花瓣适量

【用法】将白菊捣烂敷患处，日 3 次。

【主治】唇部疖肿。

【出处】《民间方》

### 方十　清热凉血汤△

【组成】黄连 5 克　生地 30 克　生山栀、黄芩、赤芍、丹皮、玄参、麦冬、木通各 10 克

【用法】水煎服，1 日 2 剂。

【主治】唇疔，面疔。

【出处】《全国名老中医验方集锦》

### 方十一　柴芍地连汤△

【组成】柴胡、白芍、生地、川连、天花粉各 15 克　白果 10 克

【用法】水煎服，日 1 剂。

【主治】口唇疔疮。

【出处】《400 种病症民间验方》

### 方十二　冰蚕黄柏散△

【组成】冰片 2 克　僵蚕 3 克　黄柏 6 克

【用法】上药共研细末，敷患处。

【主治】嘴唇生疮。

【出处】《400 种病症民间验方》

### 方十三　消毒饮△

【组成】双花 24 克　地丁 15 克　菊花 24 克　连翘 9 克　公英 15 克　甘草 5 克

【用法】水煎服，1 日 1 剂，饭后服。

【主治】唇生疖肿。

【出处】《中医秘方验方》

### 方十四　消疔汤△

【组成】金银花 30 克　连翘、紫花地丁、白菊花、野菊花、麻黄各 12 克　冬葵子、透骨草、半枝莲、荆芥、苏叶、防风、浙贝母各 9 克

乳香、没药各 6 克　黄连、甘草各 1 克　白附子 3 克

【用法】水煎服，日 1 剂。

【主治】唇疔及面部疔疮。

【出处】《中医验方》

### 方十五　菊花童便饮<sup>△</sup>

【组成】菊花叶、童便适量

【用法】将菊花叶捣烂取汁数滴合童便服下。若病重时用菊花根捣烂取汁，服法同前。

【主治】唇疔初起，肿痛未溃。

【出处】《中医验方》

### 方十六　银花公英野菊汤

【组成】银花 12 克　公英 9 克　野菊花 9 克　紫花地丁 8 克　紫背天葵 5 克　甘草 6 克　重楼 6 克

【用法】水煎服，1 日 1 剂。

【主治】唇疔，红肿疼痛。

【出处】《中医临床方药手册》

### 方十七　野菊花膏<sup>△</sup>

【组成】野菊花、鱼腥草各适量。

【用法】洗净，捣烂敷患处。

【主治】唇疔，鼻疔，红肿疼痛。

【出处】经验方

### 方十八　五味消毒饮

【组成】金银花 15 克　野菊花 15 克　蒲公英 15 克　紫花地丁 15 克　紫背天葵 6 克

【用法】水煎取汁加烧酒 1、2 匙和服。药渣可捣烂敷患部。

【主治】各种疔毒，痈疮疖肿，局部红肿热痛。

【出处】《方剂学讲义》

### 方十九　地丁饮<sup>△</sup>

【组成】地丁 50 克

【用法】水煎 2 次取汁混匀，分 2 次内服，药渣捣烂敷患处。

【主治】唇疔，面疔，红肿而痛。

【出处】经验方

# 龋　齿

龋齿又叫虫牙、蛀牙，是口腔科的常见病。龋齿是指牙齿组织被龋蚀，逐渐毁坏崩解，形成龋洞的一种疾病。牙齿龋蚀严重，可影响甚至丧失咀嚼功能。西医也称龋齿。

## 方一　僵蚕散△

【组成】白僵蚕（炒）、蚕蜕纸（烧）各等分

【用法】上药共研细末，擦龋齿患处，良久，盐汤漱口。

【主治】龋齿牙痛。

【出处】《万病单方大全》

## 方二　毛茛乌梅膏△

【组成】毛茛全草、乌梅各适量

【用法】上药同捣烂成泥，贴患处。

【主治】龋齿。

【出处】《民间方》

## 方三　消龋灵△

【组成】八角枫叶、毛茛、鹅不食草、白花蛇草各适量（各药均用鲜品）

【用法】将药洗净捣烂，放适量于龋齿洞内，每日 1 次。

【主治】龋齿，遇冷热刺激而感疼痛。

【出处】《贵州中草药验方选》

## 方四　雄黄散△

【组成】雄黄末 30 克　香油 60 克

【用法】上药调匀，含口内 10 分钟再吐出，不可咽下。

【主治】虫牙作痛。

【出处】《400种病症民间验方》

### 方五　射胆液<sup>△</sup>

【组成】马鞭草、地苦胆、射干各等量

【用法】将上药洗净，切碎，用酒精浸泡2～3天，用棉球蘸药液涂患处。

【主治】龋齿，时而作痛。

【出处】《贵州中草药验方选》

### 方六　雄冰丸<sup>△</sup>

【组成】雄黄末5克　枣肉5克　冰片2克　香油少许

【用法】上药共为丸，塞牙缝内。

【主治】虫牙作痛。

【出处】《400种病症民间验方》

### 方七　含漱汤

【组成】独活、当归、川芎、荜拔、黄芩各10克　细辛，丁香、甘草各3克

【用法】水煎取汁，待温含漱后，再吞服，每次2～3口，每日6～7次。

【主治】龋齿牙痛。

【出处】山东中医杂志，1983，（1）：38.

### 方八　雄冰散

【组成】雄黄、冰片、樟脑各10克　细辛5克　鲜猪精肉120克

【用法】将猪肉置瓦片上文火焙干，或草纸裹黄泥烘干，各药研细末混合备用。用时取药末适量，用棉签蘸药放入患牙周围，含3、4分钟，然后将药吐掉。

【主治】龋齿牙痛。

【出处】浙江中医杂志，1987，（8）：370.

### 方九　花椒巴豆散<sup>△</sup>

【组成】花椒末适量　巴豆1粒

【用法】上药研制成膏，棉花包裹，放龋洞内。

【主治】龋齿牙痛。

【出处】《中医耳鼻喉科学》

### 方十　蜂房银花煎△

【组成】露蜂房、金银花等量。

【用法】上药煎水漱口。

【主治】龋齿牙痛。

【出处】《中医耳鼻喉科学》

### 方十一　地冰丸△

【组成】生地 12 克　冰片 1.2 克

【用法】将药共捣为丸，将丸放于龋洞处。

【主治】龋齿牙痛。

【出处】《常见病验方研究参考资料》

### 方十二　漱口液△

【组成】花椒 10 克　醋 200 毫升

【用法】醋煎花椒 10 分钟，滤液漱口。

【主治】龋齿牙痛。

【出处】经验方

### 方十三　樟脑末△

【组成】樟脑末 1.5 克

【用法】棉球蘸搽患齿。

【主治】龋齿牙痛。

【出处】《常见验方研究参考资料》

### 方十四　绿茶

【组成】绿茶适量

【用法】沸水泡饮。

【主治】预防和治疗龋齿，对老年人的牙有保护作用。

【出处】《中国药茶》

### 方十五　菖雄散△

【组成】石菖蒲 10 克　雄黄 5 克

【用法】上药共研细末，取少许撒在患牙处。

【主治】虫蛀牙痛。

【出处】《中国民间小单方》

### 方十六　蜗牛壳粉△

【组成】蜗牛壳 30 个

【用法】将蜗牛壳烧后研细末撒患处

【主治】龋齿牙痛。

【出处】《中国民间小单方》

### 方十七　石樟散

【组成】生石膏 3 克　樟脑 1 克

【用法】共研细末，用药棉包药粉塞于痛处，随痛随换。

【主治】龋齿疼痛，齿穿孔。

【出处】《广西中医验方选集》

### 方十八　白冰散△

【组成】白芷 30 克　冰片 0.6 克

【用法】上药共研细末，放入牙洞内或牙缝中。

【主治】龋齿牙痛。

【出处】《广西中医验方选集》

### 方十九　花椒止痛灵△

【组成】花椒 1 粒

【用法】将花椒放于龋齿上，用力咬住。

【主治】龋齿、牙龈部疼痛，患牙得热痛减。

【出处】经验方

# 舌　疮

舌疮，即舌上生疮，疼痛溃烂的口腔疾病。与西医之阿弗他性口腔炎相似。

### 方一　地龙散<sup>△</sup>

**【组成】**地龙 10 条　吴茱萸 1.5 克

**【用法】**共研成细末和白面少许，用米醋调成糊状，涂于病人两足心，用绢布扎好。

**【主治】**舌疮，疼痛溃烂。

**【出处】**《民间方》

### 方二　灯草散<sup>△</sup>

**【组成】**灯心草适量

**【用法】**将灯心草干品放入生铁小平锅内，置火上烧至黄焦或黑，未燃着为止，取出研末，涂抹患处。

**【主治】**口舌生疮。

**【出处】**上海中医药杂志，1985，（3）：34.

### 方三　西瓜汁

**【组成】**西瓜半个

**【用法】**挖出西瓜瓤挤取汁液，将瓜汁含于口中，约 2~3 分钟后咽下，再含新瓜汁，反复多次全部用完。

**【主治】**舌疮，口疮。对高血压症也有一定疗效。

**【出处】**《偏方大全》

### 方四　柳花散

**【组成】**黄柏、青黛、人中白、蒲黄各等分

**【用法】**上药共为细末，临卧时用少许，掺舌咽津。

**【主治】**舌疮，溃烂疼痛。

**【出处】**《灵验良方汇编》

### 方五　五倍地丁散<sup>△</sup>

**【组成】**五倍子 15 克　地丁 15 克

**【用法】**上药共研细末，涂患处，吐出涎水。

**【主治】**舌生疮。

【出处】《400 种病症民间验方》

### 方六　黄连细冰散<sup>△</sup>

【组成】川黄连 2 克　细辛 2 克　冰片 2 克

【用法】上药共研细末，涂疮面。

【主治】舌疮，疼痛溃烂。

【出处】《400 种病症民间验方》

### 方七　连术平胃散<sup>△</sup>

【组成】白术 9 克　厚朴 6 克　苍术 6 克　陈皮 6 克　甘草 9 克　黄连 9 克

【用法】以水 2 碗煎成 1 碗服。

【主治】舌面、舌底及上下唇皆起白泡粒点，日久不愈者。

【出处】《广西中医验方选集》

### 方八　三子膏<sup>△</sup>

【组成】莱菔子 10 克　白芥子 10 克　地肤子 10 克　食醋适量。

【用法】上药用砂锅文火炒至微黄，共研细末，将食醋煮沸，放置冷却，再倒入药末，调成膏状，把药膏分次涂于 2 厘米见方的纱布或白布上，药膏厚 2 毫米，分别贴于两足涌泉穴，胶布固定，每日换药 1 次。

【主治】口舌生疮。

【出处】《百病良方》

### 方九　蒲黛散<sup>△</sup>

【组成】蒲黄、青黛　硼砂、火硝、甘草各等份

【用法】上药共为细末，每服少许，掺舌上细细咽下，或饮凉水送下。

【主治】舌疮疼痛，溃烂。

【出处】《秘方集验》

### 方十　细黄散<sup>△</sup>

【组成】黄连、细辛各等分

【用法】上药共为细末，搽患处。

【主治】舌部生疮。

【出处】《中医耳鼻喉口腔科临床手册》

### 方十一 黄芩石佩汤△

【组成】黄芩 12 克 生石膏 30 克 佩兰 12 克

【用法】上药煎煮过滤液含漱，每日 3~4 次。

【主治】舌疮。

【出处】《中医耳鼻喉口腔科临床手册》

### 方十二 复方黄连散

【组成】黄连 12 克 黄柏 20 克 青黛 20 克 龙骨 12 克 白及 30 克 海螵蛸 31 克 轻粉 4 克 冰片 4 克 雄黄 8 克 朱砂 14 克 硼砂 30 克 甘草 10 克

【用法】上药共研细末，局部喷撒，日 5~6 次。

【主治】口舌红肿，溃疡糜烂。

【出处】《中国中医秘方大全》

### 方十三 牛黄黄连散△

【组成】人工牛黄 0.3 克 黄连 6 克

【用法】上药共为细末，涂患处。

【主治】舌疮溃烂，疼痛。

【出处】《中国中医秘方大全》

### 方十四 蜂蜜膏△

【组成】蜂蜜适量。

【用法】将蜂蜜少许涂在患部。

【主治】口疮。

【出处】《中国秘方全书》

### 方十五 柿蒂汤△

【组成】柿蒂 5~6 个

【用法】将柿蒂加水 300 毫升煎煮，熬到水剩半量为止，用水漱口，每日 2~3 次。

　　【主治】舌疮。

　　【出处】《中国秘方全书》

# 舌　痛

　　舌痛是指舌体疼痛，多由舌生疮痈，舌光剥，舌碎裂，舌尖红刺所致。相当西医舌痛症。

## 方一　导赤散

　　【组成】生地 30 克　木通 15 克　竹叶 12 克　生甘草 10 克

　　【用法】水煎服，1 日 1 剂。

　　【主治】心火亢盛所致舌生疮痈，舌痛，口渴心烦，小便短赤等症。

　　【出处】《方剂学》

## 方二　清咽润燥汤

　　【组成】杏仁 12 克　桑叶 10 克　牡丹皮 15 克　连翘 12 克　生甘草12 克　天花粉 15 克　渐贝母 12 克　牛蒡子 12 克

　　【用法】水煎服，日 1 剂。

　　【主治】阴虚而致口舌干燥，舌痛。

　　【出处】《简明中医辞典》

## 方三　舌痛汤△

　　【组成】黄连 10 克　栀子 10 克　生石膏 30 克　生川军（生大黄）10 克　龙胆草 10 克　黄芩 10 克　生甘草 10 克　木通 3 克　厚朴 10 克

　　【用法】水煎服，1 日 1 剂。

　　【主治】舌体疼痛、灼热，伴口臭难闻。

　　【出处】《皮科易览》

## 方四　滋阴汤△

　　【组成】生熟地各 30 克　天麦冬各 10 克　白芍 10 克　石斛 10 克　天花粉 10 克　知母 10 克　黄柏 10 克　沙参 10 克　元参 12 克

　　【用法】水煎服，1 日 1 剂。

【主治】舌体干痛，口干口燥，五心烦热。

【出处】《皮科易览》

### 方五　薄柏汤<sup>△</sup>

【组成】薄荷叶 10 克　黄柏 10 克　硼砂 5 克　冰片 0.3 克　寒水石 20 克　牙硝 12 克　麝香 3 克

【用法】上药共为细末，生蜜为丸，弹子大，每服 1 丸，噙化。

【主治】舌肿而痛。

【出处】《家用良方》

### 方六　贝母花粉汤<sup>△</sup>

【组成】贝母 3 克　天花粉 3 克　枳实 3 克　桔梗 3 克　黄芩 5 克 黄连 5 克　元参 2 克　升麻 2 克　甘草 1.5 克

【用法】水煎服，1 日 1 剂。

【主治】口舌肿痛。

【出处】《家用良方》

### 方七　蚕蛇散<sup>△</sup>

【组成】僵蚕 12 克　白花蛇舌草 15 克　冰片 0.6 克　丹参 12 克

【用法】上药共研细末，取少许掺舌上。

【主治】舌疮，舌痛。

【出处】《中国中医秘方大全》

### 方八　羚黛散<sup>△</sup>

【组成】羚羊角粉 3 克　青黛 6 克

【用法】上药共研细末，涂舌上。

【主治】舌疮，舌痛。

【出处】《中国中医秘方大全》

### 方九　导火汤<sup>△</sup>

【组成】生地 15 克　麦冬 15 克　竹叶 5 克　黄连 5 克

【用法】水煎服，1 日 1 剂。

【主治】心火上炎所致舌痛，舌尖红。

【出处】经验方

## 方十　竹叶甘草汤<sup>△</sup>

【组成】竹叶 10 克　甘草 6 克

【用法】水煎服，日 1~2 剂。

【主治】舌痛。

【出处】经验方

# 口　糜

　　口糜是指口腔黏膜糜烂成片如糜粥样，有特殊气味的疾病。小儿患此证，口内黏膜白屑满布，状似鹅口，称之鹅口疮。与西医的球菌感染性口炎相似。

## 方一　冰硼散

【组成】冰片 5 克　硼砂 10 克

【用法】上药共研细面，用蜂蜜调成糊状，每用少许，搽于患处，每日 5~6 次。

【主治】小儿口内白屑满布。

【出处】《偏方妙用》

## 方二　糊口白散

【组成】硼砂、朱砂各 3 克　冰片 1.5 克　人参 1 克　粉甘草 0.5 克　川贝母 1.5 克　雄黄 1 克

【用法】先将硼砂、朱砂、冰片、雄黄研细，再把人参、甘草、川贝同研细，共合 1 处，研极细末。每日上药 3 次，如用药后，白仍不掉，可加珍珠 1 颗。

【主治】小儿糊口白，满口糜烂，如雪片，如棉絮。

【出处】《中医验方汇选》

## 方三　半夏泻心汤

【组成】半夏，黄芩各 10 克　黄连、干姜、党参各 8 克　甘草 4 克

【用法】水煎服，日 1 剂。

【**主治**】口腔黏膜糜烂。

【**出处**】浙江中医杂志，1980，15（12）：555.

### 方四　姜柏散

【**组成**】干姜、黄柏各等分

【**用法**】将上药共研细末，外敷口腔。

【**主治**】口腔炎，口疮溃烂，疼痛，口气臭秽。

【**出处**】浙江中医杂志，1980，15（7）：331.

### 方五　木车汤<sup>△</sup>

【**组成**】木通、车前草、瓜子金各4.5克

【**用法**】每日1剂，两次煎服。

【**主治**】口腔黏膜糜烂、疼痛。

【**出处**】《安徽单验方选集》

### 方六　紫苏液<sup>△</sup>

【**组成**】鲜紫苏适量

【**用法**】上药煎水含漱，每日3~4次。

【**主治**】口腔糜烂。

【**出处**】《安徽单验方选集》

### 方七　口炎散

【**组成**】山豆根、大黄各30克　人中白、青黛各20克　黄连、孩儿茶、枯矾、没药各15克　砂仁10克　冰片3克

【**用法**】上药共研细末，过100目筛装瓶，高压消毒，以3%硼酸溶液清洁口腔后，取药末少许，加2%龙胆紫适量调匀呈糊状，外搽患处，日3~5次。

【**主治**】口腔糜烂，气味难嗅。

【**出处**】四川中医，1985，3（4）：33.

### 方八　炎灵散

【**组成**】胆矾、梅片、细辛各10克　元胡、川芎、甘草各5克

【**用法**】上药共研细末，过100目筛，用时将药粉涂撒患处，日1~

2 次。

【主治】口腔糜烂，疼痛。

【注意事项】此药在涂撒后有轻微刺痛，在炮制过程中加入适量的黏膜麻醉剂，可以止痛，无毒副作用。

【出处】陕西中医，1985，6（4）：164.

### 方九　茯苓汤<sup>△</sup>

【组成】生黄芪 30 克　党参、土茯苓各 20 克　白术 15 克　茯苓 12 克　炙甘草 6 克　肉桂 3 克

【用法】水煎服，1 日 1 剂。

【主治】口腔糜烂，反复发作。

【出处】《全国名老中医验方选集》

### 方十　化湿汤<sup>△</sup>

【组成】杏仁 10 克　薏苡仁 15 克　蔻仁 6 克　茯苓 15 克　蒲公英 15 克　防风 9 克　山药 12 克　藿香 10 克　竹叶 6 克　生甘草 6 克

【用法】水煎服，1 日 1 剂。

【主治】口腔糜烂，伴四肢倦怠。

【出处】《全国名老中医验方选集》

### 方十一　马勃饮<sup>△</sup>

【组成】马勃适量

【用法】用温开水冲泡，取冲泡液含漱。

【主治】口腔黏膜炎，疼痛。

【出处】《民间方》

### 方十二　鸡蛋油

【组成】香油 50 克　鲜鸡蛋 1 个　鸡蛋壳 7 个　五倍子 10 克　冰片 5 克

【用法】把香油倒入小锅内加热，打入鸡蛋，炸黄后取出，油凉后倒入小碗内。将五倍子和鸡蛋壳放入锅内焙黄，研为末，把冰片压碎，同放在鸡蛋油里即成。用时，取 1 块干净白布条卷在食指上，蘸少许鸡蛋油抹在小儿口中患处，每日 2 次。

【主治】小儿鹅口疮，舌上，上腭处块状白膜。

【出处】《偏方大全》

### 方十三　黄连甘草液<sup>△</sup>

【组成】黄连3克　甘草3克

【用法】水煎成浓汁，涂口腔。

【主治】小儿鹅口疮。

【出处】经验方

### 方十四　蒲冰饮<sup>△</sup>

【组成】蒲公英30克　香油30毫升　冰片1克

【用法】将公英用香油炸焦，去渣后将冰片加入油内，凉后饮用，每日3次，每次10毫升。

【主治】小儿鹅口疮，口内满布白屑。

【出处】《河南省秘验方集锦》

### 方十五　白氏口粉

【组成】炉甘石9克　月石9克　山慈菇9克　青黛9克　冰片4.5克　生石膏4.5克　龙骨9克　煅珍珠0.1克　元寸0.6克　熊胆0.9克

【用法】将上药共研细末，用药前用含漱剂漱口或拭口后将上粉撒布口内患处，每日3~5次。

【主治】口腔糜烂。

【出处】《祖传秘方大全》

### 方十六　倍明散

【组成】五倍子、明矾各等分　冰片少许

【用法】将五倍子、明矾分别捣碎如米粒，和匀放于砂锅内，用文火炙炒，并以竹筷不停搅拌。融合释放出水分如枯矾状，离火取出，研极细粉末，另研冰片少许加入拌匀，贮瓶备用。用时以净指蘸冷开水粘药粉少许涂患处，每日1~3次。

【主治】小儿鹅口疮。

【出处】新中医，1981，（10）：29.

### 方十七　加减导赤散<sup>△</sup>

【组成】生地 30 克　木通 10 克　黄芩 10 克　栀子 10 克　连翘 12 克　天花粉 10 克　甘草梢 10 克

【用法】水煎服，日 1 剂。

【主治】口腔黏膜糜烂。

【出处】《百病良方》

# 口　臭

口臭是指自觉或他觉口中气味臭秽的一种症状，可由胃腑热盛，或食滞化腐，或食生葱、生蒜所致。

### 方一　醋饮<sup>△</sup>

【组成】醋适量

【用法】频频饮服

【主治】大蒜引起的口臭。

【出处】《醋蛋治百病》

### 方二　细辛

【组成】细辛少许

【用法】细辛少许口含。

【主治】口臭。

【出处】《家用偏方二百三》

### 方三　藿香饮<sup>△</sup>

【组成】藿香适量

【用法】藿香洗净煎汤，时时含漱。

【主治】口臭。

【出处】《万病单方大全》

### 方四　老丝瓜汤

【组成】鲜老丝瓜 1 根　盐少许

【用法】将丝瓜洗净，连皮切段，加水煎煮，半小时后放盐，再煮半小时即成。日服 2 次。

【主治】口臭

【出处】《偏方大全》

### 方五 大黄石膏散△

【组成】生大黄 90 克　芜荑 30 克　川黄连 30 克　生芦荟 3 克　煅石膏 60 克　芒硝 9 克　黄芩 30 克

【用法】上药共研细末，每次服 5 克，每日 3 次。

【主治】牙龈溃烂，口臭。

【出处】《河南省秘验单方集锦》

### 方六 益智仁汤△

【组成】益智仁 30 克　黄芩 15 克　甘草 10 克

【用法】水煎服，1 日 1 剂。

【主治】口臭难闻。

【出处】《400 种病症民间验方》

### 方七 祛臭方△

【组成】荔枝肉 1 个　蒲公英 15 克

【用法】每晚临睡前，将 2 味药含口中，20 分钟后，将药吐出。

【主治】口臭难闻。

【出处】《400 种病症民间验方》

### 方八 失笑散

【组成】五灵脂 10 克　生蒲黄 9 克

【用法】水煎服，1 日 1 剂。

【主治】顽固性口臭。

【出处】江苏中医杂志，1982，(6)：28.

### 方九 大黄甘草汤

【组成】生大黄 3~9 克　生甘草 6~10 克

【用法】水煎，分 3 次服。

【**主治**】胃肠积热，口臭、便秘，食后即吐等。

【**出处**】《古今方药集锦》

### 方十　养胃泻火汤<sup>△</sup>

【**组成**】生地 15 克　生石膏 30 克　淮牛膝 12 克　知母 12 克　麦冬 10 克　甘草 3 克　鲜芦根 1 枝　黄芩 10 克　制大黄 9 克

【**用法**】水煎服，日 1 剂。

【**主治**】胃热口臭，口干等。

【**出处**】《袖珍中医处方》

### 方十一　泻黄汤

【**组成**】藿香 10 克　栀子 3 克　石膏 15 克　甘草 9 克　防风 12 克

【**用法**】水煎服，1 日 1 剂。

【**主治**】脾胃积热，口疮口臭。

【**出处**】《方剂学讲义》

### 方十二　五香丸<sup>△</sup>

【**组成**】丁香、藿香、香附、甘松、麝香、零陵香、白芷、当归、桂心、白豆蔻、槟榔、益智仁各等份

【**用法**】炼蜜为桐子大丸，每日嚼化 5 丸。

【**主治**】口臭，口中气味难闻。

【**出处**】《秘方集验》

### 方十三　升麻二黄丸<sup>△</sup>

【**组成**】升麻 15 克　黄连、黄芩（酒炒）、生姜、檀香、甘草各 6 克　青皮 15 克

【**用法**】上药共为细末，汤泡蒸饼，制丸弹子大，每服 1 丸，不拘时，细嚼白汤送下。

【**主治**】口臭。

【**出处**】《家用良方》

### 方十四　丁芎芷草丸<sup>△</sup>

【**组成**】丁香 6 克　川芎 6 克　白芷 15 克　炙甘草 3 克

【用法】上药共为细末，炼蜜为丸如弹子大，棉裹 1 丸，噙化。

【主治】口中气味臭秽。

【出处】《家用良方》

### 方十五　薄荷沉香丸△

【组成】龙脑薄荷 60 克　樟脑 3 克　甘草、孩儿茶、砂仁、北五味、沉香各 15 克　檀香 9 克

【用法】上药共为细末，炼蜜为丸，噙化。

【主治】口臭。

【出处】《三补简便验方》

### 方十六　香薷饮△

【组成】香薷 1 把

【用法】煮汁含服。

【主治】口臭。

【出处】《三补简便验方》

### 方十七　丁香

【组成】公丁香 1~2 个

【用法】含口中，时时含之。

【主治】口臭。

【出处】《中国秘方全书》

### 方十八　桂花子饮△

【组成】桂花子 3 克

【用法】煎水漱口，1 日 3 次。

【主治】口臭。

【出处】《中国秘方全书》

### 方十九　竹叶汤△

【组成】鲜竹叶 20 克　大青叶 10 克　木通 10 克　麦门冬 12 克

【用法】水煎服，1 日数次。

【主治】脾胃湿热所致之口臭。

【出处】《中国民间草药方》

## 方二十　金菊柏兰汤<sup>△</sup>

【组成】野菊花20克　鲜侧柏20克　板蓝根20克　金银花12克

【用法】将药物煎后，调拌蜂蜜冲服，1日数次。

【主治】口腔溃烂所致口臭。

【出处】《中国民间草药方》

# 口　疮

口疮是指以口舌反复生疮，疼痛溃烂为主要特征的一种口腔疾病，又称口疳。与西医之阿弗他口腔炎相似。

## 方一　冰黛甘油合剂

【组成】冰片1克　青黛9克　制乳香1克　甘油适量

【用法】前3味药共研细末，用甘油调成糊状贮存。用棉签蘸药外涂患处，每日涂3次。

【主治】口舌生疮。

【出处】陕西中医，1985，6（1）：37.

## 方二　蜜调膏

【组成】冰硼散6克　青黛6克　蜂蜜适量

【用法】上药调匀，倒入口内，溶化至满口皆布药液，或用棉签蘸药膏点涂创面，1日5~7次。

【主治】口舌生疮

【出处】四川中医，1988，6（8）：52.

## 方三　冰山煎<sup>△</sup>

【组成】淮山药20克　冰糖30克

【用法】上药适量加水，武火煮沸后，再用文火煎半小时，煎好倒出药液后，照上法重煎1次，两次药液混合后，分早晚两次服用，每日1剂，连服2~3次。

【主治】口舌生疮。

【出处】陕西中医，1985，6（4）：175.

## 方四　小儿口疮疡<sup>△</sup>

【组成】生地 5~15 克　麦冬 5~12 克　木通 3~9 克　车前子 3~10 克　鲜竹叶 5~6 克　甘草梢 3~6 克

【用法】水煎频服，口服 1 剂。重症者可日夜服 2 剂。

【主治】小儿口疮。

【出处】上海中医药杂志，1988，（8）：22.

## 方五　五黛散

【组成】五倍子、青黛各等份

【用法】上药研细末，加入少量冰片混合装于瓶内，密封保存。用时以棉签轻轻擦净溃疡面，将药面撒布于溃疡面上，每日 4~8 次。

【主治】口疮。

【出处】陕西中医，1985，6（9）：419.

## 方六　细桂茱萸散<sup>△</sup>

【组成】细辛、肉桂、吴茱萸各 1.5 克

【用法】炒焦研细末过筛后再加入适量小麦麸皮，用温开水调和做成 2 个小饼子（视足掌心的大小而定麸皮的量），每晚用药饼 1 个，按男左女右敷一侧涌泉穴，再用绷带固定，第 2 天白天去掉，晚上按同样方法敷 1 次。

【主治】虚火上炎所致的小儿口疮。

【出处】新中医，1986，（10）：27.

## 方七　葛根承气汤

【组成】葛根 10~30 克　大黄 5~15 克　芒硝 5~10 克（另包）　炙甘草 3~10 克

【用法】芒硝分 2 次冲服，余 3 药加水同煎 2 次，取汁混匀分 2 次与芒硝同服。1 日 1 剂。

【主治】顽固性口疮。

【出处】《民间方》

### 方八　五倍青矾散

【组成】五倍子、青黛粉、猪胆矾（猪苦胆装入明矾粉）各等份

【用法】上药阴干研细贮瓶备用，加适量冰片更佳。每日3~5 次，外搽患处。

【主治】口疮，疼痛溃烂。

【出处】新中医，1986，（10）：26.

### 方九　青冰粉

【组成】青黛、冰片各等分

【用法】研细末过 80 目筛，装瓶内备用，将适量的青冰粉撒于疮面上，闭口 10 分钟，每日 3~5 次不等。

【主治】口舌生疮。

【出处】陕西中医，1986，7（9）：412.

### 方十　青柏大矾散△

【组成】青黛、黄柏、五倍子、枯矾各等量

【用法】将上药共研细面，搽于患处。

【主治】口疮，齿龈溃烂。

【出处】《河南省秘验单方集锦》

### 方十一　白及粉

【组成】白及粉 20 克　白糖 30 克

【用法】上药混匀，用生理水洗净患处，然后涂搽配好的白及粉，再用棉球压迫 15~30 分钟，涂药后不能漱口或进食。

【主治】口疮。

【出处】湖南中医学院学院，1986，6（4）：25.

### 方十二　二黄散△

【组成】黄连 6 克　黄柏 3 克　青黛 3 克　冰片 1.5 克

【用法】上药共研细末、过筛，取药粉涂于患处。

【主治】口舌生疮。

【出处】《安徽单验方选集》

### 方十三　麦冰粉△

【组成】小麦面烧灰2份　冰片1份

【用法】将上药混合研细面。用时将药粉涂在患儿的疮面上，每天2~3次。

【主治】小儿口疮，疼痛拒食。

【出处】《全国中草药新医疗法展览会资料选编》

### 方十四　朱连散

【组成】朱砂、黄连各等份

【用法】上药共研细末，开水送服。1岁小儿每次1.6克，日服2次。

【主治】小儿心火上炎所致口舌生疮。

【出处】《河南省秘验单方集锦》

### 方十五　黄连饮△

【组成】黄连6克

【用法】煎浓汁，细细呷服。

【主治】口疮。

【出处】经验方

### 方十六　西瓜翠衣汤

【组成】西瓜1个　炒栀子6克　赤芍10克　黄连1.5克　甘草1.5克

【用法】将西瓜切开去瓤，取其皮及内衣，切碎与上药共煎，分两次服完。日1剂。

【主治】心火所致口舌溃烂。

【出处】《偏方大全》

### 方十七　萝卜汁

【组成】萝卜适量

【用法】将萝卜洗净、切碎、捣烂取汁，以汁漱口，每日数次。

【主治】舌疮。

【出处】《偏方大全》

### 方十八　冰柏丸

【组成】冰片 6 克　黄柏 30 克　薄荷叶 30 克

【用法】上药共为细末，生蜜为丸，弹子大，每服 1 丸、含化。

【主治】口疮，舌疮。

【出处】《灵验良方汇编》

### 方十九　化腐生肌定痛散

【组成】生硼砂 30 克　朱砂 3 克　飞滑石 55 克　琥珀 6 克　冰片 4 克　甘草 20 克

【用法】上药各研细末，再将朱砂与硼砂和匀共研极细末后诸药和之，共研成飞末，装瓶内备用。用时将药粉外涂溃疡面上即可，每日 3 次。痛甚不能进食者，饭前可加涂 1 次。

【主治】口疮，疼痛溃烂。

【出处】新中医，1985，（7）：37.

### 方二十　吴茱萸散△

【组成】吴茱萸 15 克

【用法】上药炒焦研末，用醋调成糊状，敷双脚涌泉穴，连续 3~4 次即可。

【主治】口疮溃烂疼痛，对咽痛亦有一定疗效。

【出处】《醋蛋治百病》

# 天行赤眼生翳

　　天行赤眼生翳，乃因时气流行，热毒侵凌双目所致。主要症见白睛红赤肿胀，黑睛生星点翳障、怕热羞明，热泪如汤，或白睛红赤消退后，黑睛忽生翳。与西医学之流行性角膜结膜炎相似。

### 方一　清热解毒汤

【组成】半边莲、蝉蜕、菊花各 6 克　甘草、荆芥各 3 克　桑叶、白蒺藜、决明子、忍冬藤、败酱草、紫花地丁、赤芍、蒲公英、地肤

子、女贞子各 10 克

【用法】水煎服，1 日 1 剂。

【主治】白睛红赤，黑睛生翳，怕光羞明等。

【出处】新中医，1987，19（6）：10.

### 方二　眼科上清饮

【组成】荆芥、川连各 3 克　决明子、女贞子、白蒺藜、桑叶、地肤子各 10 克　黄芩、蔓荆子、蝉蜕、菊花、麦冬各 6 克

【用法】水煎服，1 日 1 剂。

【主治】白睛红赤疼痛，黑睛生星点翳障。

【出处】新中医，1987，19（6）：10.

### 方三　麝珍散<sup>△</sup>

【组成】牛黄、麝香各 0.3 克　珍珠 0.6 克　炉甘石 6 克　冰片 3 克　漳丹 3 克

【用法】上药共研极细末，每用少许以鹅翎管吹入耳内，如左眼生云翳吹右耳，右眼生云翳吹左耳。

【主治】目赤生翳，怕光流泪。

【出处】《山东中医验方集锦》

### 方四　洗眼液<sup>△</sup>

【组成】野菊花、芦根各 9 克　黄藤 4.5 克

【用法】水煎洗眼。

【主治】一切外障赤眼。

【出处】浙江中医杂志，1980，15（9）：417.

### 方五　消赤退翳汤<sup>△</sup>

【组成】桑叶、白菊花、谷精草、枸杞根、石斛各 6 克　石决明、草决明、碧玉散、夜明砂、蒲公英、蕤仁各 9 克

【用法】水煎服，日 1 剂。

【主治】一切外障赤眼，及赤眼传变诸症。

【出处】浙江中医杂志，1980，15（9）：417.

### 方六　青鱼胆粉

【组成】青鱼胆 5 个

【用法】将青鱼胆阴干，研碎过筛取极细粉末，点于眼角上，早晚各点 1 次。

【主治】目赤障翳。

【出处】《偏方大全》

### 方七　细麝散<sup>△</sup>

【组成】细辛 0.9 克　木鳖子 2 粒　麝香 0.2 克

【用法】上药共研细末，瓷瓶装不令泄气。用新棉花包药末如豆大，塞入鼻孔中，左眼有翳塞右鼻孔，右眼有翳塞左鼻孔。隔 2 日 2 夜换 1 次。

【主治】白睛红赤，黑睛生翳。

【出处】《祖传秘方大全》

### 方八　加味泻肺汤

【组成】桑白皮 15 克　地骨皮 12 克　木贼草 9 克　杏仁 9 克　栀子 9 克　川芎 9 克　荆芥 9 克　僵蚕 9 克　桔梗 12 克　花粉 15 克　葛根 12 克　车前草 9 克　甘草 6 克

【用法】水煎服，1 日 1 剂。

【主治】肺热而发之目赤肿痛、热泪畏光，云翳等症。

【出处】《祖传秘方大全》

### 方九　田螺滴眼液<sup>△</sup>

【组成】田螺 1 枚　黄连末少许

【用法】田螺去尖，以黄连末掺之置中，24 小时后取出，肉已化为水，滴眼，日 3 次。

【主治】目赤翳障。

【出处】《万病单方大全》

### 方十　清热败毒汤<sup>△</sup>

【组成】龙胆草、板蓝根各 15 克　黄芩、栀子、泽泻、车前子、当

归、柴胡、银花、生地各 10 克

　　【用法】水煎服，1 日 1 剂。

　　【主治】火毒炽盛所致目赤肿痛，黑睛生翳。

　　【出处】湖南中医杂志，1986，2（1）：17.

### 方十一　拨云退翳散△

　　【组成】楮实子 15 克　薄荷 15 克　黄连 15 克　菊花 15 克　蝉蜕 15 克　蔓荆子 15 克　密蒙花 15 克　蛇蜕 15 克　荆芥穗 15 克　白芷 15 克　木贼 15 克　防风 15 克　甘草 15 克　川芎 45 克　栝楼根（生用）9 克

　　【用法】上药共为细末，炼蜜为丸，每丸 3 克，每服 2 丸，日服 2 次。

　　【主治】治目赤，角膜云翳，视物不清目肿痛。

　　【出处】《古今方药集锦》

### 方十二　石决明汤△

　　【组成】石决明、夜明砂各 9 克　木贼、蒺藜各 6 克　羊肝 200 克

　　【用法】先煎药，后熟吃羊肝。

　　【主治】白睛红赤，黑睛云翳。

　　【出处】《中医验方》

### 方十三　车前子饮

　　【组成】车前子 45 克　谷精草 10 克　石决明 10 克　蝉蜕 10 克　菊花 10 克　绿豆 1 把

　　【用法】水煎服，1 日 1 剂。

　　【主治】白睛红肿，黑睛生星点翳障。

　　【出处】《中医眼科历代方剂汇编》

### 方十四　菊花丸

　　【组成】熟地黄 45 克　甘菊花、防风、朱砂、羌活、桂心、没药各 15 克　决明子、黄连各 30 克

　　【用法】上药共为细末，炼蜜为丸，如梧桐子大，每服 30 丸，食后热水下，日 3 次。

【主治】肝虚风热攻眼，赤肿羞明，渐生翳膜。

【出处】《中医眼科历代方剂汇编》

### 方十五　蝉花无比散

【组成】蝉衣 6 克　羌活 3 克　防风 6 克　赤芍 10 克　苍术 6 克　茯苓 9 克　川芎 9 克　石决明 1 克　刺蒺藜 12 克　当归 6 克　夏枯草 10 克

【用法】水煎服，1 日 1 剂。

【主治】眼胀痛，羞明，黑睛有星点。

【出处】江西中医药，1987，（1）：28.

### 方十六　乌贼骨蜂蜜眼药膏△

【组成】蜂蜜 100 毫升　乌贼骨粉 5 克

【用法】共研磨细腻，每用少许点眼，1 日 3 次。

【主治】目赤肿痛，黑睛生翳。

【出处】《常见病验方研究参考资料》

### 方十七　醋制明矾散△

【组成】明矾 30 克　醋 1 碗

【用法】明矾研末，与醋同入砂锅内，煮待枯干，取出研细末每用少许，点眼，1 日 1~2 次。

【主治】角膜云翳。

【出处】《常见病验方研究参考资料》

### 方十八　羚羊菊花茶

【组成】羚羊角 3 克　菊花 20 克　草决明 25 克　五味子 15 克

【用法】上药共研细末，煎水代茶频饮。

【主治】肝胆风火所致目赤头痛，视物不清等。

【出处】《中国药茶》

# 沙　眼

沙眼，中医称为椒疮，是眼睑内面发生红色细小颗粒的疾患，状若花椒，故名椒疮。主要症状为眼部不适，发痒，胞睑闭开疼痛，眵多流泪，羞明等。沙眼是一种比较常见的传染性眼病，每易并发其他眼病而影响视力。

### 方一　黄胆滴眼液△

【组成】黄柏 10 克　西瓜霜 10 克　胆矾 0.1 克　乌梅 0.5 克

【用法】取水 300 毫升，煮沸半小时，过滤，使成约 100 毫升，1 日点眼 3~4 次，每次 1~2 滴。

【主治】沙眼，痛痒眵多流泪。

【出处】《偏方妙用》

### 方二　乌贼骨棒△

【组成】乌贼骨棒 1 根

【用法】取乌贼骨去其硬骨部分，切成扁状小条，体部粗大，头部细滑无棱角，在清水内浸泡 2 天，取出消毒待用。用时将左手翻转上胞及下睑，尽量暴露眼睑内沙眼部分，右手持乌贼骨棒，用头部一端朝向沙眼滤泡乳头处，轻轻从左到右反复摩擦，一般 30 秒左右，注意不可用力过猛，擦后，用盐水冲洗点眼药水此法每隔 4 天施行 1 次，5 次为 1 疗程。

【主治】沙眼颗粒顽固不消，反复发作。

【出处】《偏方妙用》

### 方三　夏枯草汤△

【组成】夏枯草 30 克　生地黄 9 克　杭白芍 15 克　全当归 9 克　川酒军 9 克　草决明 15 克　红花 6 克

【用法】水煎服，早晚饭后各服 1 次。

【主治】沙眼初期，眼涩目赤。

【出处】《神传秘方大全》

### 方四　夜明砂洗眼液△

【组成】夜明砂 9 克　凤凰壳 6 只　草决明 9 克　虫蜕 9 克

【用法】以米醋将药煎洗眼，每天 2 天。

【主治】一切新老沙眼痒甚。

【出处】《祖传秘方大全》

### 方五　白矾煎△

【组成】白矾 1 克

【用法】将明矾煎水，澄清后眼内 2 滴。

【主治】沙眼，眼痒、流泪。

【出处】《中国民间小单方》

### 方六　秦皮煎△

【组成】秦皮 12 克

【用法】将秦皮水煎后澄清，用药水洗眼。

【主治】沙眼，症见眼干燥、灼热，胞睑肿硬等。

【出处】《中国民间小单方》

### 方七　消沙汤△

【组成】荆芥 6 克　防风 6 克　赤芍 9 克　元参 12 克　苍术 9 克陈皮 3 克　川朴 6 克　连翘 12 克　蝉衣 6 克　丹参 9 克

【用法】水煎服，1 日 1 剂。

【主治】沙眼，眼痒，干燥，视力模糊等。

【出处】《常见病验方选编》

### 方八　桑明煎△

【组成】桑叶 15 克　元明粉 9 克

【用法】用水 2 大碗煎开后 5 分钟去渣，倒入净脸盆内用热气熏眼，水温了再洗眼，日 2 次。眼痒重的元明粉用 15 克。

【主治】沙眼，眼痒、摩擦感。

【出处】《常见病验方选编》

### 方九　泻肝饮

【组成】柴胡、决明子、升麻、苦竹叶、朴硝各 60 克　泽泻 30克　芍药、大黄、栀子仁、黄芩各 90 克

【用法】上药共研细末，每服 10 克，水煎去渣，温服。以利为度。

【主治】眼睛红肿疼痛。

【出处】《中医眼科历代方剂汇编》

## 方十　黄柏煎<sup>△</sup>

【组成】黄柏 30 克

【用法】加水 1 斤，煮沸 30 分钟，过滤，1 日点眼 3、4 次，每次 1、2 滴。

【主治】沙眼，疼痛眼痒。

【出处】经验方

## 方十一　胆汁点眼水<sup>△</sup>

【组成】新鲜猪胆 1 个　生理盐水适量

【用法】取出胆汁，用生理盐水稀释至 10%，过滤，灭菌，每次 1 滴点眼，1 日 3 次。

【主治】沙眼，眼痒，眼痛。

【出处】《常见病验方研究参考资料》

## 方十二　木贼草

【组成】木贼草（取带短刺部分，折成小段）

【用法】将木贼草高压消毒，用生理盐水将眼冲洗后，用消毒过的木贼草一段，往复摩擦病变处（无病变处不擦），使微出血，再冲洗 1 次。间隔 2~3 天再行第 2 次，根据病情可行 4~5 次。

【主治】沙眼、眼痒而痛。

【注意事项】不可摩擦过重，以防招致不良后果。

【出处】《常见病验方研究参考资料》

## 方十三　木连二矾煎<sup>△</sup>

【组成】明矾 3 克　胆矾 3 克　黄连 3 克　木贼 6 克

【用法】水煎后熏洗，每晚熏洗 1 次每剂可熏洗 1 周，下次熏洗需要加热，如患者感觉刺痛性强，可酌加适量开水后重用。

【主治】沙眼痒痛。

【出处】《常见病简易疗法手册》

## 方十四　复方黄连散<sup>△</sup>

【组成】鲜猪胆 1 个　冰片　硼砂各 1.5 克　黄连 3 克

【用法】将后3味共研细粉，装入猪胆内，阴干再研极细末装瓶，切勿泄气，每用少许点眼，每日3次。

【主治】沙眼痒痛，羞明流泪。

【出处】《常见病简易疗法手册》

### 方十五　公英汁△

【组成】鲜蒲公英适量。

【用法】捣烂取汁，高温消毒后点眼，每次1滴，每日3次。

【主治】沙眼痒痛。

【出处】经验方

### 方十六　三鲜汤△

【组成】鲜石榴汁90克　鲜竹叶60克　鲜木贼草60克

【用法】上药浓煎，使热气熏蒸患眼，每天熏蒸2~3次，或以药汤熏洗患眼亦可。

【主治】沙眼，或眼赤痛红肿，眼睑赤烂。

【出处】《广西中医验方选集》

# 麦 粒 肿

　　麦粒肿是指在胞睑边缘忽起小疖，形若麦粒而言。症见红肿疼痛，继而成脓，穿皮而破，肿退结瘢而愈。麦粒肿又称针眼。相当西医学之睑板腺炎。

### 方一　加味葛根汤

【组成】菊花、黄芩、桂枝、红花、白芍各10克　葛根、川芎各12克　麻黄、大黄各5克　甘草6克　生姜3片　大枣3枚

【用法】上药加水煎2遍，滤液混匀分2次内服，日1剂。眼睑脓肿加二花，夏季去麻黄。

【主治】眼睑肿痛，甚则化脓。

【出处】新中医，1986，5（1）：37.

### 方二　金黄散油膏

【组成】凡士林70克　无水羊毛脂10克　如意金黄散30克　冰片

2克　95%酒精少许

【用法】先将凡士林及无水羊毛脂加温溶化，速将金黄散兑入搅匀，继将冰片用酒精少许溶化后兑入再搅匀，待冷即成。将患眼结膜囊内先涂抗生素眼膏以保护角膜不受刺激，外敷本品。少数较重病例加服清热解毒中药蒲公英30克，金银花10克，甘草3克。通常服3~5剂。

【主治】眼睑疖肿、疼痛。

【出处】安徽中医学院学报，1985，5（1）：37.

### 方三　菊花饮△

【组成】白菊花、川芎、青皮各6克

【用法】上药水煎服，1日2剂。

【主治】眼睑红肿，红肿疼痛。

【出处】《家用良方》

### 方四　三棱针点刺放血法

【方　法】令患者曲肘拱手位，行常规消毒后，医者右手持三棱针，左手固定病人肢体，点刺患眼对侧曲池穴，然后用手轻轻挤压，使其流出小滴血液即可。每日1次。

【主治】眼睑红肿，疼痛化脓。

【出处】四川中医，1986，4（4）：54.

### 方五　双天膏

【组成】天花粉、天南星、生地、蒲公英各等量。

【用法】上药焙干共研细末，用食醋或液体石蜡油调成膏状，经高压消毒后备用。根据麦粒肿的大小，用不同量的膏剂，涂在纱布或胶布上敷贴局部，每日换药1次。

【主治】眼睑红肿。

【出处】新中医，1981，（8）：7.

### 方六　盐水热洗法

【组成】食盐适量

【用法】食盐加开水溶化，先熏后洗患眼，每日熏洗2~3次。

【主治】眼睑红肿疼痛。

【出处】《家用良方》

### 方七　退赤散

【组成】黄芩、白芷、当归、赤芍、栀子、桑白皮、连翘各 10 克 黄连、木通、桔梗各 6 克

【用法】水煎服，1 日 1 剂。

【主治】眼睑红肿，疼痛尚成脓。

【出处】《古今名方》

### 方八　清脾散

【组成】薄荷叶、升麻、山栀仁（炒）、赤芍、枳壳、黄芩、广陈皮、藿香叶、防风、石膏各 30 克　甘草 15 克

【用法】上药共研细末，每服 7.5 克，白水煎服。

【主治】脾胃热毒壅盛，眼睑焮赤肿痛，有重坠感。

【出处】《中医眼科学》

### 方九　二生膏△

【组成】生南星、生地黄各等分

【用法】上药共研成膏，贴两太阳穴。

【主治】眼睑红肿。

【出处】《万病单方大全》

### 方十　托里消毒饮

【组成】黄芪、皂刺、银花、桔梗、白芷、川芎、当归、白术、白芍、茯苓、人参、炙甘草各 10 克

【用法】水煎服，1 日 1 剂。食后服。

【主治】老年麦粒种，反复发作，多年难愈，兼见倦怠无力。

【出处】《中医诊疗常规》

### 方十一　祛风活血饮

【组成】羌活、防风、荆芥、白芷各 10 克　黄连 3 克　归尾 10 克 生地 15 克　赤芍 15　川芎 10 克　银花 20 克　皂角刺 12 克　甲珠 10 克　酒大黄 10 克　生甘草 6 克

【用法】水煎服，1 日 1 剂。

【主治】眼睑红肿、疼痛，甚则化脓。

【出处】四川中医，1985，3（9）：49.

### 方十二　蛇蜕浸醋

【组成】蛇蜕适量，醋适量

【用法】将蛇蜕浸泡醋中片时，将蛇蜕捞出，贴于外眼睑患部

【主治】麦粒肿，眼睑肿痛。

【出处】《醋蛋治百病》

### 方十三　生地汁<sup>△</sup>

【组成】鲜生地适量

【用法】鲜生地捣烂取汁，与醋同量调匀，搽患处。每日3~4 次。

【主治】眼睑红肿，疼痛较甚者。

【出处】《醋蛋治百病》

### 方十四　二花二黄汤<sup>△</sup>

【组成】金银花30 克　白菊花20 克　生地黄30 克　大黄10 克　枯矾2 克

【用法】取药味一半剂量水煎，清晨饭前顿服，另一半药味共研细末，用蛋清调成膏状，敷患处，1 日 3 次。

【主治】麦粒肿初期或未形成脓核。

【出处】《偏方妙用》

### 方十五　针挑法<sup>△</sup>

【方　法】将患处用盐水棉球消毒后，取消毒注射器针头 1 个，找出麦粒肿的一圆或一点（即在麦粒肿最突出处，通常可见一白色小点），用针头将此点挑破，挤尽其中乳白色液体，即能平复。

【主治】麦粒肿脓肿形成。

【出处】《偏方妙用》

### 方十六　王不留行压耳穴法

【组成】王不留行籽 10 粒

【方　法】取患侧耳穴：主穴：眼；配穴：肝、神门。找准穴位，常规消毒后，用胶布（5毫米×5毫米）中心粘贴1粒王不留行籽，按压在穴位上固定，用食拇指前后由轻到重按压半分钟，使患者耳部沉麻或有明显的疼痛灼热为宜。症状较轻者一般只埋主穴，每日指压四次增强穴位刺激，红肿显著者再酌情选配穴，方法同上。

【主治】眼睑红肿，痛胀不适。

【出处】四川中医，1987，5（4）：48.

### 方十七　桑菊败酱汤△

【组成】荆芥3克　蝉蜕6克　桑叶、菊花、忍冬藤、败酱草、蒲公英、赤芍、决明子、白蒺藜、女贞子各9克

【用法】水煎服，1日1剂。

【主治】双眼睑疖肿，反复发作、红肿疼痛。

【出处】《全国名老中医验方选集》

### 方十八　枯矾散△

【组成】枯白矾3克

【用法】上药研细末，用鸡蛋清调匀，涂患处，每日3次。

【主治】麦粒肿初发眼睑痒痛而胀。

【出处】《醋蛋治百病》

# 天行赤眼

天行赤眼，俗称红眼病，因天行时气流行、热毒之邪侵于目，致白睛红赤肿痛，怕光羞明，眵多胶结，常累及双眼，能迅速传染并引起广泛流行。本病相当于西医流行性结膜炎。

### 方一　菊花饮△

【组成】野菊花30克　酒大黄10克

【用法】上药加水煎煮2次，取汁混匀，分2次内服。

【主治】目赤肿痛

【出处】《河南省秘验单方集锦》

## 方二 冰硼散<sup>△</sup>

【组成】硼酸粉 30 克 冰片 0.3 克 薄荷霜 0.1 克

【用法】上药共研极细末，装瓶内备用。用时玻璃棍先蘸水，再蘸药粉点于患眼内，日 2~3 次。

【主治】眼睑红肿，白睛赤红，羞明流泪。

【出处】《河南省秘验单方集锦》

## 方三 车前煎<sup>△</sup>

【组成】车前子 50 克 薄荷 10 克

【用法】上药分 2 次煎汤 500~600 毫升，待药凉后，用消毒纱布蘸药洗患眼，每日洗 3~5 次，到痊愈为止。

【主治】红眼病

【出处】新中医，1985，(6)：47.

## 方四 万金膏

【组成】文蛤 15 克 黄连 15 克 荆芥穗 15 克 苦参 12 克 铜绿 1.5 克

【用法】上药共研极细末，用薄荷煎汤作丸，弹子大。临用时用热水化开，乘热洗眼，日 3 次。

【主治】烂弦风赤眼。

【出处】《灵验良方汇编》

## 方五 蝉花散

【组成】蝉蜕 甘菊 谷精草 羌活 防风 白蒺藜 草决明 密蒙花 荆芥穗 川芎 蔓荆子 木贼 炙甘草 黄芩 栀子各等量

【用法】上药共研细面，每服 9 克，开水送下，日 2 次。

【主治】眼目赤痛。

【出处】《灵验良方汇编》

## 方六 威灵仙膏<sup>△</sup>

【组成】威灵仙鲜叶 10 斤

【用法】上药捣烂敷两侧太阳穴，1 小时换 1 次。

【主治】天行赤眼。

【出处】《安徽单验方选集》

### 方七　水蛭滴眼液<sup>△</sup>

【组成】活水蛭 2~5 条　生蜂蜜 5 毫升

【用法】将活水蛭清水洗净，置生蜂蜜中浸泡 6 小时，取浸液过滤装瓶备用，每次 1 滴点眼。

【主治】红眼病。

【注意事项】不能多次点眼，否则易引起结膜下出血水肿。

【出处】《安徽单验方选集》

### 方八　田基黄液<sup>△</sup>

【组成】小田基黄（全草）30~60 克

【用法】煎水熏洗患眼，每日 3 次。

【主治】目赤肿痛。

【出处】《全国中草药新医疗法展览会资料选编》

### 方九　荆防洗眼液<sup>△</sup>

【组成】荆芥、防风、连翘、白芷、归尾各 1.5 克　皮硝 1 克　胆矾 0.3 克　明矾 0.3 克

【用法】上药加水同煎，先熏后洗。

【主治】红眼病。

【出处】《家用良方》

### 方十　猪胆白糖饮<sup>△</sup>

【组成】猪胆 1 个　白糖 50 克

【用法】将猪胆汁倒入碗内，上火蒸热，加入白糖饮服。

【主治】暴发火眼。

【出处】《偏方大全》

### 方十一　菊花龙井茶

【组成】菊花 10 克　龙井茶 3 克

【用法】开水冲沏代茶饮。

【主治】肝火赤眼。

【出处】《偏方大全》

### 方十二　二花饮△

【组成】金银花60克　野菊花60克

【用法】上药加水煎煮2次，取汁混匀分2次服。

【主治】赤眼肿痛。

【出处】《家庭实用便方》

### 方十三　四顺清凉散

【组成】当归、大黄、赤芍、甘草各100克

【用法】上药分别研面，均匀混合，瓶贮备用，成人每次3克，日服3次，饭后温开水送服，儿童酌减。

【主治】红眼病。

【出处】新中医，1986，（9）：34.

### 方十四　银菊退赤汤

【组成】金银花、菊花、蒲公英各15克　连翘、黄芩、桑白皮各12克　夏枯草、牡丹皮、蔓荆子各10克　荆芥、薄荷、甘草各6克

【用法】上药加水煎煮2次，取汁混匀，分2次内服，1日1剂。

【主治】目赤肿痛、怕光羞明。

【出处】广西中医药，1988，11（1）：14.

### 方十五　公英地丁煎△

【组成】蒲公英30克　紫花地丁30克

【用法】上药加水煎两次，取汁混匀，分2次内服，日1剂。

【主治】目赤肿痛。

【出处】《家庭实用便方》

### 方十六　白菊黄豆汤

【组成】白杭菊12克　黄豆30克　桑叶12克　夏枯草15克　白糖15克

【用法】前4味加水同煎至豆熟，服时加白糖调味，日1剂。

【主治】目赤肿痛。

【出处】《偏方大全》

### 方十七　蒲公英汤

【组成】鲜蒲公英120克（根茎叶花皆用）

【用法】上1味，煎汤2碗，温服1碗，余1碗乘热熏洗。

【主治】眼疾肿痛，赤脉络目。

【出处】《医学衷中参西录》

### 方十八　二黄秦谷汤

【组成】黄柏10~15克　黄连6~10克　秦皮12~15克　谷精草13~15克（小儿剂量酌减）

【用法】水煎服，1日1剂。

【主治】白睛红赤疼痛，羞明流泪。

【出处】四川中医，1985，3（8）：32.

# 角 膜 炎

　　角膜炎，中医称之为聚星障。表现为黑睛表面生有细小星翳，或连缀，或团聚，白睛红赤，畏光流泪，若病情发展，可向黑睛深层蔓延，形成花翳白陷或混睛障。

### 方一　蝉花散

【组成】蝉蜕、甘菊、谷精草、羌活、防风、白蒺藜、草决明、密蒙花、荆芥穗、川芎、蔓荆子、木贼、炙甘草、黄芩、栀子等量。

【用法】上药各等量研细末，每服9克，开水送下，口服2次。

【主治】眼目赤痛及一切内外翳障。

【出处】《灵验良方汇编》

### 方二　龙胆泻肝汤

【组成】龙胆草9克　黄芩6克　栀子6克　泽泻6克　木通6克　车前子3克　当归3克　柴胡6克　生地黄6克　甘草3克

【用法】水煎服，1日1剂。

【主治】肝经火热所致胞睑红肿，眼痛头痛，畏光流泪，白睛混赤，黑睛翳障。

【出处】《中医诊疗常规》

### 方三　清肝汤

【组成】夏枯草、大青叶各15克　黄芩、连翘、防风、蔓荆子、柴胡、茺蔚子各10克　车前子、赤芍各12克

【用法】水煎服，1日1剂。

【主治】患眼红痛，流泪，羞明。

【出处】新中医，1986，（1）：27.

### 方四　退翳眼药水

【组成】杏仁10克　甘草10克　花椒10克

【用法】用常水煎液，绿色透明，滴眼用。

【主治】凡眼内外所生遮蔽视线之目障。

【出处】《河南省秘验单方集锦》

### 方五　三黄四地汤△

【组成】地丁9克　连翘6克　黄连2克　黄柏3克　黄芩6克　地骨皮6克　地肤子9克　熟地9克　决明子9克　甘草3克　白菊花6克　女贞子9克

【用法】水煎服，1日1剂。

【主治】白睛红赤，黑睛生翳。

【出处】《安徽单验方选集》

### 方六　角膜炎汤△

【组成】荆芥穗6克　白芷3克　赤芍6克　苏木5克　枳壳2.5克　枸杞6克　蝉蜕6克　炒乳香3克　炒没药3克　白蒺藜5克　花粉9克　甘菊6克　谷精草5克　二花（金银花）9克　柴胡2克　炒栀子9克

【用法】水煎服，日1剂。

【主治】角膜炎，视物不清。

【出处】《山东中医验方集锦》

## 方七　白丁乳<sup>△</sup>

**【组成】**白丁香（雄麻雀之粪便），人乳汁各适量。

**【用法】**白丁香研细末调乳汁，用调成之药点眼。

**【主治】**角膜炎，角膜生翳。

**【出处】**《民间方》

## 方八　蜘蛛液<sup>△</sup>

**【组成】**白蜘蛛 1 只（活的）

**【用法】**将蜘蛛腹部针刺，腹水放入白酒中，再加入适量人乳（与酒同量），混匀后放蒸锅中蒸成黄色，再装入消毒瓶中。用药汁，1 日 2 次滴入眼中。

**【主治】**角膜实质炎。

**【出处】**《民间方》

## 方九　消翳汤<sup>△</sup>

**【组成】**羌活、防风、荆芥、薄荷、蝉蜕、赤芍、黄芩各 10 克

**【用法】**水煎服，日 1 剂。

**【主治】**角膜炎，黑睛生翳。

**【出处】**《全国名老中医验方选集》

## 方十　滋阴清热汤<sup>△</sup>

**【组成】**银柴胡 3 克　川黄连 2 克　秦艽 3 克　炙鳖甲 9 克　地骨皮 7 克　青蒿 3 克　知母 6 克　甘草 3 克　大熟地 9 克　白芍 6 克　制首乌、桑椹子、白蒺藜、女贞子、枸杞子各 9 克　川黄柏 3 克

**【用法】**水煎服，1 日 1 剂。

**【主治】**角膜炎，黑睛生翳。

**【出处】**《安徽单验方选集》

## 方十一　使君子散<sup>△</sup>

**【组成】**使君子、莲子、香附子、青皮各 9 克

**【用法】**水煎服，日 1 剂。

**【主治】**黑睛生细小星翳。

【出处】《河南省秘验单方集锦》

## 方十二　滴眼液<sup>△</sup>

【组成】皂矾、白矾各16克　五味子、黄连各6克　冰片0.5克
蝉蜕、木贼草各9克　绣花针7颗

【用法】将上药及针放入铜锅内，加蒸馏水500毫升，浸泡7天，
至绣花针化后，过滤取药水备用，如无铜锅可用砂锅加几个铜钱。用
法：滴眼，每日3次。

【出处】《贵州中草药验方选》

## 方十三　代蟹汤

【组成】元明粉4.5克　蓖麻子9克　槟榔片9克　元参18克　生
地24克　地骨皮12克　熟大黄6克　枳壳（炒）4.5克

【用法】水煎服，1日1剂。

【主治】角膜炎，外眼睑红肿。

【出处】《祖传秘方大全》

## 方十四　祛风消热解毒汤

【组成】桑叶、菊花各9克　银花、连翘各12克　防风、荆芥、赤
芍各6克　甘草3克

【用法】水煎服，1日1剂。

【主治】角膜炎，白眼红赤，黑睛细小星翳。可随症加减。

【出处】福建中医药，1985，16（5）：23.

## 方十五　清毒明目饮

【组成】地丁、公英、银花各20克　菊花、赤芍、决明子、车前子
各12克　柴胡、薄荷、木通、蝉衣各6克　黄精15克

【用法】水煎服，并用复煎药渣熏洗眼部15~20分钟，1日2~3次。

【主治】目生星翳，视物不清。

【出处】辽宁中医杂志，1986，10（1）：22.

## 方十六　乌梅丸

【组成】乌梅（去核）、党参、制附子（先煎1小时）各12克　黄

连、干姜、桂枝、炒川椒、炒黄柏各 6 克　当归 9 克　细辛 3 克

【用法】水煎服，日 1 剂。

【主治】目生星翳，花翳白陷。

【出处】新中医，1983，（2）：30.

### 方十七　清肝明目饮<sup>△</sup>

【组成】桑叶 5 克　薄荷 3 克　蝉衣 7 只　刺蒺藜 9 克　枯芩 5 克 粉草 3 克　青箱子 6 克　谷精草 9 克

【用法】每日 1 剂，水煎 2 次服。

【主治】肝经风热所致目翳初起，症见目赤，黑睛生翳。

【出处】《祖传秘方大全》

### 方十八　菊花茶调散

【组成】菊花 12 克　羌活、防风、白芷、甘草、蝉蜕、薄荷各 6 克　川芎、茶叶、荆芥各 10 克　细辛 5 克

【用法】水煎服，日 1 剂。

【主治】白睛红赤，黑睛星翳。

【出处】陕西中医，1983，4（4）：15.

# 颜面丹毒

颜面丹毒是指发生在面部的丹毒。初起时，肉中忽现赤色，如丹涂状，故名丹毒。症见：起病急骤，患处焮红赤肿，压之褪色，触之灼热剧痛。如不根治，常可反复。本病中西医同名。

### 方一　马齿苋汤<sup>△</sup>

【组成】马齿苋适量

【用法】上药煎汤洗患处，每日 2~3 次。也可捣烂成膏，涂敷患处。

【主治】丹毒初起，局部红肿，疼痛。

【出处】《中医验方汇选》（外科）

### 方二　消毒散<sup>△</sup>

【组成】王不留行 20 克　大黄 15 克　黄柏 15 克　姜黄 10 克　白芷

15 克　南星 10 克　陈皮 10 克　苍术 10 克　厚朴 10 克　天花粉 20 克　金银花 30 克　青黛 12 克　甘草 10 克　香油适量

【用法】上诸药共研细末，过 100 目筛，用香油调匀即得，外用。先将患处用酒精搽一遍，然后涂上药膏，每日 2 剂。

【主治】丹毒初发，皮肤鲜红，灼热疼痛，按之更甚。

【出处】《偏方妙用》

### 方三　茄蒂首乌饮△

【组成】茄子蒂 7 个　生何首乌 30 克

【用法】加水煎成 2 大茶杯汤剂，分 2 次服用，每次用热黄酒 1 盅同服。

【主治】颜面丹毒，皮肤红肿灼痛。

【出处】《民间方》

### 方四　消丹液△

【组成】红蚯蚓 20 条　红糖适量　金银花 20 克

【用法】取活蚯蚓用水洗净，放入小盆里，再将红糖放入搅拌，待化成水后即成。金银花加水煎，用时先以金银花水洗净患部，再用棉球蘸上红糖蚯蚓水涂擦患部，每日涂擦数次。

【主治】丹毒症，面部焮红赤肿。

【出处】《偏方大全》

### 方五　油菜泥△

【组成】油菜适量

【用法】将油菜洗净，捣烂为泥敷于患处，每日更换 2~3 次；同时再以内服法调治；把洗净捣烂的油菜，用纱布挤取汁，稍温热，每次饮 30 毫升，每日 3 次。

【主治】成年人丹毒症。

【出处】《偏方大全》

### 方六　绿豆大黄散

【组成】绿豆 25 克　大黄 10 克　生薄荷汁、蜂蜜各少许

【用法】将绿豆与大黄研成末，用生薄荷汁加蜂蜜调匀，涂于患处，

每日更换 2~3 次。

【主治】颜面丹毒、红肿疼痛。

【出处】经验方

### 方七　木冰散

【组成】木鳖子 100 克　朴硝 100 克　冰片 10 克

【用法】先将木鳖子去壳研面，再入朴硝与冰片，3 药共研极细末，每次药量 10 克，用香油调匀，外敷患处，覆盖纱布或绷带包扎好，每天换药 1 次，3 天为 1 疗程。若未愈，继续外敷上药。

【主治】面部丹毒，皮肤红斑。

【出处】四川中医，1985，3（7）：41.

### 方八　土牛膝膏

【组成】土牛膝适量　蛋清少许

【用法】将土牛膝捣烂加鸡蛋清，调敷患处

【主治】颜面丹毒。

【出处】《安徽单验方选集》

### 方九　稻草冰片散△

【组成】稻根 30 克　冰片 1.5 克

【用法】将稻草根烧灰研面入冰片，外敷患处。

【主治】颜面丹毒。

【出处】《土验单方选集》

### 方十　萹蓄泥△

【组成】鲜萹蓄 500 克

【用法】洗净后捣烂敷患处。

【主治】小儿颜面丹毒。

【出处】《百病良方》

### 方十一　仙人掌根

【组成】仙人掌根 1 块

【用法】将仙人掌根洗净，捣汁敷患处。

【主治】颜面丹毒，红肿焮痛。
【出处】《中国民间小单方》

## 方十二　浮萍散<sup>△</sup>

【组成】浮萍 50 克
【用法】将浮萍烧灰研成细面，用菜油调敷患处。
【主治】颜面丹毒，患处鲜红一片、灼热痒痛。
【出处】《中国民间小单方》

## 方十三　菊花茯苓汤<sup>△</sup>

【组成】野菊花 30 克　土茯苓 30 克
【用法】把上药放锅内加适量冷水浸片刻，而后分头 2 煎，取药汁各 1 茶碗，作 2 次口服，1 日服完。
【主治】颜面丹毒。
【出处】江苏中医，1980，（3）：41.

## 方十四　夏枯草煎<sup>△</sup>

【组成】夏枯草 100 克
【用法】煎汤熏洗患处。
【主治】面部皮肤焮红赤肿，触之剧痛。
【出处】经验方

## 方十五　硝黄散<sup>△</sup>

【组成】芒硝 15 克　大黄 12 克　青黛 9 克
【用法】上药共为细末，调鸡蛋清涂患处。
【主治】颜面丹毒。
【出处】《常见病验方研究参考资料》

## 方十六　板蓝根泥<sup>△</sup>

【组成】板蓝根适量
【用法】将上药捣如泥，外敷患部。
【主治】颜面丹毒。
【出处】经验方

### 方十七　柏叶泥△

【组成】柏叶适量

【用法】柏叶捣如泥，鸡蛋清调涂患处，1日3次。

【主治】颜面丹毒。

【出处】《常见病验方研究参考资料》

### 方十八　银花绿豆茶△

【组成】银花30克　甘草3克　绿豆15克

【用法】水煎代茶饮。

【主治】丹毒初起。

【出处】经验方

### 方十九　玉红膏

【组成】蓖麻仁30克　桃仁15克（去皮）　　明雄15克（研）　　白矾15克　松香15克　广丹24克　菜油酌量

【用法】上药共捣成膏、搽患处。

【主治】颜面丹毒初起，疔疮，痈，疽等。

【出处】《成都市中医验方秘方集》

### 方二十　黄芩散△

【组成】黄芩适量

【用法】将黄芩研细末，用水调敷患处。

【主治】颜面丹毒、痒痛、灼热赤肿。

【出处】经验方

# 面部疔疮

　　面部疔疮是指发生于颜面部的形小根深如钉，病热急剧，易造成毒邪走散，有危险性的外疡。包括西医的颜面部疖、痈、蜂窝组织炎等。症见恶寒发热，患处红肿热痛。

### 方一　银花汤△

【组成】金银花30克　黄芪24克　元参15克　党参15克　败酱草

15 克　鸡血藤 15 克　甘草 10 克　厚朴 10 克　枸杞 10 克　半夏 10 克　郁金 10 克

【用法】水煎服，1 日 1 剂。

【主治】面部生疖，红肿疼痛。

【出处】新中医，1986，(6)：11.

### 方二　地丁汤<sup>△</sup>

【组成】银花 15 克　元参 15 克　生地 15 克　地丁 20 克　公英 20 克　桔梗 10 克　大黄 10 克　薄荷 6 克

【用法】水煎服，1 日 1 剂。

【主治】头、面部疖肿，红肿疼痛。

【出处】中医杂志，1988，29 (7)：49.

### 方三　加味二味拔毒散

【组成】明矾、雄黄、黄芩、赤芍、姜黄各等分

【用法】上药共研细末，以冷开水调成糊状，干稀适量，敷疮面约 0.2~0.3 厘米厚，若已溃烂出脓，可离开疮口约 0.5~1 公分周围外敷。

【主治】红肿疼痒

【出处】四川中医，1985，3 (5)：54.

### 方四　祛腐生肌散

【组成】煅石膏 200 克　银朱 1 克　朱砂 1 克　冰片 3 克

【用法】上药共为极细末，瓶装收之，用时少量掺疮口。

【主治】面部疮疡溃烂出脓。

【出处】四川中医，1985，(5)：54.

### 方五　杏仁膏<sup>△</sup>

【组成】生杏仁适量　鸡子清适量

【用法】生杏仁捣烂，以鸡子清调如饼，夜洗面敷之，晨洗去。

【主治】面部生疮。

【出处】《灵验良方汇编》

### 方六　苍耳子散<sup>△</sup>

【组成】苍耳子连根杆适量

【用法】将苍耳子连根、杆烧成灰，加醋煅如泥，涂患处，干则更换。

【主治】面部疔疮未破溃者。

【出处】《灵验良方汇编》

### 方七　九味消疗汤

【组成】金银花、紫花地丁各 30~50 克　生地 9~30 克　夏枯草 15 克　赤芍、川黄连、知母、甘草各 9 克　桔梗 6 克

【用法】水煎服，1 日 1 剂。

【主治】面生疔疮，疼痛发热。

【出处】四川中医，1985，3（5）：42.

### 方八　玄地猪肉汤<sup>△</sup>

【组成】玄参、生地、猪肉各适量

【用法】上 3 味共煮至肉熟，食肉，以汤洗疖。

【主治】面部疖肿。

【出处】《家用良方》

### 方九　泥鳅膏<sup>△</sup>

【组成】活泥鳅 1 条

【用法】将泥鳅洗净，捣烂如泥，敷于患处，每日更换 2 次。

【主治】面部疔疮，红肿疼痛。

【出处】《偏方大全》

### 方十　蜘蛛膏<sup>△</sup>

【组成】生番薯适量　蜘蛛 1~2 只　红糖 15 克

【用法】上 3 味共捣烂后敷于患处。

【主治】颜面疔疮，红肿而痛。

【出处】《偏方大全》

### 方十一　胆钱汁<sup>△</sup>

【组成】藤黄 10 克　马钱子 6 克　龙脑 6 克　鲜猪胆汁 100 克

【用法】马钱子用砂拌炒软，去毛研成粉末，然后将藤黄，龙脑分

别研成粉末，将上药掺在猪胆汁中备用。用棉签或小毛刷蘸药汁涂在痔
上，涂药范围要比红肿的范围大 0.5 厘米，每日涂 2~3 次，重复涂药
时，前次药液不要洗掉。

【主治】面部疔肿。

【出处】新中医，1981，（3）：50.

### 方十二　三黄膏

【组成】川黄连 50 克　黄芩 40 克　黄柏 40 克　蚤休 50 克

【用法】上药入麻油 600 毫升，熬至药枯为度去渣，入白蜡浓缩成
软膏状，瓶装备用。敷患处，2 天 1 换。

【主治】面部疔肿，疼痛、发热。

【出处】陕西中医，1986，7（1）：29.

### 方十三　苍耳虫粉<sup>△</sup>

【组成】苍耳虫 20 条（寄生在苍耳棵梗中的小虫）

【用法】将他耳虫用麻油浸泡 1 周，取 1~3 条放在消毒纱布块上贴
患处，或用焙干研细的苍耳虫粉末 0.5~1 克，置于膏药中贴患处。每天
换药 1~2 次，3 天为 1 疗程。

【主治】疔疖疼痛。

【出处】四川中医，1985，3（5）：50.

### 方十四　蒲公英膏<sup>△</sup>

【组成】蒲公英 30 克（鲜草 60 克）

【用法】将公英研成细末，加热醋调成糊状，摊布于敷料上，贴于
患处，1 日换药 1 次。

【主治】面部疔肿。

【出处】四川中医，1985，3（5）：42.

### 方十五　鱼腥草泥<sup>△</sup>

【组成】鲜鱼腥草适量

【用法】将鲜鱼腥草洗净晾干，捣烂如泥，敷于疔疮上，每日更换
1 次。

【主治】面部疔肿，疼痛发热。

【出处】中医杂志，1985，（2）：29.

### 方十六　拔疔散

【组成】五谷虫（新瓦上焙干）50 克　明矾、蟾酥各 15 克　大蜘蛛（烧炭存性）20 克

【用法】上药共研细末，贮瓶备用，勿泄气。用法：取药面适量，以猪胆汁调匀，外涂疔疮头上，每日换药 1~2 次。

【主治】疔疮肿痛。

【出处】四川中医，1985，3（5）：42.

### 方十七　疔痛汤

【组成】穿山甲（蛤粉炒）、皂角刺各 12 克　全蜈蚣 2.2 克　乳香、没药各 9 克　天花粉、知母各 18 克

【用法】水煎服，1 日 1 剂。

【主治】多发性疖肿，色红而痛。

【注意事项】孕妇慎用。

【出处】《古今名方》

### 方十八　消毒圣神丹

【组成】当归 60 克　金银花 120 克　蒲公英 60 克　花粉 15 克　生地 30 克　元参 30 克　甘草 60 克

【用法】水煎服，1 日 1 剂。

【主治】疔毒、疮疡红肿高大，恶寒颤栗或寒热往来。

【出处】《中医验方汇选》

### 方十九　斩疔剑

【组成】公英、麻黄各 15 克　地丁、荆芥、防风、乌药、甘草各 9 克

【用法】黄酒 90 克、水 2 杯煎服。

【主治】各种疔毒。

【出处】《中医验方汇选》

# 第八章
# 常见急症

## 高　热

　　高热是指以体温升高（39℃以上）为主要临床特征的急性病症。如温病、伤寒、脏腑杂病内伤所致的"大热"，以及西医学中的各种急性传染病或急性感染性疾病，某些风湿性疾病、部分急性血液病、肿瘤性疾病等所致的高热。

### 方一　芦竹退热方△

【组成】鲜芦根 100 克　鲜竹叶 60 克

【用法】浓煎频服。若兼鼻衄，再加鲜茅根 100 克，煎好药后，用童便一杯冲入服下，能迅速退热。

【主治】高烧不退。

【出处】《家庭常用偏方精选》

### 方二　银翘石膏汤

【组成】银花 30 克　板蓝根 30 克　生地 20 克　芦根 20 克　连翘 15 克　荆芥穗 15 克　牛蒡子 15 克　丹参 15 克　杏仁 12 克　生石膏 40～90 克

【用法】每日 1.5 剂，水煎分 3 次温服。

【加减法】身热不扬，汗出热不解，舌红苔白腻微黄，加黄芩、六一散、生薏苡仁；口干不欲饮，或见皮肤发斑，舌红绛，加赤芍，丹皮；便秘或便溏腹胀，苔黄厚，加生大黄、芒硝、元参。

【主治】肺炎、病毒性脑炎，胃肠型感冒、浸润型肺结核、慢性肾炎合并肺部感染、急性胆道感染、上呼吸道感染等所致高热。

【出处】中医杂志，1998，29（11）：20.

### 方三　老蚧胆验方△

【组成】老蚧（癞蛤蟆）苦胆

【用法】将老蚧剖腹，取出苦胆备用。成人日服 2~3 次，每次 3 个，小儿酌减。

【主治】无名热

【出处】《常见病单方验方选》

### 方四　清暑解热方

【组成】石膏 30 克　知母 9~12 克　银花 9~12 克　黄芩 9~12 克　葛根 9~12 克　豆卷 9~12 克　香薷 6~9 克　桑叶 9~12 克　菊花 9~12 克　六一散 12 克（包）

【用法】水煎服。

【主治】暑温所致高热。

【出处】上海医科大学附属中山医院蒋见复方

### 方五　解毒宣透方

【组成】板蓝根 30 克　金银花 21 克　连翘 18 克　生石膏 30 克　柴胡 15 克　黄芩 10 克　半夏 10 克　蝉蜕 6 克　薄荷 6 克　生甘草 6 克

【用法】水煎服。

【加减法】头痛加菊花 12 克；咽痛加玄参 21 克、马勃 12 克；腮肿加龙胆草 10 克、大青叶 10 克；咳嗽加杏仁 10 克、桑白皮 10 克；汗出口渴加太子参 15 克。

【主治】感染性高热。

【出处】山西临汾地区医院傅云江方

### 方六　退热清暑饮

【组成】香薷 10 克　滑石 10 克　生石膏 25 克　银花 15 克　连翘 12 克　板蓝根 12 克　薄荷 6 克　甘草 3 克

【用法】共为粗末，装入透析纸袋，每袋 8 克。用开水浸泡药袋 15~20 分钟，搅拌 2~3 次。3 岁以下每次 1 袋，4~7 岁 2 袋，8~13 岁 3 袋，大于 14 岁 4 袋，每隔 2~3 小时服药 1 次，日平均 6~8 次。用药前服少许热稀粥，药不能煎服，热退至正常后续服 3~5 次，以巩固疗效。汗后可饮用少许糖盐水，以防伤阴。

【主治】病毒性上呼吸道感染高热。

【出处】中西医结合杂志，1988，8（12）：738.

### 方七　蒿芩银翘方

【组成】青蒿 9 克　黄芩 10 克　银花 10 克　豆豉 10 克　连翘 10 克　荆芥 10 克　薄荷 6 克　桔梗 6 克　大青叶 12 克

【用法】水煎服，体温在 40℃以上者每日 2 剂。

【加减法】口渴引饮者加石膏、知母；烦躁者加双钩藤、僵蚕；大便秘结者加大黄；小便短赤者加碧玉散。

【主治】温病卫气同病的高热。

【出处】福建省福鼎县医院陈捷东方

### 方八　清肺六二汤

【组成】活水芦根 60 克（去节）　白茅根 30 克　桑白皮、地骨皮、桑叶、枇杷叶、浙贝母、知母、北沙参、空沙参、苦杏仁、冬瓜仁各 9 克

【用法】每日 1 剂，水煎服。症见高热面赤，口渴烦躁，脉象洪数者，去北沙参加生石膏；高热炽盛，舌质绛者，加神犀丹；高热神昏者，加紫雪丹 1~2 克，研碎鼻饲，并以元参易北沙参；舌苔黄腻者是温热入里之象，当去二参加黄芩、山栀；大便秘结者加瓜蒌仁；便秘而邪热炽盛者加生大黄；见痰红或吐血、舌赤者，去二叶、浙贝，加川贝、旱莲草、仙鹤草（或改用二地）；如病久津液受劫，去二叶加天冬、麦冬。

【主治】大叶性肺炎，高热在 40℃上下，神志清楚，大小便通调者。

【出处】《当代中国名医高效验方 1000 首》

### 方九　解热煎剂

【组成】大青叶 30 克　柴胡 30 克　连翘 20 克　黄芩 15 克　丹皮 30 克　白茅根 20 克　清半夏 12 克

【用法】水煎服，4~6 小时温服 1 次。

【主治】以急性发热为主症，体温在 39℃以上。

**【出处】**上海中医药杂志，1985，（8）：28.

## 方十　五虎合剂

**【组成】**葛根20克　公英20克　王不留行20克　柴胡30克　穿破石30克　银花15克　救必应15克　鬼箭羽15克　苦瓜干12克

**【用法】**水煎为500毫升，每日服4次，每次服125毫升，重症加倍服用。

**【主治】**各种感染性高热，如上呼吸道感染、大叶性肺炎、急性胆囊炎、风湿性关节炎、痢疾、急性扁桃体炎、病毒性肺炎等。

**【出处】**陕西中医杂志，1991，（2）：61.

## 方十一　退热灵

**【组成】**薄荷8克　蝉蜕5克　连翘12克　知母10克　生石膏35克　半枝莲15克　金银花15克　葛根15克　鱼腥草30克　干姜9克

**【用法】**将蝉蜕、连翘、知母、石膏、半枝莲、金银花、葛根，放3倍水煎后过滤，余渣加水两倍，煎30分钟。双液合并后过滤，浓缩成1：4.5比例，每1毫升相当生药6克；将薄荷、鱼腥草各用水浸泡30分钟，以水蒸气蒸馏收集挥发油部分，比例为5：1，后加入浓液部分，加水稀释为成品。每服10毫升，2小时服1次，热退停服。

**【主治】**病毒性疾病、细菌性疾病、结缔组织疾病等高热。

**【出处】**《实用专病专方临床大全》

## 方十二　宣肺通腑汤

**【组成】**生石膏（先煎）45克　瓜蒌30克　大黄5克　杏仁10克　知母15克　苍术10克　赤芍15克　柴胡10克　前胡10克　芦根30克

**【用法】**水煎服，每131剂。

**【主治】**外感温热之邪犯肺，传于大肠，表里同病之高热。

**【出处】**《现代著名老中医临床诊治荟萃》

## 方十三　敷脐退热散△

**【组成】**燕子窝泥15克　田螺肉5克　吊扬尘（大叶醉鱼草）30克　青黛0.3克

【用法】上药共研捣匀，鸡蛋清调，敷脐，2小时后去掉。

【主治】小儿高热属气分热者。

【出处】《当代中药外治临床大全》

### 方十四 退热散

【组成】大黄、山栀、僵蚕各4份 牛膝2份 细辛1分

【用法】共为细末，每次5~8克，用米醋调为糊状敷贴双涌泉穴，包扎固定4~6小时取下，不效者可连用。

【主治】上感、腹泻、扁桃腺炎、口疮、支气管炎等所致高热。

【出处】陕西中医，1988，9（11）：503.

### 方十五 退热散糊

【组成】青蒿50克 石膏50克 燕子泥50克 滑石30克 茶叶20克 冰片20克

【用法】共研细末加甘油和蛋白适量调成糊状，外敷神厥穴，上盖纱布。注意敷药湿度，以免药干影响疗效。冬季气候寒冷可用鲜葱捣泥调敷；夏秋气候炎热可用鲜丝瓜藤叶捣泥调敷。

【主治】高热。

【出处】湖南中医杂志，1989，5（6）：13.

### 方十六 硝黄泥药饼

【组成】大黄6克 芒硝3克

【用法】将上两药共为细末，用井底泥适量，入硝、黄末调匀，加少量水做成饼状，贴敷太阳穴。

【主治】小儿高热。

【出处】《理瀹骈文》

# 胸　痹

　　胸痹是指胸膺部心痛，或以胸痛彻背、短气喘息不得卧为主症的一种疾病。本病轻者仅感胸闷始窒，呼吸欠畅；重者可有胸痛，甚至心痛彻背，背痛彻心。西医学的冠心病心绞痛、心肌梗死等病，属于本病范畴。

### 方一　愈梗通瘀汤

【组成】生晒参 10~15 克　生黄芪 15 克　紫丹参 15 克　全当归 10 克　延胡索 10 克　川芎 10 克　广藿香 12 克　佩兰 10 克　陈皮 10 克　半夏 10 克　生大黄 6~10 克

【功　能】益气行血，活血化瘀，化浊定痛。

【主治】胸痹（急性心肌梗死）。在急性期及康复期应用可以促进愈合，消瘀抗栓，改善心功能，延长寿命。

【用法】水煎服，1 日 1 剂，也可制成丸剂康复期应用，1 日 3 次，1 次 3 克。

【出处】中国中医药报，1990 年 9 月 12 日第 3 版

### 方二　冠心通痹汤

【组成】全瓜蒌 30 克　桂枝 18 克　炙甘草 10 克　枳壳 10 克　川朴 10 克　熟附块 10 克　川贝母、象贝母各 6 克　法半夏 10 克　党参 18 克　生牡蛎 30 克

【功　能】温通阳气，开胸顺气，散结聚，化痰浊。

【主治】胸痹（冠心病属痰气交结，胸阳痹阻，实多虚少）。症见心悸，胸闷，胸痛，头晕，神疲乏力，少气懒言，苔腻，或有停搏，血压不高者。

【用法】煎服。头汁取 400~600 毫升，分 2~3 次服。如煎 2 汁，应与头汁混合后分服。

【出处】中国中医药报，1990 年 11 月 19 日第 3 版

### 方三　化痰愈心汤△

【组成】法半夏 9 克　云苓 12 克　橘红 4.5 克　枳壳 4.5 克　甘草 4.5 克　竹茹 9 克　党参 15 克　丹参 12 克

【功能】祛痰化瘀，理气活血。

【主治】胸痹（冠心病，心阴虚或阴阳两虚者均须随症加减用药）。

【用法】水煎服，每日 1 剂。

【出处】《全国名老中医验方选集》

### 方四　三味活血汤

【组成】三七粉 3 克　肉桂粉 1.5 克　当归 30 克

【功　能】温通活血，通痹止痛。

【主治】冠心病、心绞痛。

【用法】当归煎汤冲服三七粉、肉桂粉，1日分3次服。

【出处】《百病良方》

### 方五　两和散

【组成】人参10克　丹参15克　鸡血藤20克　血竭3克　琥珀6克　炒没药12克　菖蒲12克　香附9克　远志肉10克　茯神1克

【主治】冠心病。

【用法】共研细粉，布包，水煎，每日服3次。

【出处】《百病百验效方集》

### 方六　调心汤

【组成】柴胡15克　白芍15克　川芎9克　苏子15克　陈皮12克　党参24克　黄芩9克　甘草9克　丹参15克　菖蒲10克　瓜蒌15克　薤白10克　郁金15克　乌药9克

【主治】冠心病。

【用法】水煎，每日3次，饭前半小时服。

【出处】《百病百验效方集》

### 方七　活血解痛方<sup>△</sup>

【组成】生蒲黄9克　五灵脂9克　香白芷9克　细辛3克　桃仁9克　党参10克　冰片0.3克

【用法】上药共为细面，每次9克，每日服2次，白开水送下。

【主治】心绞痛。

【出处】《偏方妙用》

### 方八　三参菊花饮

【组成】丹参　党参　参三七　白菊

【用法】用量结合苔、脉及血压，有所侧重，以悸、闷为主，重用党参、白菊花；以痛为主，重用丹参、参三七；血压偏高者，重用菊花，轻用党参；痛证不著可去参三七。本饮以沸水泡10分钟服用，十分简便，取效不亚于煎剂，无副作用。每日1剂，疗程视病情而定。

【主治】胸痹，包括冠心病、风湿性心脏病、病毒性心肌炎、肺心病等。

【出处】《急难重证新方解》

### 方九　柴胡疏肝散

【组成】柴胡18克　香附9克　枳壳12克　白芍12克　陈皮10克　川芎12克　甘草6克

【用法】水煎服，每日1剂。15~35天为1疗程。个别可临时给予速效救心丸等药。加减：心烦、大便燥结加川军、栀子、黄芪；胸阳不振、寒邪凝滞加桂枝、薤白、干姜；气阴两虚加麦冬、五味子、人参、太子参；痰浊甚者加半夏、川贝、白术；阴虚阳亢者加牛膝、石决明、夏枯草等。

【主治】冠心病，心肌炎。症见心胸满闷，隐痛时作，并向左肩背放射，因情志诱发而加重，伴心悸、气短、舌质紫暗、脉弦等。

【出处】《实用专病专方临床大全》

### 方十　枸杞膏

【组成】枸杞子45克　炒赤小豆90克　炒酸枣仁30克　槐花24克　当归30克　丹参9克　人参9克　红糖125克

【用法】将上药制成内服膏滋药。1日服2次，每次9克，温水送服。

【主治】胸痹、心悸、胸闷、胸痛，适用于冠心病。

【出处】《全国中药成药处方集》

### 方十一　冠心活络酒

【组成】三七24克　冬虫夏草、当归各18克　西红花、橘络、人参、川芎、薤白各15克　白糖150克　白酒500克

【用法】将上药共捣为粗末，入酒内浸泡15天，每天摇动数次，然后过滤，再加入白糖，使之熔化后备用。所滤药渣可续白酒500克，浸泡7天，过滤后加糖再用。1次服5毫升，每日饭后服2~3次。

【主治】冠心病，见胸闷、气短、心前区疼痛等症。

【出处】《刘惠民医案选》

### 方十二 银杏叶茶

【组成】银杏叶 5 克

【用法】将上药洗净、切碎，开水焖泡半小时，每日 1 次，代茶而饮。

【主治】冠状动脉粥样硬化心脏病、心绞痛、血清胆固醇过高症；还可用于痢疾、肠炎等。

【出处】《健康与食物》

### 方十三 舒心散冲剂

【组成】三七 93.75 克　郁金 3125 克　赤芍 1562.5 克　乳酸心可定 4500 毫升　白糖适量

【用法】将上药制成冲剂，用开水将药液溶化后服用，每次 1 袋，每日 2 次。

【主治】冠心病、心律不齐属瘀血内阻者。

【出处】《中药制剂汇编》

### 方十四 朱砂蛋黄油

【组成】鸡蛋 25 枚　朱砂 3 克　珍珠粉 3 克

【用法】将鸡蛋煮熟，取出蛋黄，放锅内用文火炒，至出黑烟为度，然后放在双层纱布里榨取蛋黄油。榨后再炒，至第 3 次为止。再将朱砂、珍珠粉加入蛋黄内搅匀。每次服 1 剂，连服 10 剂。

【主治】冠心病。

【出处】《偏方治大病》

### 方十五 薤白丹葛猪心汁

【组成】新鲜薤白 250 克（或干品 100 克）　葛根 250 克　丹参 250 克　猪心 1 个　蜂蜜 250 克　黄酒 2 匙

【用法】先将薤白、葛根、丹参冷水浸泡 1 小时，倒入瓦罐内用中火烧开，改为小火煎 30~60 分钟，约剩下 1 大碗药液时滤罐取汁；再加冷水 3 大碗，煎 1 小时，约剩 1 大碗药液时，滤罐 2 汁，弃渣。混同两煎药液，再用中火烧开后，放入猪心、黄酒，改用小火烧半小时许捞出猪心，倒入蜂蜜，不加盖小火烧 10 分钟后离火，冷却、装瓶，盖紧。

服法为每日 2 次，每次 1 匙，饭后开水送服。猪心分 4 次吃完，可切片蘸酱油食。

【主治】冠心病、心绞痛。

【出处】《常见慢性病食物疗养法》

### 方十六　敷脐膏△

【组成】山楂浸膏 20 克　甘草浸膏 8 克　葛根浸膏 10 克　白芍 270克　厚朴 100 克　鸡血藤挥发油 6 毫升　细辛挥发油 1 毫升　乳香没药醇液 70 毫升　冰片少许　黄酒适量

【用法】将白芍、厚朴研细末，上加余药混匀后阴干。先将脐部洗净、擦干，然后取药石 0.2 克，用黄酒调匀成糊状，放入脐眼内，上用胶布覆盖，每 2 天换药 1 次，7~17 天为 1 疗程。

【主治】冠心病。

【出处】《当代中药外治临床大全》

### 方十七　热敷药包△

【组成】川芎 4.8 克　乌头、细辛、附子、羌活、蜀椒、桂心各15 克

【用法】上药研末，过筛，帛裹微火烤，热敷背上，胸痛止则停止。

【主治】胸背闷痛者。

【出处】《当代中药外治临床大全》

# 中　风

　　中风又称"脑卒中"，是由脑部的动脉血管破裂或堵塞所致。一般分为出血性和缺血性两大类。出血性中风发病急，多在白天由于猛然用力，情绪激动或过分紧张而突然发生，缺血性中风形成发展较慢，多在睡眠中发生。中医学常将中风分为"中经络"和"中脏腑"两大类。中经络者一般无神志改变而病情较轻，中脏腑者常有神志不清而病情较重。

### 方一 乳没乌头汤

【组成】制川乌10克 制草乌10克 制没药10克 饴糖30克（用热药烊化）

【用法】水煎服，早晚饭后热服。若2剂不瘥者，继用减川草乌各为6克，加当归10克，甘草10克。

【主治】中风（口眼㖞斜）。

【出处】经验方

### 方二 龙牡钩藤汤△

【组成】生龙牡各15克 赭石9克 钩藤15克 白芍10克 灵龟板（先煎）9克

【用法】水煎服，每日1剂。

【主治】风中经络。

【出处】经验方

### 方三 红丹丸

【组成】丹药（由水银、火硝、皂矾、食盐炼制成）50克 石青（由硫黄、白砒制成）25克 银翠（由银块 石青制成）150克 麝香25克 牛黄5克 羚羊角5克 冰片5克 枣泥250克

【用法】将上药研匀搓匀，每丸重0.5克，以朱砂为衣，装瓶备用。每日1丸，分2次口服或鼻饲，7日为1疗程。

【主治】脑血栓形成。

【出处】吉林中医药，1989，（4）：14.

### 方四 天虫地龙散

【组成】炒广地龙300克 炒蜈蚣5克 白芷150克 僵蚕90克

【用法】将上药研成细粉，混匀即可。每日3次口服，每次6~8克。

【主治】脑血栓后遗症（肢体瘫痪手足麻木，口眼歪斜，语言障碍）。

【出处】《偏方妙用》

### 方五 治瘫丸△

【组成】豹胫骨180克（酒炙） 金毛狗脊60克（去毛炙） 川乌

10 克　草乌 10 克　附子 9 克　白术 9 克　杜仲 9 克　木瓜 9 克　全虫 9 克　黄芪 90 克　鸡血藤 30 克　乳香 9 克　没药 9 克　当归尾 15 克　炙甘草 9 克　炒僵蚕 9 克

【用法】共研为细末炼蜜为丸，如豌豆大，每服 3 克，用淡盐水送下，每日 3 次。

【主治】脑血管意外引起的偏瘫。

【出处】《偏方妙用》

### 方六　消栓汤

【组成】丹参 20 克　川牛膝 15 克　大黄 6 克　川芎、葛根、桃仁、红花、赤芍、僵蚕、地龙、天竺黄、制胆星各 10 克

【用法】水煎服，每日 1~2 剂。

【主治】脑血栓急性期。

【出处】《急难重症新方解》

### 方七　五虫四藤汤

【组成】蜈蚣 3 条　全蝎 6 克　乌梢蛇、地鳖虫各 9 克　地龙 15 克　忍冬藤、钩藤各 15 克　鸡血藤 25 克　络石藤 20 克

【用法】水煎服，每日 1 剂。

【主治】脑血管病所致偏瘫。

【出处】《急难重症新方解》

### 方八　资寿解语汤

【组成】防风 9 克　附片 6 克　酸枣仁 9 克　羚羊角 4.5 克（刨片）上挂心 3 克（研末冲服）　羌独活各 9 克　甘草 3 克　玄参 9 克　石菖蒲 6 克

【用法】加水 400 毫升煎至 200 毫升，再投入竹沥 1 毫升，姜汁 1 毫升混合，分 2 次服，每隔 1 小时服 1 次。

【主治】中风脾缓舌强牙关紧闭症。

【出处】民间验方

### 方九　桃仁通脉方

【组成】桃仁 5 克　红花 5 克　当归 10 克　川芎 5 克　穿山甲 5

克 桂枝 5 克 生黄芪 15 克 丹参 15 克 赤芍 10 克 白芍 10 克 地龙 5 克 郁金 5 克 菖蒲 5 克

【用法】将上药制成冲剂（为 1 袋量）每日 2 次，每次四分之一袋。严重者或久病后每日服 1 袋，分 2~3 次冲服。

【主治】脑血栓形成恢复期及后遗症期。

【出处】北京第二医学院附属宣武医院何筱仙方

### 方十 通关散

【组成】细辛 300 克 牙皂 600 克 麝香 6 克 薄荷 120 克

【用法】将上药制成散剂，取少许吹鼻，即打喷嚏。

【主治】中风闭证，突然气闭，不省人事，牙关紧闭，两手握固，可用于一过性脑缺氧，或脑血管意外（缺血性）

【注意事项】不适宜于脑溢血。

【出处】《医方简易新编》

### 方十一 急救稀涎散

【组成】皂荚 30 克 白矾 30 克

【用法】上药制成散剂，取细末 1.5~3 克，用温水调服灌下。

【主治】中风闭经，气粗，两手握固，痰涎壅盛咽喉，不能语言，脉滑实有力者。

【出处】《圣济总录》

### 方十二 皂角地龙糊剂

【组成】牙皂角 15 克 广地龙 15 克 陈胆星 15 克 五味子 10 克淡陈醋适量

【用法】先将前四味共研极细末，瓶贮勿泄气。用时，取药粉适量，用淡陈醋少许调成厚糊状，然后将药粉涂敷在与患侧相反的面部（即向左歪，涂右侧；向右歪，涂左侧）外以消毒纱布覆之，等口眼恢复正常，则以温水洗去，尚未矫正，可用脱脂棉球蘸醋润之，或洗去重敷。

【主治】中风口眼歪斜。

【出处】《中草药外治验方选》

### 方十三 黄芪猪肉羹

【组成】黄芪 30 克 大枣 10 枚 当归 10 克 枸杞子 10 克 瘦猪肉

100 克　精盐少许

【用法】将猪肉洗净切成薄片，与黄芪、大枣、当归、枸杞子一并入锅，加水适量炖汤，肉将熟时加入少许精盐调味，食肉喝汤即可。

【主治】中风后遗症，伴肢体痿废，手足麻木，半身不遂者。

【出处】《补药和补品》

### 方十四　豨莶至阳汤

【组成】豨莶草 50 克　黄芪 15 克　天南星 10 克　白附子 10 克　川附片 10 克　川芎 5 克　红花 5 克　细辛 2.5 克　防风 10 克　牛膝 10 克　僵蚕 5 克　苏木 10 克

【用法】每日 1 剂，水煎服，日 2 次。

【主治】中风的阳虚症。

【出处】《当代中国名医高效验方 1000 首》

### 方十五　穴位敷贴饼△

【组成】麝香 1 克　冰片 5 克　川牛膝 15 克　木瓜 20 克　樟脑 50 克　雄黄 40 克　桃仁 15 克　半夏 6 克

【用法】上药共研细末，分 30 等份，另备大活络丸 30 粒，生姜末 90 克，每次用热米饭捣饼两个，每饼上放药末 1 份、大活络丸 1 粒、生姜末 3 克，敷患侧上下肢各 1 穴位（上肢取肩髎、尺泽，下肢取环跳、委中，交替使用）晚敷早去，半月为 1 疗程。

【主治】中风半身不遂。

【出处】《当代中药外治临床大全》

# 吐　血

吐血又名呕血，从口中吐出或呕出。多因胃中积热，或肝郁化火，脉络瘀滞，逆乘于胃，阳络损伤所致。主要见于西医学上消化道疾病中的出血，如胃、十二指肠溃疡、食道与胃底静脉曲张破裂，急、慢性胃炎、胃癌、胃黏膜脱垂等病症引起的出血，以及某全身性疾病如血液病、尿毒症等所致的吐血等。

### 方一　止血煎

【组成】马勃 100 克　大黄 50 克

【用法】取马勃用水浸泡 2 小时，加水 1000 毫升，煎煮至 300 毫升时加入大黄，再煎煮至 200 毫升时倒出药液，用四层纱布滤过，加入甘油 15 毫升延缓鞣酸分解，置冰箱内贮存。治疗方法分口服和内窥镜下给药 2 种。1 次口服 50 毫升，24 小时后做内窥镜检查，观察止血情况。在内窥镜下，于活检钳孔插入塑料管，将止血煎注入出血病灶处，1 次用量 20~40 毫升。

【主治】上消化道出血。

【出处】浙江中医杂志，1989，（4）：14.

### 方二　温摄方

【组成】党参 15 克　白术 10 克　茯苓 10 克　生甘草 3 克　干姜 6 克　乌贼骨 30 克　赤石脂 30 克　黄芪 20 克

【用法】轻度出血者每日服 1 剂，2 次煎液混合，分 2 次服，每次服 100~200 毫升；中度出血者每日 2 剂，煎后每次服 150 毫升，6 小时 1 次，以 10 日为 1 疗程。

【主治】吐血，对中、小量急性上消化道出血有较好效果。

【出处】中西医结合杂志，1989，9（9）：51.

### 方三　血愁汤

【组成】乌贼骨 30 克　大黄炭 30 克　苎麻根 50 克　生地炭 20 克黄芩炭 20 克　黄连 15 克

【用法】加水文火浓煎 3 次，取液 100 毫升，置冰箱内冷冻至 1℃~4℃，经胃管内快速注入 20 毫升，协助患者转动体位，每 4 小时 1 次。

【主治】急性上消化道出血。

【出处】四川中医，1989，（7）：4.

### 方四　去瘀止血汤

【组成】田七末 3 克（冲服）　蒲黄 10 克　五灵脂 10 克　大黄 15 克

【用法】每日 1 剂，水煎分 2~3 次服或胃管灌入。

【主治】急性上消化道出血。

【出处】广东医学，1990，（11）：3.

### 方五　三七乌贼散<sup>△</sup>

【组成】三七粉 3 克　乌贼骨 3 克

【用法】上药共研细末，开水送服。

【主治】吐血（胃热型）。

【出处】《简易中医疗法》

### 方六　仙鹤三炭止血方<sup>△</sup>

【组成】仙鹤草 10 克　栀子炭 10 克　胆草炭 10 克　侧柏炭 10 克

【用法】水煎服，每日 1 剂。

【主治】吐血（肝火型）。

【出处】《简易中医疗法》

### 方七　白药蓟根方<sup>△</sup>

【组成】云南白药 3 克　小蓟根 60 克　蜂蜜适量

【用法】将小蓟根熬水去渣，放入云南白药 3 克，蜂蜜 1 匙，再煎片刻，凉服，每日 2 次。

【主治】急性胃出血。

【出处】《偏方妙用》

### 方八　荷叶藕节饮<sup>△</sup>

【组成】鲜荷叶 100 克（剪去边缘和叶蒂部分）　鲜藕节 200 克（即藕茎间的结节部分）

【用法】将上 2 药切碎，放入罐中，加蜂蜜 80 克，用木棰或擀面杖捣烂，再倒入锅内，加水适量，煎煮 1 小时。温饮，每日 3 次。

【主治】上消化道出血，如胃炎，胃、十二指肠溃疡出血，老年人及幼儿尤适宜。

【出处】《偏方妙用》

### 方九　二炭饮<sup>△</sup>

【组成】贯众炭 15 克　血余炭 15 克

【用法】用侧柏叶浸入冷水泡透，捣汁滤过加水炖药 1 小时，再加黄酒 50 毫升，徐徐饮下。

【主治】吐血。

【出处】《常见病单方验方集》

### 方十　铁树止血散△

【组成】铁树叶 500 克

【用法】将上药炒成炭，存性，研为细面。成人每次服 1.5 克，小儿减半。先用鲜菠菜 100 克，布包拧汁，童子便半茶杯，调和药面，临睡时送下。每晚服 1 次，轻者 1~2 剂，重者 3~5 剂可愈。

【主治】吐血。

【出处】《常见病单方验方集》

### 方十一　止血汤

【组成】仙鹤草 15~30 克　地榆炭 15~30 克　生槐花 9~15 克　白及 15~30 克

【用法】水煎服，每日 1 剂。

【主治】胃、十二指肠溃疡出血，以及不明原因的上消化道出血症。

【出处】《中草药通讯》

### 方十二　清营止血和络方

【组成】生地 15 克　白及 15 克　地榆炭 12 克　白芍 30 克　炙甘草 30 克　黄芩炭 10 克　阿胶珠 9 克　煅乌贼骨 15 克　槐花炭 10 克　大黄 9 克（醋制）

【用法】水煎服，每日 1~2 剂。

【主治】上消化道出血。

【出处】《百病百验效方集》

### 方十三　温降汤

【组成】白术 10 克　清半夏 10 克　生山药 18 克　干姜 9 克　生赭石 18 克　生杭芍 6 克　厚朴 5 克　生姜 5 克

【用法】水煎服，每日 1 剂。

【主治】中焦虚寒，胃气上逆之吐血、衄血，脉虚濡而迟者。

【出处】《急难重症新方解》

### 方十四　三七白及散<sup>△</sup>

【组成】参三七粉 1.5~2 克　白及粉 1.5~3 克

【用法】将上药按 1 克粉剂加 8 毫升水的比例，用温开水调成糊状内服。每日 3 次或 6 小时 1 次，服后半小时不饮开水，血止后继服 3 日。

【主治】上消化道出血。

【出处】《百病奇效良方妙法精选》

### 方十五　加减茕龙汤

【组成】炒苏子 4.5 克　降香 4.5 克　夏枯草 9 克　白茅根 9 克　石斛 9 克　茜草炭 4.5 克　芥穗炭 3 克　生牡蛎 9 克　麦冬 9 克　陈皮 4.5 克　藕节 6 克　水炙甘草 3 克

【用法】每日 1 剂水煎服。

【主治】肝肺气逆之吐血。

【出处】《当代中国名医高效验方 1000 首》

### 方十六　参七白及汤

【组成】红参　阿胶（烊化）各 15 克　三七（打碎先煎）10 克　白及、生地各 30 克　侧柏炭 9 克　冬瓜子、茜草各 12 克　血余炭（研冲）6 克　鲜茅根 50 克

【用法】每日 1 剂，水煎分 3 次服，危重患者可少量频服。

【主治】急性大出血。

【出处】《实用专病专方临床大全》

### 方十七　敷脐膏

【组成】生大黄 30 克　陈醋适量

【用法】将大黄研极细末，加醋调成厚膏状敷脐，外覆纱布，用胶布固定。每日 1 次，待脐部发痒、吐血止时可去掉。2 日为 1 疗程。

【主治】胃热吐血。

【出处】《中医外治法集要》

### 方十八　蒜泥敷穴法<sup>△</sup>

【组成】生大蒜 30 克

【用法】将大蒜捣烂成泥，敷双足涌泉穴，以布包扎，每次3~4小时，1日或隔日1次。

【主治】胃热吐血。

【出处】《中医药治疗方药手册》

# 咯　血

血由肺及气管上溢而咳出，表现为痰中带血或痰血相兼，或纯血鲜红，间夹泡沫，均称为咯血，亦称为嗽血或咳血。本病多因支气管扩张致毛细血管形成的血管瘤破裂而引起，常有百日咳、麻疹、肺炎、支气管扩张等病史。

## 方一　梨藕止血方△

【组成】藕芽30克　蜂蜜30克　梨4个

【用法】将藕芽焙黄研细面，将梨的一端削去1片，去核，加入藕芽面7克，蜂蜜7克，分装于4个梨内并搅匀，梨复原口用削下的梨片封闭，即将梨放碗内置笼屉中蒸熟。取出后将梨搅烂，与蜜拌藕节面调和均匀，用温黄酒少许送下，每日2次，每次1个，空腹时服。

【主治】咳嗽咯血，劳累过度，久病新复。

【出处】《偏方妙用》

## 方二　龙牡阿胶汤

【组成】代赭石生用30克　诃子肉15克　炒山栀12克　青黛3克　麦门冬12克　龙骨12克　牡蛎12克　白茅根12克　大小蓟（炒）各12克　棕皮炭9克　川贝母9克　黄芩9克　生地炭9克　桔梗9克　阿胶12克　丹皮（炒）9克　藕节9克　白及9克　天门冬6克

【用法】水煎、凉服。每剂煎2次，混合，分3次服。症状轻、病情缓者，可将上味药研面作散剂，白开水冲服，每日早、午、晚各服10克。

【主治】肺病大咯血，或痰中带血丝。

【出处】《偏方妙用》

## 方三　青白汤

【组成】青黛15克　海蛤粉15克　黄芩15克　白皮片20个　紫菀10克　款冬花10克　桔梗10克　杏仁0克　百部12克　桑白皮12克

【用法】每日1~2剂，分2~4次口服。中、重度咯血加用外敷治疗，取肉桂3克、硫黄18克、冰片9克，用大蒜1头捣泥敷双侧涌泉穴；肺结核加用抗痨药。

【主治】咯血。

【出处】浙江中医杂志，1989，24（3）：97.

## 方四　补络补管汤

【组成】生龙骨30克（捣细）　生牡蛎30克（捣细）　山萸肉30克（去核）　三七6克（研细末，药汁送服）

【用法】前2味水煎，三七粉用药汤送服。服后血仍不止者，可加代赭石细末18克，与上药同煎。

【主治】咳血、吐血。

【出处】《急难重症新方解》

## 方五　三黄花蕊石汤

【组成】大黄（后下）10克　黄连10克　黄芩10克　降香12克　花蕊石12克

【用法】水煎服。加减法：出血多而病情危重者，先服云南白药后再服上方，并加上三七粉、白及，口服2剂；咳甚痰多色百合二陈汤；痰黄者合麻杏石甘汤加竹茹；脓痰者合千金苇茎汤；阴虚者加麦冬、百合、玄参、花粉、芦根；气阴两虚者合生脉散；兼表症者加解表药或先以解表为主。

【主治】支气管扩张咯血。

【出处】湖北襄樊市中医院包高文方

## 方六　三七参贝百合汤

【组成】参三七15克　蒲黄炭15克　甜杏仁15克　款冬花15克　川贝母15克　橘白15克　橘络15克　阿胶（烊）15克　党参15克　南天竺30克　百合30克　生白术30克　牡蛎30克　糯米60克　白及

120 克

【用法】上药研末成散剂或制成片剂。贝壳类如牡蛎等以浸膏入药。粉剂：每日 15 克，分 2 次服。片剂：咯血时每次 15 片（含生药 5 克），每日 3 次；未咯血时 10~15 片，每日 1~2 次。1 个月为 1 疗程，发病前或发病时均可服用。

【主治】支气管扩张咯血兼有咳嗽、咳痰者。

【出处】上海市第一结核病防治院费赞臣方

### 方七　肺形草方

【组成】肺形草 30 克

【用法】水煎，日服 2 次，每次 300 毫升，连服 1 个月，症状缓解后，可用开水冲泡作茶饮服。

【主治】支气管扩张咯血。

【出处】浙江省淳安县中医院何观涛方

### 方八　二仙饮

【组成】仙鹤草 15 克　仙桃草 12 克　小蓟 15 克　荠菜 15 克　葎草花 15 克　车前子 6 克　阿胶珠 10 克（烊化）　秋石 1 克

【用法】每日 1 剂，水煎分两次服。

【主治】肺阴亏损，虚火上炎之咯血。

【出处】《医林拔萃》

### 方九　清热止血方<sup>△</sup>

【组成】焦山栀　桑白皮　生侧柏各 9 克　黄芩 8 克　白及　生大黄（后下）各 10 克　白茅根　生代赭（先煎）各 30 克

【用法】每日 1 剂，水煎分两次服。

【主治】咯血证属肠胃积热、气火上炎、气逆引动营血妄行者。

【出处】新中医，1986，（3）：7.

### 方十　温阳止血方<sup>△</sup>

【组成】别直参（朝鲜红参）3 克　附片 9 克　黄芪 15 克　五味子 9 克　桂枝 9 克

【用法】每日 1 剂，水煎分两次服。

【主治】阳虚咯血。

【出处】福建中医药，1987，（4）：35.

### 方十一　养阴止血方<sup>△</sup>

【组成】玄参15克　麦冬12克　百合30克　桑白皮15克　紫菀12克　旱莲草30克　槐花9克　白芍12克　甘草9克

【用法】每日1剂水煎分两次服。热盛可加白茅根30克，苇茎30克；出血多者，可选加紫珠草、侧柏炭、仙鹤草、白及、茜草。

【主治】阴虚咯血。

【出处】新中医，1979，（4）：10.

### 方十二　统血归脾汤

【组成】黄芪25克　白术、黄芩炭各9克　党参、生地炭各15克　当归、白及各12克　丹参　侧柏炭、藕节炭各10克

【用法】每日1剂，水煎分两次服。若咯血紫黯，量少质稠或纯为黑白块者加川芎12克、坤草10克；失血多，面色萎黄或㿠白者加阿胶12克（烊化）、熟地15克、砂仁6克；肺热干咳，咯血鲜红量多者加川牛膝15克、杏仁9克，黄芩改为生用。

【主治】顽固性肺痨咯血。

【出处】北京中医，1989，（1）：26.

### 方十三　大黄敷脐方<sup>△</sup>

【组成】生大黄10克　醋适量

【用法】将生大黄烘干，研末，用醋调成膏，纱布包裹，敷脐部。纱布覆盖，胶布固定。每2~3天换药1次，3次为1疗程。

【主治】血热咯血。

【出处】《中医外治法集要》

# 便　血

便血又名"血便"、"下血"、"泻血"。以血下如溅或纯下清血，色鲜红或大便紫黯为特征，是内科常见的急症之一。多见于西医学消化系统的某些疾病，如胃或十二指肠溃疡出血、胃肠炎、胃肠息肉、憩室、

肿瘤、痔疮、肛门裂，以及某些血液病、急性传染病、寄生虫病等。

### 方一　四黄汤

【组成】生大黄 15 份　黄连 9 份　生地 30 份　生黄芪 15 份　生甘草 6 份

【用法】共研末，过 20 目筛后混和，分装 30 克袋备用。用时取 1 包（30 克），加水 200 毫升沸煮 2 分钟，过滤去渣凉服。每日 1 包，分 2 次服；重症每天 2 包，分 4 次服。5 天为 1 疗程。

【主治】上消化道出血。病见便血、呕血等。

【出处】《急难重症新方解》

### 方二　艾姜地榆汤△

【组成】炒白术 12 克　龙骨 12 克　生地榆 12 克　炮姜 3 克　艾叶 4.5 克　白及片 10 克　炙甘草 3 克

【用法】水煎服。

【主治】便血量多，加三七粉 3 克（吞服）；头晕汗多，加炙黄芪 12 克、当归 9 克。

【出处】《袖珍中医处方》

### 方三　地榆二皮汤

【组成】地榆炭 30 克　椿皮 30 克　石榴皮 15 克　乌梅 9 克　川连 3 克

【用法】水煎服，每早晚服 1 次。

【主治】大便后下血。

【出处】《常见病单方验方选》

### 方四　槐花止血汤△

【组成】槐花炭 120 克　侧柏炭 120 克　荆芥 60 克　炒枳壳 60 克

【用法】将上药共为细末，糯米（江米）汤送下，每日 3 次，成人每次 9 克，老弱者每次 6 克，六周岁以下每次 3 克，三周岁以下每次 1.5 克。

【主治】便血。

【出处】《常见病单方验方选》

### 方五　银花瓜藤汤<sup>△</sup>

【组成】丝瓜藤 90 克（以露天过冬者为佳）金银花 9 克　生白芍 4.5 克　生甘草 2.4 克　灶心土 1 块（烧柴的灶）

【用法】将丝瓜藤放瓦上炙成炭存性，研细末，拌蜂蜜。用后四味药煎汤送服丝瓜末约 6 克。

【主治】便血。

【出处】《常见病单方验方选》

### 方六　便血散<sup>△</sup>

【组成】刺猬皮 30 克（煅灰）　　血余炭 15 克

【用法】将上药共研细末，每日早晚各服 1 次，每次 6 克，白开水加红糖冲服。

【主治】便血。

【出处】《常见病单方验方选》

### 方七　二槐方

【组成】椿树白皮（炒黄）15 克　槐角 6 克　石榴皮 6 克　槐花（炒黄）15 克

【用法】将上药共研细末，炼蜜为丸，每丸重 9 克，早晚各服 1 丸，开水送下。

【主治】便血。

【出处】《常见病单方验方选》

### 方八　地榆散

【组成】地榆 30 克　茜根 30 克　黄芩 15 克　黄连 9 克　山栀 15 克　茯苓 15 克

【用法】将上药制成散剂。日服 2 次，每次 6 克，温水送下。

【主治】湿热蕴结之便血，血色鲜红，或先血后便，大便不畅，口苦，苔黄腻，脉濡数等症。

【出处】《中医内科学》

### 方九　槐叶茶

【组成】嫩槐叶 500 克

【用法】将上药晒干，研为细末。1日30克，水煎代茶饮。

【主治】便血。

【出处】《食医心镜》

### 方十　槐花散

【组成】槐花50克　侧柏叶50克　荆芥穗50克　炒枳壳50克

【用法】上药制成散剂。日服2次，每次6克，温水送服。

【主治】肠风下血，血色鲜红，便前出血。

【出处】《普济本事方》

### 方十一　治肠风方

【组成】党参12克　生芪1.2克　当归10克　白芍15克　生地10克　麦冬15克　地榆9克　山萸肉10克　五味子3克　荆芥炭3克　柴胡10克　炙甘草3克

【用法】水煎服，每日2次。

【加减法】如脾胃虚寒者，可加白术9克，干姜3克；出血较多者，加三七粉6克冲服，花蕊石10克入煎。

【主治】便血。

【出处】《百病百验效方集》

### 方十二　凉血止血方

【组成】银花10克　槐花10克　地榆12克（炒黑）　乌梅3枚　黄柏6克　生地18克　赤小豆18克　木贼草3克

【用法】水煎服，每日1剂，每剂2次。

【加减法】偏肠毒血热，加黄芩6克，黄连6克，丹皮9克；体虚贫血者，去木贼，加生首乌30克。

【主治】便血。

【出处】《百病百验效方集》

### 方十三　槐角丸

【组成】槐角　防风　枳壳　地榆　当归黄芩

【用法】将上药制成小粒丸剂，每日2次，每服6~9克。

【主治】大便出血，痔疮出血。

【出处】《和剂局方》

### 方十四　黄土汤

【组成】炒生黄土 30~60 克　干地黄 9~15 克　白术 6~12 克　炙甘草 3~6 克　炮附子 6~9 克　黄芩 6~9 克　阿胶 9~12 克（另烊化分 2 次冲）

【用法】水煎服。

【主治】大便下血或吐血、崩漏、日久不止，血色暗淡，四肢不温，面色萎黄，舌淡苔白，脉沉细无力者。

【出处】《金匮要略》

### 方十五　地槐赤小豆汤<sup>△</sup>

【组成】地榆 10 克　槐花 10 克　赤小豆 10 克　茯苓 10 克　侧柏叶 10 克

【用法】水煎服。

【主治】便血（湿热型）。

【出处】《简易中医疗法》

### 方十六　健脾敛血汤

【组成】土炒白术 10 克　地榆炭 10 克　炮姜 3 克　炙甘草 3 克

【用法】水煎服。

【主治】便血（虚寒型）。

【出处】《简易中医疗法》

# 尿　血

尿血又称"溲血""溺血"，以小便中混有血液或全为鲜血为特征的一种病症。西医学中的肾小球肾炎、肾结核、急性尿路感染、尿路结石、肿瘤等，以及全身出血性疾病，感染性疾病均可出现尿血。

### 方一　爵床止血方<sup>△</sup>

【组成】爵床（又名麦穗黄、六角仙、假道枯草）30 克　白毛藤 30 克　狗肝菜（又名天青菜、野青仔）30 克

【用法】水煎服。

【主治】血尿。

【出处】经验方

### 方二　石韦清热止血方<sup>△</sup>

【组成】石韦 30 克　淡竹叶 15 克　红浮萍 30 克　玉米须 30 克　金银花 20 克　蒲公英 30 克　丹皮 10 克　地骨皮 9 克

【用法】水煎服，每日 1 剂，早晨顿服。

【主治】急性肾炎（血尿、浮肿、发热、腰困）、泌尿系统感染。

【出处】《偏方妙用》

### 方三　鲤鱼消肿止血方<sup>△</sup>

【组成】鲜鲤鱼 1 条（500 克左右）　红皮独头蒜 1 头　鲜冬瓜皮 1000 克　鲜葱白 250 克　茶叶 250 克

【用法】将鲤鱼去内脏留鳞，把其他药味塞入鱼腹内，用纸将鱼包好，外面再用黄泥包住，置文火中烧焦，去泥，研成细粉，过筛、混匀即得。口服，每次 1 汤匙，每日 2 次，黄酒冲服。

【主治】急性肾炎、血尿、周身浮肿。

【出处】《偏方妙用》

### 方四　小蓟饮子

【组成】小蓟 15~30 克　生地黄 15~30 克　滑石 9~15 克　木通 3~6 克　淡竹叶 6~9 克　藕节 9~15 克　炒蒲黄 9~12 克　当归 6~9 克　山栀 6~9 克　炙甘草 3~6 克

【用法】水煎服。

【主治】下焦热结，血淋，尿血，小便频繁、尿道涩痛。

【出处】《济生方》

### 方五　蒲黄汤

【组成】焦山栀 10 克　黄柏 10 克　蒲黄 10 克

【用法】水煎服。

【主治】尿血（实证）。

【出处】《简易中医疗法》

## 方六　蒲灰散

【组成】蒲黄7份　滑石3份

【用法】将香蒲的叶洗净、晒干，烧炭去毒存性，过筛混匀装瓶备用。肉眼血尿者每次10克，4～6小时1次；镜下血尿者，每次5克，4～6小时1次；小儿酌减。以白开水冲服，服至镜检红细胞阴性停药。

【主治】泌尿系出血。

【出处】经验方

## 方七　琥珀散

【组成】琥珀6克　车前根叶30克　灯心草15克　薄荷9克

【用法】上药共制散剂，日服2次，每次5克，温水送服。

【主治】血淋、热淋、石淋、尿中带血者。

【出处】《类证治裁》

## 方八　益母草汁粥

【组成】益母草汁10毫升　蜂蜜10毫升　生地黄汁40毫升　藕汁40毫升　生姜汁2毫升　粳米100克

【用法】取粳米淘净后用砂锅水煮，至米熟时将诸汁及蜂蜜放入，再煮成粥。

【主治】热伤血络之尿血。

【出处】《太平圣惠方》

## 方九　薤菜汤

【组成】薤白500克　冰糖或蜂蜜50克

【用法】将薤白洗净、切碎，加水煮烂，将薤白捞出，继续煎煮菜汤浓缩至1碗，加入冰糖或蜂蜜。凉后顿服。

【主治】尿血、便血及鼻出血。

【出处】《岭南采药录》

## 方十　当归地黄汤

【组成】当归头10克　生地15克　黑豆15克　煅牡蛎15克

【用法】水煎服。

【主治】尿血（虚证）。

【出处】《偏方妙用》

### 方十一 马鞭草方

【组成】马鞭草 30~60 克　生地榆 30 克　红枣 5 枚

【用法】水煎服。

【主治】血尿。

【出处】河南许昌地区赵益人方

### 方十二 养阴清热方

【组成】生地 10~20 克　北沙参 10~20 克　玄参 10~20 克　墨旱莲 15~30 克　小蓟 15~30 克　黄柏 10 克　白茅根 30~60 克

【用法】水煎服。加减法：热毒重者加白花蛇舌草 15~30 克；咽痛甚者加蝉衣 6 克、射干 10 克；腰痛甚者加川断 15 克；乏力明显者加太子参 15 克；夹瘀者加丹皮 10 克、赤芍 10 克。

【主治】慢性肾炎血尿。

【出处】南京中医学院附属医院龚丽娟方

### 方十三 白茅根煎△

【组成】白花蛇舌草 10 克　黄柏 10 克　丹参 10 克　赤芍 10 克　益母草 10 克　生地 10 克　白茅根 10 克

【用法】水煎服：有风热表证者加银花 10 克、连翘 10 克；有风寒表证者加防风 6 克、羌活 9 克；有心慌、自汗、疲乏等气虚证候者加党参 10 克、黄芪 10 克；有面色㿠白、肢冷、身疲乏力、舌质淡胖、脉沉细等肾阳不足证候者加制附片 6 克、鹿角霜 10 克；有虚烦、咽干、舌质红，脉细数肾阴不足证候者加女贞子 10 克、旱莲草 10 克。服药 10~14 天为 1 个疗程。

【主治】小儿迁延性血尿。

【出处】中医杂志，1988，29（11）：43.

### 方十四 尿血验方

【组成】生地黄　玄参　忍冬藤　板蓝根各 15 克　棕榈炭　阿胶珠　炒蒲黄　炒地榆各 10 克

【**用法**】每日 1 剂，水煎分两次服。若实火亢盛，可加栀子、黄柏；虚热明显，可加白薇、知母。

【**主治**】尿血，不论实热、虚热或湿热均可投之。

【**出处**】《当代中国名医高效验方 1000 首》

### 方十五　穴位敷贴方

【**组成**】莴苣菜 1 握　黄柏 100 克

【**用法**】将莴苣菜拭去泥土，不用水洗，和黄柏混合，捣融如膏。选神阙、小肠俞、膀胱俞。用时取药膏如枣大 1 块，放于 6~8 平方厘米胶布中间，贴于穴位上，每穴贴 1 张，1 日换药 1 次，10 次为 1 疗程。

【**主治**】热迫膀胱所致的尿血。

【**出处**】《当代中药外治临床大全》

# 鼻　衄

"鼻衄"又称鼻出血，原因多由于鼻中隔下部（梨氏区）黏膜的小血管破裂，少数由于鼻腔肿瘤或高血压等疾病引起，还有外伤、挖鼻、鼻黏膜干燥、高热、传染病等原因。如不及时治疗，出血过多，可致不良后果。

### 方一　沈氏止衄丹

【**组成**】香附 60 克　川芎 30 克　黑山栀 15 克　黄芩 15 克

【**用法**】共研细末，每次服 3~6 克。

【**主治**】热证鼻衄。

【**出处**】《杂病源流犀烛》

### 方二　犀柏汤△

【**组成**】犀角 9 克　柏叶炭 26 克　生地 24 克　仙鹤草 9 克　川军炭 15 克　藕节 15 克　甘草 6 克　生白芍 15 克

【**用法**】水煎服，每日 1 剂。

【**主治**】鼻衄。

【**出处**】《古今偏方精选 1520 例》

### 方三　神塞丸

【组成】麝香 0.3 克　生白矾 3 克　沉香 0.9 克　糯米 50 粒

【用法】为细米，煮糊为丸，梧桐子大，每丸薄绵裹之；左鼻出血塞右耳，右鼻出血塞左耳，两鼻俱出血塞两耳。

【主治】鼻衄，耳衄。

【出处】《医宗金鉴》

### 方四　凉血止衄方<sup>△</sup>

【组成】白茅根 30 克　生地炭 10 克　小蓟 15 克　代赭石 10 克　大黄炭 9 克　炒栀子 10 克　藕节 3 节　侧柏叶 10 克　麦冬 12 克　生甘草 3 克

【用法】水煎服。每日 1 剂，分 2 次服。

【主治】反复鼻衄，血色鲜红，鼻腔燥热。

【出处】《偏方妙用》

### 方五　烟管油<sup>△</sup>

【组成】旱烟管内的烟油腻。

【用法】取白纸两方块，将烟油涂纸上，如左侧鼻腔出血，贴于右侧乳头及右侧眉梢处，右侧鼻腔出血，贴于左侧乳头及左侧眉梢处，两侧鼻腔同时出血，则贴双侧乳头和印堂穴上，贴后鼻衄血止。

【主治】鼻衄。

【出处】《偏方妙用》

### 方六　芦荟粉<sup>△</sup>

【组成】芦荟

【用法】其一，取芦荟 3~6 克（研粉），用油纱布条粘着，填塞出血鼻腔。其二，取芦荟粉 0.5~1 克，加温水 5~10 毫升搅化（水呈褐色，其中有不能溶解的黑色沉淀可去之）。令其患者仰面，每次滴入出血鼻腔内 1~2 滴，1 日 3~5 次。

【主治】急、慢性鼻出血。

【出处】中医杂志，1989，34（4）：226.

### 方七 加味建瓴汤

【组成】生地黄 20 克 白芍 30 克 怀牛膝 15 克 生龙骨 30 克（先煎） 生牡蛎 30 克（生煎） 代赭石 30 克（先煎） 淮山药 30 克 柏子仁 30 克 白茅根 30 克 赤芍 12 克 丹皮 12 克

【用法】水煎服

【主治】顽固性鼻衄。

【出处】浙江中医学院学报，1989，13（4）：21.

### 方八 茜艾丸 △

【组成】茜草根 30 克 艾叶 30 克 乌梅肉 15 克

【用法】共研细末，蜜为丸，如梧桐子大，每次服 30 丸，每日 3～5 次。

【主治】鼻衄（胃火肝火，肺燥所致均可）。

【出处】《家庭常用偏方精选》

### 方九 清热止血汤 △

【组成】水牛角片 30 克 黄柏 10 克 黄连 6 克 蚤休 10 克 生地 15 克 大黄 6 克

【用法】水煎服，每日 1 剂，分 3 次服。

【主治】肝胃火盛所致的暴衄。

【出处】《中医内科急症证治》

### 方十 清热止血粉

【组成】紫珠草、茜草、白及、乌贼骨各等量。

【用法】共研细末，每次 6 克，每日 3 次，温开水吞服。

【主治】吐血、咯血、衄血等。

【出处】经验方

### 方十一 枇杷猪肉止血汤 △

【组成】枇杷叶 30 克 瘦猪肉 150 克

【用法】枇杷叶去毛，切成适当小片，与瘦猪肉切成小块，加水炖，待肉熟后吃肉喝汤，连服 10 天。

【主治】鼻衄。

【出处】《偏方治大病》

### 方十二　红松冲剂<sup>△</sup>

【组成】红砂糖 15 克　鲜瓦松（刺叶瓦松）1000 克

【用法】将瓦松洗净阴干捣烂，用纱布绞取汁，加红糖拌匀，倾入瓷盘内晒干成块。每次服 1.5~2 克，每日 2 次，温开水送服。

【主治】鼻衄。

【出处】《偏方治大病》

### 方十三　地当汤<sup>△</sup>

【组成】生地 10 克　当归 3 克　赤芍 6 克　川牛膝 3 克

【用法】水煎服，每日 1 剂，早晚各 1 次。

【主治】鼻衄（妇女倒经时适用）。

【出处】《简易中医疗法》

### 方十四　生石汤

【组成】生地 10 克　生石膏 10 克　知母 6 克　麦冬 6 克　川牛膝 6 克

【用法】水煎服，每日 1 剂，早晚各服 1 次。

【主治】鼻衄（胃热所致）。

【出处】《简易中医疗法》

### 方十五　大黄粉

【组成】大黄（生用）

【用法】将生大黄加工成粉，每次服 3 克，每日 4 次，5 天为 1 疗程。可同时采用消毒药棉蘸少量大黄粉进行鼻腔局部用药，6 小时左右更换 1 次。

【主治】适用于鼻衄血量 10~50 毫升，大多数由鼻中隔偏曲致鼻黏膜糜烂、干燥而衄血，或鼻腔及鼻窦黏膜的炎症导致鼻黏膜充血、糜烂、溃疡而形成的鼻衄；在全身性疾病中凡能引起静脉压增高，凝血机制失调，血管张力改变而导致的鼻衄。

【出处】上海中医药杂志，1988，（12）：28.

### 方十六　止血灵

【组成】羚羊粉　山栀　丹皮　生地　赤芍　大黄

【用法】每日 1 剂，分两次水煎服，羚羊粉冲服。

【主治】肺经热盛，胃热炽盛，肝火上逆，肝肾阴虚，气逆上壅等导致的鼻衄。

【出处】天津中医杂志，1987，（6）：16.

### 方十七　鼻栓

【组成】白及 80 克　甘油 15 克　麻黄素 0.5 克

【用法】将上药调成粘胶状，取中号鼻镜为模，将胶剂充入模内固定成形备用。

【主治】因炎症、损伤引起的鼻衄。

【出处】中西医结合杂志，1988，（4）：247.

# 中　暑

　　夏日酷暑高温引起的高热、出汗、心慌、头晕，甚则神昏、抽搐等，称为中暑。是高温或烈日暴晒引起人体体温调节功能紊乱所致的一类急性疾病。与西医学的热痉挛、热衰竭、热射病、日射病等大致相同。

### 方一　五味解暑饮△

【组成】鲜芦根 60 克　雪梨 10 克（去皮）90 克　荸荠（去皮）90克　鲜藕（去节）90 克　鲜麦冬 60 克

【用法】将上 5 味药切碎，以洗净的纱布绞挤取汁即得，每日依个体情况而定，不拘量，可冷饮或温饮。

【主治】中暑、发热头痛、恶心呕吐、大汗口渴、晕厥。

【出处】《偏方妙用》

### 方二　藿香消暑茶

【组成】鲜藿香叶 30 克　青蒿 30 克　绿豆 60 克　白糖 20 克　茶叶10 克

【用法】将前 3 味药煎水冲茶叶、白糖，每次 1 碗，每日 3 次。

【主治】中暑，烦闷不安，倦怠懒食；亦可用于预防暑热症。

【出处】《偏方妙用》

### 方三　田螺青盐膏

【组成】田螺 3 枚　青盐 0.9 克

【用法】将田螺捣烂入青盐，摊膏贴脐下 1 寸 3 分处。

【主治】夏日中暑，又治尿潴留。

【出处】《中医外治法简编》

### 方四　沙参母膏汤

【组成】生石膏 30 克　银花 12 克　佩兰 12 克　知母 12 克　沙参 12 克　益元散 12 克

【用法】水煎服。加减法：口渴加麦冬 10 克；无汗加薄荷 6 克。

【主治】中暑。

【出处】《简易中医疗法》

### 方五　竹叶石膏麦冬汤△

【组成】生晒参 6 克（另煎兑入）或党参 15 克　竹叶 9 克　生石膏 30 克（打、先煎）　姜半夏 9 克　麦冬 10 克　甘草 3 克　粳米 20 克　鲜荷叶梗各 30 克

【用法】水煎服。加减法：呕吐频繁者加玉枢丹 1.5 克（温开水调服）；大便溏泄者加煨葛根 6~9 克、焦六曲 12 克；小便不利者加六一散 12 克或鸡苏散 12 克（均包煎）。

【主治】中暑。

【出处】《袖珍中医处方》

### 方六　藿香消暑方△

【组成】鲜藿香 12 克　佩兰 12 克　孩儿参 12 克　麦门冬 9 克　五味子 9 克　白芍 12 克　木瓜 9 克

【用法】水煎服。

【主治】中暑轻症。

【出处】上海市中医医院周福梅方

### 方七　清暑茶

【组成】青蒿、薄荷叶、荷叶、藿香各 300 克　甘草 90 克

【用法】将青蒿、薄荷、荷叶、藿香切碎，用文火微炒；甘草另打粗块，然后与上药混匀，过 1~2 号筛，分装，每袋 13 克。1 次 1 包，1 日 2 次，开水泡饮。

【主治】中暑、伤暑。

【出处】《中药制剂方法》

### 方八　翠衣凉茶

【组成】鲜西瓜皮 9 克　炒栀子 3.6 克　赤芍 6 克　黄连 1 克　甘草 1 克　白糖 10 克

【用法】先将西瓜皮切成小块，与其他药物一起放入铅锅，加水 1 碗半，文火煮 20 分钟，滤渣取汁，放入白糖，搅匀，凉饮。1 日 1 次。

【主治】中暑发热，烦闷口渴，小便黄少等症。

【出处】《验方》

### 方九　藿香露

【组成】藿香 500 克

【用法】于 6 月底生长繁盛时采收，晒干或阴干。切碎，放蒸馏器内水蒸 2 次，收集蒸馏液。每服 60 克，1 日 2 次，温饮。

【主治】中暑。

【出处】《本草纲目拾遗》

### 方十　青蒿露

【组成】青蒿 500 克

【用法】于夏季花开前，选茎叶色青者，割取地上部分阴干、切碎，加水浸泡 2 小时，放入蒸馏器内，蒸 2 次，收集蒸馏液。每服 10 毫升，日服 2 次。

【主治】中暑。

【出处】《药茶与药露》

### 方十一　二香熏方

【组成】沉香、檀香各适量

【用法】将 2 药烧烟，令香气满室，使患者彻透神醒。

【主治】中暑晕厥。

【出处】《理瀹骈文》

### 方十二 荷叶扁豆汤△

【组成】生石膏 12 克 扁豆花 12 克 鲜丝瓜花 12 克 鲜荷叶 15 克 连翘 9 克 银花 9 克 菊花 9 克 竹茹 6 克

【用法】水煎温服。

【主治】中暑、高烧不省人事。

【出处】《常见病单方验方选》

### 方十三 清暑饮△

【组成】鲜荷叶、鲜芦根各 30 克 扁豆花 6 克

【用法】水煎服。

【主治】受暑头胀，胸闷，口渴，咽干，胃口不好。

【出处】《常见病单方验方选》

### 方十四 辛凉开窍方△

【组成】生石膏 50 克 寒水石 12 克 滑石 18 克 水连 5 克 鲜石斛 15 克 鲜茅根 30 克 九节菖蒲 6 克 神犀丹 1 粒

【用法】每日 1 剂，水煎分两次服。

【主治】暑热内闭心包之暑厥证。

【出处】《当代中国名医高效验方 1000 首》

### 方十五 滴鼻法△

【组成】鲜韭菜（或鹅不食草，或生姜）

【用法】捣烂取汁，滴入鼻内，每侧鼻孔滴入 5~7 滴15~17 分钟 1 次，至患者苏醒为止。

【主治】暑犯心包型中暑。

【出处】《中医内科急症证治》

### 方十六 敷脐法

【组成】路旁热土 1 把

【**用法**】先将患者移至树荫下，在路旁挖取热土，乘土热时用之，敷在患者脐眼上，同时用指压人中穴 10 分钟，每隔半小时 1 次，至症状减轻。

【**主治**】暑入阳明型中暑。

【**出处**】《当代中药外治临床大全》

# 昏　迷

　　昏迷是一种严重的意识障碍，对体内和外界（如语言、声、光、疼痛等）刺激失去应有反应的一种临床表现。意识的清晰有赖于大脑皮质下丘脑、丘脑下部及脑干网状结构功能的完整。凡由各种原因引起的急性广泛性大脑损害或影响了间脑或脑干尖端网状结构的非特异性上升投射系统的功能时，均可引起昏迷。属中医学"厥脱"范畴，称之为"昏蒙"、"昏厥"、"昏愦"、"神昏"等。多见于温病热入营血，中风，消渴，厥脱，急黄等在其病情发展至危急阶段。

### 方一　痧气蟾酥丸

【**组成**】蟾酥、麝香、丁香、雄黄、朱砂、麻黄、大黄、天麻、甘草各适量。

【**用法**】上药制成小粒丸剂。每服 10 粒，日服 2~3 次。

【**主治**】受暑中寒，头胀胸闷，腹痛吐泻，昏厥者。

【**出处**】《上海市中成药制剂规范》

### 方二　万氏牛黄清心丸

【**组成**】牛黄 1.5 克　黄郁金 12 克　栀子 18 克　黄连 30 克　朱砂 9 克　黄芩 15 克

【**用法**】上药制蜜丸，每丸重 3 克，日服 1~2 次，每次 1 丸。

【**主治**】痰热蒙闭心窍之神志昏迷，高热谵语。

【**出处**】《景岳全书》

### 方三　安宫牛黄丸

【**组成**】黄郁金 30 克　栀子 30 克　黄芩 30 克　黄连 30 克　珍珠 15 克　朱砂 30 克　明雄黄 30 克　犀角 30 克　麝香 7.5 克　牛黄 30

克　冰片 7.5 克

　　【用法】上药制成蜜丸，每丸克，日服 1~2 次，每次 1 丸。

　　【主治】邪热内陷心包所致的神志昏迷，高热狂躁，痉厥抽搐，谵语，小儿急惊风等。

　　【出处】《温病条辨》

### 方四　苏合香丸

　　【组成】诃子肉 30 克　檀香 30 克　木香 30 克　安息香 30 克　丁香 30 克　荜茇 30 克　香附 30 克　醋炙乳香 30 克　沉香 30 克　犀角 30 克　朱砂 30 克　麝香 22 克　冰片 15 克　苏合香油 15 克

　　【用法】上药制蜜丸，每丸重 3 克，日服 2 次，每次 1 丸。

　　【主治】痰气闭塞，心窍不通，神志昏迷，喉间有痰，中风，心痛，痰厥等。

　　【出处】《温病条辨》

### 方五　猴枣散

　　【组成】猴枣 12 克　羚羊角 3 克　天竺黄 9 克　川贝母 6 克　伽俑香 3 克　麝香 1.2 克　硼砂 3 克

　　【用法】上药制成散剂，日服 2 次，每次 0.3 克。

　　【主治】痰壅气闭之昏迷，不省人事，语言蹇涩，喉间痰鸣，气粗，小儿惊风。

　　【出处】《全国中药成药处方集》

### 方六　小儿急惊粉

　　【组成】薄荷 120 克　天麻 180 克　天竺黄 180 克　黄芩 180 克　胆南星 180 克　山羊血 180 克　莲子芯 300 克　牛黄 30 克　朱砂 300 克　熊胆 270 克　犀角 150 克　珍珠 30 克　冰片 30 克

　　【用法】上药共制散剂。内服，日服 2 次，每次 0.6 克，温开水送服。

　　【主治】小儿急惊风，神志昏迷，四肢抽搐，目直上视，角弓反张等症。

　　【出处】《证治大全》

## 方七　镇惊膏

【组成】胆南星 40 克　竺黄 100 克　全蝎 60 克　橘红 40 克　薄荷 40 克　钩藤 40 克　大黄 200 克　甘草 100 克　净蜂蜜 200 克

【用法】制成膏滋，内服。日服 2 次，每次 3 克，一周岁以内小儿每次 1.5 克，温开水送服。

【主治】小儿惊风，高热神昏，痰壅气粗，四肢抽搐，烦躁便秘。

【出处】《全国中药成药处方集》

## 方八　还魂丹

【组成】蜈蚣 2 条　麝香 0.3 克　白芷 10 克　天麻 20 克　黄花子 6 克

【用法】上药共为细末，吹鼻即醒。

【主治】小儿急惊风，又治昏迷不醒。

【出处】《串雅外编》

## 方九　解毒升压方

【组成】栀子 15 克　生石膏（先煎）30 克　生大黄（后下）15 克　枳实 15 克　丹参 15 克　玄参 30 克　黄精 30 克　桂枝 30 克

【用法】水煎服

【主治】流行性出血热低血压休克期。

【出处】陕西省中医学院附属医院乔富渠方

## 方十　急下方

【组成】生大黄（后下）9~12 克　厚朴 6~9 克　枳实 6~12 克　芒硝（冲）9~15 克

【用法】先将厚朴、枳实煮沸 10 分钟后再加大黄，待沸 3~5 分钟后去渣，将芒硝冲入。10 天为 1 疗程。

【加减法】伴脱证者加用生脉散（人参 6 克　五味子 6 克　麦冬 9 克）；症见高热燥动或昏迷痉厥者加菖蒲 9 克、钩藤 9 克，配服安宫牛黄丸；大汗淋漓可加龙骨 30 克、牡蛎 30 克、附子 10 克。

【主治】感染性休克。

【出处】河北省医学院第四医院宿清和方

### 方十一　探生散

【组成】雄黄、没药各 3 克　乳香 1.5 克　麝香 0.75 克

【用法】将上药研极细末，每用 0.15 克，吹鼻取嚏，可连用 2~3 次，至苏醒。

【主治】小儿急慢惊风之昏迷。

【出处】《中国民间疗法》

# 关　格

关格为小便不通与呕恶时作的卒暴危急之症，小便不通名曰关，呕吐不已名曰格。主要表现为尿少、尿闭、呕恶时作。本病多由水肿、淋证、癃闭、痨瘵等病的晚期发展而来，类似于西医学的肾性尿毒症。最常见的为慢性肾炎，慢性肾盂肾炎，肾硬化，肾结核，糖尿病肾病，中毒性肾病，狼疮性肾炎及心血管所引起的慢性肾功能衰竭。

### 方一　小健中汤

【组成】桂枝 6~9g　白芍 12~18 克　甘草 3~6 克　生姜 2~5 片　大枣 5~7 枚　饴糖（冲）30~60 克

【用法】水煎去渣，加入饴糖烊化，分 2 次温服。

【主治】关格。症见少气乏力，唇甲苍白，形寒，腹胀。晨起脸面浮肿，泛恶，呕吐频作，尿量减少或水肿。

【出处】经验方

### 方二　实脾饮

【组成】炮附片 3~6 克　干姜 3~6 克　白术 9~12 克　大腹皮 9~12 克　木瓜 6~9 克　厚朴 3~6 克　草豆蔻 3~6 克　木香 3~9 克　甘草 3~6 克　生姜 3~5 片　大枣 3~5 枚

【用法】水煎服。

【主治】关格。症见神疲乏力，四肢困重无力，恶心呕吐，厌食腹胀，舌苔厚腻，舌质色淡或舌体胖，边有齿印，脉沉细或濡细。

【出处】《大众方》

### 方三　温肾化浊汤

【组成】半夏、陈皮、旋覆花、生大黄、炮附子、党参各9克　代赭石、茯苓各15克　丹参、益母草各12克　生姜3克

【用法】每日1剂水煎分两次服。

【主治】慢性尿毒症引起关格。

【出处】浙江中医学院学报，1990，14（1）：21.

### 方四　解毒降浊汤△

【组成】二花（金银花）30克　连翘30克　苏叶10克　车前子15克　石韦30克　白术12克　坤草（益母草）15克　丹参30克　白茅根30克

【用法】每日1剂，水煎频服，小儿减量。呕吐严重者加半夏、代赭石；无尿者加五苓散；血尿加小蓟、藕节；进入多尿期去车前子、苏叶，加黄芪、茯苓；进入恢复期加山药、仙茅。

【主治】急性肾功能衰竭引起之关格。

【出处】河南中医，1989，（2）：25.

### 方五　薄贴法

【组成】独头大蒜1枚　栀子仁3~7枚　盐花少许

【用法】上3味捣烂，摊纸上，贴脐。每日换药1次，7日1疗程。

【主治】关格病小便不通。

【出处】《当代中药外治临床大全》

### 方六　葱（盐）热熨法

【组成】连根葱1000克（或食盐500克）

【用法】将葱炒透，加入好酒2杯再炒，乘热用布分作2包，交替热熨脐下。如无葱，则可用食盐代替。

【主治】关格病二便不通。

【出处】《当代中药外治临床大全》

# 急性阑尾炎

急性阑尾炎，中医称"肠痈"。各种年龄均可发生，以青壮年居多。

中医学认为系由正气不足，加上饮食不节，损伤脾胃生湿，劳逸不合，跌仆损伤，精神过度紧张，寒温不适等，均可致气血凝滞而成。西医学认为本病的发生与阑尾痉挛、阑尾阻塞（如寄生虫或粪石塞入阑尾里）以及细菌感染等因素有关。

### 方一　硝黄外敷方<sup>△</sup>

【组成】芒硝30克　熟大黄50克　大蒜120克

【用法】先将大蒜去皮捣烂，加入芒硝，共捣烂如泥，敷腹部最痛处，敷2小时后去药。再将大黄研粉，用醋调成糊状，敷6~8小时为1个疗程。必要时隔数小时后可重复使用。敷药的局部要先用凡士林纱布保护皮肤，以免起泡。

【主治】急性阑尾炎。

【出处】《百病良方》

### 方二　肠痈外敷方<sup>△</sup>

【组成】花粉120克　黄柏30克　生南星30克　赤芍30克　生川草乌各30克　生甘草30克　陈皮30克　大黄60克　僵蚕90克　白芷20克　樟脑20克　香油500克　猪油1000克　黄蜡100克　薄荷冰10克　制乳没各15克　藤黄30克

【用法】先将上药研末，再用香油、猪油、黄蜡共放锅内，煮沸后加入药物搅拌至60℃，再加入乳香、没药，搅拌至30℃以下，最后加入冰片、薄荷冰，搅匀即成，外用。同时，先把局部用3层纱布铺好再涂药，然后纱布盖好。若局部刺激有轻度痛痒感，尽量不要取下，最好坚持一段时间。敷药后局部有小水泡者无须处理，若有较大水泡者，可按常规消毒穿破后，涂紫药水包扎。

【主治】肠痈（急性阑尾炎），大便闭结，恶心呕吐等证。

【注意事项】外敷药一般在"麦氏点"。腹痛症状加剧时须请外科会诊。

【出处】《偏方妙用》

### 方三　蒜泥外敷方<sup>△</sup>

【组成】大蒜头12个　芒硝60克　大黄60克

【用法】先将蒜头去皮洗净，和芒硝同捣成糊状，用醋先在压痛处涂擦，再敷上药约1寸厚，周围以纱布围成圈，防止药液外流，2小时后去掉，以温水洗净，再以醋调大黄末敷12小时。

【主治】急性阑尾炎。

【出处】《常见病单方验方选》

### 方四　661片

【组成】红藤提取物3000克　蒲公英提取物4500克　大黄提取物4500克　厚朴流浸膏500克　淀粉5%　硬脂酸镁1%

【用法】取前3药细粉和淀粉按比例混匀，加入厚朴流浸膏混匀，再加淀粉浆适量做粘合剂制成软材，过14目筛，制成颗粒60℃烘干，干颗粒过16目筛加1%硬脂酸镁作润滑剂，压片即得。每日3次，每次服4片。症状体征消失后须再服5~7天以巩固疗效。

【主治】急性阑尾炎。

【出处】《常见病单方验方选》

### 方五　复方大黄牡丹皮汤

【组成】大黄（后下）9克　冬瓜仁30克　丹友15克　桃仁9克　木香9克　黄连9克　芒硝（冲服）9克

【用法】水煎服，症状较重者可加大剂量，每日服2剂。

【主治】阑尾炎。

【出处】《常见病简易防治手册》

### 方六　红藤煎△

【组成】红藤30克　蒲公英30克　厚朴9克　败酱草30克　生川军9克（后入）　桃仁9克　冬瓜仁15克

【用法】水煎服。每日1剂，重症2剂。高热加柴胡9克，恶心呕吐加藿香9克、陈皮9克，如呕吐频繁可用玉枢丹2克（吞服）；腹痛较甚加木香9克、炒元胡12克；大便溏薄者生川军改制川军9克。

【主治】急性阑尾炎。

【出处】《袖珍中医处方》

### 方七　红藤散痈方△

【组成】当归9克　红藤30克　银花15克　赤芍15克　川厚朴9

克 生苡仁 18 克 火麻仁 12 克

【用法】水煎服，每日 1~2 剂。腹部时有隐痛者加木香 9 克；食欲减退加焦麦芽 12 克、炒莱菔子 10 克；大便秘结者去火麻仁，加制大黄 9 克。

【主治】慢性阑尾炎。

【出处】《袖珍中医处方》

### 方八 阑尾脓肿方

【组成】蒲公英、银花、皂角刺、天花粉、大黄、厚朴各等分。

【用法】水煎服。

【主治】阑尾脓肿。

【出处】《中医方药手册》

### 方九 阑尾 I 号方

【组成】红藤、地丁草、川楝子各等分

【用法】水煎服，每日 1 剂，重者 2 剂。

【主治】瘀滞型阑尾炎。

【出处】《中西医结合治疗急腹症》

### 方十 通变大承气汤

【组成】生大黄 15~30 克（后下） 厚朴 10 克 枳壳 10 克 败酱草 30 克 白花蛇舌草 30 克 红藤 30 克 虎杖 25 克 丹参 25 克 桃仁 12 克

【用法】每日 1 剂。浓煎成 100 毫升，分 2 次饮用，连服 5~7 天。

【主治】急性化脓性阑尾炎。

【出处】《急难重症新方解》

### 方十一 加味桂枝汤

【组成】桂枝 9 克 广木香 9 克 生白芍 18 克 广陈皮 12 克 大枣 12 克 生甘草 6 克 生姜 6 克

【用法】加水 1000 毫升，煎沸 5 分钟后温服，每日 1 剂，或早晚各服 1 剂，直至痊愈。

【主治】阑尾炎（包括急性、慢性阑尾炎及有包块脓肿者）。

【出处】《急难重症新方解》

### 方十二　清解消痈汤△

【组成】大黄、桃仁、丹皮各9克　败酱草、银花各15克　公英20克　枳实、苡仁各12克

【用法】每日1剂，水煎2次。每次用水500毫升，煎至200毫升，饭前半小时温服，小儿酌减量。后期排脓攻坚用上方去银花、公英、枳实、苡仁，加三棱、莪术、赤芍、青皮各9克。

【主治】化脓性阑尾炎。

【出处】《百病奇效良方妙法精选》

### 方十三　竹叶椒根散

【组成】干燥竹叶椒（又名山花椒、野花椒）根2~3克

【用法】上药研末，置茶缸内，加入沸水200~300毫升，煮沸3分钟，过滤弃渣，此为1日量，分3~4次空腹温服，每日1剂。直至症状、体征消失，体温复常后，继续服药1周以巩固疗效。

【主治】急性阑尾炎。

【出处】《百病奇效良方妙法精选》

# 肠　梗　阻

　　肠腔内容物的正常运行发生了障碍，不能顺利通过肠道，即称为肠梗阻。临床上分为机械性肠梗阻和麻痹性肠梗阻。中医学认为本病属于"关格""肠结"的范围，是由气、血、寒、热、食、湿、虫等病因导致肠道通降失常，使脏腑气机不通、血行淤阻，进面转化失职，水饮内停而出现腹痛、呕吐、腹胀，便秘等症状。

### 方一　通经葱白熨方

【组成】大葱若干

【用法】将大葱切碎，捣烂，加醋炒热，熨脐中和阿是穴，凉时用热物熨其上，以腹软，得矢气为度。

【主治】急性肠梗阻。

【出处】《俞穴敷药疗法》

### 方二　白芥子散

【组成】白芥子适量。

【用法】将白芥子研细末，开水调膏，敷脐中及压痛点，待皮肤有烧灼感时去之。

【主治】急性肠梗阻。

【出处】《俞穴敷药疗法》

### 方三　萝卜大黄煎

【组成】萝卜汁50毫升　大黄15~50克　芒硝15~20克

【用法】取萝卜汁50毫升，大黄煎成50~1000毫升煎剂，加入芒硝，炼蜜50~100毫升，植物油25毫升，搅拌，凉后1次或数次饮用，药后由上往下顺行按摩腹部。

【主治】肠梗阻。

【出处】黑龙江中医药，1990，（2）：37.

### 方四　理气通阻方△

【组成】槟榔10克　全瓜蒌12克　茵陈12克　番泻叶6克　陈皮6克　苦楝皮9克

【用法】将上药浓煎至150~200毫升，用以送服热豆油20毫升，日1剂。若呕吐不能口服者，改作保留灌肠；发热可加用抗生素。

【主治】小儿蛔虫性肠梗阻。

【出处】浙江中医杂志，1990，25：（1）.

### 方五　通腑汤

【组成】大黄（后下）10克　白芍10克　厚朴15克　枳壳15克　川楝子15克　太子参15克　芒硝（冲）6克　炒莱菔子20克

【用法】浓煎100毫升，术后3小时胃内注射；肠切除者，一般术后24小时胃管内注射，注药后停止胃肠减压2小时，5小时可重复给药。

【主治】预防广泛性粘连性肠梗阻术后复发。

【出处】中西医结合杂志，1990，19（6）：367.

### 方六　皂角刺麻仁汤

【组成】皂角刺 50 克　火麻仁 15 克

【用法】加水煎成 200 毫升，冲蜂蜜 200 克，顿服。

【主治】麻痹性肠梗阻。

【出处】四川中医，1989，7（7）：29.

### 方七　甘遂通结汤△

【组成】甘遂末（冲）0.6~0.9 克　桃仁 9 克　赤芍 15 克　生牛膝 9 克　厚朴 15~30 克　大黄（后下）9~24 克　木香 9 克

【用法】水煎服，每日 1 剂。

【主治】重型肠梗阻，肠腔积液较多者；高位肠梗阻；有较窄趋势的粘连性肠梗阻；病程较长，腹胀严重的单纯性肠梗阻；以及早期肠扭转、肠套叠、嵌顿性疝等。

【出处】《中西医结合治疗急腹症》

### 方八　萝卜芒硝通结汤

【组成】鲜萝卜、芒硝各适量

【用法】水煎服，每日 1 剂。

【主治】急性肠梗阻而一般情况较好，无明显脱水，属于实证者。

【出处】《中西医结合急腹症诊治手册》

### 方九　肠粘连缓解汤

【组成】厚朴　木香　乌药　莱菔子　桃仁　赤芍　番泻叶　芒硝

【用法】取上药适量水煎服，每日 1 剂。

【主治】肠粘连，部分性肠梗阻。

【出处】《中西医结合治疗急腹症》

### 方十　复方大承气汤

【组成】川朴 30 克　莱菔子 30 克　枳壳 9 克　桃仁 9 克　赤芍 15 克　川军（后下）15 克　芒硝 9 克

【用法】水煎服，每日 1 剂。

【主治】肠梗阻。

【出处】《常见病单方验方选》

### 方十一　当归二仁汤△

【组成】当归 10 克　桃仁 12 克　生苡仁 18 克　台乌药 12 克　青皮 9 克　陈皮 9 克　厚朴 6 克　制川军 9 克

【用法】水煎服，每日 1 剂，加减：手术后粘连加木香 9 克、炮山甲 12 克；腹膜有炎症者，加黄连 3 克、败酱草 20 克；腹膜出血者加仙鹤草 30 克、三七粉 3 克（吞服）。

【主治】麻痹性肠梗阻。

【出处】《袖珍中医处方》

### 方十二　解痉通经汤

【组成】苏梗 9 克　大白芍 18 克　砂仁 4.5 克（后下）　木香 10 克　甘松 6 克　生川军 9 克（后下）　甘草 3 克

【用法】水煎服，每日 1 剂。加减法：肠道有炎症加银花 12 克，黄连 3 克；神经功能紊乱加淮小麦 30 克，广郁金 10 克。

【主治】痉挛性肠梗阻。

【出处】《袖珍中医处方》

### 方十三　通阻汤

【组成】生大黄 15~20 克　厚朴 15~25 克　枳实 10~20 克　元明粉 10~15 克　莱菔子 20~30 克　番泻叶 6~10 克　红花 5~10 克

【用法】将厚朴、枳实、莱菔子、红花煎 2 次，浓缩约 200 毫升，纳大黄、番泻叶煮 2 沸，去渣取 150 毫升，再纳元明粉，待温后分 2 次灌服。灌服前，先行胃肠减压，吸净肠内潴留物，再用注射器将药汁从胃管中徐徐注入。第 1 次灌入后挟管半小时，再灌第 2 次；第 2 次灌入后需挟管 2 小时，才能松挟管减压。如 6 小时后仍不通闭者，可按原法再灌服 1 剂。

【主治】急性肠梗阻。

【出处】《急难重症新方解》

### 方十四　大黄清肠饮

【组成】大黄 10~50 克　全当归 6 克　桃仁 6 克　元胡 9 克　青皮 9

克　乌药6克　木香6克　栀子12克　陈皮6克

【用法】每日1剂，水煎取汁，分2~3次从胃管注入于胃，夹闭胃管半小时至1小时，每4~6小时重复1次。至肠功能恢复，腹胀减轻后，停止胃肠减压，改为口服。

【主治】粘连性肠梗阻。

【出处】《百病奇效良方妙法精选》

### 方十五　许氏通腑验方△

【组成】姜汁炒川连2克　姜半夏6克　川厚朴6克　青陈皮各6克　赤白芍各10克　广木香6克　槟榔10克　制香附15克　桂枝、杭芍甘草各9克　川椒3克　大枣12枚

【用法】每日1剂，水煎分两次服。

【主治】肠梗阻属寒邪内结，腑气不通者。

【出处】《全国名老中医验方选集》

### 方十六　香连四逆散△

【组成】柴胡10克　枸橘李10克　姜川连5克　广木香5克　炒莱菔子10克　槟榔10克　石菖蒲10克　蜣螂虫20克　炒白芍10克

【用法】每日1剂，水煎分两次服

【主治】急性肠梗阻属升降气窒者。

【出处】《当代中国名医高效验方1000首》

# 外伤疼痛

外伤疼痛是由于机体受到外来暴力，导致组织、器官的破坏，感觉神经末梢受到压迫和刺激所引起的症状。

### 方一　三黄宝蜡丸

【组成】天竺黄90克　当归45克　刘寄奴90克　炙红芽大戟90克　制藤黄120克　儿茶90克　芒硝30克　炙乳香90克　麝香9克　朱砂30克　血竭90克　水银9克　黑铅9克　琥珀6克　雄黄90克

【用法】上药制蜡丸，每丸重3克，日服2次，每次1丸。

【主治】跌打损伤引起的身体局部瘀血肿痛。

【出处】《医宗金鉴》

### 方二　七厘散

【组成】血竭 30 克　红花 9 克　儿茶 6 克　醋炙乳香 3 克　醋炙没药 3 克　麝香 0.4 克　冰片 0.4 克　朱砂 4 克

【用法】上药制成散剂，日服 2 次，每次 0.21~0.9 克，温黄酒或温开水送服。

【主治】跌打损伤，腰腿挫伤，胁痛、贫血、局部瘀肿疼痛。

【出处】《简易良方》

### 方三　活血膏

【组成】轻粉 12 克　红花 3 克　乳香 12 克　儿茶 6 克　血竭 12 克　黄丹 60 克　蜂蜡 60 克　头发 6 克　蛇蜕 6 克　香油 250 克　麝香 0.6 克　冰片 3 克

【用法】上药制成外用软膏，敷于患处。

【主治】跌打损伤，局部瘀肿疼痛，或伤筋，关节肿胀，活动不利。

【出处】《全国中药成药处方集》

### 方四　二乌止痛 I 方

【组成】生南星 15 克　生川乌 15 克　生草乌 15 克　生半夏 15 克　一支蒿 15 克　白酒 500 毫升

【用法】将上药浸入白酒内 1 周备用。伤后用此药涂擦伤口处 2~3 遍。

【主治】外伤疼痛。

【出处】《全国中药成药处方集》

### 方五　二乌止痛 II 方

【组成】生半夏 3 克　生草乌 4.5 克　生川乌 6 克　生南星 6 克　细辛 3 克

【用法】上药共研细末，酒调敷患处。

【主治】外伤疼痛。

【出处】《全国中药成药处方集》

### 方六 二乌止痛Ⅲ方

【组成】生川乌9克 生草乌9克 生南星9克 生半夏9克 胡椒 9克

【用法】上药共研细末，酒调外敷伤处。

【主治】外伤疼痛。

【注意事项】上3方有毒，切勿入口。

【出处】《全国中药成药处方集》

### 方七 桃仁酒

【组成】桃仁（捣烂）60克 细辛15克 米酒500克

【用法】将上药放入酒中浸泡，10日后即成。1次服15~30毫升，1 日1~2次，并取适量外擦患部。

【主治】跌打扭伤肿痛。

【出处】《药用果品》

### 方八 跌打片

【组成】百合叶500克 红花30克 土元30克

【用法】将上药制片，口服，1次8片，1日2次。

【主治】跌打损伤疼痛，闪腰岔气。

【出处】《中草药制剂验方选编》

### 方九 木麝二香散

【组成】木香3克 麝香0.3克

【用法】上药共为散末，吹鼻。

【主治】腰肌劳伤，外伤性腰痛。

【出处】《中医外治法简编》

### 方十 祛瘀止痛汤△

【组成】川三七、五灵脂、乳香、没药各3克 穿山甲、丹皮、羌 活、防风、独活各6克 杜仲、山栀、赤芍各9克 生地12克

【用法】每日1剂，酒、水各半煎服。

【主治】软组织损伤，患处肿痛剧烈，积瘀化热者。

【出处】新中医，1984，（3）：39.

## 方十一　活血止痛膏

【组成】灵仙、当归、乳香、没药、续断、白芷各 30 克　元胡、木通、大黄各 25 克、木鳖子、木香、红花各 20 克

【用法】共研细末，用时以生蜂蜜调成软膏（或用医用凡士林调成软膏，加白酒少许），摊于纱布上，外敷伤处，绷带包扎，3 日换药 1 次。

【主治】急性软组织扭挫伤疼痛。

【出处】新疆中医药，1988，（2）：32.

# 外伤出血

外伤出血是指机体受到外来暴力或刺激，如擦伤、割伤、刺伤、挫裂伤、咬伤、挤压伤等，引起皮肤黏膜破裂，甚至深部组织损伤造成毛细血管或大、小动、静脉破裂出血的症状。

## 方一　宁血汤

【组成】仙鹤草 15 克　旱莲草 15 克　阿胶 15 克（烊化）　白茅根 15 克

【用法】水煎服。

【主治】撞击伤目，血灌瞳神，或视网膜静脉周围炎，伴有头晕目眩，腰酸遗泄，五心烦热，舌绛苔少，脉细数。

【出处】《中医眼科学》

## 方二　707 止血巾

【组成】黄栀子、旱莲草、刘寄奴、白及、继木叶等各份。

【用法】用特制可溶性纱布做止血巾，将药共研细末，装入巾内，包封，高压消毒后备用。使用时将纱布包扎于伤口出血处。

【主治】外伤出血。

【出处】《全国中草药新医疗法展览会资料选编》

## 方三　黑绒巾

【组成】元参、茜草、刘寄奴、大黄、黄芩、黄柏、乌梅、五倍子、

旱莲汁、马兰汁、皂矾、京墨、百草霜、社醋各等分。

【用法】先将玄参、茜草、刘寄奴、大黄、黄芩、黄柏、乌梅、五倍子煎 3 次，去渣，取净汁，再入旱莲汁，马兰汁同煎，浓缩，用棉巾吸干药汁，加入社醋同煎。热滚后，入皂矾、京墨、百草霜，将棉巾收干，取出干燥后消毒备用。使用时，用巾扎外伤出血处。如伤口小者，可用棉絮做成止血絮，慎压出血处，外用头巾，纱布带包扎止血。

【主治】外伤出血。

【出处】《伤科补要》

### 方四　苏木封法

【组成】苏木 200 克

【用法】上药研为细末，敷于患处，封之，外缠纱布裹紧。

【主治】刀伤出血，跌打损伤。

【出处】《中医简易外治法》

### 方五　煅石膏封法

【组成】煅石膏 60 克　生乳香 30 克

【用法】上药共研细末拌匀，封患处。

【主治】外伤出血。

【出处】《中医简易外治法》

### 方六　三七粉封法

【组成】广三七粉 30 克　黄柏粉 30 克

【用法】2 味拌匀封患处，以纱布裹紧。

【主治】刀伤出血。

【出处】《中医简易外治法》

### 方七　灵脂散

【组成】五灵脂

【用法】将上药研末掺于患处，其血立止。

【主治】各种外伤性出血。

【出处】《中医外治法简编》

### 方八　青线麻粉

【组成】青线麻

【用法】青线麻晒干压面，涂于伤口。

【主治】外伤出血。

【出处】《常见病单方验方选》

### 方九　羊蹄石灰散<sup>△</sup>

【组成】羊蹄叶根 7 份　陈石灰 3 份

【用法】上药共合一起捣烂晒干后，压成细面，外敷伤口。

【主治】外伤出血。

【出处】《常见病单方验方选》

### 方十　甲珠止血粉

【组成】甲珠 9 克　海螵蛸 9 克　橡片 6 克　冰片 9 克

【用法】橡皮蒸熟 2 小时切片烘干，再与其他 3 药共研过筛，装瓶备用。用时敷伤口。

【主治】外伤性动、静脉出血或其他出血。

【出处】《常见病单方验方选》

### 方十一　龙泽兰止血粉

【组成】龙泽兰 1 份　墨鱼骨 3 份

【用法】将上 2 药烘干，用乳钵研末过筛，装瓶备用。外敷伤口。

【主治】外伤动、静脉出血和其他出血。

【出处】《常见病单方验方选》

### 方十二　松香散<sup>△</sup>

【组成】花蕊石 6 克　松香 6 克　血竭 2.4 克　百草霜（烧柴草的锅底黑）4.5 克

【用法】上药共研细末，和匀，分 2 次用水冲服。或外敷伤处。

【主治】外伤流血不止。

【出处】《常见病单方验方选》

# 急 喉 风

　　急喉风多因感受风热外邪，肺胃素有积热，致风火相煽蕴结而成。其症状为咽喉部突然肿痛，呼吸困难，吞咽不适。并伴有痰涎壅盛，牙关拘紧，神志不清等。若有牙关紧闭，口噤如锁，称为"锁喉风"；如痰热壅盛，咽喉里外皆肿，迅速蔓延至颈、腭、腮、龈等处。甚则连及前胸，呼吸急促，则称为"缠喉风"。

## 方一　喉风丸<sup>△</sup>

【组成】雄黄（飞）30 克　巴豆霜 14 枚　郁金 30 克

【用法】上药为末，醋糊丸，绿豆大。热茶清下 7 丸，吐出顽涎即愈。吐再服，大效。

【主治】急喉风，双蛾肿痛。

【出处】《家用良方》

## 方二　金钥匙

【组成】月石 15 克　牙硝 45 克　白僵蚕 3 克　冰片 1 匙　雄黄 6 克

【用法】上药共为细末。每用 1.5 克，以竹管吹入喉中，立愈。

【主治】喉痹，缠喉风。

【出处】《家用良方》

## 方三　月石散<sup>△</sup>

【组成】白矾（枯）、僵蚕（炒）、月石、皂角（炙油尽）各等份

【用法】共为细末。每用少许，吹喉，痰出即愈。

【主治】急喉风。

【出处】《家用良方》

## 方四　疗喉愈风散<sup>△</sup>

【组成】冰片 0.3 克　生石膏 0.9 克　青黛 0.6 克　明矾 0.6 克　僵蚕 1.5 克　硼纱 0.9 克

【用法】上药共研细末，吹之。

【主治】喉风舌大。

【出处】《家用良方》

### 方五　疏风解毒汤

【组成】桑叶 10 克　薄荷 5 克　连翘 10 克　牛蒡子 10 克　金银花 15 克　生地黄 15 克　北沙参 12 克　土牛膝根 15 克

【用法】每日 1 剂，水煎服。

【主治】喉风初起有明显的表证，咽部红肿，疼痛明显，甚则颈项俱肿。

【出处】《当代中国名医高效验方 1000 首》

### 方六　逍遥解毒汤

【组成】柴胡、当归、白芍、川贝、防风、菊花、生地、麦冬各 10 克　金银花　连翘各 20 克　玄参 30 克　薄荷 6 克　甘草 15 克

【用法】每日 1 剂，水煎服。

【主治】急性喉风，突发失音。

【出处】《实用专病专方临床大全》

# 流行性脑脊髓膜炎

流行性脑脊髓膜炎是由脑膜炎双球菌所致的急性化脓性炎症。以高热、头痛、呕吐、皮肤黏膜瘀点、瘀斑及颈项强直等脑膜刺激征为特征。

### 方一　贯众涤毒汤

【组成】贯众、连翘、二花（金银花）各 15 克　元参、甘草各 10 克　生石膏 60~120 克

【用法】每日 1 剂，水煎分两次服。重者日 2 剂，每 6 小时 1 次口服。

【主治】轻、中型流脑。

【出处】《土单验方选》

### 方二　人参白虎汤

【组成】党参、粳米各 9 克　花粉 15 克　甘草 3 克　知母 10 克　生

石膏 18 克

【用法】每日 1~2 剂，每次加水 1 碗，煎取小半碗，连服数日。并可配合至宝丹、紫雪丹等中成药口服。

【主治】流脑症见高热不退，出汗，口渴，不畏寒，头痛剧烈，颈项强直者。

【出处】《农村医生手册》

### 方三　银花三黄解毒汤

【组成】银花　生石膏　鲜芦根　大青叶（根）　龙胆草　黄芩　黄柏　连翘　薄荷

【用法】每日 1 剂，水煎分两次服。病重者可口服 2 剂，6 小时服 1 次。

【主治】流脑上呼吸道感染期及败血症期。

【出处】《百病奇效良方妙法精选》

### 方四　解毒开窍方

【组成】生地 15 克　生石膏（先煎）10 克　川黄连、赤芍、丹皮、白僵蚕各 5 克　山栀子、淡竹叶、大青叶、生大黄（后下）、钩藤（后下）、玄参各 10 克　羚羊角（先煎）、甘草各 3 克

【用法】水煎服（或鼻饲），6 小时 1 次。

【主治】流脑温热之邪燔灼营血，内陷心包者。

【出处】《当代中国名医高效验方 1000 首》

### 方五　息风解痉汤

【组成】生地 15 克　当归 10 克　川芎 3 克　荷叶 30 克　茅根 30 克　甘草 10 克　全蝎 10 克　蜈蚣 3 克　地龙 10 克　菖蒲 3 克

【用法】水煎服，必要时鼻饲。

【主治】流脑热极生风，邪陷心包，神昏抽搐，舌红绛，苔黄燥，脉数者。

【出处】《河南省名老中医经验集锦》

### 方六　鼻嗅法

【组成】麝香 0.3 克　梅片 30 克　胆矾 60 克

【用法】将上药研成细末，蘸药末用鼻吸微量，1日数次至病愈止。

【主治】脑膜炎引起的头痛、昏迷、呕吐等。

【出处】《民间方》

### 方七 灌肠法

【组成】黄柏 甘草各适量

【用法】将上二味药水煎保留灌肠，每日2~3次，至病愈止。

【主治】流脑呕吐较剧烈者。

【出处】《当代中药外治临床大全》

### 方八 流脑汤

【组成】大青叶、板蓝根、银花、贯众、野菊花各适量

【用法】水煎服。

【主治】预防"流脑"。

【出处】《中药方剂学》

### 方九 黄藤汤△

【组成】黄藤（藤黄连）500克

【用法】上药加水2500毫升，煮沸半小时即可。每次服1~3匙，日服2次，也可滴鼻喷喉。

【主治】预防流行性脑脊髓膜炎。

【出处】《常见病单方验方选》

### 方十 黄芪赤风汤

【组成】黄芪30~60克 赤芍6克 防风6克 乌蛇粉3~9克（冲服）

【用法】水煎服，30剂为1疗程。

【加减法】肢体弛缓性瘫加制马钱子粉每日3~7岁0.15克，8岁以上0.3克，分2次冲服；不自主运动加天麻、钩藤各9克，蜈蚣1条（研冲）；肌肉萎缩加人参鹿茸粉（人参须、鹿茸等份）配合按摩；筋肉挛缩加伸筋草、木瓜各9克，鸡血藤15克；屈伸不利，上肢加桑枝30克，桂枝9克；下肢加桑寄生15~30克，川断15克，怀牛膝9克；痴呆失语加河车大造丸或紫河车粉3~9克冲服，配合针灸；虚热加知母

9克。

【主治】脑炎、脑膜炎后遗症。

【出处】新中医，1990，22（3）：22.

# 流行性乙型脑炎

流行性乙型脑炎（简称"乙脑"）"，是由乙脑病毒引起的以中枢神经系统为主要病变的急性传染病。一般在夏秋季流行，由蚊子、虫子传染，潜伏期4~21天，多发生于儿童及青壮年，临床主要以高热，头昏、头痛，嗜睡，惊厥，抽搐，昏迷，呼吸衰竭及脑膜刺激征等为主症。中医学从温病（热性病）学来分析，将本病归属于"疫病"范畴。

## 方一　加味石膏汤<sup>△</sup>

【组成】生石膏15克　知母9克　粳米15克　甘草3克　连翘9克　金银花9克　野菊花9克　鲜藿香9克　鲜佩兰9克

【用法】水煎服。

【加减法】汗多，小便短黄，加鲜芦根12克，滑石粉9克；腹胀，大便秘结，加枳壳6克，熟大黄6克。

【主治】流行性乙型脑炎（轻型）：发热（T38℃左右），头痛，嗜睡，恶心，呕吐，神志清楚，无惊厥者。

【出处】《中医儿科临床浅解》

## 方二　加减解毒汤<sup>△</sup>

【组成】黄连6克　生石膏15克　知母9克　大青叶9克　连翘9克　金银花9克　黄芩9克　鲜藿香9克　菖蒲6克　粳米15克　甘草9克　钩藤9克

【用法】水煎服。

【加减法】惊厥甚，加僵蚕9克；痰多，加竹沥汁15克，瓜蒌9克；大便秘结，加熟大黄6克，玄明粉6克。

【主治】流行性乙型脑炎（重型）：发热（体温39℃~40℃之间），头痛，烦躁，恶心，呕吐，惊掣，偶有惊厥者。

【出处】《中医儿科临床浅解》

### 方三 大黄钩藤汤<sup>△</sup>

【组成】生大黄（后下）20~30克 玄明粉（冲服）15~25克 生石膏（先煎）60~120克 知母20克 蝉蜕15克 钩藤15克 生地25克 板蓝根25克 银花25克 太子参25克 甘草10克

【用法】每日2剂分4次煎服，每次约煎成200~350毫升。经鼻饲管缓慢注入。一般药后4~7小时开始便泻（每日3~6次），待便出清稀无浊臭时停服泻下药。

【加减法】高热加羚羊角粉，紫雪散，寒水石；昏迷加菖蒲，郁金，远志，安宫牛黄丸；抽搐加广地龙，僵蚕；痰鸣加鲜竹沥，天竺黄，陈胆南星。

【主治】重症乙脑。

【出处】浙江中医杂志，1989，24（7）：299.

### 方四 清乙汤1号<sup>△</sup>

【组成】金银花、板蓝根、黄芩、生石膏、知母、葛根、菊花、钩藤、生地、丹皮各适量。

【用法】水煎服。

【主治】乙型脑炎（中轻型）。

【出处】江西中医药，1989，30（4）：17.

### 方五 清乙汤2号<sup>△</sup>

【组成】板蓝根、黄芩、石膏、知母、葛根、钩藤、生地、羚羊角、全虫、菖蒲、天竺黄、安宫牛黄丸各适量。

【用法】水煎送服安宫牛黄丸。

【主治】乙型脑炎（危重型）。

【出处】江西中医药，1989，20（3）：17.

### 方六 乙脑方<sup>△</sup>

【组成】生石膏90克 龙胆草10克 地丁草60克 蒲公英60克 钩藤15克 制大黄6克 羚羊角0.6克（分2次服）

【用法】每日1剂，浓煎150毫升左右，分2~3次由鼻饲管内注入。

【主治】重症乙型脑炎。症见高热（体温39℃以上），心烦口干，神昏谵语，惊厥者。

【出处】江苏中医杂志，1984，5（3）：16.

### 方七　升降散

【组成】僵蚕（酒炒）6克　蝉蜕3克　姜黄（去皮）9克　生大黄12克

【用法】上药共为细末，病轻者作4服，重者作3服，最重者作2服。每服轻者用蜜15克，黄酒1杯；重者用蜜20克，黄酒半杯；最重者用蜜30克，黄酒2杯送下。每日2剂。

【主治】流行性乙型脑炎。症见高热烦躁，呼吸急促，四肢抽搐，面红目赤，舌红苔黄，尿赤便秘，脉弦实。

【出处】福建中医药，1984，15（4）：56.

### 方八　夺痰定惊散

【组成】炙全蝎15只　巴豆霜0.25克　犀黄0.35克　硼砂1克　飞朱砂1.5克　飞雄黄1.2克　陈胆星3克　川贝1.5克　天竺黄1.5克　麝香0.15克（后入）

【用法】上药共研极细末，密贮，每次0.7克，幼儿0.4克，每日1~2次。一般鼻饲后3~4小时，排出黑色而杂有黄白色黏液的大便，即痰消神苏（未排便者，可续服1次）。

【主治】乙脑极期邪热炽盛，痰浊阻滞，清窍被蒙，高热神昏，喉间痰如拽锯，惊厥频作者。

【出处】中医杂志，1984，25（1）：21.

### 方九　乙脑灌肠方

【组成】羚羊角片1.5克（或用山羊角20克代）　钩藤10克　金银花20克　连翘15克　生石膏30~45克　大青叶30克　生薏仁15克　鲜芦根30克　炙甘草3.5克

【用法】煎汤作保留灌肠。

【主治】乙脑重症。

【出处】浙江省中医研究所潘澄濂方

### 方十　鲜地龙汤

【组成】鲜地龙100克

【用法】加水 500 毫升煎，30 天为 1 疗程。小儿用量 100～200 克/次。

【主治】6 个月内的乙脑后遗症患者。

【出处】福建省清流县医院罗汉中方

### 方十一　青龙附子汤

【组成】去节麻黄（先煎去沫）6～10 克　桂枝 6 克　杏仁 10 克 生石膏 60 克　炙甘草 6 克　熟附片 10 克　红枣 6 枚　鲜生姜 3 片

【用法】水煎服。

【主治】乙脑太阳与少阴并病者。

【出处】江苏省东台县东台镇卫生院翟冷仙方

### 方十二　清暑化湿汤

【组成】藿香 10 克　佩兰 10 克　六一散 12 克　生石膏 30 克　金银 花 10 克　连翘 10 克　竹叶 10 克

【用法】水煎服。

【主治】乙型脑炎。

【出处】湖北省鄂城县人民医院程珍祥方

### 方十三　乙脑急性期方

【组成】(1)：金银花 12 克　连翘 9 克　荆芥 9 克　苏薄荷 6 克 桔梗 3 克　竹叶芯 9 克　鲜芦根 15 克　生甘草 6 克

(2)：①金银花 15 克　连翘 10 克　鲜竹叶 10 克　荆芥 10 克　大 青叶 30 克　生石膏（先煎）120 克　炙知母 10 克　生甘草 3 克　粳米 15 克　地龙 15 克　②鲜藿香 12 克　佩兰 12 克　藿香 9 克　菖蒲 5 克　川连 5 克　滑石 12 克　寒水石 12 克　豆豉 12 克　生石膏（先煎） 120 克

(3)：大青叶 30 克　金银花 35 克　连翘 12 克　生石膏（先煎） 120 克　鲜生地 60 克　川连 8 克　黄芩 12 克　炙知母 9 克　京赤芍 9 克　京玄参 12 克　粉丹皮 9 克　竹叶 9 克　大地龙 18 克

【用法】水煎服。

【加减法】丙加用安宫牛黄丸或紫雪丹，牛黄粉，羚羊粉，鲜竹沥。

【主治】乙脑急性期各种类型患者。(1) 方用于轻型乙脑；(2) 方

①用于中型乙脑偏热；（2）方②用于中型乙脑偏湿；（3）方用于重型乙脑。

【出处】上海传染病医院孟宪益方。

### 方十四　清瘟辟秽方

【组成】大青叶 30 克　鲜藿香 30 克　鲜佩兰 30 克　连翘 12 克　黄芩 9 克　玉枢丹 1 粒（化冲）　青蒿 12 克　银花 12 克

【用法】每日 1 剂，水煎服。

【主治】乙脑初起，温热夹湿为主。

【出处】《当代中国名医高效验方 1000 首》

# 急性结膜炎

急性结膜炎俗称"暴风赤眼"。是一种很容易传染的眼科疾患。多突然发病，眼睛红肿，又痛又痒，怕热怕光，睁眼不开，流热眼泪，眼眵很多，通常兼有头痛，怕冷发热等症状。

### 方一　蒲公英煎△

【组成】黄连 9 克　菊花 30 克　蒲公英 30 克

【用法】水煎，头煎内服，次煎洗眼，1 日 2 次。

【主治】急性结膜炎，目赤肿痛。

【出处】《偏方妙用》

### 方二　龙胆泻肝汤

【组成】龙胆草 3~9 克　黄芩 6~12 克　山栀 6~12 克　柴胡 3~9 克　当归 6~12 克　生地黄 9~15 克　车前子 9~15 克　泽泻 6~12 克　木通 3~6 克　甘草 3~6 克

【用法】水煎服。

【主治】急性结膜炎，急性中耳炎等属于肝经实火者，以及肝经湿热、肝火旺盛之证。

【出处】《医宗金鉴》

### 方三　银柴三草大黄汤

【组成】银花 10~25 克　柴胡 3~10 克　夏枯草 25~35 克　龙胆草

10～15 克　紫草 15～25 克　生大黄（后下）10～15 克

　　【用法】水煎服，每日 1 剂，分 2 次服。

　　【主治】眼科急症，如急性结膜炎，眼眶蜂窝组织炎，急性青光眼，外伤性眼炎等。

　　【出处】经验方。

## 方四　青火金

　　【组成】芒硝 30 克　青黛 15 克　薄荷（净叶）15 克　川芎 15 克

　　【用法】上药共研极细末，含水吹鼻，浊涕热泪去净即愈。

　　【主治】急性结膜炎、沙眼、巩膜炎，又可治牙痛。

　　【出处】经验方

## 方五　公英眼药

　　【组成】蒲公英全草 20 克

　　【用法】上药洗净切碎，加水 150 毫升，煮沸 20 分钟，过滤成 100 毫升，加硼酸 0.5 克即成。滴眼，日 3 次。

　　【主治】急性结膜炎。

　　【出处】《中医外治法简编》

## 方六　木贼菊花煎△

　　【组成】木贼 10 克　菊花 10 克　白蒺藜 6 克　决明子 6 克

　　【用法】水煎服。

　　【主治】红眼病（风重于热）。

　　【出处】《简易中医疗法》

## 方七　大发散

　　【组成】麻黄 6～15 克　蔓荆子 6～21 克　藁本 6～18 克　细辛 3～9 克　老姜 10～60 克（以上为四味大发散）羌活 3～12 克　防风 3～12 克　川芎 3～15 克　白芷 3～12 克（合为八味大发散）

　　【用法】水煎服，每日 1 剂。

　　【主治】眼科外障证：红、肿、疼痛、羞明、多眵，以及红眼病、红眼病兼翳膜等。

　　【出处】《急难重症新方解》

## 方八　柴胡麻黄汤

【组成】柴胡15克　麻黄10克　赤芍120克　吴茱萸5克　白蒺藜10克

【用法】每日1剂，水煎服。加减法：表证明显有热者加银花15克、连翘15克、石膏40克；白睛红甚者加桑白皮30克；脓性分泌物多者加黄连8克、蒲公英15克；视物不清者加菊花；痒甚者加僵蚕10克、蝉衣10克；羞明流泪者加山栀12克、胆草10克、谷精草10克。

【主治】天行赤眼（红眼病）。

【出处】中医杂志，1987，28（7）：30.

## 方九　赤豆膏

【组成】赤小豆、南星各等量

【用法】上药共为细末，以姜汁调膏贴太阳穴。

【主治】急性结膜炎。

【出处】《常见病民间便方》

## 方十　黄连散

【组成】黄连适量

【用法】上药研细末，水调敷足心。

【主治】小儿急性结膜炎。

【出处】《串雅外编》

## 方十一　白矾蛋清

【组成】生白矾、鸡蛋清适量

【用法】生白矾研细末，与鸡蛋清调匀，搽涂于结膜。干后再搽，不拘时次。

【主治】暴发火眼。

【出处】《眼科大全》

## 方十二　胆蜜盐水方

【组成】胆汁　蜂蜜　食盐适量

【用法】用胆汁加蜂蜜、食盐少许，调匀，消毒后滴眼，1日数次。

【主治】红眼病。

【出处】《食物疗法》

### 方十三　祛风消赤汤

【组成】银花、菊花、防风、荆芥、生地、赤芍、板蓝根、黄连、刺蒺藜、木贼草、蝉衣各10克　薄荷6克　生甘草5克

【用法】上药煎好后，趁热熏蒸双眼，至药凉后即饮。熏蒸时宜将口鼻露于蒸气外，否则药味难忍，不能持久，影响疗效。

【主治】急性流行性结膜炎。

【出处】上海中医药杂志，1983，（4）：29.

### 方十四　退红良方

【组成】龙胆草6克　甘菊花6克　生地15克　焦栀子6克　蜜蒙花6克　夏枯草5克　黄芩3克　连翘6克　桑叶6克　草决明10克

【用法】每日1剂水煎服。大便秘结者可加大黄、元明粉等。

【主治】急性卡他性结膜炎及肝胆火盛之巩膜炎、单纯性角膜溃疡等。

【出处】《韦文贵眼科临床经验选》

### 方十五　赤眼方

【组成】桑叶、菊花、银花、柴胡、杭芍、草决明、防风、生地、地骨皮、厚朴、谷精草、钩藤、焦楂各10克

【用法】水煎服，日3次。不宜久煎，忌煎炒、辛辣食物。

【主治】天行赤眼之眼红肿痛，羞明畏光流泪，头痛眩晕，口苦耳鸣，便秘尿赤者。

【出处】《医林拔萃》

### 方十六　洗药方

【组成】蔓荆子9克　荆芥6克　蒺藜6克　冬桑叶6克　秦皮3克

【用法】将上述药加水800毫升，煎成500毫升后，用纱布2层过滤，待温度降至摄氏50度　时即可使用。用于洗眼，每日1次。

【主治】急性结膜炎。

【出处】中医杂志，1982，23（12）：72.

### 方十七　茶连液

【组成】春茶叶（干品）20克　黄连5克（研末）

【用法】上药加开水200毫升于砂锅内煮沸10分钟，用消毒纱布过滤后静置于消毒玻璃杯中，沉淀后取澄清液装入滴管瓶或注射器内备用。药液应3天用完，过期勿用。用于治疗时，每次每只眼点药2滴，每天4次，连点3天或至愈，用于预防时，每次每只眼点药1滴，每天2次，连滴3天。

【主治】急性结膜炎。

【出处】《土单验方选编》

### 方十八　茶烟方<sup>△</sup>

【组成】茶叶　烟丝各适量

【用法】先用开水浸泡茶叶1小杯，待冷后倒出茶水，然后把烟丝放入茶水中浸渍1小时左右，倒尽茶烟水取出烟丝轻捏至不滴水为止。睡前用温开水清洗双眼，然后以烟丝敷双眼眼皮（要避免误入眼内），用纱布1小块覆盖，绷带固定，翌日清晨，打开绷带，弃烟丝，轻者1次，重者次日再用1次。

【主治】急性结膜炎。

【出处】广西中医药，1990，13（3）：26.

# 急性扁桃腺炎

急性扁桃腺炎，是以咽部不适，咽喉疼痛，甚至吞咽困难为主要症状的上呼吸道疾患。中医学称之为"喉蛾"。认为多因外感风寒和风热，或吃辛辣的东西太多，或平素体虚，虚火侵犯咽喉起病。以咽喉部位发红肿痛，吞食物不方便等为特征。有时喉核红肿如蚕蛾，甚至喉核上出现白点。

### 方一　银翘射干汤<sup>△</sup>

【组成】银花15克　连翘10克　射干10克　山豆根10克

【用法】水煎服。

【主治】急性扁桃腺炎（风热型）。

【出处】《简易中医疗法》

## 方二　三参饮△

【组成】玄参12克　沙参10克　生地18克　玉竹10克　回叶参（又名奶参、山海螺）30克

【用法】水煎服。

【主治】急性扁桃腺炎（虚热型）。

【出处】《简易中医疗法》

## 方三　喉症散

【组成】朱砂3克　雄黄6克　金果榄30克　人指甲6克　黄连3克　冰片15克　西瓜霜9克　硼砂3克　熊胆3克　玄明粉15克

【用法】上药共研极细散剂，每次0.3克，吹患处。

【主治】乳蛾肿痛，咽喉红肿，饮食难下。

【出处】《北京市中药成方选集》

## 方四　青榄膏

【组成】鲜青果5000克　白糖1200克

【用法】制内服膏滋，口服2次，每次30克，温开水送服。

【主治】急性扁桃体炎、急性咽炎。

【出处】民间验方

## 方五　胆喉片

【组成】地苦胆5000克　开喉箭5000克　滑石粉适量　硬脂酸镁适量

【用法】上药共制10000片。口服，1次4片，1日3次。

【主治】扁桃体炎、喉炎。

【出处】贵州药讯，1977，（3）：51.

## 方六　千里光茶

【组成】千里光500克

【用法】将本药的干燥全草，切为细末，1次15克，开水泡饮。

【主治】急性扁桃腺炎，对上呼吸道感染，急性肠炎及丹毒疗效

均佳。

【出处】《福建中草药》

### 方七　消炎茶

【组成】蒲公英 400 克　金银花 400 克　薄荷 200 克　甘草 100 克
胖大海 50 克　淀粉 30 克

【用法】先取薄荷、甘草、胖大海和蒲公英 200 克、金银花 200 克磨
成细粉，过筛。再将剩下的蒲公英，金银花加水煮 2 次，合并药液，过
滤，浓缩至糖浆状，与淀粉浆（用适量的水加入淀粉中制成）混合在一
起，煮成糊状。再与上述备用药粉混合均匀，使之成软块，过筛制成
粒，烘干。1 次 10 粒，1 日 3 次，开水泡饮。

【主治】急性咽喉炎，扁桃体炎。

【出处】《吉林省中草药栽培与制剂》

### 方八　乌参茶△

【组成】乌梅肉 10 个　生甘草 6 克　桔梗 10 克　麦冬 20 克　沙参
20 克　银花 20 克

【用法】将药放入保温杯中，用煮沸水冲泡盖严浸 30 分钟，药液代
茶，频频服饮。

【主治】急性化脓性扁桃体炎，急性咽炎。

【出处】《偏方妙用》

### 方九　山射金花饮△

【组成】山豆根 9 克　射干 9 克　金果榄 9 克　黄芩 12 克　金银花
15 克　元参 20 克　生地黄 15 克　麦冬 30 克　板蓝根 9 克　桔梗 9
克　薄荷叶 3 克　生甘草 6 克　竹茹 6 克

【用法】水煎服。每日 1 剂，分早晚饭后凉服。

【主治】急性化脓性扁桃体炎，高热不退，吞咽困难，恶心呕吐。

【出处】《偏方妙用》

### 方十　玄参二根方△

【组成】板蓝根 60 克　山豆根 10 克　玄参 10 克　桔梗 9 克　生甘
草 6 克　高热加金银花 30 克　蒲公英 20 克；便秘加大黄 6 克

【用法】每日 1 剂，水煎 2 次混合，日分 2 次服。

【主治】急性扁桃腺炎。

【出处】经验方。

### 方十一　蒲公英解毒汤△

【组成】蒲公英 30 克　板蓝根 15 克　金针 9 克　制川军 9 克　甘草 3 克

【用法】水煎服。

【加减法】发热加柴胡 6 克；内热加生石膏 18 克（打、先煎）；痰多加桔梗 4.5 克、牛蒡子 9 克。

【主治】急性扁桃腺炎。

【出处】《袖珍中医处方》

### 方十二　消蛾汤

【组成】蝉衣 10 克　白僵蚕 10 克　姜黄 10 克　大黄（后下）10 克　桔梗 10 克　山豆根 10 克　黄芩 10 克　蒲黄 10 克　元参 15 克　甘草 6 克

【用法】水煎，每日 1 剂或 2 剂，分 2~4 次服。小儿可酌情减量。

【主治】急性扁桃体炎。

【出处】中医杂志，1985，26（8）：31.

### 方十三　愈蛾散

【组成】白矾 9 克　巴豆 3 枚

【用法】将巴豆去壳，分作 6 瓣，将矾子铫内熬化为水，置巴豆内候干，去巴豆，取白矾研极细末，每用少许吹喉中立愈。

【主治】急、慢性扁桃体炎。

【出处】《卫生易简方》

### 方十四　喉灵丹

【组成】硼砂 15 克　冰片 3 克　牛黄 1.5 克

【用法】上药共研为细末，先以温水加大青盐漱口后，以药末吹患处，日吹 5 次。

【加减法】咽喉糜烂加珍珠粉 0.3 克，肿痛加丁香 0.3 克。

【主治】急、慢性扁桃体炎，咽炎。

【出处】《中医验方汇选》

### 方十五　蜂散

【组成】黄蜂窝1只。

【用法】将黄蜂窝炙灰存性，剥去外皮，单取蜂子，未生翼者炒，研细末，临用时加冰片0.3克，研极细面混匀，吹喉。轻症者吹1次即可愈，重者3次愈。

【主治】急、慢性扁桃体炎。

【出处】《龙氏喉科》

### 方十六　乳蛾滴鼻液

【组成】土牛膝根（喉痹草）100克　人乳半杯

【用法】上药同捣取汁，滴鼻。蛾在左滴左鼻，蛾在右滴右鼻，候药汁至喉即吐痰，痰尽则愈。

【主治】急、慢性扁桃体炎，喉风。

【出处】《龙氏喉科》

### 方十七　姜豆丸

【组成】姜黄1片　红枣2枚（去核）　巴豆3粒

【用法】上药共捣如泥，搅拌调和，作2丸，用绢布扎紧。男左女右，1丸握手心，1丸塞鼻，盖被汗出即愈。

【主治】急慢性扁桃体炎，咽炎。

【出处】《串雅外编》

### 方十八　化脓性扁桃腺炎冲剂

【组成】板蓝根1800克　金银花1200克　射干900克　牛蒡子900克　马尾连900克　大黄600克　石膏3000克

【用法】上药制成冲剂。用少量水冲服，每日3次，每次1~3包。

【主治】小儿化脓性扁桃腺炎。

【出处】《中药制剂汇编》

### 方十九　玄麦甘桔冲剂

【组成】玄参　麦冬　甘草　桔梗

【用法】上药制成冲剂。口服，成人每次1袋，每日3次；小儿7岁以上者减半，7岁以下者酌情服用。开水冲服。

【主治】阴虚火旺所致之乳蛾。

【出处】《中国基本中成药》

### 方二十　蝎尾膏

【组成】蝎尾1小节

【用法】将蝎尾置于直径2厘米之橡皮膏之中，贴于下颌角下方正对肿大的扁桃体外面皮肤上。若双侧肿大，则两侧同用，一般贴12小时即能收效，若无明显缓解，可继续用12小时。

【主治】急性扁桃体炎。

【出处】中级医刊，1966，（6）：385.

### 方二十一　黄连醋调膏

【组成】吴茱萸、黄连各适量

【用法】2药共研细末，用醋调成膏状，午睡前敷2涌泉穴，油纸覆盖，胶布固定，次晨去之。每日1次，3次为1疗程。

【主治】急性扁桃体炎。

【出处】《中国灸法集粹》

### 方二十二　大蒜糊

【组成】大蒜（紫皮者佳）适量

【用法】将大蒜捣烂如泥糊状，敷于合谷穴，敷灸时间1~3小时，以局部皮肤发痒发赤或起泡为度。

【主治】急性扁桃体炎。

【出处】《中国灸法集粹》

# 诸骨鲠喉

骨鲠喉为临床常见的疾患。多由于饮食不慎，误将鱼骨、鸡骨等动物骨类吞入。卡在咽喉部。致咽喉疼痛不适，不能饮食，甚则下行刺穿消化道及脏器而造成不良的后果。

### 方一　神仙钓骨丸

【组成】朱砂 3 克　丁香 3 克　血竭 15 克　磁石 15 克　龙骨 15 克

【用法】共为细末，黄蜡 9 克熔化为丸，朱砂为衣。每服 1 丸，香油煎好吞下。如要吐，用矮荷煎好醋吃，后用浓茶任服。如无矮荷，以桐油代之。

【主治】诸骨鲠喉，其骨自随药而下或吐出，效如神。

【出处】《疡科选粹》

### 方二　三神方<sup>△</sup>

【组成】威灵仙 10 克　指甲 2 克（洗净，炙炭）冰片 1 克

【用法】先将威灵仙煎汤，含漱数次，并徐徐咽下，然后把指甲、冰片研末适量吹入咽喉部。

【主治】诸骨鲠喉。

【出处】《神效仙方》

### 方三　砂仁威草汤<sup>△</sup>

【组成】威灵仙 15 克　砂仁 9 克　甘草 6 克

【用法】水煎，含漱咽下，呵气即可。

【主治】骨鲠喉。

【出处】《常见病单方验方选》

### 方四　消骨汤<sup>△</sup>

【组成】凤仙花（指甲花）子 20 粒

【用法】水煎，慢慢咽下。或凤仙花 90~120 克捣烂冲醋 30 毫升取药液慢慢含服。

【主治】骨鲠喉。

【出处】《常见病单方验方选》

### 方五　蜘蛛化骨散

【组成】蜘蛛壳 4 只

【用法】上药烧灰冲醋 30 毫升含服。

【主治】骨鲠喉。

【出处】《民间方》

### 方六　诸骨鲠喉方△

【组成】灯心炭　黑糖

【用法】上药和搅为丸，如梧桐子大。每服 9 克，含在口内，慢慢咽下，其骨自化。

【主治】骨塞喉中。鸡骨、鱼骨、鱼刺卡在喉中。

【出处】《常见病单方验方选》

### 方七　骨见愁方

【组成】鸭涎

【用法】将活鸭倒挂垂涎，以瓷碗接下，令患者仰卧灌之。

【主治】鱼骨鲠喉。

【出处】《家用良方》

### 方八　大蒜塞鼻方

【组成】大蒜 1 瓣　白糖适量

【用法】大蒜去皮，塞入双鼻孔勿漏气，干咽白糖 1 匙勿饮水，如不见效，再咽 1 匙可愈。

【主治】鱼刺卡喉，疼痛难忍。

【出处】《巧吃治百病》

# 误吞异物

　　误吞异物是指误将金、银、铜、铁以及竹、木屑、芒刺等异物吞下，从而引起恶心、呕吐、胸腹疼痛等一系列的症状，严重的可危及生命，本病小儿多见。

### 方一　磁石新炭散

【组成】生磁石（末锻）15 克　新炭末（木炭末）6 克　蜂蜜 30 克

【用法】将生磁石和新炭末共研成极细粉末，用蜂蜜调服。1 天服 1

次，直至金属异物随大便排出。

【主治】误吞金属异物。

【出处】《百病良方》

### 方二　韭菜排异方<sup>△</sup>

【组成】生韭菜 500 克

【用法】将生韭菜洗净，切细，用一般炒菜的方法略炒一下（勿炒过头），或用开水汤成半熟，多放些油，再放少许盐或酱油，吃后注意观察大便，必要时可反复吃，直至排出为止。

【主治】误吞金属异物。

【出处】《百病良方》

### 方三　糯米骨粉粥<sup>△</sup>

【组成】白糯米粥 1 碗　骨炭粉末 1 大汤匙　蓖麻油 3 匙

【用法】在白糯米粥（稠稀适中）中加入骨炭粉末拌匀，1 次尽量喂服。半小时后服蓖麻油 3 匙。

【主治】误吞钉。

【出处】浙江中医杂志，1989，24（1）：525.

### 方四　排铁钉方<sup>△</sup>

【组成】桴炭皮半碗

【用法】研末，干粥 3 碗拌匀服之。

【主治】误吞铁钉。

【出处】《家用良方》

### 方五　骨末散<sup>△</sup>

【组成】羊胫骨

【用法】用羊胫骨煅末，每服 10 克，和汤调下，立从大便出。

【主治】误吞金银。

【出处】《家用良方》

### 方六　化铜简方<sup>△</sup>

【组成】荸荠、核桃适量

【用法】用家常食用的方法食下，铜器自化。

【主治】误吞铜器。

【出处】《家用良方》

### 方七　砂仁煎<sup>△</sup>

【组成】砂仁适量

【用法】用砂仁煎浓汁服。

【主治】误吞铁物。

【出处】《家用良方》

### 方八　韭菜裹针方<sup>△</sup>

【组成】盐蛋1个　韭菜1把

【用法】略煮，韭菜不切断。食之即裹针从大便下。

【主治】误吞针。

【出处】《大众方》

### 方九　鹅涎排异饮<sup>△</sup>

【组成】鹅涎

【用法】取鹅涎饮之。

【主治】误吞竹木屑及芒硝，抢喉不下。

【出处】《大众方》

### 方十　饴糖化铜方<sup>△</sup>

【组成】饴糖500克

【用法】用一般家常用食用的方法，渐渐食尽。

【主治】误吞铜钗。

【出处】《食物疗法》

### 方十一　鸡逐蜈蚣方<sup>△</sup>

【组成】生鸡血或鸡蛋白数个

【用法】将生鸡血，或鸡蛋白服下。少顷，痛稍定。复吃生茶油1杯，遂恶心令吐，血裹蜈蚣而出。后用雄黄末调水服。

【主治】误吞蜈蚣。

【出处】《食物疗法》

# 亚硝酸盐中毒

日常生活中，食入大量腐败变质的蔬菜和植物叶类药，或腌渍蔬菜，或腌制不好的青菜，都可引起亚硝酸盐中毒。症见：神疲乏力，嗜睡，头晕头痛，口唇紫绀，呼吸急促，全身青紫，恶心呕吐，腹痛腹泻，发热。重者，四肢发冷，血压下降，昏迷，惊厥，以至危及生命。

## 方一　乳汁加味饮△

【组成】小儿尿和乳汁 2000 毫升

【用法】饮服。

【主治】诸菜中毒。

【出处】《家庭实用便方》

## 方二　硝麝汤△

【组成】芒硝 9 克　麝香 0.3 克

【用法】将芒硝煎汤，加麝香冲服。

【主治】诸菜中毒。

【出处】《中医急症手册》

## 方三　食盐催吐方△

【组成】食盐 15 克

【用法】将食盐炒黑，白水冲服。

【主治】食物中毒，恶心欲吐不出，胸中烦闷，胃部硬满，有时四肢厥冷。

【出处】《家用中医灵验便方》

## 方四　绿豆甘草解毒汤

【组成】绿豆 120 克　生甘草 30 克　丹参 30 克　连翘 30 克　石斛 30 克　白茅根 30 克　大黄 15~30 克

【用法】上药加水煎服，日夜各 1 剂，必要时 6 小时 1 剂。

【主治】毒物已被吸收入血脉、脏腑。症见口干、头昏乏力，或呼吸困难，或狂躁，或神昏，或四肢麻木，或抽搐，或尿闭等。

【出处】《实用中医内科学》

### 方五 醋矾散<sup>△</sup>

【组成】胆矾 15 克 干醋 30 毫升

【用法】以醋冲服胆矾。

【主治】食物中毒。

【出处】《家用中医灵验便方》

# 发芽马铃薯中毒

食发芽马铃薯中毒，开始出现唇舌发绀、发痒，或烧灼样感觉，继而出现恶心呕吐，腹痛腹泻。重者，剧烈吐泻致脱水，血压下降，头昏头痛，发热，神识不清，昏迷，抽搐，呼吸困难，最后呼吸麻痹。亦可引起肠原性紫绀症。

### 方一 萝卜汁方<sup>△</sup>

【组成】白萝卜 500 克

【用法】捣汁服。

【主治】发芽马铃薯中毒。

【出处】《中医内科急症证治》

### 方二 绿豆甘草汤<sup>△</sup>

【组成】绿豆、甘草各 60 克

【用法】水煎服。

【主治】发芽马铃薯中毒。

【出处】《中医内科急症证治》

### 方三 涌吐排毒汤

【组成】甘草 60 克 瓜蒂 7 个 玄参 60 克 地榆 15 克（或苦参 30克）

【用法】水煎服，以催吐排毒。

【主治】食物或药物中毒，时间在 3~4 小时内，毒物大部分或部分尚未进入肠道和未被完全吸收，症见胃脘痛，欲吐而吐不出者。

【出处】《实用中医内科学》

### 方四　杨梅树皮汤<sup>△</sup>

【组成】杨梅树皮 90~150 克

【用法】加水 2~3 碗，煎汤灌服。

【主治】食物中毒。

【出处】《中国秘方全书》

# 鱼蟹中毒

　　鱼蟹中毒可出现：恶心呕吐，心胸满闷，腹痛腹泻，心烦意乱。尤其是河豚中毒，症情较重，临床表现为：恶心呕吐、口渴、腹痛或腹泻等消化系统症状；口唇、舌尖、指端麻木，眼睑下垂，四肢乏力；继而四肢肌肉麻痹，行走不稳，共济失调，甚至瘫痪等神经系统症状；严重者血压、体温下降，言语不清，声音嘶哑，呼吸困难、急促、表浅而不规则，瞳孔散大，昏睡，昏迷；最后发生呼吸中枢麻痹。如不迅速抢救，可导致死亡。

### 方一　清油催吐方<sup>△</sup>

【组成】清油适量　白矾末 6 克

【用法】先以清油灌之，使毒物吐尽，然后灌以白矾。

【主治】河豚鱼中毒。

【出处】《实用中医内科学》

### 方二　乌贼解毒汤<sup>△</sup>

【组成】乌贼鱼黑囊 1 个

【用法】白水送服。

【主治】河豚鱼中毒。

【出处】《实用中医内科学》

### 方三　紫苏姜朴汤<sup>△</sup>

【组成】紫苏叶 30 克　生姜 18 克　厚朴 6 克　甘草 6 克

【用法】水煎去渣，1日2~3次分服。

【主治】鱼蟹中毒腹痛、风疹瘙痒。

【出处】《中国秘方全书》

### 方四　唐木香汤<sup>△</sup>

【组成】唐木香10克　生姜2~3片

【用法】同煎汁饮服。

【主治】蟹和柿同时中毒，而有吐血现象。

【出处】《中国秘方全书》

### 方五　解甲方<sup>△</sup>

【组成】蓝靛适量

【用法】将蓝靛榨汁，饮服即解。

【主治】食甲鱼中毒。

【出处】《民间方》

### 方六　天竹方<sup>△</sup>

【组成】南天竹鲜叶4~5枚

【用法】生嚼其叶（啮其吐），将渣吐出，反复使用，待吐为度。

【主治】食诸鱼中毒。

【出处】《民间方》

### 方七　新五汁饮<sup>△</sup>

【组成】橘皮汁20克　大豆汁14克　马鞭草汁20克　芦苇根汁12克　大黄汁6克

【用法】将上药调拌，加入蜂蜜少许，灌服。

【主治】诸鱼中毒。

【出处】《中国民间草药方》

### 方八　藕冬苏蒜饮

【组成】生藕汁20克　冬瓜汁30克　紫苏叶20克　蒜汁6克

【用法】调拌灌服。

【主治】食蟹中毒。

【出处】《中国民间草药方》

### 方九　南瓜根汤

【组成】南瓜根 1000 克

【用法】煎浓汁饮。

【主治】河豚中毒。

【出处】《偏方大全》

### 方十　橄榄饮<sup>△</sup>

【组成】生橄榄 20 枚

【用法】橄榄洗净，去核捣烂，加少量水调匀，绞汁顿服。

【主治】食河豚中毒，毒蕈中毒，饮酒过量中毒。

【出处】经验方

### 方十一　蒙吾汤<sup>△</sup>

【组成】蒙吾适量

【用法】加水煮成汤剂，饮服。

【主治】河豚中毒。

【出处】《民间方》

### 方十二　番薯叶汤<sup>△</sup>

【组成】番薯嫩叶适量

【用法】捣烂，冲入开水，大量灌服催吐：不吐再灌，待吐出黏液，即是奏效。

【主治】河豚中毒。

【出处】《中国秘方全书》

### 方十三　紫苏叶汤<sup>△</sup>

【组成】紫苏叶 60 克

【用法】上药煎浓汁加生姜汁 10 滴，温水代茶。

【主治】鱼蟹中毒。

【出处】《中医内科急症证治》

## 方十四　橘皮大黄汤△

【组成】橘皮 10 克　大黄 6 克　朴硝 10 克

【用法】加水煎至 60 毫升，顿服。

【主治】鱼蟹中毒。

【出处】《中医内科急症证治》

## 方十五　芦根饮△

【组成】鲜芦根 1000 克

【用法】捣烂取汁服。

【主治】河豚中毒。

【出处】《实用药物手册》

## 方十六　槐花散△

【组成】槐花适量

【用法】炒末，水调服。

【主治】河豚中毒。

【出处】《三补简验便方》

## 方十七　豆豉煎△

【组成】豆豉 100 克

【用法】加新汲水煎浓，顿温服之。

【主治】食鳝、龟、鳖、死畜中毒。

【出处】《家用良方》

## 方十八　生姜汁方△

【组成】生姜汁适量

【用法】饮服。或紫苏、黑豆煎服亦解。

【主治】食蟹中毒。

【出处】《家用良方》

## 方十九　苏姜汤

【组成】紫苏、生姜各 9 克

【用法】以水、茶盅，煮数十沸取下，加红糖 9 克，温服。

【主治】食解中毒，腹痛腹泻。

【出处】《家用中医灵验便方》

# 羊肉中毒

### 方一　栗子壳汤<sup>△</sup>

【组成】栗子壳适量

【用法】浓煎口服。

【主治】羊肉中毒。

【出处】《家庭实用便方》

### 方二　甘草汁方<sup>△</sup>

【组成】甘草汁适量

【用法】饮服

【主治】羊肉中毒。

【出处】《家庭实用便方》

### 方三　韭菜汁方<sup>△</sup>

【组成】韭菜适量

【用法】将韭菜榨汁饮服。

【主治】食肉中毒。

【出处】《民间方》

### 方四　白扁豆散<sup>△</sup>

【组成】白扁豆适量

【用法】研末，调水饮服。

【主治】食肉中毒。

【出处】经验方

### 方五　赤小豆甘草汤<sup>△</sup>

【组成】赤小豆适量　甘草 5~8 克

【用法】赤小豆炒为粉末，1 次 3~4 大匙，和甘草，以 100 毫升酒同煎浓汁，服下。有催吐作用。

【主治】肉类中毒。

【出处】《中国秘方全书》

### 方六　黄柏散<sup>△</sup>

【组成】黄柏 9 克

【用法】研末，开水调服。

【主治】食死牲畜肉中毒。

【出处】《常见病验方研究参考资料》

### 方七　竹芦根汤<sup>△</sup>

【组成】竹芦根适量

【用法】取生在流水溪边竹芦根，水煎服。

【主治】食牲畜肉中毒。

【出处】《常见病验方研究参考资料》

### 方八　黄土柏豆汤<sup>△</sup>

【组成】灶心土 60 克　黄柏 30 克　赤小豆 50 克　白扁豆 30 克

【用法】上药共煎水，服之。

【主治】中六畜毒。

【出处】《中医急症手册》

### 方九　人乳豆豉汤<sup>△</sup>

【组成】人乳、豆豉汁各适量

【用法】频服。

【主治】死畜中毒。

【出处】《中医急症手册》

# 牛肉中毒

### 方一　石菖蒲散<sup>△</sup>

【组成】石菖蒲适量

【用法】研末口服。

【主治】食牛肉中毒。

【出处】《家庭实用便方》

## 方二　人乳饮<sup>△</sup>

【组成】人乳适量

【用法】饮服。

【主治】食牛肉中毒。

【出处】同上

## 方三　稻草汤<sup>△</sup>

【组成】早稻草适量

【用法】煎汤口服。

【主治】中瘟牛肉毒。

【出处】《家用良方》

## 方四　甘草汤<sup>△</sup>

【组成】生甘草30克

【用法】煎汤饮1~2大碗，或煎绍酒服亦可。取吐，或泻或解。

【主治】中牛马肉毒。

【出处】《家用良方》

## 方五　粉草散<sup>△</sup>

【组成】粉草150克

【用法】细切微炒，捣细，无灰酒研去渣，尽量微服。

【主治】中牛肉毒。

【出处】《三补简验便方》

## 方六　马齿苋汤<sup>△</sup>

【组成】马齿苋60克　大蒜30克

【用法】煎汤顿服。

【主治】腐败肉类中毒。

【出处】《实用中医内科学》

# 饮酒中毒

饮酒中毒症见：呼吸有酒味，两眼充血，面色潮红（或苍白），口干，出汗，心悸，躁动，醉汉表情，呕吐，眩晕，语无伦次，严重时进入昏睡，呼吸缓慢，皮肤冷湿，体温降低，二便失禁，抽搐、昏迷，最后呼吸中枢麻痹。

## 方一　茶饮△

【组成】浓茶适量
【用法】灌服。亦可浓咖啡频频饮服。
【主治】饮酒中毒。
【出处】《实用药物手册》

## 方二　壁土甘草汤△

【组成】陈壁土（或伏龙肝）适量　生甘草30克
【用法】陈壁土（或伏龙肝）适量，搅水，澄清，用其清水煎甘草30克，灌肠。
【主治】饮酒中毒不醒。
【出处】《中医内科急症证治》

## 方三　葛花萝卜汤

【组成】干葛花60克　鲜萝卜2500克
【用法】煎水饮服。
【主治】酒精中毒。
【出处】《中医内科急症证治》

## 方四　葛根汁方△

【组成】葛根汁适量
【用法】饮服。
【主治】治饮酒中毒不醒，又治大醉连日烦毒不堪。
【出处】《三补简验便方》

## 方五　豆腐外用方<sup>△</sup>

【组成】热豆腐适量

【用法】热豆腐切片，遍身贴之，冷即换，苏乃止。

【主治】烧酒醉死心头热者。

【出处】《三补简验便方》

## 方六　蚌沥水方<sup>△</sup>

【组成】生蚌数个

【用法】用生蚌滴水灌服即醒。

【主治】中烧酒醉死。

【出处】《家用良方》

## 方七　麝香散<sup>△</sup>

【组成】麝香0.3克

【用法】将麝香置口内。

【主治】饮酒醉死。

【出处】《家用良方》

## 方八　汽水饮<sup>△</sup>

【组成】锅盖上汽水半盏。

【用法】灌服。

【主治】烧酒中毒。

【出处】《秘方集验》

## 方九　黑大豆煎<sup>△</sup>

【组成】黑大豆400克

【用法】煎汁饮服。

【主治】烧酒中毒。

【出处】《秘方集验》

## 方十　螺蚌葱豉汤

【组成】田螺、河蚌、大葱各适量

【用法】田螺捣碎，河蚌取肉，同葱与豆豉共煮，饮汁 1 碗。

【主治】酒醉不醒。

【出处】《偏方大全》

### 方十一　老菱角汤

【组成】老菱角及鲜菱草茎共 150 克

【用法】水煎服。

【主治】饮酒过量中毒。

【出处】《偏方大全》

### 方十二　醋方<sup>△</sup>

【组成】好醋 2 杯

【用法】饮服。

【主治】饮酒中毒。

【出处】《家庭实用便方》

### 方十三　梨汤<sup>△</sup>

【组成】上好甘大梨适量

【用法】削去皮，另用大碗盛清冷甘水，将梨切片，浸于水中，少顷水必甘美，但频频饮其水，勿食其便。

【主治】饮酒中毒。

【出处】经验方

### 方十四　乳汁方<sup>△</sup>

【组成】人乳或牛乳适量

【用法】饮服，并进行热水洗浴。

【主治】饮酒中毒。

【出处】《民间方》

### 方十五　葛粉汤<sup>△</sup>

【组成】葛粉 30 克

【用法】以 1 杯水煎煮，饮用前加入适量的白糖。

【主治】宿醉不醒。

【出处】《中国秘方全书》

## 方十六　白盐散<sup>△</sup>

【组成】白盐适量

【用法】用白盐擦牙数次，以水漱之。

【主治】饮酒中毒。

【出处】《奇方类编》

## 方十七　葛根汁方<sup>△</sup>

【组成】葛根汁 100~200 毫升

【用法】饮服。亦可饮服茅根汁 100~200 毫升。

【主治】饮酒中毒。

【出处】《实用中医内科学》

## 方十八　枳椇子汤<sup>△</sup>

【组成】枳椇子 60 克

【用法】煎汤服。

【主治】饮酒中毒。

【出处】《实用中医内科学》

## 方十九　解酒汤<sup>△</sup>

【组成】菊花 20 克　青甘蔗 12 克　芡实 6 克　鲜萝卜汁 20 克　绿豆 6 克　人乳 8 克

【用法】上药共煎灌服。

【主治】饮酒中毒。

【出处】《中国民间草药方》

# 杏仁中毒

　　杏仁苦甘温有毒，含氰化物，大量一次食入，尤其生食者，可引起中毒。年龄愈小，中毒愈重，进展快，预后愈差。当中毒后即可出现流涎，恶心呕吐，腹痛腹泻，气促，紫绀，恐惧，烦躁不安，心慌，呼吸有果仁味，严重时可出现昏迷，抽搐，牙关紧闭，可因呼吸中枢麻痹而死亡。

## 方一　杏树根皮汤<sup>△</sup>

【组成】杏树根皮 60 克

【用法】将杏树根皮去粗皮及土，分 2 次水煎服。

【主治】误食杏仁中毒。

【出处】《家庭中医灵验便方》

## 方二　杏仁皮汤<sup>△</sup>

【组成】杏仁皮分量不拘

【用法】水煎服。

【主治】杏仁中毒。

【出处】《家庭中医灵验便方》

## 方三　麝香散<sup>△</sup>

【组成】麝香 0.3 克

【用法】温水冲服。

【主治】杏仁中毒。

【出处】《家庭实用便方》

## 方四　萝卜方<sup>△</sup>

【组成】鲜萝卜适量

【用法】洗净，捣烂，取汁适量口服。

【主治】果仁（苹果仁、杨梅仁、枇杷仁、李仁、桃仁、苦杏仁等）中毒。

【出处】《中医内科急症证治》

## 方五　甘草黑豆汤<sup>△</sup>

【组成】甘草、黑豆各 120 克

【用法】煎水口服。

【主治】杏仁中毒。

【出处】《中医内科急症证治》

## 方六　绿豆汤<sup>△</sup>

【组成】绿豆 120 克

【用法】水煎服。

【主治】杏仁中毒。

【出处】《家庭实用便方》

### 方七　绿豆砂糖汤<sup>△</sup>

【组成】绿豆60克　砂糖适量

【用法】煎水口服。

【主治】杏仁中毒。

【出处】《中医内科急症证治》

# 天南星中毒

天南星苦辛温有毒，其中毒主症，口腔黏膜或咽喉部可见白色米粒大之糜烂，口舌和咽喉灼痛肿大，流涎、声嘶，言语不清，吞咽困难，头痛发烧，汗出，舌动不灵，味觉丧失，腹痛心悸，面色苍白，脉弱无力，呼吸不规则，严重时咽喉痉挛，死于呼吸中枢完全麻痹。

### 方一　食醋方<sup>△</sup>

【组成】食醋30~60克

【用法】内服或含漱。

【主治】天南星中毒。

【出处】《中医内科急症证治》

### 方二　生姜汁方<sup>△</sup>

【组成】生姜汁10毫升

【用法】内服生姜汁10毫升，以后每小时服姜汁5毫升，或用25%干姜汤60毫升内服或含漱。

【主治】天南星中毒。

【出处】《中医内科急症证治》

### 方三　姜防汤<sup>△</sup>

【组成】生姜30克　防风60克　甘草15克

【用法】上药共煎水，含服1半，口服1半。

【主治】天南星中毒。

【出处】《实用中医内科学》

### 方四　凤尾草汤△

【组成】鲜凤尾草 60 克　田三七 6 克　鸡蛋清 1 个　鱼腥草 60 克

【用法】将上药煎服，1 日 2 次。

【主治】药物中毒。

【出处】《中国民间草药方》

### 方五　竹叶黑豆汤△

【组成】淡竹叶 60 克　生黑豆 20 克　甘草 20 克　蜂蜜 20 克

【用法】将上药加水煎服，1 日数次。

【主治】诸药中毒。

【出处】《中国民间草药方》

# 细辛中毒

中毒症见：头痛呕吐，汗出喘促，烦躁不安，颈强，毛发竖直，瞳仁散大，发热全身震颤，肌肉紧张。继而牙关紧闭，角弓反张，意识不清，狂躁，无规则的不自主运动，眼球突出，终因呼吸麻痹而死亡。

### 方一　菖蒲承气汤△

【组成】枳壳、厚朴、菖蒲、芒硝各 90 克　大黄 15 克

【用法】煎水，分 2 次服。

【主治】细辛中毒。

【出处】《中医内科急证治》

### 方二　半边莲茶△

【组成】半边莲、茶叶各 15 克　甘草 9 克

【用法】煎水，分 2 次服。

【主治】细辛中毒，呼吸困难。

【出处】《中医内科急证治》

### 方三　凤尾草汤<sup>△</sup>

【组成】鲜凤尾草 60 克　田三七 6 克　鸡蛋清 1 个　鱼腥草 60 克

【用法】上药煎服，1 日 2 次。

【主治】药物中毒。

【出处】《中国民间草药方》

### 方四　绿豆荷叶汤<sup>△</sup>

【组成】绿豆 60 克　荷叶 30 克　甘草 10 克　鱼腥草 30 克

【用法】煎服，1 日 2 次。

【主治】中药中毒。

【出处】《中国民间草药方》

### 方五　银翘洋参汤<sup>△</sup>

【组成】金银花、连翘各 15 克　生石膏 12 克　西洋参、生甘草、生地、丹皮各 3 克

【用法】煎水口服。

【主治】细辛中毒恢复期。

【出处】《中医内科急症证治》

# 曼陀罗中毒

中毒主症：头晕、头痛、口干、灼热、声嘶、吞咽困难、皮肤干燥潮红。食后 2 小时，烦躁不安、神志模糊、谵语、行走蹒跚；12~24 小时后由烦躁进入昏睡，四肢强直或阵发性痉挛，呼吸表浅缓慢，四肢厥冷，血压下降，以至休克、昏迷和呼吸麻痹等危重征象。

### 方一　绿豆甘草解毒汤<sup>△</sup>

【组成】绿豆 120 克　生甘草 30 克　丹参 30 克　连翘 30 克　石斛 30 克　白茅根 30 克　大黄 15~30 克

【用法】水煎服，日夜各 1 剂，必要时 6 小时 1 剂。

【主治】曼陀罗中毒已被吸收入血脉、脏腑，证见口干，头晕乏力，或呼吸困难，或狂躁，或神昏，或四肢麻木，或抽搐，或尿闭等。本方

亦治其他中药中毒。

**【出处】**《实用中医内科学》

### 方二　绿豆银花解毒汤△

**【组成】**绿豆 120 克　银花 60 克　连翘 30 克　甘草 15 克

**【用法】**加水 1000 毫升，煎至 200 毫升，每次 20 毫升，2 小时 1 次，待病情好转好，可用绿豆衣 60 克、银花 30 克、焦三仙 30 克、甘草 6 克，加水 600 毫升，1 日分 4 次服，每次 30 毫升。

**【主治】**曼陀罗中毒，头晕痛、咽干、声嘶、吞咽困难、皮肤潮红少汗。

**【出处】**《中医内科急症》

### 方三　豆腐茶△

**【组成】**豆腐适量　茶叶 1 把

**【用法】**茶叶煎汤调豆腐吃。

**【主治】**曼陀罗中毒。

**【出处】**《中医内科急症》

### 方四　磁石绿豆煎△

**【组成】**磁石、绿豆各 15 克，银花、黑豆、茯苓、甘草各 12 克

**【制用法】**煎水服用。

**【主治】**曼陀罗中毒。

**【出处】**《实用中医内科学》

### 方五　甘草蓝靛汁方

**【组成】**甘草、蓝靛汁各适量

**【用法】**饮服。

**【主治】**曼陀罗中毒。

**【出处】**《中医急症手册》

### 方六　蟹方△

**【组成】**活蟹适量

**【用法】**捣汁饮服。亦可饮食醋。

**【主治】**曼陀罗中毒。

【出处】《中医急症手册》

# 钩吻中毒

钩吻又称为苦吻、断肠草、水莽草、黄藤等，是一种毒性很强的植物，含钩吻碱类。中毒症状表现为口咽腹部烧灼疼痛、流涎、恶心、呕吐等。继之出现眼部及神经肌肉症状，有复视、视力减退、幻觉、睑下垂、眩晕、言语不清、吞咽困难、四肢麻木无力、神志不清、共济失调等。呼吸循环系统症状表现为：早期心跳缓慢，以后逐渐加快；呼吸先快而深，逐渐变慢而浅以至不规则。重症患者体温、血压下降，呼吸困难以至呼吸麻痹而死亡。

## 方一　血饮<sup>△</sup>

【组成】鲜羊血或鸡、鸭血300毫升

【用法】急灌服。

【主治】钩吻中毒。

【出处】《实用中医内科学》

## 方二　灵跖饮<sup>△</sup>

【组成】万灵草（全草）90~120克　鸭跖草7片

【用法】捣烂加水500毫升，搅匀过滤，每次服200毫升滤液。

【主治】钩吻中毒。

【出处】《中医内科急症》

## 方三　银花方<sup>△</sup>

【组成】银花根、藤、叶适量　黄砂糖适量

【用法】银花根、藤、叶一起捣烂榨汁，拌黄砂糖，灌服。

【主治】钩吻中毒。

【出处】《中医内科急症》

## 方四　水翁饮<sup>△</sup>

【组成】鲜水翁树叶（或花）500~1000克

【用法】捣烂加水取汁500毫升，首次服300毫升，呕吐后再服

200 毫升。

【主治】钩吻中毒。

【出处】《中医急症实用手册》

### 方五　铺地蜈蚣汤

【组成】鲜铺地蜈蚣 100~250 克　鲜韭菜 20~30 克　鲜松树梢（去叶）8~10 条

【用法】共捣烂，加水榨汁服。

【主治】钩吻中毒。

【出处】《中医急症实用手册》

### 方六　三黄汤

【组成】黄连、黄芩、黄柏各适量

【用法】煎服。

【主治】钩吻中毒。

【出处】《实用中医内科学》

# 硫黄中毒

硫黄酸温有毒，中毒症见：胸闷心烦，口渴身热，下利不止，消谷善饥。或阳强不倒，或小便淋涩刺痛，或发大痈。

### 方一　生羊血方△

【组成】生羊血 1 碗

【用法】热饮。

【主治】硫黄中毒。

【出处】《家庭实用便方》

### 方二　乌梅砂糖汤△

【组成】乌梅（焙）30 克　砂糖 15 克　浆水 1000 毫升

【用法】共煎至 700 毫升，呷之。

【主治】硫黄中毒。

【出处】《圣济总录》

### 方三　豆豉汤<sup>△</sup>

**【组成】**豆豉适量

**【用法】**用豆豉煮汁灌服。

**【主治】**服药过度而闷乱。

**【出处】**《中国秘方全书》

### 方四　硼芥散

**【组成】**硼砂 30 克　白芥子 30 克

**【用法】**上药共为末，用开水 3 大碗冲调药末，再加新汲水 3 大碗，搅匀。令患者先服 1~2 茶盅，服后立刻即吐，再服，再吐。如系饭后服的毒品，以吐出饭来为度。如毒物已下达小肠，则非本方所能治。

**【主治】**误服硫黄及其他各种毒物。

**【注意事项】**急性中毒，毒在胃者，用洗胃和催吐等急救方法。

本方用法取开水 3 大碗，以溶出药力，复加新汲水 3 大碗，意在增加药液剂量，使多服达到洗胃作用，同时使此药很快地变成粘滑剂，服下后，不易被胃吸收，而达到引吐。

**【出处】**《中医验方汇选》

# 蜈蚣中毒

蜈蚣辛温有毒，中毒表现为恶心呕吐，腹痛腹泻，全血乏力，不省人事，脉缓，呼吸急促，周身发凉。

### 方一　茶叶方<sup>△</sup>

**【组成】**茶叶适量

**【用法】**泡水频服。

**【主治】**蜈蚣中毒。

**【出处】**《中医内科急症证治》

### 方二　凤尾银花汤<sup>△</sup>

**【组成】**凤尾草 120 克　金银花 90 克　甘草 60 克

**【用法】**煎水口服。

【主治】蜈蚣中毒。

【出处】《中医内科急症证治》

### 方三　误吞蜈蚣方

【组成】生鸡血适量或鸡蛋白数个　生茶油 1 杯　雄黄末少许

【用法】吃生鸡血或鸡蛋白数个，服下少顷，痛稍定。复吃生茶油 1 杯，遂恶心呕吐，血裹蜈蚣而出。后用雄黄末调水服。

【主治】误吞蜈蚣。

【注意事项】雄黄辛温有毒，只能少服，以免中毒。用量须严格控制。

【出处】《家用良方》

### 方四　参附加味汤△

【组成】人参 9 克　五味子 9 克　甘草 9 克　附子 12 克

【用法】煎水服。

【主治】蜈蚣中毒。

【出处】《中医内科急症证治》

# 甘遂中毒

甘遂苦寒有毒。中毒症见：腹痛峻泻，水样便，里急后重，腐蚀肠壁时则出现米汤便，恶心，频繁呕吐，头昏头痛，心悸，脉细弱，发绀，谵语，严重者导致脱水，呼吸困难，最后死于呼吸循环衰竭。

### 方一　鸡蛋清方△

【组成】鸡蛋清半碗

【用法】灌服。

【主治】甘遂中毒。

【出处】《中医内科急症证治》

### 方二　参连汤△

【组成】人参 9 克　黄连 6 克

【用法】煎水口服。

【主治】甘遂中毒，下利不止。

【出处】《中医内科急症证治》

## 方三　荸荠方

【组成】荸荠适量

【用法】捣汁口服。

【主治】甘遂中毒。

【出处】《中医急症手册》

# 附子中毒

　　附子辛热有毒，含乌头碱，中毒症见：感觉过敏，继而口、舌、四肢及全身麻木；痛觉减退或消失，眩晕流涎，恶心呕吐，腹痛腹泻；重者，胸闷气急，心率加速，心律不齐，血压下降，突然抽搐，昏迷，紫绀，瞳孔散大，四肢厥冷，心跳呼吸停止，表现为急性心源性脑缺血综合征。

## 方一　慈竹叶煎△

【组成】慈竹叶 60 克

【用法】上药水煎，冷服。

【主治】附子中毒。

【出处】《中医内科急症证治》

## 方二　石葱饮△

【组成】石葱 30 克

【用法】加水煎至 500 毫升，口服，童便为引。

【主治】附子中毒。

【出处】《中医内科急症证治》

## 方三　绿豆甘草汤△

【组成】绿豆 120 克　甘草 60 克

【用法】上药加水煎服。

【主治】附子中毒。

【出处】《内科手册》

### 方四　生姜银花甘草汤△

【组成】生姜、甘草、银花各 15 克
【用法】水煎服。
【主治】附子中毒。
【出处】《实用中医内科学》

### 方五　饴糖方△

【组成】饴糖数匙
【用法】食饴糖数匙。
【主治】附子中毒。
【出处】《圣济总录》

### 方六　芫荽方△

【组成】芫荽 120 克
【用法】冷开水洗净，绞汁内服。
【主治】草乌、附子中毒。
【出处】《河南省秘验单方集锦》

### 方七　柿蒂汤△

【组·成】柿蒂 10 个
【用法】煎水内服。
【主治】草乌、附子中毒。
【出处】《河南省秘验单方集锦》

### 方八　田螺饮△

【组成】田螺、冰片各适量
【用法】田螺加冰片化水服。
【主治】附子中毒。
【出处】《中医急症手册》

### 方九　防风散△

【组成】防风 15 克或马兜铃苗 60 克

【用法】上药为末，温酒服。

【主治】附子中毒。

【出处】《中医急症手册》

### 方十　苦参汤<sup>△</sup>

【组成】苦参30克

【用法】上药煎水口服。

【主治】附子中毒所致心悸，脉率不齐。

【出处】《实用中医内科学》

### 方十一　芫荽柿蒂汤<sup>△</sup>

【组成】芫荽18克　柿蒂10个　甘草10克　梨汁30克

【用法】将上药煎服，1日3次。

【主治】草乌、附子中毒。

【出处】《中国民间草药方》

# 巴豆中毒

巴豆辛热有大毒，中毒症状：接触部位可发生皮炎，发泡，烧灼痛；人眼引起角膜炎和结膜腐蚀。内服则口腔和咽喉肿痛，恶心呕吐，腹部绞痛、坠胀，泄利不止，甚至肠壁被腐，米汤样便。刺激肾脏则发生血尿、尿闭。重者，出现头昏头痛，谵语，呼吸急促，面色苍白，四肢厥冷等危象。

### 方一　冷饮方<sup>△</sup>

【组成】冷粥、冷开水各适量

【用法】任用上述1种，冷服。

【主治】巴豆中毒。

【出处】《常见病验方研究参考资料》

### 方二　绿豆汤<sup>△</sup>

【组成】绿豆60~90克

【用法】上药打碎，泡水冷服。

【主治】巴豆中毒。

【出处】《中医内科急症证治》

### 方四　芭蕉饮<sup>△</sup>

【组成】芭蕉叶和根适量

【用法】上药捣汁，饮之。

【主治】解巴豆毒。

【出处】《秘方集验》

### 方五　小野鸡尾草方<sup>△</sup>

【组成】小野鸡尾草90克

【用法】上药捣汁内服。

【主治】巴豆中毒。

【出处】《中医内科急症证治》

### 方六　黄连煎<sup>△</sup>

【组成】黄连3克

【用法】上药煎服。

【主治】巴豆中毒出现口渴面赤，五心烦热，泄利不止。

【出处】《秘方集验》

### 方七　大豆煎<sup>△</sup>

【组成】大豆250克

【用法】上药煮熟饮之。

【主治】巴豆中毒。

【出处】《家庭实用便方》

### 方八　大黄黄连汤<sup>△</sup>

【组成】大黄9克　黄连9克

【用法】煎汤冷服。

【主治】中巴豆毒。

【出处】《家庭实用便方》

### 方九　石菖蒲方<sup>△</sup>

【组成】石菖蒲适量

【用法】将石菖蒲捣成汁液，饮服。

【主治】食巴豆中毒。

【出处】《民间方》

### 方十　黄连外用方<sup>△</sup>

【组成】黄连 2 克

【用法】泡水外搽皮炎部位。

【主治】巴豆所致皮炎。

【出处】《实用中医内科学》

### 方十一　黄连寒水石汤<sup>△</sup>

【组成】黄连 10 克　寒水石 10 克　大豆汁 10 克

【用法】上药共煎汁冷服。

【主治】巴豆中毒。

【出处】《中医急症手册》

### 方十二　连参汤<sup>△</sup>

【组成】黄连 5 克　人参 5 克

【用法】煎汁 15 服。

【主治】巴豆中毒所致泻下不止。

【出处】《中医急症手册》

### 方十三　板蓝根方<sup>△</sup>

【组成】板蓝根、砂糖各适量

【用法】以上药捣汁服，人薄荷叶更好。

【主治】巴豆中毒。

【出处】《常见病验方研究参考资料》

# 马钱子中毒

马钱子苦寒有大毒。中毒轻者食减倦怠，项背强直；重则惊厥，全身肌肉挛急，抽搐或强直，或发抖和角弓反张，或牙关紧闭，面肌呈痉笑状，甚者可引起呼吸麻痹，窒息而死亡。

## 方一　催吐方<sup>△</sup>

【组成】淡盐适量或乌梅、甘草适量。

【用法】服淡盐汤或乌梅水或甘草水。并用鹅毛或压舌板探吐，继用芒硝、生大黄泻下。

【主治】马钱子中毒。

【出处】《中医急症手册》

## 方二　香油砂糖方<sup>△</sup>

【组成】香油1盏　白砂糖适量

【用法】香油和白砂糖灌之。

【主治】马钱子中毒。

【出处】《家用偏方230》

## 方三　肉桂汤<sup>△</sup>

【组成】肉桂6克

【用法】煎汤服之。

【主治】马钱子中毒。

【出处】《家用偏方230》

## 方四　肉桂甘草汤

【组成】肉桂15克　甘草30克　硼砂末3克　冰片3克　全蝎3克

【用法】将肉桂、甘草煎浓汁，冲服硼砂末、冰片、全蝎，亦可服大量鸡蛋清或牛乳解毒。

【主治】马钱子中毒。

【出处】《中医内科急症手册》

## 方五　止痉解毒汤<sup>△</sup>

【组成】僵蚕9克　全蝎9克　天麻12克　甘草12克

【用法】煎水口服。

【主治】马钱子中毒。

【出处】《中医内科急症证治》

## 方六　蜂糖绿豆甘草汤

【组成】蜂糖、绿豆、甘草适量。

【用法】煎水服用。

【主治】马钱子中毒惊厥控制后。

【出处】《实用中医内科学》

# 毒蛇咬伤

　　按蛇毒作用类型和临床表现不同分三类，即神经毒素、血液毒素和混合毒素。神经毒素能使延髓中枢和肌肉迅速瘫痪，血液毒素能引起出血、溶血，并能使血管舒缩功能瘫痪。

## 方一　石胡荽解毒方<sup>△</sup>

【组成】石胡荽 1 撮　雄黄（杏仁大）　　红糖（核桃大）　　人乳 10 毫升　白酒 10 毫升

【用法】共捣，敷咬伤处。

【主治】毒蛇咬伤。

【出处】《家用偏方》

## 方二　椿树叶方<sup>△</sup>

【组成】臭椿树叶 500 克　米醋适量

【用法】共捣汁，连叶敷患处。

【主治】毒蛇咬伤。

【出处】《家用偏方》

## 方三　雄矾散<sup>△</sup>

【组成】雄黄、白矾各 3 克　白芷 9 克

【用法】共研细末，水调糊状，外敷患处，1 日 1 次。

【主治】毒蛇咬伤。

【出处】《中医外治方药手册》

### 方四　吴萸牙皂酒<sup>△</sup>

【组成】吴茱萸 7 份　牙皂角 7 份　白芷 10 份　千年健 10 份　菖蒲 10 份

【用法】共研细末，浸入酒中，先局部清洁创口，再用药酒沿浮肿部位自上而下地擦，用力推向创口，使创口排挤出黑血、鲜血、黄水、青水，直至患处消肿后，再以药敷贴之。并可少量内服药酒，每日 1~2 次。

【主治】毒蛇咬伤。

【出处】《中医外治方药手册》

### 方五　麝香芷矾散<sup>△</sup>

【组成】麝香少许　白芷末少许　胆矾适量

【用法】先以新水洗净腐败，见白筋，擦干，白芷末入胆矾、麝香少许掺之。

【主治】蛇咬伤溃烂、百药不愈。

【出处】《本草纲目医案医话选注》

### 方六　四味解毒汤<sup>△</sup>

【组成】半枝莲 60 克　蛇舌草 60 克　七叶一枝花 6 克　紫花地丁 60 克

【用法】每日 2 剂，水煎内服，亦可同时外敷。

【主治】毒蛇咬伤，肢体肿胀。

【出处】经验方

### 方七　蜂蜜葱泥方

【组成】蜂蜜 30 克　大葱 2 根

【用法】将大葱洗净，捣成烂泥，调以蜂蜜，搅匀，敷于患处，每日换药 1 次。

【主治】蛇咬伤、蝎蜇伤、蜂蜇伤等证。

【出处】《偏方大全》

### 方八　烟油方<sup>△</sup>

【组成】竹杆烟袋之烟油适量

【用法】先将咬伤处用三棱针挑破，涂入少许竹杆烟袋之烟油；亦可用温开水冲服少许。

【主治】毒蛇咬伤。

【出处】《家庭实用便方》

### 方九 辣椒叶方<sup>△</sup>

【组成】辣椒叶（小号）1巴掌

【用法】混合后捣烂，敷伤口。

【主治】毒蛇咬伤。

【出处】《中国秘方全书》

### 方十 苎麻汤<sup>△</sup>

【组成】苎麻根30克

【用法】以水和酒合煎饮服。并用鲜苎麻嫩叶捣烂敷于患部。

【主治】毒蛇咬伤。

【出处】《中国秘方全书》

### 方十一 鬼针鸭跖汁<sup>△</sup>

【组成】鬼针草120克 鸭跖草120克

【用法】上药洗净，捣烂，取汁口服每次100~150毫升（不必加热），每日1~2次。同时用其渣敷伤口周围。

【主治】青竹蛇咬伤。

【出处】《临床验方集锦》

### 方十二 蓍草汤<sup>△</sup>

【组成】蓍草60~120克

【用法】洗净，捣汁冲服，每日1剂，分2次；或用干品30~60克，每日1剂，煎服。重症者每日可服2例。局部治疗：扩创排毒，伤口周围皮肤用酒精消毒后，以牙痕为中心纵向切开，一般深约0.2~0.3厘米，拔火罐吸毒，然后，用0.1%高锰酸钾溶液反复冲洗，一边冲洗一边用双手从近心端向远心端，从四周向伤口方向挤压排毒，约10~15分钟。外敷蓍草：取适量鲜蓍草嚼烂或捣烂，药渣敷于伤口周围，每日换药1~2次；药汁可搽伤肢肿胀处，每日3~4次。伤口溃烂有腐肉者，以拔毒散撒于溃烂处，待腐脱新生改用生肌散。

【主治】蝮蛇咬伤。

【出处】新中医，1975，（3）：21.

### 方十三　葎草丝瓜汤△

【组成】葎草80克　丝瓜根60克　枣树叶60克　凤仙花30克

【用法】煎服或捣烂外敷贴患处。

【主治】蛇咬伤。

【出处】《中国民间草药方》

### 方十四　白矾液△

【组成】生白矾适量

【用法】菜刀烧红，将生白矾少许放刀尖上，化水滴患处，即愈。

【主治】蛇咬伤。

【出处】《寄方类编》

# 疯狗咬伤

被疯狗咬伤后即可感染狂犬病毒，导致狂犬病。狂犬病初期有头痛、乏力、呕吐、低热及已愈合的伤口出现痛痒或麻木等异常感觉；2~3天出现恐水、恐风、恐光，水、风、光均可激惹反射性咽喉痉挛的发作，出现吞咽和呼吸困难；继则狂躁、恐惧，并可有全身痉挛及颈项强直；发作间歇期较静，神志清晰，唾液分泌增多，高热；数日后，渐趋安静，痉挛发作停止，全身瘫痪，出现心衰和呼吸麻痹、瞳孔散大等危重征象。

### 方一　水洗方△

【组成】清水、肥皂水大量

【用法】尽早、彻底冲洗创口。

【主治】狂犬咬伤。

【出处】《实用药物手册》

### 方二　大黄桃仁土元汤△

【组成】川军（大黄）15克　桃仁（炒）15克　土元7个（伤重

者 14 个）

【用法】共为细末，白酒为引，水煎服，每隔 1 天服 1 次，服后大便溏泄，小便赤浊，待小便转清、大便如常，即毒尽停药。

【主治】疯狗咬伤，狂犬病未发前。

【注意事项】禁洗澡 18 天。

【出处】《家用中医灵验便方》

### 方三　韭汁方<sup>△</sup>

【组成】鲜韭菜不拘量

【用法】捣烂绞取汁，每服 1 杯，隔 7 日再服，共服 7 杯。伤口上用冷茶洗净污血，再用杏仁捣烂敷上。

【主治】狂犬咬伤。

【出处】《家用便方》

### 方四　杏雄散<sup>△</sup>

【组成】杏仁 50 克　雄黄 0.6 克　甘草 12 克

【用法】被狂犬咬伤后，在未破皮部位（接近伤口处）割 1 小口，使毒血流出；再将上药共为细末，用盐水少许，调药外敷。

【主治】狂犬咬伤。

【出处】《家用偏方》

### 方五　雄麝散<sup>△</sup>

【组成】雄黄 3 克　麝香 0.9 克

【用法】酒调灌服，并宜常服杏仁预防毒气攻心。

【主治】狂犬咬伤毒发时。

【出处】《内科手册》

### 方六　地鳖桃仁煎<sup>△</sup>

【组成】地鳖虫去足 7 只　桃仁去红衣 7 粒　土菊花 9 克　苎麻根 9 克　生军（大黄）9 克　黄酒 120 克

【用法】前 5 味药混合用黄酒煎服。另吞龙胆草末 1.5 克，1 日 1 次，连服 3 天。

【主治】狂犬咬伤。

【出处】《家庭实用便方》

## 方七 二香方<sup>△</sup>

【组成】番薯叶、番木鳖各适量

【用法】同捣烂敷于伤处。

【主治】狂犬咬伤。

【出处】《偏方大全》

## 方八 迟氏狂犬汤<sup>△</sup>

【组成】党参10克 独活10克 紫竹根1把 前胡10克 红柴胡10克 生姜6克 桔梗6克 茯苓10克 甘草10克 抚芎6克 生地榆30克 枳壳（炒）10克

【用法】加水煎汤，1日服2次。

【主治】狂犬病，疲乏，食欲不振，头痛，失眠，恶心，畏寒发热，呕吐、眩晕等症。

【出处】《民间方》

## 方九 狂犬点眼灵<sup>△</sup>

【组成】麝香0.9克 雄黄4.5克 冰片0.18克 硼砂1.5克 牙硝0.9克

【用法】共研细末，点眼角，1日7次，次日再点7次，点后闭目片刻。

【主治】狂犬咬伤。

【注意事项】其毒皆由伤口流出，咬过20天者不治。

【出处】《中国秘方全集》

## 方十 黄皮树叶汤<sup>△</sup>

【组成】黄皮树叶60克

【用法】焙干研细，用适量好黄酒隔水炖煮，1日分2次温服，并以药渣敷于伤口。

【主治】狂犬咬伤。

【出处】《中国秘方全集》

## 方十一　星防煎<sup>△</sup>

**【组成】**天南星、防风、乌糖（红糖）各分

**【用法】**将上药煎水洗咬处；又将南星、防风为末敷上；亦可将2味煎服。

**【主治】**狂犬咬伤。

**【出处】**《灵验良方汇编》

## 方十二　狂犬灵

**【组成】**桃仁（去皮类）6克　土鳖虫（去头足）6克　生大黄9克　蜂蜜15克

**【用法】**前3味药水煎服，蜂蜜冲服。

**【主治】**狂犬咬伤致狂犬病。

**【注意事项】**凡狂犬咬伤者，经服上药后，必泻下猪肝样、鱼肠样黑色大便，一般服药至大小便正常为度。本方应用疗效提示，在目前对狂犬病还无特效治疗情况下，可以作为防治被疯犬、病兽咬伤者的一种方法。

**【出处】**浙江沈占尧等秘方

## 方十三　斑马散

**【组成】**羌活60克　独活60克　黄连60克　甘草60克　槐花60克　天竺黄60克　栀子60克　银花90克　木通90克　猪苓90克　泽泻90克　土茯苓90克　细辛45克　僵蚕45克　马钱子500克　斑蝥300只

**【用法】**先将马钱子、斑蝥2味药如法炮制，余药烘干，共研细末，瓶装密封备用，5岁以下者每服0.9克，5~12岁者1.2克，15岁以上者1.5克，早晚各服1次。

**【主治】**狂犬病。

**【注意事项】**服本方期间及服药后3个月内禁食鸡、羊肉、鲤鱼。斑蝥、马钱子有毒，需严格炮制：斑蝥、糯米同炒，去头、翅、足，入丸散；马钱子先予水泡，切片，再用麻油炸至外面焦黄内深黄色后，研末应用，或用砂炙至深黄色，去毛研粉用。二者用量也需严格控制，不可擅自加量，以免中毒。

【出处】河南省道县人民医院验方

## 方十四 盘龙散

【组成】左盘龙（即鸽子粪）9克 地肤子9克 紫背天葵9克

【用法】左盘龙焙干，地肤子、紫背天葵研末，每服9克，黄酒送下，每6小时1次，疗程3周。

【主治】狂犬咬伤。

【出处】《中医急症手册》

## 方十五 木槿煎<sup>△</sup>

【组成】木槿花根30~60克

【用法】水煎，加老酒少许服。亦可用野木槿全株，盐少许，捣汁冲水服，渣可外敷。

【主治】狂犬咬伤。

【出处】《常见病验方研究参考资料》

## 方十六 透骨饮<sup>△</sup>

【组成】透骨草灰120克 黄酒30克 白糖60克

【用法】煎服出汗。

【主治】狂犬咬伤。

【出处】《常见病验方研究参考资料》

# 蝎刺蜇伤

小蝎子蜇伤局部仅有灼痛、麻木、红肿或出血；大蝎子蜇伤除局部发炎外，还可见流泪畏光、周身肌肉疼痛、恶心呕吐，口和舌肌强直性麻痹以致不能张口和说话，并有头昏头痛、流涎、嗜睡、汗出、气急和心动过缓、过早搏动、脉细缓，或见胰腺炎、肾损害等。严重者或婴幼儿可出现惊厥、昏迷，呼吸和循环衰竭。

## 方一 蜗螺解毒方<sup>△</sup>

【组成】蜗牛或大田螺1只

【用法】以上2味，任选1种，捣烂加明矾1克和匀，外涂蝎蜇处。

1日4~6次。

【主治】蝎蜇肿瘤。

【出处】《家用偏方》

### 方二　灵蒲散<sup>△</sup>

【组成】五灵脂、生蒲黄各10克

【用法】共研细末，每次6克，以淡醋冲服。

【主治】蝎刺蜇伤。

【出处】《中医内科急症证治》

### 方三　二味拨毒散

【组成】雄黄、桔矾（明矾加热焙化后干枯）各等分

【用法】共研细末，茶水调敷患处。

【主治】蝎刺蜇伤。

【出处】《生活中的中毒急救》

### 方四　椿树叶解毒方<sup>△</sup>

【组成】椿树叶适量

【用法】捣烂，敷患处。

【主治】蝎蜇。

【出处】《家用中医灵验便方》

### 方五　蒜泥方<sup>△</sup>

【组成】大蒜适量

【用法】捣烂如泥，敷患处。

【主治】蝎蜇伤。

【出处】《家庭实用便方》

### 方六　乌矾散<sup>△</sup>

【组成】乌贼骨3克　白矾0.6克

【用法】为末，吹入鼻孔，在左半身者吹入左鼻，在右半身者吹入右鼻。

【主治】蝎蜇伤。

【出处】《家庭实用便方》

## 方七　山药泥△

【组成】烂山药（烂而有水者佳）适量

【用法】捣生烂山药，挤汁擦涂于患处。

【主治】蝎蜇，局部红肿热痛。

【出处】《偏方大全》

## 方八　蝎子酒△

【组成】蝎子6条（活的）　95%酒精500毫升

【用法】将蝎子放入95%酒精中浸泡2天，取药液（酒）涂抹患处。

【主治】蝎子蜇伤和蜂蜇伤。

【出处】《中医外治方药手册》

## 方九　蟾蜍锭

【组成】蟾蜍60克　朱砂、雄黄各240克　麝香1.5克　活蜗牛120克　冰片3克

【用法】依法制为锭，每锭重3克，醋研，调敷患处，每日1~3次。

【主治】蝎蜇虫咬。疔疮发背、脑疽、乳痈及一切恶疮初起、疼痛麻木。

【注意事项】专供外用，不可内服。

【出处】《中医方药手册》

## 方十　腊雄猫眼草饼△

【组成】黄腊60克　雄黄10克　朱砂10克　猫儿眼草适量

【用法】将雄黄、朱砂研成细末，猫儿眼草取汁，把黄腊熔化将凝时，投入雄黄、朱砂细末和匀，捏成饼窝，用猫儿眼草白汁滴入窝内，再捏成块，装罐内备用。临用时，取出米粒大小药物刺针尖上，用灯焰化开，滴蜇处。

【主治】蝎蜇伤红肿疼痛。

【出处】《民间方》

## 方十一　守宫（壁虎）蛋白

【组成】守宫1条，鸡蛋1个

【用法】将鸡蛋打个小孔，将全守宫 1 条塞入鸡蛋内，然后将小孔密封，埋于阴凉土内（六月伏天埋入约 20 厘米深的土内），20 天后取出即可。外敷伤处。

【主治】蝎蜂蜇伤，局部红肿灼痛。

【出处】湖北省应山县余店区卫生院方选书秘方

### 方十二　明矾锭子

【组成】白矾 6 克　雄黄 3 克　蟾酥 3 克　明矾 3 克　乳香 3 克

【用法】共研为末，牛皮胶化水作锭，磨水涂搽。

【主治】蝎蜇伤。

【出处】《中医急症手册》

# 蜂 蜇 伤

蜂蜇伤后，局部红肿疼痛，可伴有水泡、瘙痒感。若多处被蜂蜇伤，则见头晕、发热、恶心、烦躁不安等。对蜂毒过敏者，可产生过敏性休克或荨麻疹、鼻塞、嘴唇及喉头水肿、胸腹痛、咽物困难、恶心呕吐和神志不清、昏迷，死于呼吸和循环衰竭。

### 方一　茄子方△

【组成】茄子适量

【用法】将茄子切开，涂擦患处；或加白糖适量，并捣烂涂敷。

【主治】蜂蜇毒虫咬。

【出处】《偏方大全》

### 方二　蜜蜂蜇伤水

【组成】肥皂水或 3%氨水或苏打水适量

【用法】洗涤伤口，1 日涂搽数次。

【主治】蜜蜂蜇伤、蜈蚣及其他毒虫咬伤。

【注意事项】蜜蜂毒液是酸性的，所以伤口应涂碱性液体，如用氨水、碱水等中和。

【出处】经验方

### 方三　黄蜂蜇伤专方

【组成】食醋适量或 0.1% 稀盐酸适量

【用法】洗敷伤口。

【主治】黄蜂蜇伤。

【注意事项】黄蜂蜇伤，其毒液是碱性的，应在伤口涂弱酸性液体中和，如食醋或 0.1% 稀盐酸等。

【出处】经验方

### 方四　乌头散△

【组成】生乌头数枚

【用法】醋调和糊，涂敷伤处，每小时 1 次。

【主治】蜂、蝎蜇伤、蜈蚣咬伤，蚂蟥叮伤及毒蛇咬伤。

【出处】《家用偏方》

### 方五　凤仙花方

【组成】凤仙花（全株）适量

【用法】捣烂外敷患处，如有肢麻、怕冷、发热等证，可捣烂取汁，每次内服 30 毫升，每日 1 次。

【主治】虫咬蜇伤。

【出处】《中国外治方药手册》

### 方六　芋艿梗方△

【组成】芋艿（芋头）梗适量

【用法】速嚼生芋艿梗，直至感到芋味有生腥气及麻舌感为度。

【主治】大黄蜂蜇伤，蛇虫咬伤。

【出处】《偏方大全》

### 方七　夏麻梅菖芷散△

【组成】生半夏、天麻、乌梅、菖蒲、白芷各 6 克

【用法】共研细末，水调涂患处，每日 2 次。

【主治】蜂、蝎蜇伤。

【出处】《中医外治方药手册》

### 方八　蜂房散<sup>△</sup>

【组成】蜂房适量

【用法】焙干为末，猪油调敷。

【主治】蜂蜇伤。

【出处】《中国秘方全书》

### 方九　蜗牛方

【组成】活蜗牛2~3个

【用法】立即挤出伤口毒汁，将活蜗牛2~3个捣烂，敷患处。

【主治】局部被蜂、蝎蜇伤或毒虫咬伤。

【出处】《临床验方集锦》

### 方十　鲜萝藦藤浆汁

【组成】新鲜萝藦藤浆汁适量

【用法】将上药涂于黄蜂蜇处。2小时1次，至肿痛消失为止。如出现中毒症状，可用萝藦藤60克，煎服，1日3次。

【主治】黄蜂蜇伤。

【出处】《临床验方集锦》

### 方十一　虫咬皮炎药水

【组成】薄荷脑20克　浓氨水30毫升70%　乙醇70毫升

【用法】混合，涂抹伤口及其周围，同时再涂以氧化锌油或氧化锌水粉剂。

【主治】蜂、蝎蜇伤，毒虫咬伤局部皮炎。

【出处】《生活中的中毒解救》

### 方十二　蜈蚣香油方

【组成】蜈蚣5~7条　香油15克

【用法】将每条蜈蚣头身用针刺15~20个小孔，浸入香油中，以埋没为度，时间为10~15天。使用时用棉签蘸油涂患部，每日3~4次。

【主治】蜂蜇伤。

【出处】湖北省应山县余店区卫生院验方

# 蜈蚣咬伤

蜈蚣咬伤中毒表现为：局部灼热、剧痛、红肿，尚可形成水泡及坏死。被咬肢体可形成淋巴管炎及淋巴结炎，也可发生紫癜。严重者可因毒素吸收而出现头晕、头痛、恶心、呕吐、发热、甚至发生昏迷及过敏性休克等。

## 方一　蜈蚣咬伤清洗方

【组成】3% 氨水或 5% ~ 10% 碳酸氢钠溶液

【用法】局部冲洗伤口。

【主治】蜈蚣咬伤。

【注意事项】忌用碘酊。

【出处】经验方

## 方二　鲜蕹菜外用方△

【组成】蕹菜（空心菜）及盐少许

【用法】将鲜蕹菜洗净，加盐捣烂敷患处，每日换药 1 次。

【主治】蜈蚣咬伤。

【出处】《偏方大全》

## 方三　灯心草止痛方△

【组成】灯心草适量　豆油适量

【用法】灯心草适量蘸上豆油，点燃灯芯，迅速燃灼蜈蚣咬伤处。

【主治】蜈蚣咬伤，疼痛难忍。

【出处】《家用偏方》

## 方四　鸡涎方△

【组成】公鸡 1 只

【用法】用力将伤口内血挤出，并用绷带或布条扎紧患处，使血流缓慢，以免毒液迅速侵入体内。找一只公鸡，用棉花塞进鸡嘴，让它吐出口液，涂伤处。

【主治】蜈蚣咬伤灼热、红肿、疼痛。

【出处】《中国秘方全书》

### 方五　草纸灰方<sup>△</sup>

【组成】草纸灰适量

【用法】将草纸卷成筒状点燃，待燃过一段时间后，立即以其灰涂于患处，1日数次。

【主治】蜈蚣咬伤。

【出处】《中医外治方药手册》

### 方六　蜘蛛解毒方<sup>△</sup>

【组成】大蜘蛛1个

【用法】将大蜘蛛放于患处，吸出毒气，蛛即腹胀，放水盆内解之，如蛛死而痛尚未止，又换1蛛吸之。如无蜘蛛以香油燃纸，吹熄，以烟熏患处，毒自消。

【主治】蜈蚣咬伤，亦治蜂、蝎、恶虫伤。

【出处】《家用良方》

### 方七　桑叶醋<sup>△</sup>

【组成】桑树叶、米醋适量

【用法】将桑树叶捣烂和米醋敷于患处。

【主治】蜈蚣咬伤局部灼痛、红肿。

【出处】《民间方》

### 方八　腥草雄黄散<sup>△</sup>

【组成】鱼腥草　甘草粉　雄黄各等量

【用法】上药共研细末，先用醋或盐水将伤口洗净，然后将上药粉和茶油或麻油调成糊状频频抹患处。

【主治】蜈蚣及毒虫咬伤。

【出处】《临床验方集锦》

### 方九　雄矾散<sup>△</sup>

【组成】雄黄、枯矾等量

【用法】上2药研末，以浓茶或烧酒调匀，敷伤口。

【主治】蜈蚣咬伤。
【出处】《临床急救》

# 毒蜘蛛咬伤

毒蜘蛛含有神经性蛋白毒，侵入人体后，局部肿胀疼痛、肌肉痉挛；全身表现：神疲乏力、头昏、头痛，流涎、恶心、呕吐、畏寒、发热、手足痉挛、紫绀、血压增高。严重者，呼吸困难，腹、胸部或背部肌肉僵硬，极度烦躁不安，反射迟钝、瞳孔缩小或谵妄、神志不清、休克等，一般局部反应重，全身反应轻，小儿被咬后则反应较严重，可致死亡。

## 方一 雄麝青黛散[△]

【组成】雄黄3克　麝香少许　青黛1.5克
【用法】水调和涂患处。
【主治】毒蜘蛛咬伤。
【出处】《万病回春》

## 方二 槟榔煎[△]

【组成】槟榔适量
【用法】将槟榔用刀切烂，再以煮熟饭粒少许和红砂糖用童便煮滚，敷伤口旁四周，留咬口不敷，毒气自会由咬口出来。
【主治】蜘蛛咬伤痛。
【出处】《中国秘方全书》

## 方三 秦艽汤[△]

【组成】秦艽适量
【用法】煎汤饮服。
【主治】毒蜘蛛蛰伤局部剧烈肿胀疼痛，发热恶寒、肢倦乏力。
【出处】《中国秘方全书》

## 方四 羊乳方[△]

【组成】鲜羊乳适量

【用法】将鲜羊乳适量，加热煮沸，可尽量饮用。

【主治】毒蜘蛛咬伤局部肿痛，伴头昏乏力、发热。

【出处】《偏方大全》

### 方五　苎麻解毒方<sup>△</sup>

【组成】苎麻叶、梗适量　青黛适量

【用法】苎麻叶连梗洗净，捣汁调青黛，外敷患处，日十余次。

【主治】蜘蛛毒，红肿热痛成片如痱子，痒痛难忍。

【注意事项】苎麻汁须鲜捣，隔宿者不可用。

【出处】《家用良方》

# 家犬咬伤

### 方一　腊脑梅片散<sup>△</sup>

【组成】黄腊 1.5 克　樟脑 9 克　梅片 9 克

【用法】共为末，每天 1 次，和茶油搽之。

【主治】被狗咬伤出血，发黄肿痛。

【出处】《中国秘方全书》

### 方二　葱白甘草汤<sup>△</sup>

【组成】葱白 60 克　生甘草 150 克

【用法】煎水洗伤处，外敷玉真散，配合针刺伤口出血、艾灸或火罐拔毒。

【主治】家犬咬伤。

【出处】《临床急救》

### 方三　益母草方<sup>△</sup>

【组成】益母草适量

【用法】将叶捣烂，调醋烘热敷。又方用鲜益母草打烂，同白糖调匀，包扎患处。

【主治】家犬咬伤。

【出处】《常见病验方研究参考资料》

### 方四　野菊花方△

【组成】野菊花适量

【用法】捣碎敷伤处。

【主治】犬咬伤。

【出处】《常见病验方研究参考资料》

### 方五　胡椒散△

【组成】胡椒适量

【用法】研细末敷患处。

【主治】家犬咬伤。

【出处】《家用偏方》

### 方六　苔冰犬咬方△

【组成】青苔和冰糖适量

【用法】捣匀敷患处。

【主治】家犬咬伤新旧伤口。

【出处】《家用良方》

### 方七　犬咬速愈散△

【组成】蝉蜕 15 克　青黛 15 克　华阴细辛 45 克　蛇蜕 30 克（烘存性）

【用法】共研末，好酒送下 9 克，外以寒水石末敷之。

【主治】夏月犬伤及诸损伤，蛆虫极盛，鼻不可近。

【出处】《秘方集验》

### 方八　杏仁雄黄泥△

【组成】杏仁、雄黄各等量

【用法】将鲜杏仁捣烂如泥，调入雄黄和匀，将伤口洗净，敷上药泥，包扎固定。

【主治】狗咬伤口化脓，久不愈合。

【出处】《偏方大全》

# 煤气中毒

　　煤气中毒亦称一氧化碳中毒，中毒症状：头昏头痛，眼花，全身无力，昏睡，恶心呕吐，呼吸困难且不规则，口唇及面颊、指（趾）均呈樱红色，重者血压下降，知觉丧失，昏迷，痉挛。如系慢性中毒有面色苍白，四肢乏力，消化不良，全身不适，体重减轻，神经痛，视野缩小、色盲及各种神经衰弱症。

　　煤气中毒后，应立即打开门窗，将患者置于通风、空气新鲜处，注意勿受凉；另一方面须及时送医院治疗，并可选用下列中草药方。

## 方一　咸菜卤方△

【组成】咸菜卤适量

【用法】灌服数匙。

【主治】煤气中毒。

【出处】《家用偏方》

## 方二　醋饮△

【组成】醋适量

【用法】急用醋加冷水灌服。

【主治】煤气中毒。

【出处】《家用偏方》

## 方三　萝卜汁方△

【组成】鲜萝卜汁 60 克

【用法】灌服。

【主治】煤气中毒。

【出处】《内科手册》

## 方四　砂糖饮△

【组成】砂糖适量

【用法】砂糖调水服。

【主治】煤气中毒。

【出处】《家庭实用便方》

## 方五　酸菜汤

【组成】酸菜汤适量

【用法】饮服。

【主治】煤气中毒。

【出处】《家用实用便方》

## 方六　茶叶煎<sup>△</sup>

【组成】茶叶适量

【用法】煎成浓茶，每次服2杯，每日3次，连服3日。

【主治】煤气中毒。

【出处】经验方